YANKE JIBING ZHENLIAOXUE

现代眼科疾病诊疗学

XIANDAI

李 玲 主编

云南出版集团公司
云南科技出版社

图书在版编目（CIP）数据

现代眼科疾病诊疗学 / 李玲主编. -- 昆明 ：云南
科技出版社，2018.3
　　ISBN 978-7-5587-1246-3

　　Ⅰ．①现… Ⅱ．①李… Ⅲ．①眼病－诊疗 Ⅳ.
①R771

中国版本图书馆CIP数据核字(2018)第061884号

现代眼科疾病诊疗学

李　玲　主编

责任编辑：王建明　蒋朋美
责任校对：张舒园
责任印制：蒋丽芬
装帧设计：庞甜甜

书　　号：978-7-5587-1246-3
印　　刷：廊坊市海涛印刷有限公司
开　　本：889mm×1194mm　　1/16
印　　张：37
字　　数：1184千字
版　　次：2020年7月第1版　2020年7月第1次印刷
定　　价：189.00元

出版发行：云南出版集团公司云南科技出版社
地址：昆明市环城西路609号
网址：http://www.ynkjph.com/
电话：0871-64190889

前　言

　　随着国内外眼科事业迅猛发展，使得眼科范围内的新理论、新技术、新设备日新月异的不断涌现，对于终日忙于临床诊疗工作的广大眼科医师，特别是青年医师来说，能用较短的时间，查阅到较为广泛的知识，尤为重要。因此，编写一本既全面系统，又简明扼要，既有基本理论、基础知识和基本技能介绍，又能反映当代眼科进展的较全面的眼科类书籍将是十分必要的。基于这种考虑，我们特组织编写了《现代眼科疾病诊疗学》一书。

　　本书重点论述了眼科常见疾病的诊疗过程，对眼科常用的检查方法及手术技术也进行了较为详细的阐述。本书内容科学实用，具有很强的可操作性，对于规范我国眼科检查和治疗，以及技术操作，提高医疗质量具有重要的指导作用，不仅适用于眼科学专业人员和医疗行政管理人员使用，对其他专业临床医师也有参考价值，能有效减少眼科疾病的误诊误治率。

　　尽管在本书编撰过程中，各位编者做出了巨大的努力，对稿件进行了多次认真的修改，但由于编写经验不足，加之编写时间有限，书中恐存在疏漏之处，敬请广大读者提出宝贵的修改建议，以期再版时修正完善！

目　　　录

第一章　眼的检查和诊断技术

第一节　视力检查

一、远视力检查

【适应证】

(1)眼科就诊及其他科室要求会诊的患者。

(2)健康体检。

【禁忌证】

(1)全身状况不允许检查者。

(2)因精神或智力状态不配合者。

【操作方法及程序】

(1)可选用对数视力表、国标标准视力表、ETDRS(早期治疗糖尿病视网膜病变研究)视力表。前两种视力表的检查距离为5m,后者的检查距离是4m。视力表的1.0一行应与被检眼等高。视力表的照明应均匀,无眩光。可采用自然照明。如用人工照明,照明强度为300～500Lux。

(2)两眼分别检查,先查右眼,后查左眼。检查时用挡眼板遮盖一眼。如受检者戴镜,应先查裸眼视力,再查戴镜视力。

(3)下面以国际标准视力表为例叙述远视力检查方法。该表分12行,能看清第一行为0.1,第10行为1.0,第12行为1.5。若能辨认第8行全部视标,同时辨认第9行半数以下视标时则记0.8＋;如能辨认第8行全部视标,同时辨认第9行半数以上视标时则记0.9－。

(4)如被检查者不能辨认视力表上最大视标时,可移近视力表,直至看清第1行视标(0.1),记录的视力为0.1×被检者与视力表的距离(m)/5,例如在2m处能看清0.1,视力为0.1×2/5＝0.04。

(5)如在1m处不能辨认最大视标,则检查指数(CF)。嘱受检者背光而坐,检查者伸手指让被检者辨认手指数目,记录其能辨认指数的最远距离,如指数/30cm或CF/30cm。如果在眼前5cm处仍不能辨认指数,则检查者在受试者前摆手,记录能辨认手动(HM)的最远距离,如手动/30cm或HM/30cm。

(6)对只能辨认指数或手动的受检者,应在暗室中进一步检查光感(LP)及光定位。检查光感时,将患者一眼完全遮盖,检查者一手持烛光,放在被检眼前5m处开始检查。若受检者看不见烛光,则将烛光向受检者移近,直至受检者能辨认为止。记录受检者能看见烛光的最远距离。检查光定位时将烛光置于患者前1m处,嘱受检者向正前方注视,不要转动眼球和头部,分别将烛光置于左上、左中、左下、正上、正中、正下、右上、右中、右下,同时询问受检者是否能看见烛光。如应答正确记录为"＋",应答错误记录为"－"。如患者全无光感,记录为"无光感"。

【注意事项】

(1)如果检查室的最大距离小于5m,采用反光镜法检查视力。将视力表置于被检查者坐位的后上方,于视力表对面2.5m处放一平面镜,嘱受检者注视镜内所见的视力表来检查远视力。

(2)每个字母辨认时间约为2~3秒。

(3)未受检眼遮盖要完全,但不要压迫眼球。

(4)检查时受检者头位要正,不能歪头用另一只眼偷看,也不能眯眼。

(5)对于裸眼视力小于1.0,而且没有矫正眼镜的受检者,应加用针孔板后再查小孔视力。

(6)视力检查是心理物理检查,评价结果时应当考虑到这一点。

二、近视力检查

【适应证】

(1)屈光不正患者。

(2)老视患者。

(3)需要检查近视力的其他情况。

【禁忌证】

(1)全身状况不允许时。

(2)精神或智力状态不允许时。

【操作方法及程序】

(1)可选用徐广弟E字近视力表、Jaeger近视力表、对数近视力表。近视力表的照明不易固定,可采用自然弥散光,也可采用人工照明,但注意避免眩光。

(2)两眼分别检查,常规先查右眼,后查左眼。检查时用挡眼板遮盖一眼。

(3)检查距离一般为30cm。对于屈光不正者,要改变检查距离才能测得最好近视力。如将近视力表向受检眼移近时视力逐渐增加,该眼可能为近视眼或假性近视眼。如将近视力表向受检眼移远时视力逐渐增加,该眼可能为远视眼或老视眼。

(4)以能看清的最小一行字母作为测量结果。可采用小数法记录。如用Jaeger近视力表,则以J_1至J_7记录,并注明检查距离。

【注意事项】

(1)每个字母辨认时间约为2~3秒。

(2)未受检眼遮盖要完全,但不要压迫眼球。

(3)检查时受检者头位要正,不能歪头用另一只眼偷看,不能眯眼。

三、婴幼儿视力检查技术常规

【适应证】

(1)需要检查远视力的婴幼儿。

(2)特别是怀疑弱视的婴幼儿。

【禁忌证】

(1)全身状况不允许时。

(2)精神或智力状态不配合者。

【操作方法及程序】

1.视动性眼球震颤检查法

(1)可测定 6 个月内婴幼儿视力。

(2)将黑白相间条纹的转鼓放在婴儿眼前 30cm 处,使其转动。观察婴儿的眼部反应。

(3)如果眼球出现震颤为有视力,反之无视力。

(4)检查者可观察婴幼儿双眼球对不同宽窄光栅条纹的反应,记录引起眼球震颤的最细条纹。所用的转鼓条纹越细,表示婴儿的视力越好。

2.根据婴幼儿反应来判断视功能

(1)对于婴儿至 2 周岁幼儿,可交替遮盖双眼,根据观察幼儿反应,来判断视功能。

(2)若一眼被遮盖,另一眼视力好,并能保持中心注视,则患儿头位基本不动;若健眼被遮盖,另一眼视力差,患儿就会发出反抗的声音,或移动头位。

3.选择性观看检查法

(1)适用于 6 个月～2 周岁幼儿。

(2)在暗室中进行检查,距离约为 50cm,检查者随机调换条纹及灰板的方向,观察婴幼儿是否随条纹而转动头位。

(3)如对某一条纹的反应率达到 75%时为通过,并可根据所用条纹的宽窄将其换算为 Snellen 视力表视力。

4.幼儿视力检测卡

(1)适用于 2～3 岁儿童。

(2)在自然光下分别检测双眼,距离为 5m。

(3)检查者手持视力检测卡,令幼儿用手指或语言回答检测卡上条纹的走向。检查者可随机转换检测卡上条纹的方向。从 1 号、2 号……依次检查,直到不能辨认为止。

(4)检查结束时,可将其换算为 Snellen 视力表视力。

5.点状视力表

(1)是一种近视力检测法,适合于 1～5 岁儿童。

(2)双眼分别检查,测试距离约为 25cm。

(3)从最大视标开始辨认。令患儿指出黑点的位置,逐一更换小视标,直到不能辨认为止。

6.儿童图形视力卡

(1)适用于 4～5 岁儿童。

(2)在室内自然光线下进行,检查距离为 5m。

(3)双眼分别检查,测试前要向儿童解释图形。

(4)以看清最小图形的视力卡记录视力。

7.图形视觉诱发电位(VEP)视力

(1)适用于 4～6 个月儿童。

(2)图形视觉诱发电位是以翻转棋盘格或翻转黑白条栅作为刺激源。随棋盘格逐渐变小,其 P 波也变小。直至能测出最小波幅的 VEP 为止。

（3）根据这时的空间频率来对视力进行推测。

【注意事项】

（1）检查者必须耐心。

（2）最好由经治医师或专科护士进行检查。

（3）检查环境应安静。

（4）被检者应保持精力充沛。

（王　琦）

第二节　眼外部检查

在进行眼部检查时,要养成先右后左,从外到内的习惯,以避免在记录左右眼时混淆或遗漏。再有即检查时,应两侧对照,先查健眼,再查患眼,尤其在患传染性眼病时,应防止两眼间的交叉感染。

所谓眼外部检查,也就是眼前部检查,是指用肉眼即可观察到的眼前方各部分,包括眉毛以下眼睑、泪器、结膜、角膜、巩膜、前房、虹膜、瞳孔、晶体、眼球、眼肌和眼眶等。其中眼肌检查法,见本书第二十二章斜视与弱视。

1.眼睑检查法　一般望诊即可,必要时触诊。要注意眼睑皮肤、眉毛、睫毛,睑缘和睑板等是否正常,有无先天异常如眼睑缺损、睑裂缩小、内眦赘皮、下睑赘皮、上睑下垂等。要区分上睑下垂是真性、假性、完全性或部分性,还要注意与重症肌无力鉴别等。正常睑裂宽度在两眼平视时约 7.5mm,遮盖角膜上缘约 2mm,对上睑下垂患者,应观察瞳孔被上睑遮盖的程度,并检查提上睑肌的功能。在真性完全者,应用两拇指紧压双侧眉弓并令患者睁眼,可以发现因患眼不能利用额肌作用,而完全不能睁开,如是部分性者,此时仍能稍微睁开。在有眼睑痉挛、严重沙眼等症的患者,并非因提上睑肌损害而致的暂时性上睑下垂,则名为假性上睑下垂。

观察眼睑部皮肤有无异常如皮下出血、气肿、水肿、皮疹、瘢痕、肿瘤等。气肿时触诊可闻捻发音。要注意有无耳前、颌下淋巴结肿大。对睑缘注意有无红肿、肥厚、钝圆、痂皮、新生物、睫毛情况如变白,秃睫等。

2.泪器检查法　泪器包括泪腺和泪道两部分

（1）泪腺检查法:正常情况下不能触及,在有炎症或肿瘤时,就可触及肿块,在检查时令患者向鼻下方看,以一手拇指尽量将上睑外眦部向外上方牵引,就可以将肿胀的睑部泪腺暴露。为检查泪腺分泌量是否正常,可用 Schirmer 试验。其法为把一宽 5mm 长 35mm 的滤纸,将其一端在 5mm 处折成直角,夹在近内眦端的下结膜囊内,另一端垂挂在下睑外部,患者可随意瞬目,5 分钟时滤纸如已湿润 15mm,则为大致正常,如反复试验少于此数,甚至仅湿边缘则为分泌减少。如 5 分钟内湿润全长,则为分泌过多。

基础 Schirmer 试验:在 Schirmer 试验,证实泪液分泌过多或降低后,则宜再试基础分泌试验。这是为把泪液反射分泌除外,检查基础泪器(杯状细胞等)分泌情况。其法为在暗室内,先滴 15% 的卡因 1 滴,30秒钟后,用浸有 4% 可卡因的棉棍,置于预汁安放滤纸处的结膜上。2 分钟后先用棉棍吸尽余泪再安放滤纸05 分钟后测定滤纸湿润长度。如大于 10mm,表示基础分泌正常。不足 10mm,表示基础分泌降低。

泪膜破裂时间（BUT）试验:本法是测定泪膜稳定性最可靠的方法。试验时被检者坐裂隙灯前,荧光素滴眼,预嘱被检者适当延K睁眼时间。用较窄的钴蓝光往返观察角膜前泪膜,当荧光素染色的泪膜表面出现黑洞(常为斑、线状或不规则状干斑),表示州膜破裂瞬目至出现干斑的时间,为泪膜破裂时间。

正常人泪膜破裂时间为 15～45 秒,小于 10 秒为泪膜不稳定。闪检查结果变异较大,宜测 3 次,取其均值。

(2)泪道检查法:检查者以一手食指,轻轻向下牵引下睑内眦部,同时令患者向上看,就可以查见下小泪点的位置,大小是否正常,有无外转、外翻、狭小或闭塞。同时对内眦和鼻梁间的泪囊部加以挤压,如果泪囊内有黏液或脓性分泌物存留,就可由泪点流出;如泪点正常,泪囊也无分泌物压出,而患者有泪溢,可在结膜囊内滴入 1 滴 1％荧光素溶液,再滴入生理盐水 1 滴,同时鼻孔内放入小棉球或插入棉棒头,1～2 分钟后,让患者擤鼻,如泪道通畅,则鼻孔内棉球,必被染以颜色,如不通则不染色。为检查泪道阻塞状况,最常用的是泪道冲洗试验。可借此了解泪道是否通畅,或泪道阻塞的部位,例如自下小泪点注入冲洗液,而由上小泪点返回,表明阻塞是鼻泪管、泪囊或泪总管,若加压冲洗液体不能进入泪小管也不自上泪小管返回,这表明阻塞在泪小管。

3.结膜检查法　结膜检查应在明亮自然光下进行,必要时再心放大镜或裂隙灯检查,顺序为下睑结膜、下穹隆、上睑结膜、上穹隆、球结膜和半月襞。

下睑结膜翻转容易,检查者以右手或左手拇指或食指,在下睑中央或稍下方,轻轻向下牵引下睑,同时让患者向上看,下睑结膜就可完全暴露,检查下穹隆时令患者尽力向上看,检查者将下睑尽力向下牵引即可。

上睑翻转法有二:一为双手法,先以左手拇指和食指固定上睑中央部之睫毛,向前向下方牵引,同时令患者向下看,以右手食指或拇指放在睑板上缘之眉下凹处,当牵引睫毛和睑缘向前向上翻转时,右手指稍向下压迫,上睑就能被翻转。与此法相似,在翻转上睑结膜时,可用玻璃棍或探针代替右手的拇指或食指。另外则为单手法,此较常用,即先嘱患者向下看,用一手的食指放在上睑中央眉下凹处,拇指放在睑缘中央稍上方的睑板前面,用两手指捏住此处眼睑的皮肤,将眼睑向前向下方牵引,当食指轻轻下压,同时拇指将皮肤往上捻卷时,上睑就可被翻转。

检查上穹隆部结膜的方法,是在上睑结膜被翻转后,更向上方牵引眼睑。用拇指将翻转的上睑缘固定在眶上缘处,其他各指都固定在患者的头顶,同时令患者强力向下看,并以另手之食指和中指或单用拇指,由下睑外面近中央部睑缘下面轻轻向上向后压迫眼球,做欲将下睑缘推于上穹隆之后面的姿势,上穹隆结膜就可完全暴露了。也可用 Desmarres 牵睑钩自眼睑皮肤面,翻转出穹隆部。

小儿眼睑常因不合作,不易用上述方法翻转,可用双手压迫法。即当由协助检查者将小儿头部固定后,用双手拇指分别压迫上下眼睑近眶缘处,就可将眼睑翻转,睑和穹窿部结膜都可暴露。但此法在疑有角膜溃疡或角膜软化症的小儿禁用,以免发生角膜穿孔。

球结膜检查容易,可用一拇指和食指在上下睑缘稍下及下方分开眼睑,然后令患者尽量向各方向转动眼球,各部分球结膜即可露出。

检查结膜时。应注意其组织是否清楚,有无出血、充血、贫血或限局性颜色改变;有无结石、梗塞、乳头增生、滤泡、瘢痕、溃疡或增生的肉芽组织,特别注意睑板下沟,易有异物存留。检查穹窿部结膜时,应注意结膜囊深浅,有无睑球粘连及上述各种变化。

球结膜检查应注意有无充血、出血、有无溃疡,睑裂斑、翼状胬肉等。球结膜充血有三种,深层者名睫状充血,又名角膜周围充血;浅层者名结膜充血,又称球结膜周边充血;波及全部球结膜者名混合充血。

三者的鉴别列表如表 1-1。

表 1-1　三种球结膜充血主要鉴别点

	结膜充血	睫状充血	混合充血
部位	周边部球结膜明显	靠近角膜缘明显	波及全部球结膜
颜色	鲜红	紫红	深红
形态	血管弯曲随球结膜移动	直面模糊不能随结膜移动	血管模糊不清
临床意义	结膜炎症	角膜及眼球深部组织炎症	严重角膜及深部组织炎症,青光眼急性发作

检查半月襞应注意有无炎症或肿瘤。

4.角膜检查法

(1)一般检查法:应先明室内做一般肉眼观察,首先观察角膜大小、形状、弯曲度等。测量大小可用一般尺、也可用特制的带有放大镜的尺,如 Wessely 角膜测量器。角膜横径平均 11mm,垂直径约 10m,上角膜缘在我国人较宽约为 1mm。横径大于 12mm 为大角膜,小于 10mm 则为小角膜。正常为横椭圆形,在先天小角膜时则呈倒三角形。在疑有圆锥形角膜时,应令患者向下看,此时角膜顶点,就可将下睑中央部稍为顶起,证明为圆锥角膜,同时是否为球形角膜、扁平角膜、角膜膨隆、角膜葡萄肿等。

(2)照影法和 Placido 圆盘检查法:照影法检查,令患者对窗而坐,检查者与患者对坐,用一只手的拇指和食指分开被检眼的睑裂,使该眼随着检查者另一只手的食指,向各方向转动,注意观察照在该眼角膜表面的窗影是否规则。Placido 圆盘是一个 20cm 直径圆板,在其表面有数个同心性黑白色粗环。中央孔的地方放-个 6 届光度凸镜片,检查时令患者背光而坐,检查者一手拿着圆盘柄放在自己的一只眼前,并坐在患者的对面,相距约 0.5m,用另一只手的拇指和食指分开被检眼的睑裂,由中央圆孔观察反射在患者角膜上的同心环,并令患者向各方向注视,以便能够检查全部角膜。如果角膜表面正常应用以上两种检查方法,都可看出清晰而有规则的窗棂和环形的影像。如果看到各种不同光泽和形状不规则的影像,就可判断角膜表面是否水肿、不平等现象;此外还可看出有无散光,散光为规则性抑为不规则性;也可查出角膜有无异物和混浊等。方法简单实用。

(3)角膜染色法:一般用 2% 荧光素溶液染色,为避免过多染液流到面颊,常用消毒玻璃棍的一端,蘸少许染液,置于下结膜囊内即可,然后滴入少量生理盐水或冲洗,一般正常角膜不被染色,但 60 岁以上老人,有时正常角膜上也可在鼻下方发现 5~6 个很小的染色点,年岁更大,可能染色点更多。如果角膜表面有上皮剥脱、浸润或溃疡等损害时,即可明显的被染成绿色。这种染色法也可用汞溴红代替。在疱疹性树枝状角膜炎时,可出现双染色,方法为用 2% 荧光素和 0.5%~1% 美蓝水溶液,先后各滴少许于结膜囊内,然后用生理盐水冲洗,在有溃疡部位,真正溃疡区染成蓝色,其周围上皮溶解区被荧光素染成绿色。

如果疑有角膜瘘存在时,也可用荧光素染色法确定。即用拇指和食指分开上下眼睑,同时令患者向下看,将荧光素滴于角膜上缘,当溶液流在角膜表面时,注意观察在可疑部位有无房水流出将荧光素冲成一条绿色小河现象,如同时轻压眼球,则现象更明显。

(4)集光检查法:又名斜照法或焦点映光检查法。以往均用 +13~+20 届光度的透镜做集光镜在暗室内进行检查,现在均改用带有聚光灯泡的手电灯或眼科专用的锤形灯,在明室内就可得到焦点光线,使用方便。如再配以 10 倍的放大镜,对角膜的细微改变如角膜斑翳、浸润、溃疡、异物、外伤、新生血管、角膜后壁沉着物等都可查出,如再进一步确定角膜病变的深浅等则须利用裂隙灯检查方可明了。对角膜病变,除记录形状,大小外,还应写明位置,如中央部、周边部。周边部应以时钟上各钟点的位置为标准;中央和周边部之间的角膜部位,又可分为鼻上、鼻下、颞上、颞下四个象限的位置来表示。

　　(5)角膜知觉检查法:为证明角膜溃疡区与非溃疡区角膜知觉有无不同,或证明三叉神经机能有无减退或麻痹现象,都应做角膜知觉检查。树枝状角膜炎是最常见的局部原因之一。带状疱疹也是角膜知觉减退的原因之一。常用的检查方法为取一小的棉球,搓成尖形,用其尖端接触角膜表面,要注意检查者要用拇指和食指将患眼上下睑轻轻分开,要从侧面去触,以免触及睫毛及让患者看到检查者动作,发生防御性的眨眼而混乱正确宝果。如果知觉正常时,当触及角膜后,必然立刻出现反射性眨眼运动。如果反射迟钝,就表示有知觉减低现象。如果知觉完全消失,则触后全无任何表现。两眼应做同样试验,以便于比较和判断。

　　俄罗斯学者用纤毛做角膜知觉的定量测验;Cochet 和 Bonnet 角膜知觉测量计等的使用,使测试更为精确。

　　(6)小儿角膜检查法:小儿检查困难,特别是在有严重羞明和眼睑疼挛的患者更难。可先滴 1 次 0.5%的卡因表面麻醉剂,然后用开睑器分开上下睑检查角膜,但应避免使用暴力,以免使有深溃疡的角膜发生人工穿孔。

　　在检查小儿眼睛时,最好检查者和助手对坐,令小儿仰卧在助手的膝上,助手用两肘挟住小儿的两腿,用手紧握住小儿的两手,检查者用两膝固定住小儿之头,用手或开睑器分开眼睑后进行检查。在角膜病状许可下,如用手分开眼睑时,最好用两手拇指将其上下睑缘紧贴角膜表面而轻轻分开,这样可以避免结膜将角膜遮盖而不能作仔细检查。如用开睑钩时,小儿的眼球常往上转,这时可将下睑钩尽量拉向下穹隆,因可使眼球稍被向下牵引,以便作角膜检查。

　　在检查或治疗小儿眼病时,可用毛毯或床单将小儿紧紧包裹,使其颈部与毛毯或床单的上方边缘相平,另由一位助手固定小儿的头,再依照上方检查。

　　5.巩膜检查法　先观察睑裂部巩膜,然后用手指分开被检眼的睑裂,令患眼向上、下、左、右各方向转动,仔细观察有无病变。首先注意颜色是否正常,有无结节,隆起,溃疡及肿瘤。

　　为除外巩膜黄疸,必得在自然光线下检查,以免误诊。老年人巩膜稍黄,小儿稍蓝,蓝色巩膜乃巩膜菲薄透见深部色素所致。注意结节乃浅层巩膜炎或结节性巩膜炎所致。限局性隆起常为巩膜葡萄肿或肿瘤。外伤后注意鼻上方巩膜有无破裂等。

　　6.前房检查法　检查前房应注意深浅和内容。前房角将在另节中讲述。检查深度要用集中光线由正前方观察,估计角膜中心后面与瞳孔缘部虹膜表面间距离。正常前房深度(指中央部分)约为 2.5～3mm。应注意年龄(过幼、过老均较浅)和屈光不正(远视稍浅、近视较深)会有变化。前房变浅可由急性闭角型青光眼、肿胀期老年性白内障、巩膜前粘连等,变深可由角膜弯曲度增大(圆锥角膜、球形角膜、水眼等)或晶体后脱位及无晶体时虹膜过于向后所致。前房各部分深浅不同时,应注意检查有无虹膜前、后粘连或晶体半脱位。

　　正常房水完全透明,但在眼内有炎症或外伤时,房水可能变浑、或有积血、积脓或异物。轻度混浊肉眼不易觉察,须借助裂隙灯检查,重则角膜发暗,角膜后壁沉着物(KP)房水中出现棉絮状纤维素性渗出物或胶冻样渗出物、积脓、积血等。

　　7.虹膜检查法　检查虹膜要利用集光检查法加放大镜或裂隙灯。要注意颜色,有无色素增多(色素痣)或脱失(虹膜萎缩),在仃炎症时,常可因充血而色变暗,但在虹膜异色症时,患侧虹膜色变浅,这时一定要作双侧颜色的对比。在发炎时虹膜组织不清而呈污泥状。虹膜血管一般看不到,但当虹膜发生萎缩时,虹膜上原仃血管可以露出;长期糖尿病患者及患有视网膜中央静脉阻塞数月的患眼上,可以见到新生血管,外观呈红色,称红宝石虹膜。虹膜也常发现炎性结节或非炎性囊肿或肿瘤。也可有先天异常如无虹膜、虹膜缺损、瞳孔膜残余等。还应注意瞳孔缘是否整齐、有无虹膜色素外翻、瞳孔缘撕裂和虹膜根部解离,后二者多为外伤所致。在不能很好检出有无虹膜后粘连时,可滴 2% 后马托品一次散大瞳孔,即可明了。在全部瞳孔缘与晶体形成环形后粘连时,房水循环受阻,可引起虹膜膨隆现象,又称虹膜驼背。检查有无虹膜震颤,须固定患者之头,再令患眼向上、下、左、右迅速转动,然后向前方看,此时注意观察虹膜有无颤动现象;轻的震颤须在放大镜或裂隙灯下才能看出。

8.瞳孔检查法　检查瞳孔要弥散光或集合光线,应注意大小、位置、形状、数目、边缘是否整齐和瞳孔的各种反应如何。瞳孔的大小与照明光线的强弱、年龄、调节、辐辏等情况有关。为测大小应在弥散光线下,令患者注视 5m 以上远距离目标,用 Haab 瞳孔计放在内外眦间,与被检瞳孔的大小相比较,测出被检瞳孔的横径大小。

正常瞳孔位于虹膜中央稍偏于鼻下方,直径 2～4mm,双侧等大,边缘整齐的圆孔,对光线、调节、辐辏等作用都有缩小的反应。

瞳孔反应检查三种①直接对光反应:令患者向前远方注视,检查者用灯光对着瞳孔照射,注意瞳孔的反应,同时进行双侧对比,注意其速度和程度。正常瞳孔在强光刺激下立即缩小,并能保持片刻,再放大些,两侧反应的速度和程度,应是完全相同的,如反应迟钝或消失则属病态。②间接光反应检查:令患者双眼向前注视,检查者用灯光照射一侧瞳孔,而注意观察对侧瞳孔的变化。正常情况下当光照射一侧瞳孔时,对侧瞳孔应同时缩小。如一眼失明另侧眼正常,失明眼的直接光反应消失,而间接光反应则仍然存在;在正常眼则直接光反应存在,而间接光反应消失。③集合反应或称调节反应、辐辏反应:先令患者注视检查者在正前方伸出的手指,然后再令其注视距眼前约 15cm 的手指,注意患者在注视由远而近手指时所发生的瞳孔变化。正常情况下,当手指移至眼前时,患者双眼向内移动,同时双侧瞳孔也随之缩小。

9.晶体检查法　检查晶体最好充分散大瞳孔。注意晶体是否透明,有无混浊,混浊是晶体本身改变抑为晶体前或后面附着的其他混浊物或为晶体内之异物。例如虹膜后粘连所遗留之色素、不规则形机化物或炎症后渗出物的机化薄膜或为晶体后睫状膜。也应注意晶状体的位置是否正常,有无脱位或半脱位,此外尚应注意检查晶体是否存在。进行以上检查可以利用集光检查法、澈照法(检眼镜检查法)、Purkinje-Sanson 检查法和裂隙灯检查法等。

在用集光检查法检查晶体有无混浊时,应注意老年核硬化时瞳孔区所显示的灰白色反射。这时必须用澈照法作进一步证明,澈照时如瞳孔区呈现弥漫性红光反射,则并非晶体混浊而是老年性核硬化。细致的晶体周边部检查,可以发现初发期老年性白内障的改变。白内障是否完全成熟,可以通过虹膜投影检查法来确定。如晶体尚未完全混浊,则用集光法以 45° 角斜照于瞳孔缘上时,因有部分透明皮质,就可在瞳孔区内见到由虹膜投射的半月形阴影;如晶体已全部混浊则查不到阴影。

在检查晶体有无向一侧倾斜的半脱位时,利用焦点光线注意观察瞳孔缘内能否看到圆形但边缘稍呈锯齿状的晶体赤道部,并应注意前房各部位的深浅改变及虹膜囊颤。如怀疑有全脱位,则可见前房变深、虹膜震颤,眼底检查见结构较正常显得缩小,在裂隙灯下可见晶体缺如。以往均用 Purkinje-sanson 法来证明晶体是否仍存在于瞳孔区内,今已不常用。

10.眼球及眼眶检查法　在自然光线下望诊即可。检查眼球要注意大小、形状、有无突出或后陷,并应注意位置有无不随意的眼球震颤等。

眼球在眼眶内可向前或向后移位,可用眼球突出计进行测量。眼球向前移位,可能由于眼球后方的肿物或其他占位性病变所引起。或是与内分泌有关。眼球后陷可能由于眶骨骨折或交感神经的损伤所引起。

测量方法:一为用两面有刻度的透明尺,尺的一端水平并准确的向前方向放在颞侧眶缘最低处,检查者由侧面观察。当尺两侧刻度和角膜顶点完全重合时,记录眶缘至角膜顶点之距离即眼球突出度。注意点为检查时透明尺必须保持准确的直前方向,否则容易发生误差。另一种最常用的方法为使用 Hertel 眼球突出计测量,检查时将突出计平放在两眼前,并将两侧的小凹固定在两颞侧眶缘最低处,令患者两眼向直前方看,观察突出计上反射镜里角膜顶点影像的位置,相当于第二反射镜中尺度上的毫米数,即为突出的度数。同时应当记录两颞侧眶缘间的距离,以做为下次检查时的依据。我国人平均突出度为 13.6mm。为确定突出或后陷,应在相当间隔时间内测量数次作为比较。

（李　玲）

第三节　婴幼儿外眼检查

【适应证】

眼病患儿,尤其是不合作者。

【禁忌证】

无。

【操作方法及程序】

1.应固定头部后进行眼部检查。需请家长或助手协助。

2.常用的固定患儿头部的方法为,检查者与家长面对面相坐,将患儿两腿分开,头朝向检查者仰卧于家长双膝上。家长用双肘压住患儿两腿,同时用手握住患儿两手和前臂并借此压住其胸腹,检查者则用双膝相夹固定患儿头部。

3.或让患儿平卧于检查床上,助手或家长在检查床一侧,两手握住患儿两手及前臂并压住患儿的胸部,同时以身体压在患儿身上以固定其全身。检查者在检查床患儿头端进行检查。

4.需要散瞳的患儿,在滴用散瞳药后应压迫泪囊部 3～5 分钟,以避免药物中毒反应。避免药物反应的另一方法是减少散瞳药的用量,用圆头玻璃棒取少量药液(为一般滴眼液药滴的 1/5～1/4),涂于颞侧下睑结膜表面。

5.需做详细的眼底检查、眼压测量、冲洗或探通泪道的患儿,若不配合,可应用催眠镇静药:如口服 10％水合氯醛合剂,每次 10～15mg/kg。也可施与短暂的全身麻醉。

【注意事项】

1.固定患儿头部及体位时用力要适当,以防意外。

2.对于全身麻醉的患儿,麻醉前应进行必要的全身检查。一般情况下,应在无全身麻醉禁忌证时方可进行麻醉。

3.检查前必须征得家长或监护人的同意和配合。

（李　玲）

第四节　裂隙灯显微镜检查

一、基本原理

裂隙灯显微镜是眼科临床上最基本和最常用的检查设备之一。

裂隙灯显微镜整个系统的主要结构,顾名思义,由用于照明的裂隙灯和用于观察的显微镜两大部分组成,两部分共用一轴,既可分别运动进行左右两侧大幅度旋转,又可借助操纵柄共同联动进行左右、前后和上下的三维运动,发挥既各自独立又相互配合的作用。其中,裂隙灯作为特色部分,已经成为裂隙灯显微镜的简称,其最大特点是能够提供光带宽度可调节的裂隙光,裂隙宽度调节范围为 0～8mm,此外也提供光斑直径可调节的圆点光,两者结合可产生形状和大小不等的裂隙光、方形光或圆点光。光的亮度分为几个不同而连续的水平,其次除白光外,通过不同的滤光片还有无赤光(绿光)、蓝光等彩色光可供选择,另外还有减光片、减温片等。具体构造上包括可发出强光的专用灯泡、透镜组、裂隙宽度调节装置等,以便调节和控制光亮度的高低、焦点的远近、光斑的大小和裂隙的宽窄等,最后形成明亮而清晰的光束。眼组织本为光学器官,待查组织被光束投照进入后获得良好的照明,光束外组织因没有照明而处于背景或黑暗中,两者的明暗程度形成强烈对比,十分有利于细微结构和改变的详细观察和鉴别。所谓显微镜实际上是双目放大镜,具体由物镜和目镜组成,更换物镜或目镜,可获得不同的放大倍率,放大倍率分为 10×、16× 和 40× 几个不同档次,常用倍率为 10× 和 16×,目镜镜筒上有调整环可校正目镜的焦点,以适应检查者不同的屈光状态,而且由于双目同时观察,于强光下具有良好的立体效果。眼组织从前向后各种成分的屈光间质虽有良好的透明性,但其屈光系数不一,对光线有不同的反射和折射性能,所以光线路径上呈现不同透明程度的光带,即使表面上显微镜的放大倍率不十分高,另加实际检查中采用不同的照明方法,仍然能够突出和细致地分别显示不同的组织结构,尤其病理状态下改变更加明显,例如前房房水中浮游的细胞或其他细小颗粒可以清楚地查见。

裂隙灯显微镜功能强大,为眼组织结构的观察提供了清晰、放大和三维的检查方法。其本身即可直接用于眼前部结构的常规检查,如果借助某些专门的附件或装置也可进行眼后部结构的检查和某些特殊检查,例如借助前置镜、眼底接触镜或三面镜可以进行玻璃体和眼底检查,借助前房角镜和 Goldmann 压平眼压计可以分别进行前房角和眼压的检查等。

裂隙灯显微镜的发展自从 Allvar Gullstrand 于 1911 年发明以来,历经 100 余年,目前国内外已有许多品牌和型号,其中最有代表性的产品为“瑞士 900 型”系列的裂隙灯显微镜(Haag-Street 900),其品质优越,功能齐全,成为裂隙灯显微镜中其他许多品牌和类型仿效的模板。尤其近些年来,计算机技术进入裂隙灯显微镜的设计中,配备计算机系统的各种新型裂隙灯显微镜不断问世,由此裂隙灯显微镜的功能日趋完备,不仅可以检查而且检查结果可以记录,例如显示、打印和储存,甚至编辑等。另外,随着临床诊治技术的发展,应用范围仍在扩展,例如眼科照相或激光治疗即需要照相机或激光治疗机与裂隙灯显微镜的联合设计和使用。

二、裂隙灯显微镜检查法

临床上,裂隙灯显微镜的使用价值和检查方法多种多样,不同的检查方法适应于不同的检查目的。现将临床上常用的几种方法予以介绍如下:

1.一般准备   裂隙灯使用中裂隙光的强弱和清晰程度与灯泡安装正确与否有关,灯泡位置的校准方法是:裂隙光开至最大,对焦棒(裂隙灯显微镜附件之一,临时安装)上呈现的圆形光斑明亮、均匀而清晰为准,亮度一般不低于 2000lx;同时,采用同样方法检查裂隙灯和显微镜两者的共轴共焦状态是否良好。裂隙灯检查须在暗室内进行,但全黑条件下不便于操作,因此以微光或弱光下便于整体操作为宜。如果室内光线较弱,患者须有一定的暗适应。眼睛本为敏感器官,如果患眼刺激征显著,须用表面麻醉剂。对于晶状体周边部、玻璃体和眼底尤其周边部的检查,一般需要放大瞳孔。

裂隙灯与显微镜虽然两者均可进行同轴旋转,但通常使用方法足,显微镜置于正前方,而裂隙灯置于受检眼的颞侧或鼻侧。一般是裂隙灯的光线于待检眼的颞侧投射,与显微镜间的角度分别随着检查内容不同而调整:检查眼前节时可在 40°左右,检查晶状体和前部玻璃体(尤其瞳孔较小)时,须小于 30°,检查后部玻璃体和眼底时,除需要放大瞳孔和专门眼底接触镜等装置外,光线入射角度常在 10°左右或更小。

2.裂隙灯显微镜的使用方法　　裂隙灯显微镜使用方法的要点在于,显微镜观察焦点清晰聚焦时,裂隙灯提供合适的光线照明。所以,一般意义下,裂隙灯显微镜的使用方法实际上特指的是裂隙灯光线的不同照明方法:从照明光的形态上分为宽窄不同的裂隙光和大小不一的圆点光,透明的眼组织结构内随之分别形成不同的光学照明区,例如光学切面、光学平行六面体和光学圆锥束;从光线投照的焦点与观察目标的焦点两者间的位置关系上,大致分为直接照明法和间接照明法,前者意指两个焦点于观察目标处合二为一,从而观察目标获得直接的照明和观察;后者意指显微镜的焦点聚焦于观察目标上,而裂隙灯光线投照的焦点另在别处,观察目标借助散射或反射等获得间接照明。进而,两者又分别包括不同和具体的照明方式,例如直接照明法中包括直接焦点照明法、直接弥散照明法、镜面反射照明法;间接照明法中包括邻近间接照明法、后部反光照明法、角膜缘分光照明法。除上述单一方法外,还有联合照明法。总之,裂隙灯光线的照明形态和投射焦点一起成为裂隙灯照明法的两个要素,现将临床上常用的几种裂隙灯光线的照明方法介绍如下:

(1)直接焦点照明法:该法是临床上最基本和最常用的一种照明法,其他照明法由此演变或与此互用,其原理和操作是裂隙灯和显微镜两者的焦点调节至被检组织结构处并完全重合为一。此时,依据裂隙灯的照射光为裂隙光或圆点光以及被检结构是否为透明组织,检查者所见物像随之不同:对于巩膜和虹膜等不透明组织,其表面即呈现一个清晰的方形或圆形照亮区;而对于角膜、前房、晶状体和玻璃体等透明的屈光组织,照射光线将依次透过,由于不同组织因屈光系数不等而形成各自的屈光界面,不同结构表现为不同形态和亮度的照明区,并由此相互区分开来。临床上,焦点照明法的裂隙灯照明方式多用裂隙光,所以有时又被称为裂隙照明法,此时,根据裂隙光的宽窄,每一结构整体上呈现出各自相应的光学物像,例如对于角膜和晶状体,窄裂隙光下仅表现为一个菲薄的光学切面,而宽裂隙光下则表现为具有一定体积的平行六面棱体,切面或棱体内呈现的组织结构即作为观察目标,其形状、大小和色调与组织结构本来的形态和密度等因素相应或有关。光学切面或棱体的形成取决于裂隙光的宽度,切面或棱体前后两面的宽度随裂隙光光带宽度增减而增减,但其深度(厚度)并无改变。宽光带时虽然入射光线增多,但照明区与附近背景对比度降低而眩光增强;窄光带时虽然入射光线减少,但照明区与附近背景对比度增加而眩光减弱,而且窄光容易进入组织结构深处,便于内部观察。此外,同样蓝要的是,光学切面以裂隙光的光轴为原点是可以旋转的,裂隙光在光轴上可垂直定位、也可水平定位或不同的斜向定位,不同方位的光学切面给出的物像有所不同,但水平定位仅用于个别例外情况下,主要原因是其与显微镜双目观察的视轴平面相平行,立体视觉受到限制。光学切面犹如病理切片,越薄越易于观察细微改变。因此,对于细微改变或深部定位,通常通过窄裂隙光下光学切面进行观察,而犹如病理切片的制作,光学切面的制作也随之成为裂隙灯检查法中一个特有和专门的方法。

角膜于光学切面下,其上皮面和内皮面分别形成前(外)和后(内)两个弧线,弧度大小随投射光线角度而不一。足够照明和清晰聚焦状态下,采用 16×或 20×放大倍率时,可见角膜组织的层次结构依次为:①前表面的亮带为泪膜;②其后的暗灰线为上皮层;③再后的亮细线为前弹力膜;④灰白色颗粒状宽带区为基质层;⑤最后内表面的亮区为内皮层,而角膜五层中后弹力膜不可见。如果予以荧光素钠染色,泪膜着色后更易可见。

角膜后面即为前房,光学切面下因房水十分透明而呈光学空间状,如果改裂隙光为圆点光,则光线径路上表现为一个细长的光锥形照明区,尤其强光下照明区内出现微弱闪亮,称为生理性房水闪辉,病理情况下房水闪亮增强即称为 Tyndall 现象。房水中浮游细胞的多少和闪辉的强弱,反映炎症的轻重程度,其分级有助于病情的判断。一个传统而实用的分级方法和标准如下:裂隙灯光束形成一个宽和高为 2mm×4mm 的光学六面体,先聚焦于瞳孔附近的虹膜上,再退回到前房内,此时前房内光学六面体的亮度相对低于通过角膜和晶状体的光束,检查者则观察该暗区内呈现的房水闪辉强度或计数 1 分钟内可见的细胞数目(表 1-2)。

表 1-2   房水细胞和闪辉程度的分级标准

分级	房水细胞	分级	房水闪辉
0	无	0	无:双侧比较,呈光学空间状
1	少:1分钟内可见 2~5 个细胞	1	弱:呈薄雾状或双侧不等
2	中:1 次可见 5~10 个细胞	2	中:虹膜纹理清晰可见
3	多:细胞散在于整个光束内;20 个或更多	3	强:虹膜纹理模糊不清
4	极多:光束内细胞致密,难以数清	4	极强:呈浓雾状,伴有虹膜上明显纤维蛋白积聚

晶状体于光学切面下表现为一个具有不同层次、密度和乳白色调深浅不均的结构,即使正常人中,其形态改变也与年龄有密切关系。晶状体厚度远远大于角膜,因此一个焦点照明时,无法清晰地反映晶状体整个光学切面的前后全貌,实际检查中必须由前向后逐步进行。一般成年人中,晶状体核已经形成,此时可见晶状体光学切面的完整结构,除前后囊膜的两条弧线外,内部晶状体皮质的密度较小、色调较浅,中心晶状体核的密度较高、色调较深。

晶状体后面即为玻璃体,裂隙灯检查的一般方法下仅前部 1/3 部分可见,前部玻璃体于光学切面下呈光学空间状或灰白色网丝状不均匀结构。后部玻璃体一是由于位于深处,二是由于照明光线经过前面的角膜、前房和晶状体后亮度已被削弱 85%,所以需要借助特殊辅助器械方可查见。

(2)直接弥散照明法:该法的操作是,裂隙光开至最宽、投射角度为 45°左右或加用磨光玻璃减光片,采用非焦点的弥散光线照射于整个眼前节结构上,通过双目显微镜进行直接而大体的观察,以获得相对全面而立体的印象。该法适用于眼前节结构,诸如睑缘、结膜、角膜、巩膜、虹膜和放大瞳孔下晶状体的检查,尤其借助无赤光和荧光素钠时眼表染色的检查,例如角膜上皮着色部位、范围和形态,泪膜破裂时间等。此外,无赤光下观察也有助于结膜充血、睫状充血、上巩膜血管充血等不同充血的鉴别。该法通常并不单独使用,多用于检查开始时,任何所见异常均应进一步采用其他合适的照明法予以详细检查。

(3)镜面反射照明法:该法实际上是直接焦点照明法中光学平行六面体的另外一种用法,而且主要用于观察角膜的内皮细胞或晶状体的上皮细胞。镜面反射是一种正常的表面光反射,与弥漫反射截然不同,突出特性为入射光照射于镜面后,反射光以与入射光的入射角相等而对称的反射角进行规则反射,此反射即称为镜面反射。

但对于角膜和晶状体而言,其前后表面分别处于与空气或房水相接触的界面间,由于各个屈光介质折射率不一(空气 1.000,角膜 1.376,房水 1.336),各个表面的镜面反射性能不同,以角膜为例:上皮面的反射比远远大于内皮面的反射比,亦即角膜前表面的镜面反射远远亮于后表面的镜面反射。因此,若要清晰地观察低反射的深层内皮层时,就需避开来自浅层上皮层(包括泪膜)高反射的干扰甚至遮盖。高反射比的上皮镜面反射形成强光反射区,低反射比的内皮镜面反射形成弱光反射区。后者经常由前者所覆盖,覆盖的程度取决于照明光束的宽度、角膜厚度(和屈光指数)以及裂隙灯与显微镜间的角度(角度越大,上皮与内皮两镜面反射区间错位的距离越大)。内皮图像观察位置在 L 处质量最佳,而在 R 处则被来自上皮的强光反射所掩盖。为此,具体方法上几个专门要求如下:①裂隙灯与显微镜两者间的角度以45°~60°为宜;②需要高亮度照明和高倍率放大(40×);③采用角膜光学平行六面体照明,裂隙光高度和宽度以2~3mm×0.3~0.5mm为宜。

下面以左眼角膜前表面和内皮层为例说明镜面反射照明法的基本操作步骤:

1)受检者注视正前方,并保持注视稳定。

2)显微镜置于正前方;裂隙灯从颞侧投照(类似于直接照明法,裂隙光宽度依据显微镜间夹角大小而定:角度大则宽些,角度小则窄些,注意避免角膜前后两面相重叠),于角膜缘内侧,以角膜内皮面为焦点形成一个大小适中、清晰聚焦的角膜光学平行六面体;然后,保持以角膜内皮面为焦点向角膜中心缓慢移动光学六面体,至距离角膜中心大约1/2处可见耀眼夺目和边界不清的强光反射区(角膜前表面的镜面反射;对于角膜上皮细胞,因泪膜的覆盖和反光而难以看清)。

3)继续向角膜中心稍微移动,于紧邻强光反射区的鼻侧可见弱光反射区:位于光学六面体的后表面、范围稍小、边界不齐、呈黄铜色;此时,显微镜精密聚焦,直至可见呈马赛克镶嵌状的六角形内皮细胞。如果内皮层高低不一形成不规则反射,该处则被称为反射暗区,例如Hassal-Henle小体。

对于显微镜和裂隙灯的某一特定位置而言,角膜的凸形反射面上产生镜面反射的部位是唯一单点的,而且镜面反射区所占部位仅占角膜光学六面体内有限范围,观察时为看清较大区域,裂隙灯应稍稍左右移动,更加广泛的检查,可借助两个步骤:一是裂隙光投射方向改变;二是受检者按照要求转动眼球,以变换角膜上镜面反射部位。另外注意的两点是:①观察中虽然通过双目显微镜,但实际上并非双眼同时可见观察目标,一般是裂隙光投射方向对侧的一眼可见,双眼观察目标的分别可见需要显微镜左右方向的稍微移动;②即使放大倍率为40倍,内皮细胞看上去并未达到如同许多教科书所示,其外观纹理类似剥皮橘或篮球的表面,应注意辨认和判断。

晶状体前表面的观察相对容易:患者眼球转向颞侧30°~40°,显微镜焦点对准晶状体前囊,裂隙灯从颞侧投射,并调节转动至适当投射角,直至可见晶状体前囊的镜面反射,状如橘皮或鲨鱼皮。晶状体后囊表面形成的镜面反射像在后囊前几毫米处,裂隙灯显微镜的操纵柄从前囊向后囊推进时即可见到镜面反射的灯丝像,焦点继续后移便可见到后囊膜的镜面反射,此镜面反射范围小于前囊镜面反射中可见的前囊范围。

该法临床应用中存在一定的技术困难,某一检查部位上裂隙灯照明与显微镜观察两者间具体的位置关系只有仔细调节才可找到。下述技巧或有帮助(仍以左眼角膜内皮观察为例):先按照直接焦点照明法聚焦于角膜内皮面(犹如KP检查),再找到角膜镜面反射的位置:角膜光学切面的鼻侧虹膜上有一长条形照亮区,而颞侧角膜上有一很小但很亮的圆形或椭圆形光亮区,此即角膜上光源的镜面反射像(该反射像从任何角度均可看到,不因裂隙灯和显微镜联合移动而移动;同时注意该强光反射像来自角膜前表面,后表面即内皮面的弱光反射像位于深处);继之按照前述要求调整裂隙光,形成角膜光学六面体;然后保持六面体的内面聚焦于角膜内皮,并缓慢移动靠近角膜的镜面反射区,于即将接近处(并非完全重合)可见内皮镜面反射(完全重合时内皮面的相对弱光反射被上皮面的强光反射所遮掩;为避免遮掩,需注意调整裂隙灯的角度和裂隙光的宽度);至此,仔细调节显微镜,精确聚焦后即可观察角膜内皮。上述方法稍作调整,也可观察泪膜和后弹力层。

(4)邻近照明法:即通常所谓的间接照明法,该法的操作是,光线的焦点不直接投照于待检部位,而投照于其邻近一旁,进而待检部位借助内反射的散射光获得照明。例如,对于角膜的细小浸润、细小的新生血管、上皮损害等,间接照明法下更易于被查见。

(5)后部反光照明法:该法的操作是,光线的焦点不直接投照于待检部位,而投照于其后部,进而待检部位借助后部的反射光或散射光获得照明。具体分为两种照明方式:一是直接后部反光照明法,其操作是,光线投照于虹膜、晶状体或眼底,被检结构位于直接反射的光线路径上;二是间接后部反光照明法,其操作是,光线投照于眼内,被检结构位于反射光线路径的邻近一旁,并以弥散光线照明区域为背景进行观察,来自眼底的反射光线因带有眼底的红光色调而临床上习惯称为红光反射。

该法的特点是裂隙灯和显微镜的两个焦点不在一个平面上,照明来自后面的反射光线,而观察需聚焦于待检结构,待检结构居于明亮的背景前,并且不同组织成分具有不同的分光性、遮光性或屈光性等,因此最适宜于角膜和晶状体等透明或半透明组织的检查,例如角膜的上皮或内皮水肿、轻度浸润、影血管、角膜后壁沉着物(KP),晶状体的皮质内空泡或水隙、前囊下或后囊下的轻度混浊等。采用直接后部反光照明法进行病变定位时,须改变显微镜的焦点,与周围正常组织进行比较以确定病变部位。另外,采用间接后部反光照明法进行虹膜组织缺损的检查时,例如各种伴有虹膜基质萎缩的疾病中或虹膜切开术后,该法也称为透照法。

(6)角膜巩膜缘分光照明法:该法的操作是,光线以较强的亮度、较宽的光束和较小的角度直接照射于角膜巩膜缘上,进入角膜的光线根据全内反射原理,照明整个角膜,并于全周角膜巩膜缘上形成一个明亮的光环。该法适于角膜的检查,正常情况下角膜由于完全透明而十分清亮,病理情况下任何异常,即使轻微改变,检查中也清晰可见。

每一照明方法均有其各自的适用目的和条件,而且临床检查实际上是一个富于自主操作性和灵活性的动态过程,检查者往往针对检查目标先后变换地同时使用不同的照明方法,或者采用联合照明法。

3.临床上裂隙灯检查　不仅在于发现异常,而且往往需要确定病变所在的部位、层次乃至程度,以帮助疾病的诊断、治疗和预后判断。因此,裂隙灯定位法对眼科临床是一个很有价值和意义的方法,常用方法简述如下:

(1)直接焦点照明法:此法最常用,借助光学切面,无论角膜或者晶状体内不同部位和层次的异常改变均可清楚显示。

(2)显微镜焦点前后移位法:此法可用于测量两个病变位置的相对深度,借助显微镜的聚焦螺旋改变焦距,两相比较以测量两者的相对位置和深度。

(3)镜面反射照明法:根据 Purkinje 反射原理,裂隙灯光源在眼内不同屈光界面上,例如角膜前后表面和晶状体前后表面,形成少四个反射像,因此借助镜面反射法,可精确显示病变所在层次,例如可清晰地观察泪膜的改变。

此外,裂隙灯的使用中应注意光线投影的问题。正常情况下,各种组织结构具有良好的透明性和规则的屈光性,无论直接焦点照明法还是后部照明法,照明光路上任何异常改变,例如前面角膜上常见的黏液、异物、小面、薄翳、血管等,均可在其后虹膜和晶状体上形成不同形态和程度的投影,影响对观察目标检查;同时,该现象也有助于对细微病变的发现,应予以注意。

(李　玲)

第五节　检眼镜检查

一、直接检眼镜检查

【适应证】

(1)眼病患者,特别怀疑玻璃体或眼底有病变时。

（2）健康体检。

【禁忌证】

（1）屈光间质明显混浊者。

（2）瞳孔明显缩小者。

【操作方法及程序】

（1）开始检查时转动检眼镜转盘,先用(＋8)～(＋10)D的镜片,检眼镜距受检眼10～20cm。以侧照法检查眼屈光间质。由前逐次向后,分别检查角膜、晶状体、玻璃体。正常情况下,瞳孔区呈现橘红色反光,如有屈光间质混浊,红色反光中出现黑影。此时嘱受检者转动眼球,根据黑影移动方向与眼球转动方向的关系,判断混浊的屈光间质部位。

（2）检查眼底时,将检眼镜置于受检眼前约2cm处。根据检查者和受检眼的屈光状态,旋转检眼镜转盘,直至看清眼底。

（3）检查时嘱受检者先注视正前方,检眼镜光源经瞳孔偏鼻侧约15°可检查视神经乳头,再沿血管走行观察视网膜后极部,最后嘱受检者注视检验镜的灯光,检查黄斑部。若要观察周边部视网膜,嘱受检者转动眼球,以扩大观察范围。

（4）眼底检查的记录内容:以眼底解剖结构为基础对视乳头、视网膜血管、黄斑等部位进行描述。可以视乳头和血管直径来描述病变大小,以屈光度描述病变隆起高度。

【注意事项】

（1）直接检眼镜下所见并不是眼底的实际大小,检查所见比实际物像约放大14～16倍。

（2）若要观察视网膜神经纤维层改变时,应在无赤光下观察。

（3）检查结束时,应将检眼镜的转盘拨到0处,以免转盘上的镜片受到污染。

（4）一般检查时可不散大瞳孔。若要详细检查眼底时,需要散瞳后检查。

（5）直接检眼镜观察范围小,屈光间质混浊可影响眼底的观察。

（6）怀疑闭角型青光眼患者或前房浅者,散瞳时要格外谨慎,以免导致闭角型青光眼发作。

（7）对于高度屈光不正者,直接检眼镜检查较为困难,可应用间接检验镜进行检查。

二、间接检眼镜检查

【适应证】

（1）眼病患者,特别怀疑玻璃体或眼底有病变时。

（2）健康体检。

【禁忌证】

（1）屈光间质明显混浊者。

（2）瞳孔明显缩小者。

【操作方法及程序】

（1）检查者自己调节好间接检眼镜头带或镜架,使间接检眼镜目镜与检查者双眼的水平相接近,并调节目镜的瞳距。

（2）受检者瞳孔散大后,取坐位或仰卧位进行眼底检查。检查者一般用左手持物镜,并用左手无名指协助分开受检眼眼睑,固定于眶缘。右手不持巩膜压迫器时,用其中指辅助牵开受检眼眼睑。

（3）先以弱光线从眼底中周部开始检查,这样可给受检者一个对光线的适应过程,以便用较强光线检查眼底后极部时,受检者可以较好地配合。

(4)根据屈光间质混浊程度调整检眼镜的照明强度,根据瞳孔大小选择不同直径照明光斑,根据眼底病变情况选择不同度数的非球面镜。

(5)检查眼底时,先在物镜中心找到以视乳头为中心的眼底后极部。从视乳头开始,沿着某一眼底血管走向从后极部向周边部眼底观察,直至尽可能周边部眼底。然后再沿其临近部位由周边部眼底向着视乳头观察。

(6)请患者分别注视上、下、鼻、颞、鼻上、鼻下、颞上和颞下 8 个检查眼位,以便检查全部眼底。对于病变或可疑病变部位进行重点检查。

(7)检查眼底锯齿缘和睫状体平坦部等远周边部眼底时,需用巩膜压迫器辅助检查。

(8)绘图记录检查结果时,应以不同颜色代表不同组织的病变。

【注意事项】

(1)由于间接检眼镜所见图像放大倍数较小,因而不易发现细微病变。

(2)检查时所见眼底像为倒像。

(3)对于浅前房和闭角型青光眼患者,散瞳时要格外谨慎,以免导致散瞳后眼压升高。

(4)检查时避免强光长时间照射黄斑部,以免引起黄斑部光损伤。

(5)使用物镜时,将其表面弧度大的一面向上。否则反光过强,图像变形扭曲。

(6)注意保持物镜清洁,否则会影响成像效果。

(李　玲)

第六节　角膜的特殊检查

一、角膜厚度测量

【适应证】

(1)角膜接触镜配戴者及戴镜后复查。

(2)屈光性角膜手术前检查。

(3)评价一些角膜疾患,如圆锥角膜、角膜水肿、角膜基质炎、边缘性角膜溃疡等。

(4)间接地了解角膜内皮细胞层的功能。

(5)高眼压症和原发性青光眼。

【禁忌证】

(1)严重畏光或其他原因不能配合裂隙灯检查者。

(2)结膜急性炎症者。

(3)大面积角膜溃疡、角膜穿孔。

【操作方法及程序】

1.Haag-Streit 厚度测定法

(1)测量前,将裂隙灯活体显微镜右侧目镜换上裂隙分影目镜。调整裂隙灯,使其与显微镜呈 40°～45°,并使裂隙光束通过厚度测定器的裂隙光阑,垂直聚焦于瞳孔中央的角膜表面。

（2）受检者注视裂隙光带。检查者转动厚度测定器上方的刻度盘,并调整裂隙灯显微镜的高度,使分裂影像分成上下相等的两半,且位于瞳孔领内。

（3）刻度盘恢复至"0"位。转动刻度表,使分裂影像的上方后表面(角膜内皮层)与下方前表面(角膜上皮层)相交。

（4）读取刻度盘上读数。

（5）以上测量步骤重复 2～3 次,取平均值。

2.A 型超声角膜厚度测量法

（1）受检者取平卧位或坐位。

（2）结膜囊滴表面麻醉剂。

（3）消毒超声探头。

（4）嘱受检者向正前方注视。先查右眼,后查左眼。

（5）检查者一手分开患者眼睑,一手持超声检查探头测量各点角膜厚度。

（6）保持超声探头垂直于角膜,并维持适度压力。

（7）测量角膜厚度,同一测定点重复 3 次,取平均值,打印结果。

【注意事项】

1.Haag-Streit 厚度测定法

（1）判断测量终点时受测量者主观因素的影响,准确性和重复性低于超声波测量法。

（2）由于 Kappa 角的影响,左右眼测量结果常不一致,通常左眼偏高,右眼偏低。

2.A 型超声角膜厚度测量法

（1）检查时注意保持探头与角膜垂直。

（2）探头对角膜的压力太大时会导致检测角膜厚度变薄,压力太小时则无法显示结果。

（3）角膜表面要保持一定的湿度,过干或过湿均会影响检查结果。

（4）注意超声探头的消毒。

（5）测试后嘱患者不要用力揉眼,以免发生角膜上皮损伤。

（6）超声探头应定期检测。

（7）也可以采用浸入法行 A 型超声生物测量。

二、角膜曲率计检查法

【适应证】

（1）判定有无散光及散光性质。

（2）用于某些疾病的诊断,如圆锥角膜、扁平角膜或大散光等。

（3）角膜手术后的追踪观察。

（4）指导配戴角膜接触镜。

（5）指导屈光性角膜手术。

（6）人工晶状体植入术前准备。

【禁忌证】

严重角膜疾患,无法进行准确测量者。

【操作方法及程序】

(1)双眼分别测量。

(2)受检者将下颌置于颌架上,前额贴住头架,受检眼直视镜筒。

(3)调节下颌托架,改变眼位,使角膜曲率计的图像投照在受检眼角膜的正中央。

(4)检查者观察受检眼角膜上的影像,调节旋钮,使影像清晰。

(5)为主子午线定位。记录屈光力和曲率半径值。

(6)将镜头转到与第一主子午线呈90°的垂直位,或者直接由镜筒内看到轴向垂直的两圆圈,旋转微调至垂直影像恰相接触或重合。

(7)记录垂直轴向及标尺上的屈光力和曲率半径值。

【注意事项】

(1)应用角膜曲率计测量时,因为所测的角膜面积仅限于角膜中央3mm范围,所以不适于评估屈光性角膜成形术的疗效。

(2)一些自动验光仪、角膜地形图也可用以进行角膜曲率的测量。

三、角膜知觉检查

【适应证】

临床怀疑角膜知觉减退时,如病毒性角膜炎、三叉神经受损和角膜营养不良者。

【禁忌证】

急性结膜炎。

【操作方法及程序】

1.棉签法

(1)双眼注视前方。

(2)将消毒棉签头端的棉花捻出一细长的棉丝,并折弯使与棉棍呈45°。

(3)以棉丝尖端从受检眼侧面接近并轻轻触及角膜。

(4)结果判断角膜知觉正常者,可立即出现反射性瞬目或有感知。若不发生瞬目反射或无感知,为角膜知觉消失。如瞬目反射迟钝或感知不敏感或低于对侧眼为角膜知觉减退。

2.角膜知觉测定计

(1)双眼注视前方。

(2)将角膜知觉测定计的尼龙丝从60mm开始在受检眼的颞侧以纤维细丝轻轻触及角膜。

(3)角膜知觉正常者,尼龙丝弯曲并可立即出现反射性瞬目或有感知。若不发生瞬目反射或无感知为角膜知觉消失。如瞬目反射迟钝或感知不敏感,将尼龙丝从60mm依次减少直至40mm,若低于35mm为角膜知觉减退。

【注意事项】

(1)注意无菌原则,避免感染。

(2)检查时棉丝或纤维不可触及眼睑和睫毛。

(3)两眼分别做检查,以便对照。

四、角膜内皮层检查

【适应证】

(1)通过角膜内皮层检查,估计其功能状态。

(2)诊断某些眼病,如多形性角膜营养不良、Fuchs角膜内皮营养不良。

(3)评价某些疾病对角膜内皮的损害。

(4)指导角膜接触镜配戴者选用适当的材质和配戴方式。

(5)评价内眼手术可能造成角膜功能失代偿的风险。

(6)指导前房内给药。

(7)为穿透性角膜移植术优选高质量供体材料。

【禁忌证】

(1)角膜大面积擦伤。

(2)基质层水肿。

(3)角膜混浊。

(4)结膜、角膜感染。

(5)角膜穿孔。

【操作方法及程序】

角膜内皮层检查以角膜内皮显微镜检查法:较常用,它可分为非接触型和接触型检查法两种。也可以通过共聚焦显微镜进行检查。

1.非接触型接触法　更适用于儿童、心理紧张或角膜有新鲜伤口的患者。

(1)受检者头部放置托架上。

(2)机器自动取像,根据所拍摄的照片分析角膜内皮的形态、大小。

(3)点击细胞数目分析角膜内皮的细胞密度。也可应用计算机直接分析角膜内皮的细胞密度及大小。

(4)可对角膜上、中、下,鼻侧、颞侧几个点的内皮进行检查。

(5)分析后打印结果。

2.接触型检查法　适用于配合检查的成年受检者。

(1)首先进行角膜厚度测量。

(2)滴用0.5%地卡因滴眼液,进行角膜表面麻醉。

(3)患者头部固定于托架上,物镜须接触患者角膜。

(4)调节焦点使图像清晰。

(5)进行摄像或录像。

(6)分析检查结果。

【注意事项】

(1)进行角膜内皮层检查之前,需常规行裂隙灯显微镜检查。

(2)结果定性分析的内容包括:细胞大小一致性、细胞形态一致性、细胞内或细胞间有无异常结构。

(3)定量分析的内容包括细胞密度、平均细胞面积、细胞面积变异系数、六角形细胞百分比等。

(4)非接触型检查法所得图像的放大倍率较低,照相范围较大,所见内皮细胞数目多。但对角膜内皮细胞的分辨率较差,仅可宏观了解角膜内皮细胞密度及有无空泡或滴状赘疣。

(5)接触检查法成像清晰,且图像放大,便于观察。但检查时须滴用表面麻醉剂。

(6)正常角膜内皮细胞呈六角形,镶嵌连接成蜂巢状。随年龄增加细胞趋于变性,细胞密度逐渐降低,细胞面积逐渐增大。正常人 30 岁前,平均细胞密度为 $3000 \sim 4000/mm^2$,50 岁左右 $2600 \sim 2800/mm^2$,69 岁以上为 $2150 \sim 2400/mm^2$。

五、角膜地形图检查(计算机辅助的角膜镜摄影检查)

【适应证】

(1)了解角膜表面的屈光状态。

(2)怀疑为临床前期或临床期的圆锥角膜。

(3)各类角膜屈光手术的术前和术后常规检查。

(4)了解某些手术,如翼状胬肉切除术、角膜移植术等对角膜的影响。

(5)了解角膜外伤后角膜表面的屈光状况。

【禁忌证】

(1)大面积角膜溃疡、角膜穿孔。

(2)全身状况不允许坐位者。

【操作方法及程序】

(1)将患者有关资料,如姓名、年龄、性别、诊断等输入计算机。

(2)患者取座位,下颌放在下颌托上,必要时用头带固定。

(3)嘱患者睁大被检眼,注视角膜镜中央的固视灯光。

(4)检查者操作摄影把手,使荧光屏上的交叉点位于瞳孔中央,即角膜镜同心圆中心与瞳孔中心点重合,并调好焦距,直至屏幕上的 Placide 盘同心圆影像清晰,按下按钮固定图像。

(5)选择最佳影像存盘并打印。

(6)结果分析

①色彩图:以不同的颜色代表相应的屈光度,即暖色表示屈光力大,而冷色表示屈光力小;其具体等级位于图像的左侧。

②统计数据:包括角膜表面不对称指数 SAI,角膜表面规则指数 SRI,角膜预测视力 PVA,模拟角膜镜读数,最小角膜镜读数;其通常位于彩色图像的下方。

【注意事项】

(1)检查前应询问病史,并向患者讲明注意事项。

(2)在检查时如发现受检者面部阴影影响检查,可嘱其变换头部。

(3)如受检眼上睑下垂,可让他人协助检查。

(4)对于角膜曲率过大、过小或角膜中心下方 3mm 与角膜中心上方 3mm 处屈光力差值大于 3D,应结合临床进行鉴别诊断。如圆锥角膜、角膜基质炎症。

六、角膜染色检查

【适应证】

(1)怀疑角膜上皮损伤者。

（2）怀疑为干眼患者。

（3）怀疑角膜瘘者。

（4）观察角膜移植术后伤口状况。

（5）了解角膜接触镜配戴是否合适。

（6）观察青光眼眼外滤过术后滤过泡情况。

【禁忌证】

无。

【操作方法及程序】

（1）常用的染色剂有荧光素钠、孟加拉红等，根据需要可以选用。

（2）荧光素染色用荧光素纸条或0.5%~2%荧光素钠溶液将荧光素涂于结膜囊内，在裂隙灯活体显微镜下用钴蓝光观察。角膜上皮缺损处有黄绿色着染。

（3）孟加拉红染色用1%孟加拉红溶液涂于结膜囊内，在裂隙灯活体显微镜下用无赤光观察，角结膜上皮的变性和死亡细胞着染为玫瑰红色。

【注意事项】

（1）荧光素钠溶液最易受污染，尤其绿脓杆菌污染，使用时应格外注意。

（2）孟加拉红溶液有明显刺激性，染色后眼部往往有明显的烧灼感。应染色时同时滴少许表面麻醉剂可减少这种不良反应。

（李　玲）

第七节　前房角镜检查法

前房角位于整个前房的周边部，为周边前房的一个夹角状结构，其外部相当于角巩膜缘处。从解剖结构上来看，其夹角状结构由三个部分组成：前壁即角膜周边部和巩膜向前房内的突出部；后壁即虹膜周边部；两者交汇处形成夹角的顶端即隐窝，其基底为睫状体冠部前表面暴露于前房内的一部分。前房角是房水循环通路中的一个重要环节，但由于隐匿于不透明的角巩膜缘的内里，常规眼科检查法例如一般的裂隙灯显微镜检查法下是不可见的，而需要借助于专门的检查手段。前房角镜检查法即是前房角检查中基本而重要的检查手段，掌握其各种常用技术对青光眼以及其他有关临床情况的评价有至关重要的临床意义。

一、前房角镜的设计原理和种类

正常情况下从前房角反射的光线在泪膜-空气界面经历了全内反射。光线经过两个不同折射率的介质时，部分光线于介质界面被折射出来进入另一介质，其余的被反射回到自身介质；但光线从光密介质（较高折射率的介质）到光疏介质（较低折射率的介质）而且入射角大于临界角时，全部光线没有折射而只有反射，称为全内反射。例如，光线从玻璃进入空气时会发生，但光线从空气进入玻璃时则不会发生。前房角的临界角约为46°，光线全部反射回到角膜基质，因此外部不可直接看到前房角。所有前房角镜借助一个塑料或玻璃镜面放置于角膜表面上，镜面与角膜表面间充填以患者的泪液、生理盐水或某种透明的黏弹性物质，据此消除泪膜-空气界面及其所形成的全内反射，从而可以看到前房角。

根据检查中看到前房角，即外部可见的前房角光线的折射或反射方式，前房角镜分为两大类：直接式、例如 Kopper 式前房角镜（属于前房角透镜），可见来自前房角直接折射出来的光线；间接式，例如 Goldmann 式或 Zeiss 式前房角镜（属于前房角棱镜），可见来自前房角折射但经过反射的光线。

直接式前房角镜提供的是前房角的直接观察，临床医师看到的是前房角结构的正像。但要求患者仰卧位，因此裂隙灯显微镜不便应用，须用手持显微镜，所以通常用于手术室内借助手术显微镜进行麻醉下婴幼儿前房角的检查或前房角切开术。现在，直接式前房角镜应用渐少。

间接式前房角镜的设计类型和临床应用较多，借助裂隙灯显微镜的照明和放大作用即可用于日常诊室内，目前国内常用的是 Goldmann 间接式前房角镜。间接镜内置一个或多个倾斜一定角度（Goldmann 式前房角镜为 64°）的反射镜面，以反射从前房内射出来的光线，所以提供的是对侧前房角的倒像，但水平镜面左右方位和垂直镜面的上下方位保持不变，不过与直接镜所见比，间接镜所见的前房角看起来略浅。

二、检查方法

从前房角镜的操作方法上，检查技术分为静态检查法和动态检查法，其一般理解为：静态指的是，患者眼位保持正前方原在位，前房角镜不做压迫等操作时前房角的自然状态；而动态指的是，患者眼位按照医师要求转动至某一方位、前房角镜做压迫等动作，或上述两者兼而有之时前房角的人为干预状态。静态检查法属于基本检查技术，而动态检查法是在静态检查法的基础上根据实际情况和目的所采用的。例如对于开角型青光眼，静态检查法下整个前房角结构一览无余，无须再用动态检查法；对于闭角型青光眼，单纯静态法下不仅无法看清整个前房角结构的全貌，而且无法分辨前房角是否关闭或关闭是贴附性的还是粘连性的，此时须用动态法予以鉴别。

前房角镜检查技术因前房角镜类型不同而不一，一般步骤如下（以 Goldmann 式单面前房角镜为例）：

1.患者和裂隙灯显微镜的准备如同眼科常规检查。此外，患眼点滴表面麻醉剂，裂隙灯照明以灯臂与镜臂 10°～15°为宜，放大以 10×～20×即可。

2.前房角镜凹面清洗和消毒后滴入少许人工泪液或眼科黏弹剂等作为接触介质，轻缓地放入患眼结膜囊内并与眼表面相吸附（勿出现气泡），其反射镜面置于正上方，采用静态检查法。其操作要点有二：一是患者眼位保持正前方原在位；二是裂隙灯照明光应短而宽以避免直接照射瞳孔，从而保证前房角实际宽度的观察，对于窄前房角或闭角型青光眼的患者尤显重要。

3.反射镜面首先置于上方，实际上前房角观察从下方开始。由于房水重力和上睑压迫等关系，前房角宽度一般下方最大，从而容易观察，其结构、色素、粘连等情况看得最为明显和清晰，据此获得前房角形态的一个基本印象。其中，首先而重要的是识别两个前房角定位标志，即巩膜突和 Schwalbe 线，对随后整个前房角结构的识别和判断有了一个前提和基础。

4.Goldmann 式单面前房角镜中单面的前房角涵盖范围为 60°（即 1/6 圆周），因此需要转动前房角镜，例如顺时针转动周后才能查遍整个前房角，最后得出结论。需要注意的两点：是转动前房角镜时切勿混淆前房角的镜下部位与实际解剖部间的关系。前房角镜的镜面位置以 12 点位为中心时，其镜面心反映的是 6 点位前房角的图像；同时，其 5 点位和 7 点位的图像分别位于镜面中心的右侧和左侧。其余以此类推；二是鼻侧和颞侧前房角的观察相对困难，此时仍使用纵裂隙光，但改变光照角度或改用横裂隙光，并向上倾斜 20°（Haag-Streit 900 型裂隙灯显微镜容易做到），以充分照明前房角。

5.如果静态法下前房角结构无法充分观察，例如虹膜膨隆或虹膜末卷隆起导致前房角狭小以及前房角关闭，需要鉴别属于接触性或粘连性时，应当再做动态检查法。需要注意的是，对于 Goldmann 式前房角镜，由于其接触凹面直径较大，动态检查时如果采用压迫动作，容易造成周边角膜形成皱褶而影响前房角观察,或导致前房角图像变形,甚至出现人为变窄或关闭的假象,因此推荐通过改变患者眼位,进行动态检查的方法。对于 Zeiss 式前房角镜,由于其接触凹面直径较小(9mm),压迫动作仅用力于中央角膜上,则可避免上述弊端。

6.检查完毕后取出前房角镜,患眼滴入抗生素滴眼液。

三、正常前房角的结构形态

前房角构成中前壁的角膜属于相对刚性的组织,隐窝睫状体的解剖位置相对固定,上述两个结构对于前房角整体形态的影响甚小,后壁的虹膜属于柔性组织,而且其本身解剖上厚薄、生理条件下舒缩和膨隆或平坦,容易受到附近其他结构例如晶状体和睫状体乃至整个眼球状态的影响,因此成为决定前房角形态的主要因素。依照前房角镜下从前壁到后壁的观察顺序,前房角的结构组成依次如下:

1.Schwalbe 线　即前境界线,外观上呈灰白色略突起的细线状结构,为前房角前界的起始标志。此线位于角膜后弹力膜的终止处。

2.小梁网　位于 Schwalbe 线与巩膜突之间,外观上呈半透明或表面粗糙、深浅不一的棕褐色小带状结构,宽度约为 0.5mm。小梁网整体色调的深浅依年龄等因素而不同,其本身前部小半部分色调较浅,为非功能区小梁网,而后部大半部分色调较深,为功能区小梁网,是小梁网发挥房水滤过的区域,Schlemm 管恰恰位于其深层组织内部。正常情况下,Schlemm 管不可见,但低眼压、炎症或动态检查中眼球压迫等情况下房水静脉血液反流时,则可于小梁网处透见红色即充盈着血液的 Schlemm 管。

3.巩膜突　紧邻于小梁网之后,外观上呈灰白色,宽窄不一的线状结构,为小梁网结束的后界标志。解剖学上,巩膜突是巩膜向前房内突出的前端部分,也是睫状体的附着部位。

4.睫状带　位于巩膜突与虹膜根部止端之间,实际上是睫状体冠部外侧前表面暴露于前房角内,外观上呈类似于睫状体的棕黑或深褐色小带状结构,形成前房角的隐窝部分。其宽度与虹膜根部在睫状体冠部前表面止端位置的前后有关,个体差异很大。

正常婴幼儿的前房角结构与成人相比有所不同,主要区别在于前房角隐窝的宽窄和深浅,由此影响前房角的整个形态。正常婴幼儿的眼球发育至 3 岁时大部分完成,出生时隐窝并未充分发育,1 岁时隐窝形成一个朝向睫状体前表面的凹陷。睫状体外观犹如深向小梁网表面的致密色素带,其前界融入巩膜突,而巩膜突犹如一条白线介于睫状体与其前部色素小梁网之间。如果小梁网上没有色素,睫状体带将是前房角内唯一的色素结构。房角隐窝内,睫状体带暴露得可能很宽,有时可见不规则线状或束状,来自前层虹膜基质的纤维形成树枝状,跨过前房角隐窝,称为虹膜突。虹膜突通常终止于巩膜突附近,但某些虹膜突可以伸到小梁网,偶尔甚至高达 Schwalbe 线。较大的虹膜突意味着虹膜与前房角前壁间胚胎分离的不完全,数量很多时见于先天性 Axenfeld 综合征。大多数纤维于巩膜突处失去色素,然后向前融进小梁网的最内层,称为葡萄膜小梁网。虹膜突对房水外流没有任何影响。

5.虹膜末卷　即虹膜周边接近根部的部分,而虹膜末卷的形态与整个虹膜的形态是密切相关的。前房角镜检查时应仔细观察的两个主要虹膜,其特征是:整体构型和终端位置,就整体构型而言,应注意深前房时虹膜呈平坦状,浅前房时虹膜呈膨隆状,高度近视眼等特殊情况下周边虹膜呈凹陷状;就终端位置而言,包括表观上和实际上两种情形(需要动态检查法予以区别)。终端位置的描述以前房角隐窝(虹膜末卷深部为前房角隐窝)内结构为参考,诸如:位于前部小梁网和 Schwalbe 线;位于后部小梁网,恰恰位于巩膜突以下;位于巩膜突以下和睫状体以内或位于睫状体带以后。亚洲人种和远视眼患者中常见虹膜止端位置前移的情况;实际上,前房角的宽度即虹膜与角膜间的夹角恰恰取决于虹膜根部在睫状体上的止端位置、虹膜的膨隆程度和虹膜末卷的隆起程度,而前房角宽度的观察和判断正是许多前房角镜检查法分级系统的基础。

正常前房角内除上述结构外,还有两种常见成分,即色素和虹膜突。色素在年轻人中极少,以后随年龄增长而增多,一般呈近似于虹膜色泽的浅或中褐色,主要分布于小梁网尤其后部小梁网上;虹膜突属于中胚叶组织残留,位于隐窝前或横跨于虹膜末卷与巩膜突间,数量上一般不多或完全缺失。如正常前房角无论色素还是虹膜突,对前房角功能均无影响,但数量或者形态上发生显著改变时,应注意寻找其可能潜在的病理因素。

四、前房角宽度和色素的分级和记录法

1.前房角宽度分级和记录法 前房角宽度是前房角镜检查中一个基本而重要的指标,尤其对青光眼的诊断和治疗有特殊价值和意义,但其分级法目前尚无统一规定,国内外文献上介绍和临床中应用的分级法已有多种,现将几种常见并且具有代表性的分级法介绍如下。

(1)Scheie 分级法:最初为 Scheie(1967 年)所介绍,中华医学会第二次全国眼科学术会议(1979 年)建议采用,作为我国眼科临床中迄今所常用的前房角宽度分级法。该法依据前房角镜静态检查法下所见前房角结构的不同,先将前房角分为宽角和窄角两型,进而再将窄角分为由轻到重的四级。对于窄角,静态检查后应进行动态检查以观察前房角宽度的改变,尤其对于重度窄角,通过动态检查法判断是否属于闭角以及关闭的性质和程度。现予分述如下:

1)宽角(简写符号为 W):静态检查法下周边虹膜平坦,全部前房角结构包括后壁的虹膜末卷、隐窝的睫状体带、前壁的巩膜突、小梁网和 Schwalbe 线,均易于查见。

2)窄角(简写符号为 N):静态检查法下周边虹膜膨隆,依据其膨隆程度即遮掩睫状体带和前壁各个结构的轻重不同,依次分为四级(简写符号为罗马数字Ⅰ~Ⅳ):

NⅠ:静态下睫状体带可见范围较窄或完全不可见;属于轻度窄角。动态检查下睫状体带可见范围加宽或由不可见变为可见。

NⅡ:静态下巩膜突不可见;属于中度窄角。动态检查下巩膜突由不可见变为可见。

NⅢ:静态下后部色素小梁网(功能区小梁网)不可见,但交点线错位(即裂隙光照明下虹膜表面和角膜内面两条窄细的光线在前房角顶点交汇时处于分离的位置而不是汇合的位置);属于重度窄角。

NⅣ:静态下 Schwalbe 线可见或不可见,即全部前房角结构不可见,但交点线错位;属于重度窄角。

闭角前房角为 NⅢ和 NⅣ时均属于重度窄角,如果交点线不错位则提示已经关闭,既可判断为闭角。此时,通过动态检查法可以确认前房角关闭的性质和程度。性质上指的是,动态观察下全部小梁网可见,属于贴附性关闭;反之,属于粘连性关闭。程度上指的是,全周前房角中关闭所发生的范围;需要注意的是,粘连程度实际上包括范围大小和位置高低两个方面,粘连性关闭来自高位的周边前粘连(PAS),即粘连位置达到小梁网、Schwalbe 线甚至角膜内面,而低位的周边前粘连对于前房角的结构和功能尚属轻度改变和损害。进而,同一眼内前房角不同位置(不同象限或钟点)上关闭的性质和粘连的程度可以互有不同。

前房角宽度的描述方法最好包括虹膜形态、虹膜根止位置和虹膜与小梁网间的夹角,但 Scheie 分级法仅以前房角结构的可见程度作为前房角宽度分级的标准,并未反映周边虹膜的形态和前房角夹角的角度,容易造成错觉和混淆,例如周边虹膜不膨隆但虹膜根止前位致使睫状带甚至巩膜突不可见,此种宽角可误以为窄角。目前,国外较多采用的是 shaffer 分级法和 Spaeth 分级法。

(2)Shaffer 分级法:依据虹膜与小梁网表面间夹角的大小,将前房角从宽到窄依次分为五个等级

(4 级～0 级)：

4 级：虹膜与小梁网表面间的夹角为 40°。

3 级：虹膜与小梁网表面间的夹角为 30°左右(大于 20°但小于 45°)。

2 级：虹膜与小梁网表面间的夹角为 20°，可能发生关闭。

1 级：虹膜与小梁网表面间的夹角为 10°，很可能随时发生关闭。

0 级：虹膜与小梁网表面间的夹角呈裂隙状或为 0°；极可能发生关闭或关闭已经存在。

(3)Spaeth 分级法：对 Shaffer 分级法予以扩展，除依据虹膜与小梁网表面间夹角的大小外，还包括周边虹膜形态、虹膜根止位置以及动态检查法对前房角构型的影响。

1)虹膜根止位置：由大写英文字母所表示。A 表示虹膜止端位于 Schwalbe 线以前；B 表示位于 Schwalbe 线和巩膜突之间；C 表示巩膜突可见；D 表示虹膜止端较深、睫状体带可见；E 表示虹膜止端极深、睫状体带可见超过 1mm。

2)前房角夹角：由两条切线的夹角所决定。一条线与小梁网内表面相切，另一条线与虹膜前表面的中间三分之一相切，两条线所形成的夹角作为前房角的宽度，依据不同大小表示为 0°～50°，前房角很宽时甚至大于 50°。重要的是需要理解，上述角度所确定的并非虹膜隐窝自身的角度，而是虹膜相对于隐窝的角度。

3)周边虹膜构型：由小写字母表示。最初版本中，r 表示虹膜平坦，即没有明显的向前膨隆或向后凹陷；q 表示向后凹陷；s 表示向前膨隆。后来的修改版本中，为进一步鉴别周边虹膜根止位置，采用 f、c、b 和 p 替代原先的 r、q 和 s，其含义分别为：f 表示平坦；c 表示向后凹陷，b 表示向前膨隆；p 表示呈高坪状。原定义中 s(表示向前膨隆)或许不能充分区分伴有瞳孔阻滞的虹膜膨隆与高坪虹膜构型，而新定义的一个优点在于能够区分周边虹膜的不同构型，从而有助于治疗方式的选择，例如瞳孔阻滞可通过周边虹膜切开术获得缓解，而高坪虹膜则需要周边虹膜成形术。

因此，Spaeth 分级法中，前房角宽度的描述所采用的代码至少包括 1 个大写字母、1 个数字和 1 个小写字母。例如，对于一个虹膜止端位于巩膜突以后，宽度正常和周边虹膜构型呈平坦状的前房角，其分级的描述代码为 D40r(修改版本中为 D40f)。

2.前房角色素分级法　年轻人中前房角一般没有色素或极少，以后随年龄增加色素出现并增多，但正常年龄性色素增多的临床表现通常集中于前房角的前壁，即小梁网上，尤其以后部功能性小梁网表面为显著。原因在于小梁网的房水引流作用，房水中含有的色素颗粒滞留于小梁网上，日积月累地呈现出来，并随年龄逐渐增加，其色调初为浅棕色，渐为深棕色，也可为深灰色甚至黑棕色。病理情况下，色素分布的部位不再限于小梁网而且数量增多，色素颗粒的形态和色调等均可发生变化，甚至可能满布于整个前房角，或者出现某种特征性表现。

(1)Scheie 前房角色素分级法：依据色素数量和分布部位从轻到重分为 0～Ⅳ共计五级，分述如下：

0 级：整个前房角内除睫状体带呈色素性外观外，其他结构上均无色素可见。

Ⅰ级：后部小梁网有少量色素。

Ⅱ级：后部小梁网有较多色素。

Ⅲ级：后部小梁网有密集的深棕色的色素，同时前部小梁网以及 Schwalbe 线处也有较多色素。

Ⅳ级：全部小梁网呈深棕色，同时巩膜突和角膜内面也有色素沉积。

(2)Spaeth 前房角色素分级法：依据前房角内 12 点位小梁网色素(TMP)的轻重程度依次分为五级：

0 级：没有色素。

1＋级：微量色素。

2＋级:少量色素。

3＋级:色素较多。

4＋级:色素致密。

3.前房角检查结果的记录法　前房角检查从方法上分为静态法和动态法,从内容上包括前房角的形态和色素,上述四个方面均应在检查结果中予以分别记录,记录的方法尚无统一硬性规定,以尽量全面和准确地反映检查结果为原则。我国采用 Scheie 前房角宽度和色素分级法,记录法多为简图示意与文字附注相结合的方法,其中简图可绘成同心圆图或四象限图(以患者的解剖方位为准),附注文字应说明前房角镜检查时患者眼压高低、瞳孔大小和用药(毛果芸香碱滴眼液)与否等有关因素,以及检查结果的要点,并给出最后印象。例如四象限图记录法:

Spaeth 前房角宽度和色素记录法采用代码形式描述前房角的三维信息。其中,反映虹膜根止位置的大写英文字母具有两种描述方式:静态观察下得到的结果采用字母外加括号的形式;动态观察下得到的结果直接采用字母表示。例如(B)D25P 的具体含义为:(B)意指静态下光学虹膜止端位于 Schwalbe 线和巩膜突之间;D 意指动态下解剖学虹膜止端位置较深,睫状体带可见;25 意指由两条切线所形成的夹角约为25°;P 意指周边虹膜为高坪构型。

如果连同色素分级一起表述,其记录方式例如(B)D20S/2＋TMP,斜线后 2＋TMP 表示小梁网可见少量色素。

五、前房角异常

1.周边前粘连(PAS)　所谓周边前粘连是指后壁的周边虹膜与前壁的巩膜突、小梁网乃至 Schwalbe 线相粘连。其形态可表现为丝状、丘状、帐篷状等,其原因多为青光眼、前部葡萄膜炎、眼外伤等。其中,炎症除造成前房角的周边前粘连外,还可导致不同部位出现不同数量和形态的渗出,尤以下方为重。

2.色素异常增多　青光眼发作后,前部葡萄膜炎、眼外伤、内眼手术后(包括激光周边虹膜切开术后)等均可导致前房角色素的异常增多。此外,具有特征性的色素异常增多还可见于:

(1)假性囊膜剥脱综合征:患侧眼前房角内除有剥脱的碎屑外,还有明显的色素沉积,尤以下方更多,表现为一个或多个越过 Schwalbe 线的色素性波纹,即 Sampaolesi 线。与对侧眼相比较,其不同显而易见。

(2)色素播散综合征:前房角内大量色素沉积,色素的色调多为棕黑色甚至深黑色,分布的部位从睫状体带到 Schwalbe 线,尤以功能区小梁网特别浓厚,范围上不仅下方而且两侧甚至上方,呈现为全周前房角的环形致密色素带。

3.钝挫性眼外伤后前房角改变　具有代表性的几种包括虹膜根部解离、前房角后退、睫状体解离。

4.新生血管形成　糖尿病性视网膜病变、视网膜中央静脉阻塞和颈动脉阻塞综合征分列三大病因,其共同的发病机制为,眼铁血条件下新生血管形成因子被诱发,并刺激前房角内新生血管形成。此外,Fuchs 异色性虹膜睫状体炎、慢性炎症、长期高眼压或低眼压等均可诱发前房角内新生血管形成。

5.先天性前房角发育异常　源自眼前节中胚叶发育不全,见于合并眼前节发育异常的先天性青光眼,例如 Axenfeld-Rieger 综合征和无虹膜。前者表现包括:由角膜中胚叶组织增殖形成的突出而前移的 Schwalbe 线(单独 Schwalbe 线的突出和前移称为后胚胎环,因不合并青光眼而没有临床意义),由葡萄膜中胚叶组织残留形成的粗大条索从虹膜伸向 Schwalbe 线而遮盖小梁网。后者表现多为虹膜发育严重不全,周边残存少量虹膜组织与角膜相粘连,或前房角内充满大量残留的中胚叶组织和色素。

六、前房角镜检查的临床应用

1.青光眼　眼压的主要影响因素是房水的容积,房水动态循环的整个通路中有两条外流途径,即小梁网通路和经过睫状带的葡萄膜巩膜通路。前房角是两条外流途径流出眼球前必经的共同部位,因此是临床上特别关注的一个结构。房水引流通路的阻滞状态及其性质和程度的判断,仅就前房角本身而言,所谓正常是指功能上必须是开放而不是关闭的,但功能上的开放可有结构上的宽窄之分,即角度可有大小之分。若就前房角宽窄而言,宽角条件下可以发生开角型青光眼,而窄角状态并不一定导致闭角型青光眼。因此,前房角正常与否的评价应当与整个房水循环通路中各个环节及其影响因素结合起来。小梁网位于前壁,睫状带作为隐窝,后壁为虹膜周边部并决定着前房角的宽窄,具体取决于两个因素,即虹膜根在睫状体前面的止端位置和根部虹膜的形态。其中前者由发育性解剖因素形成,后天不再改变,后者的影响因素较多,既有解剖因素也有生理因素,诸如虹膜自身膨隆或肥厚的程度、睫状突的位置、晶状体的厚度和位置及其相互关系以及年龄老化的影响等。从结构与功能间的关系看,前房角的宽窄为解剖状态,而开放或关闭为其功能状态,两者既有密切联第又不完全相同。临床医师应当掌握前房角镜的多种检查技术,以适应房水外流阻滞各种类型诊断和治疗的要求。

(1)原发性青光眼:原发性青光眼的直接病因通过目前的临床检查法尚不能查及,发病机制上前房角的检查成为目前分类乃至诊断和治疗的重要依据。

1)开角型青光眼:开角型青光眼中前房角从功能上是开放的,此外形态上并无特别异常的表现,需要注意的是,结构上可有宽或窄的不同。一般临床意义上所谓的开角型青光眼往往指的是前者,但实际上后者也是存在的,并且需要与慢性闭角型青光眼相鉴别。鉴别要点是:虽然两者前房角均属于窄角,但眼压升高状态下开角型青光眼的前房角依然是全周开放的,但闭角型青光眼的前房角必然存在着一定范围的关闭。

2)闭角型青光眼:闭角型青光眼的无论诊断、治疗乃至随访中前房角镜的应用具有十分重要的意义。急性闭角型青光眼急性发作期中,由于患者症状严重、结膜急性充血和角膜高度水肿等,检查难于配合和观察,特别情况下需要检查时,采用甘油或其他高渗剂滴眼等待角膜脱水透明后,立即进行检查;发作期后检查,往往可以查及不同程度的前房角关闭和周边前粘连。慢性闭角型青光眼中,依据不同的具体亚型,除一定程度的前房角关闭和周边前粘连或前房角缩短外,还可查及周边虹膜呈现膨隆或高坪状态的不同构型。整个闭角型青光眼中,病情处于早期时,依据前房角情况的治疗选择和预后判断有所不同:急性闭角型青光眼因发病机制为瞳孔阻滞而呈现明显的虹膜膨隆,慢性闭角型青光眼中呈现虹膜膨隆时提示存在着瞳孔阻滞的发病机制。上述两种情况下,周边虹膜切开术的治疗效果较好,并且术后前房角宽度有明显改善。但高坪虹膜的慢性闭角型青光眼,由于其发病机制主要不在瞳孔阻滞,所以周边虹膜切开术的治疗效果较差,并且术后前房角宽度改善不明显,此时激光周边虹膜成形术(前房角成形术)是一个可以选择的治疗措施。

(2)继发性青光眼:继发性青光眼的原发病因既有全身性的也有限局部性的,不同的病因可能影响整个房水循环通路中不同的流通环节。仅就前房角本身而言,诸如糖皮质激素性青光眼等开角型青光眼中,前房角形态上没有任何特异性改变,其他具有代表性的几种前房角改变如下:

1)继发于炎症的青光眼:发病机制多为两种情况,或者两者兼而有之:一是急性炎症时小梁网上或隐窝内积聚大量渗出(此时眼压并不一定升高),或慢性炎症下周边前粘连导致前房角关闭;二是炎症直接累及小梁网,此时可见小梁网上出现油滴状或干胶状渗出;上述情况均以下方为著。

2）新生血管性青光眼（NVG）：临床上，初起时前房角内出现少许的新生血管但眼压尚未升高，称为临床前期；眼压升高后分为开角期和闭角期：开角期内尽管前房角宽度似乎正常，但小梁网表面已被新生血管纤维膜所封闭；及至闭角期时新生血管纤维膜进一步增殖甚至收缩，造成前房角完全关闭。

3）房角后退性青光眼：房角后退性青光眼属于钝挫性眼外伤后继发性开角型青光眼的一种类型，前房角后退为其特异性体征。其中，前房角后退作为一种直接源于眼外伤的创伤性前房角改变，如果发生则伤后立刻检查即可查及，此后不能修复，但角膜或虹膜的内皮细胞逐渐形成的玻璃膜可覆盖前房角，或表面出现灰白色瘢痕，严重者可导致周边虹膜前粘连。房角后退性青光眼的诊断须有眼外伤的病史和房角后退的体征，发生的伤后时间不一，早发者多于伤后数周内，晚发者可于伤后数十年后以致外伤史可能被遗忘。

其他具有前房角特异性改变的继发性青光眼：下述几种继发性青光眼中，前房角镜下所见的特异性改变对诊断有重要价值：

假性囊膜剥脱性青光眼中，可见 Schwalbe 线前出现 Sampaolesi 线；色素播散综合征中，可见小梁网上致密浓黑的环形色素带；虹膜角膜综合征（ICE）尤其进行性（原发性）虹膜萎缩中，可见大范围高位置的周边虹膜前粘连；上巩膜静脉压升高的继发性青光眼中，可见功能区小梁网呈红线状充血性外观；血影细胞性青光眼中，可见小梁网上沉积的血影细胞呈现土黄色外观。

（3）先天性青光眼：对于青少年型先天性青光眼的前房角检查，方法上与成人类似，结果上也与成人的原发性开角型青光眼相同，一般并无特殊所见。对于婴幼儿型先天性青光眼的前房角检查，一般需要采用全麻下检查法（EUA），使用 Koeppe 直接式前房角镜或 Goldmann 间接式前房角镜于手持裂隙灯或手术显微镜下进行检查，如果患儿角膜上皮水肿，可予以纯甘油或高渗糖脱水或 70％乙醇去上皮。正常婴幼儿的前房角本不同于成人，主要表现为：虹膜周边平坦，根端止于巩膜突后；睫状带于生后 6～12 个月时出现；整个小梁网从巩膜突到 Schwalbe 线透明光滑均匀，罕有色素；隐窝内虹膜突少见，若有也极少带有色素。

婴幼儿青光眼中，半数患儿的前房角并无特异发现，另有半数可见"单纯小梁网发育不良"，其表现形式有二：绝大多数虹膜周边平坦，根端止于巩膜突之后、之上或之前，但通常较前，甚至止入小梁网，睫状带不能辨认（房角隐窝阙如），巩膜突发育不良，小梁网透明性降低甚至睫状肌纤维伸入，影响小梁网、巩膜突和睫状带的观察，中胚叶组织残留，色素较多；另外少数周边虹膜凹陷，根端平面位于巩膜突后，但虹膜前层基质匍匐性覆盖整个房角，止于 Schwalbe 线后。

2.非青光眼领域

（1）炎症：炎症性前房角改变源自全身或眼局部因素引起的急性或慢性前部葡萄膜炎，常见的改变除外各种形态的周边前粘连，主要为渗出：其形态可呈颗粒或油滴状，位于虹膜根部、隐窝内或小梁网上，严重者也可呈干胶状覆盖于小梁网上。

（2）外伤、异物：外伤后几种具有代表性的改变如下：

1）前房角挫伤、出血：由于伤情和伤后病程不同，外伤后前房角改变不一。如伤情较轻、前房积血很少或没有肉眼下血性房水时，前房角镜下仅见小梁网上少许色素沉积，或血丝附着，尤以下方明显。如伤情较重，尤其大量出血时，往往提示前房角发生实质性结构损害的可能。

2）虹膜根解离：是指虹膜根部与其相附着的睫状体前表而相分离，解离裂口较小时只有前房角镜下检查时才可查见，裂口较大尤其位于上方时直观下即可看见。

3）睫状体解离：是指睫状体前端外侧与其相附着的巩膜突相分离，前房角镜下可见巩膜突与睫状带间出现裂口、前房与睫状体上腔相连通，以至眼压降低甚至极低。需要注意的是，睫状体解离属于钝挫性眼外伤后一种继发性改变，而前房角分离是一种手术方式。

4）前房角后退：是指睫状体本身外部的径向纤维依然与巩膜突相附着，而内部的环形纤维与其外侧的径向纤维间发生不同程度的劈裂，同时内侧的环形纤维发生后退，所以又称为前角劈裂。前房角镜下可见虹膜根部后退、隐窝加深、睫状体带变宽。注意，前房角后退是钝挫性眼外伤后一种常见的后遗症，但存在前房角后退时并不一定发生眼压升高。

5）前房角异物：前房角内细小异物的滞留通常是借助前房角镜检查发现的，因此对于慢性反复的原因不明的葡萄膜炎，应当注意前房角异物的存在，一般多在下方，异物长期存留后可被机化物包裹，并可进一步造成周边前粘连。眼内铁质沉着症的前房角中，小梁网上可见明显的铁锈样铁质沉着。

（3）肿瘤：所谓前房角肿瘤是指虹膜或睫状体肿瘤对前房角的侵犯，或眼后节乃至全身其他部位恶性肿瘤在前房角的转移和种植。周边虹膜囊肿很小时，需要借助前房角镜才可查见，一般境界清晰、网形或半圆形，棕灰或灰白色，囊壁非常薄而透明或半透明，通常带有色素斑点。虹膜或睫状体黑色素瘤中，瘤体隆起可呈不规则形，表面粗糙，呈棕黑或全黑色，经常引起前房角浸润并导致不同结构的前粘连，尤其下方常见粗大色素颗粒沉积。个别病例中，仅见前房角内色素异常增多。

（刘亚峰）

第二章　眼科治疗学

第一节　抗感染药物在眼科的应用

一、抗细菌药

（一）青霉素和头孢菌素

青霉素和头孢类抗生素含有 β-内酰胺，β-内酰胺能够抑制细菌细胞壁的合成，从而杀灭细菌。有些细菌具有 β-内酰胺酶（青霉素酶、头孢菌素酶），可破坏 β-内酰胺的结构，因此具有抗药性。

（二）青霉素

分为 5 类，分类标准是其抗菌谱和对 β-内酰胺酶的抵抗性

1.青霉素 G，青霉素 V，苯氧乙基青霉素　对大多数革兰阳性及阴性球菌、厌氧菌、李斯特菌、放线菌、螺旋体和密螺旋体高度有效。但某些金葡菌、表皮葡萄球菌、厌氧菌和淋病奈瑟菌具有青霉素酶，有抗药性。肠球菌的抗药性是由于改变了青霉素结合蛋白。青霉素 V 和苯氧乙基青霉素耐酸可口服，而青霉素 G 需注射给药。

2.耐酶青霉素　甲氧西林、乙氧萘青霉素、苯唑西林、氯唑西林、双氯西林、氟氯西林对敏感致病菌的效力不如青霉素 G 强，但对耐药金葡菌有效。甲氧西林和乙氧萘青霉素不耐酸，需注射给药，其他几种可以口服。

3.广谱青霉素　氨苄西林、阿莫西林、盐酸巴卡西林可抗某些 G^- 菌，例如流感嗜血杆菌、大肠埃希菌、沙门菌和志贺菌、奇异变形杆菌，但越来越多的流感嗜血杆菌出现了抗药性。耐酸不耐酶，可以口服。

4.羧苄青霉素、替卡西林　可以抗假单胞菌、肠杆菌属和吲哚阳性的变形杆菌。不耐酶，不耐酸，需注射给药。对革兰阳性菌和李斯特菌效力偏弱。

5.哌拉西林、美洛西林和阿洛西林　对假单胞菌和克雷白菌特别有效，同时对很大一部分 G^+ 菌和李斯特菌也有效。不耐酸不耐酶，需注射给药。

（三）头孢菌素

分为四代，分类标准也是抗菌谱和对 β-内酰胺酶的抵抗性。

1.一代头孢菌素　头孢噻吩、头孢氨苄、头孢唑林、头孢羟氨苄、头孢拉定，抗菌谱与青霉素 G 相似，对 G^+ 菌（包括耐药金葡菌）作用较二、三代强，对螺旋体有效，对 G^- 菌作用较弱，对铜绿假单胞菌无效，对金葡菌产生的 β-内酰胺酶较稳定，但可被 G^- 菌产生的 β-内酰胺酶破坏。头孢噻吩对金葡菌产生的 β-内酰胺酶抵抗力最强。头孢唑林对 β-内酰胺酶抵抗力最弱，但对 G^- 作用相对较强，半衰期长。头孢氨苄、头孢羟

氨苄和头孢拉定耐酸,可口服。

2.二代头孢菌素　头孢呋辛、头孢孟多、头孢西丁,对 G$^+$ 菌作用与第一代相仿或略弱,对多数 G$^-$ 菌作用明显增强,体内分布广,对部分厌氧菌有高效,对铜绿假单胞菌无效,对多种 β 内酰胺酶稳定,主要针对大肠埃希菌、克雷白菌及部分变形杆菌,肾毒性较一代弱。头孢呋辛对耐酶的淋病奈瑟菌和流感嗜血杆菌作用明显。

3.三代头孢菌素　头孢噻肟、头孢哌酮、头孢曲松、头孢他啶、头孢唑肟对 β 内酰胺酶稳定性更高,对 G$^+$ 菌有抗菌活性,但不及一、二代,对 G$^-$ 菌包括肠杆菌属、厌氧菌均有较强作用,头孢他啶和头孢哌酮抗铜绿假单胞菌,组织穿透力强,可透过血脑屏障,基本无肾毒性。头孢噻肟穿透血脑屏障作用强,可能也穿透血眼屏障。

4.四代头孢菌素　头孢吡肟、头孢匹罗。抗 G$^+$ 菌谱与三代头孢类似,但对 β 内酰胺酶抵抗力更强。

目前尚没有一种头孢菌素能抗肠球菌、李斯特菌、军团菌和耐甲氧西林的金葡菌。

(四)氟喹诺酮类

作用机制:抑制细菌 DNA 的正常合成。

眼科常用的有氧氟沙星、左氧氟沙星、环丙沙星、莫西沙星和加替沙星,广谱抗菌药,对眼科常见 G$^+$ 菌和 G$^-$ 作用均较强。眼组织穿透力强,一次用药有效抑菌浓度可保持 12 小时,可杀灭 87%～100% 的眼表致病菌,眼表毒性小。较高的安全性和有效性使其成为目前最常用的抗生素眼药。

(五)磺胺类

1.作用机制　抑制细菌叶酸合成。

2.抗菌谱　肺炎链球菌、白喉棒状杆菌、流感嗜血杆菌、放线菌、沙眼衣原体。

3.副作用　可引起严重的过敏反应,如中毒性表皮坏死松解症、Steven-Johnson 综合征。

(六)四环素类(抑菌药)

1.作用机制　与细菌核蛋白体 30S 亚基结合,抑制氨基酰 β-tRNA 与 mRNA 结合,从而阻止肽链延伸及蛋白质合成。

2.常见药　四环素、多西环素、米诺环素,为脂溶性。

3.抗菌谱　广谱抗菌药,对 G$^+$ 及 G$^-$ 菌、立克次体、肺炎支原体、农原体有效,但很多克雷白菌、流感嗜血杆菌、变形杆菌、铜绿假单胞菌耐药。系统用药用于治疗衣原体感染、睑板腺炎。

4.注意事项　作为一种抑菌药,四环素类会减弱杀菌药(如青霉素类)的作用,因此不应同时使用。还会增强抗凝药作用和减弱避孕药的作用。可能导致牙釉质变色和抑制骨骼生长,孕妇及儿童禁用。增加光敏感性,用药期间应避免过多阳光暴露。过量服用可致肾毒性。

(七)氯霉素类(抑菌药)

1.作用机制　与细菌核蛋白体 50S 亚基结合,阻止氨酰基-tRNA 与核蛋白体结合,从而阻止肽链的延伸及蛋白合成。

2.抗菌谱　大多数流感嗜血杆菌、脑膜炎及淋病奈瑟菌、厌氧菌。铜绿假单胞菌耐药。

氯霉素类局部应用时角膜上皮穿透力强,系统应用时血眼屏障穿透力强。但可能导致再障,限制了其应用,只有在其他药物无效时才用。

(八)氨基糖苷类(杀菌药)

1.作用机制　与细菌核蛋白体 30S 和 50S 亚基结合,干扰蛋白合成。(青霉素破坏细菌细胞壁,有助于氨基糖苷类药物进入细胞内,两者联合应用有协同作用,尤其针对 G$^-$ 球菌。)

2.常见药　大观霉素、妥布霉素、卡那霉素和阿米卡星。

3.抗菌谱　厌氧菌、G^-杆菌如奇异变形杆菌、铜绿假单胞菌、克雷白菌、肠杆菌、沙雷菌属。大观霉素和妥布霉素还可抗金葡菌和表葡菌。对结核杆菌、非典型分支杆菌也有效。阿米卡星耐药性最少。

4.给药方式　肌注、静脉、点眼、球周注射。系统性用药可能导致肾毒性、耳聋,应严格掌握适应证,监测血药浓度和肾功能。

（九）万古霉素

用于治疗耐青霉素及头孢菌素的葡球菌感染。滴眼或眼内注射,治疗耐甲氧西林葡球菌引起的感染性角膜炎、眼内炎。

1.给药方式及剂量

(1)静脉:肾功能正常成人,500mg 每 6 小时或 1g 每 12 小时。

(2)滴眼:50mg/ml,治疗感染性角膜炎。

(3)玻璃体腔:1mg/0.1ml,联合氨基糖苷类药物,用于外源性细菌性眼内炎的初始经验性治疗。

2.副作用　静脉用药时可能导致耳毒性、肾毒性、皮疹、发热、"红人综合征"等。

（十）大环内酯类

1.红霉素(抑菌药)

抗菌谱:G^+球菌如肺炎链球菌、酿脓链球菌,G^+杆菌如白喉棒状杆菌、李斯特菌,部分 G^-菌如淋病奈瑟菌。40%的链球菌耐药。

给药途径:口服、静脉、点眼,穿透血脑屏障和血眼屏障能力差。

2.克拉霉素、阿奇霉素　半合成大环内酯类,与红霉素抗菌谱类似。克拉霉素对葡球菌、链球菌、麻风分枝杆菌更有效。阿奇霉素对流感嗜血杆菌、淋病奈瑟菌和衣原体更有效。这两种药对鸟胞内分支杆菌、非典型分支杆菌和弓形虫都有效。

（十一）多黏菌素 B

1.作用机制　阳离子洗涤剂,融解磷脂,破坏细菌细胞膜。

2.给药途径　点眼、局部注射,治疗角膜溃疡。禁止全身应川(肾毒性强)。

3.抗菌谱　G^-菌,如肠杆菌、克雷白菌、铜绿假单胞菌。

（十二）杆菌肽

1.作用机制　抑制细菌细胞壁合成。

2.抗菌谱　奈瑟菌、放线菌、流感嗜血杆菌、大多数 G^+杆菌球菌。

3.给药途径　点眼。

二、抗真菌药

1.多烯类

(1)作用机制:破坏真菌细胞膜,导致营养外流,同时有助于其他抗真菌药进入真菌内部,产生协同作用。

(2)常见药:那他霉素、两性霉素 B。

(3)抗菌谱:眼表应用可对抗多种丝状真菌、酵母菌。全身应用两性霉素 B 可治疗系统性丝状真菌、芽生菌、念珠菌、球孢子菌、隐球菌和组织胞浆菌感染。

(4)给药剂量:那他霉素滴眼液为 5%悬浮液,每 1 小时一次。两性霉素 B 为 0.25%～0.5%,30 分钟一次。这两种药角膜穿透力差。可全身应用,注意监测肾功能。

2.咪唑类和三唑类

(1)作用机制:增加真菌细胞膜通透性,破坏膜结合酶。

(2)抗菌谱:丝状真菌、球孢子菌、隐球菌和念珠菌。

(3)剂量:1%咪康唑可用于结膜下注射(5mg/0.5ml,1~2次/口),角膜穿透力差。

伊曲康唑、氟康唑抗菌谱广,毒性小,目前广泛应用。但这两种药都可能与其他药产生药物相互作用,使用需谨慎。

3.氟胞嘧啶

(1)作用机制:抑制真菌DNA合成。

(2)用法:口服50~150mg/(kg·d),每6小时服一次。本药血眼屏障穿透力强,但大多数丝状真菌和半数念珠菌耐药。

三、抗病毒药

1.阿昔洛韦　可点眼、口服或静脉应用。口服生物利用度仅15%~30%。口服或静脉应用可以很好地分布到全身各组织中。血浆半衰期为成人3.3小时,新生儿3.8小时。口服90分钟达峰值,0.6mg/ml,静脉应用峰值可达10mg/ml。阿昔洛韦用于治疗HSV和HZV眼病是适应证外用药,但对于预防HSV角膜上皮炎和角膜基质炎的复发是有效的,剂量为400mg每日2次。角膜移植术后预防复发性疱疹性眼病也用相同剂量。HSV虹睫炎应当在抗病毒眼药基础上联合口服阿昔洛韦。对于活动性HSV角膜基质炎,口服阿昔洛韦无效。

2.伐昔洛韦　是阿昔洛韦左旋缬氨酸酯,其生物利用度提高为54%,推荐剂量1g每日3次,7~14天。用于治疗HZV感染。不用于HSV,免疫抑制人群禁用(可导致血小板减少)。

3.泛昔洛韦　用于无并发症的急性HZV感染。可以缓解带状疱疹急性期症状,减轻疱疹后神经痛。推荐剂量500mg每日3次,7天。

4.更昔洛韦　用于治疗CMV视网膜炎、HIV及移植术后患者预防CMV感染。口服仅吸收5%,静脉给药推荐治疗剂量为5mg/kg每12小时一次,14~21天,感染控制后减量为6mg/(kg·d)。血浆半衰期3~4小时,90%以原形经肾脏排出。亦可玻璃体腔内注药或植入缓释设备。目前更昔洛韦植入物越来越多的应用于CMV视网膜炎的治疗。

副作用:系统用药时可出现骨髓抑制。

5.膦甲酸　用于治疗AIDS患者的CMV视网膜炎、免疫抑制患者的耐阿昔洛韦HSV感染。对耐阿昔洛韦和更昔洛韦的疱疹病毒及巨细胞病毒有效。

6.西多福韦　用于治疗CMV视网膜炎。静脉给药,细胞内半衰期长,起始阶段1周用药一次,以后减为2周一次。玻璃体腔内用药对以一小部分CMV视网膜炎患者有效,剂量为20μg/0.1ml。

副作用:肾毒性。眼部为葡萄膜炎、低眼压。

四、抗棘阿米巴药

一线用药为PHMB(0.02%溶液)。

其他药物包括氯己定、新霉素、多黏菌素B-新霉素-短杆菌肽混合制剂、5%那他霉素、咪康唑、全身应用咪唑类和三唑类、0.1%羟乙磺酸普罗帕脒、0.15%双溴丙脒。

(刘亚峰)

第二节　眼科常用药物的途径、浓度和剂量

一、抗生素

药物名称	给药途径	浓度和剂量
氯霉素	滴眼	0.25%溶液,tid～qid
红霉素	滴眼	0.5%眼膏,qd～bid
	口服	0.25～0.5g,qid
		小儿:25～50mg/(kg·d),分3～4次
金霉素	滴眼	0.5%眼膏,qd～bid
四环素	滴眼	0.5%眼膏,qn～bid
多西环素	口服	50～100mg,bid
米诺环素	口服	50～100mg,bid
妥布霉素	滴眼	0.3%溶液或眼膏,tid
阿米卡星	结膜下注射	25mg
	前房或玻璃体注射	100～400μg
氧氟沙星	滴眼	0.3%溶液,qid
		0.3%眼膏,bid或qn
	口服	300～600mg,tid
左氧氟沙星	滴眼	0.3%～0.5%溶液,qid
	口服	400mg,bid
加替沙星	滴眼	0.3%溶液或凝胶,qid
莫西沙星	滴眼	0.3%溶液,qid
利福平	滴眼	0.1%溶液,tid～qid
夫西地酸	滴眼	1%凝胶,bid～qid
两性霉素B	滴眼	0.1%～0.3%溶液,每1～2h一次
	结膜下注射	0.1mg/次
	前房内注射	20μg/次
	玻璃体内注射	5μg/次
氟康唑	滴眼	0.2%～1%溶液,4～6次/天
	口服或静脉注射	200mg/第一天,以后100mg/d
特比萘芬	滴眼	1%溶液,q1h
	口服	0.25g,qd
那他霉素	滴眼	5%混悬液,每30min～1h一次

注:qd:每日一次;bid:每日两次;tid:每日三次;qid:每日四次;q1h:每小时一次

二、抗病毒药

药物名称	给药途径	浓度和剂量
阿昔洛韦	滴眼	0.1%溶液
	口服	200mg,每天5次
	静脉	15mg/kg
更昔洛韦	滴眼	0.15%溶液或凝胶,qid
	口服	1000mg,tid
	静脉	5~10mg/kg
伐昔洛韦	口服	300mg,bid
泛西洛韦	口服	250mg,tid
病毒灵	滴眼	4%~5%溶液,qid
	口服	100~200mg,tid
干扰素	滴眼	3×10^6 U/ml,qd~tid
聚肌胞	滴眼	0.1%溶液,tid
	结膜下注射	0.5mg,qd
	肌内注射	1~2mg,qod

三、非甾体消炎药（NSAIDs）

药物名称	给药途径	浓度和剂量
双氯芬酸	滴眼	0.1%溶液,tid~qid
	口服	25~50mg,tid
	肌内注射	75mg,qd
酮咯酸	滴眼	0.5%溶液,tid
普拉洛芬	滴眼	0.1%溶液,qid
溴芬酸钠	滴眼	bid
阿司匹林	口服	0.1~0.5g/次,tid
布洛芬	口服	0.2~0,4g/次,tid

四、散瞳剂

药物名称	给药途径	浓度和剂量
阿托品	滴眼	0.5%~1%溶液或眼膏,频率依病情而定
	结膜下注射	1~2mg

续表

药物名称	给药途径	浓度和剂量
后马托品	滴眼	1％～2％溶液,频率依病情而定
东莨菪碱	滴眼	0.25％～0.5％溶液,频率依病情而定
托品酰胺	滴眼	0.5％～1％溶液,频率依病情而定
乙酰环戊苯	滴眼	0.5％～1％溶液,频率依病情而定

五、降眼压剂

药物名称	给药途径	浓度和剂量
毛果芸香碱	滴眼	0.5％～2％溶液,每日 4～6 次 4％凝胶,qn
毒扁豆碱	滴眼	0.5％～1.0％溶液,0.5％眼膏
噻吗心安	滴眼	0.25％～0.5％溶液,bid
贝他根(左旋奈酮心安)	滴眼	0.25％或 0.5％溶液,bid
美开朗(卡替心安)	滴眼	1％～2％溶液,bid
贝特舒(倍他心安)	滴眼	0.25％或 0.5％混悬液,bid
阿泊拉可乐定	滴眼	0.25％～1％溶液
阿发根(酒石酸溴莫尼定)	滴眼	0.2％或 0.5％溶液,bid～tid
肾上腺素	滴眼	0.5％～1％,bid
地匹福林	滴眼	0.1％溶液,bid
适利达(拉坦前列腺素)	滴眼	0.005％溶液,qn
苏为坦(曲伏前列素)	滴眼	0.004％溶液,qn
卢美根(比马前列胺)	滴眼	0.03％,qn
派立明(布林唑胺)	滴眼	1％溶液,bid
托吡卡胺	口服	片剂:首次 500mg,之后 250mg,bid～tid 胶囊:500mg,qd～bid
尼目克司(醋甲唑胺)	口服	首次 50～100mg,之后 25 或 50mg,bid
甘露醇	静脉滴注	20％,250～500ml
甘油	口服	1～2g/kg
尿素	静脉滴注	1～1.5g/kg
异山梨醇	口服	1～3/kg

六、维生素类

药物名称	给药途径	浓度和剂量
维生素 A	口服	5000~25000u
		小儿 2000~4000u(预防)
	肌内注射	0.5~1ml(含 A2500~5000u)
维生素 D_2	口服	1 万 u,tid
	肌内注射	40 万 u,隔日 1 次后间隔 3~4 周再注射
		儿童:400~800u(预防)
		5000~1 万 u(治疗)
维生素 D_3	口服	1000~4000u(预防)
		1~2 万 u(治疗)
	肌内注射	15~30 万 u(预防),2~3 次/年
		15~60 万 u(治疗)/天
维生素 E	口服	5~100mg,bid~tid
	肌内注射	5~10mg,qd
维生素 K	口服	K_4 2~4mg,tid
	肌内注射或静脉注射	K_1 5~10mg
	皮下注射或肌内注射	K_3 2~4mg,bid~tid
维生素 B_1	口服	20mg,tid
	肌内注射	100~200mg,qd
维生素 B_2	滴眼	0.01%~0.05%溶液
	结膜下注射	1~2.5mg
	口服	5~10mg
	皮下及肌内注射	5~10mg,qd~bid
维生素 B_6	口服	10~20mg
	皮下、肌肉或静脉	50~100mg
	注射	儿童 25mg,qd
维生素 B_{12}	口服	500μg,tid
	结膜下或球后注射	50~100μg,qd 或 500~1000μg,每周 1 次
	皮下或肌内注射	100~500μg,qd
叶酸	口服	5~10mg,tid
	肌内注射	5~10mg,qd
烟酸	口服	50~100mg,tid
	皮下或肌内注射	100mg,qd~bid

药物名称	给药途径	浓度和剂量
烟酰胺	口服	50～100mg,tid
	静脉注射或点滴	50～200mg,qd
维生素 C	口服	100～300mg,tid
	结膜下注射	50～100mg
	静脉注射或点滴	1000mg

七、防治白内障药物

药物名称	给药途径	浓度和剂量
白内停	滴眼	溶液,tid～qid
谷胱甘肽	滴眼	2%溶液,qid
牛磺酸	滴眼	4%溶液,tid～qid
麝珠明目	滴眼	溶液,tid～qid

八、人工泪液或润滑剂

药物名称	给药途径	浓度和剂量
羧甲基纤维素钠(亮视)	滴眼	0.5%溶液,tid～qid
羧甲基纤维素钠(潇莱威)	滴眼	1%溶液,tid～qid
右旋糖酐羟甲基纤维素滴眼液(泪然)	滴眼	溶液,tid～qid
羟糖苷滴眼液(新泪然)	滴眼	溶液,tid～qid
右旋糖酐羟丙甲纤维素滴眼液(倍然)	滴眼	溶液,tid～qid
聚乙二醇(思然)	滴眼	0.4%溶液,tid～qid
卡波姆滴眼液(唯地息)	滴眼	0.2%溶液,tid～qid
卡波姆眼用凝胶(立宝舒)	滴眼	0.2%凝胶,tid～qid
玻璃酸钠(爱丽)	滴眼	0.1%或0.3%滴眼液 tid
玻璃酸钠(海露)	滴眼	0.1%溶液,tid～qid
小牛血去蛋白提取物眼用凝胶	滴眼	凝胶,tid～qid
重组牛碱性成纤维细胞生长因子(贝复舒)	滴眼	溶液或凝胶,qid～6id
重组人表皮生长因子(易贝、金因舒)	滴眼	滴眼液,tid～qid

九、生物制品

药物名称	给药途径	浓度和剂量
二磷酸腺苷	滴眼	1%溶液,tid
	结膜下注射	5mg
	肌肉或静脉注射	10~20mg,qd~bid
辅酶 A	肌内注射	50~100u,qd~bid
	静脉滴注	50~100u
细胞色素 C	肌内注射	15mg,qd~bid
	静脉注射或滴注	15~30mg,qd~bid
肌苷	球后注射	40~80mg,qd,5 次为一个疗程
	口服	200~400mg,tid
	肌肉或静脉注射	200~600mg,qd~bid
胎盘球蛋白	结膜下注射	0.3~0.6ml
	球后注射	0.5~1ml,1 次/3 天
	肌内注射	3~6ml,qd

十、眼科手术辅助用药

药物名称	给药途径	浓度和剂量
局部麻醉药		
普鲁卡因	浸润麻醉	0.25%~0.5%溶液
	神经传导麻醉	1%~2%溶液
丁卡因	滴眼	0.5%~1%,2~3 分钟一次,共 2~3 次
丁氧普鲁卡因	滴眼	0.4%溶液,2 分钟一次,连续 1~3 次
丙氧本卡因	滴眼	0.5%溶液,3~5 分钟一次,共 2 次
利多卡因	滴眼	2%~4%溶液
	浸润麻醉	0.25%~0.5%,用量不超过 0.4g/h
	传导麻醉	1%~2%,用量不超过 0.4g/次
布比卡因	滴眼	0.25%~0.75%溶液
	浸润或传导麻醉	0.75%溶液与 2%利多卡因 1:1 混合球后麻醉(2~5ml)
黏弹性保护剂		
玻璃酸钠	前房注射	1%~1.4%,0.2~0.5ml
羟丙甲基纤维素	前房注射	0.2~0.5ml
硫酸软骨素	前房注射	10%~20%溶液

药物名称	给药途径	浓度和剂量
硅油	玻璃体腔注射	依玻璃体腔大小而定
过氟三丁烷胺(重水)	玻璃体腔注射	3～5ml

十一、抗过敏药

药物名称	给药途径	浓度和剂量
埃美丁(依米斯汀)	滴眼	0.05%溶液,tid
色甘酸钠	滴眼	2%～4%溶液,qid
吡嘧司特	滴眼	溶液,qid
奥洛他定	滴眼	0.1%溶液,bid

十二、血管扩张剂

药物名称	给药途径	浓度和剂量
硝酸甘油	舌下含服	0.3～0.6mg,tid～qid
亚硝酸异戊酯	鼻前吸入	每次 0.1～0.25ml,每日极量 0.6ml
妥拉苏林	滴眼	5%～10%溶液,tid
	结膜下注射	10mg
	球后注射	12.5～25mg
罂粟碱	静脉点滴	每日 90mg,不超过 3 天
三莨菪碱	滴眼	0.5%溶液,tid
	结膜下注射	0.2～0.5mg
	球后注射	0.5～1mg
碳酸氢钠	洗眼	1%～3%溶液
	静脉点滴	5% 200～300ml,qd
川穹嗪注射液	肌内注射	40mg,qd
	静脉点滴	80mg,qd
丹参	口服	10 粒,tid(复方丹参滴丸)
	静脉点滴	8～16ml,加入 5%葡萄糖 100～250ml,qd
羟苯磺酸钙	口服	0.5～1.5g/d,一疗程 4～6 个月
复方樟柳碱	患侧颞浅动脉旁皮下注射	2ml,qd,14 次一疗程

十三、促吸收剂

药物名称	给药途径	浓度和剂量
碘化钾	滴眼	1%~3%溶液,tid
	口服	10%,10ml,tid
安妥碘	结膜下注射	0.5~1ml,qd 或 qod,5~7 天疗程
	球后注射	0.5~1ml,每周 2 次
	肌内注射	20%2ml,qd,10 天疗程
氨肽碘	滴眼	溶液,tid

十四、染色剂

药物名称	给药途径	浓度和剂量
荧光素钠	滴眼	1%~2%溶液,用于角膜染色
		0.125%溶液,用于压平眼压测量
	静脉注射	5%~10%,5~10ml,眼底血管荧光造影检查
玫瑰红(虎红)	滴眼	1%溶液,角结膜染色
丽丝胺绿	滴眼	溶液,角结膜染色
吲哚青绿	静脉注射	50mg,用于脉络膜血管造影
台盼蓝	前房注射	用于晶状体前囊膜染色
	玻璃体腔注射	用于视网膜前膜染色

十五、螯合剂(络合剂)

药物名称	给药途径	浓度和剂量
依地酸二钠	滴眼	0.37%溶液,qid~6id
	洗眼	用生理盐水稀释 10 倍冲洗
	结膜下注射	0.37%~2%,0.5ml,qd
去铁敏	滴眼	5%~10%溶液,qid
		1%~5%眼膏,bid
青霉胺	滴眼	2.6%溶液,q1~2h

（刘亚峰）

第三节　眼科常用激素与免疫抑制剂

一、激素

眼科常用的激素是糖皮质激素,糖皮质激素是由人体肾上腺皮质分泌的,其合成直接受脑垂体前叶分泌的促肾上腺皮质激素(ACTH)的控制,而 ACTH 的分泌又受下丘脑的促肾上腺皮质激素释放因子(CRF)的调节,这个系统称下丘脑-垂体-肾上腺轴,通过正或负反馈,平衡人体肾上腺分泌糖皮质激素的水平。糖皮质激素的分泌有昼夜节律,清晨 7～8 点血中含量最高,之后逐渐降低,午夜处于最低水平。因此全身使用激素宜清晨顿服符合生理要求。

糖皮质激素按照作用时间的长短分为长效、中效和短效三大类,见表 2-1。

表 2-1　糖皮质激素的分类

药物	抗炎效力	等效剂量(mg)	水钠潴留	半衰期(h)
短效:				
氧化考的松	1	20	++	8～12
中效:				
强的松龙	4	5	+	12～36
甲基强的松龙	5	4	—	12～36
曲安西龙	5	4	—	12～36
长效:				
倍他米松	20～30	0.6	—	36～54
地塞米松	20～30	0.75	—	36～54

眼科常用糖皮质激素的给药途径包括局部用药和全身用药。

局部糖皮质激素多用于眼睑、结膜、角膜、巩膜和前葡萄膜等的非感染性炎症、过敏的治疗,还有前后节手术的术后炎症控制。局部多用滴眼剂包括醋酸泼尼松龙、0.1%的地塞米松、氟米龙滴眼液以及酯型皮质激素氯替泼诺等,用药方法可以 3～6 次/天,炎症严重时可以每小时一次,3 天后减量,晚上可以用地塞米松眼药膏。必要时可以结膜下或后 Tenon 囊下注射地塞米松 2.5～5mg。

全身糖皮质激素多用于局部治疗无效的严重的巩膜炎、前葡萄膜炎、后葡萄膜炎、全葡萄膜炎、视神经炎、角膜移植术后、严重的术后反应等,以及合并全身免疫相关疾病者。用药多选择口服中效糖皮质激素泼尼松龙(或泼尼松),慢性眼内炎以 1mg/kg 为起始剂量,最大剂量 60～80mg/d,根据炎症控制情况逐渐减量,40mg 以上剂量宜每 1～2 周减 10mg,20～40mg/d 时宜每 1～2 周减 5mg,10～20mg/d 时宜每 1～2 周减 2.5mg,10mg 以下剂量时每 1～4 周减 1～2.5mg。减药过程中如果炎症有波动,可适当调整加用局部点眼药量。如果病情非常严重需要静脉给予冲击量的糖皮质激素,则多选用甲泼尼龙,可以 250～1000mg/d,三天后减量逐渐改为口服制剂。

全身使用糖皮质激素需要注意除外禁忌证,如高血压、消化道溃疡、糖尿病、结核、精神病、妊娠等。用药同时需要补充钙和钾。长期用药需要要测血压、血糖等。

二、免疫调节剂

免疫调节药物用于严重的炎症性眼病,如顽固性葡萄膜炎、坏死性巩膜炎应用糖皮质激素治疗无效或是因为全身疾病不能用激素或是激素依赖者,以及为减少长期应用激素(超过 3 个月,剂量大于 5～10mg/d)的副作用而加用这类药物。

常用的免疫调节剂包括抗代谢药物、烷化剂、T 淋巴细胞抑制剂以及生物制剂四大类。

1.抗代谢药物

(1)氨甲蝶呤(MTX):叶酸拮抗剂,抑制二氢叶酸还原酶,抑制 DNA 合成。可用于各种葡萄膜炎,包括青少年特发性关节炎相关性虹膜睫状体炎、结节病、全葡萄膜炎等,巩膜炎、角膜移植排斥反应等。

用法:可以口服、皮下、肌肉或静脉给药。起始量每周 7.5～10mg,逐渐增加到每周 15～25mg 的维持量。

副作用:常有消化道症状、疲劳、肝损害。需要给叶酸 1mg/d 以减少副作用。

(2)硫唑嘌呤(AZP):改变嘌呤代谢,干扰 DNA 复制年 RNA 转录。用于顽固性葡萄膜炎包括 Behcet 病、小柳原田病、中间葡萄膜炎、交感性眼炎等。

用法:口服,2mg/(kg・d),100～250mg/d,可持续 6～8 个月。

副作用:消化道症状、肝功能损害、骨髓抑制等。

(3)吗替麦考吩酯:抑制肌苷酸脱氢酶和 DNA 复制。

用法:口服 1～3g/d。

副作用:腹泻、恶心、消化道溃疡。

2.烷化剂

(1)环磷酰胺(CTX):抑制 B 淋巴细胞,通过与 DNA 交联导致细胞死亡。用于顽固性葡萄膜炎包括交感性眼炎、BehSet 病、角膜移植排斥等。

用法:2～3mg/(kg・d),可口服 50mg 每日 1～2 次。肌内注射 100～200mg,溶于 5ml 生理盐水中,每日或隔日一次。静脉注射 100～200mg 溶于 10ml 生理盐水中。

副作用:出血性膀胱炎、不育、致恶性肿瘤可能。

(2)苯丁酸氮芥:作用与环磷酰胺类似,抑制 B 淋巴细胞。用于顽固性葡萄膜炎包括交感性眼炎、BehSet 病、角膜移植排斥等。

用法:口服 0.1～0.2mg/(kg・d),或 5～10mg/d。

副作用:对血小板有抑制作用,需要监测血象。

3.T 淋巴细胞抑制剂

环孢素 A(CSA):可抑制淋巴细胞转化,特别是对辅助 T 淋巴细胞有特殊抑制作用。

用法:口服 2.0～5.0mg/(kg・d)。

副作用:肾损害、高血压、牙龈增生、消化道症状、感觉异常。

4.生物制剂　生物制剂是指通过抑制细胞因子而起到控制炎症的一类药物,称为生物反应调节剂,主要包括细胞因子抑制剂、受体拮抗剂、细胞特异性抗体等。目前是治疗免疫相关性疾病靶向性治疗的新手段,但是药物的有效性尚需要更多的临床试验和验证。

(1)肿瘤坏死因子(TNF-α)抑制剂

1)英夫利昔单抗:每周 3mg/kg,静脉点滴,第 0、2、6 周给药,之后每 6～8 周给药一次。主要用于青少年特发性关节炎相关性葡萄膜炎、强直性脊柱炎相关性葡萄膜炎、Behcet 病等。副作用:充血性心衰、狼疮样症状、感染(如结核)、浸润样反应等。

2)依那西普:0.4mg/kg,皮下注射,每周 2 次。用于青少年特发性关节炎相关性葡萄膜炎、类风湿性关节炎相关的葡萄膜炎。副作用:局部注射反应,上呼吸道感染,头痛、腹痛等。

3)阿达木单抗:每周或每 2 周 40mg。用于银屑病的治疗,眼部炎症的有效性尚需验证。可能的并发症:头痛、恶心、红斑、胃肠不适等。

(2)受体拮抗剂

1)Alefacept:结合 T 淋巴细胞上的 CD2 受体。每周 15mg,肌肉或静脉输注。用于牛皮癣的治疗,眼部炎症的有效性尚须验证。副作用:感冒样症状。

2)Efalizumab:结合 T 淋巴细胞的 CD11a 受体。每周 0.7mg,皮下注射,之后每周 1mg/kg(最大到 200mg)皮下注射。目前对葡萄膜炎的治疗正在进行临床试验。副作用:头痛、发热、恶心、呕吐。

3)Anakinra:结合巨噬细胞的 IL-1 受体。100mg/d 皮下注射。

(3)细胞特异性抗体

1)利妥西单抗:结合 B 淋巴细胞的 CD20 糖蛋白。

2)Daclizumab:结合 IL-2 受体的 α 亚单位。每 2 周 1.0mg/kg,共用 5 次。副作用很少。

(刘亚峰)

第四节　眼的激光治疗

激光来源于激发的光辐射(LASER),激光输出平行伸展呈束状,单色性好,方向性好,激光广泛的用于眼科临床治疗。人的可见光范围为 400~780nm,不同波长激光在眼内有特异性靶组织反应。

一、眼科激光的种类

眼科临床用于治疗的激光大致可以分为光热效应激光治疗机,光电离效应激光治疗机和光化学效应激光治疗机。光热效应激光特指靶组织在吸收了激光能量后局部升温,使组织的蛋白质变性凝固,称为光凝固效应。主要用于治疗眼底病。光电离效应激光是一种高能巨脉冲激光(Q 开关,10^{-9} 秒)瞬间照射组织后,可使组织发生电离,产生等离子体,其强大冲击波可使组织裂解,从而达到切割的目的。主要用于眼前段疾病的治疗,如虹膜造孔、晶状体后囊膜切开。光化学效应指激光照射到组织后,使其分子键被打断,从而达到切割组织的目的。如准分子激光行角膜切削术治近视等即为此效应。

从发射激光的工作物质有气态,如氩离子(Ar^+)、氪红激光、He-Ne 激光;固体,如 Nd:YAG、红宝石晶状体;半导体,如 810 眼科激光、532 眼科激光等。半导体激光由于体积小,不需要制冷,造价低,近几年的市场占有率越来越高。

准分子激光,是指受激二聚体(惰性气体和卤素)所产生的激光。基态下的惰性气体原子,其电子壳层全部被填满,故化学性能比较稳定,不可能和其他原子结合成为稳定的分子,但是当它们受到激发时,由于电子被激发到更高轨道上而打破最外层的满壳层电子分布时,则可和另一原子形成一个短寿命的分子,这种处于激发态的分子被称为受激准分子,简称准分子。现在用于激光屈光性角膜手术所用工作气体为氩氟(ArF)混合物,所产生的波长为 193nm,它是一种超紫外线光波,其光子能量很大,与生物组织作用时发生的不是热效应而是光化效应,每一发激光到组织时,可以断裂分子之间结合键,使组织分子气化,因此它的准确度非常高,而且因为它是一种冷激光,所以对于被照射部位旁边的组织不产生热效应,靠着这种准确的气化,可以把眼角膜精确地切去一层,但对周围组织无影响。其原理是通过准分子激光光脉冲准确地击中细胞的分子键,每脉冲移除约 $0.2\mu m$ 深度,以校正角膜的曲率,达到重塑角膜弯曲度的目的。例如角膜中央部分被削薄,可以得到凹透镜的效果,用于治疗近视;周边部被削薄,中央保留,则可造成凸透镜的效果,治疗远视;椭圆形的切割可治疗散光。

二、眼科临床激光的发展史

临床眼科激光的诞生起源于视网膜的阳光烁伤,1949 年 Meyer-Schwickerath 使用各种仪器利用阳光在视网膜上产生治疗性的凝固斑。1950 年 Moran-Salas 论证了 Meyer-Schwickerath 的发明。1956 年 Meyer-Schwickerath 和 Zeiss 公司合作,制作了高压氙光(Xenon 光)的光凝固机,氙光通过直接检眼镜发射到眼内需要治疗的部位。

1960 年 Maiman 制作了光学的微波发射器,使用红宝石产生 200 微秒脉冲的红光能量,波长649.3nm,光斑很小,光强可变。1961 年 Zeiss 公司生产了红宝石光凝机并用于动物眼,第二年用于人眼。

1965 年纽约哥伦比亚大学 L'Esperance 开始考虑用氩离子激光作为光源,1968 年用于人眼试验,1971年进入市场销售。

1971 年哥伦比亚大学研制了 YAG 倍频激光,次年又研制了氪红激光。以后又出现了氪氖组合激光。

1971 年 Beckman 制作二氧化碳(CO_2)激光在动物眼上作角膜切开和巩膜切开术。利用 CO_2 激光产生的光雾化作用切除肿物,以及在青光眼患眼上作激光环钻术(1979)。

1973 年 Krasnov 在青光眼治疗中引入 Q-开关的红宝石激光进行小梁网的治疗,Hager 使用氩激光进行相同的治疗,1979 年发展为激光小梁成形术。那时氩激光和红宝石激光还分别用于进行激光虹膜切除术。但是上述两种激光均为热效应激光,只能在小光斑和高能量下产生的微小穿通孔达到治疗目的,由于孔小加上热效应,孔很容易闭合。

1981 年 Q-开关的参钕钇铝石榴石激光(Nd:YAG)把眼科激光带入了新的领域。用极短的激光能量脉冲对膜性组织进行爆破或切开,替代了很多手术。

多波长激光是一种波长连续可调的激光,1975 年 Burlamacch 开始从事有关的研究,最初的染料激光性能不稳定,直到 20 世纪 90 年代初科以人公司生产了目前各医院普遍使用的多波长激光治疗仪。

20 世纪 90 年代初,利用半导体将波长 1064nm 的 Nd:YAG 激光倍频后制成热效应的 532nm 激光和810 激光。同时各种热效应激光适合玻璃体手术的发展增加了眼内激光光导纤维,通过玻璃体手术的巩膜切口,引入眼内进行光凝。半导体 810 激光还增加了透巩膜的睫状体激光和视网膜激光光纤。810 激光的光纤还可以通过眼内镜从眼内对睫状体进行光凝。

准分子激光于 1983 年由哥伦比亚大学的 M.D.Stephen Trokel 首先开始,用 193nm 紫外辐射的氟氩准分子激光切割小牛的角膜组织,发现此激光可精确地切削角膜而邻近组织无热损伤反应,并设想用 ArF准分子激光改变角膜的前表面曲率来矫正近视、远视和散光,为现代激光眼屈光外科手术奠定了基础。1989 年,McDonald 及 Seiler 分别首次用波长为 193nm 的准分子激光开始准分子激光屈光性角膜切削术(PRK)。美国 FDA 随诊 2 年的临床验证表明其安全有效。

三、青光眼的激光治疗

激光是近代重大科技成就之一，其在青光眼领域的应用，为青光眼治疗开创了新局面。近年来，激光治疗青光眼的技术发展很快，多种术式相继问世，各种类型和各个阶段的青光眼均可采用激光治疗，通过光化学效应、热效应、电离效应或压强效应，激光起到光凝、造孔或切割的临床疗效，从而减少房水生成、改变房水流动方向或增加房水外流等。

(一)激光周边虹膜切除术

激光周边虹膜切除术(LPI)的目的是在虹膜的周边部通过激光切穿一个小孔，使后房水直接经此切穿孔流入前房，解除瞳孔阻滞导致的周边虹膜向前膨隆及阻塞前房角，使原来房水排出途径恢复畅通。此操作简便安全，术后恢复快，远期疗效肯定，近年来在有激光设备的医院已几乎代替虹膜切除手术用于治疗闭角型青光眼的瞳孔阻滞。

1.适应证　适用于发病机制为瞳孔阻滞的早期闭角型青光眼，包括急性闭角型青光眼临床前期、前驱期、缓解期、间歇期及部分急性发作期患者，慢性闭角型青光眼虹膜膨隆型，房角开放 1/2 以上，无视野损害者；葡萄膜炎、白内障手术等造成瞳孔阻滞等。

2.激光方法　术前滴入 2% 毛果芸香碱缩瞳，使周边虹膜变薄，利于激光穿透。表面麻醉后结膜囊内放入接触镜，激光部位通常选择 11:00 或 1:00 方位，这样眼睑能遮挡住激光孔，以避免双瞳孔所导致的视觉干扰。尽量取虹膜周边部，可减少对晶状体的损伤及术后切除口与晶状体的粘连，避开角膜老年环及血管翳以利于聚焦。避开 12:00 处击射，以免术中形成的气泡在此处停留，妨碍手术进行。

3.掺钕钇铝石榴石(Nd:YAG)激光周边虹膜切除术　Q 开关 Nd:YAG 激光器波长为 1064nm，曝光时间 11 纳秒，光斑 $30\mu m$。作用原理是激光能量在焦点部位产生强电磁场，从靶原子夺走电子产生等离子体，等离子体吸收能量产生冲击波，击碎靶组织，当焦点存虹膜时则形成虹膜孔。操作时先用氦氖激光瞄准束聚焦在已选好的部位，根据虹膜色素多少及厚度选择能量，通常多脉冲的用 2～6mJ，单脉冲的用 4～10mJ，可连续多次击射。治疗过程中如出血或大量色素颗粒悬浮影响聚焦，可暂停治疗，改日再行第二次治疗。虹膜穿透的指征是大量色素随房水由后房涌入前房，虹膜膨隆缓解，周边前房加深，可见激光孔和晶状体前囊。虹膜孔直径应大于 $200\mu m$。

4.氩激光周边虹膜切除术　其作用原理是热效应及电离效应。虹膜色素多少是影响氩激光穿透虹膜的主要因素，浅棕色虹膜容易穿透，选用的激光参数为：时间 0.1～0.2 秒，功率 800～1000mW，光斑 $50\mu m$，30～50 次。深棕色虹膜难于穿透，选用的激光参数为功率 1000～1500mW，时间 0.2～0.5 秒，光斑 $50\mu m$，50～100 次。

5.氩激光及 Nd:YAG 激光联合虹膜切除术　治疗时先用氩激光在选定部位虹膜表面光凝形成一激光斑，然后用 Nd:YAG 激光击穿虹膜。氩激光参数：时间 0.2 秒，功率 200mW，光斑 100～200μm，一般 5～15 点形成一激光斑。Nd:YAG 激光通常多脉冲的用 2～6mJ，单脉冲的用 4～10mJ，在氩激光形成的光斑上击射，直至穿透虹膜形成足够大的虹膜孔。

文献报道以上三种激光虹膜切除术透切成功率均可达 100%，但氩激光击射次数多，一次透切成功率低，较易发生葡萄膜炎、瞳孔变形，虹膜孔的晚期闭合率较高(10%～40%)，Nd:YAG 激光一次透切成功率高，击射次数少，总能量释放少，但常会发生虹膜的少量出血，偶尔有大量出血，妨碍手术完成和继发高眼压。联合术式联合应用了氩激光的光凝效应和 Nd:YAG 的电离效应，既克服了氩激光难于穿透，远期虹膜孔闭合多的缺点，又有克服了 Nd:YAG 激光术中易出血的缺点，适宜了于我国人群虹膜色深而厚的特点,使治疗时间明显缩短,一次透切成功率提高,术中、术后并发症明显比单独术式低。

术后处理:局部滴用皮质类固醇眼药水,每日 4 次,连续 3 天;术后早期继续应用术前的抗青光眼药物(如 β 受体阻滞剂等),术后 48 小时内监测眼压,必要时加用降眼压药。

并发症:暂时性的眼压升高、前葡萄膜炎症、晶状体混浊、角膜损伤、虹膜出血、虹膜孔闭塞及复视眩光。

(二)激光周边虹膜成形术

氩激光周边虹膜成形术(ALPI)又称激光房角成形术,可增宽房角或开放房角,用于青光眼急性发作或作为其他激光治疗的辅助治疗。

1.适应证　适用于高褶虹膜综合征,急性发作的急性闭角型青光眼,窄房角的开角型青光眼激光小梁成形术前增宽房角等。

2.激光方法　术前滴入 2% 毛果芸香碱缩瞳,应用氩激光通过接触镜击射虹膜最周部,使击射处虹膜收缩,虹膜根部拉平,该处的前房加深。常用的激光参数为:功率 50～400mW,时间 0.2～0.5 秒,光斑 200～400μm,以产生虹膜基质收缩而无色素脱落为宜。360°范围 24～40 个点。

3.疗效　激光周边虹膜成形术是一种安全有效的治疗方法,但其引起的虹膜构型的改变是非永久性的,术后需定期随访以决定是否需重复治疗。如本术式联合激光周边虹膜切除术则对早期高褶虹膜型青光眼可取得相对持久的疗效。

(三)激光小梁成形术

激光小梁成形术是治疗开角型青光眼的有效办法,包括氩激光小梁成形术(ALT)、二极管激光小梁成形术、连续波 Nd:YAG 激光小梁成形术以及最近开始应用的选择性激光小梁成形术(SLT)。

1.氩激光小梁成形术　其降眼压原理是改善房水流出易度,增加房水流出。作用机制目前认为包括两方面,一是激光产生的热效应致烧灼区小梁网胶原皱缩和瘢痕收缩,小梁环向心性缩短,因而扩大和再开放小梁网间的间隙及 Schlemm's 管管径,减少房水排出阻力;二是近年研究表明激光对小梁网细胞有生物学效应,可促进小梁细胞的分裂和新的小梁细胞的生长,引起细胞外基质的生物学改变,从而改善房水的流出易度。主要用于最大耐受量药物治疗失败的原发性开角型青光眼以及剥脱综合征和色素性青光眼患者。光凝位置为功能小梁和非功能小梁交界处,以免伤害小梁网的滤过区。常用参数为功率 800～1200mW,时间 0.1 秒,光斑 50μm,击射点数为每象限 20～25 个点。一般先治疗 180°范围,观察 4～8 周,如眼压控制不好,可追加 90°或 180°治疗。氩激光小梁成形术短期成功率约为 80%,长期观察其疗效有下降趋势,五年成功率约为 50%,十年成功率约为 30%。

2.选择性激光小梁成形术　通过低能量的倍频 Q 开关 Nd:YAG 激光选择性作用于色素性小梁网,以改善房水的流出通道,从而达到降低眼压治疗开角型青光眼的目的。其降眼压机制推测为激光作用下激活单核细胞转化为巨噬细胞从而吞噬小梁碎屑或通过刺激健康小梁组织形成,使房水的流出途径得以改善。目前研究表明,此种方法对小梁结构无凝固性损伤,可重复治疗,疗效明显,是治疗开角型青光眼的又一新措施。

(四)激光滤过手术

激光滤过手术是近年才开展的一种激光治疗青光眼的新术式,又称为激光巩膜切除术,是通过激光打孔,形成小梁网至巩膜外表面的全层巩膜瘘道,达到滤过手术的目的。用于此技术的激光有多种,包括 Nd:YAG 激光、钬激光和准分子激光等,可采用从小梁网向巩膜表面击穿的内路法或自巩膜表面向小梁网击穿的外路法两种方法进行。具有操作简易,切除精确,并发症少,可重复进行的优点。近期成功率达 70% 以上,远期疗效尚待进一步观察。

(五)睫状体光凝术

睫状体光凝术是利用激光对睫状体进行凝固、破坏,使房水生成减少以降低眼压的一种方法。由于此种方法是一种破坏性手术,因此会引起疼痛、炎症、低眼压、玻璃体积血及视力下降等并发症。目前主要用于治疗临床上难以控制的晚期青光眼,如新生血管性青光眼、无晶状体性青光眼、外伤性青光眼以及多次滤过手术失败的原发性青光眼等。其激光方法有经瞳孔睫状体光凝术、经玻璃体内光凝术、经巩膜睫状体光凝术和内镜下睫状体光凝术。半导体激光经巩膜睫状体光凝术是目前应用最广泛的一种方法,此方法是将激光光导纤维探头置于角膜缘后 1.5mm 处的球结膜及巩膜上进行治疗,激光能选择性地作用于睫状突,而对覆盖其上的结膜和巩膜损伤很小,通过激光的热效应发挥作用,造成睫状体的色素上皮、无色素上皮、基质以及血管的凝固性坏死,使睫状体上皮表面积减少,睫状体萎缩,房水生成减少。睫状体光凝术疗效肯定,与传统的睫状体破坏性手术睫状体冷冻、超声波治疗等比较,术后炎症轻,眼压过低及眼球萎缩发生率低,在发达国家已成为治疗难治性青光眼的常用方法,经巩膜睫状体光凝常发生巩膜表层坏死,睫状体内路光凝近年更多使用。

除上述常用方法外,激光还用于青光眼患者滤过术后滤过口重建、恶性青光眼的治疗等多个方面。激光技术在青光眼治疗领域中的应用大大减少了传统手术给患者带来的痛苦和危险性,节约了医疗费用,但有些术式还有待于进一步完善和探索。

四、眼底病的激光

从上述眼用激光的发展史上看出激光在眼科的应用是从眼底病的治疗开始的。用于眼底病治疗的激光主要是光热效应激光,包括氩激光(488nm,514nm),红宝石激光,氪激光(647nm),多波长激光(560～640nm),半导体 532 激光和 810 激光等。

(一)视网膜脉络膜病组织对激光的生物学效应

激光治疗视网膜脉络膜疾病是通过在视网膜脉络膜造成光凝固反应达到的。光凝固就是将激光的光能转化为热能,组织加热超过 65℃就会发生蛋白的变性,这一过程称为凝固。组织加热超过 100℃,就会发生组织收缩,继发脱水和炭化,继续升高温度就会发生组织的气化。眼内不同组织对不同波长激光的反应不同,要想达到凝固效应,合理的治疗眼底疾病,要了解眼内不同组织和不同物质对不同波长激光的反应。

1.不同波长光在眼内组织的穿透性和视网膜色素上皮的吸收性 激光治疗视网膜脉络膜的病变,重要的是选择能够很好穿透眼部屈光组织、同时又能被靶组织很好吸收的激光波长。激光波长 400～950nm 在眼内的穿透性可以达 95%。色素上皮和脉络膜在波长 450～630nm 时吸收率可达 70%,随着波长增加,吸收率很快下降。加热色素上皮最有效的光谱部分是在光谱的黄蓝色部分。因而氩(蓝绿)激光和 532 激光是眼内最常使用的激光光谱。

2.血红蛋白的光吸收特性 另一个重要的生物学效应是血细胞内血红蛋白对不同波长激光的吸收特性。在波长 400～600nm(蓝到黄的部分),血红蛋白有较高的吸收率,而 600nm 以上(红和接近红外的部分)的波长很少被血红蛋白吸收。当不希望血红蛋白吸收或消耗激光的光能量时,可以选择 600nm 以上的激光。

3.视黄醛的吸收特性 视黄醛是视锥细胞的感光色素,对 480nm 以下的波长有较高的吸收峰,容易造成视黄醛的破坏,为了避免造成视锥细胞的损伤不主张使用蓝光进行全视网膜光凝。而绿光以上的波长对视锥细胞安全性较好,其中 810 激光看起来对各种视网膜脉络膜疾病的治疗都是有效的。

4.视网膜脉络膜对不同波长的吸收特性 能够很好地穿透眼内透明屈光间质的各种波长的激光分别

被视网膜和脉络膜吸收,吸收的组织对不同波长的反应不同。绿色波长的激光约57%被RPE吸收,47%被脉络膜吸收,黄色激光RPE和脉络膜的吸收各占50%,红色激光随着波长的增加被脉络膜吸收的逐渐增加。

(二)眼底病激光治疗的波长选择

眼底病激光治疗波长选择有下述原则:

1.病变部位

(1)视网膜的血管性疾病,如糖尿病视网膜病变,静脉阻塞,视网膜静脉周围炎,视网膜裂孔等选择绿色以上的波长,临床多使用绿光。

(2)黄斑区的视网膜水肿多选择黄色波长,以减少锥细胞的损伤。如果没有黄色波长也可以选择绿光。

(3)脉络膜病变如:脉络膜新生血管膜,或脉络膜血管瘤、脉络膜黑色素瘤宜选择红色波长。

2.病变性质

(1)视网膜出血性疾病如视网膜静脉阻塞,应选择不易被血红蛋白吸收的波长,如红色波长。

(2)玻璃体少量出血进行视网膜光凝治疗时应选择红色波长,原理同上。

(3)晶状体核硬化时晶状体内含有类似视黄醛的物质,吸收蓝绿光,此时视网膜的光凝应选择红光。

(4)视网膜微动脉瘤的光凝往往在瘤体上进行,应选择能被血红蛋白吸收较好的波长,如绿光和红光。

(三)光凝治疗的常数设置

1.光斑大小 黄斑区的光凝光斑大小一般设置在$100\sim200\mu m$,除非接近中心凹可以考虑使用$50\mu m$,光斑太小容易造成玻璃膜穿孔。黄斑区外的光斑可以设置在$200\sim600\mu m$,也町以更大。脉络膜新生血管膜的光凝要超过新生血管膜的边界。肿瘤的光凝也要使用大光斑,范围超过肿瘤的边界。

2.曝光时间 曝光时间一般在黄斑区内选择0.1秒,黄斑区外选择0.2秒光动力学激光和温热激光的曝光时间较长,前者达83秒,后者达60秒,治疗肿瘤时曝光时间甚至达120秒。如果固定光斑大小和激光的功率,长的曝光时间比短曝光时间产生较大的容积,因此在治疗肿瘤时应选择长的曝光时间。

功率高、曝光时间短,容易发生爆破效应或穿孔效应,导致视网膜裂孔或玻璃膜孔形成,这是在眼底病激光治疗中避免发生的。因此曝光时间也称为"安全常数"。脉络膜新生血管膜动物模型的制作就是利用这种"穿孔效应"。

3.激光功率 当固定光斑大小和曝光时间,随着激光功率的增大,反应容积随着增大。光凝时先确定光斑大小和曝光时间,将起始激光功率先放到较小的位置,如50mW,如果光凝无反应,逐渐上调功率,如100mW、150mW、200mW等,直至视网膜出现白色的反应灶。

4.光斑反应分级 光斑反应分级是基于激光后视网膜脉络膜可见的组织反应。国际上没有统一的分类,国内外临床上大多分为四级。1级,依稀可辨,仅仅是视网膜色素上皮的变白;2级是雾状淡灰色反应;3级是灰白色,中央部较白的反应;4级是致密的熟蛋白样白色反应。全视网膜光凝和视网膜裂孔的光斑反应一般用3级光斑,经瞳孔温热激光(TTT)一般使用1级光斑,黄斑区内的视网膜微动脉瘤激光一般选择2级光斑。4级光斑应当避免,容易发生局部视网膜坏死和视网膜裂孔。临床最常使用的全视网膜光凝和封闭裂孔使用的是3级光斑。

5.接触镜的放大倍数 进行眼底激光治疗要借助接触镜,接触镜的类型有进行黄斑区光凝的中央镜和全视网膜光凝的镜子。用于全视网膜光凝的接触镜有三面镜,赤道镜和全视网膜镜,赤道镜是一种广角度镜,范围大约90°到视网膜后者是一种广角度的全视野镜,目前普遍用于临床。使用接触镜后反应的光斑要比设置的光斑尺寸放大一些,如全视野镜的放大因素为1.9,相当于设置光斑为$200\mu m$,实际光斑为

$380\mu m$。表 2-2 为各种类型的接触镜在正视眼的放大系数。

表 2-2　各种类型接触镜在正视眼的放大系数

接触镜类型	光斑的放大系数
Goldmann 型三面镜	1.08
Kreiger	1.53
Mainster	1.05
中央镜	1.01
60D 生物镜	0.92
Mainstrer 广角镜	1.47
赤道镜	1.43
全视野镜	1.41
QuadrAspheric	1.92

（四）光凝固治疗的目的和模式

视网膜脉络膜疾病的光凝固治疗的主要目的是通过凝固效应，使视网膜缺血的区域变成瘢痕组织，已出现的新生血管由于得不到足够的氧而消退；使视网膜神经上皮、视网膜色素上皮和 Bruch 膜产生粘连，增强视网膜色素上皮液体转运功能，促进视网膜下液的吸收维持黄斑区的结构、功能、血流动力学和流体动力学保持相对正常；破坏有病变的视网膜血管，减少这些病变血管引起的渗漏。常用的治疗模式有：

1.全视网膜光凝　全视网膜光凝是除黄斑区外的视网膜播散性光斑，光斑可密可疏，一般要求光斑间的距离 1～1.5 光斑直径。越往周边，光斑的直径可以越大。近黄斑血管弓部的光斑可以为 $200\mu m$，远周边部的光斑可已达 $500\mu m$。全视网膜光凝的适应证：①增殖期糖尿病视网膜病变；②视网膜中央静脉阻塞的缺血型合并视网膜新生血管或眼前段新生血管；③严重或广泛的视网膜静脉周围炎，在视网膜静脉周围炎的治疗中，除了对已形成的无灌注区进行光凝外，重要的是使用糖皮质激素治疗。

2.病变区域的播散光凝和条栅光凝　病变区域的光凝指光凝范围局限在血管阻塞的区域或水肿区域，如：分支静脉阻塞合并视网膜新生血管，静脉周围炎等。光凝新生血管周围的毛细血管无灌注区，或视网膜静脉周围炎的病变血管周围。

3.微动脉瘤和眼内肿瘤的直接光凝　糖尿病视网膜病变黄斑区的微动脉瘤合并临床有意义的黄斑水肿，在水肿较轻时也可以采刚微动脉瘤的直接光凝，选择黄色激光，光斑大小在 50～100μm，1～2 级光斑，至动脉瘤变色。激光后几个月，微动脉瘤周围的硬性渗出逐渐吸收。这种方法也适用于黄斑区周围的视网膜大动脉瘤。视网膜和脉络膜血管瘤高度小于 3.5mm 时，也可以用大的光斑和较长的曝光时间，较低的激光功率对肿瘤进行直接光凝。如 0.5 毫秒或 1 秒，或 80 秒。1～2 级光斑功率，500～1000μm 的光斑直径。

4.视网膜裂孔的封闭　视网膜裂孔的光凝适应证选择无视网膜下液或极少视网膜下液的裂孔，光斑要包围裂孔，光斑之间不要有裂隙，一般光斑 1～2 排。有少量下液，光斑无反应或反应差，可以部分包围后，令患者戴孔镜或双眼包扎限制活动，待第二天液体量减少后再继续光凝，包围裂孔。

（五）光凝固治疗的主要并发症

光凝固治疗如果波长选择不对，或治疗参数选择不当，不仅不能治愈原发病，还会导致一些并发症的产生，如：

1.玻璃体积血　常发生在玻璃体已存在少量出血，选用波长短的蓝光或绿光，血细胞内的血红蛋白吸收蓝绿光的能量引起玻璃体收缩，牵拉视网膜新生血管，导致玻璃体积血。

2.视网膜裂孔　　发生在设置常数不当,如曝光时间短 0.1 秒功率选择高,产生爆破效应,也可以造成 Bruch 膜破裂。视网膜的裂孔可以导致视网膜脱离。

3.脉络膜脱离　　发生在视网膜接受大面积光凝,特别是肾功能较差的患者。密集的全视网膜光凝分两次完成很少合并脉络膜脱离。

4.虹膜灼伤　　发生在使用蓝激光和绿激光,特别是使用三面镜,激光进入眼内时被虹膜的色素吸收导致虹膜的片状萎缩。

5.牵拉性视网膜脱离　　发病原因同玻璃体积血,玻璃体的血球吸收蓝色或绿色激光引起玻璃体收缩,也可以产生牵拉性视网膜脱离。

激光为眼底病开辟了广泛治疗的前景,大大降低了眼底病的治盲率。

(刘亚峰)

第五节　眼内抗血管生成药物的应用

在视网膜和脉络膜的某些血管性疾病中发现血管生成和血管稳定的因子,1989 年发现了血管内皮生长因子 VEGF,基因位于 6p21.3,长度为 14kb,编码区有 8 个外显子,7 个内含子,形成 4 种不同长度的多肽:VEGF121,165,189,206。VEGF 家族有 5 个成员:VEGF-A,VEGF-B,VEGF-C,VEGF-D 和 PIGF,3 个 VEGF 受体,和 flt-1 及 flk-1 这 2 个受体亲和力强。受体主要存在于血管内皮细胞表面,在 $CD34^+$ 细胞,巨核细胞,单核细胞等也有表达,最近发现游离的 VEGF 受体 Fit-1 与 VEGF 有较高的亲和力。VEGF 参与多种生理和病理过程,病理过程主要参与新生血管生成过程,与缺血和缺氧密切相关的,促进血管内皮细胞增殖、血管增生和促进血管通透性增加。VEGF 还参与炎症反应,在损伤作用下,血管内皮细胞分泌 VEGF 增多,单核细胞等血细胞具有 fit-1 受体,可在 VEGF 作用下向血管内皮移动,同时 VEGF 可促内皮释放内皮胶原酶,促血管通透性增加。在血管阻塞时,VEGF 的表达也增高。糖尿病患者的视网膜色素上皮、视网膜毛细血管周细胞和脉络膜血管内皮细胞等 VEGF 表达增高,孕激素可以诱导视网膜色素上皮细胞分泌 VEGF,这是糖尿病患者妊娠期加重眼损害的原因。

改变 VEGF 促进血管生成过、增生,降低血管的渗漏过程达到控制疾病的研究目前集中在:异常血管生长如脉络膜新生血管;组织缺血缺氧诱发的 VEGF 高表达,进而引起毛细血管渗漏增加,常见于糖尿病视网膜病变大面积无灌注区形成,周围毛细血管血管异常扩张,导致的液体外渗,视网膜水肿或黄斑水肿;视网膜静脉的阻塞导致的毛细血管床的高静脉压,产生毛细血管扩张和渗漏增加,使得视网膜阻塞部位水肿,颞侧和中央部静脉阻塞产生的水肿可导致黄斑水肿。目前经过临床实验能够用于眼部的抗 VEGF 药统称结合 VEGF 类药品,主要有:雷珠单抗作用在 VEGF 的抗体片段,抑制 VEGF 抗体的活性;倍伐单抗 Bevacizumab 是 VEGF 的人源化全长单克隆抗体,可结合所有的 VEGF 异构体,与 VEGF 有两个结合位点,近年来也被广泛用于眼内新生血管性疾病的治疗。除了 VEGF 抗体结合药还有模拟 VERF 受体结合药,是一种融合蛋白,如 VEGF-Trap(商品名 Eylea)和 KH902,TrapEye 含有 VEGF 受体 1、2 片段,以及人源化 IgG 的 Fc 片段,可以结合 VEGF 所有异构体(VEGF-A,-B,-C,-DandPIGF-1and-2),KH902 也是一种完全由人类蛋白组成的融合蛋白,含有 VEGF 受体 1、2 片段,以及人源化 IgG 的 Fc 片段,结合 VEGF。VEGF 主要与两种 RTK(RTKs)受体结合,分别为 VEGFR1(Flt-1)与 VEGFR2(KDR,Flk-1)。和 VEGF 结合的药还有腺相关病毒介导 sFLT01,特异性地结合 VEGF。sFLT01 属于嵌合的 VEGF 结合部分,包含子 Flt-1 的第 2 个 IgG 样结构域与人 IgG1 的 Fc 段。腺相关病毒介导 sFLT01,特异性地结合 VEGF。sFLT01 属于嵌合的 VEGF 结合部分,包含子 Flt-1 的第 2 个 IgG 样结构域与人 IgG1 的 Fc 段。

(刘亚峰)

第三章   眼外伤

第一节   眼外伤的常规检查

首先是检查生命体征,包括脉搏、体温、呼吸、血压,其次是检查全身各部分。眼部常规检查,应按程序逐步进行。

一、一般检查

1.视力、瞳孔、眼球运动   初步测试伤眼有无视力、光觉定位、大致的视野范围。

2.眼睑   注意眼睑的颜色是红、紫或黑,外形是否正常,有无肿胀、撕裂、下垂。有无气肿及捻发音,有无泪管断裂。

3.结膜   结膜受伤情况。

4.角膜   角膜擦伤、异物伤、浅层或深层裂伤、穿通伤、烧伤。

5.前房   注意前房的深度,房水混浊度。

6.虹膜   虹膜根部有无断离,虹膜嵌顿,虹膜震颤等。

7.瞳孔   瞳孔的形状、大小、直接及间接光反应和调节反射。

8.晶状体   晶状体前后囊及晶状体核情况,混浊区的大小、部位、形状、程度。

9.玻璃体及视网膜   眼底损伤部位,视网膜脉络膜出血点,眼内异物大小及位置。

10.眼压   眼球前段外形完整,但眼压很低,显示眼球后段可能有破裂伤,眼内容物脱出;眼压偏高显示眼球内或眶内可能有大出血。

11.眼球运动   眼球运动一般只适用于眼球没有破裂伤时,以防眼内容物被挤出,询问患者有无复视。

12.眼球位置及眼眶   眼球的位置,有无突出或下陷,有无偏位。眶缘是否光滑整齐、皮肤有无气肿及捻发音。

二、特殊检查

(一)X线检查

采用最多,主要用于检查骨折、金属或其他不透X线的异物及其定位,眶骨感染等。

(二)CT检查

CT检查对确诊骨折,异物非常有用。

（三）磁共振检查

磁共振成像术（MRI）是一种生物磁学成像技术，对非磁性异物可以清楚勾画出其大小和部位，是很好的检查手段。

（四）超声诊断

1.B型　①金属异物回声较非金属异物为强。②有伴随现象，眼内异物常伴有玻璃体积血、视网膜脱离、白内障等。③眼内异物定位，在异物部位作十字形交叉扫描，即一幅横断面图及一幅纵切面图，即可确定异物深度、部位及大小。④可以用于探测眼球后壁有无破裂伤，有无眼后段内容物脱出至眼眶内。⑤对眶内异物，通常由于眶脂肪结构不均匀，极难确定。

2.超声生物显微镜　用于无眼球破裂伤的眼前段检查，可以了解角膜形状、晶状体位置、巩膜位置、睫状体有无撕裂和后退。

（五）光学断层相干扫描（OCT）

利用相干光检测眼底后极部视网膜脉络膜损伤情况，主要用于屈光介质比较透明的后节受伤眼。可以反映出受伤视网膜有无水肿增厚，破裂深度，膜内及膜间出血，以及细微的膜性病变。

（刘　升）

第二节　眼外伤的急诊及处置

一、分类

根据眼外伤的分类和处理

1.一级急症　患者到达急诊室后，必须分秒必争，立即进行抢救。

(1)角膜化学烧伤、热烧伤、军事毒剂伤。

(2)眼球穿通伤合并眼球内容物脱出。

2.二级急症　详询病史，进行必要的检查，制定治疗方案，应当在诊断明确之后立即给予手术和药物治疗。

(1)眼球穿通伤，但眼内容未脱出；

(2)眼部爆炸伤；

(3)睑撕裂伤；

(4)眼睑挫伤合并前房积血、晶状体脱位、玻璃体积血、视网膜震荡、脉络膜裂伤；

(5)眼部挤压伤；

(6)角膜异物；

(7)外伤性角膜溃疡合并绿脓杆菌感染；

(8)眶蜂窝织炎；

(9)眼内炎，全眼炎；

(10)交感性眼炎；

(11)急性辐射伤；

(12)颅脑或颌面外伤后出现的急剧视力下降。

3.三级急症　属一般性急症,可在做出诊断后适当处理或择期手术,如结膜下出血、眶内血肿、眼内异物伤、眶骨骨折、急性眼球突出、裂孔位于上方之视网膜脱离、原因不明之视力急剧下降。

二、初期急救处理

(一)初期急救的目标

中止或减小对眼的持续性损伤;减小在等待专科正规治疗期间进一步损伤;为专科治疗准备较好的手术条件;为安全运送伤员提供方便;减小伤员的心理创伤。

(二)处理原则

1.全身及局部应用抗生素预防感染;

2.有伤口者,注射破伤风抗毒素;

3.全身应用激素;

4.止痛剂、止血剂,包扎止血,不用难溶性颗粒性药物外敷伤口,以免影响手术清创,局部疼痛剧烈,可做局部阻滞麻醉;

5.降低高眼压,可给予甘露醇静脉滴注;

6.清创缝合。

(三)眼睑、结膜伤的处理

较小的眼睑裂伤,水肿轻微,可一期缝合,明显水肿、淤血的眼睑伤口,泪小管断裂,如果同时伴有眼球穿通伤,应先缝合穿通伤,暂不缝眼睑,以免加重眼内容脱出。较小的结膜裂伤不需缝合。位于结膜的异物,可用棉签拭去或用针尖拔除。

(四)穿孔伤和破裂伤的处理

3mm 以下的周边角膜伤口,无虹膜嵌顿,不需缝合。有虹膜嵌顿时,均需用 10-0 尼龙线缝合角膜,脱出的虹膜清洗后还纳回前房,不要轻易剪除。较大的眼内异物原则上尽早取出,但取出后要做精细的缝合,以免给二期手术带来困难。

(五)眶内及眼内异物的处理

较小的眼内及眶内异物,原则上不在急救条件下手术取出,以免加重损伤。

(六)化学伤的处理

化学伤的清洗原则:

1.使用中和性液体　先清除结膜囊内的化学物质颗粒,大量液体冲洗,至少30分钟,若无中和液体,可用生理盐水或清水代替;

2.药物治疗　结膜下注射中和性药物,滴用中和性药物,阿托品散瞳,局部滴抗生素眼液、糖皮质激素眼液。

(七)烧伤的处理原则

立即去除热源物质,涂抗生素眼膏,包扎。

(八)包扎

1.保护创伤不再污染;

2.保护已暴露的眼球,防止眼球及创面干燥;

3.所有眼球穿孔伤及破裂伤均应双眼包扎。

三、眼外伤后的抗感染

（一）眼外伤后感染的影响因素

1.细菌　细菌可以来自眼睑、睫毛或结膜囊内原有附生菌，也可以随致伤物本身而进入伤道，是为原发性感染。

2.伤口处理不当　如伤口清创不当；止血不全；或单纯依赖抗生素，用药时间过长，细菌可出现耐药性。

3.患者体质　如糖尿病患者的全身抵抗力比正常人低，容易发生感染。患者情绪紧张，身体疲劳，营养不良及贫血等亦不可影响抵抗力。

（二）抗生素的应用

眼有穿通伤，但感染不明显时，可立即应用广谱抗生素作静脉滴注。

（刘　升）

第三节　眼睑外伤

一、眼睑挫伤

最为常见的眼睑挫伤性病变包括：①眼睑皮肤擦伤；②皮下出血；③眼睑血肿；④皮下淤血；⑤眼睑水肿；⑥眼睑气肿。无需处理，或首先冷敷，48小时后热敷，一般3～5天症状明显消退。必要时全身应用抗生素，眼部包扎。

二、眼睑裂伤

1.方向　伤口平行睑缘，与皮纹和眼轮匝肌方向一致，则伤口张力小、易对合，缝合针数少，术后瘢痕轻。垂直皮纹和眼轮匝肌走行的伤口，尤其伤口深及眼轮匝肌的，由于肌肉收缩牵拉而导致伤口张开。如伤口深，缝合不完善，不仅术后瘢痕明显，而且易出现眼睑外翻、睑缘切迹和眼睑缺损等。

2.长度　平行裂伤伤口较短、闭合较好的，可不必缝合，或使用蝶形胶布条拉紧粘贴。伤口长，形状不规则，闭合欠佳的应予缝合。

3.深度　伤口深及眼轮匝肌，应用5-0尼龙线或可吸收线分层缝合。如伤口垂直睑缘，皮肤伤口应作Z形缝合。如伤口涉及睑板，即全层伤，可于睑板的眼轮匝肌面用尼龙线作间断埋藏缝线。全层伤口如波及睑缘，一般伤口张开。

4.部位　伤口位于上眼睑睑板以上或下眼睑睑板以下位置，深及眶隔，可导致眶脂肪脱出。内眦部切裂伤要特别注意是否伤及泪小管，临床上引起泪溢。

5.缺损　眼睑部切裂伤等均可导致各种组织缺损，包括皮肤、眼轮匝肌，甚至全层眼睑缺损。睑板是眼睑支架组织，缺损后可影响外貌和部分功能。通常采用对侧眼的睑板、骨膜、异体巩膜等修补，能保持部分眼睑功能。

（刘　升）

第四节　泪器外伤

一、泪腺外伤

1.泪腺穿通伤　一般为利器如刀、剪或枪弹刺伤,常合并严重的眼睑和眼眶的穿通、撕裂伤或骨折。轻度泪腺穿通伤,如果伤口较洁净,可以清创后缝合眶隔及睑部伤口,给予破伤风抗毒素和广谱抗生素。如有眶缘骨折,复位后缝合骨膜。泪腺内的异物必须取出。

2.外伤性泪腺萎缩　可发生于泪腺穿通伤,特别是有异物存留或化脓性感染时,大量腺组织坏死,瘢痕化而萎缩。治疗:滴用各种人工泪液,配戴角膜接触镜或湿房眼镜,必要时封闭泪点或睑裂缝合。

二、泪道外伤

1.泪小管断裂　多由于眼睑内侧端切断或撕裂,下泪小管多见,上下泪小管同时受累较少见,找寻到泪小管断端后,必须同时在泪小管内置入丝线或聚乙烯管等,并且在断端缝合后留作支撑物。在手术显微镜下进行,用9-0尼龙线或丝线,在吻合口的上、下及前方各缝1针,泪小管断裂部位在中1/3者,可以行泪小管端对端缝合;断裂在鼻侧1/3者,可行泪小管泪囊端侧吻合。

2.泪囊及鼻泪管损伤　少见,常伴发于鼻眶区域的创伤及骨折。如为闭合性的,早期由于组织水肿,难以查清泪道情况,可待水肿消散后再检查,针对泪道损伤情况或阻塞的部位进行治疗。若伤口开放,应及时将骨折复位,修补泪囊伤口,并置入支撑物。

（刘　升）

第五节　眼外肌及神经外伤

一、眼外肌外伤

（一）外伤性肌腱断裂

肌腱断裂,可见于眶部挫伤;但更多见于穿通伤,由小刀、剪刀、钩子、指甲、玻璃碎片等尖锐物穿入眶内所引起。

（二）肌肉内出血

眼外肌内出血可发生于眼眶钝器伤,较少的眼肌直接创伤以及一些眶底爆裂性骨折。

（三）眼外肌疝入与嵌顿

眶骨骨折时,可引起眼外肌或(和)周围软组织的嵌顿与疝入,最常见的是爆裂性眶底骨折,使下直肌、下斜肌和眶下部软组织嵌顿疝入骨折裂口,甚至进入上颌窦内,伤后立即出现复视(垂直复视)。

（四）眼球移位

眶部外伤常可使眼球在眶内向前后或某一方移位,这时即使神经-肌肉系统在结构上没有损伤,但因为一组眼外肌被置于一个机械地被限制的地位,也可表现出眼球运动障碍、复视。

（五）滑车部损伤

由于有眶上缘的保护,滑车部外伤较为少见,但在临床上仍能见到。这种损伤,引起滑车脱离、移位,典型的表现是上斜肌功能不足。

二、眼球运动神经损伤

（一）周围性损伤

动眼、滑车及外展神经自脑干出发后,走行于颅底,进入海绵窦,经眶上裂进入眶内。眼球运动神经麻痹可以是单一或联合麻痹。单一动眼神经麻痹常为此神经出脑后在脑底部走行时受累所致,见于小脑幕切迹疝或颅底骨折等。由外伤引起的滑车神经或外展神经麻痹较少见。第Ⅲ、Ⅳ、Ⅵ脑神经联合性麻痹可见于眶上裂综合征及颈内动脉海绵窦瘘等。

（二）核性损伤

动眼神经核在中脑被盖灰质内,分布较广,而且互相紧邻,损害时常表现为双侧性和不完全性眼外肌麻痹,而眼内肌功能良好,没有受累。所以因核性损伤所引起的下斜肌和内直肌损伤,都是双侧同时发生。如果是单侧的和完全的动眼神经麻痹,肯定不是核性。

（三）核上性损伤

多见于大脑皮质及进入动眼、滑车、外展脑神经核的大脑传导路受伤,在临床上显示所有眼球运动受累,两侧同向运动也是如此,而不是仅某一眼肌的运动受波及。与核性损害及核下损害的另一不同点是没有复视,因为双眼的偏斜是相等的。

三、眼外肌外伤的检查

外伤性眼球运动障碍和复视,应进行下列有关眼外肌的检查:①观察两眼相对眼位;②测定眼位偏斜度数;③检查眼球运动是否受限;④测定有无复视及其性质;⑤其他依据具体需要的检查。

四、眼外肌外伤的处理

（一）外伤性肌腱断裂（止端脱离）

治疗外伤性肌腱断裂的基本点,是重新使断裂的、减弱的眼外肌止于原处。

（二）眼外肌嵌陷的处理

眼外肌嵌陷或眼球固定,常是爆裂性眶骨骨折的表现。处理爆裂性眶骨骨折极为困难和矛盾,它的程度、范围和部位多种多样,没有一个统一的治疗办法与标准。立即手术常是不必要的,一般的习惯,早期行保守治疗。只要没有眼外肌嵌陷,伤后最初3周常常表现有明显的进步,但如果眶部钝挫伤体征完全消失后,复视仍然存在,则应考虑这复视是否由于眶底未修复的爆裂性骨折所致。如果眼球内陷开始发生,则更是手术指征。

（三）眼运动神经损伤的处理

1.外展神经麻痹　首先明确外展神经麻痹是部分的还是完全的。如果是不全麻痹,外直肌有一定的功能存在,可做内直肌减弱及外直肌加强手术。

2.滑车神经麻痹　外伤性滑车神经麻痹和其他眼外肌麻痹一样,首先应等待其自行恢复,如果6个月后没有缓解,则可考虑手术。

3.动眼神经麻痹　此类眼肌麻痹手术治疗效果很不满意,许多学者都不主张积极手术,非到实在不能恢复的情况再考虑手术。

4.外伤性动眼神经麻痹后的反常运动　目前尚无有效的手术方法。

（刘　升）

第六节　眼眶外伤

一、眶软组织挫伤

【临床表现】

1.眼睑肿胀　由于眼睑皮下组织疏松,肿胀可较其他部位显著,表现为眼睑表面光亮、增厚和肿硬,严重者水肿液可穿过鼻梁皮下导致对侧眼睑肿胀。

2.结膜水肿　结膜水肿决定于结膜挫伤程度和眶内压力。轻者表现为结膜增厚和结膜下积液,重者结膜脱出和嵌顿于睑裂外,影响眼睑闭合。

3.眼球突出　眶内软组织肿胀,容积增加导致眼球突出,一般随软组织肿胀消退而复位。

4.眼外肌不全麻痹　眶软组织挫伤多表现为眼外肌不全麻痹,这是由于:①眼外肌肌腹和肌腱部分撕裂、肌肉内出血;②动眼神经、滑车神经和外展神经的挫伤和断裂,后者多因骨折所致;③骨折引起眼外肌起始点的移位或眼球移位,眼球运动失去平衡;④眼外肌自身或周围组织损伤后瘢痕粘连影响肌肉运动。

5.视力变化　仅眼眶软组织挫伤者,视力多保持正常。如同时伴有视网膜脉络膜挫伤、水肿和眼内出血,可有不同程度视力下降。强力冲击导致视神经撕脱伤和视神经管区损伤,表现为外伤后视力丧失,瞳孔直接对光反射消失,间接对光反射存在,眼底可正常。

【诊断】

眼眶软组织挫伤患者,除眼部检查外,应常规进行CT扫描,以明确有无眶骨骨折和眶内血肿。软组织挫伤的典型CT表现是眶内间隙增宽、软组织密度增高和眼球突出。

【治疗】

眼眶软组织挫伤,应用止血、脱水剂和糖皮质激素,有助于减轻组织肿胀,促进功能恢复。

二、眶穿通伤和眶内异物

（一）眶穿通伤

眼眶穿通伤是指锐器通过眼球和眶壁之间损伤眶内组织。

【临床表现】

1.眼睑和结膜伤口　伤口可位于眼睑、内外眦处,亦可位于球结膜或结膜穹隆部。

2.出血和肿胀　眶穿通伤多有眼睑和结膜伤口出血,眶内出血和血肿形成,眼睑淤血、红肿肿胀、触之痛硬,结膜下出血,结膜水肿和脱出,部分患者伤口可见眶脂肪脱出。

3.眼球突出　眶内组织和结构损伤、出血和组织肿胀导致不同程度的眼球突出,多同时伴有眼球运动障碍。

【诊断】

根据外伤史、眼睑和结膜伤口,眼眶穿通伤诊断并不困难。重要的是对任何眼眶穿通伤,应考虑有无眶内异物滞留,有无合并颅脑、颌面及鼻窦损伤。

【治疗】

1.伤口处理　包括抗生素生理盐水冲洗,脱出脂肪剪除,血肿清除或引流,眼外肌或肌腱断裂的修复,泪腺的复位,内外眦韧带和眶隔修复缝合,眼睑或结膜伤口的缝合。眶压高、肿胀严重应放置引流。

2.合并症处理　颅脑和鼻窦损伤应请专科医师会诊处理。

(二)眶内异物

【临床表现】

眶内异物伤具备眼眶穿通伤的症状和体征,又有其特殊性。

1.机械性损伤　眶内异物在穿过眶内组织时,造成穿通、切割损伤。

2.细菌感染　植物性异物表面不平,含较多病原菌,可引起眶蜂窝织炎和眶脓肿。

3.化学性损伤　铁质异物存留,周围软组织常有铁锈沉着,但很少影响功能。纯度较高的铜异物,可引起非细菌性化脓性反应,造成周围组织坏死,移位排出。砂、石、玻璃、塑料在人体内只引起机械性损害,不发生化学反应。

4.异物性反应　眶内异物,无论化学性质如何,均可引起组织反应,最终被纤维组织包裹。

【诊断】

1.外伤史　眶内异物一般有明确的外伤史。所有眼眶穿通伤均应做影像学检查,明确有无眶内异物存留。

2.瘘管形成　眼眶外伤后,长期反复发作的眶蜂窝织炎、眶脓肿及瘘管形成,高度提示眶内植物性异物存在。

3.眼眶影像学检查

(1)X线检查:眼眶X线正、侧位拍片,可显示金属或高密度异物,及其大小和形态。

(2)超声探查:由于眶脂肪和异物均为强回声体,难以确定。仅较大的异物,降低增益,才能被超声发现。故一般眶内异物很少采用超声探查。

(3)CT扫描:CT可显示眶内金属、砂石、玻璃和塑料异物,以及大多数植物性异物。

(4)MRI扫描:当X线和CT扫描不能明确有无眼眶异物,而临床高度怀疑眼眶异物者,可行MRI扫描。

【治疗】

1.伤口处理和预防感染　同眼眶穿通伤。

2.眶内异物处理

(1)植物性异物:应在影像学明确诊断支持下,采用适当的手术,取出异物,同时切除瘘管。需要强调的是,植物性异物,手术中不要满足于取出一块异物,应仔细探查残留异物及清除植物性碎渣。

（2）金属异物：小的金属异物，无机械性障碍，一般可不取出。较大的异物，影响眼球运动，应取出。眶深部邻近视神经的较大异物，为预防视神经萎缩，可采用外侧开眶取出。铜异物可引起化脓性炎症，最终需取出。

（3）塑料、砂石、玻璃等异物：如未造成功能障碍，无炎症反应可不取出，否则，亦应手术取出。

三、眶壁骨折

（一）眼眶气肿

【原因】

眼眶遭受钝性暴力打击，多见于拳击、撞击和球类致伤，眶压突然升高导致眶壁薄弱处破裂，或力量经骨传导至眶壁薄弱处致其破裂，气体进入眶内形成眶内气肿。损伤多见于眶内、下壁，也可发生在泪囊区。

【临床表现】

眼部外伤后出现不同程度的眼球突出，平稳呼吸时减轻，用力鼓气时加重，触诊眼睑有捻发音，压之有噼啪声，加压眼球可恢复原位，临床即可作出诊断。

【诊断】

1.外伤史和临床特征。

2.X线眼眶正、侧位片，或CT发现眶内积气。

【治疗】

1.加压包扎　使用绷带或四头带加压包扎，气体可在数日内吸收。

2.眼眶穿刺抽气减压　眶内压力较高，有可能或已经影响视觉功能者，可用5ml注射器穿刺抽气减压。对有活瓣形成，眶内压力不断增高者，可保留软性导管针头减压，加压包扎。

3.预防感染　眼眶气肿眶壁破裂，应按开放性损伤处理。给予破伤风抗毒素1500U肌肉注射，全身应用抗生素预防感染。

（二）爆裂性眼眶骨折

爆裂性眼眶骨折是指间接外力造成的眶壁薄弱处破裂，以及眶内软组织脱出嵌顿引起的一组综合征。特征是眶缘完整。

【原因】

大于眶口的物体，如拳、网球等，自前方垂直地直接打击和撞击眼睑和眼球，眶压突然增高，致使眶壁薄弱处爆裂，骨折部位多见于眶内下壁和筛骨纸板处。骨折处可呈裂隙状，亦可为眶板片状骨折移位，眶内容可疝出或嵌顿于骨折处，但眼球少有损伤。

【临床表现】

外伤后早期表现为眼睑肿胀和淤血、眼球突出、复视等软组织反应，尔后出现典型的临床表现。

1.眼球内陷　眶底和眶内壁骨折均可引起眼球内陷，多发生在外伤10天之后，轻者眼球低于对侧2～3mm，重者可达5～6mm，伴小睑裂。造成眼球内陷的原因：①眶壁向下或向内骨折和裂开，眶腔容积扩大；②眶内软组织如脂肪、眶筋膜和眼肌疝出，使眶内容体积减少；③眶脂肪遭受重大压力后坏死、萎缩和吸收。

2.限制性斜视、复视和眼球运动障碍　眶壁骨折，眼外肌或筋膜疝出和嵌顿，使受累眼肌不能放松而出现限制性斜视、复视和眼球运动障碍。多见为内下斜视，垂直性复视，眼球上转明显受限和下转不足。具体原因：①眼外肌挫伤、出血和水肿，功能不足；②运动神经暂时性麻痹；③下直肌、下斜肌或内直肌嵌顿于骨折处,松弛受限;④骨折处瘢痕粘连形成,粘于骨膜,限制肌肉活动;⑤眼球内陷,眼外肌松弛,作用半径缩小,眼肌运动不平衡。

3.眼球下移　因眶底骨折下移,或眶下部脂肪、眼球悬韧带、下斜肌及下直肌疝入上颌窦,使眼球向下移位甚至陷入上颌窦。

4.牵拉试验阳性　下直肌或内直肌缝线,或表面麻醉下用齿镊夹持肌止点,向上或向外侧牵拉眼球,可因下直肌或内直肌嵌顿和粘连,眼球上转或外转受阻。

5.眶下神经知觉丧失　眶下神经管骨折损伤该神经,分布区感觉丧失。

6.伴随损伤　眶内组织受力不均匀可引起眼球破裂。强力打击,眶板破裂面积较大,眼球突然向一侧移位,可脱入筛窦或上颌窦。伤后少量鼻出血,数日内痰中带有陈旧性血丝或血块。打喷嚏、擤鼻使鼻腔压力突然增高时,空气溢入骨膜下或眶内,眶内压突然增高可引起视力丧失,如能及时穿刺吸出气体,则眼球复位,视力恢复。

【诊断】

眼眶钝性外伤2周后水肿消失,出现典型的眼球内陷,限制性斜视和复视,应考虑爆裂性眼眶骨折,X线和CT检查可确诊。

1.X线检查　可发现眶底降低、软组织疝入上颌窦,上颌窦和筛窦积血等表现。

2.CT扫描　由于爆裂性眼眶骨折多发生于眶底,需冠状层面才能良好显示、准确定位和观察软组织改变。典型病例可发现:①眶底下陷;②骨折裂口和骨折片;③下直肌嵌顿于骨折裂口内;④软组织通过裂口疝入上颌窦;⑤上颌窦积血;⑥筛骨纸板骨折内移,筛窦狭窄,密度增高,软组织疝入和内直肌嵌顿;⑦眶内软组织改变,如眼外肌肥厚,血肿形成,眶内积气等。

【治疗】

1.药物治疗　伤后早期成人服用泼尼松60mg/d,5～7日,可减轻水肿,减少粘连。同时应用抗生素预防感染。眼眶加压包扎,以防眼眶气肿和血肿导致眼球突出和暴露性角膜炎。

2.手术治疗适应证　药物治疗7～10天后,以下情况存在,应考虑手术治疗。①限制性眼球运动障碍和斜视持续存在,复视范围较大,无明显改善;②眼球内陷,或向下、向内移位大于3mm,影响容貌;③大于2cm²的眶壁缺损,较多软组织脱出;④牵拉试验阳性;⑤CT检查发现眶壁骨折、眼肌和软组织疝出嵌顿。

3.手术时机

(1)早期手术:指伤后3周内进行的手术。目的是解除眼肌嵌顿,消除和改善功能性复视和眼球运动障碍,软组织复位和眶壁修复,预防和矫正眼球内陷。

(2)晚期手术:受伤3周后进行的手术,主要使嵌顿软组织复位、骨折复位或眼眶重建手术。

(刘　升)

第七节 角膜外伤

一、浅层角膜外伤

角膜擦伤

【临床表现】

伤眼因感觉神经末梢暴露,伤后立即出现剧痛、怕光、眼睑痉挛,大量流泪。

【治疗】

抗生素滴眼液预防感染。

二、深层角膜损伤

【临床表现】

疼痛、流泪、怕光。最初片状伤伤口两侧虽有水肿混浊,但由于上皮能覆盖创面,混浊很快消失,伤口愈合;正切割伤的两瓣伤后几小时即对合,1 天之内水肿消失。裂伤的破坏较大者亦可导致较广泛的病变及水肿,一般于几周内方可恢复,如果遗留有轻度瘢痕,大约需 4～5 周方可恢复透明。

【合并症】

一是异物存留在伤口,如玻璃碎片及木屑;二是片状伤口的两瓣对合不全,产生光学上的缺陷;三是感染,形成角膜溃疡及前房积脓。

【治疗】

观察有无异物存留,注意预防感染,滴抗生素液;如果伤口不大,可将眼睑及时包扎,减少活动,促进修复。若伤口较大手术缝合,在手术显微镜下,用 10-0 尼龙缝线,在伤口边缘相等距离作一深层缝合,在缝合时切忌穿破角膜,房水外溢。

三、角膜全层裂伤

(一)单纯角膜裂伤

表现为伤口前端裂开,基质层水肿,后弹力层收缩,内皮细胞丢失。

(二)角巩膜裂伤

由小针导致的角膜全层裂伤,伤口很小,一般无症状。伤口稍大者,在角膜缘可以看到伤口,眼内压减低,新鲜病例常伴有前房消失,眼内容物嵌顿,常伴有瞳孔变形,眼睑水肿,球结膜水肿,睫状充血。患者自述有头痛、眼痛、流泪、怕光、视力下降。伤口较大时,还可发生晶状体及玻璃体脱出。

【治疗】

全层角膜裂伤的治疗主要是手术修复。

手术处理大致可分为五个步骤:①用生理盐水洗净污物;②游离被嵌顿的组织;③将球内组织恢复到原来位置;④稳妥合理的缝合伤口;⑤术后用药,包括 1% 阿托品液散大瞳孔,滴激素控制炎症反应,局部及全身使用抗生素预防感染。

（刘　升）

第八节　虹膜与睫状体外伤

一、挫伤性虹膜炎

眼球挫伤后,伤眼视力减退,怕光,裂隙灯下房水闪光阳性,有浮游细胞,有纤维素,有角膜后灰色点状沉降物。前房角镜检查,在前房角处,特别是小梁网的表面,可以看到细胞、纤维素及残渣。

治疗:皮质类固醇滴眼剂及结膜下注射,眼压升高时可口服醋氮酰胺等药物。

二、外伤性瞳孔散大

多由挫伤引起,最初有外伤性瞳孔缩小,很快即出现瞳孔散大及调节麻痹,显示虹膜肌及睫状肌同时受累,但亦有仅累及虹膜肌者。瞳孔呈中度散大或不规则散大,直接及间接对光反应均减弱。不需要特殊治疗。

三、瞳孔括约肌撕裂伤

这类损伤,一般都很小,但比较常见,撕裂部位,有的是在虹膜基质前层,上皮层保持完整;有的在虹膜后层,包括色素上皮层及瞳孔括约肌;有的是虹膜全层。第一类伤,虹膜虽有小的缺损,但瞳孔边缘完整,瞳孔反应正常;第二类损伤,由于肌肉上的毛细血管受伤破裂,常合并有前房积血,利用透照法可以看见红光,瞳孔有永久性散大;第三类损伤的受伤部位较多,而且受伤处有的可以较大,容易看见。但瞳孔功能仅受伤处减弱,其余保持正常。

四、虹膜断离

是指虹膜根部与睫状体相连处分离。断离的范围,一般很小,在裂隙灯或前房角镜下,虹膜周边可以看到一个新月形黑色裂缝,或者一个裂孔,通过断离处能看到晶状体周边部或睫状突,甚至有玻璃体疝出。由于供应虹膜的血管受伤,前房内常伴有出血。断离区域小者可以无自觉症状,略大者可以使瞳孔变形,产生视觉混乱;更大者,可以形成第二个瞳孔,造成单眼复视。

治疗:轻者可以休息及观察,不需特殊治疗,较重者可作虹膜切除术,将断离的虹膜变成一个区域性全虹膜缺损,更严重者,可作虹膜缝入巩膜术。

（刘　升）

第九节   前房积血

前房积血,多见于眼球钝挫伤,受伤后立即出现者为原发性前房积血,伤后 2～5 天出现者为继发性前房积血。前房积血量,不到前房容积的 1/3,位于瞳孔缘之下者为一级;占据前房容积的 1/2,超过瞳孔下缘者为二级;超过前房容积的 1/2 以上,甚至充满整个前房者为三级。一般讲,出血在 7 天以内者为新鲜出血,两周以上者为慢性长期出血,介于 1～2 周,为亚急性陈旧性出血。

前房积血一般可以在 1～5 天内吸收完毕,如果出现血凝块,则吸收时间将推迟到 10 天。

【治疗】

卧床休息,采取半坐位,不仅可防止血液蓄积在瞳孔区,还可减轻颈部及眼部静脉充血,必要时可适当服用镇静剂。

双眼包扎,可以限制眼球活动,达到真正休息,是预防继发性前房积血的重要措施。

散瞳,睫状肌麻痹后,虹膜聚集在根部,可使血管收缩,停止出血。

【手术治疗】

适应证:①眼压 8.0kPa,服降眼压药物 72 小时,无好转现象;②眼压 6.7kPa,持续 5 日不降;③裂隙灯下,角膜呈现水肿及少量血染;④眼压 3.3kPa,前房积血为全量,持续达 6 日;⑤前房积血为二级,持续达9 日。

手术方式:

前房穿刺术,可采用结核菌素空针,在角膜缘平行刺入前房,由于眼内压及针头的毛细血管作用,房水及红细胞即可自动外流。

前房冲洗,适用于血液有凝缩时,在手术显微镜下,应用白内障超声乳化注吸头灌洗前房。

（刘　升）

第十节   晶体外伤

一、挫伤性白内障

临床表现表现多种多样,在瞳孔区晶状体前囊上有一环形、分布不匀的棕色或紫铜色小点,环的直径约 1mm,愈向中心及外围色素愈少,瞳孔领域以外者必须散大瞳孔方可看清。晶状体前部的上皮下可以发生许多散在的针尖样混浊,也可以是丝状或羽毛状。囊膜破后,房水被吸收,很快混浊扩散,产生白内障。裂伤小者,最早是由纤维素封闭,以后有上皮长入。裂口大者,混浊发展很快,纤维肿胀,从裂口突出。

二、晶状体脱位

(一)晶状体全脱位

1.晶状体脱入前房   晶状体一旦脱入前房,可以翻转 180°,后面对着角膜。在前房内晶状体可以保持透明,有的几乎占据整个前房;亦有沉于前房偏下部位者,有如 1 滴油珠,边缘显闪闪金光。虹膜被推向后,前房加深,瞳孔因有痉挛性收缩而变小,可以导致虹膜睫状体炎及急性青光眼等合并症。

2.晶状体脱入玻璃体腔内　伤眼变成无晶状体眼,产生无晶状体眼的各种症状,如前房变深,虹膜震颤,玻璃体突出于前房,视力下降。晶状体在玻璃体内,早期尚可活动,时期久了,常被固定于下方,眼底检查可以看到发灰的边缘,主要合并症有因瘢痕牵引产生的视网膜脱离;晶状体循视网膜裂口进入视网膜间隙;晶状体前囊上皮变性,晶状体完全混浊,甚至过熟而出现晶状体过敏性眼内炎及晶状体溶解性青光眼,这种情况与针拨白内障完全一样,但是针拨白内障的眼球没有很重的外伤史。

3.晶状体全脱位嵌于巩膜伤口　眼球遭受严重挫伤后,眼球破裂,晶状体脱出,有的进入前房,有的部分嵌在巩膜裂口内或角巩膜缘处的裂口内,球结膜下肉眼可以看到嵌顿的晶状体及角巩膜缘或巩膜裂开的伤口。

4.晶状体脱入球结膜下　晶状体脱出眼球外、存留于球结膜下,肉眼可以见到一个圆形隆起,巩膜有伤口,附近有出血,如果脱出于筋膜下,局部亦可见隆起及出血,眼压低,检眼镜检查瞳孔区无晶状体,视力下降。

5.晶状体脱失　严重挫伤病例,晶状体完全脱位后,可以脱出到球结膜外,甚至丢失了,伤员尚不自知。新鲜病例,可以看到眼球破裂的伤痕及体征;陈旧病例,仅有外伤史,仔细检查,可以找到眼球破裂的伤痕。

(二)晶状体不全脱位

1.轻度半脱位　晶状体偏向一侧,一部分韧带断裂,一部分被牵引拉长,在瞳孔区可见晶状体的赤道部边缘,前房深浅不一,晶状体脱位后向前方突出,该处虹膜随之膨起,前房变浅而悬韧带断裂部位,则虹膜下陷,前房变深,晶状体脱位部分之虹膜震颤。眼压开始时偏低,以后逐渐升高,产生继发性青光眼,如果有虹膜根部断离,在无虹膜处,裂隙灯下可以看到晶状体赤道部及断裂的晶状体悬韧带。患者自觉视力下降。

2.重度半脱位　裂隙灯下,瞳孔略大但不圆,虹膜面一部分高,一部分低,前房深浅不一,瞳孔区内可见一弧形明暗相间两部分,明亮部分为有晶状体部分的屈光质的光反射,暗区为无晶状体部分。彻照法检查,有晶状体区发暗,无晶状体区显新月形红色。

三、晶状体穿破伤

(一)限局性静止性白内障

前囊被刺破后,晶状体混浊稳定静止,没有进行性改变。这类损伤多见于虹膜部位。前囊伤口裂开,边缘外展,晶状体纤维有时呈蘑菇状,从此处进入前房,如果不再发展,变得静止。裂隙灯下,可见一个灰色圈环绕,表示有纤维渗出覆盖,随即形成瘢痕,前囊部位有许多放射牵引条纹。如果这种情况出现在后囊,损伤部位愈合后,呈一圆锥形突出,有囊或结缔组织遮盖。

(二)完全性外伤性白内障

晶状体被刺伤后,有的伤口立刻被遮盖封闭,仅在局部形成一个限局性静止性白内障。也可因周围组织影响,创伤延迟闭合,甚至创口张开而不能闭合,局部混浊逐渐扩大,形成外伤性完全性白内障,临床上,可见一致的弥漫性混浊。

四、晶状体外伤的处理

挫伤性白内障,多数为限局性静止型,对视力没有重大危害,角膜及角巩膜没有破裂,晶状体囊膜完整者,不需要手术,伤后可滴托品酰胺散瞳,每日两次,保持瞳孔轻度散大,不发生虹膜后粘连。滴皮质激素眼液,及时控制炎症反应,定期随访。如果晶状体完全混浊了了,再考虑手术。伤后晶状体囊膜有较大裂口,晶状体皮质进入前房者,可立即行白内障冲洗吸出术。术中注意:①冲洗囊的周边部,不要让皮质残留;②不可损伤后囊膜;③如果发现后囊完整,可以考虑一次装入人工晶状体。晶体脱位者考虑进行玻璃体切割手术。

(刘　升)

第十一节　外伤性葡萄膜炎症

一、外伤性葡萄膜炎

外伤性葡萄膜炎多为急性过程。常表现为眼部疼痛、怕光、流泪,房水及晶状体后间隙、玻璃体内蛋白及细胞阳性,前房内也可出现纤维蛋白性渗出,虹膜水肿。这些反应多在1～2周后逐渐减退。在合并伤口组织嵌顿、眼内出血、晶状体破裂或感染的情况下,炎症过程可能加重或持续更长时间,造成严重的组织损伤和视力损害。可出现囊样黄斑水肿使中心视力丧失。主要表现为眼不适,视力下降,前房内细胞、玻璃体有细胞及混浊、虹膜后粘连等。

治疗主要是采用皮质类固醇激素。同时应用散瞳药点眼,防止虹膜粘连,使睫状肌麻痹以减轻水肿和疼痛。消炎痛能抑制前列腺素的合成,可以辅助使用,每次25mg,每日3次。最大剂量可为每日150～200mg。

二、交感性眼炎

交感性眼炎是一种少见的双眼弥漫性肉芽肿性葡萄膜炎,可发生在一眼穿孔性外伤或手术性创伤后几天至数十年内。外伤眼通常叫做诱发眼,另一眼叫交感眼。

【临床表现】

交感性眼炎开始发作时,交感眼出现轻度的炎症,诱发眼的炎症加重。交感眼的症状有轻度疼痛、怕光、流泪、视物模糊、视力疲劳、调节减退或麻痹。诱发眼的视力下降,怕光明显。双眼都有睫状充血,瞳孔不规则扩大,对光反应迟钝或消失,虹膜增厚,玻璃体混浊。诱发眼出现KP,是一种最具有预兆性的特征,病人有过眼球穿孔伤,受伤眼有虹膜炎,如果出现KP,应密切随访。

交感性眼炎的症状和体征在各例可有很大的不同。在病程上可以是潜伏性的、逐渐发作,也可以发作很快。在部位上可以表现为轻度的眼前节葡萄膜炎,或者是眼后节的葡萄膜炎。在表现上可伴眼球疼痛,睫状体压痛,前房以及晶状体后的细胞和蛋白闪光,角膜后沉降物,轻度玻璃体混浊。眼后节的体征可有视盘炎,弥漫性视网膜水肿,血管周围炎,视网膜色素上皮和玻璃膜水平上的黄白色渗出点(Dalen-Fuchs结节)。周边眼底的某些区域可表现有脉络膜炎,在一些严重病例还可出现渗出性视网膜脱离。

【诊断】

对交感性眼炎的诊断依赖于临床表现,属于临床诊断的性质。眼底荧光血管造影对建立临床诊断很有帮助。典型的表现为,在静脉期在视网膜色素上皮的水平有多发的荧光点,持续性,如果有渗出性脱离,点状的荧光会融合成片。

【治疗】

发病早期即应给以大剂量激素,在炎症明显缓解后至少还要维持 6 个月以上。第 1 周,每天给以100～200mg 泼尼松口服,然后减为隔日剂量,在炎症好转后逐渐减量。在全身用药的同时,还可结膜下注射,点眼,散瞳药也应同时使用。不能长期使用大剂量激素,此时可辅助应用免疫抑制剂,能够有效地控制炎症,使激素用量减至无毒的水平,使疾病明显好转。

（刘　升）

第十二节　外伤性视网膜脉络膜病变

一、视网膜震荡和挫伤

1.视网膜震荡　是指钝挫伤后轻度的视网膜灰白色混浊,可以是直接或间接的损伤所致。一般没有视网膜的出血,视力的丧失是轻微的,在伤后数天之内,水肿吸收,眼底检查正常,视力恢复,未遗留色素变性和其他病理改变。

2.视网膜挫伤　是指钝挫伤后重度的视网膜乳白色混浊。同时多伴有眼底出血,水肿范围也较大。中心视力可有明显下降,一些病例在 0.05 以下。在不伴有眼底出血或其它明显眼内损伤的情况下,伤后早期区别视网膜震荡和视网膜挫伤有较大困难。在伤后 1～2 周视网膜水肿吸收后,在损伤区出现永久性的组织损伤,眼底可见脱色素区,或色素紊乱与增殖,中心视力不能恢复。病变是不可逆的。荧光造影检查对区别以上两种病变有帮助。由于视网膜挫伤总是伴有视网膜色素上皮屏障的破坏,在乳白色的视网膜水肿区域,造影早期荧光遮蔽为低荧光,造影后期在视网膜的深层出现荧光渗漏。在渗漏区往往存在着视网膜色素上皮变性和萎缩。

3.药物治疗问题　目前尚未证实药物或其他疗法能阻止或减轻视力及眼底组织的损害。由于视网膜震荡是可逆的改变,理论上讲只是一个康复的问题,不需要应用药物。对于视网膜挫伤,药物的有效性仍未肯定。在国外通常不用药物。国内常用皮质类固醇激素、脱水剂、维生素类药、血管活性药、活血化淤制剂等。

二、脉络膜破裂

脉络膜破裂是在视网膜色素上皮、玻璃膜和脉络膜毛细血管层复合体因组织撕裂而形成的半月形裂痕,而脉络膜大血管层完整。完全性的破裂致脉络膜色素显露,呈斑点状青灰色或黑色,不完全性的破裂多呈黄白色。裂痕通常为平行或向心于视盘边缘。当脉络膜破裂位于眼底周边部时,裂痕较直,也宽些,若黄斑部无挫伤,裂痕对中心视力影响很小。但位于后极部的裂痕则明显影响中心视力。脉络膜破裂多伴有出血。伤后急性期,眼底的局限性出血往往掩盖破裂区,出血吸收后,脉络膜的半月形裂痕方显露出来。在一些病例,破裂可出现多条,往往中间的裂痕最长。

【预后与临床处理】

病情的变化和视力预后取决于损伤的部位和程度。对这类损伤的处理是期待性的,依赖于组织本身的不完全修复,最终留下永久性瘢痕。晚期并发症如青光眼和视网膜脱离,则分别是由于房角挫伤和视网膜裂孔的原因,与脉络膜破裂无直接关系。但是,脉络膜破裂后可能引起视网膜下新生血管形成,在少数情况下,使中心视力进一步下降。

三、黄斑裂孔

【临床表现与诊断】

病人有明显的中心视力下降,在完全性的黄斑裂孔,视力通常为 0.1 或更差。眼底检查,在黄斑部有一圆形或椭圆形红色区,一般小于 1PD,但外伤性黄斑裂孔一般比特发性者要大些。可伴有其他外伤表现。应注意以下鉴别诊断:

1.假性裂孔　是指黄斑部实际上没有组织的缺失,而是由于黄斑周围内表面的病变造成视网膜内陷的一种状况。

2.板层裂孔　可分为外板层裂孔和内板层裂孔两种。外板层裂孔实质上是大的囊肿塌陷而成,视网膜色素上皮、光感受器细胞和外网状层组织完全丢失,但内层仍存在。眼底检查为椭圆形红色病变,三面镜下见圆或椭圆、深而不规则的凹陷,但视网膜内层完整。内板层裂孔更常见,通常所说的板层裂孔主要指这种类型,即视网膜内层组织缺损凹陷,而外层仍存在,多由囊肿内层破裂所致,呈圆形或椭圆形凹陷,大小通常为 $500\mu m$ 或稍小些,周围可有囊样变性区,但无视网膜下积液,色素上皮层存在。

【处理】

已形成全层裂孔的眼,中心视力不能恢复,常有旁中心凹注视点形成。据统计,黄斑裂孔引起视网膜脱离的比例不到 1%,因此没有理由对裂孔周围进行预防性光凝。需要考虑治疗的主要有以下情况:

1.裂孔周围有视网膜浅脱离晕,可考虑氩激光治疗,在裂孔边缘照射,但应避免鼻上边缘部分(为旁中心凹注视点常见部位),可能促进视网膜下积液的吸收。

2.发生视网膜脱离时,应特别注意检查视网膜周边部位,往往是同时存在的周边部裂孔造成视网膜脱离。如果发现周边部视网膜下积液,这种可能性更大些。对单纯的黄斑裂孔源性视网膜脱离,如果没有明显的玻璃体牵拉,可采用玻璃体内单纯注入空气或气体的方法治疗,多数病例可获得成功;对不成功者,或伴有周边部视网膜裂孔者,应作巩膜环扎术,对黄斑裂孔不必特殊处理,也能获得成功;若有明显的玻璃体牵拉,则需要作玻璃体切割术,以解除对黄斑的牵拉。

四、视网膜裂孔及视网膜脱离

(一)视网膜裂孔

钝挫伤可以引起各种视网膜裂孔。有的可在伤后立即出现,因而可能是视网膜的机械性破坏,或是由于玻璃体的迅速移位,引起急性玻璃体视网膜牵拉所致。其中最常见的是锯齿缘离断,在鼻上和颞下象限多见,赤道部在受到冲击时的扩张和对玻璃体基部的牵拉可能是形成的原因。

(二)视网膜脱离

钝挫伤后急性的孔源性视网膜脱离并不常见。多数年轻病人的玻璃体正常,对视网膜有顶压作用。如果玻璃体液化,液体可通过裂孔进入视网膜下形成视网膜脱离。对这种情况,通常可以用常规的巩膜扣带术治疗。尤其对锯齿缘离断病例,以环孔术较适当。可作视网膜下液引流,用冷凝或电凝处理裂孔。当有玻璃体牵拉存在时,或偶尔出现的外伤性巨大裂孔(大于 3 个钟点),需要用玻璃体切割术处理。

(刘　升)

第十三节　眼内异物

一、眼内异物的诊断

眼内异物的诊断根据有以下几项:

【病史】

首先询问有无眼外伤史,进一步询问外伤的种类、致伤物的性质和大小等。

【异物的发现】

1.前房异物　前房异物多位于虹膜的表面,用裂隙灯显微镜或仅用斜照法检查,易于发现。位于前房角者,须用前房角镜检查。

2.晶状体异物　晶状体及其囊上的异物,一般用裂隙灯显微镜易于发现,如晶状体已有轻度浑浊,可用彻照法或裂隙灯的反光照射法检查由于异物的遮光而显示一黑影。位于近赤道部的异物,须充分散瞳后进行检查。

3.睫状体异物　可用 UBM 进行检查。位于睫状体平坦部的后部接近锯齿缘处的异物,用三面镜或间接检眼镜加巩膜压迫法可以看出。

4.前部玻璃体的异物　用良好的焦点照明或裂隙灯显微镜观察易于发现,接近眼球壁者须用间接检眼镜或三面镜检查,极靠前的异物 UBM 也可发现。

5.眼球后段异物　如屈光介质尚透明,可用通常眼科临床诊断的一切手段进行检查,如间接检眼镜、直接检眼镜、裂隙灯显微镜加前置镜或三面镜等检查法,往往可在后部玻璃体、视网膜或视盘上发现异物或包裹异物的机化团。如屈光介质浑浊,上述方法不能发现异物时,则须用下述的眼内异物特殊检查方法进行检查。

【异物通道的发现】

1.角膜:有新伤口,而虹膜、晶状体均无外伤表现,且病史上又系细小的碎屑致伤,则异物可能位于前房或前房角。

2.角膜有伤口,相应的虹膜上又有一穿孔,但晶状体并无损伤,则应想到后房异物的可能。

3.角膜、虹膜有损伤,且晶状体相应部位局限性或大范围的浑浊,则异物很可能在晶状体内或穿过晶状体而到达以后的部位。

4.玻璃体通道:角膜、虹膜、晶状体有上述相应部位的损伤,而晶状体大部分尚透明者,或眼球壁的入口在巩膜者,可仔细寻找玻璃体通道。此通道为透明或半透明的条索状,有时呈白色致密的一束。常需再用 CT 或 X 线拍片等特殊检查方法证实异物的存在,进一步确定异物的位置。

5.视网膜损伤:异物深达视网膜时,可形成视网膜的损伤,最初常见一块出血斑,以后出血吸收,成为一个萎缩的病灶。常可在此处发现异物或包裹异物的机化团,但异物也可能深入视网膜下或嵌于巩膜内。一种少见的情况是异物撞击视网膜后又弹回而存留于其他部位的视网膜表面。此外,也可能是异物进入眼球后又穿出眼球壁形成二次穿孔。

【眼内异物的特殊检查方法】

1.超声探查法　超声探查的 A 型扫描和 B 型扫描,都可用以诊断眼内异物。由于使用方便,适应范围较广,故其应用已日渐普遍。

2.X 线摄片法　用 X 线摄片法诊断眼内异物,一般摄头颅和眼球的侧位片及后前位片,从平片上可以确定有无异物及其大小、形状和大致的位置。

3.电子计算机 X 线体层摄影法(CT)　有较高的分辨力,可查出密度低的异物,且可同时显示出眼球壁的轮廓,是较好的方法。

4.磁共振成像(MRI)　较 CT 更为清晰。除较大的磁性异物外,其他异物都可应用。

二、眼内异物的取出

眼内异物摘出不是治疗眼内异物的目的,而仅仅是治疗的手段。治疗的目的是恢复或保存视力。根据异物存在的不同位置选择不同的手术方式。

(刘　升)

第十四节　眼部烧伤

一、热烧伤

1.致伤原因　多发生在日常生活中或工农业生产事故中,常见的火源有柴火、烟花等。日常生活中,沸水、沸油、灼热煤渣等溅入眼内;工业上如熔化铁水、玻璃等飞溅入眼均可引起眼部接触性烧伤。

2.症状

(1)轻度:眉毛及睫毛烧焦,由于热浪刺激引起的瞬目反射,使双眼紧闭,从而防止了火焰直接作用于眼球,保护了角膜及结膜,眼睑皮肤可以有充血水肿。万一角膜被波及,亦仅发生上皮层混浊,2～3 天之内即愈合,这类烧伤的温度约在 55℃ 以下,接触时间不超过 30 秒。如果温度达到 60℃,接触时间 30 秒以上,将出现中度烧伤。

(2)中度:眼睑的生发层受累,血管先是收缩,随即扩张,发生渗出反应,皮肤不仅水肿,且有水泡。一般不会有继发感染,可自行消退。角膜偶有轻度混浊,呈雾状,虹膜纹理看不清晰。

(3)重度:热原温度在 65℃ 以上,接触时间约 30 秒。可产生按我国分级的Ⅲ～Ⅳ度烧伤。火焰接触中心部为凝固区,中间带为水肿区,外周为充血区。伤后数分钟内整个面部肿胀,36 小时达到高峰,眼睑皮肤全层坏死,其周围有明显炎症反应及大量血浆渗出所造成的水肿,角膜变瓷白色、虹膜看不见,结膜呈焦样坏死。颜面水肿消退后,烧伤区可见焦痂,黑色,脱落后变成红色肉芽组织。

3.热烧伤的急救和治疗　眼部热烧伤可以单独出现,更多的是作为全身烧伤的一部分出现,因此,切忌注意了全身,忘记了局部,或只查局部,忽略全身。

从全身讲,一是治疗休克或预防休克,要检查伤员的血压、体温、脉搏和呼吸。再一是抗感染,注射抗破伤风血清及广谱抗生素。

从局部讲,不论是轻度、中度或重度烧伤均以开放疗法为佳。首先用肥皂水擦洗烧伤四周的健康皮肤,然后用灭菌生理盐水冲洗清洁创面,用消毒湿棉球或纱布擦除创面污垢或异物,轻者直接在创面及结膜囊内滴抗生素液或涂抗生素眼膏,重者先用消毒注射针头,抽出眼睑上水泡内的液体,擦去已坏死崩解的皮肤,然后涂广谱抗生素眼膏,盖以吸水纱布。或用笼架盖着头颈部,架上用纱布覆盖。

滴1%阿托品液散瞳,还有主张结膜下注射妥拉唑啉扩张血管、改善局部血液供应,加速创伤愈合。全身及眼部使用抗生素,如果球结膜已发生凝固性坏死,则应早期切除,移植结膜、羊膜、球筋膜或唇粘膜。为避免睑球粘连,应早期涂眼膏,戴睑球隔离器或角膜接触镜。

对热烧伤的晚期处理,对角膜新生血管可考虑角膜周围血管切断术。对角膜瘢痕,视觉电生理功能良好及角膜情况许可者,可行全层或板层角膜移植术,眼睑及结合膜瘢痕可按整形修复方法治疗。

二、化学性眼灼伤

【临床表现】

化学性眼灼伤是以酸、碱为主的化学物质所致的腐蚀性眼损伤。

（一）化学性结膜角膜炎

主要为车间空气中化学烟雾、气体、粉尘刺激所致,可为短时间高浓度的暴露,也可为较长时间低浓度的暴露。表现有明显的眼部刺激症状如眼痛、灼热感或异物感、流泪、眼睑痉挛等,眼部检查可有结膜充血、角膜上皮有损伤,但无角膜实质层的损害,视力一般不受影响,预后良好。

（二）眼睑灼伤

常是面部或全身灼伤的一部分。轻度灼伤时眼睑皮肤充血、肿胀,重者起水疱,肌肉、睑板等均可受到破坏。

（三）眼球灼伤

1.急性期　一般认为从灼伤后数秒钟至24小时。主要表现为结膜的缺血性坏死,角膜上皮脱落,结膜下组织和角膜基质层水肿、混浊,角膜缘及其附近血管广泛血栓形成,急性虹膜睫状体炎,前房积脓,晶状体、玻璃体混浊及全眼球炎等。实验室检查发现,角膜实质层粘多糖减少,房水和角膜实质层中葡萄糖及维生素C含量锐减。

2.修复期　伤后10天至两周左右。组织上皮开始再生,多形核白细胞和成纤维细胞亦伴随血管新生进入角膜组织,巩膜内血管逐渐再通,新生血管开始侵入角膜,虹膜睫状体炎趋于稳定状态。

3.并发症期　灼伤2～3周后即进入并发症期,表现为反复出现的角膜溃疡,睑球粘连,角膜新生血管膜,继发性内眼改变如葡萄膜炎、白内障和青光眼等。

【诊断与分级标准】

1.化学性结膜角膜炎　有明显的眼部刺激症状:眼痛、灼热感或异物感、流泪、眼睑痉挛、结膜充血、角膜上皮脱落等。

2.轻度化学性眼灼伤　凡有下列情况之一者:

（1）眼睑皮肤或睑缘充血、水肿和水泡,无后遗症。

（2）结膜充血、出血、水肿。

（3）荧光素染色裂隙灯下观察可见角膜上皮有弥漫性点状或片状脱落缘无缺血或缺血<1/4。角膜实质浅层水肿混浊。

3.中度化学性眼灼伤　除有上述（2）、（3）二项并有下列情况之一者:

（1）出现结膜坏死,修复期出现睑球粘连。

（2）角膜实质深层水肿混浊,角膜缘缺血1/4～1/2。

4.重度化学性眼灼伤　凡有下列情况之一者:①眼睑皮肤、肌肉和(或)睑板灼伤形成溃疡,修复期出现瘢痕性睑外翻睑裂闭合不全者。②出现巩膜坏死，角膜全层混浊呈瓷白色，甚至穿孔，角膜缘缺血＞1/2者。

【治疗】

(一)治疗原则

1.化学性结膜角膜炎和眼睑灼伤应积极对症处理，必要时脱离接触。

2.眼球灼伤者应立即就近冲洗，仔细检查结膜穹隆部，去除残留化学物质。

3.预防感染，加速创面愈合，防止睑球粘连和其他并发症，严重眼睑畸形者可施行成形术。

4.散瞳，可用1％阿托品，以防止虹膜后粘连。

(二)早期处理

1.尽快而充分的冲洗　冲洗必须争分夺秒，立即将面部浸入水盆，拉开眼睑转动眼球，摆动头部，将溅入眼内及面部的酸碱洗掉，浸洗30分钟。

2.中和治疗　意在中和组织内的酸性与碱性物质。但中和液的使用在临床上实际意义不大，不宜过分强调。

3.前房穿刺　可清除房水中的碱性物质，减少其对内皮细胞与内眼组织的腐蚀作用。前房穿刺宜早，太晚(超过24小时)穿刺伤口则易发生渗漏，使前房形成延缓。穿刺切口宜小，只要能在术中充分更换房水便达到治疗目的。引流房水可视角膜灼伤程度而定，严重灼伤者可1日两次引流房水。

4.球结膜切开　当结膜出现显著水肿，无法注射中和剂时，可施行结膜切开法，主要用于严重的或中、重型的眼球碱灼伤，即在有水肿的象限，于角膜缘部将结膜剪开，必要时沿整个角膜缘切开，同时用虹膜分离器从巩膜将水肿、缺血或濒于坏死的结膜分离切出，排出结膜下毒性液体，减除组织压力，从而使水肿消退，改善循环与营养状态，角膜混浊亦因之减轻或消退。

(三)维生素C的治疗作用

早期注射维生素C除能中和组织内一部分碱性物质外，同时对促进角膜内皮水肿的吸收和后弹力层皱褶的消退有显著效果，也能促进角膜实质混浊较快地吸收和消退。

(四)一般治疗

1.粘膜或羊膜移植　适用于结膜灼伤较重，而巩膜尚未坏死的病例。

2.皮质激素的应用　碱灼伤后6天内及第4～5周局部应用皮质类固醇亦未发现不良影响，而在灼伤后2～3周应用可致严重角膜溃疡，这可能是由于伤口修复过程受到皮质类固醇的抑制，妨碍实质层中成纤维细胞的再生，致使灼伤区新合成的胶原减少所致。

3.胶原酶抑制的应用　可分别给予2.5％EDTA-Ca-Na,0.2克分子胱氨酸溶液；0.1克分子青霉胺溶液以及10％或20％N-乙酰半胱氨酸溶液等。

4.肝素　375单位(稀释至0.3ml)结膜下注射，每日1次，对溶解角膜缘血栓、疏通和恢复血循环具有一定效果。

5.后期板层角膜移植　早期应用水解蛋白酶冲洗除去表层坏死组织后，即行板层角膜移植，有较好的治疗效果。

(五)预防

为避免或减少化学性灼伤事故的发生，必须不定期地进行陈旧设备的更新和良好地保养和维修，加强一线生产工人的安全防护，包括防护服、防护眼镜、急救冲洗水及洗眼壶、盆等设施，经常进行安全生产教育，严格操作规程，并对工人进行有关化学物质的毒性、防护、急救等的教育。

(刘　升)

第十五节　非电离辐射性光损伤

一、紫外线对眼的损伤

它是机械工业中最常见的一种职业病,任何接触紫外辐射而无防护者皆可发生。

【临床表现】

紫外线有累积作用,电光性眼炎潜伏期的长短决定于吸收紫外线的总能量,以 3～8 小时多见。本症特征是起病急、常在晚上或夜间发生,且多双眼同时发生。眼剧痛,畏光流泪,眼睑痉挛,皮肤潮红,结膜充血,角膜上皮点状荧光素着色,瞳孔缩小,严重者角膜上皮大片剥脱,感觉减退。如无感染一般经 6～8 小时自行缓解,24～48 小时完全消退。

【治疗和预防】

早期冷敷或针刺合谷穴可减轻症状,滴丁卡因眼水 1 次可立即消除剧痛。用 0.5% 消炎痛油剂或混悬液、地塞米松眼水、鲜奶汁等皆能缩短病程。

二、红外线对眼的损伤

【临床表现】

红外线白内障的发病率随热辐射强度、工龄的增大而上升。其典型病变是晶状体后囊下皮质有混浊斑点,初为空泡变性。有的呈蜘蛛网样不规则的格子状外观,逐渐发展为边界清晰而不规则的碟状混浊,由视轴区向赤道部扩散。后皮质可呈板层状排列,其尖部伸入核部。伴有金属光泽的结晶。前囊下皮质可呈现点状、线状混浊和空泡,有的呈放射状扩散。在瞳孔区前囊有的可出现呈透明膜状卷起飘浮在前房中。

【治疗与防护】

防护的基本措施是隔离法和反射法。在红外源与作业区之间加以隔热板或墙,或用水幕吸收红外线。铝的反射系数很高,如铝瓦楞或铝挡板等,其表面光滑干净者,反射红外线的效果最佳。

晶状体混浊伴有视力障碍者,应脱离红外线的强烈照射工作。视力严重障碍的白内障可进行手术治疗。

（刘　升）

第四章 眼睑疾病

第一节 概述

　　眼睑分上睑和下睑,上、下睑的游离缘称睑缘,睑缘宽约 2mm,分前唇和后唇。前唇钝圆,后唇呈直角,与眼球紧贴,有利于泪液沿眼球表面流入泪道。睑缘部富含腺体,包括皮脂腺、变态汗腺和睑板腺。睑板腺分泌的睑脂构成泪膜的脂质层,具有重要的生理功能,包括防止泪液外流;延缓泪膜水分蒸发;防止泪膜被皮脂腺分泌物污染;提供光滑平整的光学界面;防止睑缘皮肤被泪水浸渍及抗菌作用等。正常人的眼睑睑缘处常有表皮葡萄球菌、类白喉杆菌、微球菌等寄生。

　　1.组织学　眼睑分五层,由前向后为:①皮肤层:是人体皮肤最薄之处,易形成皱褶。②皮下组织层:由疏松结缔组织构成,易形成水肿。③肌层:包括眼轮匝肌、提上睑肌和 Muller 肌。眼轮匝肌由面神经支配,司眼睑闭合,其肌纤维呈环行,故眼睑手术时切口应与肌纤维平行;眼轮匝肌尚有部分纤维分布于泪囊部,收缩时可使泪囊有规律地收缩与扩张,使泪液排出。提上睑肌起自视神经孔处的总腱环,沿眶上壁向前呈扇形展开,分别止于上睑板上缘、眼睑皮肤、眼轮匝肌和结膜上穹隆部,由动眼神经支配,司上睑提起的作用。Muller 肌分别起自提上睑肌下面和下直肌的筋膜,止于上、下睑板缘。Muller 肌受交感神经支配,收缩时使睑裂增大。④纤维层:由睑板和眶隔组成。睑板由致密结缔组织组成,类似软骨,为眼睑的支架组织。上睑板较下睑板宽而厚,呈半月形,两端通过内、外眦韧带固定于相应的眶骨膜上。睑板内有大量与睑缘垂直排列的睑板腺。眶隔为一弹性结缔组织膜,一面与眶缘骨膜相连,另一面与睑板附着。⑤睑结膜层:紧贴于睑板后面。

　　2.眼睑的血管　眼睑的血供来自两个系统,浅部来源于颈外动脉系统,包括面动脉、颞浅动脉和眶下动脉;深部来源于颈内动脉的眼动脉分支,包括泪腺动脉、额动脉、眶上动脉及鼻梁动脉。眼睑深部动脉组织有三个动脉弓,一般上睑有睑缘动脉弓和周围动脉弓,下睑只有睑缘动脉弓。从睑缘动脉弓发出分支分布于眼轮匝肌、睑板腺和睑结膜。静脉则汇入眼静脉、颞静脉及面静脉中。由于这些静脉皆无静脉瓣,因此眼睑的化脓性炎症可能蔓延至海绵窦而致严重后果。

　　3.眼睑的淋巴　眼睑外侧淋巴组引流至耳前淋巴结和腮腺淋巴结,眼睑内侧淋巴组引流至颌下淋巴结。

　　4.眼睑的感觉神经　来自第Ⅴ对脑神经的第Ⅰ、Ⅱ分支。

（李　玲）

第二节　眼睑先天和发育异常性眼病

出生前和生后早期出现的眼睑形状、结构、位置、功能的异常称为眼睑先天和发育异常性眼病。

一、双行睫

【概述】

双行睫为家族性少见病。

【症状】

异物感、流泪等刺激症状。

【体征】

睫毛呈双行，在睑板腺开口处另有一行睫毛位向眼球，摩擦结膜和角膜。

【治疗】

双行睫少时可行电解术，双行睫毛较多时，应行睫毛床切除或睑内翻矫正术。

二、眼睑缺损

【概述】

眼睑缺损是指一眼或双眼的部分或全部眼睑先天畸形性缺损症，多与遗传无关。

【症状】

重度缺损可出现畏光、流泪、视力下降等暴露性角膜炎的症状。

【体征】

多位于上睑中部或内侧1/3睑缘，呈三角形或方形缺损，常合并眼部或其他部位的缺损或先天异常，如小眼球、虹膜和脉络膜缺损、唇裂、上腭裂、并趾、腹疝等。

【治疗】

眼睑成形术。

三、内眦赘皮

【概述】

内眦赘皮为内眦部的眼睑皮肤异常，见于儿童，双眼发病，为常染色体显性遗传。

【症状】

通常无症状。

【体征】

自鼻根部向内眦角扩展的新月形皮肤皱褶，多起源于上睑，少数患者皮褶由下睑内侧向上延伸，形成倒向的内眦赘皮。本病常与上睑下垂、小睑裂等并存。

【治疗】

轻者无须治疗,如影响美观可手术矫正。

四、小睑畸形

【概述】

小睑畸形为常染色体显性遗传。

【症状】

通常无症状,如伴上睑下垂、小眼球或无眼球症,可有视力异常。

【体征】

睑裂上下和左右径异常狭小,甚至缺如。可合并鼻梁低、鼻根部宽、内眦赘皮、上睑下垂、小眼球或无眼球症。

【治疗】

依病情选择不同的整形手术,如降鼻术、外眦切开内眦成形术、上睑下垂矫正术等。

(李　玲)

第三节　眼睑水肿与眼睑出血

一、眼睑水肿

【概述】

眼睑水肿为局部或全身疾病导致的眼睑皮下组织内液体的聚积,可分为炎症性和非炎症性水肿。前者源于眼睑或附近组织的炎症:如睑腺炎、睑脓肿、睑外伤、睑皮肤炎、重症结膜炎、泪囊炎、眼球及眶内组织炎症、颜面丹毒及耳、鼻的急性炎症等;后者缘于血流或淋巴回流受阻,常见于海绵窦血栓、眼眶部肿瘤或长期眼睑痉挛等,全身病如心、肾疾患与血管神经性水肿时,眼睑局部水肿与全身病症同时出现。

【症状】

眼睑皮肤紧张、光滑、睁眼困难。

【体征】

1.炎症性水肿　眼睑充血、红、肿、热、痛等不同程度的炎症,局部常有压痛,重症者全身畏寒、体温升高。

2.非炎症性水肿　眼睑肿胀,皮肤发白、发凉,皮肤光滑、紧绷,无痛感。

【治疗】

1.炎症性水肿　热敷,早期足量使用敏感抗生素治疗。

2.非炎症性水肿　针对病因治疗。

【随诊】

依病情和病因而定。

【自然病程和预后】

由于病因不同,预后有较大差别,大多预后较好。

【患者教育】

眼睑水肿可能是全身病变的表现,应及时就诊。

二、眼睑出血

【概述】

眼睑出血为眼睑血管破裂后出现的血液外溢,大多由外伤所致,如眼部的直接外伤,或由眶部、鼻部、鼻窦的外伤及颅底骨折等间接因素引起,也可由全身因素所致,如剧烈咳嗽、呕吐、胸部的机械性挤压、老年性动脉硬化、便秘均可发生眼睑出血。

【症状】

眼睑发红。

【体征】

眼睑出现大小不等的红、暗红、紫红或紫蓝色斑块。严重的出血可越过鼻梁到对侧眼睑,常伴有附近皮下出血或组织出血。

【治疗】

局部少量出血无须治疗,数日或数周可自行吸收。出血较多时,三日内冷敷,出血停止后热敷,以促进吸收。形成血肿时,置压迫绷带,结合病因治疗。由眶及颅底骨折引起的眼睑出血,应请相关科室会诊处理。

【随诊】

少量出血者一般不需随诊,严重外伤者可每周随诊。

【自然病程和预后】

根据出血量和病因小同,出血多在数日或数周吸收,预后良好。

【患者教育】

当反复出现眼睑出血时,应寻找病因。

（李　玲）

第四节　眼睑皮肤病

一、单纯疱疹病毒性睑皮炎

【概述】

单纯疱疹病毒性睑皮炎为单纯疱疹病毒感染所引起,源于流行性感冒、呼吸道感染、肺炎等热性传染病,易复发,也可并发单纯疱疹病毒性角膜炎。

【症状】

眼睑瘙痒与灼热感。

【体征】

多发生于下睑皮肤,表现为簇生的半透明小水疱,周围轻度红肿,疱疹同时可出现于嘴唇及鼻翼皮肤,数日或 1 周后干瘪结痂,不留瘢痕。如病变近睑缘部亦可波及角膜。

【辅助诊断】

实验室诊断:疱液涂片、培养、间接免疫荧光抗体检查、血清抗体测定等有助于诊断。

【鉴别诊断】

带状疱疹病毒性睑皮炎。

【治疗】

皮损处涂 0.15％更昔洛韦凝胶;保持皮肤清洁,防止继发感染。

【随诊】

如不侵犯角膜可不随诊。

【自然病程和预后】

疱疹脱痂后不留瘢痕,预后良好。

【患者教育】

本病易反复,预防感冒可减少复发。

二、带状疱疹病毒性睑皮炎

【概述】

带状疱疹病毒性睑皮炎为三叉神经分布区的某一支或全部的病毒感染引起的眼睑皮肤疱疹,多见于年老、体弱及全身免疫状态低下者。

【症状】

本病初起时,可有发热、乏力和全身不适的前驱症状,三叉神经分布区有剧烈的神经疼痛,皮肤知觉异常。

【体征】

1.起病后数日病变区的皮肤潮红、肿胀,沿三叉神经的眼支或眶下神经的分支出现小水疱。水疱大小不一,或簇生、或融合,病初疱内含清亮的黄色液体,其后则浑浊,也可化脓,最终干燥形成棕色痂。脱痂后遗留瘢痕。

2.通常为单侧头、额及上睑皮肤发病,以颜面正中为分界线。

3.常可合并角膜炎、虹膜炎等。

4.疱疹消退后常可发生巩膜炎,眼肌麻痹,视神经萎缩等。

【鉴别诊断】

单纯疱疹病毒性睑皮炎。

【治疗】

1.局部治疗　局部涂 0.15％更昔洛韦凝胶,同时治疗眼部的并发症。

2.全身治疗　①止疼药或镇静剂;②增强身体抵抗力,如肌内注射维生素 B_1、维生素 B_{12} 或丙种球蛋白。

【随诊】

如合并角膜炎、虹膜炎等应每周随诊。

【自然病程和预后】

皮损需3～4周愈合,预后不仅遗留瘢痕,且在很长的时期内尚感疼痛、局部知觉异常。

【患者教育】

带状疱疹性睑皮炎治愈后,其合并的角膜炎、虹膜炎及巩膜炎等可复发,就诊时应向医师报告带状疱疹感染病史。

三、眼睑牛痘

【概述】

眼睑牛痘为预防接种中偶发的牛痘病毒感染,如医务人员不慎将痘苗浆溅入自己或小儿眼睑上,造成感染;或小儿以手搔抓接种部位,继又揉眼,将痘苗带至眼睑而发病。

【症状】

全身发热、不适,眼睑肿胀,不能睁眼。

【体征】

1.眼睑皮肤出现牛痘样脓疱,后形成较大的圆形溃疡。

2.耳前及颌下淋巴结肿大。

3.少数病例可引起牛痘性结膜炎或角膜炎。

【治疗】

治疗参照带状疱疹病毒性睑皮炎。

【随诊】

如合并结膜炎或角膜炎等应每周随诊。

【自然病程和预后】

一般1～2周溃疡逐渐愈合,遗留瘢痕。

【患者教育】

本病重在预防。接种痘苗时操作谨慎,工作后立即洗手;同时应向家长进行宣传,避免小儿搔抓接种部位。

四、眼睑湿疹

【概述】

眼睑湿疹为全身或面部湿疹的一部分,也可单独于眼睑发病。是由于眼睑慢性炎症或致敏物质引起的急性或慢性皮肤炎症,常见于某些药物刺激(磺胺类药、阿托品、抗生素、碘剂或化妆品类的刺激等)、慢性泪囊炎、卡他性结膜炎的分泌物刺激和过敏性体质的小儿。

【症状】

急性者患处刺痒、烧灼感、畏光、流泪等刺激症状;慢性者临床症状较轻,可反复发作。

【体征】

急性者病初眼睑肿胀类似丹毒,继而出现疱疹,破溃后留有薄痂,逐渐脱痂痊愈。遇有继发感染则形成溃疡,并发结膜炎、角膜浸润等。慢性者呈鳞屑样外观,长期不愈,致眼睑皮肤粗糙肥厚,也可伴发结膜炎和角膜炎。

【治疗】

1.病因治疗,停止接触刺激源。

2.急性期可用生理盐水或3%硼酸水湿敷;继发感染者清洁、消炎;慢性或反复发作者,可行局部浅层放射治疗。

3.全身应用抗过敏药,也可静脉注射葡萄糖酸钙。

【随诊】

急性者1周随诊,慢性者1个月随诊。

【自然病程和预后】

慢性者易反复发作,致皮肤粗糙。

【患者教育】

要避免接触明确的刺激物,如某些化妆品或药物。

五、眼睑疖肿和脓肿

【概述】

眼睑疖肿和脓肿为葡萄球菌进入毛囊或皮脂腺所引起的一种疼痛性结节,周围的皮肤和皮下组织发炎;发病与体质或消化不良及局部性刺激(眼睑擦伤)等有关。

【症状】

眼睑红肿、疼痛、发热。

【体征】

1.毛囊口或皮脂腺口发炎、形成结节。

2.数日后结节顶部出现污秽的脓栓,几天后脓栓表面破溃,脓栓及脓液溢出,周围组织坏死脱落、溃疡形成、结疤。

3.可伴耳前淋巴结肿大。

4.有时可并发脓毒性动脉炎,沿静脉到海绵窦形成海绵窦血栓。

【治疗】

1.局部应用抗生素眼药,热敷或理疗;待结节顶部或睑脓肿出现脓栓与波动时,切开排脓,或引流,或清创消炎。

2.全身适当使用抗生素。

【随诊】

全身症状明显者应在治疗后3～5天随诊。

【自然病程和预后】

一般预后好。出现严重的并发症时预后欠佳,甚至可危及生命。

【患者教育】

由于眼睑回流的静脉皆无静脉瓣,因此眼睑的化脓性炎症可能蔓延至海绵窦而致严重后果,应严禁局部挤压,以防炎症扩散。

六、眼睑丹毒

【概述】

眼睑丹毒为 β 溶血性链球菌感染而致的眼睑皮肤和皮下组织的急性炎症。多为颜面或其他部位的丹毒蔓延而来,亦可原发于眼睑部。

【症状】

眼睑剧疼并压痛,全身不适,寒战。

【体征】

1.病变区充血,呈鲜红色肿胀,质硬,与健康皮肤界限分明,有时有小水疱。

2.严重者,眼睑皮肤色暗,深部组织坏死,即所谓的坏疽性丹毒,局部附以黑色硬痂,数周后可自行脱落。

3.可伴耳前淋巴结肿大。

4.眼睑丹毒可经静脉或淋巴道向眶内,甚或向脑内蔓延,形成脓性眶蜂窝组织炎、视神经炎、海绵窦血栓,甚至脑膜炎。

【辅助诊断】

实验室诊断:血常规、分泌物涂片及培养有助于诊断。

【鉴别诊断】

1.眼睑脓肿。

2.眼眶蜂窝织炎。

【治疗】

1.局部热敷、抗生素眼膏。

2.早期、足量敏感抗生素治疗,如青霉素或头孢类静脉点滴或口服。

3.全身支持疗法。

4.原发病灶的治疗。

【随诊】

治疗后 3～5 天随诊。

【自然病程和预后】

抵抗力较强的患者,病变在几天之内自行消退,大多数未经彻底治疗者,病变可迁延数周。

【患者教育】

应避免寒冷或创伤等致本病复发的危险因素。

七、眼睑炭疽

【概述】

眼睑炭疽为炭疽杆菌经损伤的皮肤或黏膜而引起的眼睑急性、无痛性炎症坏死。多发生在牧区或接触牲畜者。

【症状】

全身高热、乏力。

【体征】

1.眼睑高度红肿,皮下浸润坚硬,红肿的眼睑皮肤上出现大小不等的水疱。

2.疱内含血样液体,切开水疱可见到深层组织坏死。

3.耳前和颌下淋巴结肿大。

4.重症者可于数日内死亡。

【辅助诊断】

实验室诊断:局部病变组织或水疱涂片检查可见炭疽杆菌。

【治疗】

1.一经诊断,及早使用大量抗生素如青霉素等,抗生素应使用至全身症状消失且局部检查炭疽杆菌阴性后。

2.局部予过氧化氢溶液或 1：5000 高锰酸钾溶液清洗,涂抗生索眼膏。

3.全身支持疗法。

4.严禁切口、挤压,以防炎症扩散。

【随诊】

初期 1～3 天随诊,病情控制后可 1 周随诊。

【自然病程和预后】

本病潜伏期 1～3 天。

【患者教育】

畜牧、屠宰场和制革等工作者应避免与患病的牲畜接触。

（李　玲）

第五节　睑缘病

眼睑位于体表,睑缘部富含腺体和脂性分泌物,易发生细菌感染。与睑缘细菌相关的最常见疾病包括睑缘炎和睑板腺功能障碍(MGD)。睑缘炎和 MGD 的症状常有重叠,均和泪液功能障碍有不同程度的关系;常导致与之相邻的眼表组织炎症,如结膜炎、角膜炎;也可使原有的眼表疾病如过敏性角结膜炎和干眼症状加重。有研究显示,白内障术后发生的细菌性眼内炎,经基因鉴定,其病灶中的细菌大部分来源于患者的结膜囊和眼睑。

一、睑缘炎

【概述】

睑缘炎是指睑缘表面、睫毛毛囊及其腺体组织的亚急性或慢性炎症,临床上非常常见,根据解剖部位分为前睑缘炎、后睑缘炎和混合型睑缘炎,传统上临床将睑缘炎分为鳞屑性睑缘炎、溃疡性睑缘炎和眦部睑缘炎。

【症状】

睑缘痒、眼红、烧灼感、睫毛脱落,症状在晨起时较重。

【体征】

1.前睑缘炎　睑缘血管扩张、睫毛根部鳞屑、睫毛脱落、倒睫、睑缘切迹。

2.后睑缘炎　睑板腺开口异常(赘生物、后退、增生、阻塞)、睑板腺分泌物异常、血管扩张、角化、结节、增厚、结痂。

3.混合型睑缘炎　包括前后睑缘炎的体征。

4.后睑缘炎和混合型睑缘炎　易并发角结膜病变,称为睑缘炎相关角结膜病变(BKC),常误诊为疱疹病毒性角膜炎。

【辅助诊断】

实验室诊断:细菌培养加药敏。

【鉴别诊断】

1.急性细菌性结膜炎

2.疱疹病毒性角膜炎

【治疗】

本病疗程较长,轻度者应至少 2 个月,中重度者应持续 3~6 个月。

1.局部治疗

(1)前睑缘炎:热敷,用无泪婴儿洗发液或生理盐水清洗睫毛根部,每日 2 次;睑缘区涂抗生素眼膏,每日 2~3 次,人工泪液,每日 3 次。

(2)后睑缘炎或混合型睑缘炎:热敷、按摩、清洁睑缘,每日 2 次;睑缘区涂抗生素眼膏(同前睑缘炎);BKC 明显时,先用点必殊眼膏 1~2 周,然后改氟米龙或氯替泼洛每日 2~3 次,渐减量;同时补充人工泪液。

2.全身治疗

(1)前睑缘炎:严重者:多西环素 50~100mg,每日 2 次,1~2 周。

(2)后睑缘炎或混合型睑缘炎:中重度者,口服多西环素 50~100mg,每日 2 次,1~2 周;或红霉素 125mg,每日 2 次,1~2 周;或阿奇霉素 100mg,每日 1 次,1 周。

(3)补充维生素 B、C。

(4)调整饮食习惯,避免辛辣、油腻及甜食,戒烟酒。

【随诊】

随诊时间间隔视病情重要程度、治疗方案和伴随疾病因素而定。

【自然病程和预后】

本病病程较长,前睑缘炎眼部症状病史平均 1.8 年,后睑缘炎和混合型睑缘炎或儿童患者易发生角结膜病变,导致视力受损。

【患者教育】

睑缘炎为慢性复发性疾病,每日清洁眼睑十分重要,即使在药物治疗停止后也应坚持清洁眼睑一段时间。

二、睑板腺功能障碍

【概述】

睑板腺功能障碍（MGD）是指睑板腺的慢性、弥漫性异常，通常以睑板腺终末导管的堵塞、睑板腺分泌的物质或量的改变为特征。临床上会引起泪膜的异常、眼部刺激症状、炎症反应以及眼表疾病。患病率为 3.5%～69.3% 不等，亚洲人常见。可能相关的危险因素包括：①眼部因素：前部睑缘炎、佩戴角膜接触镜、毛囊蠕形螨以及干眼等；②全身因素：雄激素缺乏、Sjogren 综合征、胆固醇水平、皮肤病、高血压等；③药物相关因素：抗雄激素、绝经后激素治疗、抗组胺、抗抑郁以及维甲酸；④环境因素。

【症状】

烧灼感、眼痒、异物感、搔抓感，可有视物模糊、视力波动。

【体征】

1.睑缘形态的变化   后睑缘钝圆、增厚、新生血管；睑缘形态不规则、扭曲，睑板腺开口凸出、脂栓形成或睑板腺开口消失；睑缘部呈湿疹样的外观，黏膜消失，过度角化。

2.睑板腺分泌物的改变   泡沫样分泌物、睑脂污浊或伴颗粒，或呈牙膏状。睑板腺排出困难。

3.睑板腺的缺失。

【辅助诊断】

睑板腺挤压试验观察睑板腺脂质的性状及排出难易度的改变，红外线睑板腺分析仪观察睑板腺的缺失情况。

【鉴别诊断】

后睑缘炎或混合型睑缘炎。

【治疗】

根据病情轻重采取相应治疗措施。

1.无症状的 MGD   ①环境、饮食：改善环境湿度，优化工作环境，注意通过饮食增加 ω-3 脂肪酸摄入。②调整或控制全身药物：减轻药物的副作用；③物理保健：建议眼睑热敷、按压、清洁睑缘，夜间睡日民时使用眼罩。

2.轻度 MGD   在前述治疗基础上，再：①补充相应营养素：如脂肪酸（多烯康胶丸）、维生素（B_6、D）、亚油酸等；②物理治疗：眼睑热敷、睑板腺按摩，每日 2 次，每次 10 分钟；③人工泪液：建议用不含传统防腐剂的剂型或选用含脂质的剂型；④局部应用抗生素：如，妥布霉素或妥布霉素地塞米松眼膏（典必殊眼膏）或红霉素眼膏或夫西地酸或阿奇霉素眼水。

3.中度 MGD   在前述治疗基础上，再：①口服四环素类药物：如四环素 250mg，每口 4 次，或多西环素 100mg，每日 2 次，或红霉素 250mg，每日 4 次，或阿奇霉素 0.5g 每日 3 次，共 8 周；②建议睡前涂含脂质的眼膏。

4.重度 MGD   在前述治疗基础上，同时治疗干眼。

【随诊】

同睑缘炎。

【自然病程和预后】

MGD 者眼部症状持续时间长，为 6.5～11.6 年，当出现角结膜受损时可有视力下降。

【患者教育】

同睑缘炎。

(李 玲)

第六节 睑腺疾病

一、睑腺炎或麦粒肿

【概述】

睑腺位于眼睑组织深部,但开口于睑缘,细菌易通过睑腺的开口进入而引入炎症。临床分为外睑腺炎与内睑腺炎两种,前者为 Zeis 腺的急性化脓性炎症,后者为睑板腺的急性化脓性炎症,较外睑板腺炎少发。

【症状】

1.外睑腺炎 病初即感眼胀,以后出现眼睑红肿、疼痛、发硬等;们时发生畏寒、发热等全身症状,耳前淋巴结可肿大并有压痛。

2.内睑腺炎 由于睑板腺较 Zeis 腺大,故其炎症也较重,因病变能于结缔组织致密的睑板内,致症状不似外睑腺炎明显。

【体征】.

1.外睑腺炎 病变的腺体部红肿明显,近睫毛根部可触及一硬结,压痛显著,此处数日后出现脓点,破溃后脓液排出即自行消退。多发或重症者眼睑肿胀更著,似眶蜂窝组织炎。

2.内睑腺炎 病初即眼睑红肿、疼痛,相对应部睑结膜充血明显,可透见黄色脓点,破溃后,脓液排出。如细菌毒素强烈,又未能破溃,炎症扩散,可广泛侵犯睑板,则可形成眼睑脓肿。

【治疗】

1.药物治疗

(1)早期应局部消炎、热敷,促使浸润吸收或化脓。

(2)炎症严重者,耳前淋巴结肿大,或有发热等全身体征,除局部治疗外,全身应用抗生素。

(3)调整消化系统,注意休息,增强抵抗力,亦为有效的辅助治疗。

2.手术治疗 当化脓后切开排脓,外睑腺炎的皮肤切口应与睑缘平行,以免损伤眼轮匝肌,且预后瘢痕不明显;内睑腺炎的切口应与睑缘垂直,避免过多的伤及睑板腺。

【随诊】

经治疗1～2周无好转者应随诊,切开排脓的患者应在1周内复诊。

【自然病程和预后】

睑腺炎破溃或经穿刺排脓后1～2天炎症逐渐减轻,多数在1周左右痊愈。

【患者教育】

保持睑缘部的清洁卫生。

二、睑板腺囊肿

【概述】

睑板腺囊肿亦称霰粒肿,为睑板腺排出受阻和分泌物潴留而形成的慢性炎症肉芽肿,可单发或多发,因无急性炎症,常于囊肿较大时始被注意。

【症状】

轻度眼胀,一般无眼痛。

【体征】

眼睑皮肤正常或稍被囊肿顶起。于睑板上可触及圆形质硬的囊状肿物,不与皮肤粘连。对应部位睑结膜充血,呈紫红色或灰蓝色斑,无压痛。较小的囊肿有时可自行吸收;有的囊肿自睑结膜面破溃,排出胶样内容物,肿块消失,于睑结膜面引起肉芽组织增生,呈蘑菇状,刺激结膜。少数情况下,可从睑皮肤面穿破。

【鉴别诊断】

1.睑板腺癌　①本症多发于年长者,不似囊肿可发于任何年龄;②外观虽似肉芽组织,但分叶,色多灰红;③病理组织学检查可确诊。

2.眼睑结核　①本症有干酪样坏死,而囊肿内容物则无:且为胶样物,久之可致液化;②病理组织学和临床仔细观察可鉴别。

【治疗】

1.较少的囊肿,局部消炎、热敷,特别在小儿患者,常可自行吸收。

2.囊肿不吸收或囊肿较大者行手术摘除。

【随诊】

经治疗 3～4 周囊肿不吸收时应随诊,手术治疗者应在术后 1～2 天复诊。

【自然病程和预后】

本病预后良好。

【患者教育】

年龄较大的患者如反复出现睑板腺囊肿,要警惕眼睑恶性肿瘤的可能,应及时就诊。

(李　玲)

第七节　眼睑位置异常

正常状态下,睑缘的后唇与眼球贴附良好。上、下睑睫毛分别向外上及外下方向呈弯形生长,从不伸及眼球。上、下睑启闭自如。睁眼时,上睑缘位于角膜的 10 至 2 时部;闭眼时,上、下睑缘接触,泪点位于泪湖处的眼球上。凡违此现象者谓之眼睑位置异常。

一、倒睫

【概述】

倒睫多为睑结膜的瘢痕收缩所致,通常沙眼、睑缘炎、睑腺炎、睑烧伤、睑外伤均可造成睑结膜瘢痕收缩形成本病。

【症状】

主觉疼痛、畏光、流泪、异物感,甚则眼睑痉挛。

【体征】

睫毛接触眼球,结膜充血,角膜混浊,有时可致角膜溃疡。

【治疗】

1.病因治疗。

2.倒睫较少或仅数根时,可以拔除或电解破坏倒睫的毛囊。

3.倒睫较多或同时眼睑内翻,应行手术矫正。

【随诊】

视角膜损害程度而定。

【自然病程和预后】

一般预后良好,若倒睫长期损伤角膜致角膜溃疡者,可导致视力下降。

【患者教育】

倒睫较多时易发生角膜损伤,损害视力,应及时就诊。

二、睑内翻

【概述】

睑内翻是指睑缘向眼球方向转位,睫毛倒向眼球,刺激角膜。通常根据病因分为瘢痕性睑内翻、痉挛性睑内翻和先天性睑内翻。

【症状】

同倒睫,但症状更重。

【体征】

1.瘢痕性睑内翻 可发于任何年龄的严重沙眼患者。睑结膜瘢痕可见或明显,睑板肥厚或变形,倒睫较多。

2.痉挛性睑内翻 多见于老年患者,下睑常见,睑结膜无瘢痕,痉挛时,下睑内翻甚至内卷,刺激眼球。

3.先天性下睑内翻 常发病于婴幼儿,以下睑鼻侧为主,且伴其他先天异常,如内眦赘皮、鼻根部发育不良(高)、体形肥胖等。

【治疗】

1.润滑剂

2.手术治疗

(1)瘢痕性睑内翻:轻症或睑板无肥厚、变形者,行睑板切开术;睑板肥厚变形者,行睑板部分切除术(Hotz法)。

(2)痉挛性睑内翻:依据内翻的程度行部分轮匝肌或/及睑皮肤切除术。

(3)先天性睑内翻:轻症者,随少儿的生长发育,面部改变较大,可减轻或消失;内翻较重者,待面部发育后仍不能改善时,再行手术矫正内翻,以保护眼球。

【随诊】

视角膜损害程度而定。

【自然病程和预后】

手术治疗效果良好,但痉挛性睑内翻易复发。

【患者教育】

同倒睫。

三、睑外翻

【概述】

睑外翻是指眼睑向外翻转。轻症者睑缘后唇离开眼球,较重时睑结膜暴露,甚至眼睑不能闭合。临床可分为瘢痕性、麻痹性、老年性和痉挛性睑外翻。

【症状】

流泪、眼或眼睑刺激症状,部分患者无症状。

【体征】

睑缘后唇离开眼球,重者结膜暴露、充血、干燥,肥厚。睑裂闭合不全者,角膜暴露、干燥、角膜溃疡。

【治疗】

1.病因治疗

2.润滑剂

3.手术治疗

(1)瘢痕性者:①切除瘢痕;②手术矫正眼睑位置,或行睑成形术(植皮术)。

(2)老年性者:为了制止溢泪,宜向上拭泪,或于泪点后外方行结膜烧烙术,或下小泪点切开术。重症者行睑外翻矫正术。

(3)痉挛性者:因结膜或角膜暴露,涂以大量抗生素眼膏保护之,愉裂闭合不全时行睑缘缝合术。

【随诊】

如果出现角结膜暴露,应1～2周随诊。

【自然病程和预后】

本病轻者可保守治疗,中重度者通常需手术治疗,预后良好。

【患者教育】

当出现角结膜暴露者,患者应始终保持眼表湿润,睡觉时应涂大量眼膏或戴湿房眼镜,避免发生暴露性角膜炎。

四、睑裂闭合不全

【概述】

睑裂闭合不全也称兔眼,轻症者仅为睑裂闭合受限,重症者眼睑完全不能闭合,眼球暴露,角膜干燥、受损及感染,进而危及视力和眼球。其病因包括面神经麻痹、各种严重的眼睑外翻、眼睑的缩短、严重的眼球突出(如甲亢、眶内肿瘤、牛眼等),重症昏迷或全身麻醉时,亦可发生本症。

【症状】

流泪,眼刺激症状。

【体征】

眼睑不同程度的外翻。

1.轻症者用力闭眼时,眼睑尚能闭合。

2.较重者暴露部的结膜充血、干燥,睡眠时眼睑不能完全闭合,但由于闭眼时眼球上转(Bell 现象),角膜被上睑遮盖而不致露出。

3.重症者眼睑不能闭合,角膜因暴露、干燥、混浊,发生暴露性角膜炎,进而形成溃疡。

【治疗】

1.病因治疗

2.药物治疗

(1)轻症者白天用润滑剂,晚上涂大量抗生素眼膏。

(2)戴湿房眼镜。

3.手术治疗

(1)瘢痕性或先天性眼睑缺损畸形者:彻底切除瘢痕并行眼睑成形术(植皮或眼睑再造术)。

(2)重症者行睑缘缝合术。

【随诊】

同睑外翻。

【自然病程和预后】

同睑外翻。

【患者教育】

同睑外翻。

五、上睑下垂

【概述】

上睑下垂为提上睑肌或 Muller 肌的功能不全或丧失,以致上睑呈现部分或全部下垂的异常状态。可单侧或双侧发病。临床分为先天和后天两型。

【症状】

上睑下垂,瞳孔被遮挡时,影响视力。

【体征】

1.平视时 双眼或单眼上睑遮盖角膜上缘超过 2mm。

2.如双睑下垂 则患者仰头视物,眉毛高耸、额部横纹。

3.先天性者 可伴内眦赘皮、小睑裂或眼外肌麻痹。严重者可形成弱视。

4.重症肌无力患者 常有全身随意肌容易疲劳的现象。其上睑下垂的程度随疲劳而加重,休息后好转;连续瞬目立即加重;早晨轻,下午重。

【辅助诊断】

实验室诊断:可疑重症肌无力者用新斯的明 0.3～0.5mg 皮下或肌内注射,15～30 分钟后症状即明显改善或缓解者为阳性。

【治疗】

1.病因治疗

2.手术治疗

(1)先天性者,如肌力良好或肌力中等者,一般行提上睑肌缩短术,如肌力弱(0～3mm),可行额肌悬吊术。

(2)麻痹性者,待原发病稳定后,或者病因治疗无效的,再考虑手术。

(3)对伴有其他眼外肌麻痹或重症肌无力患者,应慎重考虑手术的适应证。

【随诊】

先天性者随诊重点是弱视和暴露性角膜炎;外伤者决定手术前至少观察半年;手术后早期,密切观察是否有暴露性角膜炎。

【自然病程和预后】

本病通常需手术治疗,预后良好。

【患者教育】

同睑外翻。

(李　玲)

第八节　眼睑肿瘤

眼睑肿瘤分为良性和恶性两类,以良性肿瘤多见。

一、良性肿瘤

(一)黄色瘤

【概述】

黄色瘤又称黄瘤病睑黄瘤青中年女性较多见,多为上睑内侧,双侧对称。

【症状】

无自觉症状,生长缓慢。

【体征】

内眦部皮肤扁平的黄色隆起,质软,呈椭圆形。

【辅助诊断】

病理检查在黄瘤组织中常含有脂质组织细胞和巨噬细胞浸润。

【治疗】

1.可不予治疗。

2.肝素钠注射液(12500U/2ml)局部皮内注射据病变大小注射 0.1～0.5ml,每周一次,注射 5～10 次可缩小甚至消失。

3.冷冻治疗。

4.手术切除,但不能防止复发。

【随诊】

不需随诊。

【自然病程和预后】

一般预后良好,不恶变。

【患者教育】

此病无症状,容易被忽略,发现眼睑部黄色瘤一般提示脂质代谢异常应进行全身体检。

(二)色素痣

【概述】

色素痣简称痣,或黑痣。是由色素细胞构成的先天良性肿瘤。一般出生时即有,根据色素多少与形态不同,分为四各:斑痣、毛痣、乳头状痣和分裂痣。

【症状】

无自觉症状,进展缓慢。

【体征】

扁平或稍隆起,为棕黑色或深黑色肿块,可有毛发生长其上。

【辅助检查】

病理检查大量色素痣细胞。

【鉴别诊断】

恶性黑色素瘤:可有卫星状小结节,表面溃疡,出血,或形成菜花状肿块。可引起淋巴结和脏器(肝、肺等)转移。

【治疗】

1.静止的色素痣无须治疗。

2.较大的痣影响外观可以手术切除,应彻底切除。防止残留的痣细胞可能受手术刺激而恶变。

【随诊】

3～6个月复查。

【自然病程和预后】

一般预后良好,有的自行萎缩,但可发生恶变。

【患者教育】

在日常生活中,要避免摩擦刺激。如在短期内痣突然增长,表面粗糙,出现溃疡,出血,应尽早于术,行病理检查,确定是否恶变。

(三)血管瘤

【概述】

血管瘤是一种血管组织的先天发育异常,多为良性。常见于新生儿及婴幼儿。是胚胎发育过程中血管过度发育或分化异常导致的血管畸形(错构瘤)或血管内皮细胞异常增殖产生的真性肿瘤。可分为毛细血管型血管瘤、海绵型血管瘤。

【症状】

无自觉症状,进展缓慢。同时有脑膜血管瘤者可有癫痫发作。

【体征】

1.毛细血管型血管瘤　为鲜红色,边界清楚,质软,扁平或轻隆起,压之不褪色。

2.脑三叉神经血管瘤综合征(Sturge-Weber综合征)　沿三叉神经支配区分布,伴有该侧眼睑火焰痣、结膜和巩膜或脉络膜毛细管瘤,同侧青光眼。

3.海绵型血管瘤

(1)部位较深,位于真皮下层,为结节状或分叶状紫蓝色肿块,质软,指压后肿块变小。

(2)低头、咳嗽或哭闹时肿瘤增大。

【辅助检查】

X线检查:脑内血管瘤可见钙化斑。

【治疗】

1.小的观察。

2.人的可手术切除。

3.局部注射硬化剂。

4.冷冻治疗。

5.放射治疗。

6.同位素治疗。

7.激光治疗。

【随诊】

定期检查。

【自然病程和预后】

毛细血管瘤,一般出生即有,6个月内生长较快,1岁后生长缓慢,有的可于数年后逐渐为纤维组织代替而萎缩进而自行消退。

【患者教育】

如患儿出生时被发现眼睑红斑且生长较快时应及时医院检查,确定是否是血管瘤以及血管瘤的类型,从而决定是观察还是需要治疗。

二、恶性肿瘤

(一)基底细胞癌(BCC)

【概述】

眼睑基底细胞癌常见于老年人,多发生于下睑内眦部皮肤与黏膜交界处。发展缓慢呈浸润性生长,恶性度低。很少血行或淋巴转移。发病率18%。

【症状】

无明显自觉症状。

【体征】

开始为浅黄色或淡灰色蜡样半透明小结节,数周或数月后凹陷,表面糜烂,溃疡。溃疡基底浅、坚硬、粗糙不平,常有色素沉积。晚期溃疡扩展到深部,可破坏眼睑、眼球、眼眶及颜面的软组织或骨骼。

【辅助检查】

病理检查,免疫组化。

【治疗】

1.手术切除　早期手术完整切除病变,做病理检查。

2.放射疗法　对放疗敏感。

3.化学治疗　一般不主张全身化疗。

4.激光治疗　常用 CO_2 激光及 Nd:YAG。

【随诊】

及早发现癌前期病变及时处理。

【自然病程和预后】

预后较好。

【患者教育】

避免日光长期暴晒,避免长时间接触无机砷等化学刺激。

(二)鳞状上皮癌

【概述】

鳞状细胞癌是皮肤表皮细胞的一种恶性肿瘤。发病率约为眼睑恶性肿瘤的8%。多见于50岁以上,男性多于女性,好发于眼睑皮肤结膜交界处皮肤棘细胞层。

【症状】

多数无自觉症状,偶有疼痛。

【体征】

早期为小结节状隆起,表面粗糙角化,以后形成溃疡,表面呈菜花状、底深、高低不平,质硬,基底有污秽坏死组织、有恶臭味,表面破溃出血常有继发感染。

【辅助检查】

1.病理检查　鳞状细胞癌可表现角化、角化珠形成和细胞间桥特征。

2.免疫组化　绝大多数的鳞状细胞癌可表现出高分子量角蛋白,细胞角蛋白5/6和癌胚抗原(CEA)高表达。

【治疗】

1.放射治疗　欠敏感。

2.手术治疗　彻底切除并做病理检查。波及眼眶者应行眼眶内容物摘除术。

3.术前、后化疗。

【随诊】

术后1个月复查。

【自然病程和预后】

恶性程度较基底细胞癌高发展较快,肿瘤向深部和邻近组织蔓延,达肌肉、骨骼。早期即可发生淋巴结或伞身转移,预后不良。

【患者教育】

避免长期风吹日晒,发现眼睑鳞状上皮癌应及时做胸部X线摄片检查。邻近淋巴结切除送病理检查。

(三)睑板腺癌

【概述】

睑板腺癌是一种起源于皮脂腺的恶性肿瘤。发病率很高,占眼睑恶性肿瘤的第二位。多发于老年女性,早期形态与睑板腺囊肿相似,生长缓慢。

【症状】

一般无明显自觉症状。

【体征】

在眼睑皮肤呈小结节状隆起,边界清楚,质地较硬,无疼痛,与皮肤不粘连,相应部位的睑结膜面充血、有黄白色斑点,可穿破睑结膜面,为黄白色分叶状结节,随后形成溃疡。晚期穿过皮肤,继发感染时可有反复出血。

【鉴别诊断】

睑板腺囊肿:为常见病,多发于青少年。发生于老年患者尤其原位复发者,应迅速送病理检查。

【治疗】

1.对放射治疗不敏感。

2.手术切除,切除要彻底。

3.病变广泛者,应行眶内容物摘除术和淋巴结切除。

【随诊】

1个月随诊。

【自然病程和预后】

预后较好,早期手术切除彻底,一般很少复发,可向眶内侵犯,亦可有局部淋巴结和内脏转移。

【患者教育】

在老年人有反复发作的眼皮长结节时,必须警惕睑板腺癌发生的可能性,最好到医院检查手术切除,将切除的病变组织进行切片检查,明确病变性质,以免误诊。

(四)恶性黑色素瘤

【概述】

眼睑部恶性黑色素瘤的病因不清,约50%在已有的黑痣基础上发生,主要是交界痣成分恶变而来;本病好发于30~60岁。

【症状】

无明显自觉症状。有时局部发痒、灼痛。

【体征】

1.初起时为黑色素结节,色素分布浓淡不一,结节外围可有卫星状小结节和弥散色素,病变区血管充盈。

2.表面不光滑,发生溃疡者可有渗液或出血,或形成菜花状肿块。

3.可引起淋巴结和脏器(肝、肺等)转移。

【鉴别诊断】

黑色素痣:为良性肿物,表面光滑,有时长有毛发,色素浓而均匀,病灶周围没有卫星灶,质地软,不发生溃疡。

【治疗】

1.放射治疗不敏感。

2.彻底手术切除并做病理检查,术后加用化疗。

3.病变波及眼睑结膜或球结膜者应行眶内容摘除术。

【随诊】

密切观察。

【自然病程和预后】

原发灶≤0.75mm者的5年生存率为89%,≥4mm者的5年生存率仅25%。恶性黑色素瘤恶性程度高,易全身转移,预后差。

【患者教育】

尽量避免日晒,早发现、早诊断、早治疗很重要。

早期处理眼睑皮肤痣是预防恶性黑色素瘤最有效的措施。

(李　玲)

第五章　泪器疾病

泪器是由泪腺和泪道系统所组成。泪液由泪腺分泌,起润湿和保护眼表的作用,由其组成的泪液膜尚有着重要的光学性能。泪液到达泪湖后,借瞬目时眼轮匝肌收缩产生的虹吸现象进入泪道,经泪囊,流向鼻腔。

第一节　泪道病

泪道包括泪小点、泪小管、泪总管、泪囊和鼻泪道。其一切病症均表现为流泪,可伴有瞬目频繁、异物感、视物模糊等症状。但流泪须与泪液分泌过多所致的泪溢相鉴别。后者的常见病因有眼部炎症、过敏、环境刺激、中枢神经系统紊乱、情绪失控等。

【流泪的原因】

1.泪小点外翻　正常泪小点紧贴眼表,开口于泪湖。可因外伤、炎症、瘢痕收缩、下睑皮肤松弛、面瘫使泪小点外翻,远离眼表。

2.泪小点阻塞　常为外伤或炎症所致,或为异物阻塞,偶有先天性者。

3.泪小管阻塞　常为外伤或炎症所致。

4.鼻泪管阻塞　新生儿常因鼻泪管下端残膜阻塞而流泪,成人多为炎症或肿瘤阻塞鼻泪管。

5.其他　因鼻泪管阻塞而形成潴留性黏液囊肿;若继发感染,则形成脓肿。

【诊断】

外眼检查,观察眼睑弧度是否正常,有无下睑松弛、皮肤瘢痕、泪点外翻,泪囊区有无囊性隆起。裂隙灯检查观察泪点是否闭塞,睑缘有无炎症。但泪道病常须结合下列特殊试验以判断确切的阻塞部位。

1.荧光素消失试验　半定量筛选试验。以2%荧光素滴入双眼结膜囊,用裂隙灯钴蓝光观察泪液排出是否延迟。泪道系统的任何阻塞或狭窄均会导致泪液排出的延迟。但这一试验难以判断双眼对称性病变。

2.Jones I 试验　以4%可卡因喷鼻麻醉,荧光素滴入结膜囊后,用棉拭子插入下鼻甲下,观察有无荧光素着色。若着色,提示泪液排泄系统功能健全;反之,则存在泪道阻塞或狭窄,需进行Jones II 试验明确阻塞部位。

3.Jones II 试验　Jones I 试验后,以生理盐水冲洗泪道。

(1)含荧光液体自鼻腔流出,提示泪管功能健全,但鼻泪管部分阻塞。

(2)清澈液体自鼻腔流出,提示泪小点、泪小管或泪总管狭窄。

(3)无液体自鼻腔流出,若有液体自原泪点反流,不伴有泪囊区扩张,提示该泪小管严重阻塞;若液体自上泪小点反流,不伴有泪囊区扩张,提示泪总管阻塞;若清液或含荧光液体反流,伴阻塞区扩张,则提示鼻泪管完全阻塞。

【治疗】

对因治疗。

1.泪小点外翻　如果伴有眼睑外翻,应先行矫正,如内眦成形术、下睑缩肌重建术等。

(1)电烙术:在表麻下以透热电针灼烙泪小点下方睑结膜,使之瘢痕收缩,矫正轻度泪小点外翻。

(2)菱形睑板结膜切除术:切除泪小点下方菱形睑板结膜条,是矫正泪小点外翻的常见的、可靠的方法。

2.泪小点阻塞　轻症者以泪点扩张器充分扩张即可治愈,但多数病例需结合硅胶管植入,以抵抗阻塞部位的收缩,硅胶管在2~3个月后取出。

3.泪小管阻塞　泪道探通后埋植硅胶管。

4.鼻泪管阻塞　泪道探通,可结合埋植硅胶管;若无效,应行泪囊鼻腔吻合术。

5.慢性泪囊炎

(1)药物治疗:按压泪囊区,排空泪囊内的脓液,再以抗生素眼液冲洗泪囊。长期坚持常可使泪囊黏液、脓液减少,乃至消失。

(2)手术治疗:泪囊摘除术、泪囊鼻腔吻合术,前者虽能消除感染源,但术后会流泪。

(3)对新生儿泪囊炎,应先行局部按摩治疗,以冲破残膜;若无效,以抗生素行泪道冲洗,无脓一周后行泪道探通。因此型泪囊炎有自愈倾向,泪道探通多选在半岁以后,目前国外常结合硅胶管的埋植。

(李　玲)

第二节　急性泪囊炎

多有鼻泪管阻塞或慢性泪囊炎病史,致病菌多为链球菌或肺炎双球菌。

【诊断】

(1)有慢性泪囊炎史。

(2)泪囊区皮肤红、肿、热、痛等症状体征。

(3)耳前、颌下淋巴结肿大,体温升高,全身中毒症状。

(4)脓肿形成后有波动感,一旦破溃,则形成皮肤瘘管。

【治疗】

(1)早期以抗生素控制感染,局部热敷、理疗。

(2)脓肿成熟后,切开排脓。

(3)炎症完全控制后及早做泪囊鼻腔吻合术,建立引流通道。

(李　玲)

第三节　泪囊肿瘤

较为少见,多为恶性肿瘤。

【分类】

1.原发性泪囊肿瘤　70%~80%为恶性,以起源于上皮细胞的乳头状瘤和癌为主。

2.继发性泪囊肿瘤　从邻近组织蔓延而来,如副鼻窦或眼眶。

【诊断】

(1)本病好发于中壮年人。

(2)最常见的症状和体征是流泪和泪囊区质硬肿块,无红、肿、热、痛的表现,以此可与急性泪囊炎相鉴别。若流出血性分泌物,拌有疼痛,则高度怀疑为恶性肿瘤。

(3)泪道冲洗常常畅通,故而不可以此排除泪囊肿瘤。

【治疗】

手术治疗为主,要求彻底清除肿瘤组织,术后补充放射治疗以提高疗效。必要时应行眶内容剜出术。

(李　玲)

第四节　泪腺病

一、急性泪腺炎

较为少见,多为单侧,起病急,表现为外上眼睑和眶缘红肿、疼痛,睑缘呈"S"形下垂,常致耳前淋巴结肿大、压痛。日久局部可形成脓肿,自皮肤破溃。应积极抗炎治疗,脓肿成熟后切开引流。

二、慢性泪腺炎

较为多见,常为双侧性。表现为泪腺缓慢、无痛性肿大,同时伴有腮腺、颌下腺慢性炎症性肿大时,称为 Mikulicz 病。若再合并网状内皮系统疾病、白血病、淋巴瘤、梅毒、肉样瘤病等,则称为 Mikulicz 综合征。慢性泪腺炎应对因治疗,全身应用激素常有一定的疗效,部分病例须行活检或泪腺摘除以明确病因或根治,亦可考虑放射治疗。

三、泪腺脱垂

自发性泪腺脱垂多见于女性,有一定的遗传倾向,常在青年发病。表现为双侧对称性、无痛性上睑外侧肿胀,皮下可扪及分叶状泪腺组织,可被压回泪腺凹。可将泪腺固定于眶内骨膜,使之复位。

(李　玲)

第六章 结膜疾病

结膜病是眼科的常见病,其中以结膜的炎症为最多见。

第一节 结膜炎总论

结膜炎

结膜炎是结膜受病原体感染而发生的炎症。

【病因】

1.外源性 来自外界各种病原微生物如细菌、病毒、真菌、衣原体、寄生虫等,通过衣物、毛巾、昆虫等传播途径导致结膜炎症。各种机械性、物理性、化学性外伤均可成为致病因素。

2.内源性 由菌血症、全身过敏状态或全身代谢障碍引起。

3.局部组织病变蔓延 邻近组织如角膜、巩膜、眼睑、鼻窦、泪器等部位的炎症蔓延而来。

【诊断】

(一)临床表现

1.症状:患者眼睛有异物感、烧灼感、眼睑沉重、发痒、摩擦感。当病变累及角膜时,则出现畏光、流泪、疼痛及视力障碍。

2.结膜充血:睑结膜充血为网状或弥漫性;球结膜充血有局限性和周边性充血,其特点是愈靠近穹隆部愈明显。

3.分泌物:①细菌性结膜炎分泌物多,为黏性或脓性。②病毒性结膜炎分泌物少,呈水样或浆液性。③过敏性结膜炎呈白色丝状。

4.结膜下出血:严重的结膜炎在球结膜下出现点状、片状出血。

5.结膜水肿重症结膜炎时,球结膜和穹隆结膜水肿明显,严重者球结膜可突出睑裂外。

6.乳头增生为结膜上皮、血管过度增生所致,使结膜表面不光滑,呈绒状。

7.滤泡形成:滤泡较乳头大,为淋巴细胞局限性聚集,隆起呈半球状,半透明,多见于衣原体和病毒性结膜炎。

8.假膜与膜:某些细菌感染(如链球菌、科-威杆菌和肺炎球(菌)所致的结膜炎,常有一层白色膜,为纤维素与白细胞组成,黏附在结膜面上。

9."泡"即疱疹,为淡灰色实性小结节,周围局限性充血,破溃后形成火山口状溃疡,见于泡性结膜炎。

10.瘢痕形成绒状、网状或片状。见于手术后、化学伤或热烧伤、沙眼等。

11.干燥结膜面失去光泽和弹性,如蜡状,因腺体分泌障碍或维生素 A 缺乏所致,见于上皮性干燥症和实质性干燥症。

12.假性上睑下垂由于细胞浸润或瘢痕形成使上睑肥厚、重量增加而造成,见于沙眼或浆细胞瘤等。

13.耳前淋巴结肿大见于病毒性结膜炎。

14.结膜肉芽肿可见于结核、麻风和梅毒性结膜炎。

（二）实验室检查

1.细菌学检查 做分泌物涂片或结膜刮片,以便确定有无细菌,必要时可行分离培养和药物敏感试验。

2.细胞学检查 不同病原体引起的结膜炎细胞反应不同,故涂片或刮片查细胞对鉴别诊断颇有意义。多形核白细胞增多为细菌或衣原体感染;单核细胞增多为病毒感染;有巨噬细胞则应考虑沙眼,若胞质内有包涵体则诊断为沙眼;嗜酸粒细胞增多为过敏反应。

【预防和治疗】

（一）预防

1.结膜炎多为接触传染,故应提倡多洗手、洗脸,不用手或代物拭眼。

2.脸盆、毛巾、手帕必须专人专用,应经常日晒或煮沸消毒,防止传染。

3.对患有传染性结膜炎患者应行隔离。

4.对工作环境条件较差者要设法改善环境条件。

5.对浴室、餐厅、游泳池要加强宣教和定期检查。

（二）治疗

1.局部治疗

(1)不遮患眼:遮眼不利于分泌物排出,且遮眼会使结膜囊温度升高,有利于细菌繁殖,加重炎症。可戴防护镜。

(2)冲洗结膜囊:可用生理盐水、2%～3%硼酸溶液或 1∶5000～1∶10000 升汞液。冲洗时要翻转眼睑,同时用手指推动上、下睑,以便彻底冲去分泌物。

(3)局部用药:①滴眼剂,可选用抗细菌和抗病毒的眼药水。药物的选择应根据致病菌对其是否敏感而定。重症者在药敏结果报告出来前可行几种抗生素合用。②眼膏,适用于睡前。③腐蚀剂,杀菌和腐蚀坏死组织。选用 1%硝酸银涂搽睑结膜面,然后用盐水冲洗,急性者效果尤明显。

2.全身治疗 严重感染患者需要在全身用抗生素、磺胺药物、抗病毒药物或其他药物。

（李　玲）

第二节　细菌性结膜炎

一、急性卡他性结膜炎

急性卡他性结膜炎俗称"红眼病",是由细菌感染引起的一种常见的急性流行性眼病。其主要特征是发病急,结膜明显充血,有脓性或黏液脓性分泌物,夏、秋两季多见,双眼发病,有自愈倾向,病程 2～4 周。

【病因】

常见的致病菌为科-威杆菌、肺炎球菌、流感杆菌、金黄色葡萄球菌等。细菌可通过多种媒介直接接触结膜。其在公共场合、集体单位可迅速蔓延,导致广泛流行。

【病理】

结膜上皮层和腺样层布满多形核白细胞,组织可被破坏,甚至形成溃疡,此时结膜上皮水肿、增生、变形或变性,细胞核和染色质可消失,细胞质可变成空泡,结膜杯状细胞增多,上皮层下有淋巴细胞浸润,血管扩张,毛细血管内皮细胞被破坏,红细胞可渗出到血管外造成结膜下出血。

【诊断】

(一)临床表现

1.患眼有异物感,眼睑沉重感及畏光、流泪、烧灼感。

2.眼睑肿胀,睑、球结膜明显充血。

3.有大量脓性或黏液脓性分泌物。

4.结膜下出血严重者在结膜面可有假膜出现,球结膜下片状出血,角膜浅层点状浸润。

(二)实验室检查

1.细菌学检查　取分泌物涂片或结膜刮片可发现致病菌,必要时可做细菌培养。

2.细胞学检查　取分泌物涂片或结膜刮片可见多形核白细胞增多。

(三)鉴别诊断

1.急性虹膜睫状体炎睫状充血,愈近角巩膜缘愈明显,角膜后有沉着物,前房闪辉阳性,晶状体前囊有色素或部分虹膜后粘连,视力障碍。

2.急性充血性青光眼睫状充血或混合充血,角膜雾状混浊,瞳孔散大,眼压升高,视力急剧下降,眼胀痛伴同侧头痛、恶心、呕吐。

3.病毒性结膜炎有水样分泌物,常合并结膜下出血,耳前淋巴结肿大,睑结膜有滤泡形成,角膜常有点状浸润。

【治疗】

1.治疗原则　保持局部清洁,不遮患眼,及时彻底控制感染,防止复发和交叉感染。

2.治疗方法

(1)冲洗结膜囊:可用生理盐水或1∶5000～1∶10000升汞液。

(2)1%硝酸银涂搽睑结膜面,然后用盐水冲洗。

(3)局部可选用眼药水(膏),如0.25%氯霉素、0.3%氧氟沙星、0.5%林克霉素或10%～15%磺胺醋酰钠等,每1～2小时1次,睡前用0.5%四环素、0.5%土霉素眼膏或0.5%红霉素眼膏涂眼。

二、慢性卡他性结膜炎

慢性卡他性结膜炎是由多种原因引起的结膜慢性炎症,为常见眼病,多双眼发病。

【病因】

1.感染因素　可因为急性结膜炎治疗不彻底迁延转变而来,或因致病菌数量少,毒力较弱而患者抵抗力较强而引起。常见的致病菌有莫-阿双球菌、卡他球菌、大肠杆菌、变形杆菌等。

2.非感染因素　①不良环境影响,如风沙、灰尘、强光和有害气体刺激。②长期使用某些刺激性药物。③与屈光不正、睡眠不足及刺激性饮食也有关。

【病理】

①结膜杯状细胞增多。②结膜上皮细胞增生,层次加多,并向深层生长。③结膜血管充血,上皮下呈

慢性炎性细胞浸润,以淋巴细胞和浆细胞为主。④结缔组织增生,形成乳头及假腺,乳头向长、宽扩展,乳头间呈空隙状,似腺体。假腺被增生结膜上皮所围绕,在腺腔内有杯状细胞分泌的黏液和结膜脱落上皮细胞。若出口阻塞可发生结石或结膜下囊肿。⑤泪阜和半月皱襞出现血管扩张,淋巴细胞浸润。

【诊断】

(一)临床表现

1.眼痒、干涩、刺痛、异物感及视疲劳。

2.睑结膜轻度充血,炎症之后有乳头增生,呈绒状。

3.有黏液性或白色泡沫样分泌物,量少,常聚集于眦部。如为莫-阿双球菌引起的炎症,常有口角充血、糜烂等症状。

(二)实验室检查

1.细菌学检查　取分泌物涂片或结膜刮片可发现致病菌。

2.细胞学检查　取分泌物涂片或结膜刮片可发现大量淋巴细胞和浆细胞。

【治疗】

1.治疗原则　去除病因,改善生活环境和工作条件,消除不良卫生习惯,积极治疗倒睫、慢性泪囊炎、睑缘炎,矫正屈光不正等。

2.治疗方法　针对病因处理。可选用抗生素眼药水(膏)或磺胺类眼药水,每日 4~6 次,晚间可用抗生素眼膏。0.3%~0.5%硫酸锌眼药水对莫-阿双球菌有特效,每日 3~4 次。

【疗效标准和预后】

1.疗效标准　治愈后不留瘢痕,不影响视力,病变只限于结膜,角膜不受累。

2.预后　病程长,难以根治。

三、淋菌性结膜炎

淋菌性结膜炎是由淋球菌感染引起的一种极为剧烈的急性传染性化脓性炎症,也称脓漏眼。可发生于成人,也可发生于新生儿。其主要特征是结膜高度充血、水肿,有大量脓性分泌物,发病急,进展迅速,治疗不及时,短期内可形成角膜溃疡,进而角膜穿孔,造成失明。

【病因】

为淋病奈瑟菌感染所致,多因出生时通过患有淋菌性阴道炎母亲的产道时感染,成人多为自身感染。

【诊断】

(一)临床表现

1.有淋病病史或接触史。

2.发病急剧,眼睑肿胀,结膜高度充血、水肿,有大量脓性分泌物。睑肿胀,睑、球结膜明显充血。

3.分泌物中可查到大量淋球菌。

4.常伴有角膜溃疡、角膜穿孔。

(二)鉴别诊断

尿道-眼-滑膜综合征:本病原因不明,有细菌、螺旋体、滴虫及病毒感染等学说,眼部表现主要为化脓性结膜炎,但较淋球菌者为轻,常并有色素膜炎(葡萄膜炎)。同时伴非淋菌性尿道炎及多发性关节炎。

【治疗】

1.治疗原则　高度重视,认真及时处理。全身和局部应用抗生素控制感染,避免并发症发生。

2.局部治疗　反复用盐水或 1∶10000 高锰酸钾溶液冲洗结膜囊。冲洗时,患者头偏向患侧,开始每 5 分钟 1 次,渐次为 15 分钟、30 分钟 1 次,半小时 1 次,1 小时 1 次,直到分泌物消失。可频滴 0.25% 氯霉素、0.1% 利福平眼药水,杆菌肽或红霉素、庆大霉素、杆菌肽眼膏,可用 0.3% 氧氟沙星眼药水(膏)等。角膜有溃疡时可用 1% 阿托品眼药水(膏),每日 1～2 次。

3.全身治疗　可用青霉素肌内注射或静脉滴注,也可用头孢菌素或大观霉素,还可用氨苄西林等。小儿用青霉素可胺 5 万 U/kg 体重计算,肌内注射及静脉滴注。

【疗效标准及预后】

(一)疗效标准

1.及时治疗,炎症消退后,睑结膜上遗留瘢痕。

2.角膜浅层受侵犯时,愈后留云翳;形成溃疡,愈后则留斑翳;若角膜穿孔,则留粘连白斑。

3.视力受影响或严重影响,甚至丧失视力,新生儿常成盲童。

(二)预后

淋菌性结膜炎是严重的致盲性眼病。如不及时治疗,常造成不良后果。

四、眦部结膜炎

眦部结膜炎是由多种原因引起的一种结膜炎症,多双眼发病并伴眦部睑缘炎。主要通过接触传染。

【病因】

1.莫-阿双球菌感染,也可为其他致病菌所致。

2.不良卫生习惯,理化因素刺激。

3.各种眼部慢性疾患。

4.屈光不正等均可诱发。

【诊断】

(一)临床表现

1.内、外眦部皮肤潮红、糜烂。

2.内、外眦部结膜充血,常与眦部睑缘炎并存。

3.发病时有眼痒,有黏液性或白色泡沫样分泌物,量少,常聚集于眦部。如为莫-阿双球菌引起的炎症,常有口角充血、糜烂等症。

(二)实验室检查

分泌物涂片或结膜刮片可找到莫-阿双球菌。

【治疗】

1.原则　去除病因,消除各种不良卫生习惯和理化因素刺激,积极治疗各种慢性炎症,矫正屈光不正等。

2.治疗方法　局部用抗生素或磺胺类眼药水,每日 4～6 次,晚上涂抗生素眼膏,0.3% 硫酸锌液滴眼效果较好,每日 3～4 次。1% 硝酸银眼膏涂局部,然后用生理盐水冲洗,每日 1 次,可连续 3～5 日,合并睑缘炎者,可加用维生素 B_1、复合维生素 B。

【预后】

该病病程长,难以根治,且易复发。

(李　玲)

第三节　病毒性结膜炎

病毒性结膜炎由腺病毒或肠道病毒感染所引起,是传染性很强的眼病。

一、流行性角膜结膜炎

流行性角膜结膜炎是由腺病毒感染引起的传染性很强的一种眼病,多发于夏季,曾在世界各地流行。

【病因】

病原体为Ⅷ型腺病毒或肠道病毒,接触传染。

【诊断】

(一)临床表现

刺激症状显著,刺痒,有异物感、烧灼感,有水样分泌物,病变累及角膜时,有明显畏光、流泪和视力模糊。检查时结膜充血、水肿,睑结膜和穹隆结膜有大量滤泡,尤以下睑明显。睑结膜面有假膜,角膜有圆点状浸润,耳前淋巴结肿大。

(二)实验室检查

1.细菌学检查:取分泌物涂片或结膜刮片无菌生长。

2.细胞学检查:取分泌物涂片或结膜刮片可见单核细胞增多。

3.必要时可进行病毒分离。

(三)鉴别诊断

急性卡他性结膜炎见细菌性结膜炎。

【治疗】

1.原则　抗病毒治疗,防止交叉感染。

2.局部用药　0.1%～0.5%阿昔洛韦(无环鸟苷)、0.5%安西他滨(环胞苷)、0.2%阿糖胞苷、4%盐酸吗啉胍、0.5%利巴韦林(病毒唑)等眼药水(膏),每日4～6次,夜间涂眼膏入睡,可加用抗生素眼药水(膏)如0.3%氧氟沙星,每日4～6次。

3.全身治疗　可口服吗啉胍和阿昔洛韦等抗病毒药物。

二、流行性出血性结膜炎

流行性出血性结膜炎(EHC)是一种传染性极强的急性结膜炎,俗称红眼病,多发于夏、秋季节。

【病因】

病原体为RNA病毒组中的肠道病毒70型,主要通过患者用过的物品或与患者接触过的手而传染。

【诊断】

(一)临床表现

有异物感、畏光、流泪,分泌物呈水样,结膜充血、水肿,有滤泡形成,结膜下点、片状出血,角膜上皮点状剥脱,耳前淋巴结肿大、触痛。

(二)实验室检查

①分泌物涂片或结膜刮片无菌生长。②单核细胞增多,病毒分离可发现肠道病毒 70 型。③荧光素标记抗体染色,在受病毒感染的细胞内可找到特异性颗粒荧光染色。

【治疗】

同流行性角膜结膜炎。

三、咽结膜热

咽结膜热是由腺病毒感染引起的急性传染性结膜炎,又称腺、咽、结膜炎。其主要特点是全身发热,并伴有有咽炎、急性滤泡性结膜炎和淋巴结肿大。多发于 5～9 岁的儿童。

【病因】

本病为Ⅲ型腺病毒感染引起,偶见Ⅳ型和Ⅶ型腺病毒感染,经呼吸道或接触传染。

【诊断】

(一)临床表现

开始有高热(体温 39～40℃),咽部充血,咽后壁滤泡增生。局部淋巴结肿大,伴全身肌痛、腹泻及头痛等。眼部烧灼感、流泪、异物感及浆液性分泌物。结膜充血、水肿,以下睑结膜和穹隆结膜为主。大量滤泡形成,偶见合并点状角膜炎或角膜上皮下浸润。

(二)实验室检查

1.分泌物涂片或结膜刮片无菌生长,单核细胞增多。

2.进行病毒分离可找到Ⅲ型腺病毒。

(三)鉴别诊断

1.流行性角膜结膜炎流行快、范围广,常发生角膜病变,为Ⅷ型腺病毒感染。

2.包涵体性结膜炎由沙眼衣原体中眼,生殖泌尿型即 D～K 型衣原体感染,在结膜刮片中可找到包涵体而无其他致病菌。无全身症状。

3.急性滤泡性结膜炎多见于成人,无全身症状,刮片中可找到细菌。

【治疗】

同流行性出血性结膜炎。

【预后】

一般不侵犯角膜,偶见角膜浅层点状浸润并可发展到角膜上皮下浸润,但治愈后不留痕迹,故预后良好。

四、牛痘性结膜炎

牛痘性结膜炎是由牛痘疫苗入眼而引起的炎症。

【病因】

在疫苗接种过程中因操作不慎将疫苗溅入眼或经污染疫苗的手带入眼造成发病。

【诊断】

眼睑、睑缘部有多个牛痘疱疹,睑、球结膜面有溃疡和坏死组织,有肉芽组织增生。

【治疗】

1.一旦疫苗溅入眼部,立即用大量生理盐水冲洗。

2.局部用抗病毒药物和牛痘免疫血清,如碘苷(疱疹净)、吗啉胍、阿糖胞苷等。可配合使用抗生素和磺胺类药物,防止继发感染。另用高效价牛痘疫苗血清及干扰素、丙种球蛋白等。如病变侵犯角膜,则应积极散瞳和对症治疗。

【预后】

1.病变仅限于睑、球结膜时,经治疗后溃疡逐渐愈合。少数患者有睑球粘连及瘢痕性睑内翻。

2.病变侵犯到角膜浅层或实质层,经治疗后病变愈合,不留翳或留下不同程度薄翳,视力可受一定影响。

(李　玲)

第四节　衣原体性结膜炎

一、沙眼

沙眼是由沙眼衣原体引起的一种慢性传染性结膜炎。因在睑结膜面形成粗糙不平的外观,呈沙粒样,故称为沙眼,新中国成立前是我国致盲的首要眼病。新中国成立后由于生活条件的改善,生活水平的提高,沙眼发病率大为下降,尤其重沙眼和并发症少见,但在农村和山区重沙眼仍然存在。

【病因】

沙眼的病原菌是沙眼衣原体。

【病理】

沙眼衣原体侵入睑结膜和穹隆结膜上皮细胞,上皮细胞增生形成乳头,使上皮层粗糙不平。结膜上皮下组织发生弥漫性淋巴细胞浸润,局限性聚集,形成滤泡,滤泡变性、坏死,继而结缔组织增生形成瘢痕。角膜缘血管扩张并向中央发展,伴细胞浸润,开始位于浅层,继而向角膜深层发展,初呈帘状,严重者波及全角膜形成角膜血管翳。

【临床分期】

根据1979年全国第二届眼科学术会议制定:

Ⅰ期——进行期:即活动期,乳头、滤泡并存,上穹隆结膜组织模糊不清,有角膜血管翳。

Ⅱ期——退行期:自瘢痕开始出现至大部变为瘢痕,仍有活动病变存在。

Ⅲ期——结瘢期:活动病变完全消失,留有瘢痕,无传染性。

根据活动病变(乳头和滤泡)占上睑结膜面积多少分为:占1/3面积以下者为轻(+),占1/3~2/3面积者为中(++),占2/3以上者为重(+++)。

国际上常用的分期法即Mac-Callan分期法:

Ⅰ期——浸润期:睑与穹隆结膜充血肥厚,上睑比下睑明显,开始有滤泡和角膜血管翳。

Ⅱ期——活动期:乳头、滤泡与角膜血管翳。

Ⅲ期——瘢痕前期:同我国Ⅱ期。

Ⅳ期——瘢痕期:同我国Ⅲ期。

【诊断】

(一)临床表现

1.无自觉症状,体检时发现。

2.有异物感、流泪、畏光,有黏液性分泌物,角膜上有血管翳,视力减退。

3.检查见睑结膜充血,有乳头增生,滤泡形成,且有角膜血管翳形成、结膜瘢痕出现。

(二)实验室检查

1.细胞学检查可找到巨噬细胞、网织细胞,胞质内有沙眼包涵体,进行病毒分离可找到沙眼衣原体。

2.血清学检查,可发现抗沙眼衣原体抗体,既有种群抗体,也有型抗体。用免疫荧光技术易查出来。

(三)诊断标准

1979年中华医学会眼科学会制定:

1.上睑板结膜和上穹隆部结膜血管模糊充血,乳头增生或滤泡形成,或两者兼有。

2.上穹隆和上睑结膜有瘢痕出现。

3.角膜血管翳。

4.结膜刮片染色检查有沙眼衣原体。

在第一项的基础上,兼有其他三项之一者可诊断沙眼。

(四)鉴别诊断

1.结膜滤泡症   滤泡多见于下睑及下穹隆部结膜,滤泡较小,大小均匀相似,境界清楚,滤泡间结膜正常,不充血,无角膜血管翳,无瘢痕,亦无自觉症状。

2.慢性滤泡性结膜炎   为颗粒杆菌感染,滤泡多见于下睑、下穹隆,大小均匀,排列整齐,结膜不肥厚,无角膜血管翳和结膜瘢痕形成。

3.春季卡他性结膜炎   奇痒,季节性强,睑结膜上的乳头大,扁平且硬,上穹隆部无病变,涂片嗜酸粒细胞增多。

4.包涵体性结膜炎   滤泡以下睑和下穹隆为主,无角膜血管翳和结膜瘢痕形成。

【并发症】

1.睑内翻倒睫   因睑板肥厚和瘢痕收缩使睑缘内翻,多发于上睑,睫毛刺向眼球,使角膜混浊或角膜溃疡。

2.上睑下垂   睑结膜与睑板被细胞浸润,且增生、肥厚,重量增加,加上 Muller 肌肉受细胞浸润,使上睑提肌作用降低。

3.睑球粘连   穹隆部因结膜瘢痕收缩而缩短,以下穹隆为显,甚至穹隆部完全消失。

4.角膜混浊   重症角膜血管翳常遗留角膜混浊。睑内翻时,睫毛刺向角膜致角膜溃疡、角膜混浊。

5.实质性结膜干燥症   由于结膜广泛结瘢,使杯状细胞和副泪腺分泌功能受到破坏,同时泪腺的排泄管因结膜瘢痕而闭塞,结膜囊内无黏液、泪液,使结膜和角膜不能湿润而发生干燥和混浊,导致角膜和结膜上皮发生角化。

6.慢性泪囊炎   病变累及泪道黏膜,使鼻泪管狭窄或阻塞所致。

【治疗】

原则上以局部用药为主。重症沙眼除滴眼药外,还可辅以手术治疗。

1.局部用药   ①0.1%利福平、0.5%金霉素眼药水,每日 3～6 次。②10%～15%磺胺醋酰钠、0.25%氯霉素眼药水,每日 4～6 次。③金霉素、四环素、土霉素等眼膏,晚上涂眼。

2.全身用药　口服磺胺制剂、螺旋霉素、多西环素等。

3.手术治疗　有乳头、滤泡者可用消毒纱布、棉签摩擦;滤泡多者可行压榨术;有倒睫者应拔除;睑内翻者用手术矫正。

【预后】

病程长,难以治愈。沙眼并发症多,常造成不良后果。

二、包涵体性结膜炎

包涵体性结膜炎是由沙眼衣原体中眼-生殖泌尿型即 D～K 型衣原体感染所致的结膜炎。

【病因】

病原体为沙眼衣原体抗原型 D～K。通过接触传染,感染途径是尿道、生殖道分泌物感染,也可通过游泳池间接感染。新生儿可通过产道感染。

【诊断】

(一)临床表现

有大量脓性分泌物,下睑和穹隆部结膜有滤泡形成。新生儿早期乳头增生,晚期滤泡形成。角膜上皮或上皮下受侵犯,但不形成溃疡,不留瘢痕,无角膜血管翳。

(二)实验室检查

在分泌物中可找到大量多形核白细胞,结膜刮片中可找到包涵体。

(三)鉴别诊断

淋菌性结膜炎:起病急,有大量脓性分泌物,常致角膜溃疡和角膜穿孔。视力严重障碍,分泌物涂片中可找到淋球菌。

【治疗】

新生儿在未确诊前可按淋菌性结膜炎处理。涂红霉素眼膏有效。确诊后可服用红霉素,按 40mg/(kg·d),分 4 次服用,共 2 周。成人口服红霉素或磺胺制剂 3 周。局部用 0.1％利福平、10％～15％磺胺醋酰钠液滴眼,每日 4～6 次,亦可涂红霉素眼膏。

(李　玲)

第五节　变应性结膜炎

变应性结膜炎是眼组织对致敏原发生的反应。致敏原可能是细菌蛋白质、动物蛋白质、花粉、粉尘、食物、药物等。

一、春季结膜炎

春季结膜炎是一种季节性很强的变应性结膜炎,春、夏季发病。多见于儿童和青年人,男性多见,常双眼发病。

【病因】

致病原因可能是对空气中游离的花粉或其他物质发生变态反应所致。

【病理】

早期结膜上皮细胞和杯状细胞增生,腺样层过度肥厚,淋巴细胞、浆细胞和大量嗜酸粒细胞呈弥漫性浸润,血管扩张、增生继之纤维组织增生,弹力纤维增加。上皮纤维组织发生透明样变性,角膜缘处的病理改变与结膜相似。

【诊断】

（一）临床表现

奇痒,灼热感,畏光、流泪及异物感等症状轻微。分为:

1.睑结膜型　睑结膜有大而扁平的乳头,如铺石子路样。

2.角膜缘型　角膜缘附近结膜胶样增厚。

3.混合型　同时兼有以上两种病变。

（二）实验室检查

1.分泌物或结膜刮片有大量嗜酸粒细胞。

2.血、泪液中IgE明显增高,必要时用免疫荧光标记检查抗体。

（三）鉴别诊断

巨乳头性结膜炎:见于戴角膜接触镜或装义眼患者。病变主要在近穹隆部,其他症状及体征均相似。

【治疗】

1.局部用2%～4%色甘酸钠眼药水(膏),每日4～6次;0.5%可的松或0.025%地塞米松眼药水(膏),每日4～6次。

2.口服阿司匹林,每日0.6g,一周后每周0.6g维持。

3.用β射线照射,有良好效果。

4.用1/1000肾上腺素溶液或1%麻黄碱溶液滴眼可减轻症状。

5.发病季节可戴防护镜,减少外界花粉、粉尘、强光等的刺激。

【预后】

病程长,久治不愈,反复发作,难以根治。

二、过敏性结膜炎

过敏性结膜炎是接触或吸入某种抗原导致的速发型或迟发型过敏性结膜炎症。此外,多次接触抗原物质,可在抗原致敏眼局部或全身引起本病。

【病因】

速发型过敏的抗原有花粉或干草等,如枯草热型结膜炎等;迟发型过敏可由局部用药引起,如阿托品、毛果芸香碱、丁卡因、汞制剂、青霉素、磺胺类药物等(药物过敏性结膜炎)。

【病理】

结膜乳头增生,上皮细胞增生,其中以杯状细胞增生显著;上皮下组织水肿,血管极度扩张,血清渗出,大量新生血管形成;组织内有各种炎性细胞,呈弥漫性浸润,有滤泡形成,有大量嗜伊红细胞;晚期纤维结缔组织增生及变性。

【诊断】

1.临床表现　发病急，眼睑水肿，结膜充血、水肿，有黏液性分泌物，眼痒。

2.实验室检查　分泌物涂片或结膜刮片可找到嗜伊红细胞增多；血、泪液中 IgE 增加。

【治疗】

1.原则　避免接触变应原，停用致敏药物。

2.局部用药　0.5％可的松或 0.025％地塞米松眼药水(膏)，每日 4～6 次。

3.全身用药　口服抗过敏药物，如阿司咪唑、氯苯那敏(扑尔敏)、盐酸异丙嗪等，还可用钙剂，如钙片或静脉注射葡萄糖酸钙溶液。为防止继发感染，可用抗生素。

三、泡性角膜结膜炎

泡性角膜结膜炎是由微生物蛋白引起的变态反应性疾病，多发于春、夏季节，多见于儿童和青少年，尤其是营养不良和过敏体质者。

【病因】

多认为本病是一种由多种微生物蛋白质(如细菌中的结核菌素、金黄色葡萄球菌蛋白及真菌、衣原体和寄生虫蛋白质)引起的迟发性变态反应。不良卫生习惯，阴暗、潮湿的居住环境易诱发本病。

【病理】

早期结膜腺样层内有大量慢性炎性细胞致敏浸润集聚成结节，其周边为淋巴细胞和单核细胞，中央为上皮样细胞和巨细胞，亦有多形核白细胞。结节周围血管扩张，血管内皮增生，疱疹可吸收而消失，不留痕迹，顶端上皮可破溃形成溃疡，造成周围水肿和血栓形成。

【诊断】

(一)临床表现

1.异物感或灼热感，如侵及角膜时则有畏光、流泪和刺痛等症状。

2.结膜和角膜缘上皮下反复出现半透明结节样浸润，病变中央可形成溃疡，其周围有局限性充血。

(二)鉴别诊断

浅层巩膜炎：巩膜充血，呈紫红色，血管不能推动，自觉局部疼痛。

【治疗】

1.局部滴用 0.5％可的松或 0.025％地塞米松眼药水(膏)，每日 4～6 次；0.1％利福平、0.3％诺氟沙星眼药水(膏)每日 4～6 次。

2.可口服钙剂、多种维生素，必要时可口服激素、吲哚美辛(消炎痛)。

3.加强营养，调节饮食，加强身体锻炼。

4.对顽固者可试行结核菌素脱敏试验。

(李　玲)

第六节　结膜干燥症

结膜干燥症是由结膜组织本身的病变或全身性疾病所引起的结膜干燥现象。临床上把结膜干燥症分为上皮性和实质性干燥症两种。

一、上皮性结膜干燥症

本症是因为维生素 A 缺乏和全身营养紊乱所引起的结膜病。膜病。

【病因】

1.摄入量不足:喂养不当或患病时忌口。

2.吸收不良:如消化不良、胃肠炎、痢疾等维生素 A 的吸收,当维生素 A 缺乏时,则造成肠壁上皮的病变,如此形成恶性循环。

3.消耗量过多:小儿生长发育快,对维生素 A 的需要量大,当患麻疹、肺炎、百日咳时维生素 A 消耗量增加。

4.成人长期患消化道不良疾病,则维生素 A 吸收不良;当肝病变时,造成脂肪吸收不良而引起脂溶性维生素 A 缺乏。

【病理】

早期结膜杯状细胞消失,上皮细胞玻璃样变,色素沉着,其后上皮细胞变扁平、增厚,细胞核消失,呈角化改变,干燥斑内含有睑板腺分泌物、上皮碎屑、脂肪等,或有干燥杆菌。

【诊断】

(一)临床表现

1.眼干涩、畏光、夜盲。

2.球结膜干燥,失去正常的光泽和弹性,睑裂处可见三角形干燥斑(Bitot 斑)。严重者发生角膜软化。

(二)实验室检查

结膜刮片可发现上皮细胞角化颗粒和大量干燥杆菌。

(三)有营养不良或消化不良等病史。

【治疗】

1.局部用消毒鱼肝油滴眼,每日 4～6 次,同时用抗生素眼药水(膏)。角膜软化者如有溃疡,加用 1％阿托品眼药水(膏).每日 1～2 次,20％素高捷疗眼膏,睡前用。

2.全身治疗改善营养状况,可口服维生素 AD(鱼肝油)或肌内注射鱼肝油,1ml/d,同时食用富含维生素 A 的食物,如猪肝、牛奶、鸡蛋、胡萝卜等。

二、实质性结膜干燥症

本症是由结膜瘢痕或暴露所致的结膜病变。

【病因】

1.各种理化因素引起的烧伤、沙眼或 X 线照射后造成的广泛性瘢痕,使泪腺、副泪腺杯状细胞被破坏形成阻塞。

2.各种原因所引起的睑闭合不全,使角膜、结膜长期暴露在外而发生干燥。

【病理】

结膜上皮全层增厚,甚至呈复层扁平上皮结构;表层细胞出现角化,亦有空泡;中层胞核凝缩,染色不好,出现退行性变;上皮层下淋巴细胞浸润。

【诊断】

（一）临床表现

1.有化学烧伤史和沙眼、睑闭合不全等症。

2.结膜皱缩、干燥、角化，角膜上皮干燥混浊，视力下降。

（二）实验室检查

结膜刮片可发现上皮细胞角化颗粒和大量干燥杆菌。

【治疗】

1.对症处理局部用人工泪液，1％甲基纤维素液。利奎芬滴眼，每日 4 次。20％素高捷疗眼膏，睡前涂用，每日 1～2 次。为防继发感染，可用抗生素眼药水（膏）。

2.封闭泪点，减少泪液流出。

3.戴亲水软角膜接触镜。

4.睑成形术或睑缘缝合使睑闭合，保持眼湿润。

5.可行腮腺管移植术改善症状，但有时造成流泪不止。

Sjogren 综合征为胶原纤维病在眼部的表现，多发生于绝经期妇女。其症状为眼干燥、泪腺和涎腺萎缩、胃液分泌减少，可伴关节炎。

【诊断】

1.眼干燥感，Schirmer 试验证明泪液分泌减少。怕光、有异物感、视力减退。

2.下穹隆结膜有胶样黏稠分泌物，呈丝状。

3.角膜干燥，常伴有浅层点状上皮脱落，荧光着色，或有丝状角膜炎。

4.口、鼻干燥，唾液减少。常有消化不良。

【治疗】

1.局部用人工泪液、利奎芬、1％甲基纤维素液和 20％素高捷疗眼膏及抗生素眼药水（膏）。

2.配戴亲水角膜接触镜。

（李　玲）

第七节　其他常见结膜病

一、翼状胬肉

翼状胬肉是在睑裂部出现肥厚的球结膜及结膜下组织向角膜呈三角形侵入，因其形状似昆虫的翅膀，故得名为翼状胬肉，是眼科常见病，单眼或双眼发病。

【病因】

1.环境因素　人眼长期受风沙、烟尘、日光、花粉的刺激，见于渔民、农民、海员、沙石工人。

2.身体因素　有人认为与遗传、营养缺乏、泪液分泌不足、过敏因素和解剖等因素有关。

【病理】

初期结膜上皮和上皮下结缔组织呈增生状态，结缔组织中有大量细胞浸润和新生血管。中期主要为结缔组织增生。后期上皮萎缩，上皮下结缔组织硬化，发生玻璃样变。

【诊断】

(一)临床表现

1.初期在角膜缘处发生灰色混浊,球结膜充血、肥厚,以后发腮成三角形的血管性组织,分头、颈、体三部分。其尖端为头部,角膜缘处为颈部,球结膜部为体部。

2.有长期接触外界刺激史。

(二)实验室检查

结膜刮片可找到浆细胞和淋巴细胞。免疫荧光检查 IgE、IgG 增加。

(三)鉴别诊断

假性翼状胬肉:有化学烧伤或其他外伤史,可发生在眼球任何部位,且不发展,无炎症表现,颈部可通过探针。

【治疗】

1.原则　避免外来刺激,积极治疗眼部慢性炎症。

2.局部　用 0.3％硫酸锌、0.1％利福平、15％磺胺醋酰钠或抗生素眼药水(膏),在充血明显时可用0.5％可的松眼约水。

3.颈、体部注射药物　平阳霉素 8mg 加生理盐水 7.5ml,再加地塞米松 2.5mg,注射 0.1ml,每周一次,5次为一疗程;或用 2000～3000U/ml 的博来霉素 0.3ml,每周一次,3～6 次为一疗程。

4.冷冻疗法　用－40℃冷冻头接触胬肉头部、颈部,破坏其新生血管并使其萎缩。

5.手术治疗　单纯切除或结膜瓣、口腔黏膜修补。

(1)适应证:①胬肉为进行性,肥厚、充血。②胬肉侵入瞳孔区影响视力。

(2)术后处理

1)定期复查。

2)预防胬肉复发:①噻替派 1:2000 即 15mg 噻替派溶在 30ml 林格溶液中滴眼,术后第 5 天开始,每3 小时一次,连续 8 周或更长时间。②0.5％可的松或 0.025％地塞米松液,每日 4～6 次,持续 6 周。

3)物理疗法:①B 射线照射,对防止术后复发有显效,常用 90Sr,术后第 2 天开始照射,总量为 2.6R,不要超剂量。②激光照射,用氩离子激光对准胬肉颈、体部血管行光凝.

二、睑裂斑

睑裂斑是由睑裂部结膜上皮下组织弹力纤维增生与玻璃样变所形成的一种结膜变性改变。见于成年人。

【病因】

可能与外界长期刺激有关。如阳光、风尘等因素。

【诊断】

睑裂鼻侧和(或)颞侧的球结膜上可见基底部向角膜缘呈三角形淡黄色局限性隆起,不向角膜发展。

三、结膜下出血

结膜下出血是由眼外伤或某种出血性疾病使血液流入结膜下所致的一种临床表现。

【病因】

1.最常见的原因是眼外伤。

2.头颅伤眶壁或颅底骨折,血液从骨折处流入球结膜下。

3.某种原因引起的剧烈咳嗽、呕吐、癫痫发作或颈静脉受压等,使头部静脉回流突然受阻而发生结膜下出血。

4.急性结膜炎,尤其是流行性出血性结膜炎,可致结膜下出血。

5.局部血管异常,如毛细血管扩张、动脉瘤,有血管肿瘤或自发性血管破裂。

6.全身血管病,如动脉硬化、高血压、糖尿病。

7.全身血液病,如血小板减少性紫癜、白血病、贫血、溶血性黄疸、败血症等。

8.急性发热病引起的出血。

9.月经期导致结膜下出血。

【诊断】

球结膜下可见片状红色出血。

【治疗】

1.主要是找原因,对症处理,同时要解除患者恐惧心理,消除顾虑。

2.小量出血,可不行处理。

3.大量出血者,全身可用止血药,如卡巴克络(安络血)10mg,每日 3 次。维生素 P(路丁)20mg,每日 3 次;维生素 C 0.2g,每日 3 次。亦可静脉注射 50％葡萄糖液 60ml 加维生素 C0.5～1.0g,每日 1 次。

【预后】

小量出血,约 1 周自行吸收;大量出血约 2 周或更长时间吸收。吸收后不留痕迹。

四、结膜结石

结膜结石是结膜腺管内或结膜上发凹陷内脱落的上皮细胞和变性的白细胞凝固而成。

【病因】

由各种慢性炎症如沙眼、慢性结膜炎等引起。

【诊断】

(一)临床表现

1.有异物感。

2.在结膜面有小而硬的黄白点,周围可有轻度充血、数目不等、分布不均之突出物或位于结膜下。

(二)鉴别诊断

1.睑板腺栓塞在睑结膜上可透见小黄白点,比结石大,位于深部,边界不太清楚。

2.内睑腺炎稍隆起,局部充血,边界不清,触痛,有时可见脓点。

【治疗】

1.有异物感时,在表面麻醉下用针剔出。

2.局部可滴用抗生素或磺胺类眼药水(膏)。

(李 玲)

第八节   结膜肿瘤

一、结膜色素痣

结膜色素痣是由色素细胞聚集于结膜任何一部位所形成的棕黑色斑,称结膜色素痣,为黑色素细胞增生性病变。

【病因】

为先天性的良性瘤,来源于神经外胚层。

【病理】

痣细胞小,核深染,胞质少,含色素或多或少。增生的痣细胞,特别在浅表的上皮下组织中,痣细胞大,有时可见核仁。儿童的交界痣细胞往往增生活跃,有时可见核分裂象,但极少恶变。上皮下的痣细胞呈梭形,细胞较小,染色深。复合痣的痣细胞与上皮相连,紧靠上皮的痣细胞比深部的细胞大而丰满,圆形或卵圆形,染色较淡。

【诊断】

(一)临床表现

在结膜任一部位发现有深褐色或黑色的色素聚集,扁平或稍高起,形状不规则而境界清楚的斑块,无血管通过。

(二)鉴别诊断

恶性黑色素瘤:生长迅速,基底不平,富有新生血管,容易出血,其周围组织有炎性反应。

【治疗】

一般不需治疗,如手术则必须彻底。用手术刀切除或二氧化碳激光治疗,以免复发和恶变。如疑有恶变倾向时,应尽早行大范围手术。

二、结膜血管瘤

结膜血管瘤是先天性血管发育畸形。可发生于结膜的任何部位,任何年龄。

【病因】

多为先天性,少数为婴幼儿时期逐渐形成。分海绵状和毛细血管性两种。

【病理】

海绵状血管瘤由大小不一、扩张充血的血管组成,血管壁为内皮细胞所围绕,血管间有少量纤维结缔组织间隔,管腔内可发生血栓,有压缩性,随结膜一起移动。

毛细血管瘤由丛状增生的毛细血管组成,管腔一般为圆形,管腔内皮细胞不增生,无明显界限。

【诊断】

毛细血管瘤常见,局部呈暗红色或鲜红色斑块或扁平隆起,有时表面粗糙,呈草莓状,境界清楚,范围可大可小。

海绵状者少见,呈青紫色局限隆起,质松,有波动性和可缩性,俯首或咳嗽时肿瘤变大,入眶者可见眼球突出。

【治疗】

早期发现,早期治疗。

毛细血管瘤可用 X 线、^{32}P 或 ^{90}Sr 照射。面积小者可行电凝、冷凝或激光治疗(表浅者),使其萎缩。而海绵状血管瘤可手术切除,也可局部注射硬化剂使其萎缩。

【预后】

治疗不易彻底,故很容易复发。

三、结膜囊肿

结膜囊肿是指发生在结膜任何部位且具有囊性感的肿物。

【病因】

1.先天性　位于角膜缘部,常伴小眼球,囊肿较大。

2.外伤性　多为上皮植入黏膜下,发生增生,中央变性呈空腔,腔中有透明液体,附近有炎症现象。

3.寄生虫性　少见。

4.上皮性

(1)腺潴留性:慢性炎症时,腺中黏液分泌物聚集形成。

(2)上皮长入性:常伴慢性炎症。

(3)囊膜皱襞对合而成,少见,可移动。

(4)淋巴囊肿:多发于球结膜。

【病理】

囊肿位于结膜上皮下,囊腔大小不一,囊壁由上皮细胞构成,层次依形成原因而异。表层上皮多呈柱状或立方形,囊腔内有细胞分泌物,囊壁偶见淋巴细胞浸润。

【诊断】

1.有慢性炎症。

2.有外伤或手术史。

3.结膜局部有囊性肿物。

4.病检结果支持。

【治疗】

1.手术切除。

2.药物腐蚀:如注入 5% 碘酊或 3% 三氯醋酸液,随后用针吸出,然后用生理盐水冲洗干净。

四、浆细胞瘤

浆细胞瘤是由于长期慢性炎症刺激,大量浆细胞聚集而成。

【病因】

慢性炎症如沙眼,多发生于上睑及穹隆部结膜。

【病理】

瘤组织由聚集成堆的浆细胞组成。常有玻璃样变和淀粉样变存在。

【诊断】

（一）临床表现

1.发生在上、下睑结膜及穹隆部结膜。

2.病变呈蜡黄色隆起，无血管，形状为不规则的肿块，侵及睑板，组织脆弱，碰则出血，易破碎。

3.有重沙眼史。

（二）鉴别诊断

结膜肉芽肿：由溃疡、破溃的睑板腺囊肿，结膜囊内异物长期刺激所致，为有蒂的红色、质脆的组织，大小不等，易出血。

【治疗】

手术切除，范围大者行黏膜移植或羊膜修补，可试行深度 X 线照射。

【预后】

切除不易彻底，故易复发。

五、皮样脂肪瘤

皮样脂肪瘤是一种以脂肪组织为主要内容的良性肿瘤。

【病因】

为先天性病变。

【病理】

肿瘤由皮肤样结缔组织构成，含有汗腺、毛发、皮脂腺或脂肪，被覆有复层扁平上皮，表层有角化。

【诊断】

1.在外眦部或上下直肌间结膜下可见灰黄或粉红色扁平隆起肿块，表面似皮肤。如表面有毛发生长，患者可有眼刺激症状。

2.用刀片切开后为脂肪组织，与眶脂肪相连。

【治疗】

肿块可行手术切除。肿瘤若侵犯角膜时，可做浅板层切除术；若侵及穹隆部及外眦，瘤组织可能深入眶内或波及眼外肌，手术时要注意勿伤泪腺和眼外肌。

（李　玲）

第七章　角膜疾病

第一节　角膜炎总论

【病因】

1. 细菌　表皮葡萄球菌居多,其次为铜绿假单胞菌(绿脓杆菌),再次为金黄色葡萄球菌。

2. 真菌　目前以镰刀菌为首位,其次为曲霉菌,在我国有逐年增多的趋势。

3. 病毒　以单纯疱疹病毒为最常见,发病率高,致盲率高,容易复发。

4. 棘阿米巴　发病率不高,但近年来发现的病例有所增加。

5. 内源性　如类风湿关节炎、维生素 A 缺乏等都可以波及角膜。

6. 局部蔓延　邻近组织的炎症如结膜炎、巩膜炎、虹膜睫状体炎等均可波及角膜。

【病理】

1. 浸润期　致病因子入侵角膜致角膜缘血管网充血,炎症细胞和炎性渗出入侵角膜,形成灰白色的局限混浊病灶,为角膜浸润。如病灶位于瞳孔区,患者视力可有明显的下降。角膜浸润经治疗可吸收,可恢复原有的角膜透明。

2. 溃疡形成期　坏死的角膜上皮和基质脱落可形成角膜溃疡。如致病菌的侵袭力较强,侵入角膜基质的深层,导致角膜基质进行性溶解变薄。当变薄区接近角膜后弹力层时,后弹力层可在眼压的作用下呈透明水珠样膨出。可继而发展至角膜穿孔,房水急剧流出,可将虹膜冲到穿孔处,部分虹膜可脱出。如穿孔部位为角膜中央,房水会连续不断涌出,导致角膜穿破口无法完全愈合,形成角膜瘘。发生角膜穿孔或角膜瘘者,极易引起眼内感染,最终眼球萎缩和失明。

3. 溃疡消退期　药物治疗以及患者的自身免疫反应抑制了致病因子继续侵袭角膜,阻止了对角膜的进一步损害。症状及体征均减轻,有明显的改善。溃疡的边缘浸润减轻,可见新生血管长入角膜。

4. 愈合期　角膜溃疡区的上皮再生修复,而前弹力层及基质的缺失区由成纤维细胞修复,形成角膜瘢痕。由于原有的溃疡深浅不一,所以遗留的角膜瘢痕也厚薄不等。可有以下几种:①角膜云翳:薄如云雾状的浅层瘢痕,透过混浊区可以看清后面的虹膜纹理。②角膜斑翳:白色的较厚瘢痕,仍可透见后面的虹膜。③角膜白斑:瓷白色很厚的瘢痕,不能透见后面的虹膜。④粘连性角膜白斑:角膜白斑中嵌有虹膜,提示曾发生角膜穿孔。如有大面积的角膜白斑,广泛的虹膜粘连,可阻塞房角,导致继发性青光眼。角膜瘢痕可在高眼压作用下向外膨出,由于嵌有虹膜而呈紫黑色隆起,称为角膜葡萄肿。

【临床表现】

最常见眼痛、畏光、流泪、眼睑痉挛等,可持续到炎症消退。常伴有轻重不一的视力下降,如病变位于瞳孔区,视力明显下降。化脓性角膜炎的浸润病灶表面还可有脓性分泌物。典型体征包括睫状充血、角膜浸润以及角膜溃疡。裂隙灯检查可见角膜表面粗糙或有凹陷,表明存在角膜上皮缺损,荧光素可使缺损区着色。前房反应可有房水闪辉、前房积脓等。如并发虹膜睫状体炎,还可以出现角膜后沉积物、瞳孔缩小、房水混浊以及虹膜后粘连。

【诊断】

根据典型的临床表现不难诊断,应强调需注重病因诊断和早期诊断。详细询问外伤史、角膜病既往史、用药史等也十分重要。溃疡组织刮片检查进行 Giemsa 染色和 Gram 染色,以及细菌、真菌、棘阿米巴培养有助于早期病因诊断以及治疗方案的选择,需多次取材,有时需做病变的角膜组织活检来确定诊断。角膜共焦显微镜为无创的检查方法,可应用于感染性角膜炎的早期病因诊断,并可在不同时期使用用以观察疗效。

【治疗】

1.控制感染   ①细菌性角膜炎:应选用敏感的抗生素。可先根据病情和经验应用有效的,或者广谱抗生素,待实验室检查明确致病菌后及时作出相应的调整。②真菌性:应用抗真菌药物。但无理想的高效药物,可联合用药提高疗效。重症者可联合全身药物治疗。③单纯疱疹病毒性:应用高选择性抗疱疹病毒药物,可以联合干扰素。

2.糖皮质激素   ①细菌性角膜炎急性期禁用,慢性期病灶愈合后酌情使用。②真菌性角膜炎禁用。③只能用于单纯疱疹病毒性角膜炎中的非溃疡型的角膜基质炎。

3.散瞳   当并发虹膜睫状体炎时,1%阿托品眼膏或眼液散瞳。

4.手术   药物无效、溃疡穿孔或即将穿孔时,可行角膜移植术。术后继续药物治疗。大多数患者经治疗可控制感染,保存眼球,视力可能有一定程度的恢复。

(李莲莲)

第二节   细菌性角膜炎

一、匐行性角膜溃疡

本病是一种常见的急性化脓性角膜溃疡。因病变向角膜中央匐行扩展而得名。由于常有前房积脓,因此又称为前房积脓性角膜溃疡。主要由金黄色葡萄球菌、肺炎双球菌、溶血性链球菌等毒力较强的细菌感染角膜所致。角膜外伤史、慢性泪囊炎是其常见的重要致病因素。配戴角膜接触镜引起角膜损伤也是本病原因之一。

【临床表现】

1.多在角膜损伤后 24～48 小时内发生,病变发展迅速。

2.眼部出现异物感、畏光、流泪、和视力下降等症状。

3.角膜受损部位首先出现灰白色或黄白色浓密浸润点,随之坏死脱落,形成溃疡。

4.角膜溃疡周围组织呈暗灰色水肿,溃疡可以向周围及深部进展,其进行缘多潜于角膜基质中,呈匐行性,其相对一侧则呈现修复状态。

5.随着病变发展,角膜基质层变薄,可发生角膜穿孔,甚至发生化脓性眼内炎。

6.多数病例伴发前房积脓。

7.可伴有虹膜睫状体炎的表现。

【诊断】

1.根据起病急、进展快,常有角膜损伤史,以及角膜病变,可以诊断。

2.结膜囊内分泌物涂片、角膜刮片和细菌培养可确定致病菌。

【治疗原则】

1.有条件时应该及时进行细菌培养及药敏实验。在等待结果期间,可选用头孢唑啉、氧氟沙星、万古霉素和妥布霉素等滴眼液频繁滴用。重症者可采用结膜下注射给药。

2.根据药敏试验结果,再选用敏感的抗菌。

3.根据前房反应,选用散瞳药,如复方托品酰胺滴眼液、1%阿托品滴眼液。

4.前房积脓明显者可行前房穿刺术。

5.口服维生素 B、维生素 C 等药物有助于角膜溃疡愈合。

6.药物治疗无效、临近角膜溃疡发生穿孔者,应试行穿透性角膜移植术。

【治疗目标】

炎症消失。尽量减少角膜瘢痕形成。

二、绿脓杆菌角膜溃疡

本病是由绿脓杆菌引起的急性化脓性角膜感染。绿脓杆菌的毒力很强,但侵袭力很弱,它必须通过破损的角膜上皮才能侵犯角膜组织引起感染。常发生于角膜外伤或角膜异物取出术后,有时也与配戴角膜接触镜、角膜塑形镜等有关。

【临床表现】

1.潜伏期短,起病急,病情发展迅速。

2.眼部剧烈疼痛、畏光、流泪、眼睑痉挛和视力锐减。

3.眼睑红肿,结膜充血水肿,角膜病变处呈现灰白色或黄白色浸润,周围有较宽水肿带,后弹力层皱褶。

4.角膜浸润区很快形成圆形或半环状溃疡,坏死组织上附有大量黄绿色分泌物,不易擦去。

5.前房内可有黄绿色积脓。

6.若治疗不及时,1～2 天后病变可累及整个角膜,并可发生角膜穿孔,甚至可发生化脓性全眼球炎。

【诊断】

1.根据角膜外伤史,病情发展迅速,眼部的改变,特别是角膜改变,可以诊断。

2.实验室检查角膜刮片可见革兰阴性杆菌;细菌培养可见有绿脓杆菌生长,可以确诊。

【治疗原则】

1.急性期以抗菌药物滴眼液,如妥布霉素、庆大霉素、环丙沙星等滴眼液频繁滴眼。

2.急性期结膜下注射抗菌药物,如妥布霉素 20mg、庆大霉素 20mg、多黏菌素 B50mg 等。

3.随着病情的控制,可以逐渐减少抗菌滴眼次数。控制后应维持一段时间用药,以免炎症复发。

4.口服维生素 B、维生素 C 等药物有助于角膜溃疡愈合。

5.药物治疗无效、病情严重即将发生角膜穿孔者,应试行穿透性角膜移植术。

【治疗目标】

炎症消失。尽量减少角膜穿孔和瘢痕形成。

(李莲莲)

第三节 真菌性角膜炎

【概述】

该病是由致病真菌感染引起的致盲率极高的一种角膜病变。常见致病菌为曲霉菌属、镰刀菌属、念珠菌属、青霉菌属和酵母菌属等。近年来随着糖皮质激素和抗生素的广泛使用,真菌性角膜炎的发病率有增加趋势。患者常有角膜损伤史,如某些角膜外伤史,尤其是植物性外伤史,以及长期角膜接触镜佩戴史。

【临床表现】

1.病程发展相对缓慢。

2.眼部有轻中度疼痛、畏光、流泪等刺激症状和视力下降。

3.结膜混合性充血,角膜病灶呈现灰白色,光泽度差,溃疡表面干燥粗糙,有时在病灶周围可见伪足或卫星灶形成。

4.角膜溃疡与周围组织界限分明,角膜后有斑状沉着物,50%有黏稠状前房积脓。

5.病灶表面物质易于刮除。

6.严重者角膜变薄、穿孔,也可发生真菌性眼内炎。

【诊断】

1.根据角膜植物性外伤史、病程较为迁延、角膜炎性刺激症状与体征并不一致,以及角膜病灶的特点,可以诊断。

2.实验室检查:如角膜刮片、真菌培养、活体共焦显微镜检查可发现真菌菌体或菌丝,有助于确诊。

【鉴别诊断】

1.细菌性角膜炎 发病急骤迅猛,临床症状与体征一致,角膜组织溃疡灶与周围组织界限不清,角膜后沉着物多为尘状,抗生素治疗有效。

2.单疱病毒性角膜炎 多有反复发作史,结膜反应较轻,溃疡灶呈地图或圆盘状;抗病毒性药物治疗有效;无角膜外伤史。

【治疗】

1.局部应用抗真菌药物频繁滴眼,必要时全身应用。多烯类药物(两性霉素、制霉菌素、纳他霉素)、氮唑类药物包括局部抗真菌药物(克霉唑、咪康唑、益康唑)和全身性抗真菌药物(咪唑类的酮康唑,三唑类的氟康唑、伊曲康唑、伏立康唑)。

2.并发虹膜睫状体炎时,给予1%阿托品散瞳。

3.病变活动期可以溃疡局部碘酊烧灼,但是次数要严格掌握。

4.根据角膜病变程度和范围,选择相应手术,如病灶清创术、结膜瓣遮盖术和角膜移植术,特别是板层角膜移植术。

【临床路径】

1.询问病史 重点注意有无角膜植物性外伤史,以及主观症状的轻重。

2.体格检查 注意角膜病变的外观、角膜后沉着物的形态和性质、前房积脓程度。

3.辅助检查 角膜刮片、真菌培养、共焦显微镜检测结果是确诊的关键。角膜刮片应该在角膜溃疡病变的边缘和基底部进行。

4.处理 应用抗真菌药物;适当联合应用抗生素。根据角膜病变的程度和发展速度,可选择相应的手术治疗。

5.预防　避免角膜外伤。

（李莲莲）

第四节　单纯疱疹病毒性角膜炎

【概述】

由单纯疱疹病毒（HSV）引起,容易复发,可导致严重的视力障碍,致盲率极高。

【发病机制】

单纯疱疹病毒分为 HSV-1 和 HSV-2 两个血清型,眼部感染多为 HSV-1 型。单纯疱疹病毒引起的感染分为原发感染和复发感染两种类型,绝大多数人群接触过单纯疱疹病毒,大部分没有临床症状。原发感染后,HSV 潜伏在三叉神经节和角膜中,当人体抵抗力下降,如患感冒、外伤、发热等,或者使用免疫抑制药、糖皮质激素等诱因下,潜伏的单纯疱疹病毒可以活化,引起单纯疱疹病毒复发感染。

【临床表现】

单纯疱疹病毒引起的感染分为原发感染和复发感染。

1.原发感染　多见于幼儿,全身表现有发热,唇部或皮肤疱疹,耳前淋巴结肿大。眼部表现有点状或树枝状角膜炎,眼睑皮肤疱疹,滤泡性结膜炎、假膜性结膜炎等。树枝状角膜炎的特征表现为短"树枝"状角膜溃疡,出现时间晚,持续时间也较短。少部分患者可发生角膜基质炎和葡萄膜炎。

2.复发感染　发热、疲劳、精神压力以及某些免疫缺陷病等都可引起单纯疱疹病毒感染复发。多为单眼发病,也可双眼起病。症状有畏光、视力障碍、流泪、眼睑痉挛、眼红、疼痛等。分为以下几个类型：

（1）树枝状和地图状角膜炎:表现为边缘羽毛状,末端呈球状膨大,呈树枝状走行的溃疡病灶,进展期呈离心性,向周边部和基质浅层扩展,边缘羽毛状形态消失,呈地图状溃疡。荧光素染色后更易观察角膜溃疡的形态。多数病例的角膜上皮炎常于 3 周左右自行消退。

（2）角膜基质炎和葡萄膜炎:角膜基质炎为引发视力下降的复发性单纯疱疹病毒感染,复发次数与是否发生角膜基质炎密切相关。分为以下两种类型:非坏死性:最常见的是盘状角膜炎。角膜中央基质呈盘状水肿,上皮完整,无炎症细胞浸润和新生血管,可有后弹力层皱褶。伴发前葡萄膜炎时,可出现角膜内皮后沉积物。坏死性:角膜基质内可见单一或多个黄白色坏死浸润病灶。可见角膜溃疡、角膜变薄及穿孔,可诱发基质层新生血管。可伴有或不伴角膜上皮缺损,可并发虹膜炎、青光眼或前房积脓。单纯疱疹病毒在眼前节复制,可引起前葡萄膜炎和小梁网炎时,累及角膜内皮,可诱发角膜内皮炎。

【诊断】

根据病史及典型的树枝状和地图状角膜溃疡灶、盘状角膜基质炎等临床表现可以诊断。实验室检查如角膜上皮刮片发现多核巨细胞,PCR 技术检测到角膜、房水、玻璃体内和泪液中的病毒 DNA,溃疡病灶分离到单疱病毒等均有助于诊断。

【鉴别诊断】

1.带状疱疹性角膜炎　面部疱性皮疹沿三叉神经皮区分布,典型的皮疹出现在前额和头皮的一侧,不跨过中线,疼痛可在疱疹出现之前就发生。假树枝状浸润无末端球状膨大,荧光素染色很少着色。

2.棘阿米巴角膜炎　眼痛剧烈,明确的污染水源接触史,特别是佩戴污染的角膜接触镜后,实验室检查找到棘阿米巴原虫或培养出棘阿米巴。

3.复发性角膜上皮糜烂　多有角膜擦伤史或角膜营养不良病史,反复发作,常见于晨起时出现眼痛、畏光、流泪等刺激症状。表现为局限性角膜上皮粗糙、脱落,可在发生后数小时内愈合。

4.牛痘性角膜炎　近期有天花疫苗接种史或接触过近期接种者,可有皮肤小水疱,表现为乳头状结膜炎、角膜上皮炎或角膜基质炎。

【治疗】

1.清除病灶　刮除病灶区角膜上皮,去除上皮之后加压包扎,角膜上皮缺损一般在72h内修复,联合抗病毒药物可加速角膜上皮愈合。

2.抗病毒药物　①0.1%无环鸟苷眼液或3%无环鸟苷眼膏;②1%三氟胸腺嘧啶核苷;③0.05%环胞苷眼液或0.1%环胞苷眼膏;④0.1%碘苷眼液或0.5%碘苷眼膏,此药只对急性期的浅层病变有效。急性期每1～2h滴眼一次,夜间涂3%无环鸟苷眼膏。严重的单疱病毒感染需口服无环鸟苷。

3.糖皮质激素　一般局部使用于角膜盘状基质炎,还须联合抗病毒药物。

4.散瞳　并发虹膜睫状体炎时,阿托品眼膏或眼液散瞳。

5.手术　已穿孔的病人可行穿透性角膜移植。处于静止期的影响视力的严重角膜瘢痕可行穿透性角膜移植。术后局部使用糖皮质激素,并且全身应用抗病毒药物。

(李莲莲)

第五节　棘阿米巴角膜炎

棘阿米巴角膜炎是由棘阿米巴原虫引起的一种慢性、进行性的角膜溃疡,病程可以迁延数月之久。棘阿米巴原虫主要存在于空气、土壤和水中。多数患者有角膜接触镜、角膜矫形镜佩戴史,合并单纯疱疹病毒性角膜炎的较多。

【临床表现】

1.多为单眼发病,双眼罕见。

2.有眼部剧痛、眼红、异物感、畏光、流泪和视力减退等症状。

3.角膜损害多样化,包括上皮混浊、树枝状、地图状角膜溃疡、角膜基质水肿,放射状混浊的角膜神经炎,基质内可发生脓肿。

4.可发生角膜上皮反复性剥脱、角膜后沉着物和角膜后弹力层皱褶等改变。

5.病情严重者可以发生穿孔或蔓延至巩膜。

【诊断】

1.根据角膜接触镜或角膜塑形镜配戴史,病程缓慢、持久,角膜神经放射状浸润,应怀疑为本病。

2.实验室检查是本病确诊的关键。根据情况可做角膜病灶刮片或培养查包囊和滋养体;也可试行PCR检测。共聚焦显微镜检查有助于该病的活体诊断,镜下可发现角膜内有反光性的卵圆形包囊。

【治疗原则】

1.早期清创。

2.滴用抗棘阿米巴原虫的药物,如0.1%羟乙磺酸丙氧苯、0.2%氯己定、0.2%替硝唑、0.5%酮康唑、0.5%咪康唑等;疗程应在4个月以上。

3.角膜即将穿孔者和炎症完全控制、残留角膜瘢痕而影响视力者,应行穿透性角膜移植。

【治疗目标】

控制炎症。尽量减少角膜混浊等并发症。

（周　华）

第六节　角膜基质炎

【概述】

角膜基质深层的非化脓性炎症。

【病因】

最常见的病因是先天性梅毒、结核、带状疱疹、单纯疱疹等也可致病。

【临床表现】

1.先天性梅毒性　初期为单眼,常累及双眼。眼痛、畏光、流泪伴有视力障碍。角膜基质深层可见密集的细胞浸润,角膜增厚、后弹力层皱褶,呈毛玻璃样。角膜板层间可见红色毛刷样的新生血管,待炎症消退,水肿消失后,萎缩的血管在基质内呈灰白色细丝样物,称为幻影血管。常并发虹膜睫状体炎,少数病例可遗留瘢痕。先天性梅毒常合并马鞍鼻、口角皲裂、马刀胫骨等其他体征。

2.后天性梅毒性　少见,多单眼发病,炎症反应相对较轻,常累及角膜某一象限,并伴有前葡萄膜炎。

3.结核性　少见,多单眼受累,常累及角膜某一部分,角膜基质中层及深层可见灰黄色结节状或斑块样浸润灶,可有新生血管长入。病程较长,可反复发作,可遗留角膜瘢痕。

4.其他　Cogan 综合征(除角膜基质炎外,还并发眩晕、耳鸣、听力丧失)、水痘-带状疱疹病毒、EB 病毒、风疹等。各自有其特征性临床表现。

【诊断】

典型的临床表现以及相应的实验室检查(如梅毒血清学检查,结核菌素试验等)可作出诊断。

【鉴别诊断】

1.角膜挫伤　明确的外伤史,因角膜内皮及后弹力层受损而导致基质层水肿,混浊。

2.蚕蚀性角膜溃疡　眼痛剧烈、刺激症状严重,具有特征性的潜掘状的浸润缘。

【治疗】

1.全身药物治疗　针对病因进行抗梅毒或抗结核治疗。

2.眼部局部治疗　并发虹膜睫状体炎时,1%阿托品散瞳。局部滴用糖皮质激素能够减轻角膜炎症,为防止病情反复,需持续使用。

3.自觉强烈畏光者可戴深色眼镜。

4.角膜移植　造成严重视力障碍的角膜瘢痕者可施行角膜移植。

（周　华）

第七节　神经麻痹性角膜炎

【概述】

三叉神经受外伤、炎症等破坏时,角膜因失去神经支配而致敏感性下降和营养障碍,防御能力下降,因而角膜上皮干燥,容易受损。

【临床表现】

角膜敏感性降低,症状轻,眼红、分泌物多,视力下降等。浅层角膜点状上皮荧光素着染,片状上皮缺损,甚至存在大片的上皮缺失区。如继发感染,可发展为化脓性角膜炎,易角膜穿孔。

【诊断】

三叉神经麻痹史结合临床表现可以诊断。

【鉴别诊断】

暴露性角膜炎:失去眼睑保护而致角膜上皮剥脱,继发感染。眼部刺激症状明显,角膜敏感性正常。

【治疗】

1.保持眼表湿润　人工泪液点眼。

2.预防感染　抗生素眼液点眼。

3.促进病灶愈合　可包扎患眼,或者佩戴软性角膜接触镜。

4.手术　治疗无效时,可施行睑缘缝合术来保护角膜。

5.治疗造成三叉神经损伤的原发病。

(周　华)

第八节　暴露性角膜炎

【概述】

失去眼睑保护的角膜暴露在空气中,因而角膜干燥、上皮剥脱,继而感染引起的角膜炎症。

【病因】

1.局部因素　眼睑缺损、眼睑外翻、眼球突出、眼睑闭合不全等。

2.其他因素　昏迷、面神经麻痹等。

【临床表现】

眼部异物感,烧灼感,眼红,眼部刺激症状明显。多位于角膜下 1/3 的区域。暴露部位的结膜充血、肥厚,角膜上皮干燥、粗糙,初期点状上皮糜烂,继而形成大片的上皮缺损,甚至新生血管。可形成化脓性角膜溃疡。

【诊断】

明确的暴露因素结合临床表现可以诊断。

【鉴别诊断】

神经麻痹性角膜炎:三叉神经受破坏致角膜上皮缺损,主要鉴别要点在于角膜敏感性是否降低,暴露性角膜炎的角膜敏感性正常。

【治疗】

1.消除暴露因素　如眼睑缺损修补术、眼睑植皮术、睑缘缝合术等,恢复闭睑功能。

2.保护角膜,维持其湿润　人工湿房保护角膜,夜间涂抗生素眼膏预防感染,使用人工泪液点眼等。

(周　华)

第九节　蚕蚀性角膜溃疡

【概述】

具有慢性、自发性、进行性、边缘性等特点,成年人多发。

【病因】

病因不清。可能因素是外伤、手术、感染等诱发机体免疫反应。多数学者认为可能是一种自身免疫性疾病。

【临床表现】

眼痛剧烈,刺激症状严重,视力障碍。初期角膜周边部浅层基质浸润,继而角膜上皮缺损,形成边缘性角膜基质溃疡。进而沿周边发展,并且向中央部蔓延,可形成潜掘状的浸润缘。可导致角膜瘢痕化。

【诊断】

结合典型的临床表现,排除类风湿关节炎、Wegener 肉芽肿等可引起周边部角膜溃疡的疾病,可作出诊断。

【鉴别诊断】

边缘性角膜变性:角膜的全周边缘的扩张变薄。变薄区域可见浅层新生血管,一般无畏光、疼痛。

【治疗】

糖皮质激素眼液点眼;胶原酶抑制药:如 2% 半胱氨酸眼液;免疫抑制药:环孢素或他克莫司(FK-506)眼液点眼;防止感染:应用抗生素眼液和眼膏,补充维生素类;手术:可根据病情采取不同的术式治疗。

(周　华)

第十节　浅层点状角膜炎

一、浅层点状角膜炎

【概述】

为病因不明的角膜上皮病变,其发病与感染无关。

【临床表现】

轻微视力下降,畏光,可有异物感。角膜上皮层和前弹力层或浅层实质可见细点状上皮缺损,或呈粗糙的灰色斑点,或呈条状、蜂窝样、树枝样排列。好发于角膜中央或视轴区,病程较长,有自愈倾向,易复发。

【诊断】

根据典型的临床表现可以诊断。

【鉴别诊断】

1.流行性角结膜炎　由腺病毒引起,常伴有耳前淋巴结肿大及压痛等全身表现为,强传染性的接触性传染病。

2.Thygeson浅层点状角膜炎 混浊病灶由灰白色颗粒聚集而成,形成圆形或椭圆形的混浊,恢复后不遗留瘢痕。

【治疗】

急性期可短期应用低浓度的糖皮质激素眼液;佩戴治疗性软性角膜接触镜;使用自家血清、透明质酸钠、生长因子等保护角膜以及促进上皮修复的药物。适当补充维生素。

二、Thygeson 浅层点状角膜炎

【概述】

病因不明,可能与病毒感染有关,病程可达数月和数年。

【临床表现】

角膜上皮可见由灰白色颗粒聚集而成,轻度隆起的圆形或椭圆形混浊。混浊病灶最常见位于瞳孔区。新旧病灶可交替出现,恢复后不遗留瘢痕。

【诊断】

根据典型的临床表现可以诊断。

【鉴别诊断】

1.浅层点状角膜炎 畏光,异物感,眼痛,刺激症状。浅层点状上皮缺损,严重时融合成片。

2.流行性角结膜炎 由腺病毒引起,常伴有耳前淋巴结肿大及压痛等全身表现,强传染性的接触性传染病。

【治疗】

同浅层点状角膜炎治疗。

(周　华)

第十一节　丝状角膜炎

【概述】

角膜表面出现丝状物,这些丝状物由变性的上皮和黏液组成。

【病因】

可由各种原因引起,如眼干燥综合征、复发性角膜上皮糜烂、神经营养性角膜病变、慢性大疱性角膜病变等均可引起丝状角膜炎。

【临床表现】

畏光、流泪、可有异物感。角膜表面可见一端与角膜上皮相连,另一端游离的卷曲丝状物,可以被推动。丝状物一旦脱落,可有断端附着处的角膜上皮缺损。

【诊断】

根据临床表现可以诊断。

【鉴别诊断】

复发性角膜上皮糜烂:晨起时反复发作性眼痛、畏光及流泪,局限性上皮粗糙、水肿或剥脱。无丝状物改变。

【治疗】

针对病因治疗;表麻后去除丝状物,包扎患眼12～24h;应用抗生素眼液和眼膏,预防感染;试用营养角膜上皮的药物,适当补充维生素;如有角膜上皮缺损,可应用软性角膜接触镜,并使用人工泪液滴眼。

(周 华)

第十二节 复发性角膜上皮糜烂

【概述】

角膜上皮反复发生脱落、缺损。

【病因】

角膜外伤史;角膜营养不良、神经麻痹性角膜炎、干眼症等;角膜屈光手术术后,角膜移植术后。

【临床表现】

反复发作的,常见于晨起时眼痛、畏光、流泪等刺激症状。局限性角膜上皮粗糙、脱落,可在发生后数小时内愈合。因而检查时可能无阳性体征。

【诊断】

典型的临床表现可以诊断。

【鉴别诊断】

各种类型角膜炎:细菌性、病毒性、真菌性角膜炎各有其特征性表现,而复发性角膜上皮糜烂的特征性反复发作史,典型的临床表现,易于鉴别。

【治疗】

1.包扎患眼。

2.抗生素眼液点眼和眼膏涂眼。

3.佩戴治疗性角膜接触镜。

4.无效可行准分子激光治疗。

(周 华)

第十三节 角膜变性

原发病多为眼部炎症性疾病,引起角膜组织退变及功能减退,与遗传无关。

一、角膜老年环

【概述】

周边部角膜基质内的类脂质沉着,而且多沉积于靠近前弹力层和后弹力层的部位。

【临床表现】

多见于老年人,双眼起病。初起时角膜上、下方混浊,最终发展成环形。此环约 1mm 宽,为白色,外侧界清晰,内侧界略模糊,与角膜缘之间可相隔正常的角膜。该环出现在青壮年时,为一种先天性异常,又称"青年环",此时不呈环形,而是病变局限于角膜缘的一部分。

【诊断】

根据临床表现可以诊断。

【鉴别诊断】

边缘性角膜变性:角膜的全周边缘的扩张变薄区域。变薄区域可见浅层新生血管。

【治疗】

无特殊治疗。

二、带状角膜病变

【概述】

多位于前弹力层的表浅角膜的钙化变性。

【病因】

多继发于眼部或全身系统性疾病。最常见于慢性葡萄膜炎、甲状旁腺功能亢进引起的高钙血症、慢性肾功能衰竭等。

【临床表现】

早期浑浊未累及瞳孔区时,可无症状。当影响到瞳孔区时,可有视力下降。初起时在角膜缘的前弹力层可见细点状灰白色钙质沉着,病灶外侧缘与角膜缘之间相隔透明的角膜,内侧缘向角膜中央发展,最后汇合成一条横贯整个角膜的带形混浊。可伴有上皮缺损和新生血管。

【诊断】

根据眼部或全身病史,及临床表现可以诊断。

【鉴别诊断】

中央部位的角膜斑翳:角膜外伤或者角膜炎恢复后留下的角膜瘢痕。

【治疗】

1.治疗原发病。轻者可滴用依地酸二钠眼液;重者可在表麻后刮除角膜上皮,使用 2.5% 的依地酸二钠液浸洗角膜来去除钙质。

2.佩戴经依地酸二钠液浸泡的接触镜和胶原盾。

3.角膜板层移植术或准分子激光治疗(PTK)。

三、边缘性角膜变性

【概述】

病因不明,与免疫性炎症有关。男性发病多于女性,多为双眼,可先后发病。常于青年期起病,进展慢,病程长。

【临床表现】

一般无畏光、疼痛。缓慢的视力下降。多见于鼻上象限的角膜边缘扩张变薄,部分病例角膜下方周边部也扩张变薄,随着时间延长逐渐发展,最后形成角膜的全周边缘的扩张变薄区域。变薄区域可见浅层新生血管。可引起不规则的近视散光,导致无法矫正的视力减退。

【诊断】

根据临床表现可以诊断。

【鉴别诊断】

1.蚕蚀性角膜溃疡　眼痛剧烈、刺激症状严重,角膜周边部浅层基质浸润并沿周边发展,并且向中央部蔓延,可形成潜掘状的浸润缘。

2.带状角膜变性　多位于前弹力层的表浅角膜的钙化变性,初起于角膜缘的前弹力层,向角膜中央发展,最后形成带状混浊。

【治疗】

手术为主。

1.早期验光配镜来提高视力。

2.进行性角膜变薄,有自发穿孔倾向者,可考虑行板层角膜移植术。

3.如已发生穿孔且范围较大,并伴有眼内容物脱出者,可考虑行部分穿透性角膜移植术。

四、大疱性角膜病变

【概述】

角膜内皮细胞严重损坏,导致其功能失代偿,继而角膜基质和上皮下持续水肿。

【病因】

1.常见为眼前节手术,特别是白内障摘除和人工晶状体置入可导致内皮损伤。

2.无晶状体眼的玻璃体疝接触内皮,单纯疱疹病毒感染,绝对期青光眼等都可导致内皮损伤。

3.角膜内皮营养不良的晚期也可引起该病。

【临床表现】

雾视、眼痛、流泪,睁眼困难。轻重不一的混合充血,角膜基质水肿变厚,气雾样上皮,或有大小不一的水泡。可伴有基质新生血管。

【诊断】

根据临床表现可以诊断。

【鉴别诊断】

角膜基质炎:一般全身有先天性梅毒,结核、带状疱疹等病史结合临床表现可以鉴别。

【治疗】

1.药物治疗　滴用高渗药和角膜营养药、上皮营养药、抗生素眼药。

2.手术治疗　视功能受影响大的患者,可考虑施行穿透性角膜移植术,或者深板层角膜内皮移植术。

(周　华)

第十四节　角膜营养不良

【概述】

为少见的、双眼性、遗传性的原发性疾病,具有组织病理学特征,病变发展缓慢或者处于静止。可据其遗传方式、解剖部位、组织病理学等有不同的分类。目前临床上最常用的是按解剖部位分类的方法,分为前部、基质部和后部角膜营养不良。以下介绍其中较常见的病种。

一、上皮基底膜营养不良

【概述】

最常见的前部角膜营养不良,又称地图-点状-指纹状营养不良。

【组织病理学】

基底膜变厚,上皮细胞异常,伴有内含细胞和细胞核碎屑的微小囊肿。

【临床表现】

女性多见,反复发作的眼痛、一过性的视物模糊,伴有刺激症状。角膜上皮层及基底膜内可有指纹状和地图状细小线条,灰白色斑片或者小点。可伴有反复的上皮剥脱。

【诊断】

根据病史结合特征性的病变形态,以及临床表现、组织病理学可以诊断。

【鉴别诊断】

浅层点状角膜炎:畏光,异物感,眼痛。角膜上皮层和前弹力层,或浅层实质可见细点状上皮缺损。

【治疗】

1.使用5%的氯化钠眼膏及眼液,人工泪液等。

2.局部应用抗生素眼膏及眼液预防感染。

3.当发生上皮剥脱时,配戴软性角膜接触镜,也可去除上皮后加压包扎患眼。

4.部分病例应用准分子激光去除糜烂的角膜上皮,效果较好。

二、颗粒状角膜营养不良

【概述】

常染色体显性遗传方式,属于基质部角膜营养不良。

【组织病理学】

角膜颗粒为玻璃样物质。

【临床表现】

10～20岁发病,视力下降,可有眼红、畏光。中央角膜前弹力层下灰白色点状混浊,可形成大小不一的,边界清晰的圆形或者不规则形状的团块,逐渐往实质深层发展。各个病灶之间相隔的角膜是透明的。

【诊断】

根据发病年龄、病史、角膜混浊形态以及组织病理学可以诊断。

【鉴别诊断】

Thygeson 浅层点状角膜炎：角膜上皮可见由灰白色颗粒聚集而成,轻度隆起的圆形或椭圆形混浊。新旧病灶可交替出现,恢复后不遗留瘢痕。

【治疗】

早期及中期无需治疗。明显的视力障碍时,可考虑施行角膜移植术或准分子激光角膜切削术(PTK),但术后仍可复发。

三、Fuch 角膜内皮营养不良

【概述】

典型的角膜后部营养不良,特征为内皮的进行性损害,最终失代偿。

【组织病理学】

后弹力层可见散在的局灶性增厚,继而形成凸向前房的小滴,其尖端的内皮细胞变薄,总数减少。

【临床表现】

多见于绝经期妇女。早期可无症状,后弹力层可见滴状赘疣,挤压内皮使之凸向前房,后弹力层弥漫增厚。当导致内皮功能失代偿时,可有虹视、雾视并视力下降。进展至大泡性角膜病变时,可有眼痛、畏光、流泪。

【诊断】

根据发病年龄、病史、特征性的角膜病变以及组织病理学可以诊断。

【鉴别诊断】

1.无晶状体或人工晶状体眼所致的大泡性角膜病变　白内障手术史,明显的眼部刺激症状,内皮失代偿,角膜基质水肿变厚,可见水泡。

2.虹膜角膜内皮综合征　多单眼发病,常见于青中年女性。角膜水肿,眼压升高,可有虹膜粘连、变薄,瞳孔异常等改变。

【治疗】

可试用角膜营养剂和生长因子。对于内皮功能失代偿者,同大泡性角膜病变治疗。

（周　华）

第十五节　　角膜软化症

【概述】

维生素 A 缺乏引起,婴幼儿多见,常因患有肺炎、麻疹等慢性病而没有及时补充维生素 A 而导致其缺乏所致。

【临床表现】

双眼发病,早期夜盲、泪液减少。结膜色泽污暗,位于睑裂区内外侧的结膜上可见典型的 Bitot 斑,表现为三角形的,其基底朝向角膜缘的泡沫状的上皮角化斑。上皮干燥、灰白色混浊,继而上皮剥脱,基质变薄坏死,如继发感染,可伴有前房积脓。可导致角膜坏死、穿孔,甚至眼内容物脱出的严重后果。还可导致全身黏膜上皮角化,如消化道、呼吸道的上皮角化。患儿可伴有咳嗽或者腹泻。

【诊断】

根据维生素 A 缺乏,夜盲,可伴有全身病史及临床表现可以诊断。

【鉴别诊断】

1.视网膜色素变性   夜盲,眼底改变有特征性的骨细胞样色素沉着。

2.干燥综合征   眼干,但无 Bitot 斑。

【治疗】

1.补充维生素 A:2.5 万～5 万 U 每日肌内注射,持续 7～10d。

2.补充维生素 B_1 或复合维生素。

3.局部应用鱼肝油滴剂一日 6 次点眼。

4.使用抗生素眼膏和眼液,防治感染。

5.积极治疗原发病,纠正营养不良。

(周　华)

第十六节　角膜先天性异常

一、圆锥角膜

【概述】

角膜圆锥样凸起,凸突起区域的基质变薄,是一种先天性发育异常。可伴有其他眼部异常,如先天性白内障、视网膜色素变性等。

【临床表现】

青春期左右双眼起病,视力下降。中央或旁中央区角膜圆锥样前突,基质变薄。深层基质皱褶增多,形成垂直性 Vogt 条纹。可见 Fleischer 环和 Munson 征,前者为圆锥底部的铁质沉着所形成,后者为眼球向下注视时,圆锥压迫下睑缘形成皱褶。后弹力层撕裂,发生了急性圆锥角膜时,角膜急性水肿,6～8 周消退,遗留瘢痕。

【诊断】

典型的病例易于诊断。不典型时,进行角膜地形图检查较为有效。其他辅助检查还有角膜曲率计、视网膜检影等。

【鉴别诊断】

1.边缘角膜变性   初起下周边部角膜变薄,最后形成角膜的全周边缘的扩张变薄区域,可见浅层新生血管长入。

2.球状角膜   少见,角膜球状向前突出,整个角膜变薄,家族遗传病,多见于男性。

【治疗】

1.验光配镜或配戴角膜接触镜。

2.角膜移植术:无法矫正视力,或者病情进展快者。急性圆锥角膜患者应延期手术。

二、大角膜

【概述】

角膜直径比正常大,而眼压、眼底及视功能无异常,为家族遗传病。

【临床表现】

男性多于女性,多为双眼发病。角膜横径>13mm,纵径>12mm,角膜透明,边界清晰。可合并其他异常,如虹膜异常,Marfans 综合征等。

【诊断】

家族遗传史,典型的临床表现可以诊断。

【鉴别诊断】

诊断时要与先天性青光眼相鉴别,后者眼压高、角膜扩大但混浊,角膜缘边界不清。

三、小角膜

【概述】

角膜直径较正常小,常伴有其他眼部异常,为家族遗传病。

【临床表现】

单眼或者双眼发病,角膜直径<10mm,角膜较扁平,曲率半径增大。可伴有浅前房,并发闭角型青光眼。常伴有先天性白内障、小眼球、虹膜缺损等其他先天异常。

【诊断】

家族遗传史,典型的临床表现可以诊断。

四、球形角膜

【概述】

多见于男性,双眼发病,家族遗传病。

【临床表现】

视力不佳,角膜球形扩大前凸,基质变薄,以近周边部明显。前房加深,可伴有巩膜变薄或突发的角膜水肿。角膜地形图检查表现为屈光力有所增加。

【诊断】

根据家族遗传史、临床表现以及角膜地形图检查可以诊断。

【鉴别诊断】

圆锥角膜:青春期左右双眼起病,角膜圆锥样前突,基质变薄。

(周　华)

第十七节　角膜肿瘤

一、角结膜皮样瘤

【概述】

由纤维和脂肪组织构成的肿物,源于胚胎性皮肤,为先天性异常,属迷芽瘤。

【临床表现】

出生时肿物即存在,多位于角巩膜的颞下方。肿物色如皮肤,边界清晰,其上可见毛发。可致角膜散光,视力障碍,中央部的病变可导致患眼弱视。可有 Goldenhar 综合征,还同时伴有上睑缺损、副耳等异常。

【诊断】

根据临床表现可以诊断。

【鉴别诊断】

角膜皮样囊肿:囊肿内含皮脂腺分泌物和过度角化的上皮细胞。多位于内侧角膜缘,为黄色边界清楚的隆起物。

【治疗】

手术治疗,可行肿物切除联合板层角巩膜移植术。术前及术后需验光配镜,造成弱视的应配合弱视治疗。

二、上皮内上皮瘤

【概述】

单眼起病,病程慢,属于上皮样良性肿瘤,亦称为角膜原位癌或者 Bowen 病。

【临床表现】

老年多见,多位于角结膜交界处,边界清晰,呈粉红色或白色的,微隆起的半透明或胶冻状新生物,其上可见松针样新生血管。

【诊断】

根据发病年龄,病史,临床表现可以诊断。组织病理学和活检可确定诊断。

【鉴别诊断】

角结膜鳞癌:中老年男性多见,常见于颞侧角膜缘,肿瘤呈宽基底的胶样隆起,血管丰富。活检组织病理学有助于鉴别诊断。

【治疗】

可行肿物切除联合板层角膜移植术。

三、角结膜鳞癌

【概述】

原发性上皮恶性肿瘤,但可由上皮内上皮瘤恶变而来。

【临床表现】

中老年男性多见,常见于颞侧角膜缘,肿瘤呈宽基底的胶样隆起,血管丰富。可在角膜面扁平生长,或向球结膜一侧生长,可向眼内蔓延,或侵及眼眶组织,还可向全身其他部位转移。如引起继发感染,可有脓性分泌物,淋巴结肿大压痛。

【诊断】

根据临床表现,肿瘤形态可以诊断。组织病理学检查可以确诊。

【鉴别诊断】

上皮内上皮瘤:多位于角结膜交界处,边界清晰,呈粉红色或白色的,微隆起的半透明或胶冻状新生物,其上可见松针样新生血管。组织病理学检查有助于鉴别诊断。

【治疗】

1.早期病变尚未突破前弹力层时,可行广泛的结膜及角膜板层切除。

2.如已侵及眼内或眼眶时,需行眼球摘出术或眶内容剜除术。

(周　华)

第十八节　角膜接触镜的相关并发症

【概述】

随着角膜接触镜的使用日益增多,随之也容易产生相应的并发症。大多数的并发症比较轻微,少数也可严重影响视力。

【并发症】

1.中毒性结膜炎　护理液的某些化学成分导致结膜充血,上皮糜烂或者点状上皮染色。

2.过敏反应　护理液的某些成分引起迟发变态反应,可引起结膜充血,上皮点状角膜炎和上皮下浸润。

3.巨乳头性结膜炎　常见于配戴软性角膜接触镜者。可见位于上睑结膜的,直径达 1mm 以上的巨大乳头状增生。

4.角膜上皮病变　中央部角膜上皮水肿,呈灰白色混浊。

5.角膜基质浸润　多位于周边部角膜的灰白色混浊。

6.角膜内皮病变　内皮细胞呈大小不一,失去原有的形态,而出现巨大细胞。大多为可逆的形态改变,停止戴镜后可恢复原有形态。

7.角膜新生血管　配戴软性角膜接触镜者,常见周边部角膜浅层的新生血管。如长期配戴可致基质深层的新生血管。

8.感染性角膜炎　此为较严重的并发症,危险因素包括配戴时间过长,夜间配戴等。最常见细菌性角膜溃疡,也可见真菌性角膜溃疡或棘阿米巴性角膜溃疡。

(周　华)

第十九节 角膜屈光手术并发症

【概述】

通过手术来改变角膜的屈光状态,从而使屈光不正得到矫正,为角膜屈光手术。可出现手术并发症,可影响视力,甚至致盲。

【各种术式的主要并发症】

1.放射状角膜切开(RK) 角膜穿孔、术后过矫或欠矫、切口延迟愈合、外伤后切口裂开、角膜内皮炎、角膜内皮丢失。

2.表面角膜镜片术 移植后的角膜组织镜片上皮不愈合,角膜前弹力层与角膜镜片之间有上皮长入,角膜组织镜片感染。

3.角膜散光矫正术 分为角膜松解切开术和角膜楔形切除术。前者的主要并发症为术后一过性的角膜基质水肿,后者的主要并发症为拆除缝线之后的散光矫正效果回退。

4.准分子激光屈光性角膜削切术(PRK) 角膜雾状混浊、屈光矫治效果回退、角膜知觉下降、过矫或欠矫、夜晚眩光和光晕、糖皮质激素性青光眼。

5.准分子激光原位角膜磨镶术(Lasik) 感染、过矫或欠矫、角膜瓣移位、角膜瓣丢失、角膜上皮植入、角膜上皮内生、医源性圆锥角膜、糖皮质激素性高眼压。

(周 华)

第八章　巩膜疾病

巩膜构成眼球壁的最外层纤维膜的后 5/6,是致密、质地坚韧、瓷白色不透明的结缔组织,外面前部以眼球筋膜和球结膜覆盖,前面与角膜相接,相接处三层紧密粘连。内层邻接脉络膜,之间有一潜在腔隙,称脉络膜上腔。后部视神经穿出眼球处巩膜的外 2/3 与视神经周围的硬脑膜和蛛网膜融合,内 1/3 向视神经中央扩展形成薄板筛孔样,称筛板。

巩膜的厚度在后极最厚,约 1mm,向前逐渐变薄,赤道部为 0.6mm,直肌附着处最薄,约为 0.3mm,再向前又逐渐加厚,角巩膜缘厚度为 0.8mm。

巩膜组织学上分为表层、实质层和棕黑层三层。表层较疏松,含有相对丰富的血管和神经纤维,因此容易发生炎症而疼痛症状明显。实质层较致密,血管非常少。棕黑层很薄,含有一薄层不规则的黑色素细胞,而使巩膜内层呈黑色的外观。

第一节　表层巩膜炎

【概述】

表层巩膜炎是指巩膜的表层组织发生的炎症,多发生在赤道前至角膜之间的表层巩膜。病因多不清,可以是自身免疫性、结缔组织病的眼部表现,如类风湿性关节炎、系统性红斑狼疮、结节性多动脉炎等,或是感染所致,如结核等。表现为局限或弥漫的单纯表层巩膜炎,或是结节性表层巩膜炎。

【症状】

1.单纯性表层巩膜炎　好发于青年女性,可周期性发病。眼球疼痛,不同程度的眼刺激症状。

2.结节性表层巩膜炎　较常见,疼痛更明显。

【体征】

1.单纯性表层巩膜炎　巩膜表层及其相应部位的表面球结膜充血、水肿,可呈紫红色,局部触痛。

2.结节性表层巩膜炎　可在巩膜表面见到粉红或紫红色的局限充血和微隆起的结节,单个或多个,触痛明显。

【辅助诊断】

依据临床表现很容易诊断,可利用实验室检查进行免疫学检查,帮助查找全身病因和伴随病。

【治疗】

表层巩膜炎可自愈,轻症不需要治疗。较重者主要以局部治疗为主,局部滴用糖皮质激素,如 0.5% 的醋酸泼尼松龙或 0.1% 的地塞米松滴眼液,并可口服非甾体类抗炎药,如吲哚美辛等。

部分患者可以同时合并前葡萄膜炎,治疗上需要加用热敷和散瞳。

积极治疗全身病。

【自然病程和预后】

表层巩膜炎可自愈,但有周期性发作的可能,预后较好。

(侯爱萍)

第二节　巩膜炎

【概述】

巩膜炎是巩膜深层组织的炎症,较表层巩膜炎少见,但症状较重,有明显的眼痛、视力下降。可分为前巩膜炎和后巩膜炎。前巩膜炎发生于赤道部前,约占巩膜炎的95%,而后巩膜炎发生于赤道后部及视神经周围。前、后巩膜炎各又分为弥漫性、结节性和坏死性三种。

巩膜炎的病因与表层巩膜炎相似,可以是自身免疫性疾病,或是与全身结缔组织病相关。

【症状】

1.眼痛较严重,可有眼眶疼痛,并向头部放射,呈钝痛,眼球运动时眼痛加重,夜间较白天明显,影响睡眠和日常生活。眼痛的剧烈程度与炎症的严重程度相关,最严重者为坏死性巩膜炎,眼痛严重。

2.前巩膜炎常有眼球充血和压痛,伴有畏光、流泪。坏死性前巩膜炎中的穿孔性巩膜软化可以是无痛性的。

3.后巩膜炎可有视力下降,典型的眼痛。可因病变是局限、弥漫性的,及严重程度而不同。伴有前巩膜炎者可同时伴有前巩膜炎的症状。

【体征】

1.前巩膜炎

(1)弥漫性前巩膜炎:结膜充血,深层血管丛扩张,可以局限于巩膜一个象限或是整个前部巩膜。前部巩膜水肿。如有角膜受累,可有角膜浸润、变薄、角膜穿孔等基质性角膜炎表现。

(2)结节性前巩膜炎:深层巩膜有局限暗红色肿胀区,呈结节状,不能推动,有压痛。结节可单发或多发。可围绕角膜缘呈堤状隆起,形成环形巩膜炎。病变浸润可呈舌形向角膜进展,角膜混浊呈瓷白色,称硬化性角膜炎。

(3)坏死性前巩膜炎:巩膜浅层闭塞性血管炎,可见毛细血管无灌注,呈现无血管区。巩膜受累区域缺血坏死,可以是局限或广泛的巩膜坏死。巩膜可菲薄,暴露其下的脉络膜。

穿孔性巩膜软化是一种非常少见的坏死性前巩膜炎类型,可以没有急性炎症的表现,在赤道前方巩膜上出现黄色或灰色斑,逐渐巩膜呈腐肉样坏死,坏死组织脱落后巩膜消失穿孔。

2.后巩膜炎　可以完全没有充血,有时后部巩膜非常仔细可看到炎症表现。伴有前巩膜炎者眼可有充血。后节可表现正常,或是伴有不同的体征,如脉络膜视网膜结节、浆液性视网膜脱离、视盘水肿、伴或不伴有棉絮斑。严重的浆液性视网膜脱离前房变浅,由于葡萄膜渗出致睫状体旋转造成继发性青光眼。

所有的巩膜炎都可以伴有不同程度的葡萄膜炎。

【辅助诊断】

1.实验室诊断　依据临床表现很容易诊断,可利用实验室检查进行免疫学检查,帮助查找全身病因和伴随病。

2.影像诊断

(1)坏死性巩膜炎:B超检查对坏死性巩膜炎了解眼球壁破坏的情况有帮助。前节荧光素血管造影对坏死性巩膜炎的血管闭塞诊断有帮助,但临床应用较少。

(2)后巩膜炎:B超检查眼球后壁增厚(常大于2mm)可明确诊断。MRI可以检查显示后巩膜炎的弥漫或结节改变。

【鉴别诊断】

后巩膜炎多伴有葡萄膜炎,需与单纯性葡萄膜炎鉴别,后者巩膜不受累,没有巩膜增厚或结节表现。

【治疗】

治疗的目的主要在于控制炎症,缓解疼痛,防止可能的并发症,减少眼部损害,治疗引起巩膜炎的病因。

1.药物治疗

(1)环氧酶抑制剂:非坏死性巩膜炎常对全身应用非激素性抗炎药物反应良好。可用选择性或非选择性环氧酶抑制剂(如布洛芬等)治疗。

(2)糖皮质激素:对环氧酶抑制剂反应不好的巩膜炎、后巩膜炎、坏死性巩膜炎可用糖皮质激素治疗。糖皮质激素可全身应用或局部包括结膜下注射应用,但结膜下注射不常用。全身应用开始剂量为1mg/(kg·d),每周减量20~25mg,至40mg/d后,根据病情进行个性化减量。如果病情在糖皮质激素>7.5~10mg/d时仍反复则可以加用免疫调节剂,包括环孢素、吗替麦考吩酯、氨甲蝶呤和抗肿瘤坏死因子等。

2.手术治疗　手术不是常规治疗手段,只有巩膜炎需要鉴别除外肿瘤或怀疑感染时,需行浅层或表层巩膜诊断性活检。有眼球穿孔时需要行组织修补。

有些并发症如白内障、青光眼需要手术治疗。白内障手术很安全,常选用角膜切口超声乳化白内障手术,避免巩膜损伤,并保留完整的结膜血管网。

【自然病程和预后】

坏死性巩膜炎破坏性严重,常引起广泛的角膜、睫状体、小梁网受累,致角膜炎、前葡萄膜炎、眼压升高,从1m导致葡萄肿形成。常双眼患病,预后极差。

后巩膜炎约30%有视力损害,继发黄斑改变或视神经萎缩、视网膜色素上皮改变、黄斑水肿、视网膜前膜、白内障、视网膜脱离。

(侯爱萍)

第三节　巩膜色调先天异常

一、蓝色巩膜

【概述】

正常巩膜为瓷白色不透明组织,蓝色巩膜是指巩膜变薄或其胶原纤维结构改变致通过巩膜可透见其下的葡萄膜组织,而使巩膜呈现均匀的蓝色外观。蓝色巩膜较罕见,为先天性常染色体显性遗传,常伴有全身其他结缔组织发育异常。如蓝巩膜-骨脆综合征(Vander Hoeve综合征),其三主征为蓝色巩膜、耳聋及骨脆病。Ehlers-Danlos综合征和变形性成骨不全症(Paget's病)等也可有蓝色巩膜表现。

【鉴别诊断】

正常初生儿巩膜发育不成熟较薄,有时也呈淡蓝色,应与本病鉴别。只有在生后三年巩膜仍持续为蓝色时始为本病。

二、巩膜黑变病

巩膜黑变病一般在巩膜前部距角膜缘 3.5mm 前睫状血管穿过处，见紫灰色或蓝灰色境界清楚的不规则无隆起的花瓣状着色斑块。常为单眼，仅 10％为双眼。同侧眼虹膜、眼底的色调也较暗，此乃葡萄膜色素过剩所致。视网膜多无异常。偶见同侧眼睑颜面部褐蓝痣，色素聚集小梁网可继发青光眼，及合并同侧脉络膜黑色素瘤者。因此应注意观察眼压及眼底。

（侯爱萍）

第四节　巩膜扩张和巩膜葡萄肿

一、巩膜扩张

由于先天或病理性改变致巩膜薄弱，在眼压升高或者正常眼压作用下巩膜向外扩张或膨出，如果只有巩膜扩张而不包括葡萄膜称为巩膜扩张。

二、巩膜葡萄肿

如果葡萄膜组织随同巩膜一起向外扩张膨出，呈类似紫黑色葡萄外观，即为巩膜葡萄肿。

巩膜葡萄肿根据膨出的范围分为部分巩膜葡萄肿和全巩膜葡萄肿。

部分巩膜葡萄肿中依解剖部位分成前巩膜葡萄肿、赤道部葡萄肿、后部葡萄肿。

1.前巩膜葡萄肿　在赤道前部，可以单独或融合形成环形。分睫状体葡萄肿和间插葡萄肿两型。前者发生在睫状体区域，前睫状动脉位于其前方；后者发生在角膜后弹力层终止处到巩膜突之间，前睫状动脉位于其后。多见于巩膜炎、巩膜损害和慢性青光眼。

2.赤道部葡萄肿　发生在涡状静脉穿出巩膜处，多见于绝对期青光眼。

3.后巩膜葡萄肿　常见于视神经周围及后极部。约 15％高度近视眼可产生，此所谓真性，或称原发性后巩膜葡萄肿。

全巩膜葡萄肿是指眼球全部扩张变大，胚眼或生后组织尚未发育完全时，由于进行性眼压增高，整个巩膜包括角膜可以全面扩张。多见于先天性青光眼（水眼）及后天性婴儿青光眼（牛眼）。

（侯爱萍）

第九章　葡萄膜疾病

葡萄膜又称色素膜、血管膜,包括虹膜、睫状体及脉络膜。葡萄膜富于色素和血管,且血流缓慢,各种致病微生物容易停留其中,许多全身病也可通过血流影响葡萄膜使其致病。近年来研究发现,葡萄膜参与了许多免疫反应,葡萄膜组织既可能是抗原也可能是靶细胞。因此葡萄膜病在眼病中占有重要的位置,炎症为最多见。

第一节　前葡萄膜炎

按照解剖部位划分,前葡萄膜炎包括虹膜炎、前部睫状体炎、虹膜睫状体炎。

一、急性眼前段非肉芽肿性虹膜炎和虹膜睫状体炎

(一)HLA-B27 相关性葡萄膜炎

【概述】

近年来发现 HLA-B27 阳性的急性前葡萄膜炎(AAU)患者约有 50%～75.2%伴有强直性脊柱炎、Reiter 综合征、银屑病关节病变或炎症性肠病等,已形成一组独特的葡萄膜炎,称为 HLA-B27 相关性前葡萄膜炎(简称 B27＋AAU),是临床上常见的一种致盲性眼病。B27＋AAU 占 AAU 的 15%～60%。在美国年发病率约为 12～16/10 万,特点为病因复杂、病程长、易反复发作等。该病男性多于女性,主要特点为急性单侧非肉芽肿性虹膜睫状体炎,表现有起病急、前房反应重、单眼或双眼交替发作、病程短(4～12 周)、易复发、并发症重、可引起严重视力损害和常伴有脊柱关节病变。

【症状】

眼痛、眼红、视物模糊和畏光。

【体征】

角膜后沉着物(KP)细小、灰白色,前房内浮游细胞和房水闪辉重,有大量纤维素性渗出,可引起虹膜后粘连和瞳孔阻滞,偶可见到前房积脓或自发性前房积血。由于睫状体炎症使房水分泌减少,眼压常偏低。若炎性细胞或纤维渗出阻塞小梁网时也可使眼压升高。慢性复发性患者常并发白内障或继发青光眼。B27＋AAU 患者常并发眼后节病变。主要表现有弥漫性玻璃体混浊(炎症)、睫状体扁平部渗出、黄斑囊样水肿、视乳头炎、视网膜血管炎或视网膜表层膜等。常为单眼起病或双眼交替发病,症状重于常见的特发性 AAU,复发率较高。

【辅助诊断】

1.实验室诊断　实验室诊断 HLA-B27 抗原检查将有助于对 AAU 患者进行临床分型、判断预后和提

示可能伴有全身脊柱关节病变。

2.影像诊断　X线检查有无骶髂关节炎。

【诊断与鉴别诊断】

Rothova 等提出 B27＋AAU 的 6 项诊断标准：

(1)单侧急性 AAU。

(2)前房纤维渗出或细胞 3＋级。

(3)无羊脂状角膜后沉着物。

(4)有 AAU 病史。

(5)发病年龄小于 40 岁。

(6)伴发脊柱关节病变。

具备其中 5 项即可确诊。诊断时,应采集详细病史及家族史资料,询问患者有无后背痛、关节炎、腹痛、尿道炎或皮肤红斑,仔细进行眼部和全身体检。X线检查有无骶髂关节炎,血清学检查有无人类免疫缺陷病毒、莱姆病或梅毒感染。

【治疗】

糖皮质激素是治疗 B27＋AAU 的主要药物,急性期局部常用 1％醋酸泼尼松龙点眼,每 1～2 小时 1次,根据炎症消退情况进行减量,2～3 周可明显控制炎症。对于不伴全身病变的患者,建议使用赤道前球筋膜囊下注射曲安奈德 8.0mg 进行治疗,一般 5 天的时间即可控制活动性炎症反应至不明显的程度。加用散瞳剂点眼活动瞳孔,缓解因睫状肌痉挛引起的不适、预防或撕开虹膜后粘连,推荐方案为复方托吡卡胺滴眼液每 5 分钟一次,连续 4 次为一组,每日两组。对于重症顽固性患者、眼后节受累者或伴发全身病者,常需用口服或静脉给予糖皮质激素,口服量为泼尼松 1mg/(kg·d),病情好转后酌减。对于视力有明显损害者、糖皮质激素治疗不敏感者或不能耐受者、伴有 Reiter 综合征或强直性脊柱炎的 AAU 患者,需联合使用免疫抑制剂治疗;常用药物有硫唑嘌呤、环磷酰胺、苯丁酸氮芥、甲氨蝶呤和环孢霉素。环孢素常作为糖皮质激素的辅助用药,常用量为 2.5～5mg/(kg·d)。非甾体类抗炎药在预防复发或控制关节炎方面效果明显。

手术治疗:主要用于治疗并发症,如并发性白内障和继发性青光眼。

【随诊】

急性炎症期内尽量做到每周至少复查一次,需监测眼压。炎症转为慢性期后根据具体情况,每 2～6个月复查一次。

【自然病程和预后】

多数患者经局部滴眼/注射和口服糖皮质激素治疗后,预后较好。

【患者教育】

对于 B27＋AAU 者,应告知患者此病具有复发特性、可能的全身病变和潜在的眼部并发症。

(二)青光眼睫状体炎综合征

【概述】

青光眼睫状体炎综合征简称青睫综合征,由 Posner 和 Schlossman 于 1948 年首次报道,故义称Posner-Schlossman 综合征,约占葡萄膜炎患者的 4.1％。好发于 20～50 岁,多为单眼发病,少数可双眼,其特征为复发性轻度睫状体炎伴眼压升高,房角开放,用局部糖皮质激素疗效明显。由于此病发病机制尚不明确,近年来研究表明可能与炎症反应或房水中前列腺素升高有关。

【症状】

视力一般正常,部分患者可无自觉症状或仅有轻度不适、视物模糊或虹视。

【体征】

眼部常无充血或有轻度睫状充血,发作时可见到少量(初发时一般认为在 10 个以内)细小、散在、灰白色、圆形非色素性、羊脂状的角膜后沉着物,多位于角膜下方,数日后消失;眼压过高时可出现角膜水肿。眼压升高常与炎症程度或自觉症状不成比例。发作时房水闪辉及前房浮游细胞不明显,瞳孔轻度散大,对光反应正常或迟钝。从不发生虹膜后粘连或周边前粘连,可出现虹膜异色。发作早期眼底表现为神经纤维层缺损,但生理凹陷不扩大;反复发作后,神经纤维层缺失宽度扩大,视盘周围神经纤维层呈弥漫性变薄。

【辅助诊断】

1.实验室诊断 房角检查及房水流畅系数:发作时前房深,房角开放;房水流畅系数较低,但缓解期恢复正常,激发试验常为阴性。

2.影像诊断

(1)虹膜荧光血管造影:间歇期血管充盈与未受累眼无显著差异,发作期可出现不同程度的虹膜节段性缺血,发作后瞳孔缘血管荧光渗漏。

(2)视网膜电图检查:高眼压时短波长光刺激的视锥细胞反应敏感度下降。急性期 b 波选择性降低,缓解期 b 波恢复;说明在高眼压期间 S-cone 通路比长波长和中波长通路更容易损伤;眼压升高时,S-cone 通路受到抑制。不可逆的 b 波振幅降低提示患者尽管没有视野改变,已存在亚临床视网膜功能障碍。

(3)共焦激光断层扫描检查:Pederson 等报道仅有一例患者在缓解期出现视杯改变。Park 等发现眼压下降后视杯面积、视杯容积、杯盘比、视杯深度均有缓解,盘缘面积明显增加;所以有效控制眼压可保护视功能。Darchuk 等发现发作期间视盘形态和血流有明显改变,但多为一过性,发作过后可恢复正常。

【鉴别诊断】

1.原发性开角型青光眼 该病通常双眼眼压对称性升高,眼压多数达不到 40mmHg 水平,无角膜 KP,糖皮质激素点眼治疗无效。

2.Fuchs 综合征 两者有相似之处,在于均无或只有轻微的临床症状,炎症反应轻微,均可有虹膜异色(Fuchs 综合征更常见)。不同之处在于青睫综合征呈一过性发作,而 Fuchs 综合征呈慢性轻度炎症性表现,发作时青睫综合征的眼压明显高于 Fuchs 综合征。此外,Fuchs 综合征常合并白内障。

【治疗】

药物治疗:目的是降低眼压和控制炎症,鉴于有可能出现视盘和视野改变,故控制眼压至关重要。

1.抗炎治疗 糖皮质激素眼水点眼治疗为首选用药。参考治疗方案:1%醋酸泼尼松龙滴眼液或 0.1%地塞米松滴眼液频繁点眼,1~2 小时一次,连续两天后改为一天 6 次,根据眼压下降情况顺序减量,并赤道部球筋膜囊下注射曲安奈德 4mg。因该病不会出现睫状肌痉挛及虹膜后粘连,故不推荐使用睫状肌麻痹剂。

2.降眼压药物治疗 首选 β 受体阻断剂或拟肾上腺素药物局部治疗,如噻吗心安、肾上腺素、地匹福林等。当局部用药不能很好控制眼压时,可口服碳酸酐酶抑制剂;严重者可考虑使用高渗剂。一般不使用缩瞳剂。

手术治疗:如果眼压持续升高长达一个月,药物治疗无效,并出现青光眼改变时,需要抗青光眼手术,以保护视功能。

【随诊】

急性发作后用药治疗的前一周应每日复查眼压,及时根据眼压情况调整眼药使用。稳定期内可每 1~

2 年进行视野与视神经检查。

【自然病程和预后】

本病为自限性疾病,不经治疗,也可缓解。通常一眼反复发作,很少出现双眼同时发病者。每次发作持续数小时到数周,随着年龄的增加,发作次数逐渐减少。经适当治疗后,多数患者不留并发症,视力不受损,少数患者出现不可逆的视神经损害。常见并发症主要是持续高眼压引起的视神经和视野损害,这种损害可能与潜在伴有的开角型青光眼、眼部长期应用糖皮质激素或炎症反复发作有关。

【患者教育】

应告知患者此病易反复发作,眼压升高时应密切随访,缓解期应定期进行视野检查,有助于早期发现潜在的开角型青光眼。

(三)Behcet 病

【概述】

Behcet 病是一种累及多系统、多器官的慢性、复发性、全身性血管炎性疾病。临床上以口腔溃疡、生殖器溃疡、葡萄膜炎及皮肤结节性红斑为主要特征,又称为口-眼-生殖器综合征(贝赫切特综合征),并可累及关节、肺、中枢和胃肠系统及所有形态、管径的血管。由 Behcet 病引起的葡萄膜炎是我国常见葡萄膜炎中重要的致盲类型,葡萄膜炎的反复发作可以造成严重的视力障碍甚至失明。

【症状】

眼部多为双眼受累,可同时或先后发病,发病间隔时间一般不超过 5～6 年。症状包括眼痛、眼红、视物模糊和畏光流泪等常见葡萄膜炎表现,由于本病的眼后段受累者比例高,因此视力下降往往比较明显。

【体征】

本病常见表现如下:

(1)起病时常发生口腔阿弗他溃疡,是本病的必备症状,多见于颊黏膜、牙龈、口唇和舌,溃疡疼痛而表浅。

(2)皮肤表现包括结节红斑样改变、坏疽样脓皮病样病变、皮肤小血管炎、针刺反应等。

(3)患者常发生非侵蚀性炎症性对称性或非对称性寡关节炎,最常受累的是膝关节、腕关节、踝关节和肘关节。

(4)眼部表现多样,眼部检查可见睫状充血、尘状 KP、房水闪辉、前房炎症细胞(炎症时可见下方前房积脓)和玻璃体混浊(下方玻璃体内易出现雪球状混浊)。眼后段受累者在 80% 以上,本病引起的葡萄膜炎在眼后段最常见和最重要的表现是视网膜血管炎。病变往往从后极部小静脉分支开始,以后累及大的静脉分支和视网膜中央静脉,出现视网膜中央静脉闭塞。视网膜中央动脉受累往往引起视网膜梗死,导致局限性视网膜水肿,后期出现视网膜萎缩。如血管炎得不到有效遏制,往往导致血管完全闭塞,即血管完全变成白线,即"幻影血管"。

(5)可伴有胃肠道、神经系统、肺部、泌尿系统等受累引起的临床改变。

【辅助诊断】

1.实验室诊断　病情活动期可有红细胞沉降率(血沉)增快,C 反应蛋白升高,α_2 球蛋白值增高,白细胞轻度升高,抗 PPD 抗体则有约 40% 增高。HLA-B51 抗原与本病有较强的关联性,因此 HLA 配型有助于临床诊断,但是单纯的 HLA-B51 抗原阳性并不具有诊断意义。针刺反应是本病目前唯一的特异性较强的试验。

2.影像诊断

(1)胃肠道 X 线检查、内镜检查以证实消化道的基本病变。

（2）腰椎穿刺测脑内压可增高,脑脊液检查约 80% 有轻度白细胞增高。单核细胞、多核细胞各占一半,33%～65% 有蛋白的升高,葡萄糖多在正常范围。

（3）头颅 CT 对诊断有一定的帮助,脑磁共振检查对小病灶就更为灵敏。

（4）肺 X 线片、高分辨的 CT 或血管造影、同位素肺通气、灌注扫描等均有助于肺部病变的诊断。

（5）眼底荧光血管造影可发现早期眼损害。

【鉴别诊断】

1.Reiter 综合征　该病也可有眼结膜炎及葡萄膜炎、关节炎、皮肤黏膜病变,易与 Behcet 病相混淆,但该病阴部溃疡较白塞病更深,皮疹以蛎壳样、银屑病和皮肤角化病为主,系统损害轻,无针刺反应和静脉炎。

2.强直性脊柱炎　无口腔溃疡,常常 HLA-B27 阳性,严重或晚期者可出现脊柱强直,脊椎关节呈竹节样改变,可与白塞病区别。

【治疗】

对于有明显眼前段炎症者,局部糖皮质激素点眼是首选的治疗方法,前房纤维素性渗出、积脓对于糖皮质激素有很好的反应,但对于眼后段受累者,可考虑赤道部球筋膜囊下/玻璃体腔注射曲安奈德,并根据全身的器官受累情况给予免疫抑制。全身使用糖皮质激素和免疫抑制剂的方案在不同地域、不同医师之间差异很大,给出一种常用的用药方案供参考使用:环孢霉素口服每日用量 3～5mg/kg,联合泼尼松口服每日用量 0.3～0.5mg/kg,用药期间应注意肾功能,每月检查一次血肌酐水平。需要注意的是,Behcet 病葡萄膜炎不宜长期大剂量使用糖皮质激素全身治疗。

【随诊】

随诊的频率应综合患者全身病变程度、范围以及免疫抑制剂的使用情况综合决定。

【自然病程和预后】

大多数患者病程多变,常出现复发和缓解交替。大多数患者最初有皮肤黏膜表现,确诊后几年内可出现眼和神经系统表现。发病年龄越早,视力预后越差。在眼受累的最初 5 年内,炎症往往反复发作,甚至每月发作 1 至数次,5 年后复发次数减少,8～10 年后绝大部分趋于静止状态。

【患者教育】

避免各种环境和情绪诱发因素,生活规律,适当休息和活动。

（四）晶状体相关性葡萄膜炎

【概述】

晶状体相关性葡萄膜炎(LAU)的共同主要特征是针对位于眼内持续释放或残留晶状体蛋白的炎症反应,常见诱因包括外伤、手术或先天性异常。

【症状】

严重病例常有眼痛、充血和明显的视力下降,轻症患者可无明显感觉。

【体征】

临床上典型的 LAU 可表现为 3 种类型:全葡萄膜炎或眼内炎、慢性眼前段炎症和双侧的慢性炎症。

（1）全葡萄膜炎或眼内炎:患者往往有近期白内障手术史或穿通性眼外伤病史,个别患者的炎症可在术后数个月才发生,手术中可能有晶状体物质进入玻璃体的病史。具有严重炎症的患者可有睫状充血或混合充血、前房中大量炎症细胞、显著的前房闪辉和纤维素样渗出,甚至出现前房积脓,有时可出现假性前房积脓(大量白细胞与晶状体物质混杂在一起),玻璃体可有炎症细胞和混浊,眼底不可视及。此类炎症虽然可累及眼后段,但通常主要位于眼前段。此种炎症不易与感染性眼内炎相区别,如无适当治疗,炎症将会迅速加重。

（2）慢性眼前段炎症：多表现为肉芽肿性炎症，出现羊脂状 KP、虹膜后粘连、前房闪辉和前房炎症细胞。局部使用糖皮质激素可以使炎症减轻，但只要残余晶状体物质不被吸收或不被清除，这种炎症即难以完全消失，如果没有给予正确的治疗，最终可能出现诸如虹膜新生血管和睫状膜形成之类的修复性反应。此种炎症与其他类型的前葡萄膜炎不易鉴别。

（3）双侧的慢性炎症：此种类型较为少见，表现为双侧的长期轻度的前葡萄膜炎，如出现 KP、轻度前房闪辉、少量前房炎症细胞等。

【辅助诊断】

1.实验室诊断

（1）前房穿刺检查房水细胞：在晶状体过敏性眼内炎的房水中，典型的细胞学检查表现为（沿着晶状体物质的）中性粒细胞增多为主，同时可见组织细胞，巨噬细胞，嗜酸性细胞。晶状体溶解性青光眼的房水中几乎均为含有吞噬晶状体皮质的巨噬细胞。

（2）通过眼内液细菌/真菌培养，以及细胞学检查可鉴别感染性眼内炎。

2.影像诊断 眼前段反应过重，影响眼底观察时，需进行眼部 B 型超声检查，判断玻璃体腔内是否有残存的晶状体碎片。

【诊断与鉴别诊断】

葡萄膜炎易于诊断，但要确定出晶状体相关的葡萄膜炎有时较为困难。虽然眼球穿透伤、白内障手术史对诊断有一定帮助，但确定诊断往往需要进行组织学检查。主要与以下两种疾病鉴别：

1.眼球穿透伤后或白内障术后眼内炎（迟发型） 发生于白内障术后或眼球穿透伤后数周或数月，症状较轻，可有眼红、眼痛、畏光、流泪、视力下降等，可出现羊脂状 KP、前房闪辉和前房炎症细胞，鉴别的要点为迟发型术（伤）后眼内炎可出现人工晶状体表面肉芽肿性沉积物晶状体囊袋内奶油色斑甚至囊袋内积脓，组织学检查和眼内标本培养可确定诊断。

2.交感性眼炎 发生于各种眼球穿透伤和内眼术后，双眼常同时发病或间隔时间短，主要表现为全葡萄膜炎，也可表现为后葡萄膜炎或前葡萄膜炎，可引起脉络膜增厚、浆液性视网膜脱离，病程长者可出现 Dalen-Fuchs 结节、晚霞状眼底改变，玻璃体和房水中的细胞主要为淋巴细胞，根据上述特点一般可以将它们区别开来。

【治疗】

1.药物治疗 如果晶状体已大部分摘除可保守对症治疗，按一般葡萄膜炎治疗，使用糖皮质激素眼水点眼。

2.手术治疗 为预防成熟的白内障应及时摘除，以免后患，提高手术技术尽力不遗留晶状体皮质。一旦确诊为晶状体诱发性葡萄膜炎尽早摘除白内障或残留皮质。

【随诊】

根据眼内炎症反应严重程度、眼压以及手术后眼部情况决定随诊频率。

【自然病程和预后】

对于存在明显眼内炎性反应的 LAU，建议积极处理，不可一味姑息地采用抗炎药物压制眼内炎性反应，如果延误时间超过 3 个月，即使手术成功清理残留的晶状体蛋白，也会造成永久性的视力损伤。

【患者教育】

部分眼外伤患者晶状体损伤比较隐匿，瞳孔区仍保持透明，不希望接受手术，但一旦明确眼内炎症反应是由于晶状体蛋白泄漏引起，应教育患者及时接受晶状体摘除手术。

（五）单纯疱疹病毒相关性葡萄膜炎

【概述】

单纯疱疹性葡萄膜炎是单纯疱疹病毒（HSV）侵入机体后通过直接侵犯或诱发的免疫应答而引起葡萄膜炎，临床上可表现为前葡萄膜炎，后葡萄膜炎的主要表现为视网膜血管炎或坏死性视网膜炎，前葡萄膜炎可伴有或不伴有角膜炎。

【症状】

皮肤刺痛或灼热感，畏光、流泪、视物模糊。

【体征】

妊娠早期感染 HSV 在眼部最典型的病变为视网膜的萎缩病灶和"椒盐样"眼底病变。感染 HSV 的新生儿几乎均为双眼受累，眼部表现通常出现于生后 2～14 天。最常见的眼部表现是结膜炎，其次为角膜炎，出现上皮弥漫或大范围损害，再次为视网膜脉络膜炎，表现为从后极部到赤道部的黄白色渗出斑，伴有不同程度的视网膜血管周围炎、玻璃体炎症反应，有些出现深层或浅层的视网膜出血。对于儿童和成年人，感染 HSV 在眼部主要引起角膜炎和前葡萄膜炎，角膜炎的具体表现可以有树枝状和地图状角膜炎（上皮损害）、以及 KP、前房闪辉和浮游细胞等前房反应；也可以是角膜基质盘状水肿而上皮完整（角膜基质炎）；或者是局部角膜上皮水肿（角膜内皮炎）。除了 KP、前房闪辉和浮游细胞，前葡萄膜炎可出现虹膜局限性后粘连、色素脱失、萎缩，眼压升高（小梁网炎）。

【辅助诊断】

实验室诊断：

（1）血清抗体检测：对确定原发性单纯疱疹病毒感染有一定的价值，也有助于与其他病毒感染所致者相鉴别，但对复发性疾病的诊断则价值不大，因为在复发时仅 5% 的患者出现血清抗单纯疱疹病毒抗体效价升高。

（2）从感染组织中分离培养出单纯疱疹病毒可以确定诊断，但对于本病，采用有创的方法获得组织标本相对困难。

（3）分子生物学技术：为单纯疱疹病毒性视网膜炎的诊断提供了新的手段。用少量玻璃体和房水标本即可进行 PCR 检查，但在我们的实际工作中，发现阳性率比较低。

【鉴别诊断】

1.带状疱疹病毒引起的前葡萄膜炎　HSV 或带状疱疹病毒引起前葡萄膜炎均可出现角膜炎、羊脂状 KP、虹膜萎缩和眼压升高等改变，但带状疱疹病毒引起者多有眼睑、额头皮肤带状疱疹改变，血清学抗体检测有助于两者的鉴别诊断。

2.EB 病毒引起的葡萄膜炎　EB 病毒可引起如发热、咽炎、淋巴结病、肝脾肿大等全身表现和前葡萄膜炎、玻璃体炎、脉络膜视网膜炎等，但特异性病毒壳体（VCA）IgM 可存在 2～6 个月，VCA IgG 在病毒激活时产生，并可持续终生，在疾病发作时可有短暂的 VCA IgA 升高，早期抗原的特异性抗体（IgG 和 IgA）在临床表现出现后 3～4 周达高峰，可以持续存在 3～6 个月，这些临床表现和实验室检查有助于区分两种疾病。

3.梅毒性角膜炎和葡萄膜炎　获得性梅毒主要引起单侧角膜基质炎，而先天性梅毒则主要引起双侧基质角膜炎，葡萄膜炎可表现为单侧或双侧受累，易发生于二期梅毒，可伴有二期梅毒的非特异性表现，如发热、不适、头痛、咽痛、关节痛、淋巴结肿大，特征性无痛性斑丘疹出现于躯干、四肢，迅速波及全身。

【治疗】

药物治疗：0.1% 阿昔洛韦滴眼液或更昔洛韦眼用凝胶局部点眼，每日 6～8 次。糖皮质激素眼水点眼需谨慎,对于角膜上皮完整的角膜基质炎,以及明显的前房反应,可以采用 1％醋酸泼尼松龙滴眼液或 0.1％地塞米松滴眼液点眼,每日 3～8 次,对于有树枝状或地图状角膜炎的患者,禁用糖皮质激素。建议使用睫状肌麻痹剂,如复方托吡卡胺滴眼液,每日 4～6 次,可以减轻角膜炎患者的睫状神经疼痛,以及预防瞳孔粘连。眼压升高者,如没有糖皮质激素点眼的禁忌,加用糖皮质激素眼水点眼可以很快降低眼压,但此种情况下,建议全身给予抗病毒药物使用,如口服阿昔洛韦片 10mg/kg,5 次/日,或者玻璃体腔内注射更昔洛韦 3.0mg,同时可联合应用给予 β 受体阻滞剂眼水,如 0.5％噻吗洛尔眼水点眼,每日 2 次,口服醋甲唑胺 500mg,每日 2 次。

【随诊】

根据眼部受累的部位以及眼内炎症反应严重程度、眼压等综合决定随诊频率。

【自然病程和预后】

单纯疱疹病毒性前葡萄膜炎虽然可复发,但经过积极治疗,多能恢复较好的视力。

【患者教育】

复发性的单纯疱疹病毒性前葡萄膜炎患者需注意生活规律、适度锻炼、增强体质。

(六)水痘带状疱疹病毒所致葡萄膜炎

【概述】

本病为水痘带状疱疹病毒侵犯三叉神经眼支所致,直接侵犯并有免疫因素,直接侵犯的原因是机体抵抗力下降时,水痘带状疱疹病毒被激活,沿感觉神经逆向传播至相应的组织进行破坏。此外,由于免疫复合物沉着于虹膜血管壁,引起闭塞性血管炎,使组织缺血,形成限局性虹膜萎缩。本病多发生于免疫功能低下的儿童或老年人。

【症状】

皮肤刺痛或灼热感,眼红眼痛,流泪。

【体征】

水痘带状疱疹病毒可以通过先天性感染和获得性感染两种途径致病。先天性感染是因为母体在孕期时发生感染,传播给胎儿。先天性感染主要引起神经系统和眼部病变,如大脑萎缩、小眼球、先天性白内障、视网膜脉络膜炎和视网膜脉络膜瘢痕等。约 80％的先天性水痘带状疱疹病毒感染患者眼底出现小的或大的孤立的视网膜脉络膜瘢痕,中间有白色隆起的纤维中心,周围存在不规则的色素尘状。获得性感染可以发生水痘流行时的儿童,也可以是抵抗力下降的成年人。前者出现时主要的眼外表现丰要为躯干、面部、四肢的红丘疹,而后转变为水疱并结痂;后者主要的眼外表现主要为同侧的额、面、眼睑部的疱疹,疼痛剧烈。眼部表现为结膜炎、角膜炎、虹膜睫状体炎和视网膜脉络膜炎。结膜炎表现为水肿和血管纹理模糊,可以出现滤泡和溃疡;角膜炎表现为盘状和树枝状角膜炎等;虹膜睫状体炎多发生于皮疹出现后的 1 周,一般炎症较轻微,可因小梁网炎继发高眼压,KP 表现为灰白细小或脂状,前房少量浮游细胞。多数患者在虹膜炎发生后 4～5 天出现瞳孔变形,发生 1 个月后出现虹膜萎缩,表现为虹膜实质层的扇形萎缩和脱色素。视网膜脉络膜炎表现为主要表现为周边视网膜的灰白坏死、视网膜动脉闭塞、玻璃体混浊和后期视网膜脱离的急性视网膜坏死综合征,也可以表现为局灶性、渗出性或多灶性的视网膜脉络膜炎。

【辅助诊断】

实验室诊断:

(1)取皮肤水疱内容物进行 Giemsa 染色的 Tzanck 试验,可发现多核巨细胞,对诊断本病有重要价值。

(2)对房水或玻璃体标本行聚合酶链反应(PCR)检测水痘带状疱疹病毒,可以帮助诊断,但对于临床表现不典型的患者,即使 PCR 检测发现水痘带状疱疹病毒,也不能凭此而做出确定诊断,因为我们实际检测的过程中,曾发现病理确诊为淋巴瘤和特发性黄斑前膜患者的眼内液,也有水痘带状疱疹病毒阳性条带的存在。

【鉴别诊断】

其他病毒引起的葡萄膜炎:水痘带状疱疹病毒引起的前葡萄膜炎往往可因为皮肤水疱的合并出现,半侧分布而辅助诊断,并不困难,但对于急性视网膜坏死综合征,只有依靠眼内液或视网膜标本的病原学检测才能完全与单纯疱疹病毒区分开。一般认为,老年人患急性视网膜坏死综合征中,水痘带状疱疹病毒感染的比例较高。

【治疗】

药物治疗:与上一节所提及单纯疱疹病毒相关性葡萄膜炎的药物治疗相仿,但往往预后更差,恢复期更长。如小梁网炎、虹膜睫状体炎、或脉络膜视网膜炎表现比较明显,可以考虑眼内注射抗病毒药物如更昔洛韦(0.4~4.5mg)或膦甲酸钠(1200~2400μg)。由于患者的疼痛比较明显,建议加强睫状肌麻痹剂的使用。对于视网膜坏死综合征的患者,需积极地给予抗病毒治疗,在糖皮质激素的使用上有争议。参考方案:阿昔洛韦 600mg 静脉输液,每天 5 次,每次输液时间维持在 2 小时以上(输液过速容易影响肾功能),共7~10 天,期间给予更昔洛韦 4.5mg 玻璃体腔注射 2~3 次,间隔 3 天;之后给予口服阿昔洛韦片 600mg,每天 5 次,共 3 周。

【随诊】

根据眼部受累的部位以及眼内炎症反应严重程度、眼压等综合决定随诊频率。

【自然病程和预后】

病变仅累及眼前段组织的患者,视力预后通常较好;累及眼后段组织的患者,视力预后可能较差,患者如有免疫功能缺陷,视网膜病灶往往非常广泛且严重。

【患者教育】

告知病程可能长达 1~2 个月,可以请皮肤科、疼痛科联合会诊治疗,综合提高治疗效果。告知视网膜坏死患者发生视网膜脱落的风险大,有需要玻璃体切割手术的可能。

二、慢性虹膜睫状体炎

(一)幼年特发性关节炎

【概述】

幼年特发性关节炎(JIA)是一种慢性疾病,以持续的关节炎为特征,典型的关节炎的表现是疼痛、肿胀和活动受限。症状出现的年龄小于 16 岁。

【症状】

关节痛,眼红眼痛,视力下降。

【体征】

1.全身和关节表现 JIA 分为几种不同的类型。其主要区别在于是否存在全身症状,如发热、皮疹、心包炎(全身型 JIA),以及受累关节的数量(少关节炎型和多关节炎型 JIA)。根据规定,不同类型的 JIA 是根据患病开始 6 个月的表现而定义的,所以,这些疾病的类型也叫发病的类型。

2.葡萄膜炎 少关节型最易伴发葡萄膜炎,发生率高达 20%~32%,多关节型患者中约 5%发生葡萄膜炎,全身型则发生葡萄膜炎的比例较少。葡萄膜炎多发生于关节炎之后 1~10 年,在个别患者葡萄膜炎可以作为最初表现。

(1)前葡萄膜炎:JIA 伴发的慢性前葡萄膜炎通常起病隐匿,患者可无任何自觉症状,也可能有轻微的眼红、不适。由于这些患者年龄较小,其感觉及表述能力尚不完善,所以一些患者的炎症在体检时或出现白瞳症或斜视时始被发现。眼部检查,通常无睫状充血,KP 为尘状或中等大小,位于下方角膜内皮,偶尔出现羊脂状 KP,少数患者可出现 Koeppe 结节。很少发生严重的前房反应。偶尔见到严重的前房反应,甚至出现前房积脓,但患者的症状轻微。由于前葡萄膜炎的反复发作或炎症的持续存在,常导致多种眼前段异常,如虹膜前粘连、虹膜后粘连、瞳孔闭锁、瞳孔膜闭、房角狭窄、房角关闭、虹膜新生血管及其出血所致的前房积血等。

(2)后葡萄膜炎:虽然前葡萄膜炎是 JIA 的一个常见眼部病变,但视网膜血管炎也并非罕见。典型的视网膜毛细血管炎,眼底检查可无明显异常,经荧光素眼底血管造影检查发现视网膜毛细血管广泛渗漏,有时可伴有黄斑囊样水肿。

可引起并发性白内障、带状角膜变性、继发性青光眼、睫状膜形成、低眼压、眼球萎缩等并发症。带状角膜变性、并发性白内障和前葡萄膜炎常常同时存在,被称为 JIA 及其伴发的葡萄膜炎的"三联症"。

【辅助诊断】

1.实验室诊断 JIA 及其伴发的葡萄膜炎无特异性实验室检查,但实验室检查可发现一些异常,特别是抗核抗体阳性对诊断具有一定帮助。实验室检查还可发现具有活动性炎症的系统型和多关节型患者往往有正常红细胞性或血红蛋白过少性贫血,通常呈中等度贫血。在活动性疾病的患者,尤其是在全身型患者,往往有白细胞升高,其中升高的主要为中性粒细胞。血小板增高与疾病活动性相关,其增高往往是疾病恶化的先兆。在急性期往往有血沉加快、C 反应蛋白增加、免疫球蛋白水平升高和血清补体水平升高。患者的类风湿因子阳性率较低,一般在 10% 左右。

2.影像诊断

(1)活体超声生物显微镜检查:为了解葡萄膜炎所致的眼前段改变提供了重要工具,据以往报道,JIA 主要合并慢性前葡萄膜炎。对这样的患者进行活体超声显微镜检查可发现多种改变,如虹膜后和睫状体周围有大量的渗出物、睫状体脱离、脉络膜脱离、睫状体萎缩、房角狭窄或关闭、瞳孔膜闭,睫状体平坦部渗出等。

(2)超声波检查:对于确定玻璃体病变、视网膜脱离有较大帮助。对于出现白内障的患者可进行此项检查,以评价眼后段的病变。

(3)荧光素眼底血管造影检查:对于无明显晶状体混浊的患者,进行荧光素眼底血管造影检查以评价视网膜,视网膜血管是否受累。

【诊断与鉴别诊断】

1.诊断 幼年型慢性关节炎及其伴发的葡萄膜炎的诊断主要根据是发生于 16 岁以下人群的关节炎,实验室检查发现抗睑抗体阳性可进行诊断。

2.鉴别诊断 发生于 16 岁以下人群的葡萄膜炎是一类疾病,除幼年型慢性关节炎外,其他疾病如弓蛔虫病、视网膜母细胞瘤、类肉瘤病、白血病等均可引起葡萄膜炎,应注意鉴别。特别是注意与视网膜母细胞瘤、白血病等恶性肿瘤相鉴别,它们均可引起类似葡萄膜炎的伪装综合征。

【治疗】

1.全身药物治疗 采用三步走的治疗方案,第一步使用非甾体类抗炎药,效果不佳则用第二步,联合应用非甾体类抗炎药和抑制剂,效果还不理想则在第二步的基础上加用泼尼松治疗。

2.眼局部药物治疗

(1)急性前葡萄膜炎的治疗:主要使用糖皮质激素滴眼剂、睫状肌麻痹剂和非甾体类抗炎药滴眼剂点眼治疗。点眼频度视炎症的轻重而定,对于严重的炎症可以使用地塞米松滴眼剂、普拉洛芬,应每 1～2 小时点眼1次,并随着炎症的好转逐渐降低点眼频度。

(2)慢性前葡萄膜炎的治疗:糖皮质激素、非甾体类抗炎药局部用药,适用于初始发病的患者,联合泼尼松口服或其他免疫抑制药。对儿童患者用这些免疫抑制药一定要权衡利弊,既要看到药物可能给患者病情带来的改善,又要看到药物的副作用和药物对患者的长期影响。

(3)后葡萄膜炎或全葡萄膜炎的治疗:后葡萄膜炎和全葡萄膜炎通常需全身使用免疫抑制药治疗,一般需使用糖皮质激素联合其他免疫抑制药,或需联合数种免疫抑制药治疗,局部用药则应视眼前段有无炎症而定。

【随诊】

依照全身情况、眼部情况和用药情况综合决定。

【自然病程和预后】

关节炎症活动时间平均约11.2年,多数患者预后较好。关节炎伴有葡萄膜炎的持续时间为1～21年,平均为5年。40%以上的患者炎症持续相当长的时间。

葡萄膜炎的预后与炎症的严重程度以及并发症有密切的关系,炎症越严重,越难控制,越易引起并发症,视力预后越差。但早期及时正确的治疗有利于炎症的控制和减少并发症的发生,改善患者的预后。

【患者教育】

需频繁复查,视力预后取决于葡萄膜炎是否得到及时控制。

(二)Fuchs异色性虹膜睫状体炎

【概述】

Fuchs异色性虹膜睫状体炎(FHI),又称Fuchs综合征、Fuchs虹膜异色性葡萄膜炎、Fuchs虹膜异色性睫状体炎。是一种以虹膜脱色素为特征的慢性非肉芽肿性葡萄膜炎,在国人患者中,由于虹膜色素浓集,色素脱失很难达到引起虹膜异色的程度。多见于年轻人,90%为单眼受累。

【症状】

在出现并发症前,除偶感视力朦胧外无其他自觉症状,易被忽略。

【体征】

病程冗长,炎症轻微缓慢而起伏,即使KP存在,也小见睫状充血(极少例外)。KP具有特征性,呈白色比较透明的小圆点或星状,不融合,弥漫性分布于整个角膜内皮面,有时有纤维样细丝连接,细丝多时外观如絮状渗出。KP能自行消失、反复发生。Tyndall现象大多阴性,少数弱阳性,个别阳性,可见少数浮游细胞。病眼虹膜颜色不同程度地浅于健眼,此一特征性改变足闪虹膜前界层、基质层、色素上皮层萎缩所致。我国除维吾尔族之外虹膜多呈淡褐色至深褐色轻度异色者不易辨认,严重者有似天鹅绒状外观,偶有血管暴露。虹膜萎缩始于前界层进而基质层,最后色素上皮层。用裂隙灯强光束自瞳孔射入虹膜后方虹膜面有虫蚀样透光时,提示色素上皮层也已陷于萎缩。病程之初,瞳孔小于健侧至后期常有不规则散大,提示瞳孔括约肌损害。Koeppe结节、Busacca结节亦能遇见,但不伴有虹膜后粘连。在前房穿刺术后,多数病例房角有线状出血,出血,在24小时内完全吸收,不留痕迹,再穿刺则再出血称Amsler征,认为属FHI特征之一。常并发白内障,少数并发开角型青光眼。

【辅助诊断】

1.实验室诊断　房水细胞计数及γ球蛋白水平升高,外周血可溶性IL-2受体水平升高,标志HI患者存在全身淋巴细胞激活。

2.影像诊断

(1)荧光素虹膜血管造影:对患者行荧光素虹膜血管造影检查可发现受累眼有显著的虹膜血管渗漏,

主要发生于瞳孔附近的虹膜血管。在新生血管附近荧光素渗漏更为突出。此外,还发现有充盈缺损和灌注延迟,提示有缺血存在,这些缺血区常伴有新生血管。在一些患者的对侧眼,也发现瞳孔缘有荧光素渗漏但无新生血管和扇形缺血区。一些作者对其他类型的慢性前葡萄膜炎患者进行了此项检查也发现了上述结果。因此,这些造影改变并非是 Fuchs 综合征所特有的。

(2)房角异常:患者房角一般是开放的,呈宽角但房角检查有时可见近房角处有异常的血管。有人认为这些血管是新形成的血管,它们比正常血管脆弱,是引起 Amsler 线状出血的原因。但房角血管增多并不是此病的一个恒定表现,也可见于其他疾病。房角的异常与青光眼的发生及严重性并不相关。

(3)超声生物显微镜检查:可发现睫状体玻璃体基底部团线渗出回声。

【诊断与鉴别诊断】

1.诊断　①绝大多数单眼发病,病程冗长起伏,发生并发症前视力不受影响;②病眼虹膜色泽不同程度地浅于健侧;③有明显的特征性 KP,Tyndall 现象阴性或弱阳性,无睫状充血或极为轻微,亦无疼痛、畏光等炎症刺激症状;④弥漫性虹膜萎缩;⑤不发生虹膜后粘连。

2.鉴别诊断　①慢性虹膜睫状体炎:有弥漫性虹膜萎缩,但常有色素性 KP,晶状体前囊色素沉着,虹膜后粘连;②单纯性虹膜异色症:为虹膜发育异常的遗传性改变,无炎症表现,双眼多见;③继发性虹膜异色:是由于虹膜炎引起的虹膜萎缩;④神经性虹膜异色症:是由于交感神经性引起的色素脱失,临床上如 Homer 综合征、Parry-Romberg 综合征,但无炎症表现;⑤有继发性青光眼的 FHI 应与青光眼-睫状体炎综合征鉴别。两者均属继发性开角性青光眼,但后者 KP 圆形、较大、数量较少 KP 之间无细丝样联系,且虹膜大部分无异色。

【治疗】

1.药物治疗　无特殊疗法,一般不需要治疗,但在出现明显前房闪辉和较多前房炎症细胞时,可给予糖皮质激素滴眼剂点眼治疗,但不能改变疾病过程。非甾体类抗炎药滴眼剂点眼可能对减轻炎症反应有一定作用。继发性青光眼时首先选择药物治疗,绝大多数可控制。

2.手术治疗　并发白内障:KP 及前房闪辉一般不是手术的禁忌证,晶状体超声乳化及人工晶状体植入多能获得较好的效果;继发性青光眼药物不能控制眼压者可根据患者的具体情况进行不同的抗青光眼手术治疗。

【随诊】

在稳定期,可以每 3 个月至半年眼部检查一次,监测眼压。

【患者教育】

积极锻炼身体,增强体质,预防感冒,少吃刺激性食物,注意劳逸结合,保持身心健康,对预防也有重要意义;应定期复查,预防复发,如自觉有复发症状,应及早诊治;激素有副作用,一定要在医师指导下使用,不宜滥用。

三、特发性虹膜睫状体炎

除外感染因素、外伤以及系统性疾病的不明原因的虹膜睫状体炎,约占整个前葡萄膜炎中的 45%～50%,主要为单眼发病。眼部症状包括畏光、眼红、流泪、视物模糊等。眼部检查可发现睫状充血、角膜 KP(多为细小的 KP,集中在角膜下方,但也可以偶为脂状 KP)、房水闪辉、浮游细胞,偶见 Koeppe 结节。治疗上不需要全身用药,仅需局部治疗。包括干热敷,醋酸泼尼松龙或地塞米松滴眼液频点,散瞳药物使用等。采用赤道部 Tenon 囊下或结膜下 8mg 曲安奈德注射,可以起到强效抗炎的作用,与滴眼液点眼治疗相比,恢复更快,瞳孔粘连发生率更低,但有5%的可能引起眼压升高,尤其是对于年轻人,因此需要在注射后2～3周复测眼压。特发性虹膜睫状体炎可以复发,复发频率与患者抵抗力下降有密切关系,需告知患者保持规律生活,情绪稳定,预防感冒。

(刘　升)

第二节　中间葡萄膜炎

【概述】

中间葡萄膜炎是发生在睫状体、平坦部、玻璃体基底部、周边视网膜和脉络膜的慢性增生性炎症,主要表现炎症的部位是玻璃体。占所有葡萄膜炎的8%～15%,而其中睫状体平坦部炎占85%～90%。大多见于少年儿童和青壮年,男性略多于女性。

【症状】

多数发病隐匿,患者往往难以确定准确的发病时间。一些患者可无任何临床症状,在眼科体检时始发现患有中间葡萄膜炎,但更多的患者诉有眼前黑影,视物模糊、暂时性近视,一般无明显的刺激症状。儿童睫状体平坦部炎可以在发病初期有眼红、眼痛、畏光和不适。

【体征】

约80%的睫状体平坦部炎患者是双侧受累的,但严重程度可以不对称。儿童患者的前房可以前部葡萄膜炎的表现,而成人的表现则更隐匿,主要是玻璃体混浊。主要的眼部体征是前房数量不等的浮游细胞,玻璃体内的浮游细胞,雪球样改变,或睫状体平坦部前的渗出,表现为雪堤样改变。下方的周边视网膜静脉炎伴有血管白鞘比较常见。有10%的中间葡萄膜炎患者,由于长期的慢性炎症,会继发黄斑水肿,这是视力下降的主要原因。不超过10%的中间葡萄膜炎患者,由于周边视网膜静脉炎引起的缺血,可以导致下方"雪堤"附近的新生血管形成,继而引起玻璃体积血,导致周边牵引性或孔源性视网膜脱离。有极少数的患者会出现周边的视网膜血管瘤。迁延不愈的慢性炎症,也可引起虹膜后粘连、角膜带状变性等。其他引起视力下降的原因还包括后囊下型白内障,视网膜前膜和玻璃体混浊。

【辅助诊断】

影像诊断:UBM为中间葡萄膜炎的临床检查提供了一种新型的检查手段。对于炎症时间较长的患者,建议进行相干光断层扫描(OCT)检查排除黄斑水肿。

【诊断与鉴别诊断】

本病诊断主要依据三面镜及双目间接检眼镜结合巩膜压迫法检查眼底周边部,可发现周边部玻璃体呈雪球状、雪堤样渗出、伴有黄斑囊样水肿及视网膜血管病变等症状均有助于诊断。

鉴别诊断包括两方面的内容:一是在引起中间葡萄膜炎的诸多病因和全身性疾病中进行鉴别,特别是要确定是否为感染因素所致,因此类原因所致者需抗感染治疗;二是与非中间葡萄膜炎的一些疾病进行鉴别。重点进行鉴别的疾病有:

1.坏死性视网膜炎　坏死性视网膜炎的视网膜周边部也可有大片渗出,但本病发病急,玻璃体混浊和视网膜动脉炎明显。

2.Behcet病葡萄膜炎　Behcet病可引起中间葡萄膜炎,但它更多的是引起急性非肉芽肿性前葡萄膜炎、全葡萄膜炎、视网膜炎和视网膜血管炎,并且其所致的中间葡萄膜炎很少单独表现为此种类型,往往合并有明显的视网膜炎或视网膜血管炎和眼前段反应。

3.眼内淋巴瘤所致的伪装综合征　眼内淋巴瘤可以引起前葡萄膜炎、中间葡萄膜炎、视网膜炎和脉络膜炎,多见于老年人,但也可以发生于少年儿童。此种疾病可引起严重的眼前段炎症反应,甚至出现前房积脓,玻璃体内出现较大的细胞团块,脉络膜或视网膜的浸润,但更多见的是非特异性反应。

【治疗】

1.药物治疗　由于病因不明,只能按一般葡萄膜炎作对症处理,但不宜用强扩瞳药,以免引起虹膜周边前粘连。部分学者认为大多数中间葡萄膜炎需全身给予糖皮质激素治疗,如成年人给予 75mg,使用 5 天,然后改为 50mg 治疗 1 周,以后每周减最 10mg。但本人个人在治疗过程中,都是首先考虑局部糖皮质激素治疗,推荐方案为上方、下方赤道部前 Tenon 囊下各注射曲安奈德 4～8mg,大部分患者反应了,在 1 周以内即可控制活动性炎症至不明显,效果一般能维持 3 个月至半年。需监测眼压波动情况。糖皮质激素治疗效果不明显时,可加服环孢素 3～5mg/(kg・d),治疗 3～4 个月后炎症控制后停药。

2.手术治疗　对于新生血管形成患者可考虑冷凝、光凝治疗;对于存在玻璃体条索或宽阔的机化膜,有导致视网膜脱离可能者,行玻璃体切除术以解除牵引;对于并发白内障患者,炎症完全控制后可作白内障摘除术。

【随诊】

随诊的时间和频率需要依据治疗的方案而决定。

【自然病程和预后】

约 10% 的患者为良性型,有自限性,多数病例可保持 0.5 以上视力。60% 的患者病程迁延,活动性的炎症甚至可持续 30 年。血管闭塞型及严重型出现并发症后,视力损害显著,特别在囊样黄斑水肿形成囊样变性后,视力障碍更是无法逆转。预后还与发病年龄有关,儿童患病在发病时和随访时的视力均较成人患者为差。

【患者教育】

需告知患者病程反复的可能性大,要有接受经常治疗、眼部并发症出现以及进一步手术治疗可能的心理准备。

（刘　升）

第三节　后葡萄膜炎

后葡萄膜炎是一组累及脉络膜、视网膜、视网膜血管和玻璃体的炎症性疾病,临床上包括脉络膜炎、视网膜炎、视网膜色素上皮炎、视网膜血管炎、视网膜血管周围炎等。脉络膜炎的特点是疼痛不明显,有视力下降及明显眼前黑影。

根据病因可将后葡萄膜炎分为感染性和非感染性两大类。

一、感染性疾病

根据感染病原微生物的种类,可分为病毒感染、细菌和螺旋体感染、真菌感染和寄生虫感染。

（一）病毒性后葡萄膜炎

引起病毒性后葡萄膜炎的常见病毒有:单纯疱疹病毒、水痘带状疱疹病毒、巨细胞病毒、EB 病毒(以上四种病毒均属于疱疹病毒组);人类免疫缺陷病毒、柯萨奇病毒、丙型肝炎病毒、立夫特山谷热病毒、西尼罗河病毒、嗜入 T 淋巴细胞病毒。单纯疱疹病毒及水痘带状疱疹病毒所引起的后葡萄膜炎参见"单纯疱疹病毒相关性葡萄膜炎""水痘带状疱疹病毒所致葡萄膜炎"以及"坏死性视网膜炎""巨细胞病毒性视网膜炎"。

（二）真菌性后葡萄膜炎

【概述】

开放性眼外伤可引起眼内真菌感染,但以引起脉络膜视网膜炎症为主的真菌性后葡萄膜炎往往是内源性的,是指来自免疫力低下患者,血液里的真菌侵犯视网膜、葡萄膜、玻璃体引起的局灶性炎症或这些组织全部受累并向眼前段蔓延的弥漫性眼内炎。常见于体质虚弱者、中心静脉留置营养导管者、使用糖皮质激素或免疫抑制药者以及滥用静脉内注射药物等患者。引起内源性真菌性眼内感染的真菌有多种,常见念珠菌、曲霉等。

【症状】

患者的疼痛症状往往不很明显,有视力下降、眼前黑影飘动、遮挡,以及轻微的眼红、流泪、因为眼睑水肿而导致的睁眼困难等。

【体征】

典型的表现为单一的或多发性的绒毛状的、分散的视网膜损害,并伸向玻璃体腔,视网膜和玻璃体的病变呈黄白色,中心致密有绒毛状外观,位于视网膜或接近视网膜的玻璃体内可以形成脓肿沿着血管可看到炎症性沉积物。严重时可以有前房积脓,此种情况下玻璃体混浊往往非常严重,视力仅有手动或光感。

【辅助诊断】

(1)影像诊断:玻璃体混浊严重,眼底窥视困难的情况下,应该进行眼部 B 超学检查,判断是否存在视网膜脱离等合并症。

(2)实验室诊断:如果取眼内液进行病原学检查,应取玻璃体液而不是房水,并且收集玻璃体液经离心或过滤、浓缩后再培养,因病原体在炎性包块中很隐秘,单独抽吸玻璃体液培养容易得出阴性结果。玻璃体液的涂片染色找真菌菌丝和孢子,常常会得出阴性结果,但如果临床表现典型,仍不应仅凭此而排除真菌感染的可能。

【鉴别诊断】

(1)坏死性视网膜炎:主要见于免疫正常者,多有局部红痛等症状,常伴有眼压增高。主要的炎症反应在前房和玻璃体,视网膜坏死病灶扁平,起始于中周部,可向后极部推进,罕见累及黄斑,视网膜血管炎特别是动脉炎较明显。

(2)眼内淋巴瘤所致的伪装综合征:其常见临床症状与本病类似,典型改变为玻璃体内含有大量片状的炎性细胞;视网膜深层或视网膜色素上皮(RPE)下奶油状、黄色浸润病灶。病灶吸收后可见 RPE 萎缩和视网膜下纤维变性,病灶呈白色散在分布。

【治疗】

两性霉素 B 5～10μg 玻璃体腔注射可能达到治愈的效果,注射时需要缓慢注射至玻璃体腔中央,否则小的药物团块接触视网膜会引起局部视网膜坏死。在重复注射的间隔时间和剂量上有争议,参考方案:首次注射10μg 两性霉素 B,后续注射给予5μg 两性霉素 B,间隔时间至少 3 天。可联合 5-氟胞嘧啶口服,常用剂量为50～100mg/(kg·d),分 4 次口服,此药主要从肾脏代谢,对肾功能障碍者应慎用,并监测血药浓度。或联合氟康唑口服,每日剂量为100～200mg,首日剂量加倍(200～400mg),每日使用 1 次或 2 次,成功病例的治疗周期至少 2 个月,本药的主要并发症是消化道症状。此外在有致密的玻璃体混浊,膜形成或者视网膜牵拉,以及诊断不明的前提下,可考虑玻璃体切除术进行治疗,手术可以切除病灶本身,去除眼内毒素,并提高病原体检出率。

【随诊】

随诊的时间和频率需要依据治疗的方案而决定。玻璃体腔注射两性霉素 B 的患者在注药后 3～5 天可感觉光亮度增强,视力提高,前房积脓减少或消失。

【自然病程和预后】

因为患者的自身免疫力低下,即时暂时控制了眼内的真菌感染,也有复发的可能性。

【患者教育】

本病预后差,需告知患者对视力不能有过高期望值,并且还需注意患者的全身情况。

(三)寄生虫性后葡萄膜炎

可引起后葡萄膜炎的常见寄生虫有:卡氏肺囊虫、弓形虫、弓蛔虫、猪肉绦虫、盘尾丝虫。

1.卡氏肺囊虫性脉络膜炎

【概述】

卡氏肺囊虫性脉络膜炎相对少见,是由卡氏肺囊虫感染所致,主要见于艾滋病患者,此种病变是播散性卡氏肺囊虫感染的一个表现,以往被认为是一种原虫类寄生虫,最近有学者根据其超微结构和对肺囊虫核糖体 RNA 种系发育分析认为肺囊虫属真菌类。

【症状】

患者通常不出现症状或出现轻度的短暂的视力模糊,即使病变位于黄斑中心凹无血管区之下的脉络膜,患者也可有较好的视力。

【体征】

典型的眼底改变为多发性黄白色视网膜下白斑,微微隆起,直径 $300～3000\mu m$,散见于整个后极部,如不经治疗,这些病变通常逐渐增大,随着病变的增大,它们有时表现出不规则多发性分叶状外观,最后病变可融合,荧光素眼底血管造影检查显示病灶早期弱荧光,晚期染色,一般不出现玻璃体和眼前段的炎症,但可在病变部位发生视网膜脱离,尸检发现卡氏肺囊虫聚积于病灶处,周围围以泡沫状物质,几乎未发现炎症细胞。

【辅助诊断】

(1)影像诊断:荧光素眼底血管造影检查显示病灶早期弱荧光,晚期染色。

(2)实验室诊断:血清学检查,如间接免疫荧光抗体试验。

【鉴别诊断】

(1)脉络膜结核瘤:黄白色大片病灶,但结核菌素试验为阳性,肺囊虫血清检查为阴性。

(2)巨细胞病毒感染:也易发生于免疫功能低下者,特别是艾滋病患者,眼底表现为黄白色限局性视网膜坏死,附近视网膜血管有白鞘,陈旧病变有色素增生。根据实验室检查区别。

【治疗】

药物治疗:抗孢子虫治疗,首选磺胺甲噁唑/甲氧苄啶(复方磺胺甲噁唑)。

【随诊】

随诊的时间和频率需要依据治疗的方案以及患者全身的情况而决定。

【自然病程和预后】

本病的视力预后尚可,自然病程依赖于艾滋病的控制情况,以及免疫力状态。

【患者教育】

教育患者定期进行眼底观察。

2.弓形虫病性视网膜脉络膜炎

【概述】

弓形虫病是一种全球性分布的人畜共患的寄生性原虫病。眼部为弓形虫最常波及的部位之一,本病所致的损害最典型的是局限性视网膜脉络膜炎。

【症状】

眼前漂浮物、视物变形、视力下降。

【体征】

眼弓形虫病最常见为累及内层视网膜的局灶性视网膜炎,表现为白色松软的病灶,四周视网膜水肿,可以有局灶的玻璃体炎,也可以是全玻璃体炎。虽然原发感染的病灶位于视网膜,但是脉络膜和巩膜可因伴发的炎症反应而受累。典型表现为活动性病灶毗邻于一个陈旧的非活动性的瘢痕。如果疾病呈慢性进展,可出现黄斑囊样水肿或者白内障形成而发生视力受损。脉络膜新生血管形成是远期并发症。

【辅助诊断】

(1)影像诊断

1)眼底荧光血管造影在弓形虫病活动性病灶显示强荧光,在血管炎的区域可观察到早期渗漏和晚期着色其他表现包括窗样缺损,晚期巩膜着色及脉络膜新生血管。光学相干断层成像术(OCT)检测显示视网膜炎症水肿。这些检查对眼弓形虫病均无特异性。

2)CT和磁共振检查:可发现颅内钙化和脑病变,此对颅内弓形虫感染的诊断有重要帮助。

(2)实验室诊断:弓形虫抗体血清学检查的特异性不强,因为正常人也可以有低滴度的弓形虫 IgG 阳性,临床发现典型的眼弓形虫病灶并且血清抗体滴度阳性,可以拟诊。测定眼内液的弓形虫抗体滴度与血清弓形虫抗体滴度的比值,正常健侧眼的值通常为 0.5～2.0 之间,当此系数高于 8 的时候,提示有活动性眼弓形虫病。此外,采用 PCR 的方法检测眼内液弓形虫 DNA 中特有的部分核糖体 DNA(rDNA)重复基因序列,也是一种方法,但敏感度不高,仅 4%～37%。

【鉴别诊断】

脉络膜结核瘤:黄白色大片病灶,但结核菌素试验为阳性,弓形体血清检查或眼内液为阴性。

【治疗】

药物治疗:主要是抗弓形虫治疗,如果中心视力明显受累,可用乙胺嘧啶,开始每日 75mg,2 天后每日 25mg。或者联合用药:如阿奇霉素 250mg＋乙胺嘧啶 50mg/d。炎症反应强烈时在抗弓形体治疗起作用后可加用泼尼松。注意乙胺嘧啶可以引起骨髓抑制,监测血液学指标。

【随诊】

随诊的时间和频率需要依据治疗的方案以及患者全身的情况而决定。

【自然病程和预后】

如能及时控制眼弓形虫病的发展,预后尚可。

【患者教育】

教育患者充分煮熟肉制品,当接触生肉、猫或者可能被弓形虫污染的泥土时要注意佩戴手套。

二、免疫性疾病

免疫性或风湿性疾病是一种免疫介导的累及多系统的疾病,人体可分为三大类:①关节炎;②结缔组织病;③血管炎。风湿性疾病的眼部病变很常见,表现也多样,常见的有巩膜炎、葡萄膜炎、视网膜血管性疾病及神经眼病。巩膜炎最常见于类风湿性关节炎及血管炎,急性前葡萄膜炎主要见于强直性脊柱炎,视网膜血管性病变及神经眼病主要见于伴有血管闭塞(如系统性红斑狼疮)或血管炎的风湿病。

(一)结缔组织病——系统性红斑狼疮相关的后葡萄膜炎

【概述】

系统性红斑狼疮(SLE)通常被看作标准的自身免疫性疾病。患者几乎任何一个器官或系统都会受累。

【症状】

除了患者的全身症状,如皮肤红斑、多关节痛、光过敏、口腔溃疡等,累及眼后段的 SLE 患者通常视力急剧下降,双眼受累。

【体征】

视网膜血管病变是 SLE 患者最常见的眼部表现,通常为闭塞性炎症,主要包括棉絮斑,有时存在视网膜内出血。出现严重视网膜血管疾病的患者,视力预后较差,常出现视网膜新生血管。比视网膜病变更少见的是狼疮性脉络膜病变。临床表现包括视网膜神经上皮浆液性脱离,视网膜色素上皮浆液性脱离。

【辅助诊断】

1.影像诊断　眼底荧光血管造影可以发现视网膜微血管和小动脉渗漏、血管壁染色、微动脉瘤、大片的毛细血管无灌注区、囊样黄斑水肿、视网膜新生血管等改变。

2.实验室诊断　抗核抗体出现于 95% 的患者,但不具有特异性。特异性试验为抗 dsDNA 抗体和抗 Sm 抗原抗体。

【鉴别诊断】

应与其他可以引起视网膜血管炎的疾病如 Behcet 病性葡萄膜炎、梅毒性葡萄膜炎、结节性多动脉炎、Takayasu 病、Wegener 肉芽肿等伴发的葡萄膜炎相鉴别。如患者有典型的全身病变,鉴别并不困难。

【治疗】

系统性的免疫抑制治疗应由内科医师根据全身的病变进行综合考虑。观察到闭塞性视网膜血管病变时,应给予系统性抗凝治疗,以预防进一步的微血栓形成,扩大缺血范围。行视网膜光凝治疗有助于减少缺血所致的新生血管并发症。控制高血压有助于缓解浆液性视网膜脱离。

【随诊】

随诊的时间和频率需要依据治疗的方案以及患者全身的情况而决定。

【自然病程和预后】

本病的预后较差。患者致盲率高。

【患者教育】

年轻女性 SLE 患者的自杀率高,需在交代预后时注意措辞,勿激惹患者做出错误行为。

(二)血管炎——巨细胞动脉炎相关的后葡萄膜炎

【概述】

巨细胞动脉炎或颞动脉炎可以累及所有的种族,在寒冷地区多见。

【症状】

头痛、肌肉痛、咀嚼痛、发热不适、视物不清。

【体征】

颞动脉压痛、颞动脉搏动消失,头皮压痛,发热,以及视力下降。最常见的眼部表现是缺血性视神经病变,可以是前部缺血性视神经病变,也可以是后部缺血性视神经病变。缺血性视神经病变的特征性临床表现是突然的无痛性视力丧失、色觉丧失及特征性的半侧视野缺损。

【辅助诊断】

1.诊断的金标准是颞动脉活检　颞动脉活检的特征性表现是血管壁的闭锁伴有血栓或血管内膜下水肿及细胞增生。血管壁的肉芽肿性炎症累及基质、血管外膜及血管下膜,包括淋巴细胞、浆细胞、组织细胞、类上皮细胞及巨细胞。

2.实验室诊断　最常见的实验室检查异常是血沉,超过90%的患者血沉加快。C反应蛋白是急性期反应的一个更敏感的指标,巨细胞动脉炎的患者只有1% C反应蛋白是正常的。

【鉴别诊断】

应与其他可以引起缺血性视神经病变的疾病相鉴别,例如原发的前部缺血性视神经病变、恶性高血压等,关键是综合考虑患者的全身症状以及血沉、C反应蛋白和颞动脉活检等检查结果,不能仅凭眼部病变下诊断。

【治疗】

在出现缺血性视神经病变的早期即进行大剂量的糖皮质激素冲击。参考方案:500~1000mg甲泼尼龙静脉点滴,在发病的第一个24小时使用,每周一次,连续三次,之后以40~60mg泼尼松口服维持治疗,根据患者全身症状、化验检查指标是否回归正常来考虑减量,一般要2周的时间。每1~2周进行一次口服泼尼松减量,每次减量一般不超过总量的10%。

【随诊】

随诊的时间和频率需要依据治疗的方案以及患者全身的情况而决定。

【自然病程和预后】

本病的视力预后较差。患者的视力丧失是永久性的。

【患者教育】

需告知患者视力预后差,长时间口服糖皮质激素的患者需注意预防骨质疏松。

(三)视网膜脉络膜病

1.鸟枪弹样视网膜脉络膜病变(BSR)

【概述】

鸟枪弹样视网膜脉络膜病变是一种少见的、慢性、双眼复发性后葡萄膜炎,具有独特的眼底表现和遗传易感性。发病年龄晚于其他葡萄膜炎,平均50岁(35~70岁)。多见于白种人,常见于既往身体健康的中年人,女性略高于男性。

【症状】

BSR发病时症状较轻,常主诉单眼或双眼无痛性视物模糊、轻度或中度视力减退、眼前黑影、夜盲、色觉异常或闪光幻视。多数患者主诉暗适应困难,即使视力为1.0,仍感觉视物困难。多数患者可无全身症状,少数有抑郁感或睡眠障碍。

【体征】

多数患者眼前部检查正常,少数有非肉芽肿性前葡萄膜炎,伴有细小角膜后沉着物,很少出现虹膜后粘连或后囊下白内障。玻璃体炎症程度不一,明显时也无雪堤样改变。19%的患者伴有开角型青光眼。活动期病变的典型眼底表现为视网膜下数个边界欠清晰的圆形或卵圆形奶白色病灶,位于视网膜外层或脉络膜内层,病灶表面的视网膜可正常,检眼镜下容易漏诊。病灶大小不一,小病灶直径为50~150μm,较大的融合灶为500~1500μm;常以视盘为中心呈放射状散在分布,少数可蔓延到赤道部,鼻下方病灶较多;也可呈弥漫型、偏离黄斑型、黄斑型或不对称型分布。双眼病变者多见,但也确有单眼病变。随着病程延长,病灶相互融合变大,最终形成边界清晰的圆形脱色素萎缩灶,犹如锁孔状即鸟枪弹样,检眼镜下易于查见。有时活动性和萎缩性病灶同时存在。部分患者伴有视网膜血管炎、小动脉变细、静脉迂曲和黄斑囊样水肿,偶见后极部视网膜下出血。视神经受累时,出现视盘水肿或视盘炎;炎症反复发作者可出现视神经萎缩。常因黄斑囊样水肿、黄斑瘢痕或脉络膜新生血管使视力严重受损。

【辅助诊断】

(1)实验室诊断

1)HLA-A29抗原分型:绝大多数患者为HLA-A29抗原阳性,进行此项检查如发现患者为阳性则可大大提高此病的后验概率(疾病的可能性)。

2)其他实验室检查:根据临床需要可进行一些有关梅毒、结核的实验室检查,以排除这些疾病,测定血清血管紧张素转化酶溶酶等有助于类肉瘤病的鉴别诊断;进行血常规、肝肾功能等方面的检查,为临床选择药物提供帮助。

(2)影像学诊断:荧光素眼底血管造影早期可正常或表现为弱荧光,后期病灶区有中度强荧光改变。伴有血管炎时有血管渗溢或血管壁染色,也可见到视盘血管渗漏和CME。有学者认为FFA对诊断典型BSR无意义,主要用于确定血管炎程度、黄斑水肿程度和脉络膜新生血管,以指导BSR治疗和随访。

吲哚青绿血管造影检查可见病灶区为边界清晰的弱荧光黑斑,病灶区脉络膜血管边界模糊不清,并有渗漏,脉络膜大血管正常,中小血管有低灌注,后期弱荧光黑斑。发现病变数目远多于临床和荧光素眼底血管造影发现的数目;有学者发现鸟枪弹病灶常位于脉络膜大中血管附近,故提示该病为脉络膜血管炎症。

视网膜电图检查a波多为正常而b波振幅下降和潜伏时延长。视野检查约有1/3患者出现生理盲点扩大、视盘旁暗点或周边视野缩小。

【鉴别诊断】

(1)中间部葡萄膜炎的玻璃体细胞浸润,有时会与鸟枪弹样视网膜脉络膜病变混淆,但前者缺乏眼底奶油色的病灶而后者没有周边部雪堤样的渗出。

(2)原田病:双眼的炎症表现与鸟枪弹样视网膜脉络膜病变类似,但其多有浆液性视网膜脱离而无奶油色斑点视网膜下液吸收后可见明显的脉络膜视网膜萎缩改变。

(3)交感性眼炎:玻璃体炎症和眼底黄白色病灶与鸟枪弹样视网膜脉络膜病变相似但对侧眼多有外伤或手术史。

(4)急性后极部多灶性鳞状色素上皮病变和多灶性脉络膜炎伴全葡萄膜炎也可出现脉络膜病灶伴玻璃体炎症,但其眼底萎缩病灶常伴有色素改变。

(5)眼内淋巴瘤:可呈现葡萄膜炎的表现,但病灶多与鸟枪弹样视网膜脉络膜病变不同。

【治疗】

药物治疗:迄今尚无理想的治疗方法,若双眼视力持续恶化或累及黄斑区,可行全身治疗。如出现脉络膜新生血管,应及时行激光治疗。眼球周和全身应用糖皮质激素是主要治疗方法,但疗效不肯定。病变活动期大剂量口服糖皮质激素[1.0mg/(kg·d)]可使病情稳定好转。环孢素可抑制辅助性T细胞功能,减轻玻璃体炎症,促进视力恢复当视网膜损害持续进行时可联合采用细胞毒药物治疗,如硫唑嘌呤。应用玻璃体内注射曲安奈德(4.0mg/0.1ml)治疗伴有顽固性黄斑囊样水肿的BSR患者,有较好疗效。

【随诊】

随诊的时间和频率需要依据治疗的方案以及患者眼底的情况而决定。

【自然病程和预后】

BSR的预后不一,约20%的患者有自限性,不需治疗可自行愈合(3~4年),视力恢复正常。有40%的患者至少有一只眼丧失有用视力。导致视力下降的主要并发症是黄斑囊样水肿、黄斑前膜、脉络膜新生血管、黄斑部瘢痕、视神经萎缩、玻璃体混浊和(或)出血等。

【患者教育】

可以采用助视镜的方法提高生活视力。

2.多灶性脉络膜炎(MC)

【概述】

是一种特发性脉络膜视网膜病变,主要侵犯中青年女性。多见于女性(75%～100%),30～40岁高发。常双眼发病(45%～79%),双眼病变及症状可不对称,无种族差异。临床表现有前葡萄膜炎、玻璃体炎,典型眼底表现为散在的脉络膜视网膜病灶,直径50～350μm。约1/3患者出现黄斑部或视盘周围脉络膜新生血管,导致视力下降。

【症状】

起病缓慢,常表现为视力下降和视物变形;视力受损程度不一,从1.0到光感不等,多数患者(2/3)在0.4以上。有时出现中心暗点或旁中心暗点,严重者出现视野缺损,并有玻璃体漂浮物、轻度眼不适或畏光等。

【体征】

MC的典型眼底表现为散在的脉络膜视网膜病变,急性期表现为数个至数百个灰黄色病灶,位于RPE和脉络膜毛细血管层之间,多数病灶直径在50～350μm,偶见有较大病灶。病灶常为圆形或卵圆形,分布于后极部、中周部或周边部。可呈单个孤立状、簇状或线状排列。最终病灶呈圆形萎缩灶,伴不同程度的脱色素和瘢痕形成。有时可在瘢痕灶之间出现新的活动性复发灶。后期视盘周围出现白色的卵圆形瘢痕灶,很少见到视神经萎缩。10%～20%患者出现黄斑囊样水肿,25%～39%患者出现黄斑部或视盘周围的脉络膜新生血管(CNV),黄斑部CNV和广泛性瘢痕形成是导致视力下降的主要原因。少数患者可伴有视网膜血管炎、视盘水肿或允血等。

【辅助诊断】

(1)实验室诊断:本病缺乏有效的实验室诊断手段。

(2)影像诊断:荧光素眼底血管造影(FFA)表现为急性期病灶早期强荧光、后期渗漏。陈旧性病灶呈窗样缺损、后期逐渐减退。

吲哚青绿眼底血管造影(ICGA)表现为多个弱荧光斑点,在后极部呈丛状排列,位于RPE下,数日多于FFA检查和眼底所见,表明ICGA可发现眼底检查或FFA检查所查不到的病灶。急性期病灶早期呈弱荧光,病灶范围和数量要大于FFA和检眼镜下所见的病灶,在非活动期造影各期均为弱荧光,病灶范围及个数无变化。

(3)电生理检查:MC患者的电生理改变依据其病情而定。表现为正常或临界者41%,中度异常者17%,重度异常者21%;也可表现为震荡电位降低。多焦ERG检查可见病变早期呈局灶性降低,当病变弥漫时则出现中重度降低,病灶愈合后,ERG也无好转。

(4)视野检查:患者多有生理盲点扩大,对应于脉络膜视网膜病变区可出现中心暗点或旁中心暗点,严重者出现颞侧视野缺损。

【鉴别诊断】

眼底表现为脉络膜视网膜灰白色病变的相似疾病主要有3种:点状内层脉络膜病变(PIC)、弥漫性视网膜下纤维化综合征(DSF)和MC。三者均多侵犯妇女,均为散在的灰白色或灰黄色脉络膜视网膜病灶,愈后均遗留有圆形色素性瘢痕性病灶,常伴有生理盲点扩大。PIC与MC极为相似,常见于女性、中度近视眼患者。急性期表现为中心视力下降、闪光感、小的中心或旁中心暗点,病灶限于后极部和中周部,不伴有玻璃体炎症,不复发。视力预后较好,常不需治疗,约有 25% 患者出现 CNV。有学者认为该病是 MC 的一种变异性表现。DSF 多见于视网膜后极部,呈多灶性,最终形成致密的视网膜下纤维组织增生,导致严重视力下降,对激素治疗不敏感。

拟眼部组织胞浆菌病(POHS)与 MC 的眼底表现有多处相似,如视盘旁瘢痕,呈线状排列的脉络膜视网膜病灶和 CNV。主要鉴别点是 MC 多见于女性,伴有玻璃体炎和前葡萄膜炎,随访中可出现新的活动性病灶,组织胞浆菌素皮试阴性,ERG 异常和视野缺损,POHS 在国内非常罕见。

鸟枪弹样脉络膜视网膜病变常见于老人,多为双眼,HLA-A29 常阳性,眼底表现为边界清楚的奶酪色脱色素斑。

多发性一过性白点综合征(MEWDS)常累及年轻妇女,发病急,常单眼,在后极部视网膜色素上皮层出现小的灰白色病灶,黄斑区出现橘黄色颗粒样改变,有自限性,常在 8 周内痊愈,视力可恢复正常,很少复发。但最近报道 MEWDS 和 MC 可先后出现于同一患者。与 MC 相鉴别的其他疾病还有类肉瘤病、结核、梅毒、莱姆病、炎症性肠病和视网膜外层弓形虫病。

【治疗】

药物治疗:最佳治疗方案尚未统一,Tenon 囊下注射和口服糖皮质激素有一定疗效。不靠近中心凹的脉络膜新生血管可行激光光凝治疗。否则可采用玻璃体腔注射抗 VEGF 药物进行治疗。慢性复发性患者可考虑使用免疫抑制剂治疗。

【随诊】

随诊的时间和频率需要依据治疗的方案以及患者眼底的情况而决定。

【自然病程和预后】

MC 是一种慢性复发性疾病,复发率约为 86%,病程持续数月到数年,应密切随访。约 32% 患者出现黄斑下 CNV 而致视力减退。一项临床观察表明,约有 66% 的患者视力大于 0.5,当眼底瘢痕性病灶超过 36 个时,视力预后不佳。

【患者教育】

可以采用助视镜的方法提高生活视力。

除上述两种外还有多发性一过性白点综合征(MEWDS),点状内层脉络膜病变(PIC),弥漫性视网膜下纤维化综合征(DSF)等。

三、药毒性疾病

临床上许多药物可导致多种视觉症状及视网膜病变,在严重时可以出现脱色素、色素增殖,视网膜血管、脉络膜血管出血或萎缩等后部葡萄膜炎的表现,对于长期毒、药物接触的患者,应该考虑到药物毒性所致的眼后段改变的可能,并且早期发现这些病变对调整用药、保护视觉功能具有重要的意义。

1.酚噻嗪类药物 抗精神分裂症药物。通过阻断 DA 受体及 α 受体起到抗精神分裂症作用及镇静、镇吐作用。临床常用药物有甲硫哒嗪、氯丙嗪等。甲硫哒嗪视网膜毒性症状表现为:视力下降、红色或棕色色觉障碍、夜盲。眼底表现:早期表现为后极至赤道部 RPE 点彩状改变呈椒盐状。中期发展为后极至中周部圆形界限清晰的 RPE 及脉络膜毛细血管萎缩。晚期表现为眼底广泛视网膜色素脱失及色素团块形成,视网膜血管缩窄及视神经萎缩。病变早期可出现视野轻度缩窄,旁中心或环形暗点。视网膜电图检查早期可表现为正常或振荡电位幅值下降,晚期视网膜电图及眼电图出现明显异常。疾病早期停止应用药物,视网膜电图可以在一年内有所改善。甲硫哒嗪的视网膜毒性与每日应用剂量相关而与累积剂量关系不大,小于800mg/d很少导致视网膜毒性症状。另外,在视网膜病变早期停用药物不能阻止视网膜病变的进展。

2.氯喹及其衍生物 目前主要用来治疗疟疾、阿米巴病、风湿性关节炎及系统性红斑狼疮。临床常用药物为:氯喹、羟氯喹等。氯喹中毒性视网膜病变早期患者多表现为红色视觉障碍,黄斑区色素点彩及中心凹反光消失;而后,随着病情的发展出现黄斑区色素脱失灶,病灶周边色素增殖,形成临床上典型的"牛眼"样黄斑病变。晚期可出现毯层视网膜色素变性,表现为周边视网膜色素斑点、视网膜血管缩窄及视神经萎缩。视野的改变常先于眼底及视觉电生理的异常,表现为旁中心暗点。ERG及EOG早期即出现异常。FFA可早期发现黄斑区色素上皮异常,同时,通过FFA检查可确定色素上皮病变区脉络膜毛细血管很少受累。氯喹的视网膜毒性更多依赖于每日用药剂量而不是蓄积量,每日用量大于250mg/d或4mg/kg,总剂量大于100~300g易于导致视网膜病变。氯喹中毒性视网膜病变可发生在停用药物后7年或更长的时间里。羟氯喹的视网膜病变与氯喹相同,但发生概率较氯喹小很多。在小于理论安全剂量6.5mg/kg的情况下很少发生,同时也没有停用药物7年后发病的报道。使用氯喹和羟基氯喹治疗疾病时,定期进行眼科检查是必要的。有人建议使用氯喹者,应3个月查一次;使用羟氯喹者6个月查一次,一旦发现异常立即停药。

3.奎宁 早期应用于疟疾的治疗,目前主要用于治疗夜间痛性肌阵挛。治疗剂量通常小于2g。大于4g可出现全身中毒症状,口服致死剂量为8g。奎宁的眼部毒性通常发生在过量应用奎宁之后。过量服用奎宁后,患者表现为金鸡纳中毒症状,包括头晕、呕吐、震颤甚至出现低血压及意识障碍。患者苏醒后,出现视力完全丧失,伴随有瞳孔散大,对光反应消失。急性期眼底检查表现为视网膜轻度水肿,视网膜静脉轻度扩张而动脉管径正常。眼底荧光血管造影改变轻微。视网膜电图表现为振荡电位消失,a波潜伏期延长,幅值增大,b波幅值下降。眼电图和视觉诱发电位也表现异常。几天后,患者视力部分恢复,表现为中央视岛。视网膜动脉进行性缩窄,数周至数月后,视盘逐渐苍白萎缩。眼底改变类似于视网膜中央动脉栓塞。视网膜电图a波潜伏期和幅值逐渐恢复,b波可恢复正常,但随后逐渐下降。视觉诱发电位表现异常。

4.去铁胺 静脉或皮下注射去铁胺用于治疗大量输血导致的铁超载。大剂量的应用可导致视力下降、暗适应下降、夜盲、周边或中心视野缺失、视网膜电图、眼电图幅值下降。停用药物后症状可逐渐恢复。早期眼底表现正常或黄斑区呈淡灰色,几周后,黄斑区及周边视网膜出现色素改变。

5.氨基糖苷类抗生素 眼内注射或灌注氨基糖苷类抗生素可导致不可逆转的视网膜毒性反应。表现为严重的中心视力下降、视网膜内出血、视网膜动脉变细、静脉串珠样改变。晚期可出现视网膜色素上皮病变、视神经萎缩及新生血管青光眼。视网膜毒性主要是由于药物导致的视网膜微循环阻塞所致。目前,尚无有效的治疗。

6.硅酸镁(滑石粉) 常用做口服神经兴奋药哌醋甲酯及镇痛药美沙酮等药物的载体。在滥用这些药物溶剂进行静脉注射时,可导致滑石粉性视网膜病变。滑石粉颗粒阻塞后极部视网膜小动脉,严重病例可出现缺血性视网膜病变。

7.口服避孕药 早期的口服避孕药含有合成的雌激素及孕激素成分,可导致血液的高凝状态。进而导致视网膜静脉、视网膜动脉及睫状视网膜动脉阻塞。近20年来,随着药物中雌激素及孕激素成分的减少,这些并发症发生率逐渐下降。

8.α干扰素 α干扰素2a和α干扰素2b被用于抗病毒及抗肿瘤治疗。这种药物的应用可导致视网膜内出血及棉绒斑的形成,但视力通常不受影响。视网膜的改变通常出现在药物治疗后的4~8周,在糖尿病及高血压的患者更容易出现。

9.拉坦前列腺素(适利达) 合成的前列腺素类似物,降眼压药物。可能是由于该药物的炎症介导作用,可导致黄斑囊样水肿,伴或不伴虹膜睫状体炎。另外,该药还有导致葡萄膜炎及葡萄膜渗漏的报道。黄斑囊样水肿通常发生在无晶状体眼,在白内障手术玻璃体丢失的情况下发生概率增加。黄斑囊样水肿通常在停用药物后 4～6 周消失。

（刘　升）

第四节　全葡萄膜炎

一、感染性葡萄膜炎

（一）手术后眼内炎

【概述】

手术后眼内炎是外源性眼内炎的常见类型,它可发生于任何内眼手术后,其中白内障超声乳化及人工晶状体植入术后眼内炎是最常见的类型之一。1997 年美国白内障和屈光手术学会对 1284 位眼科医师所做的 43 万例白内障手术患者进行了调查,发现细菌性眼内炎患者有 228 例,占 0.053%。其他内眼手术后感染性眼内炎的发生率为 0.11%(穿透性角膜移植术)、0.061%(青光眼滤过手术)、0.3%(Ⅱ期人工晶状体植入术)和 0.051%(睫状体平坦部玻璃体切除术),糖尿病患者术后眼内炎的发生率高于非糖尿病患者。相对而言,玻璃体切割手术后的眼内炎比较少见。

【症状】

手术后眼红肿、疼痛、畏光流泪、视力急剧减退。

【体征】

白内障术后者,可在角巩膜切口或缝线部位发现脓性分泌物、晶状体囊袋内有脓性分泌物积聚;青光眼术后发生眼内炎多为迟发性因滤过泡过薄或有瘘管形成继发感染所致,可见滤过泡变混浊及泡周充血等,有时还可见到脓性混浊物由滤过口向前房内弥散。

根据临床表现的程度,眼内炎可分为三种类型:①急性眼内炎:潜伏期约 3 天,短者仅数小时,症状重且发展快,常由毒力强的铜绿假单胞菌、金黄色葡萄球菌及蜡样芽胞杆菌致病。②亚急性眼内炎:潜伏期 1 周左右有较明显的症状,常由链球菌、肺炎双球菌等引起。③慢性眼内炎:潜伏期常超过 1～2 周,症状较轻,病情进展较缓或有反复,易误诊,致病菌常为毒性较低的表皮葡萄球菌、白色葡萄球菌、真菌或丙酸痤疮杆菌等。

【辅助诊断】

1.实验室诊断　房水和玻璃体细菌培养及涂片染色检查对确定诊断有重要价值。

2.影像诊断　对眼底窥视困难的患眼,需进行眼部 B 超检查,判断玻璃体混浊情况。

【诊断与鉴别诊断】

手术后眼内炎的诊断主要根据患者的内眼手术史、典型的临床表现和实验室检查。有时需与其他非感染性的眼内炎表现进行鉴别,例如白内障术中过度骚扰虹膜而引起的前房浮游细胞增多、絮状渗出等类似眼内炎表现,需根据术后出现前房反应的时间、患者是否眼痛等综合进行判断,实验室检查对诊断有确诊作用。

【治疗】

一旦怀疑为眼内炎,应积极治疗。眼内炎的治疗包括药物治疗和必要时的手术治疗。

1.药物治疗

(1)抗生素的使用:除了局部应用散瞳剂外,主要是选用有效的抗生素,原则上抗生素的使用取决于细菌培养和药敏试验的结果。给药途径包括:①结膜下注射;②全身使用;③局部点眼;④玻璃体腔穿刺注药术。但往往临床上发现时,不能等待细菌培养的结果才给药治疗,并且细菌培养也存在假阴性的问题,比较有效的是玻璃体腔注药联合全身用药。细菌性眼内炎参考方案:玻璃体腔注射头孢他啶 2mg+万古霉素 2mg,间隔 48 小时后观察反应考虑是否再次注射,静脉输液头孢曲松钠 1g,每日一次。密切观察眼内变化,并等待细菌培养和药敏试验结果。

(2)抗真菌治疗:目前缺乏安全有效的抗真菌药物,全身用药有两性霉素 B,酮康唑和氟胞嘧啶,但全身副作用大、眼内穿透性差,不能有效地对抗真菌,玻璃体腔注射两性霉素 B 的剂量为:5～10μg,但一旦确诊为真菌性眼内炎,需考虑玻璃体切割术联合注药。

2.手术治疗 玻璃体切除术能排除玻璃体脓肿,清除致病菌,迅速恢复透明度,并有利于前房内感染物质的排出。

【随诊】

一旦怀疑眼内炎,需密切观察病情变化,及时考虑手术治疗。

【自然病程和预后】

炎症能迅速而严重地破坏眼组织、损害视功能,如不及时有效地控制炎症,将会造成视力丧失和眼球萎缩的严重后果;若能及早控制可望保留部分视功能。

【患者教育】

告知患者内眼术后眼内炎的发生是有一定概率的,教育患者积极配合治疗,勿产生抵抗情绪。

(二)外伤后眼内炎

【概述】

玻璃体内无血管组织且富含水分和蛋白质,是细菌等微生物极好的生长基,致病菌一旦侵入,容易繁殖引起炎症,冈眼球穿透伤或眼内异物引起的玻璃体炎症称为外伤后眼内炎。它对眼组织和视功能破坏大,若治疗不及时,炎症可以向巩膜、眼外筋膜和眶组织发展,称为"全眼球炎"。外伤性眼内炎占全部眼内炎的 40% 以上,农业性外伤要考虑真菌感染可能。外伤性眼内炎通常有一定的潜伏期,其长短因致病菌的毒力、被感染者反应性及防治程度的差异而不同,一般为 3 天左右。

【症状】

外伤后眼红肿、疼痛、畏光流泪、视力急剧减退。

【体征】

典型的外伤性眼内炎常可发现角巩膜伤口有脓性分泌物或坏死组织、眼红肿、疼痛、畏光、流泪、视力急剧减退,眼睑和结膜充血水肿、角膜水肿混浊甚至出现基质脓肿、房水混浊或有积脓、虹膜肿胀纹理不清、瞳孔缩小或伴有渗出膜、晶状体可有混浊甚至皮质溶解、玻璃体呈灰白色颗粒或碎片状混浊甚至形成脓肿,瞳孔区黄白或灰白色反光取代正常的橘红色眼底反光,眼底模糊不清。

【辅助诊断】

1.实验室诊断 房水和玻璃体细菌培养及涂片染色检查对确定诊断有重要价值。

2.影像学诊断 眼部 B 超检查是否存在眼内异物、玻璃体混浊程度。

【诊断与鉴别诊断】

外伤后眼内炎的诊断主要根据患者的眼球穿透伤病史、典型的临床表现和实验室检查。实验室检查对诊断有确诊作用。需与外伤性角膜溃疡引起的无菌性前房反应相鉴别,鉴别要点在于患者是否有眼球穿通、是否存在明显的球结膜水肿以及 B 超显示是否存在明显的玻璃体混浊等。

【治疗】

一旦怀疑为眼内炎,即应积极治疗。眼内炎的治疗包括药物治疗和必要时的手术治疗。治疗方案可参考上一节内容,但考虑到外伤性眼内炎患者常常为农民、工人等健康人群,既往较少有抗生素使用史,对抗生素会比较敏感,在全身使用抗生素上可考虑使用青霉素或头孢呋肟等第二代头孢菌素。

【随诊】

密切观察病情变化,及时考虑手术治疗。

【自然病程和预后】

炎症能迅速而严重地破坏眼组织、损害视功能,如不及时有效地控制炎症,将会造成视力丧失和眼球萎缩的严重后果;若能及早控制可望保留部分视功能。

【患者教育】

告知患者预后差的可能性,并且眼内的感染性炎症有向颅内转移的可能,需密切观察全身情况。

(三)内源性眼内炎

【概述】

内源性眼内炎是一种眼外感染源通过血源性播散而引起的严重致盲性眼内感染,占眼内炎的 2%～8%。近年来由于全身危重患者抢救和治疗水平的不断提高,体内侵入性操作过程增多,使得发病率增加至近 10%。内源性眼内炎对视力损害极大,早期诊断和适当治疗直接影响预后。22% 双眼受累,单眼发病常以左眼为主。主要易感因素为长期静脉导管滞留、长期全身抗生素应用、免疫抑制、AIDS、胃肠道手术、糖尿病、器官移植、妊娠、分娩、恶性肿瘤以及静脉用毒品等。50% 以上内源性眼内炎为真菌感染,其次为细菌。

【症状】

全身症状伴眼红肿、疼痛、畏光、流泪、视力急剧减退。

【体征】

内源性细菌性眼内炎的临床表现:①眼前段改变:眼睑及结膜的轻中度水肿、中度或严重的结膜充血、角膜水肿、前房炎性细胞反应或积脓、房角内纤维素团块,虹膜表面一个或多个白色结节或菌斑;②眼后段改变:玻璃体炎性细胞反应,视网膜或脉络膜层散在的一个或多个 1～10 个视盘直径大小的白色浸润灶;③在存在后部病变时,可见靠近损害部位的眼外肌运动受限;④眼压可以正常,但存在瞳孔阻滞或炎性物质阻塞房角时眼压可以升高,睫状体功能障碍可导致眼压较低。

内源性真菌性眼内炎的临床表现:(1)不同程度的前房炎性细胞可合并虹膜睫状体炎,严重的可表现为前房积脓;(2)一个或多个白色、边界清晰的脉络膜视网膜浸润病灶,多小于 1mm 直径,并伴有其前方玻璃体炎性混浊,可以伴有病灶周围视网膜血管的血管鞘形成。真菌向玻璃腔内生长时,可引起玻璃体腔混浊,导致眼底不能看见;可同时合并视网膜脱离。

【辅助诊断】

1.实验室诊断

(1)β-D 葡聚糖实验:是对真菌的一种快速敏感试验。

(2)眼内液:直接前房穿刺取 0.1ml 房水进行培养或直接玻璃体穿刺活检,或在玻璃体切割时获得

0.3～0.4ml玻璃体标本进行取出标本进行涂片染色、培养以及药物敏感性试验。

（3）聚合酶链反应（PCR）技术：由于玻璃体培养阳性率较低（43.0%～75.0%），且需要时间较长，给临床诊断治疗带来困难，PCR技术对手术后和内源性眼内炎诊断敏感性较高。

2.影像学诊断　　眼部B超检查玻璃体混浊程度。

【诊断与鉴别诊断】

诊断内源性眼内炎最重要的依据是临床病史、临床检查和实验室检查。因内源性眼内炎常合并眼外组织感染，多数患者存在易感因素，所以全身系统检查是必要的，如超声心动图检查、肺部X线检查、脑脊液、血液、尿液及眼外感染病灶的微生物培养检查。

鉴别诊断包括一系列与急性或亚急性眼内感染有关的玻璃体视网膜疾病和肿瘤性疾病。当内源性眼内炎发生于全身健康的患者或表现为非典型性感染时.易误诊为非感染性葡萄膜炎。后部局限型眼内炎（表现为一个或多个位于视网膜上的白色病灶，伴随房水与玻璃体炎性细胞）需与肿瘤（包括网织细胞肉瘤，神经胶质瘤）、白塞病、急性视网膜坏死相鉴别。合并脉络膜病灶的感染需与结核性或梅毒性葡萄膜炎、Vogt-小柳-原田病、急性后极部多灶性鳞状色素上皮病变相鉴别。

【治疗】

内源性眼内眼的疗效取决于早期诊断和有效治疗。临床一旦怀疑眼内炎，应立即进行治疗，治疗前完成必要的实验室检查，抗生素应用后将明显降低细菌的培养阳性率。

1.药物治疗　　内源性细菌性眼内炎全身抗生素的应用不像外伤或手术后眼内炎，静脉应用抗生素非常重要。全身抗生素应用可以治疗局部感染和同时发生的败血症；全身抗真菌药物治疗的目的是提供玻璃体腔内药物治疗的有效浓度和治疗临床证实或怀疑的全身真菌病。由于存在血眼屏障，静脉用药很难在玻璃体腔内达到有效浓度，单纯静脉应用抗生素甚至达到治疗脑膜炎的水平，对治疗眼内炎也是不足够的，联合玻璃体腔内注射有较好预后，推荐玻璃体腔注射头孢他啶2mg＋万古霉素2mg抗细菌，玻璃体腔注射两性霉素B 5～10μg抗真菌。

2.手术治疗　　玻璃体切割手术对治疗外伤性眼内炎是一种非常有效的方法，但是它对内源性细菌性眼内炎的确切作用还不确定，没有确凿证据显示玻璃体切割手术能够提高视力预后，对全身病情严重患者，玻璃体切割手术并非为必须。但对于全身健康、患有严重内源性眼内炎的患者（如严重的玻璃体反应、播散的视网膜渗出）仍应考虑行玻璃体切割手术，玻璃体切割手术的目的是清除病原菌和处理其他眼后节疾病，取样进行微生物学检查，玻璃体腔注药。

【随诊】

密切观察眼部及全身情况，请内科医师会诊联合治疗。

【自然病程和预后】

炎症能迅速而严重地破坏眼组织、损害视功能，如不及时有效地控制炎症，将会造成视力丧失和眼球萎缩的严重后果；若能及早控制可望保留部分视功能。

【患者教育】

向患者或家属交代视力预后差、眼内炎症反复可能，交代全身情况特殊，有意外情况发生可能。

（四）梅毒性葡萄膜炎

【概述】

梅毒性葡萄膜炎是由梅毒螺旋体引起的一种性传播或血源性感染的疾病，可分为先天性和获得性两种类型，两者均可引起眼部病变，5%～10%的二期梅毒患者发生葡萄膜炎。

【症状】

无痛性双眼视物不清。

【体征】

梅毒性葡萄膜炎可表现为肉芽肿性炎症,也可表现为非肉芽肿性炎症;可发生于眼前段,也可发生于眼后段;临床表现上也少有特征性改变。

先天性梅毒性葡萄膜炎可引起多种类型的葡萄膜炎,如角膜葡萄膜炎、急性虹膜睫状体炎、脉络膜视网膜炎等。

获得性梅毒性葡萄膜炎可表现为前葡萄膜炎、中间葡萄膜炎、后葡萄膜炎(局灶性脉络膜视网膜炎、黄斑鳞状脉络膜视网膜炎、脉络膜炎视网膜炎、神经视网膜炎、后部鳞状脉络膜视网膜炎视网膜血管炎)、全葡萄膜炎、等多种炎症性疾病。

梅毒性葡萄膜炎与其他多种类型葡萄膜炎一样,可引起多种并发症如并发性白内障、继发性青光眼黄斑囊样水肿、视网膜前膜、视网膜脱离(多为渗出性,也可为孔源性)、增生性玻璃体视网膜病变、脉络膜新生血管膜等。

【辅助诊断】

实验室诊断:血清学检查是诊断的主要手段。梅毒的血清学试验分两组:一组是用抗体去检查心肌磷脂-卵磷脂-胆固醇抗原(非螺旋体试验),另一组是用抗体直接检测螺旋体抗原。有两种最常使用的非螺旋体试验是性病研究试验(VDRL)和快速血浆反应素试验(RPR)。螺旋体试验包括荧光螺旋体抗体吸附试验(FTA-ABS)、梅毒血凝集螺旋体试验(HATTS)、梅毒螺旋体血凝集分析试验(TPHATP)和微血凝集试验(MHA)。当临床高度怀疑梅毒性葡萄膜炎时,可用螺旋体试验,因为螺旋体试验至少比非螺旋体试验敏感,且更具特异性。非螺旋体试验可用来监测治疗效果,有效的治疗可降低其效价。在房水或玻璃体中采用 PCR 法检测到梅毒螺旋体,具有确诊价值。

【鉴别诊断】

梅毒性葡萄膜炎临床表现不特异,故应与各种原闪所致的葡萄膜炎和多种特定类型的葡萄膜炎相鉴别。与 HLA-B27 抗原相关的前葡萄膜炎鉴别点是后者可以反复发作,HLA-B27 抗原阳性,骶髂关节和脊椎拍片显示强直性脊椎炎等,或出现银屑病、炎症性肠道疾病,患者预后较好。

【治疗】

药物治疗:青霉素是治疗梅毒的首选药物。对于确诊的梅毒性葡萄膜炎患者,参考治疗方案:600 万～800 万单位水溶性青霉素静脉输液,每 8 小时一次,或 200 万～400 万单位水溶性青霉素静脉输液,每 4 小时一次;同时给予泼尼松 15mg 晨起顿服,连续 10～14 天。眼局部散瞳治疗。

【随诊】

传统上认为,能减轻或消除临床症状,治疗后血清学试验(非螺旋体试验)效价降低,就是恰当的治疗。感染期、治疗前血清试验的绝对效价、既往梅毒螺旋体感染的次数等影响血清学试验效价的下降率。若感染后长时间未得到治疗,治疗前的血清试验效价很高,或有多次接触史,这些患者在治疗后血清试验效价下降缓慢,而且血清学试验转变成阴性的可能性很小。

【自然病程和预后】

视力预后取决于病程长短以及是否及时给予驱梅治疗。

【患者教育】

杜绝性传播途径感染梅毒。

（五）结核性葡萄膜炎

【概述】

结核病是由结核分枝杆菌引起的一种慢性感染性疾病,可累及任何器官。结核性眼部病变在结核感染者中并不常见,占 1.03%～2%。眼结核通常分为两类:一类是原发性眼结核,指眼组织是结核分枝杆菌的初始侵犯部位,可引起结膜炎、角膜炎和巩膜疾病;另一类是继发性眼结核,是指结核分枝杆菌经血液循环播散至眼组织,引起结核性葡萄膜炎。

【症状】

患者常因视物不清而就诊,在没有引起巩膜炎和眼压升高的多数情况下,眼红眼痛并不明显。

【体征】

1.结核性脉络膜炎 结核性脉络膜炎在临床上有不同的表现根据其临床特点,可将其分为 5 种类型:

(1)渗出型或称过敏型:是一种非特异性炎症,主要发生于对结核杆菌敏感性高或免疫力低下者。眼底出现 1～2 个视盘大小的圆形或椭圆形黄白色斑块,可伴有附近出血。

(2)粟粒状脉络膜结核:是一种常见的结核性葡萄膜炎,通常双眼受累,表现为多发性边界不清的黄白色结节,位于脉络膜深层多分布在后极部。病变可数个至数百个不等,1/6～1/2 视盘直径大小偶尔可见粟粒状结节相互融合成团块状,可伴有视盘水肿、神经纤维层出血和不同程度的前葡萄膜炎。

(3)局限性脉络膜结核:多发于后极部,常累及黄斑,表现为局限性渗出,呈灰白色或黄白色病变,稍隆起,边界不清,伴周围色素沉着。

(4)团块状脉络膜结核:又称为局灶性结核性脉络膜炎,多发于幼儿和青年单发或多发,3～5 个视盘直径大小,病变局限于后极部,呈灰白色,可逐渐增大呈半球状隆起。周围有卫星样小结节和小出血灶,可伴有浆液性视网膜脱离晚期病灶呈白色机化斑块伴周围色素沉着。

(5)团集型脉络膜结核:非常少见可由团块状脉络膜结核性坏死、溃疡进一步发展而成。脉络膜被结核性肉芽组织侵犯而显得模糊小清。常伴有视网膜脱离、玻璃体混浊、急性虹膜睫状体炎利继发性青光眼、干酪样变,最后可导致眼球痨。

2.慢性肉芽肿性前葡萄膜炎 也是一种常见的类型。据报道在病理证实的 40 例结核病患者中,12 例表现为虹膜炎,占 30%。患者出现羊脂状 KP,虹膜表面出现 Koeppe 结节和 Busacca 结节。病程往往呈现复发和缓解交替进行,血-房水屏障功能破坏(前房闪辉)往往长期存在,可伴有显著的玻璃体混浊和囊样黄斑水肿。

3.非肉芽肿性前葡萄膜炎 一些患者可表现为急性、复发性前葡萄膜炎,表现为睫状充血、尘状 KP 房水大量炎症细胞、前房闪辉甚或房水纤维素性渗出和前房积脓。一些患者也可表现为慢性非肉芽肿性前葡萄膜炎,出现尘状 KP、少量房水炎症细胞、前房闪辉、虹膜后粘连等。

4.视网膜炎 可表现为两种形式,一种为粟粒型,也被称为浅表性渗出性视网膜炎,表现为多发性小的结核结节,此种病变往往最终愈合;另一种为广泛的视网膜炎,表现为大范围的灰白色病变,伴有明显的玻璃体混浊。

5.视网膜血管炎 患者可出现视网膜血管炎,特别是视网膜静脉周围炎在早年的文献中,结核分枝杆菌感染被认为是视网膜静脉周围炎的主要原因。实际上,在整个视网膜血管炎中由结核杆菌所致者并不多见。

6.眼内炎 在极少数患者可引起眼内组织的严重炎症,出现眼内炎的临床表现。

【辅助诊断】

1.实验室诊断 房水或玻璃体标本的抗酸染色;结核菌素皮肤试验;房水和玻璃体标本可用 PCR 技术

进行检测;对于不典型的结核病可以采用外周血进行结核感染 T 细胞斑点试验进行鉴定。T-spot 方法的灵敏度高,并且特异性强,不受卡介苗接种的影响。

2.影像诊断　　胸部 X 线检查。

【鉴别诊断】

不同表现的结核性葡萄膜炎在没有查明结核感染的情况下,容易被误诊为特发性,如特发性的视网膜血管炎,而被错误地给予大剂量激素。实验室诊断方法的使用在本病的确诊上至关重要。有学者建议:对于结核菌素皮肤实验阳性,但无全身其他结核表现,诊断困难的患者,可试给予抗结核治疗,如给予异烟肼 300mg/d,治疗 1～3 周后炎症减轻者对确定诊断有帮助。

【治疗】

药物治疗:全身抗结核治疗。局部治疗同一般前葡萄膜炎。

【随诊】

随诊的时间和频率需要依据治疗方案而决定。

【自然病程和预后】

早期诊断和有效治疗可使绝大多数患者得以康复。结核性葡萄膜炎经积极正确治疗后视力预后常较好。

【患者教育】

有活动性结核时,注意与正常健康人群隔离。

（六）螺旋体病葡萄膜炎

【概述】

钩端螺旋体病简称钩体病,是由致病性钩端螺旋体引起的动物源性急性传染病。鼠类及猪是主要传染源,呈世界性范围流行。临床以早期钩端螺旋体败血症,中期的各器官损害和功能障碍,以及后期的各种变态反应后发症为特点。我国南方较为多见,可引起葡萄膜炎。

【症状】

主要症状为发热、肌肉疼痛,眼部症状不特异。

【体征】

1.全身表现　　严重者有出血倾向、黄疸、肝肾功能衰竭。

2.眼部表现　　眼部发病在全身急性症状出现的末期,更多见于全身症状消退后数周,多双眼,前后节发病,有不同类型。

(1)轻型前葡萄膜炎:此型多见。发病急,有轻度睫状充血,细小 KP 和前房浮游物,虹膜轻度充血及轻度后粘连,治疗效果良好。

(2)重度全葡萄膜炎:有急慢两种类型。急性者:大量细小 KP,前房大量纤维素性渗出,并可出现前房积脓,玻璃体混浊,视盘模糊不清,黄斑部水肿,周边视网膜血管旁有渗出。慢性者起病缓慢,有羊脂状 KP,致密的虹膜后粘连和膜状玻璃体混浊,眼底看不清,发生脉络膜视网膜炎,黄斑部水肿,视网膜有渗出和出血,周边血管伴白线,常迁延不愈。

(3)后部葡萄膜炎:前节正常,后玻璃体混浊,视网膜水肿,有圆形不规则灰白色或灰黄色限局性渗出,视盘水肿。一般 1～3 个月恢复。

【辅助诊断】

实验室诊断:血清学试验包括酶联免疫吸附试验(ELISA),间接荧光抗体法,以及 DNA 基因扩增技术检测钩端螺旋体。

【诊断与鉴别诊断】

诊断时注意全身病史。血清试验有补体结合试验和凝集试验,阳性率可持续数月至数年。并可从血、尿分离出病原体。要与 Lyme 病和梅毒鉴别。

【治疗】

药物治疗:早期用大剂量青霉素治疗,病情严重者在抗病原体治疗的同时可考虑用皮质激素治疗,以免眼组织遭受严重破坏。其他同一般葡萄膜炎。

(七)丝虫病葡萄膜炎

【概述】

丝虫(由吸血节肢动物传播的一类寄生性线虫)有三种包括班氏丝虫、马来丝虫和盘尾丝虫,男女老少均可感染,流行区微丝蚴感染率高峰多在 21～30 岁。其中班氏丝虫、马来丝虫引起淋巴丝虫病,盘尾丝虫引起河盲症。

【症状】

眼病可从轻度视力受损直到完全失明。

【体征】

1.全身改变　急性期为反复发作的淋巴管炎、淋巴结炎和发热,慢性期为淋巴水肿和象皮肿。盘尾丝虫性皮炎由微丝蚴所致,多数是全身性的,皮肤奇痒可能是轻度感染者的唯一症状。皮肤病变通常有难以归类的斑丘疹和继发性表皮脱落,剥落性溃疡和苔藓化以及轻度至中度的淋巴结肿大。

2.眼部改变　微丝蚴随血流进入眼动脉而大量繁殖,引起眼部感染,造成眼部损害包括:点状(雪花状)角膜炎和葡萄膜炎。其中角膜炎可引起角膜新生血管、钙化及角膜瘢痕;葡萄膜炎包括:虹膜炎、睫状体炎和脉络膜炎,脉络膜视网膜炎,因引起继发性白内障、继发性青光眼、视神经萎缩,或眼球痨(眼球萎缩)而造成永久性失明。

【辅助诊断】

实验室诊断:分为病原诊断和免疫诊断。前者包括从外周血液、乳糜尿、抽出液、皮下中查微丝蚴和成虫;后者为检测血清中的丝虫抗体和抗原。角膜和前房也可发现微丝蚴。用特异性 DNA 探针检测皮片中寄生虫 DNA 的 PCR 法比标准技术更敏感。

【诊断与鉴别诊断】

与其他寄生虫性葡萄膜炎进行鉴别,确诊的关键是检测到病原体。

【治疗】

药物治疗:伊维菌素为首选药物,伊维菌素可迅速减少皮肤和眼中的微丝蚴,但无杀成虫的作用,然而可在数月内阻止微丝蚴从子宫释出。海群生(又名乙胺嗪 DEC)亦有效但患者服药后可因大量微丝蚴的死亡而引起变态反应,该反应可进一步损害皮肤和眼。

【患者教育】

目前还没有疫苗可预防丝虫病的传播。在此病的流行区,应尽量避免被蚊子和黑蝇(蚋属)叮咬。

(八)Lyme 病

【概述】

Lyme 病性葡萄膜炎是一种由蜱为媒介的螺旋体传染的多系统疾病。常侵犯皮肤、关节、神经、心脏以及眼组织,也可引起葡萄膜炎。因本病最初发现于美国的 Lyme 城,因而称 Lyme 病。

【症状】

多系统受累,症状不具典型性。视力下降、感冒症状、心悸、关节痛等。

【体征】

1.全身表现 分为三期:

(1)一期(感染期):早期有感冒症状。被蜱咬的皮肤形成红斑,逐渐变大,形成中心色浅,边缘略隆起的环形红斑,可达3～15cm,称为游走性红斑(EM),可持续3～4周。

(2)二期(扩散期):发生于感染症状后数日至数周,甚至数月,表示病原体扩散到全身。早期的EM消失又出现较小的慢性游走性红斑。可发生脑膜炎、末梢神经炎、脑神经麻痹,最多见者是面神经麻痹,也可出现心律不整、心悸、心动过速或过缓以及心包炎、心肌炎等。

(3)三期(晚期):发生于感染后数月至数年。主要改变是关节炎,是以膝关节为主的大关节,也可发现慢性或复发性单关节或小关节炎。其次皮肤表现为慢性萎缩性肢皮炎。在四肢出现弥漫性红色浸润,最后吸收,遗留皮肤和皮下组织萎缩,皮肤变薄如纸,呈紫色萎缩斑。三期仍有神经、精神疾病,如多发硬化症样改变、脑脊髓炎、癫痫等以及记忆力减退、痴呆等症状。

2.眼部表现 各期不同:

(1)一期:滤泡性或出血性结膜炎为最多见。

(2)二期:主要是葡萄膜炎,有各种类型:

1)前葡萄膜炎:为急性或肉芽肿性炎症。Winwtd报告6例眼Lyme病,其中5例为双眼肉芽肿性前葡萄膜炎,有羊脂样KP和虹膜结节。

2)非典型中间葡萄膜炎:玻璃体有雪球样混浊,并有一例平坦部有雪堤样渗出,但有虹膜后粘连与典型中间色素膜炎不同。

3)弥漫性脉络膜视网膜炎:有的病例伴有视网膜脱离,激素治疗无效,borrlia burgdorfer(BB)抗体高,经用头孢类抗生素治疗,抗体下降,炎症好转,视网膜复位,眼底可发生视网膜血管炎、视网膜出血。眼内炎严重者可发展为全眼球炎。也可发生视神经炎、视乳头炎、视神经视网膜炎、视神经萎缩以及缺血性视乳头病变等。

(3)三期:主要发生双眼实质性角膜炎,为多发病灶位于实质层不同水平,每片混浊边缘不整齐;有细小KP,但前房炎症不明显。也可发生角膜实质层水肿和新生血管。角膜改变可能是机体对病原体的一种迟发过敏反应。也可发生巩膜炎。

【辅助诊断】

实验室诊断:血液检查Borrlia Burgdorfer(BB)抗体升高。

【诊断与鉴别诊断】

诊断依据:

1.流行病学史,动物接触史,蜱咬史等。

2.全身表现,如发热,皮肤环形红斑等。

3.相应症状和葡萄膜炎的临床表现。

4.血清学BB抗体试验阳性。

5.试验性抗生素治疗有效。

【治疗】

药物治疗:

1.首先要用大剂量抗生素治疗,一般首选头孢三嗪或头孢氨噻肟,也可用青霉素、红霉素或四环素等治疗,但效果较差。

2.可以同时加用吲哚美辛等非甾体消炎药治疗。

3.但不宜用全身使用皮质类固醇。

4.有前葡萄膜炎时还要给予散瞳治疗。

【患者教育】

该病为自然疫源性急性传染病,以蜱为传播媒介,应避免去疫源地,避免虫咬。

二、免疫和肉芽肿性全葡萄膜炎

(一)结节病

【概述】

结节病是一种多系统多器官受累的肉芽肿性疾病。常侵犯肺、双侧肺门淋巴结,临床上90%以上有肺的改变,其次是皮肤和眼的病变,浅表淋巴结、肝、脾、肾、骨髓、神经系统、心脏等几乎全身每个器官均可受累。结节病多见于中青年人,儿童及老人亦可罹患。

【症状】

结节病可以累及多个器官,故临床症状不典型。

【体征】

结节病性葡萄膜炎发展缓慢,多发生1：30～40岁,女性较多。

1.全身改变　最多见者是双侧肺门淋巴结肿大,早期约半数无症状但在X线片上可见改变;严重者有肺实质病变。最多见的症状有咳嗽,有少量黏痰;体重减轻,有时乏力、发热、食欲减退;当发展为肺纤维化时有活动后的气急、发绀,也可发生咳血。其次是末梢淋巴结肿大,皮肤结节性红斑,也可侵犯神经系统、肝、脾、肾、胃肠等出现相应的各种症状。

2.眼部改变　在眼病中以葡萄膜炎为多见。

(1)急性前葡萄膜炎:多为双眼突然发病。

(2)慢性前葡萄膜炎:为最多见,病程缓慢自觉症状不明显,有羊脂KP、Koeppe结节,有时虹膜有多发结节,比结核者为大,更富于血管呈粉红色。结节常自发消退或玻璃样变。严重病例发生虹膜后粘连、继发青光眼和并发性白内障。这种慢性葡萄膜炎常伴有肺纤维化。

(3)慢性睫状体炎或周边葡萄膜炎:睫状体平坦部有渗出并可进入玻璃体和周边部视网膜;周边部小血管变细或伴白线。

(4)脉络膜视网膜炎:眼底有灰黄色、灰白色渗出,多为圆形、略圆形,数目不一,大小不等,多位于后极部,沿血管分布,典型者有蜡滴状渗出。这种渗出可完全吸收;但深在于色素上皮下的小渗出为肉芽肿性愈后遗留小萎缩斑。常伴有视网膜血管炎,特别是视网膜静脉周围炎是本病的特征之一。

【辅助诊断】

1.实验室诊断

(1)血液检查:血清血管紧素转化酶(SACE)活性在急性期增加对诊断有参考意义,血清中白介素一2受体(IL-2R)和可溶性白介素-2受体(sIL-2R)升高,对结节病的诊断有较为重要的意义。也可以a1-抗胰蛋白酶、溶菌酶、微球蛋白(MG)、血清腺苷脱氢酶(ADA)、纤维连结蛋白(Fn)等升高,在临床上有一定参考意义。

(2)结核菌素试验:约2/3结节患者对100u结核菌素的皮肤试验无反应或极弱反应。

(3)结节病抗原(Kveim)试验:以急性结节患者的淋巴结或脾组织制成1：10生理盐水混悬液体为抗原。取混悬液0.1～0.2ml作皮内注射,10天后注射处出现紫红色丘疹,4～6周后扩散到3～8mm,形成肉芽肿,为阳性反应。切除阳性反应的皮肤作组织诊断,阳性率为 $75\%\sim85\%$。有 $2\%\sim5\%$ 假阳性反应。因无标准抗原,故应用受限制,近年逐渐被淘汰。

(4)活体组织检查:取皮肤病灶、淋巴结、前斜角肌脂肪垫、肌肉等组织作病理检查可助诊断。在不同部位摘取多处组织活检,可提高诊断阳性率。

(5)支气管肺泡灌洗液检查:结节病患者支气管肺泡灌洗液(BALF)检查在肺泡炎阶段淋巴细胞和多核白细胞明显升高,主要是 T 淋巴细胞增多,$CD4^+$、$CD4^+/CD8^+$ 比值明显增高。此外 B 细胞的功能亦明显增强。BALF 中 IgG、IgA 升高,特别是 IgGl、IgG3 升高更为突出。有报道若淋巴细胞在整个肺效应细胞中的百分比大于 28% 时,提示病变活动。

(6)经纤维支气管镜肺活检(TBLB):结节病 TBLB 阳性率可达 $63\%\sim97\%$。

2.影像诊断　异常的胸部 X 线表现常是结节病的首要发现,有 90% 以下患者伴有胸片的改变。

【诊断与鉴别诊断】

结节病的诊断决定于临床症状和体征及组织活检,并除外其他肉芽肿性疾病。其诊断标准可归纳为:①胸部影像学检查显示双侧肺门及纵隔淋巴结对称肿大,伴或不伴有肺内网格、结节状或片状阴影;②组织学活检证实有非干酪性坏死性肉芽肿,且抗酸染色阴性;③SACE 或 SL 活性增高;④血清或 BALF 中 sIL-2R 高;⑤旧结核菌素(OT)或 PPD 试验阴性或弱阳性;⑥BALF 中淋巴细胞 $>10\%$,且 $CD4^+/CD8^+$ 比值 $\geqslant3$;⑦高血钙、高尿钙症;⑧Kveim 试验阳性;⑨除外结核病或其他肉芽肿性疾病。以上九个条件中,①、②、③为主要条件,其他为次要条件。需和肺结核、曲菌病、隐球菌病、组织胞浆菌病、球孢子菌病以及淋巴瘤相鉴别。

【治疗】

药物治疗:糖皮质激素目前仍是治疗结节病的首选药物。参考方案:每日 1mg/kg 泼尼松口服,逐渐减量,维持总治疗周期 $4\sim6$ 个月。其他:氯喹特别适用于皮肤黏膜结节病,还有环孢霉素、氨甲蝶啶、雷公藤等。眼局部可给予赤道部 Tenon 囊下曲安奈德 8mg 注射,并同时给予散瞳治疗。

【自然病程和预后】

本病为一种自限性疾病,大多预后良好,有自然缓解的趋势。

(二)Vogt-Koyanagi-Harada 病

【概述】

Vogt-小柳-原田综合征(VKH)又称葡萄膜大脑炎,也称色素膜脑膜脑炎或眼-脑-耳-皮综合征。Vogt 和小柳先后报道一种伴有视网膜脱离的双眼渗出性葡萄膜炎,发病前有脑膜刺激症状,根据临床观察,两者有相似之处,故称为 Vogt-小柳-原田综合征。葡萄膜大脑炎好发于青壮年,但黄种人多见,发病率与性别无明显关系,但男性稍多。

【症状】

起初为感冒症状、全身不适、发热、头痛、头晕、耳鸣和听力减退,之后双眼同时或先后出现视力下降、眼痛、怕光、眼前闪光、飞蚊症或视物变形。

【体征】

1.前驱期　又称脑炎与脑膜炎期。常突然发病,多数有感冒症状、全身不适、发热、头痛、头晕,常伴有脑膜刺激征、嗜睡、耳鸣、听力障碍及意识障碍,偶可见偏瘫、失语、脑神经瘫痪。约有 50% 的患者出现耳鸣和听力减退,常为一过性,少数可有严重耳聋。Vogt-小柳综合征,大约 50% 患者在起病期有脑膜刺激征,而原田综合征患者约有 90% 有脑膜刺激征症状。此期常持续数月后逐渐缓解。

2.眼病期　在前驱期症状后 $3\sim5$ 天出现眼部症状,眼痛、眼红、视力减退,其眼部表现为:

（1）Vogt-Koyanagi 型：以渗出性虹膜睫状体炎为主，也伴弥漫性脉络膜视网膜炎。前房大量渗出，遮盖瞳孔区，严重广泛的虹膜后粘连，眼底看不清，相连出现各种并发症和后遗症。

（2）Harada 型：双眼视力突然减退，以后节部改变明显，视乳头和黄斑部明显水肿，逐渐形成全眼底水肿，继而形成视网膜脱离。同时，伴有色素上皮层弥漫性萎缩及玻璃体混浊，炎症亦可向前扩散，但较小柳型为轻。

3.恢复期　一般 6 个月～1 年，眼部炎症逐渐消退，视网膜脱离复位，眼底有广泛脱色素和色素斑片增生，形成"晚霞"样眼底。

本病轻者为一过性，虽可有视网膜脱离，但无明显晚霞样眼底，称为顿挫型；严重者炎症持续半年以上，称为迁延型。

Dalen-Fuchs 结节是 VKH 病的一个重要临床特征表现之一，急性期结节眼底呈黄白色类圆形损害，外观光滑湿润，微隆起，边界较清晰；恢复期呈现萎缩样外观，病灶中央常有色素沉着周围绕以脱色素环。此结节出现的最常见部位是下方视网膜中周部，其次是颞侧中周部，鼻侧中周部及上方中周部最少。若临床上出现这种结节样病变而又无外伤史者基本上可以确诊为 VKH 病。

【辅助诊断】

1.实验室诊断　腰椎穿刺后脑脊液检查可有细胞数增高，以淋巴细胞增多为主，蛋白含量可轻度增高，糖和氯化物一般无异常。腰椎穿刺虽然是一项有用的辅助检查，但对多数患者，则根据其病史、临床检查、FFA 及 ICGA 即可明确诊断，因此诊断上并非必须行脑脊液检查。

2.影像诊断

（1）荧光素眼底血管造影（FFA）：检查缺乏特异性，表现为造影后期视网膜微血管出现多湖状染料积存、视盘染色及复发期或恢复期病例 RPE 弥散性损害。Dalen-Fuchs 结节急性期表现为早期呈相对弱荧光，后期结节明显染色；恢复期表现为早期为弱荧光，晚期可透见病灶萎缩区的巩膜染色，其间的色素块呈遮蔽荧光，周围绕以透见荧光。

（2）吲哚青绿血管造影（ICGA）：检查显示本病的脉络膜循环异常主要表现为脉络膜血管扩张，脉络膜灌注不良，多灶性弱荧光斑。Dalen-Fuchs 结节急性期表现为早期呈相对弱荧光（与周围脉络膜荧光相比），后期所致的多灶类圆形弱荧光显得更明显。恢复期时早期和后期均呈大小不一的多灶类圆形弱荧光。

【诊断与鉴别诊断】

继 1978 年美国葡萄膜炎学会之后，1999 年 10 月在美国洛杉矶召开的第一届 VKH 病国际研讨会重新制订了新诊断标准：

（1）完全性 VKH 病（以下 1～5 均出现）：①首次发生葡萄膜炎之前无眼球穿通伤及内眼手术史。②临床表现和实验室检查不支持其他眼部疾病。③双眼发病。④神经系统或听觉异常（就诊时可能已缓解）：a.假性脑（脊）膜炎或 b.耳鸣，或 c.脑脊液中淋巴细胞增多。⑤皮肤表现（发生在神经系统和眼部症状之后）：a.脱发，或 b.白发，或 c.皮肤脱色斑。

（2）不完全性 VKH 病（上述 5 点至少出现标准①～③结合④或结合⑤表现）。

（3）可疑 VKH 病（单独出现眼部异常，必须出现标准①～③表现）。

早期应与各种原因的头痛和中枢神经系统感染相鉴别，眼病期需与交感性眼炎鉴别，两者眼底表现相似，但后者有外伤史或眼内下术史。

【治疗】

药物治疗：糖皮质激素具有抗炎、抗过敏和免疫抑制作用，目前仍是治疗 VKH 的主要药物之一，此病需长时间、足够量的糖皮质激素治疗,期限至少为 6 个月。参考方案:最初用泼尼松 80~100mg/d,每天一次,在以后的 3~4 周内逐渐减量至 40~60mg/d,再在一个月内将剂量减到 15~20mg/d,维持 1 个月后减量至 5~10mg/d,维持 4 个月口服。可考虑玻璃体腔注射 4mg 曲安奈德,加速视网膜下液的吸收。免疫抑制剂一般用于激素治疗无效而有失明危险的急性期。

【随诊】

随诊的时间和频率需要依据治疗方案而决定。

【自然病程和预后】

后节炎症引起的视乳头炎及浆液性视网膜脱离,前节炎症反复发作引并发性白内障和继发性青光眼等,是致盲的重要原因,如经及时、正确的治疗其所致的盲目是可避免的。因此全面掌握、早期正确的诊断、有效地控制炎症及预防炎症复发,是减少并发症及其所致盲目发生的关键。

【患者教育】

本病有复发可能,需注意生活规律、情绪稳定、适度锻炼、增强体质,减少复发诱因。

(三)交感性眼炎

【概述】

交感性眼炎是一眼发生眼球穿孔伤或内眼手术后引起的双眼非坏死性肉芽肿型葡萄膜炎。受伤眼或于术眼被称为刺激眼,另。眼被称为交感眼。其发病率较低,Kilmartin 等报道城市人群发病率为 0.03/100000。

【症状】

患者通常表现为眼挫伤、开放性眼外伤、内眼手术之后的双眼眼内炎,从刺激事件到发生可间隔 5 天到 66 年。临床表现包括不同程度的视力下降、疼痛、畏光、闪光感及飞蚊症。交感眼早期可不出现视力下降,而表现为调节力变化引起的远视和调节困难。也可能会伴有一些与小柳-原田综合征(VKH 综合征)相似的眼外表现,包括头痛、假性脑膜炎、耳聋、白发症、白癜风及脑脊液细胞增多听力丧失非常罕见,可能由于葡萄膜和耳迷路的结构都基于神经嵴,因而共享抗原。

【体征】

前段表现为双眼急性前葡萄膜炎、羊脂状角膜后沉着物、房水闪辉、虹膜增厚、虹膜粘连。睫状体阻滞或小梁网关闭可能引起眼压升高,睫状体功能抑制则引起眼压降低。后段表现为中到重度的玻璃体炎症、睫状体炎症、脉络膜炎、后巩膜炎、视盘周围脉络膜萎缩及视神经水肿,也可能出现渗出性视网膜脱离及黄斑水肿。典型的眼底表现可见 Dalen-Fuchs 结节,位于视网膜色素上皮层水平的黄白色浸润灶,大小为 60~700μm,由上皮样细胞及组织细胞构成。

【辅助诊断】

影像诊断:荧光素眼底血管造影(FFA)对 SO 的临床诊断很有帮助。静脉相视网膜色素上皮水平可有多发荧光点,不断扩大并且融合,晚期荧光素渗漏至视网膜下,形成荧光积存。视网膜血管炎或 DF 结节的存在均会引起相应区域的荧光素渗漏,有时可以见到视盘荧光染色。吲哚青绿血管造影(ICGA)早期可表现为后极部脉络膜血管扩张及高荧光渗漏,后期视盘周围低荧光,后极部有低荧光灶,并可能环以高荧光。Moshfeghi 等报道药物治疗前 ICGA 中间相 DF 结节周围呈低荧光,治疗后中间相呈正常脉络膜表现,但是后期可再次出现多发性低荧光点。低荧光点可能与脉络膜细胞浸润引起微循环障碍有关。这些发现提示 ICGA 有助于 SO 的诊断及疗效监测。相干光断层扫描技术(OCT)及 B 超可以用来评估视网膜病变程度,监测视网膜对治疗的反应,特别对于伴有渗出性视网膜脱离的 SO 患者。B 超还可以评估脉络膜的增厚程度。

【诊断与鉴别诊断】

在诊断之前必须要排除其他可能引起肉芽肿性葡萄膜炎的疾病。大多数病例的诊断依赖病史和临床表现,20%依赖组织病理学。如果患者有明确的眼外伤病史,必坝排除葡萄膜渗漏综合征、晶状体过敏性葡萄膜炎及外伤性虹膜睫状体炎。感染性疾病如梅毒、结核及眼内炎一般不会累及双眼。自身免疫性疾病如 VKH、结节病及多灶性脉络膜炎的表现与交感性眼炎非常相似,但是没有眼外伤或内眼手术史。交感性眼炎、结节病及 VKH 都可表现为 T 淋巴细胞浸润、DF 结节、脉络膜炎及视乳头炎,交感性眼炎及 VKH 都可以发现视网膜抗体。对于眼外伤后接受大剂量激素治疗的病例,如果出现对侧眼视力下降,与中心性浆液性脉络膜视网膜病变鉴别是必要的。

【治疗】

药物治疗:全身糖皮质激素抗炎治疗是交感性眼炎的卜要治疗方法,对难治性病例及伴有严重激素并发症的病例应联合免疫抑制剂治疗,生物调节剂可作为难治性交感性眼炎的二线用药。其他治疗方式如 IVTA、眼内植入 Retisert 也取得了肯定疗效。治疗方案取决于患者对治疗的敏感程度及不良反应。

早期大剂量糖皮质激素治疗对提高视力预后具有显著作用。口服泼尼松初始剂量为 $50\sim75\text{mg/d}$ $[1\text{mg/(kg}\cdot\text{d)}]$,根据患者的病情变化逐渐减量,至少经过 $2\sim3$ 个月减至 10mg/d。在达到维持剂量后继续用药 $3\sim6$ 个月后可试行停药试验,并需严密观察炎症反应有无反弹,炎症彻底控制 $6\sim12$ 个月后方可终止治疗。严重病例需首先以大剂量激素冲击治疗,多采用静脉滴注甲泼尼龙 1g/d,冲击治疗 3 天后改为常规治疗剂量,根据病情变化可重复多次冲击治疗。一般将免疫抑制剂作为糖皮质激素的补充治疗方案,在下列情况中多需应用免疫抑制剂:难治性、复发性病例,有激素治疗禁忌证,激素副作用明显,停药试验或激素减量时炎症反弹,对激素治疗不敏感。由于这些免疫抑制剂毒副作用明显,治疗中需严密监测血红蛋白、血细胞计数、肝肾功能等指标,必要时可请风湿科医师协助治疗。已被用于临床的生物调节剂主要包括肿瘤坏死因子-α 抗体、细胞因子受体抗体及干扰素-α,其抗炎作用强于传统免疫抑制剂,多作为难治性葡萄膜炎的二线用药。近年来的局部用药包括曲安奈德玻璃体腔注射,曲安奈德 Tenon 囊下注射及眼内植入氟轻松缓释剂,可降低全身免疫抑制剂用量,减少全身应用激素带来的副作用。

【随诊】

随诊的时间和频率需要依据治疗方案而决定。

【自然病程和预后】

交感性眼炎是一种罕见的、发生于眼外伤后的严重并发症。经过恰当的治疗,大部分患者可以期望获得相对较好的视力。

【患者教育】

预防眼外伤是降低交感性眼炎发病率的重要方法。近年来眼科手术,尤其是玻璃体手术成为了 SO 的重要诱因之一,因此有必要在手术前向患者告知罹患交感性眼炎的风险。

(刘　升)

第十章　晶状体疾病

第一节　白内障

一、年龄相关性白内障

【概述】

年龄相关性白内障又称老年性白内障,是中老年发生的晶状体混浊,随着年龄增加患病率明显增高。它分为皮质性、核性和后囊下 3 类。病因较为复杂,可能是环境、营养、代谢和遗传等多种因素对晶状体长期综合作用的结果。一般认为氧化作用导致白内障的最早期变化。紫外线照射过多、饮酒过多、吸烟多、妇女生育多、心血管疾病、高血压、精神病、机体外伤等与白内障的形成有关。

【临床表现】

1.双眼患病,但发病有先后,严重程度也不一致。

2.主要症状为随眼球转动的眼前阴影、渐进性无痛性视力减退、单眼复视或多视、虹视、畏光和眩光。

3.皮质性白内障按其发展过程分为 4 期

(1)初发期:晶状体皮质内出现空泡、水裂、板层分离和轮辐状混浊,如瞳孔区的晶状体未累及,一般不影响视力。

(2)膨胀期:又称未熟期,晶状体混浊继续加重,急剧肿胀,体积变大。

(3)成熟期:晶状体恢复到原来体积,前房深度恢复正常。晶状体逐渐全部混浊,虹膜投影消失。患眼视力降至眼前手动或光感。眼底不能窥入。

(4)过熟期:如果成熟期持续时间过长,经数年后晶状体内水分继续丢失,晶状体体积缩小,囊膜皱缩和有不规则的白色斑点及胆固醇结晶,前房加深,虹膜震颤。晶状体纤维分解液化,呈乳白色,棕黄色晶状体核沉于囊袋下方,可随体位变化而移动,上方前房进一步加深。晶状体悬韧带发生退行性改变,容易发生晶状体脱位。

4.核性白内障

(1)发病年龄较早,进展缓慢。

(2)混浊开始于胎儿核或成人核,逐渐发展到成人核完全混浊。

(3)初期晶状体核呈黄色混浊。

(4)可发生近视。

5.后囊膜下白内障

(1)晶状体后囊膜下浅层皮质出现棕黄色混浊,为许多致密小点组成,其中有小空泡和结晶样颗粒,外观似锅巴状。

(2)混浊位于视轴,早期出现明显视力障碍。

(3)进展缓慢。后期合并晶状体皮质和核混浊,最后发展为成熟期白内障。

【诊断】

应在散大瞳孔后以检眼镜或裂隙灯显微镜检查晶状体。根据晶状体混浊的形态和视力情况可明确诊断。

【鉴别诊断】

1.核硬化　是生理现象,由于晶状体终身生长,晶状体核密度逐渐增加,颜色变深,透明度降低造成,但对视力无明显影响。散瞳后用彻照法检查,核性白内障在周边部环状红色反光中,中央有一盘状暗影,而核硬化无此现象。

2.皮质性、核性和后囊下白内障的鉴别　根据混浊部位不同可做出鉴别诊断。

【治疗】

1.目前尚无疗效肯定的药物用于治疗白内障。

2.因白内障影响工作和日常生活时,可考虑手术治疗。通常采用白内障囊外摘除术(包括白内障超声乳化吸除术)联合人工晶状体植入术。在某些情况下也可行白内障囊内摘除术,术后给予眼镜、角膜接触镜矫正视力。

【临床路径】

1.询问病史　有无眼前阴影、渐进性无痛性视力减退、单眼复视或多视、虹视、畏光和眩光等症状。

2.体格检查　散瞳后以裂隙灯或检眼镜检查晶状体。

3.辅助检查　白内障手术前应进行全身检查,如血压、血糖、心电图、X线胸片、肝功能、血尿常规、凝血功能等,和眼部检查,如视功能、角膜、晶状体、眼压、角膜曲率半径和眼轴长度等。

4.处理　目前尚无疗效肯定的药物。因白内障影响工作和日常生活时应考虑手术治疗。

5.预防　目前尚无肯定有效的方法预防白内障的发生。

二、先天性白内障

【概述】

本病为出生时或出生后第一年内发生的晶状体混浊,是儿童常见眼病,可为家族性发病或为散发;可伴发其他眼部异常或遗传性、系统性疾病。其发生与遗传因素有关,常为常染色体显性遗传;也与环境因素有关,母亲孕期内,特别前 3 个月宫内病毒性感染、应用一些药物,或暴露于 X 线,孕期内患有代谢性疾病,如糖尿病、甲状腺功能不足、营养和维生素极度缺乏等,可使晶状体发生混浊。也有一些病例的原因不明。

【临床表现】

1.单眼或双眼发生。

2.多数为静止性的。少数出生后继续发展。也有直至儿童期才影响视力。

3.根据晶状体混浊部位、形态和程度进行分类。比较常见的有:

(1)前极白内障:晶状体前囊膜中央局限性混浊,多为圆形,大小不等。可伸入晶状体皮质内,或表面突出于前房内。多为双侧。对视力影响不大。

(2)后极白内障:晶状体后囊膜中央局限混浊,边缘不齐,可呈盘状、核状或花蕾状。多为双眼发生。

少数为进行性的。对视力有一定影响。

（3）冠状白内障：晶状体皮质深层周边部有圆形、椭圆形、短棒状、哑铃状混浊，呈花冠状排列。晶状体中央部及极周边部透明。为双眼发生，静止性。很少影响视力。

（4）点状白内障：晶状体皮质有白色、蓝色或淡色细小点状混浊。发生在出生后或青少年期。双眼发生。静止不发展。一般不影响视力。

（5）绕核性白内障：数层混浊位于透明晶状体核周围的层间。各层之间仍有透明皮质间隔。最外层常有 V 形混浊骑跨在混浊带的前后。常为双眼发生，静止性。视力可明显减退。

（6）核性白内障：晶状体胚胎核和胎儿核均受累，呈致密的白色混浊，但皮质完全透明。多为双眼发病。瞳孔缩小时视力障碍明显，瞳孔散大时视力显著增加。

（7）全白内障：晶状体全部或近于全部混浊，有时囊膜增厚、钙化，皮质浓缩。可在出生时已经发生，或出生后逐渐发展，至 1 岁内全部混浊。多为双眼发生。视力障碍明显。

（8）膜性白内障：前后囊膜接触机化，两层囊膜间可夹有残留的晶状体纤维或上皮细胞，呈厚薄不匀的混浊。可单眼或双眼发生，视力损害严重。

（9）其他少见的先天性白内障还有缝性白内障、纺锤形白内障和珊瑚状白内障。

4.一些患者合并其他眼病或异常，如斜视、眼球震颤、先天性小眼球、视网膜和脉络膜病变、瞳孔扩大肌发育不良以及晶状体脱位、晶状体缺损、先天性无虹膜、先天性虹膜和（或）脉络膜缺损、瞳孔残膜、大角膜、圆锥角膜、永存玻璃体动脉等。

【诊断】

1.主要根据晶状体混浊形态和部位来诊断。

2.为明确诊断，应针对不同情况选择一些实验室检查。

【鉴别诊断】

白瞳症：先天性白内障的瞳孔区有白色反射，是白瞳症中最常见的一种。其他眼病也可引起白瞳症，但临床表现、治疗和预后不同，应注意鉴别。

【治疗】

1.治疗目标：恢复视力，减少弱视和盲目的发生。

2.对视力影响不大者，一般不需治疗，宜定期随诊观察。

3.明显影响视力者，应尽早选择晶状体切除术、晶状体吸出术、白内障囊外摘除术进行手术治疗。

4.因风疹病毒引起的先天性白内障不宜过早手术，以免手术时可使这些潜伏在晶状体内的病毒释放而引起虹膜睫状体炎，有可能因炎症而引起眼球萎缩。

5.无晶状体眼需进行屈光矫正和视力训练，常用的方法有：眼镜矫正、角膜接触镜、人工晶状体植入。人工晶状体的植入一般最早在 2 岁时进行。

【临床路径】

1.询问病史　注意有无家族史，母亲孕期有无病毒感染、特殊服药史等。

2.体格检查　散瞳后以裂隙灯检查晶状体。

3.辅助检查　先天性白内障合并其他系统畸形时，应进行染色体核型分析和分带检查。糖尿病、新生儿低血糖症者应进行血糖、尿糖和酮体检查。合并肾病者应检查尿常规和尿氨基酸。怀疑合并代谢病者应进行血氨酸水平测定。此外，还可选做尿苯丙酮酸测定、同型胱氨酸尿的定性检查、半乳糖尿的筛选。

4.处理　根据视力受累程度而定。对视力影响不大者，可随诊观察。如明显影响视力，应尽早行白内障手术。术后注意屈光矫正的视力训练，以防发生弱视。

5.预防 母亲孕期内预防病毒感染,慎服药物,加强营养。

三、外伤性白内障

【概述】

本病为眼球钝挫伤、穿通伤和爆炸伤等引起晶状体混浊。多见于儿童或年轻人,常单眼发生。

【临床表现】

1.钝挫伤所致白内障根据挫伤轻重不同,可有晶状体前表面 Vossius 环混浊,相应的囊膜下混浊、放射状混浊、板层白内障、局限混浊或完全混浊。还可伴有前房积血、前房角后退、晶状体脱位、继发性青光眼等。

2.穿通伤所致白内障根据眼球穿通伤引起晶状体囊膜破裂伤口的大小,可形成局限混浊或晶状体全部混浊。

3.爆炸伤所致白内障爆炸时气浪可引起类似钝挫伤所致的晶状体损伤。爆炸物本身或掀起的杂物也可造成类似于穿通伤所致的白内障。

4.电击伤所致白内障可引起晶状体前囊及前囊下皮质混浊。多数病例静止不发展,也可逐渐发展为全白内障。

5.视力障碍与伤害程度和部位有关。瞳孔区晶状体受伤后视力很快减退。当晶状体囊膜广泛受伤时,除视力障碍外,还伴有眼前节明显炎症或继发性青光眼。

【诊断】

根据受伤史和晶状体混浊的形态和程度可做出诊断。

【鉴别诊断】

晶状体脱位:外伤除引起白内障外,还可使晶状体位置发生改变,在诊断时应注意鉴别。

【治疗】

1.影响视力不大的晶状体局限混浊,可随诊观察。

2.当晶状体皮质突入前房,可用糖皮质激素、非甾体抗炎药及降眼压药物治疗,待前节炎症反应消退后手术摘除白内障。

3.经治疗后炎症反应不减轻,或眼压升高不能控制,或晶状体皮质与角膜内皮层接触时,应及时摘除白内障。

4.当晶状体全混浊,但光觉和色觉仍正常时,应进行白内障摘除术。

5.由于外伤性白内障多为单眼,白内障摘除术后应尽可能同时植入人工晶状体。

【临床路径】

1.询问病史 应注意外伤种类、轻重。

2.体格检查 散瞳后以裂隙灯检查晶状体。

3.辅助检查 必要时进行眼部超声扫描,以了解外伤严重程度。

4.处理 对视力影响不大的局限混浊,可随诊观察。否则应进行白内障摘除术。

5.预防 外伤。

四、代谢性白内障

（一）糖尿病性白内障

【概述】

白内障是糖尿病的并发症之一,可分为真性糖尿病性白内障和糖尿病患者的年龄相关性白内障。糖尿病时血糖增高,进入晶状体内葡萄糖增多,己糖激酶作用饱和,葡萄糖转化为 6-磷酸葡萄糖受阻。此时醛糖还原酶的作用活化,葡萄糖转化为山梨醇。山梨醇不能透过晶状体囊膜,在晶状体内大量积聚,使晶状体内渗透压增加而吸收水分,纤维肿胀变性而导致混浊。

【临床表现】

1.糖尿病患者的年龄相关性白内障较多见,与年龄相关性白内障相似,但发生较早,进展较快,容易成熟。

2.真性糖尿病性白内障

(1)多发生于 30 岁以下病情严重的幼年型糖尿病患者中。

(2)常为双眼发病,进展迅速,晶状体可能在数天、数周或数月内全混浊。

(3)开始时在前后囊下的皮质区出现无数分散的、灰色或蓝色雪花样或点状混浊。可伴有屈光变化。

【诊断】

根据糖尿病的病史和白内障的形态可做出诊断。

【鉴别诊断】

其他类型的白内障:根据有无糖尿病史和白内障的形态可以鉴别。

【治疗】

当白内障明显影响视力,妨碍患者的工作和生活时,可在血糖控制下进行白内障摘除术。

【临床路径】

1.询问病史　有无糖尿病史和视物模糊史。

2.体格检查　散瞳后以裂隙灯检查晶状体。

3.辅助检查　检查血糖和尿糖。

4.处理　当白内障影响视力以至于妨碍患者工作和生活时,可手术摘除白内障。

5.预防　在糖尿病性白内障早期应积极治疗糖尿病,晶状体混浊可能会部分消退,视力有一定程度的改善。

（二）半乳糖性白内障

【概述】

本病为常染色体隐性遗传。患儿缺乏半乳糖-1-磷酸尿苷转移酶和半乳糖激酶,使半乳糖不能转化为葡萄糖而在体内积聚。组织内的半乳糖被醛糖还原酶还原为半乳糖醇。醇的渗透性很强,在晶状体内的半乳糖醇吸水后,晶状体囊膜破裂,引起晶状体混浊。

【临床表现】

可在生后数日或数周内发生。多为板层白内障。

【诊断】

对于先天性白内障患儿应先筛查尿中半乳糖。如测定红细胞半乳糖-1-磷酸尿苷转移酶的活性可明确诊断半乳糖-1-磷酸尿苷转移酶是否缺乏,应用放射化学法可测定半乳糖激酶的活性,有助于诊断。

【鉴别诊断】

其他类型的先天性白内障:根据晶状体的混浊形态和程度,及尿中半乳糖检查结果,可以鉴别。

【治疗】

给予无乳糖和半乳糖饮食,可控制病情的发展或逆转白内障。

【临床路径】

1.询问病史 白内障发生时间。

2.体格检查 散瞳后以裂隙灯检查晶状体。

3.辅助检查 对于先天性白内障患儿应筛查尿中半乳糖、测定红细胞半乳糖-1-磷酸尿苷转移酶的活性、应用放射化学法可测定半乳糖激酶的活性。

4.处理 给予无乳糖和半乳糖饮食。

5.预防 无有效措施预防。

(三)手足搐搦性白内障

【概述】

本病又称低钙性白内障,由于血清钙过低引起。低钙患者常有手足搐搦,故称为手足搐搦性白内障。多由于先天性甲状旁腺功能不足,或甲状腺切除时误切了甲状旁腺,或因营养障碍,使血清钙过低。低钙增加了晶状体囊膜的渗透性,晶状体内电解质平衡失调,影响了晶状体代谢。

【临床表现】

1.患者有手足搐搦、骨质软化。

2.双眼晶状体前后皮质内有辐射状或条纹状混浊,与囊膜间有透明带隔开。囊膜下可见红、绿或蓝色结晶微粒。混浊可逐渐发展至皮质深层。

3.如果间歇发作低血钙,晶状体可有板层混浊,发展为全白内障。

【诊断】

有甲状腺手术史或营养障碍史,血钙过低,血磷升高,以及全身和眼部的临床表现可有助于诊断。

【鉴别诊断】

其他类型的白内障:根据晶状体的混浊形态和程度,及血钙过低的病史,可以鉴别。

【治疗】

1.给予足量的维生素 D、钙剂,纠正低血钙,有利于控制白内障发展。

2.当白内障明显影响视力时可进行白内障摘除术。术前应纠正低血钙。术中容易出血,应当予以注意。

【临床路径】

1.询问病史 有无甲状腺手术史或营养障碍史,有无手足搐搦史。

2.体格检查 散瞳后以裂隙灯检查晶状体。

3.辅助检查 检查血钙、血磷。

4.处理 给予足量的维生素 D、钙剂,有利于控制白内障发展。当白内障明显影响视力时应手术摘除白内障。

5.预防 有甲状腺手术时防止误切甲状旁腺。注意补充营养。

五、并发性白内障

【概述】

本病是指由于眼部疾病引起晶状体混浊。眼前后节的许多疾病可引起眼内环境改变,使晶状体营养或代谢发生障碍,而导致其混浊。常见于葡萄膜炎、视网膜色素变性、视网膜脱离、青光眼、眼内肿瘤、高度近视及低眼压等。

【临床表现】

1.患者有原发病的表现。

2.常为单眼发生。

3.由眼前节疾病引起的并发性白内障多由前皮质开始。

4.由眼后节疾病引起的并发性白内障先于晶状体后极部囊膜及囊膜下皮质出现颗粒状灰黄色混浊,形成较多空泡,逐渐向晶状体核中心部及周边部扩展,呈放射状,形成玫瑰花样混浊。继之向前皮质蔓延,逐渐使晶状体全混浊。以后水分吸收,囊膜增厚,晶状体皱缩,并有钙化等变化。

5.由青光眼引起者多由前皮质和核开始。

6.高度近视所致者多为核性白内障。

【诊断】

根据晶状体混浊的形态、位置和原发病,可以诊断。

【鉴别诊断】

其他类型白内障:根据有无原发病,以及晶状体混浊的形态、部位和程度,可以鉴别。

【治疗】

1.治疗原发病。

2.并发性白内障已影响工作和生活时,如果患眼光定位准确,红绿色觉正常,可进行手术摘除白内障。

3.各种炎症引起的并发性白内障对手术的反应不同,有的可引起严重的并发症,应根据原发病的种类,在眼部炎症很好控制以后,再考虑手术。

4.对白内障摘除后是否植入人工晶状体应慎重考虑。

【临床路径】

1.询问病史　有无引起白内障的原发病。

2.体格检查　散瞳后以裂隙灯检查晶状体。

3.辅助检查　选择适当的辅助检查确定原发病,如怀疑视网膜脱离和眼内肿瘤时应进行眼部超声扫描。

4.处理　术后局部或全身应用皮质类固醇的剂量比一般白内障术后大,使用的时间长。

5.预防　治疗各种原发病。

六、药物性白内障

【概述】

长期应用或接触对晶状体有毒性作用的药物或化学药品可导致晶状体混浊,称为药物性白内障。容易引起晶状体混浊的药物有糖皮质激素、氯丙嗪、缩瞳剂等,化学药品有三硝基甲苯、二硝基酚、萘和汞等。

【临床表现】

1.患者有与上述药物或化学药品的接触史。

2.糖皮质激素所致的白内障　用药剂量大和时间久,发生白内障的可能性大。开始时后囊膜下出现散在的点状和浅棕色的细条混浊,并有彩色小点,逐渐向皮质发展。后囊膜下形成淡棕色的盘状混浊,其间有彩色小点和空泡,最后皮质大部分混浊。

3.缩瞳剂所致的白内障　晶状体混浊位于前囊膜下,呈玫瑰花或苔藓状,有彩色反光。一般不影响视力。有些病例发现过晚,混浊可扩散到后囊膜下和核,停药后混浊不易消失,但可停止发展。

4.氯丙嗪所致的白内障　长期大量服用氯丙嗪后对晶状体和角膜产生毒性作用。开始时晶状体表面有细点状混浊,瞳孔区色素沉着。以后细点混浊增多,前囊下出现排列成星状的大色素点,中央部较密集,并向外放射。重者中央部呈盘状或花瓣状混浊,并向皮质深部扩展。当前囊下出现星状大色素点时,角膜内皮和后弹力层有白色、黄色或褐色的色素沉着。

5.三硝基甲苯所致的白内障　长期与三硝基甲苯接触有发生白内障的危险。首先晶状体周边部出现密集的小点混浊,以后逐渐进展为由尖端向着中央的楔形混浊连接成环形的混浊。环与晶状体赤道部有一窄的透明区。继之中央部出现小的环形混浊,大小与瞳孔相当。重者混浊致密,呈花瓣状或盘状,或发展为全白内障。

【诊断】

根据接触药物和化学药品史,及晶状体混浊的形态、位置等,可以做出诊断。

【鉴别诊断】

其他类型的白内障:根据药物和化学药品接触史,和晶状体混浊的形态、位置等,可以鉴别诊断。

【治疗】

1.停用药物,中止与化学药品的接触。

2.当白内障严重到影响患者工作和生活时,手术摘除白内障和植入人工晶状体。

【临床路径】

1.询问病史　有无药物或化学药品接触史。

2.体格检查　散瞳后以裂隙灯检查晶状体。

3.辅助检查　不需特殊的辅助检查。

4.处理　停止接触药物和化学药品。当白内障影响患者工作和生活时,摘除白内障。

5.预防　应注意合理用药。如长期接触一些可能致白内障的药物和化学药品时,应定期检查晶状体。少数病例在停用糖皮质激素和缩瞳剂后,晶状体的改变可逆转。

七、放射性白内障

【概述】

因放射线,如红外线、电离辐射、微波所致的晶状体混浊称为放射性白内障。

【临床表现】

1.红外线所致白内障　多发生于玻璃厂和炼钢厂的工人中。初期后皮质有空泡、点状和线状混浊,类似蜘蛛网状,有金黄色结晶样光泽。以后逐渐发展为盘状混浊。最后发展为全白内障。有时前囊膜下也有轻微混浊。

2.电离辐射所致白内障   中子、X线、γ线及高能量的 β 线照射晶状体后会导致白内障,发生白内障的潜伏期与放射剂量大小和年龄直接有关。剂量大、年龄小者潜伏期短。初期晶状体后囊膜下有空泡和灰白色颗粒状混浊,逐渐发展为环状混浊。前囊膜下皮质有点状、线状和羽毛状混浊,从前极向外放射。后期可有盘状及楔形混浊,最后形成全白内障。

3.微波所致白内障   微波来源于太阳射线、宇宙射线和电视、雷达、微波炉等。大剂量的微波可产生类似于红外线的热作用。晶状体对微波敏感,因微波的剂量不同可产生晶状体不同的损害,类似于红外线所致的白内障。晶状体出现皮质点状混浊,后囊膜下混浊和前皮质羽状混浊。

【诊断】

根据长期接触放射线的病史,及晶状体混浊形态、位置等,可做出诊断。

【鉴别诊断】

其他类型的白内障:根据放射线接触史,和晶状体混浊的形态、位置等,可以鉴别诊断。

【治疗】

当白内障影响患者工作和生活时,可手术摘除白内障和植入人工晶状体。

【临床路径】

1.询问病史   有无放射线接触史。

2.体格检查   散瞳后以裂隙灯检查晶状体。

3.辅助检查   不需特殊的辅助检查。

4.处理   停止接触放射线。当白内障影响患者工作和生活时,摘除白内障。

5.预防   接触放射线时应佩戴防护眼镜。

八、后发性白内障

【概述】

后发性白内障是指白内障囊外摘除术后或外伤性白内障部分皮质吸收后所形成的晶状体后囊膜混浊。成人白内障囊外摘除术后发生率高达 30%～50%,儿童则为 100%。

【临床表现】

1.视物变形和视力下降。

2.晶状体后囊膜出现厚薄不均的白色机化组织和 Elschnig 珠样小体。常伴有虹膜后粘连。

3.影响视力的程度与晶状体后囊膜混浊程度和厚度有关。

【诊断】

有白内障囊外摘除术或晶状体外伤史,及晶状体后囊膜混浊,可以确诊。

【鉴别诊断】

膜性白内障:为先天性白内障的一种类型,前后囊膜接触机化,两层囊膜间可夹有残留的晶状体纤维或上皮细胞,呈厚薄不匀的混浊。可单眼或双眼发生,视力损害严重。无白内障囊外摘除史。

【治疗】

1.后发性白内障影响视力时应以 Nd:YAG 激光将瞳孔区的晶状体后囊膜切开。

2.如无条件施行激光治疗时,可进行手术将瞳孔区的晶状体后囊膜刺开或剪开。

3.术后眼部滴用糖皮质激素或非甾体滴眼液,预防炎症反应。并注观察眼压的变化。

【临床路径】

1.询问病史　有无白内障囊外摘除史。

2.体格检查　散瞳后以裂隙灯检查瞳孔区。

3.辅助检查　不需特殊的辅助检查。

4.处理　以 Nd:YAG 激光或手术切开晶状体后囊膜。

5.预防　白内障囊外摘除时应仔细清除晶状体皮质。

（王　琦）

第二节　白内障手术操作

一、白内障手术麻醉

多数白内障手术可在局部麻醉下门诊完成。其最初想法是,与住院手术相比,门诊手术的费用会有所减少。其实,对白内障手术而言,门诊和住院手术的费用相差无几。采用全身麻醉或局部麻醉、门诊手术抑或住院手术,均需根据患者的具体情况而定。比如,伴有严重呼吸系统疾病和帕金森氏病的 90 岁老年患者与 6 个月的先天性白内障患者手术时面临两种不同的挑战。由此可见,麻醉时应准备好全套麻醉设备以备术中所需。

选择麻醉方式前不仅应考虑安全性,还需考虑是否有利于术者操作。通常而言,通过控制全身麻醉患者的二氧化碳分压和呼吸频率能够有效软化眼球,保持术中眼球处于稳定状态。比如,外伤白内障合并晶状体脱位的单眼患者采用全身麻醉更为有利。另一方面而言,局部麻醉方便易行,对全身系统几无影响。

（一）局部麻醉

1.球后阻滞麻醉　球后阻滞麻醉曾是眼科局部麻醉的标准方式,现已被更为安全的其他方式取代。球后阻滞麻醉所用的细长针头容易引发一系列潜在的严重并发症,包括球后出血、视神经损伤以及麻药误注入脑膜腔内等,后者可以导致脑干麻醉甚至死亡。此外,眼球穿孔也时有发生。

通常,球后阻滞麻醉嘱患者直视正前方。若患者取仰卧位,向上方注视已成为球后阻滞麻醉最为常用眼位,但 CT 扫描显示,此时视神经正处于针头行经路线。球后阻滞麻醉时,当进针超过前 1/3 眶深时,若自觉有轻微阻力提示针尖进入眶隔,此时将进针方向转至内上方进入肌锥并推注麻药。

球后阻滞麻醉和球周麻醉的效果相似。鉴于前者的风险相对较高,应尽量减少使用,建议选用球周麻醉或 Tenon 囊下麻醉。

2.表面麻醉　有学者认为能够在局部麻醉下完成手术的白内障患者同样耐受表面麻醉手术。研究显示,单独使用表面麻醉的患者术中常有不同程度的不适感,但 O'Brien 等认为,即便使用虹膜拉钩扩大瞳孔,表面麻醉的患者术中仍无明显不适。白内障手术可以单独使用表面麻醉,也可与前房内注射无防腐剂的利多卡因联合使用。部分学者建议使用 0.5% 或 1% 利多卡因前房内注射麻醉,但其对角膜内皮细胞的潜在毒性作用至今尚未远期研究结果。毫无疑问,前房内注射利多卡因可以提供良好的镇痛效果,尤其在行虹膜操作或改变前房压力时。用于表面麻醉的药物包括丙美卡因、奥布卡因和丁卡因等,丁卡因偶引起角膜上皮混浊。通常表面麻醉药物不影响眼球运动,术中可以嘱患者向所需方向转动眼球,但在行某些重要操作时由于患者眼球能够自主转动常影响术中操作。若仅使用表面麻醉,术中应将显微镜光线强度尽可能调低,以免患者产生明显的畏光反应。

3.球周阻滞麻醉 球周阻滞麻醉使用长约25mm的25G针头将2%利多卡因或0.5%布比卡因注射至球周组织。进针时患者眼球保持原在位,进针后回抽注射器确保针头未刺入血管。注射麻药前嘱患者轻轻向左或向右转动眼球以确保无眼球运动障碍。研究显示,布比卡因对眼外肌有毒性作用,鉴于此,部分术者仅使用2%利多卡因,至于是否联合使用透明质酸酶尚存争议,透明质酸酶有助于药物弥散,但许多术者并未使用。尽管透明质酸酶对麻醉效果并无太大影响,但该药可以预防复视的发生。通常,球周阻滞麻醉所用药物剂量为2~5ml,由于球周注射可能使球后压力上升并导致一系列术中并发症,所以应避免用药过量。

球周阻滞麻醉的要点包括:①首先使患者保持舒适,必要时将药物温度提高至体温水平;②其次,应使用等渗药液(现有等渗利多卡因溶液);③此外,药物应缓慢推注。

4.Tenon囊下注射麻醉 近年来,Tenon囊下注射麻醉已得到广泛应用,尽管这种麻醉方式镇痛效果不如球周麻醉,但其麻醉效果仍颇为良好。由于避免使用尖锐的针头,其安全性更佳。此外,麻醉药物的剂量仅需1ml。由于睫状神经节与Tenon囊毗邻,注药后可以迅速达到良好的麻醉效果。若大剂量使用10~15ml麻醉药物,则能使眼球良好固定。对于接受抗凝治疗或高度近视的患者,穿刺注药的风险较大。Tenon囊下麻醉不失为一种很好的选择。在眼球鼻下象限行Tenon囊下注射。首先打开球结膜和Tenon囊,钝性分离暴露巩膜,用钝性针头在Tenon囊下灌注麻醉药物。起初注药时常有阻力,将针头回退1mm后重新进入注药,此时药物扩散相对容易。

球周麻醉中使用Honan球按压眼球。

通常使用1~2ml麻醉药物(2%利多卡因)即可产生良好的麻醉效果。若需要眼球固定,则所需药物剂量(4~5ml)较大并需等待10~15分钟。至于不同麻醉药物的作用如何,Koh和Cammack等研究显示,罗哌卡因与利多卡因和布比卡因混合液的作用并无差异。

5.前房麻醉 前房麻醉药物通常加至粘弹剂或平衡盐溶液中,可以为虹膜提供必要的麻醉。Poyales-Galan和Pirazzoli等研究发现,与其他未使用粘弹剂的麻醉药物相比,VisThesia(0.3%透明质酸钠和2%利多卡因混合物)并未引起新的毒性作用或使角膜内皮细胞损伤加重。迄今为止,尚无2%利多卡因前房注射麻醉的长期研究结果的报道,尽管其有效性已得到证实,但其眼内用药的安全性仍需进一步研究。

6.术中监护 对于注射麻醉而言,术中实时监测患者的心电图、脉氧饱和度以及开放静脉通道都是十分必要的措施。此外,术中还应常规监测血压。尽管术中监护可能会使部分患者不安,然而详细的解释和沟通可以减少患者的恐惧感。

7.镇静 静脉滴注1~2mg咪达唑仑可以缓解患者的焦虑,对于局部麻醉不能完全配合且全身麻醉风险较大的痴呆患者,镇静药物也有所帮助。

若镇静药物使用过少,术中患者突然苏醒则易发生危险。鉴于此,通常需要一名有经验的麻醉师掌握镇静药物的使用剂量,值得注意的是,药物过量也会造成气道阻塞。麻醉师必须谨慎用药、悉心监护。

(二)全身麻醉

近年来,短效麻醉药物和喉罩的使用使门诊全身麻醉手术成为可能。常用药物包括短效肌松剂如阿曲库铵和维库溴铵、短效阿片类镇痛剂如芬太尼、短效麻醉诱导剂同时也可用于麻醉状态维持的丙泊酚等。总之,应确保患者在手术当日能够清醒地回家。此外,还可使用七氟醚吸入麻醉,该药起效和消散均很快,这使患者全身麻醉后快速苏醒成为可能。就患者而言,全身麻醉的主要优点是全身完全麻醉且对手术过程无任何记忆。对于难以沟通或高度不配合的患者,局部麻醉不便于手术进行,全身麻醉则可以完全克服上述困难。就术者而言，全身麻醉可以更好地控制眼内压，高通气状态下患者脉络膜血流减少，眼压下降。同时全身麻醉时术者可以自由交谈，初学者手术培训的环境更为放松，此外，术中可以确保患者肢体和眼位制动。

全身麻醉的潜在并发症众多但鲜有发生。上述短效麻醉药物的使用将使门诊全身麻醉手术成为许多患者的选择。

二、术前准备

白内障手术患者应提前数小时进入手术室以便术前准备。术前核对单包括患者的详细信息、术式、眼别和手术知情同意书。术前还需确认即将采用的麻醉方式，即便整个核对过程快速但仍应逐项进行。若为全身麻醉则需确认患者是否已禁食。此外，应预估每位患者的大致手术时间，以便患者术前排空膀胱。据统计，术中尿急是患者和术者感觉不适的最常见原因。此外，应给术眼散瞳。若医院有术前标记术眼的要求，则应选用合适记号笔完成。

（一）术前评估

术前病史采集对于确定患者视力损失的原因和程度，以及判断导致视觉障碍的病因至关重要。患者只有在清楚了解上述问题的基础上，才能对即将施行的白内障手术预后有一个客观期望值。此外，需要强调的是，术前还需弄清哪些症状是或并非白内障所致。视觉质量是一个很重要的概念，多项研究显示仅以Snellen视力作为白内障手术的评估指标远远不够。现今更应重视患者的主观感觉，并据此判断手术预后，特别在使用新型人工晶状体时，这种理念更应广为使用。对于年轻患者而言，尤应提醒他们术后可能出现的异常闪光感和夜视不佳等问题，如眩光和光晕等。

病史采集有助于术者寻找发生白内障的病因，比如，外伤可以导致白内障，进一步了解外伤史有助于术者预见术中晶状体悬韧带断裂或玻璃体逸出的发生率，以便术前做好应对措施。眼部检查时，有外伤史者应行前房角镜检查以便排除房角后退；虹膜震颤提示晶状体悬韧带松弛或断裂；若外伤后形成致密白内障，则需B超检查视网膜，其实，任一种白内障术前均应常规使用B超检查视网膜。

散瞳后的瞳孔大小可以预测白内障手术的难易。比如，瞳孔难以散大的患者可能需要经验更为丰富的手术医师。此外，也不能忽视眼睑和眼眶的评估，对伴有睑裂狭窄的内陷眼球，同样需要具有一定手术经验的手术医师。

通常根据术者经验决定所用散瞳药物。尽管2.5%和10%的肾上腺素均可获得良好的散瞳作用，Duffin等研究显示，对白内障囊外摘除术而言，10%肾上腺素溶液维持瞳孔散大的作用较2.5%肾上腺素溶液更为有效。进一步研究发现，晶状体核娩出后，使用高浓度肾上腺素者的瞳孔大小较低浓度者大57%，这在深色虹膜患者中最为明显、中度者次之、浅色虹膜者差别最小。两种不同浓度的肾上腺素对血压的影响无统计学差异。尽管该研究采用的是囊外摘除术，主要用于外伤尤其虹膜损伤严重的患者，但若术者经验不甚丰富，手术时间较长，则更应关注术中瞳孔的变化。

（二）散瞳

白内障手术通常采用复方托吡卡胺滴眼液（含0.5%的托吡卡胺和0.5%的盐酸去氧肾上腺素）。进入手术室前应检查瞳孔大小，一旦发现瞳孔散大不良，应立即告知术者以便提前做好应对措施，比如，虹膜后粘连的患者术前应备好虹膜拉钩以便术中扩大瞳孔。

多数白内障患者可以自行步入手术室。许多医院的门诊手术患者甚至不需要更换外衣。若患者未更换手术鞋则应使用鞋套。对于年老或全身情况不佳的患者，使用轮椅或电动推床转送非常便利。若为儿童患者，至少请一名家人护送孩子进入麻醉室。进入麻醉室后，再次核对各项内容。手术室的医护人员应与病房护士一样了解每位患者的具体情况和手术类型。核对完毕，使用5％复方碘溶液冲洗术眼结膜囊并为患者做好麻醉准备。一旦患者进入手术室，他们应舒适地躺在电动推床或手术台上。在患者膝盖下方放置一枕头可使其感觉更为舒适。局部麻醉成功后，手术助手应在手术台上放置好将铺巾撑离患者面部的装置，同时确认可在铺巾下方向患者输供空气或氧气。术中让一名助手握住患者的手不仅可以了解患者状况，同时也便于患者与术者沟通。指导患者在感觉不适或希望与术者交流时握紧助手的手。有些术者术中希望患者讲话，另一些术者则相反。不论何种情况，握住患者手的助手可以随时了解患者的状况预先发现一些术者尚未发现的问题。

（三）手术野准备

10％聚维酮碘溶液清洁术眼周围皮肤。Barkana等研究显示，4％聚维酮碘溶液即能有效杀灭结膜囊微生物。

将睫毛和睑缘固定于手术野外是预防结膜囊微生物进入前房的重要手段。术者可以采用多种手法放置粘贴巾。借助细圆柱状器具，如棉签或注射器针套向外翻卷上睑和睫毛。另一种方法是嘱患者向上看，将粘贴巾的粘面对半折叠，使用粘贴巾自身粘性向上牵拉固定上睑睫毛，展开折叠部分后使用同样方法固定下睑睫毛。然后沿睑裂水平剪开粘贴巾，也可在内眦上下剪开粘贴巾，然后将粘贴巾向内反转包裹上下睑缘并延伸至上下穹隆结膜。由于眼睑并未麻醉，开睑器顶着眼睑可能会给患者带来少许不适，必要时术前提醒患者，否则术中患者会因此对疼痛非常敏感。

铺巾开睑后，将手术显微镜调整就位。术者调整座椅以适合显微镜高度。然后调节手术台高度以适合术者坐高。理想状况下，术者操作时双肘约呈90°，双脚分别舒适地置于显微镜和超声乳化仪脚踏。若在颞侧角膜缘作手术切口，则术者坐于患者侧面。部分手术台或电动推床不能采取这种坐姿，购买时应充分考虑此点。接着检查显示屏上图像是否居中、焦距是否合适，若需要录像，检查录像系统是否开启。手术开始前再次确认患者是否舒适，手术团队各位成员是否就位。

采用细圆柱状器具，如棉签或注射器针套向外翻卷上睑和睫毛理想状况下，术者操作时双肘约呈90°，双脚分别舒适地置于显微镜和超声乳化仪脚踏，调整手术床高度使术者在整个手术过程中保持舒适

术者双脚舒适地置于超声乳化仪脚踏，手术床高度调整到位

三、切口位置和构建

表10-1列出了白内障超声乳化术较传统囊外摘除术的优点。为了最大程度发挥这些优势，需审慎考虑白内障手术切口的位置和构建。随着折叠式人工晶状体的出现，白内障超声乳化术的切口可小至3mm，术后散光几乎可以忽略。若切口位置和（或）构建不当则可以导致严重散光、切口不稳定甚至并发感染。

切口位置与诸多因素有关。通常切口距光轴越远，所致散光越小；位于角膜陡峭子午线的切口可以使其趋于扁平，减少术前散光，与此同时，还可使角膜变得更为球面。由于多焦人工晶状体更多依赖于角膜的球形规则度，在植入多焦人工晶状体时切口位置的选择显得尤为重要。影响切口位置的另一重要因素是术前合并其他眼部疾病，比如青光眼拟行滤过手术，制作切口时不应累及上穹隆结膜。此外，还应考虑术者习惯左手或右手操作。为了避免手术源性散光与术前散光叠加，有时也需改变切口位置。

表 10-1　小切口白内障手术较大切口囊外摘除术的优点

手术源性散光小

视功能恢复快

切口稳定

角膜内皮细胞丢失少

无切口缝合相关并发症

术后炎症反应轻

(一)巩膜隧道切口

基于切口距眼光学中心越远,所致散光越小的原理。巩膜隧道切口具有明显的优势。传统的巩膜隧道切口包含三个平面和两个步骤,切口非常稳定。

从术野和侧面显示显微镜下制作巩膜隧道切口的步骤。首先自角膜缘向后分离球结膜,用 15°穿刺刀作一 1/3 巩膜厚度的切口。然后用月形刀作一与巩膜板层平行、1/3 巩膜厚度的隧道切口直至透明角膜缘前 1mm。切口的第三平面和第二步使用同样宽度的穿刺刀完成,操作时将穿刺刀平行于巩膜表面进入能够自闭的巩膜切口,然后稍提起刀刃根部使其平行于虹膜平面进入前房。值得注意的是,刀的宽度应确保巩膜隧道口足以能容纳超声乳化针头和输液套管。穿刺刀应与超声乳化针头及输液套管匹配以确保输液套管保持相对水密以及超声乳化针头在眼内操作便利。若切口不够宽,输液套管周围的压力将阻碍灌注液流入眼内,最终影响超声乳化时超声针头的冷却。我们通常在角膜缘后 2mm 作巩膜隧道切口,切口末端在显微镜下呈方形,这样的隧道切口便于超声乳化针头进入眼内并具有良好的可操作性,研究显示,角膜内皮细胞损伤也能降至最小。此外,这种三个平面、两个步骤的手术切口非常稳定且容易自闭。

手术结束后将结膜复位于巩膜隧道切口表面并用 8-0 可吸收线缝合。部分术者采用球结膜下注射复位球结膜,但这样会使结膜瓣移位,患者常感不适。由于巩膜隧道切口的角膜内皮细胞丢失相对较少,角膜内皮细胞功能差的患者如 Fuchs 内皮细胞营养不良可以采用巩膜隧道切口。此外,巩膜隧道切口的白内障手术也可联合青光眼小梁切除术。尽管最初研究显示无需缝合的白内障超声乳化术联合小梁切除术很有前景,但越来越多的证据显示,这种联合手术降眼压的效果较单独青光眼手术差。

(二)透明角膜切口

同样方法适用于透明角膜切口制作,该切口位于角膜缘内、隧道较短,通常长度为 1～2mm。若隧道过长,不仅撕囊时会影响隧道切口下方囊膜的操作,而且超声乳化手柄进入眼内的角度更为倾斜,这势必将使灌注套管受限,最终导致切口灼伤。为了确保灌注套管孔位于前房内以提供灌注,超声乳化针头必须经一个较长的角膜隧道进入眼内,此时超声乳化针头在眼内位置已经越过一半以上的晶状体核。鉴于此,透明角膜隧道应稍短为宜。

采用与巩膜隧道切口同样的操作步骤作透明角膜切口,但多数术者并不作正规的隧道结构,而仅用线状刀在角膜基质层作一小的、不完全隧道,然后改变刀的方向穿刺进入前房。其实,另一种方法是作一种"一步两平面切口",操作时直接将线状刀平行于角膜表面穿入角膜基质层 1mm,然后将刀的根部上提改变方向,使其平行于虹膜平面穿刺进入前房。这种切口能够保持切口水密且同样稳定。值得注意的是,切忌不改变切口平面直接将线状刀穿刺进入角膜和前房仅作一向前倾斜的切口。这种切口不仅渗漏房水而且极不稳定,尤其在需要扩大切口植入人工晶状体时更为不利。透明角膜切口结构以及"一步两平面切口"的制作方法。对伴有青光眼滤过泡的患者而言,由于巩膜切口受限,白内障手术时应选择角膜切口。

鉴于角膜呈横椭圆形,其水平径大于垂直径,部分术者选择颞侧透明角膜切口。显然,颞侧透明角膜切口较上方切口远离光学中心,对于眼窝凹陷的患者而言,颞侧透明角膜切口能够更为顺利进入前房。但角膜切口,尤其颞侧角膜切口增加了眼内炎的风险。

Taban 等对 1963—2003 年期间有关眼内炎的文献进行系统综述。结果显示,急性眼内炎的发生率随时间改变。其中,2000—2003 年眼内炎发生率为 0.265%、20 世纪 90 年代为 0.087%、20 世纪 80 年代为 0.158%、20 世纪 70 年代为 0.327%,与既往相比,2000 年以后眼内炎发生率明显增加。进一步研究显示,1992—2003 年透明角膜切口眼内炎发生率为 0.189%,而巩膜切口仅为 0.074%、角膜缘切口为 0.062%。基于该研究,作者认为近十年白内障术后眼内炎的发生率有所增加,这似乎与不需缝合的透明角膜切口的兴起有关。当然,这类综述难以明确眼内炎发生的确切原因,也有可能与该时期有更多人学习超声乳化术,手术时间较长有关。

就实际操作而言,任一部位的透明角膜切口都需扩大后才能植入人工晶状体。然而,切口扩大的范围难以度量,有时甚至超过预期导致切口不稳定。尤其颞侧角膜切口,因其位于睑裂水平,容易发生切口裂开且揉眼时泪液成分易被吸入眼内。尽管这些因素的影响尚无理论支持,但在选择切口位置和大小时仍应认真考虑,Taban 等研究证实确有眼表液体进入眼内。

(三)扩大切口

植入人工晶状体时需要扩大切口。扩大时应尽可能接近最初切口平面,大小应符合人工晶状体植入需要并确保精确性。操作时使用 15°穿刺刀或线状刀,将刀的切缘对准切口一侧,向前房中央轻柔用力,注意保持用力稳定和一致。

(四)散光效应

散光漏斗的概念,即任一平行切口产生的散光度相等。当切口长度相等时,周边切口所致散光度较小。即产生同样大小的散光度,巩膜切口较角膜切口更宽。表 10-2 列出了不同切口长度和位置所产生的散光效应。值得注意的是,所有切口大小都准确测量,但在扩大切口植入人工晶状体时,切口扩大范围均基于术者判断而非测量结果,此外,不同患者之间存在个体差异,有可能产生较预期更大的散光。

表 10-2　不同切口的散光效应

切口类型	部位	切口长度(mm)	手术源性散光(D)
巩膜隧道切口	上方	3.2	0.2~1.0
	侧上方	5.5	0.6~1.5
透明角膜切口	上方	3.5	0.2~1.4
	颞侧	3.5	0.2~1.0

术前角膜曲率检查测量角膜相关参数将为术中矫正散光提供信息。更为重要的是,角膜曲率检查有助于指导术者选择切口位置以避免手术源性散光。多数患者随着年龄增长产生逆规性散光,这意味着角膜水平子午线更加陡峭,因此颞侧角膜切口能够减少术前散光。若忽略此点,选择在上方作切口,手术有可能引入 1~2D 的散光,加上术前原已存在的逆规性散光,术后散光高达 4~5D。这种高度散光难以处理,可能需行角膜切开术矫正。

术前设计对避免手术源性散光至关重要。显然,并非所有患者都适合同样的切口位置和大小。术中应根据患者情况,选择颞侧或上方切口,巩膜或角膜切口。白内障手术医师应学习各种切口技术,尽可能采用小切口使患者受益最大。

若切口扩大至 4mm 以上,则可能导致切口不稳定,此时需采用八字缝合法关闭切口。自切口深层进针,从对侧缘出针,打结后将线结埋入切口内。若切口存在热灼伤,由于灼伤可致组织皱缩、切口前后唇分离,若强行将切口两侧对合将会导致角膜曲率和陡峭经线显著变化,此时不必对合切口边缘,仅在前后方向关闭切口,否则会产生大度数散光。

若切口相对稳定,水化切口即可确保水密状态,将患者从手术台送至恢复区。

将冲洗针头顶紧切口内、外壁,推注平衡盐液,水化角膜基质

(五)侧切口

15°刀作足够大的侧切口以确保辅助器械顺利进入前房。具体操作时可以选择在便于超声乳化手柄和辅助器械进入前房的位置分别作主切口和侧切口,操作时用有齿镊固定主切口切缘,在角膜缘作侧切口,15°刀的方向应平行于虹膜平面,切口应足够小以保持自闭。在灌注-抽吸时若采用双腔套管吸除软化的晶状体皮质,则应扩大侧切口。若手术开始前即扩大侧切口,房水会从较大的侧切口溢出前房,造成前房不稳定。侧切口的位置选择同样重要,比如在主切口旁作侧切口便于撕囊;在角巩膜缘作侧切口同样具有优势,因为通过角巩膜缘血管弓少量出血可以清楚标示侧切口位置。另外,可以用甲紫标记侧切口位置,也可用甲紫标记穿刺口位置以便术中使用虹膜拉钩。

四、粘弹剂

顾名思义,粘弹剂应同时具有粘性和弹性。真正的粘弹剂还具有假可塑性,即随着流动速度加快,其粘度会发生相应改变。若将高粘性粘弹剂注入细小针管中,推注针管使粘弹剂快速运动时,其剪切力和粘性均显著下降。目前,粘弹剂已成为眼科手术必不可少的材料,其用途包括术中推移眼内组织、允许手术器械在前房内自由移动、维持前房空间、在某些病例中还有止血功能等。此外,粘弹剂最重要功能是保护角膜内皮细胞。早期研究显示,白内障囊外摘除术中使用粘弹剂可以减少角膜内皮细胞的丢失。

(一)粘弹剂的种类

粘弹剂大体分为弥散型、内聚型和粘适应型三种,其功能特性与分子大小、分子所携带的负电荷以及分子三级结构的折叠有关。手术常用粘弹剂包括两种天然物质,即透明质酸钠和硫酸软骨素。此外,植物来源的羟丙基甲基纤维素也可使用,但与前两种物质相比,其假可塑性更低。研究显示,角膜内皮细胞存在透明质酸结合位点,有学者推测,透明质酸钠可以与角膜内皮细胞上这些位点结合,所形成生物层一直持续至术后保护细胞免受炎症反应攻击。

(二)弥散型粘弹剂

弥散型粘弹剂顾名思义其分子更易弥散,粘度较低。由于分子不易粘聚,这类粘弹剂不易从眼内清除,但这类粘弹剂能够涂布在器械表面,有效地保护角膜内皮细胞。弥散型粘弹剂有透明质酸钠和硫酸软骨素组成的 Viscoat;主要成分是羟丙基甲基纤维素的 Occucoat 等。这两种粘弹剂的静止粘滞力均较低。

(三)内聚型粘弹剂

包括 Healon(AMO)、Provisc 和 HealonGV(强粘性)(AMO)等,该型粘弹剂的静息剪切率均大于 10 万。该型粘弹剂能够很好地形成和维持手术空间。由于分子粘聚,其清除相对容易。

(四)粘适应型

近来开发的 Healon 5 的相对分子质量为 500 万,其三级结构决定其特性介于弥散型及内聚型之间。该型粘弹剂在维持手术空间、操作安全性等方面优势显著。由于每一分子可以分成若干个内聚元素,所以能够安全地彻底清除。清除这种物质的技术称为"摇滚"技术,操作时可以将灌注-抽吸针头自眼内一侧移至另一侧清除。

研究显示,羟丙基甲基纤维素与透明质酸类粘弹剂保护角膜内皮细胞的功能相似,采用特殊技术,如

"软壳"技术可以有效减少硬核白内障手术中角膜内皮细胞的丢失。"软壳"技术是指术中首先注入弥散型粘弹剂保护角膜内皮细胞,然后在弥散型粘弹剂和晶状体之间注入内聚型粘弹剂。尽管超声乳化过程中手术区内聚型粘弹剂丢失较多,弥散型粘弹剂仍在角膜内皮细胞面形成"软壳"保护其免受损伤。不同粘弹剂的剪切速率和粘度关系。根据图示,不难发现高粘性粘弹剂随着剪切速率提高,其粘度变化较大。无疑,对于经验不足的术者或术中出现意外时,如前房消失,使用该技术可以提高手术安全性。由此可见,初学者应多使用具有高假可塑性的粘弹剂,而不宜常规使用羟丙基甲基纤维素。

(五)粘弹剂在白内障手术中的应用

白内障手术中常需要使用一些高假可塑性的粘弹剂。第一步是撕囊,能否顺利安全地撕囊,稳定和相对较深的前房至关重要。此外,植入人工晶状体时同样需要前房相对较深,以维持手术空间,植入折叠式人工晶状体时不致损伤角膜内皮细胞。

充分清除粘弹剂能够有效地预防术后高眼压及其他并发症,如术后囊袋扩张致近视性改变或急性闭角型青光眼发作。人工晶状体植入后需用注吸针头彻底清除囊袋内粘弹剂。术中还可用羟丙基甲基纤维素涂布于角膜表面,尤其术中无手术助手湿润角膜时,羟丙基甲基纤维素可以提供一个光滑、稳定的光学表面。

(六)总结

粘弹剂是眼科手术必不可少的材料,它使眼内手术更为安全、简便。初学白内障手术时应常规使用,它可以为初学者提供一个安全的眼内环境,避免手术意外,但手术结束时应彻底清除眼内粘弹剂。

五、撕囊及囊膜相关并发症

(一)撕囊

1.背景　与其他创新性手术相同,撕囊术非常耀目夺人。多数白内障医师从未想过如此操作,在此我们应该衷心感谢 Neuhann 和 Gimbel 的发明。

尽管连续环形撕囊术(CCC)最初用于超声乳化术,但现已被广为使用,在发展中国家非超声乳化无缝合白内障手术同样采用连续环形撕囊术。迄今为止,尚无其他方法能够在晶状体前囊膜制作如此安全、有弹性的开口。

连续环形撕囊术的理论简单,但很多富有经验的白内障手术医师依然认为成功撕囊是超声乳化术最具挑战性的重要步骤。尽管连续环形撕囊术颇具难度,它依然广受大家欢迎,显然,这是该技术具有明显优势所致。连续环形撕囊术的出现使安全的囊袋内超声乳化成为可能。

缩写的"3C"代表撕囊术的三项基本技术:即撕囊口呈圆形、居中以及大小合适。

白内障手术医师开展连续环形撕囊术提供坚实、实用的基础,并在此基础上建立手术技巧,使术者完全掌握上述三种技术。通过指导和反复实践,随着时间推移,术者一定会掌握现代白内障手术中最重要、最具挑战性连续环形撕囊术,当然,对富有经验的术者而言,连续环形撕囊术的操作时间微不足道。

2.器械　最初连续环形撕囊术采用我们最为熟悉、最便利的显微手术器械:弯折的皮下针。尽管皮下针有其局限性,至今仍有很多白内障手术医师首选自制或预制截囊针撕囊。由于 27 号针过于柔软难以控制操作,多数术者使用 25 号针。截囊针具有下列优点:体积小、便于操作(此外,价格便宜且无需维修),从侧切口进入眼内不会导致切口变形,很少因粘弹剂溢出导致前房消失。截囊针的唯一缺点是操作时需向下按压前囊膜才能获得足够大的牵引力,这势必将影响撕囊方向和操作自由度的控制。

另一种常用器械是 Utrata 撕囊镊或非交叉撕囊镊(用力方向与镊子尖端咬合运动方向相同)。这种撕囊镊可以向任一方向施加牵引力，无疑，该发明具有重要的临床意义。但早期撕囊镊相对粗糙，容易导致切口裂开、前房消失，并影响镊子尖端下方囊膜的操作。经过改进后，撕囊镊更为精细，其制作工艺有了明显进步。但这种撕囊镊本身的运动方式存在固有的局限性。撕囊镊两端呈张开状且较尖端咬合部分大，往往容易导致切口张开及变形。

鉴于此，剪刀运动或交叉撕囊镊应运而生（用力方向与镊子尖端咬合运动方向相反），这种撕囊镊具有更细的叶片和精确角度的咬合齿。交叉运动可以更为准确地控制镊子开合，撕囊镊中小尺寸的铰链显著减少了切口张开的发生率。由于镊子尖端角度非常平缓，更加有利于清晰观察囊膜。

多年来玻璃体视网膜手术医师常规使用同轴眼内镊，采用双手微切口超声乳化的手术医师受此启发，尝试使用同轴撕囊镊取代截囊针。经过不断改进，同轴撕囊镊的控制性和可操作性均颇为理想，但其价格昂贵，术后需仔细清洗和维护，否则残留的粘弹剂在高压灭菌后会损坏撕囊镊。

此外，值得一提的还有 Kloti 射频撕囊仪。对无红光反射或反射较弱的成人白内障和囊膜坚韧的婴幼儿白内障而言，这种撕囊镊可以将所有困难迎刃而解。但这种撕囊镊容易使囊膜边缘变脆且易于裂开，现在多采用囊膜染色剂辅助撕囊。

其实，采用何种方法或器械撕囊应根据术者习惯。但所有白内障手术医师都应掌握不同的撕囊方法和器械。只有适应各种不同情况才能选择最合适的手术器械。由于一种技术（器械）并不能顺利完成截囊术，这就要求术者必须掌握截囊针和撕囊镊的使用方法和技巧。此外，术者还应该学习双手（左手或右手）撕囊、顺时针或逆时针撕囊，经过反复实践，一定能够克服撕囊过程中可能存在的障碍。不同手术要求术者选择不同的撕囊方法，不同撕囊方法要求术者具有应变能力。

（二）撕囊技术

超声乳化术的每一步骤都有风险，撕囊尤其如此。白内障手术医师需关注撕囊术的每一细节，因为任一失误都将导致随后严重并发症的发生。

1.准备　撕囊前必须做好充分准备。记住"SP"原则：充分准备避免低水平操作。最重要的准备阶段往往因术者急于开始手术而忽视。对于初学者而言，首先应选择相对容易的病例，比如：眼眶较浅、眼睑易于撑开、眼球运动自如、麻醉良好、角膜透明、前房深、瞳孔充分散大、红光反射清晰的病例。选择这样的病例意味着手术有了良好开端（记住"相对容易的病例"）。

然后，调整患者体位确保其舒适，同轴照明良好，术者操作便利。术前首先用甲基纤维素均匀涂布角膜表面以提高术野清晰度，术中偶需再次涂布。

接着制作切口。通常仅需作一个侧切口，但两个侧切口更加便于手术操作。术中可以在主切口两侧各作一侧切口，两侧切口夹角呈 90°～120°。截囊针可以自任一侧切口进入眼内。术中根据所需使用已作好的侧切口。

若选择上方切口，术前应检查开睑器位置是否合适，避免显微镊和缝针等器械进出眼内时碰及开睑器的上方叶片。内眼操作前，应将上述工作准备就绪。

内眼操作首先使用粘弹剂充填前房。推注粘弹剂的力量应保持匀速，而非"不连续""蠕虫样"以免前房留下空隙。由于撕囊时能够很好地维持前房空间，多数术者采用内聚型粘弹剂，比如，内聚型粘弹剂 Healon5 能够提供非常稳定的前房空间，但彻底清除 Healon5 稍显不便。对多数患者而言，Healon5 并非必须，但对某些复杂性白内障病例，如浅前房、小瞳孔、膨胀型白内障等而言，术中使用 Healon5 将使手术操作更为便利。

由于粘弹剂能够维持前房压力，在眼内可以抵抗玻璃体腔压力以免晶状体前移。研究显示，晶状体囊膜具有弹性，经由悬韧带附着于赤道部，晶状体位置前移将使悬韧带紧张，晶状体前囊膜遭受额外的张力。

若在晶状体前囊膜高度紧张状态下撕囊,囊膜将随着张力方向向赤道部撕裂。一旦前房注入粘弹剂,晶状体后移,前囊膜变得更为平坦,其表面张力得以中和并相应减少囊膜滑向赤道部的趋势。鉴于此,整个撕囊过程中应始终保持前房充填粘弹剂,任何部位的前房消失意味着晶状体前移、撕囊时囊膜可能滑向赤道部。由此可见,撕囊中最为关键的要点是粘弹剂充满前房(记住"充分填充前房")。我们的经验是,当撕囊超过 90°时应停止操作重新用粘弹剂充填前房,尽管有时似乎不必,但这将有效避免撕囊意外的发生。至于浅前房或玻璃体腔压力高者,更应频繁充填前房(记住"重新充填前房")。

2.撕囊　调整手术显微镜倍率使角膜占据 1/2~2/3 术野,并将光线聚焦于前囊膜表面开始撕囊。

首先是破囊。破囊的方法很多,可以用角膜刀(主切口完成后直接刺破前囊)、截囊针、撕囊镊的尖端等。不管采用何种方法,其目的就是在近中心前囊膜处开一小口,然后将撕囊口转换成囊膜瓣。具体操作可以将前囊膜向前推制成三角形囊膜瓣,或将囊口放射状延伸后将其提起,改变囊口走向制成圆弧形瓣。

成功制成囊膜瓣后,将其翻转并抓住囊膜瓣顶端游离缘,操作时尽可能使囊膜面保持平坦使撕囊口平行于瞳孔缘(记住"囊膜瓣保持平坦")。

对于初学者而言,撕开一小段囊膜后,应重新抓住囊膜瓣顶点,不断接力撕开前囊膜。最初可能需更换八个或更多接力点,但当积累一定经验后,可以减少至 3 个或 4 个(记住"片段撕囊")。

为了避免切口变形或手术操作导致意外眼球运动,初学者应将手术器械"悬浮"于切口,并据此寻找支点操作器械(记住"悬浮和支撑")。

确保撕囊沿着预期轨迹行进的力量包括两部分:向心力及圆周力。值得注意的是,随着撕囊的进行向中心施加的牵引力应逐渐增大,撕囊即将完成时,几乎所有的力量完全是向心力。尽管只有部分手术医师能够直观理解这种力的矢量分解,但每位术者都应掌握。理论学习力的矢量分解相对简便,但在操作中更应对此有所了解。此外,还需注意的是,切线方向的撕囊力并无相反作用力,撕囊应完全在直视下完成。

3.合适大小　如果能够成功地撕囊,撕囊口距瞳孔缘有一定距离且与其平行,提示撕囊"3C"原则中的二项即居中和圆形已经实现。但第 3 个 C 的即合适大小的囊口并无统一标准,对术者而言,难以做到的是自始至终保持囊口大小一致。尚无术者会采用统一模板控制撕囊大小。

初学者往往过分专注于避免撕囊失败而忽略控制撕囊的大小。多数情况因为担心囊口向周边裂开而致撕囊过小。成功控制撕囊大小需有足够的自信和技术。若撕囊目标是直径 5mm,则直径为 5.5mm 的人工晶状体边缘会覆盖 0.25mm 囊膜;同样直径为 6mm 的人工晶状体边缘会覆盖 0.5mm 囊膜。通常直径 4mm 是撕囊大小的最低界限,若直径小于 4mm,则囊膜阻滞、边缘囊膜裂开和术后前囊膜收缩包裹人工晶状体等并发症的发生率明显增加。近年来,人工晶状体的设计有了长足进步,比如人工晶状体后表面边缘直角方边设计联合赤道部覆盖前囊膜的设计,可以提供一机械屏障阻止后囊膜晶状体上皮细胞向中心部迁移,相应减少后发障的发生率。

如何准确判断囊口直径是 5mm? 术者不应以瞳孔大小作为参照,因为瞳孔大小是可变的。角膜垂直径相对稳定为 10mm,术中应以此作为参考。操作时设想角膜是视盘,撕囊口是视杯,杯盘比是 0.5,这将有助于控制撕囊的大小,总之,只有不断实践、不断提高手术技巧才能稳定控制撕囊的大小。

4.切口下前囊膜的处理　由于切口变形、操作不便和手术器械遮挡视线,切口下方的撕囊最难控制。通常开始撕囊的前 90°范围的操作最为简便。有术者主张首先从切口下方开始撕囊,把最困难的部分变为最易操作。临床实践中许多术者从主切口对侧或侧方开始撕囊,往往给后期操作带来不便(记住"切口下方开始撕囊")。

撕囊镊有助于完成切口下方的撕囊,有效提高撕囊成功率并相应减少术者的压力。通常采用的方法是逆时针撕囊法。其操作原则是采取可控制的、连续撕开切口下方的囊膜,由于撕囊镊接力时最易失去控制,操作时不能松开或重新抓取囊膜瓣。当到达切口左侧边缘后停止撕囊,用撕囊镊抓住囊膜瓣最周边的游离缘,向切口右侧滑行并横跨整个切口宽度。以切口右侧边缘作为支点,顺时针旋转撕囊镊,向中央和切线方向扩大撕囊口。撕囊镊的所有动作可以分解成三个步骤,其实这是一个相当流畅的过程,即直接横跨整个切口宽度,选择支点顺时针扩大撕囊口,继续环形撕囊。

若术中遇到困难,难以控制切口下方的撕膜,则暂停操作通过侧切口向前房填充粘弹剂,可见术野更为清晰。当瓣膜瓣过长或因粘弹剂作用嵌至隧道切口时,同样可以从侧切口注入粘弹剂回复嵌顿的囊膜。若囊膜瓣难以回复影响手术顺利进行,则剪除游离的囊膜。

成功撕囊的八个要点见表 10-3。

表 10-3　撕囊术要点

相对简单的病例
充分准备
充分填充前房
悬浮及支撑
从切口下方开始撕囊
重新充填粘弹剂
囊膜瓣保持平伏
片段撕囊

5.总结　超声乳化术中最为关键的 60 秒是作一居中、圆形、大小合适的撕囊。撕囊为其后手术操作奠定基础。成功撕囊的秘诀在于重视细节。术者必须理解力的矢量作用以及控制撕囊方向两者之间的相互影响。术中应始终保持粘弹剂充填前房,确保前房足够深。若在实践中坚持上述要点,则完全可以保持前囊膜的完整性,并将因囊膜损伤所致潜在并发症的风险降至最小。

(三)囊膜及其并发症

表 10-4 列出撕囊相关的并发症及其发生原因、后果及处理方法。

首先需要讨论的并发症是囊膜向周边撕裂。对经验丰富的术者而言,其发生率低于 1%。研究显示,成人前囊膜厚度仅 $10\sim15\mu m$,随着年龄增长,其弹性降低,但令人奇怪的是,该并发症的发生率并未随年龄增高。该并发症命名为撕囊放射状延伸(RETC)。

应对 RECT 的最佳策略是预防,当其不可避免发生时,处理该并发症的首要目标是控制损伤进一步加重。

预防为主(见表 10-5)。首先术者应清晰认识导致 RETC 发生的危险因素,为预防、诊断和处理该并发症做好准备。最常见危险因素是由于粘弹剂流失导致前房变浅。这种情况术中常易忽略,这是因为:

缓慢发生;

少量粘弹剂丢失即导致前房变浅;

表 10-4　撕囊及囊膜相关并发症

临床表现	原因	后果	处理
术野可见度差	角膜瘢痕、翼状胬肉或角膜水肿	可见度差难以控制撕囊,囊膜撕裂风险	优化同轴照明,囊膜染色。甲基纤维索涂布角膜表面
红光反射弱	致密或完全成熟白内障,小瞳孔	撕囊失去控制致囊膜撕裂	囊膜染色。散瞳

续表

临床表现	原因	后果	处理
前房塌陷	玻璃体腔压力高或眶压升高:开睑器压力,粘贴中紧张,球后出血。脉络膜上腔出血少见	囊膜放射状撕裂风险增大	排除眶压升高。Healon5充填前房。白侧切口采用截囊针撕囊
看不清囊膜	晶状体皮质干扰	囊膜撕裂风险增大	停止操作。粘弹剂充填前房。注入囊膜染色剂辅助
前囊膜钙化	眼球钝挫伤史。致密、成熟或过熟期白内障致囊膜钙化	囊膜钙化坚韧。沿钙化斑块周围撕囊或用囊膜剪剪除钙化斑块	
撕囊过小	多因瞳孔过小所致。术者经验不足	水分离时囊膜阻滞的风险增大、超声乳化针头或其他器械致囊膜边缘撕裂	一旦发生应立即扩大撕囊口。使用囊膜剪打开前囊膜,然后用撕囊镊扩大撕囊
囊膜脆性大、半透明	老年人、成熟型白内障,假性囊膜剥脱综合征	囊膜瓣撕裂,囊膜脆弱易向周边撕裂	控制撕囊的关键在于术前评估。每次仅撕一小片段囊膜。Healon5有助于维持囊膜瓣的稳定性
双层囊膜	囊膜劈裂。多见于老年患者	无太大风险,发生率少但不可避免	分层撕囊
放射状撕裂或切迹	截囊针意外损伤。囊膜向外撕裂后重新调整向内撕囊	视野不清时易出现并发症,囊膜不可逆向周边方向撕裂	一旦发生暂停手术,调整显微镜放大倍率。必要时囊膜染色。重新调整撕囊方向
囊膜径向撕裂	离心力所致,由于前房变浅、术者操作不当或晶状体膨胀所致	囊膜撕裂范围超出赤道部,晶状体核下沉	停止手术。粘弹剂充填前房,使用或不使用囊膜染色剂看清囊膜撕裂的起点。尝试调整撕囊。一旦囊膜撕裂至悬韧带则难以修正,可从对侧重新撕囊
纵向前囊完全撕裂	晶状体膨胀致囊膜张力增高	囊袋内超声乳化不安全。后囊破裂及核下沉的风险加大	粘弹剂充分充填前房,压平前囊膜减少风险。经囊袋中心破囊处释放液化皮质降低囊袋压力

表 10-5　避免囊膜放射状裂开

充分充填前房

不断充填,保持前房深度

囊膜瓣保持开伏

片段撕囊

　　术者仅专注于撕囊器械的操作。

　　整个撕囊过程应始终保持前房充填,白内障手术医师必须掌握该原则。一旦出现并发症可能,应立即正确及时处理。每撕囊 90°～120°采用粘弹剂常规充填前房,手术训练早期养成该习惯可将囊膜撕裂的风险降至最低。

若对症处理后前房依然塌陷,则需排除其他原因。通常多见于眼球外部压力升高,常见原因如表 10-6:

表 10-6 眶压升高的原因

开睑器
眼睑紧张
小睑裂
麻药过量
球后出血

开睑器(尤其采用不可调节宽边钢制开睑器)。处理方法:松解开睑器或更换可调节开睑器);

表面麻醉或小睑裂致使眼睑过度紧张;

局部麻醉致眶压增高。

此外,还需注意一些少见的原因,如球后出血和脉络膜上腔出血可以导致持续加重和顽固的浅前房。

有时尽管前房很深,若囊膜瓣被拉向上方角膜仍可能发生周边囊膜撕裂。使用撕囊镊可以产生垂直方向牵引力,适当应用该力量可以增大撕囊直径;若应用不当,囊膜将不可避免地向赤道部撕裂。为了避免此并发症,首先,连续撕囊时应始终保持囊膜瓣翻转折叠并紧贴其下方前囊膜(前囊膜必须平伏)。其次,尽可能抓住撕开囊膜的边缘,这将便于控制撕囊方向。当然,顺利完成该操作有赖于不断接力才能实现,每次操作时仅撕开一小片段前囊膜,不断调整囊膜镊夹持的部位。

如何处理 RETC 在撕囊过程中至关重要,掌握下列原则有助于避免损伤进一步加重(表 10-7)。最为重要的是,一旦出现 RETC 的最早征象,术者在主观上不应忽视或盲目否认;也不应惊慌失措、仓促应对,不必急于完成剩余部分的撕囊。此时术者应保持镇定,暂停手术操作,用粘弹剂充填前房。总体而言,只要能及时发现征象、立即停止手术操作并且正确处置,多能避免出现后续的一系列手术并发症,且手术预后仍相对理想。术者谦虚的态度和强烈的自律对于规避手术并发症特别重要。

表 10-7 处理囊膜放射状撕裂

不应否认早期征象
停止撕囊、粘弹剂充填前房
避免前房消失
评估撕裂程度
虹膜拉钩或扩大瞳孔
囊膜瓣复位
上述处理失败后的替代技术

充分填充前房后,术者应冷静评估周边囊膜的撕裂程度。颇为理想的是,囊膜周边撕裂尚不太严重,通过加深前房、充分散大瞳孔能够看清撕裂囊膜的边缘,此时术者重新调整撕囊方向即可。术后即便撕囊的外观不够完美(呈梨形或钥匙孔形),但手术预后并不受影响。

若 RETC 撕裂非常迅速,当松开瓣膜瓣时撕裂已达悬韧带,此时重新修正撕囊方向将十分困难。由于正常撕囊边缘距晶状体悬韧带附着处并不远,囊膜周边撕裂非常容易累及晶状体悬韧带的前囊膜附着部。透明晶状体的直径大约是 10.5mm,晶状体悬韧带的前囊膜附着区一直延伸至赤道内 2.5mm。为了确保撕囊位于前囊中央的无悬韧带区,其安全直径仅 5.5mm,而通常白内障手术的撕囊直径应为 5mm,由此可见,囊膜周边撕裂特别容易累及晶状体悬韧带。令人惊奇的是,常规撕囊却很少进入晶状体悬韧带前囊膜附着区。

一旦囊膜撕裂累及悬韧带区域,术者操作将更为困难。首先,术者应看清囊膜撕裂的边缘。由于操作时曾多次试图定位并提起该边缘,不可避免骚扰囊膜下皮质,手术视野多模糊不清。在这种情况下,可以采用台盼蓝将囊膜染色以提高囊膜可视性。此外,还可以用 Kuglen 钩撑开虹膜或用虹膜拉钩扩大瞳孔,以便清晰暴露手术野。

基于我们的经验,出现这种并发症时术者的第一选择至关重要,术者考虑问题的核心应该是如何避免囊膜撕裂的后果。首先,停止所有操作,确保粘弹剂填充整个前房,以便进一步展开囊膜瓣,并使其原位贴附于皮质表面。然后,尽可能靠近撕开囊膜的顶点,用撕囊镊抓住已展开囊膜瓣的周边部小心向后环绕拉动囊膜瓣,确保拉力方向仅限于囊膜平面。待张力形成后,轻轻向中心方向用力。反向和向中心的拉力联合作用可以形成一剪切合力改变原撕囊方向。通常方式是保持囊膜瓣边缘翻卷并向前及向中心撕拉囊膜,与通常方式相比,我们所介绍的技巧可以形成更大的撕囊转弯角度。

若囊膜撕裂累及悬韧带附着处,即便使用上述技术仍难以完成撕囊。首先尝试补救措施,值得注意的是,若在尚未使用撕囊重定向技术时撕囊拉力即引起整个晶状体水平晃动,则应该立刻松开囊膜瓣,否则撕裂将绕过赤道部,导致核沉入玻璃体腔。目前的问题是,通常使用撕囊重定向技术时也会引起晶状体移动,究竟使用多大拉力才算安全呢?正确答案是,应较前次撕裂超过赤道时的拉力小些。其实,该问题无法通过书本回答,只能在实践中反复学习。鉴于此,我们建议初学者应在实验室用猪眼球反复练习或利用最近开发的高级手术模型眼进行 CCC 及超声乳化术的练习。

面临如此不可挽救的囊膜撕裂,术者仅有两种选择。第一,使用囊膜剪在大小合适处重新弧形切开囊膜作为起始点,沿着原方向继续撕囊(或使用开罐截囊技术)。第二,从撕囊起始处相反方向撕囊。无论采用何种方法,都将不可避免留下一不连续囊口,而且囊膜周边撕裂处仍有进一步撕裂的可能。此阶段考虑的重点应该是预防并发症,为了实现这一目标,所有应对措施取决于术者的自信、原有处理此类并发症的经验、可用的手术器械以及手术技巧等。

处理囊膜周边撕裂需要十分小心,术者不应强行操作。根据多数眼科同行的经验,强行操作是一种粗鲁的冒险行为,无论出现何种情况,术中应时刻注意操作安全。多数术者选择在撕裂囊膜对侧作一放射状囊膜切开,以缓解囊膜撕裂处的压力,水分离或粘弹剂将核脱出至前房。用粘弹剂"三明治"样包裹整个晶状体核,在晶状体核表面注入弥散性粘弹剂保护角膜内皮细胞,与此同时,晶状体囊袋充填粘弹剂呈膨胀状,在前房内完成白内障核超声乳化。

出现撕囊并发症时,术者应反复提醒自己,患者利益是我们工作的首要出发点。如果我们不能继续完成手术,绝对不必羞愧,请另一位经验丰富的手术医师尽快完成手术。这样,我们不仅能学到知识而且患者也能获得满意的手术预后。

最后,选择植入人工晶状体的类型。由于容易从囊膜撕裂处脱出囊袋,硅胶盘式襻人工晶状体应属相对禁忌。部分手术医师主张如同往常一样在囊袋内植入一枚人工晶状体。更多医师倾向于睫状沟植入人工晶状体(屈光度减去 0.5D),理论而言,睫状沟植入人工晶状体可以将囊膜撕裂、玻璃体脱出的风险降至最低。需要注意的是,手术并发症不仅发生在人工晶状体植入时,还可发生在清除囊袋内粘弹剂时。此外,由于人工晶状体直径往往偏小(≤12.5mm),多数人工晶状体都设计成囊袋内植入,并不适合于睫状沟植入,植入睫状沟可能导致人工晶状体不稳定、偏心或襻太大摩擦损伤虹膜。

（四）总结

撕囊时囊膜出现径向撕裂的处理原则有二：

1.预防优于治疗：坚持基本操作原则，避免囊膜径向撕裂。

2.一旦发现撕囊偏移的最早征象，在陷入困境前停止操作。

若囊膜径向撕裂不可避免，首先反向牵拉撕开的瓣膜，然后再转向中心用力，该技巧可以挽救多数可能发生的囊膜周边撕裂。若挽救无效，则选择囊袋内或前房内超声乳化技术，所有结果取决于术者的经验和判断。

原则上，囊膜径向撕裂应采用最安全的方法处理。若需要其他手术医师帮助，可以选择暂时关闭切口，请另一位富有经验的术者尽快继续完成手术。

其他经验包括：

白内障手术没有最好，只有更好；

有备无患；

失败乃成功之母。

优秀手术医师多在撕囊失去控制早期即能及时发现问题并大胆面对，他们多能立即停止操作并采取有效措施。在面对并发症时，术者的经验和良好的心理素质有助于选择最合适、最安全的应对策略，并镇定地执行既定手术计划。

成熟的手术医师更多考虑如何避免出错，而年轻的手术医师则更多考虑什么是正确的！

（姜　蕾）

第三节　　晶状体异位和脱位

晶状体悬韧带部分或全部断裂或缺损，可使悬挂力减弱，导致晶状体位置异常。若出生时晶状体就不在正常位置，称为晶状体异位。若出生后因先天因素、眼球钝挫伤或一些疾病，如马方综合征、马奇山尼综合征、葡萄肿、牛眼均能使晶状体位置改变，称为晶状体脱位。

【临床表现】

1.晶状体全脱位　晶状体悬韧带全部断裂，患眼的视力为无晶状体眼视力，前房加深，虹膜震颤。晶状体可脱位至下列位置。

（1）前房内：晶状体多沉于前房下方。晶状体透明时呈油滴状，混浊时则呈白色盘状物。虹膜被脱位的晶状体挤压，因而影响到前房角，房水外流受阻而致眼压急性升高。

（2）玻璃体腔内：呈一透明的球状物，脱位早期尚可活动，长期脱位后固定于下方，并与视网膜粘连。日久后晶状体变混浊。可导致晶状体过敏性葡萄膜炎和继发性青光眼。

（3）晶状体嵌于瞳孔区：晶状体一部分突至于前房内，影响房水循环而致眼压急生升高。

（4）严重外伤时角巩膜缘破裂，晶状体可脱位至球结膜下，甚至眼外。

2.晶状体半脱位

（1）瞳孔区可见部分晶状体，散瞳后可见部分晶状体赤道部，该区悬韧带断裂。马方综合征的晶状体常向上移位，马奇山尼综合征和同型胱氨酸尿症的晶状体常向下移位。

（2）前房深浅不一致，虹膜震颤。

（3）如果半脱位的晶状体前后轴仍在视轴上，则仅出现由于悬韧带松弛、晶状体凸度增加而引起晶状体性近视。

(4)可产生单眼复视。眼底可见到双像。

【诊断】

1.根据病史、症状和裂隙灯下检查结果,可以做出诊断。

2.可对不同原因引起的晶状体脱位做出鉴别诊断。

【治疗原则】

1.晶状体全脱位

(1)晶状体脱入前房内和嵌于瞳孔区晶状体应立即手术摘除。

(2)晶状体脱入玻璃体腔者,如无症状可以随诊观察。如果发生并发症,如晶状体过敏性葡萄膜炎、继发性青光眼或视网膜脱离时需将晶状体取出。

(3)晶状体脱位于结膜下者,应手术取出晶状体并缝合角巩膜伤口。

2.晶状体半脱位

(1)如晶状体透明,且无明显症状和并发症时,可不必手术。所引起的屈光不正可试用镜片矫正。

(2)如晶状体半脱位明显,有发生全脱位危险或所引起的屈光不正不能用镜片矫正时,可行手术摘除晶状体。

【治疗目标】

改善或恢复视力,防止并发症。

(晏理红)

第四节　晶状体形态异常

晶状体形态异常包括球形晶状体、圆锥形晶状体、晶状体缺损和晶状体脐状缺陷等,属晶状体先天性异常。

【临床表现】

1.球形晶状体

(1)多为双侧。

(2)晶状体呈球形,直径和体积小,前后径较长。

(3)晶状体悬韧带松弛,晶状体前移,易加重瞳孔阻滞。滴用缩瞳剂后可使睫状肌收缩,晶状体悬韧带更松弛,晶状体前移而加重瞳孔阻滞,而导致病逆药性青光眼。

(4)球形晶状体屈折力增大可致高度近视。

(5)常发生晶状体不全脱位,有时可发生全脱位。

(6)由于晶状体悬韧带延长牵拉力减弱,因而无调节功能。

2.圆锥形晶状体

(1)晶状体前面或后面突出呈圆锥形或球形,通常为皮质突出。

(2)为少见的晶状体先天异常,前圆锥更为少见。

(3)可伴有不同类型的先天性白内障。

(4)常有高度近视,视力相当差。

3.晶状体缺损

(1)多为单眼,也可为双眼。

(2)晶状体下方偏内赤道部有切迹样缺损,形状大小不等。

(3)缺损处晶状体悬韧带减少或缺如。

(4)晶状体各方向屈光力不等,呈近视散光。

4.晶状体脐状缺陷

极少见。在晶状体前表面或后表面有一小的陷凹。

【诊断】

根据裂隙灯活体显微镜下晶状体的形态可作出诊断。

【治疗原则】

(1)无症状和无并发症时一般不必治疗。

(2)合并晶状体脱位时,可行手术治疗。

【治疗目标】

无症状和无并发症时一般不必治疗。合并晶状体脱位时,可行手术治疗。

（晏理红）

第十一章 玻璃体疾病

玻璃体疾病在过去的 20 年中从对玻璃体的组织结构的认识,到各种视网膜玻璃体疾病的发病机制、药物和手术治疗都有了较大的进展。产生了一些新的名词和概念。由于对某些疾病的认识转变,病名也作了更改。近年来,玻璃体作为视网膜脉络膜疾病药物治疗的通道,为黄斑水肿、脉络膜新生血管膜、葡萄膜炎等疾病的治疗开辟了新的治疗途径。

第一节 玻璃体的解剖和生理

玻璃体是透明的凝胶体,容积约 4ml,具有导光、支撑视网膜、阻止血管内的大分子进入玻璃体和抑制多种细胞增生的屏障作用。玻璃体与视网膜附着最紧的部位是玻璃体基底部、视盘周围、中心凹部和视网膜的主干血管。玻璃体后脱离是年龄性改变,脱离过程有时会引出不同的眼底疾病。近年来,玻璃体作为视网膜脉络膜疾病药物治疗的通道,为黄斑水肿、脉络膜新生血管膜、葡萄膜炎等疾病的治疗开辟了新的治疗途径。

玻璃体是透明的凝胶体,主要由纤细的胶原结构和亲水的透明质酸及很少的玻璃体细胞组成。球样玻璃体的容积约 4ml,构成眼内最大容积。玻璃体周围由视网膜内界膜构成的基底层包裹。玻璃体表面与视网膜相连的是皮层玻璃体,厚 $100 \sim 200 \mu m$。玻璃体细胞位于玻璃体皮层。玻璃体视网膜的连接由玻璃体皮层和视网膜的内界膜组成。一些细胞外基质"胶"把玻璃体皮层和视网膜的内界膜胶连在一起。晶状体后的玻璃体前面的膝状凹,又称"环形膈"。

玻璃体与视网膜附着最紧的部位是玻璃体基底部,其次是后而的视盘周围,中心凹部和视网膜的主干血管部。玻璃体膝状凹前有一腔,玻璃体通过 Wieger 韧带附着到晶状体上。Wieger 韧带断裂可导致 vitreous 前脱离,使膝状凹的玻璃体凝胶与房水接触。

玻璃体内细胞较少,主要有玻璃体细胞、星形胶质细胞和胶质细胞。玻璃体细胞位于玻璃体表面,合成透明质酸;星形胶质细胞位于神经纤维层。

Cloquet 管是原始玻璃体的残余,它从视盘延伸到晶状体后极的鼻下方,位于膝状凹内。覆盖 Cloquet 管的凝胶极薄,并且容易受损,在玻璃体前脱离、晶状体囊内摘除术或 Nd:YAG 后囊切开术时,Cloquet 管很容易断裂。Cloquet 管宽 $1 \sim 2mm$,如果它缩聚在晶状体后,可以在裂隙灯下看到,称 Mittendorf 点,另一端附着在视盘边缘的胶质上。如果玻璃体动脉退化不完全,持续存在视盘上,称 Bergmeister 视盘。

二、玻璃体的生理

玻璃体是眼内屈光间质的主要组成部分,具有导光作用;玻璃体为黏弹性胶质,对视网膜具有支撑作用,具有缓冲外力及抗振动作用;玻璃体构成血-玻璃体屏障:又称视网膜玻璃体屏障,能阻止视网膜血管内的大分子进入玻璃体凝胶;正常玻璃体能抑制多种细胞的增生,维持玻璃体内环境的稳定。

三、玻璃体分子组成

玻璃体内有 II 型、IV 型、V 型和 VI 型胶原,80％为 II 型胶原,IV 型胶原交联于胶原纤维的表面,V 型、XI 型胶原组成玻璃体胶原纤维的核心部分。玻璃体不同部位,胶原密度不同。透明质酸是由 D-葡萄糖醛酸和 N-乙酰氨基葡萄糖组成的黏多糖,玻璃体凝胶是由带负电荷的双螺旋透明质酸分子和胶原纤维相互作用形成的网状结构。严重的炎症,热(＞50℃),pH 下降,胶原酶可破坏胶原纤维,导致透明质酸丧失和胶原塌陷,最终导致凝胶液化。

(王　琦)

第二节　玻璃体的年龄性改变和后脱离

一、玻璃体的年龄性改变

人出生时玻璃体呈凝胶状,4 岁玻璃体内开始出现液化迹象。液化指凝胶状的玻璃体逐渐脱水收缩,水与胶原分离。14～18 岁时,20％的玻璃体腔为液体。45～50 岁时,玻璃体内水的成分明显增多,同时胶状成分减少。80～90 岁时,50％以上的玻璃体液化。玻璃体的年龄性改变有:

1.透明质酸逐渐耗竭溶解,胶原的稳定性被破坏,玻璃体内部分胶原网状结构塌陷,产生液化池,周围包绕胶原纤维,称玻璃体凝缩。

2.玻璃体劈裂,液化池伸入到玻璃体皮层,导致玻璃体皮层内的劈裂。

3.玻璃体后脱离,后玻璃体腔液体玻璃体通过皮层孔进入玻璃体后腔,开始仅部分玻璃体和视网膜分离,逐渐导致玻璃体完整的后脱离。

4.基底层(视网膜内界膜)增厚,与后部视网膜粘连变松。

除年龄外,无晶状体眼、眼内炎症、玻璃体积血,长眼轴等多种状态会引起玻璃体后脱离。

二、玻璃体后脱离

常见于玻璃体的年龄性改变,玻璃体进一步液化导致玻璃体脱离,玻璃体和晶状体囊的分开称玻璃体前脱离,玻璃体和视网膜内界膜的分离称玻璃体后脱离(PVD)。玻璃体后脱离在 50 岁以上人发生率约 58％,65 岁以上人为 65％～75％。眼内的炎症等病变、手术和光凝等干预可诱发玻璃体后脱离。

【症状】

当发生 PVD 时,患者会注意到眼前有漂浮物,如点状物、飞蝇、环形物等,这是浓缩凝胶体漂浮到视野内造成的。如果脱离的玻璃体对视网膜构成牵引时,患者会有"闪电"感视觉。牵引导致血管的破裂,产生玻璃体积血,患者会出现"红色的烟雾"。过强的牵引导致视网膜裂孔形成和视网膜脱离时,视物有遮挡。

【体征】

1.检眼镜下后玻璃体腔视盘前可以看到不规则的环形物,称"Weiss环",是玻璃体与视盘的附着点,随眼球运动移动。

2.部分患者在后脱离刚发生后视盘边缘的视网膜表面有线状出血或玻璃体腔内有积血,损伤大的视网膜主干血管可导致大量的玻璃体积血。

3.玻璃体后脱离导致的视网膜裂孔多见马蹄形,或L形,常合并较高的视网膜脱离。

4.黄斑部的玻璃体与视网膜紧密粘连,可导致玻璃体黄斑牵引。不完全的玻璃体后脱离可导致老年特发黄斑裂孔的形成。玻璃体后脱离过程损伤黄斑区视网膜内界膜可刺激产生黄斑前膜。

【辅助诊断】

玻璃体积血眼底无法窥入时行超声波排除视网膜脱离。

【鉴别诊断】

1.与葡萄膜炎引起的玻璃体混浊鉴别,后者玻璃体腔内可见较多的细胞。

2.与视网膜血管性病变引起的玻璃体积血鉴别,玻璃体后脱离引起的玻璃体积血不合并视网膜血管的改变。

【治疗】

年龄性改变引起的玻璃体后脱离不需要治疗,出现PVD症状时要详查眼底,存在玻璃体积血时,要进行眼超声波检查并随诊到看清楚眼底,警惕视网膜裂孔的形成。

【随诊】

发生新鲜的玻璃体后脱离,可在一定时间内随诊。

【自然病程和预后】

玻璃体后脱离随着脱离范围增大,Weiss环离开黄斑区,主观症状会减轻。

【患者教育】

嘱咐患者出现固定方向闪光或新的漂浮物要及时就诊。

（王　琦）

第三节　玻璃体发育异常

一、视盘前血管环（Bergmeister视盘）

胚胎时期,神经纤维长入原始视乳头上皮,来自视乳头的细胞可以从视杯内层向玻璃体分离,这些神经外胚层细胞构成Bergmeister视盘。大约在妊娠第四个月时,Bergmeister视盘胶质细胞增多,并产生胶质鞘包绕玻璃体内动脉。随后玻璃体动脉退化萎缩。如果退化不完全,在视盘上可残留胶质组织。

【症状】

视力较差。

【体征】

眼底检查可见视盘表面存在薄厚不一的胶质残留。可合并其他先天性异常,如视盘前血管环、玻璃体动脉残留、原始玻璃体增生症、牵牛花状视盘异常。

【诊断与鉴别诊断】

1.诊断 依据眼底表现。

2.鉴别诊断 牵牛花状综合征,视盘先天畸型的一种。表现为大视盘、大陷凹伴血管放射状排列,可有增厚的神经胶质层,有视功能障碍。

【治疗】

该病不影响视力,无须特殊治疗。

【随诊】

可不作随诊。

【患者教育】

向患者解释该病属于发育异常,目前没有治疗手段。

二、玻璃体动脉残留

胚胎6～7周时,玻璃体动脉从视盘经玻璃体到达晶状体。11周时开始退化。胚胎8个月时玻璃体动脉萎缩,卷缩于玻璃体管巾,少数人或早产儿该动脉萎缩不全,形成残留。

【症状】

患者可感觉眼前有条状黑影飘动。

【体征】

1.眼底检查 视盘前方有一灰白色半透明的条索状物向前伸向玻璃体,该条索随眼球运动而飘动,条索中有时可见到血细胞。

2.裂隙灯检查 有时可在晶状体后囊看到一个小环,这是玻璃体动脉的附着部,称为Mittendorf圆点。

【诊断与鉴别诊断】

1.诊断 依据眼底表现。

2.鉴别诊断 视盘前血管环。血管从视盘先进入玻璃体腔,然后回到视盘形成环后再开始向视网膜分支。血管环至少有一个上升支和一个下降支。80%～95%为动脉起源。约30%血管环上包有白色的神经胶质鞘。而玻璃体动脉残留仅有一个单一条索状血管,不具有上升支和下降支。

【治疗和预后】

一般不影响视力,无须治疗。

【随诊】

无须随诊。

【患者教育】

该病是玻璃体胚胎血管残留,不影响视力。

三、永存原始玻璃体增生症(持续存在的胚胎血管症)

"原始玻璃体持续增生症"(PHPV)又称为持续存在的胚胎血管症(PFV),是由于原始玻璃体没有退化所致。近几年推荐使用持续性胚胎血管症。90%的患者单眼发病,视力较差。有前部PHPV和后部

PHPV 两种表现,也有两种表现同时存在,称为"混合型"。

【症状】

常无临床症状,前部 PHPV 合并青光眼时可出现畏光。

(一)前部 PHPV

【体征】

前部原始玻璃体动脉残留,晶状体后血管化的纤维膜,小眼球,浅前房,晶状体小,合并白内障,围绕小晶状体可见被拉长的睫状突。出生时即可看到白瞳症,还可以合并青光眼。

自然病程多数患者黑矇,少数患者经手术可以保留部分视力。

【鉴别诊断】

前部 PHPV 应和视网膜母细胞瘤鉴别,后者很少发生在出生时,几乎不出现小眼球,很少有白内障,眼部超声和 CT 都可以发现钙化物质,能够鉴别这两种不同的疾病。

(二)后部 PHPV 和混合型 PHPV

【体征】

后部 PHPV 可以单独存在,也可以与前部 PHPV 共同存在。小眼球,前房正常,晶状体透明,不合并晶状体后纤维增殖膜,玻璃体腔内花梗样组织从视盘发出,向前伸延,常常沿着视网膜皱襞,视网膜皱襞常被拉向颞下周边。这些花梗样组织呈扇面样向着前部玻璃体展开。

【鉴别诊断】

后部 PHPV 应和早产儿视网膜病变、家族渗出性玻璃体视网膜病变鉴别。早产儿视网膜病变要有早产和吸氧史,家族渗出性玻璃体视网膜病变很少有小眼球,周边存在无血管带。

【辅助诊断】

1.可用 Retcam 显示晶状体后囊 Mittendorf 圆点和伸长的睫状突,以及眼底视盘前伸长的玻璃体条索。

2.B 超图像可显示后型的玻璃体腔内的条索。眼轴较对侧眼短。

【诊断与鉴别诊断】

诊断前型主要根据眼前节改变,后型主要根据眼底原始玻璃体胶质组织的存在。

鉴别诊断:白瞳症,特别是视网膜母细胞瘤。该病常累及双侧,从不合并小眼球或白内障。超声波检查有助于鉴别,检查时应特别注意判断眼轴的长度。

【治疗与预后】

目前尚无成熟的治疗手段,手术治疗继发性青光眼,常常不能控制眼压,玻璃体切除术可缓解对视网膜的牵拉,但不能改善弱视。

【患者教育】

该病为先天发育异常,目前尚无成熟的治疗手段。

（王　琦）

第四节　遗传性玻璃体视网膜病

一、遗传性视网膜劈裂症

遗传性视网膜劈裂症又名青年性视网膜劈裂症,发生在男性,为性连锁隐性遗传。表现为玻璃体视网膜的变性。常为双眼发病。自然病程进展缓慢,部分病例可自行退化。

【症状】

患者可无症状或仅有视力减退。

【体征】

1.眼底检查见视网膜内层隆起,呈纱膜样改变,通常在颞下象限,劈裂视网膜前界很少达锯齿缘,而后界可蔓延到视盘。常合并内层裂孔。如果视网膜内层和外层都出现裂孔,将会发生视网膜脱离。

2.黄斑部出现典型的"辐轮样结构"或称"射线样结构"改变。

3.部分病例发生反复的玻璃体积血。

【辅助诊断】

电生理检查视网膜电流图显示 a 波振幅正常,b 波振幅下降。

【诊断与鉴别诊断】

1.诊断　依据眼底改变和视网膜电图。

2.鉴别诊断　要与视网膜脱离相鉴别,后者脱离的视网膜颜色白,网膜比劈裂的网膜要厚,裂孔为全层,视网膜电图 a 波和 b 波均下降。

【治疗与预后】

该病不合并视网膜脱离时,无手术指征。合并玻璃体积血时,最好采取保守治疗。当合并视网膜脱离时应及时进行手术治疗。

二、Goldmann-FavreSyndrome

Goldmann-Favre 综合征又称"增强的 S-锥体综合征"或者称蓝锥体综合征,曾描述为玻璃体视网膜营养障碍症。视网膜的组织学改变证实患者没有视杆细胞,而视锥细胞数量增加两倍,且 92% 是蓝色视锥细胞。

【症状】

1.夜盲。

2.对蓝光敏感。

【体征】

检眼镜下色素性视网膜变性,空玻璃体腔,后极部可见有光泽的黄色圆形病变沿着血管弓分布,黄斑劈裂,有时周边视网膜劈裂。

【辅助诊断】

1.ERG:暗光下的 ERG 对弱刺激尤反应,对强刺激有一个较大的较慢的反应,明适应 ERG 的对强光刺激与暗适应 ERG 反应相同,蓝光刺激时,敏感性增大。

2.视网膜中周部和远周部之间有不同程度的视野缺损。

【诊断与鉴别诊断】

1.依据临床症状和典型的 ERG 改变。

2.基因诊断常染色体隐性遗传,基因 NR2E3 突变。

【治疗与预后】

目前无干预手段。

【患者教育】

该病属于视杆细胞发育异常,目前尚无治疗手段,为避免蓝光刺激,可配戴黄光或茶色的太阳镜。

三、Wagner 病、Jansen 病和 Stickler 综合征

这是一组合并玻璃体液化,同时有玻璃体视网膜病变和全身其他部位的发育异常,为常染色体显性遗传。

【症状】

一般无临床症状,当合并视网膜脱离时可有相应的症状。

【体征】

1.早年发生白内障。

2.眼底特点包括,玻璃体液化致巨大的透明空腔;赤道部和血管周围子午线方向的格子样变性;视网膜前玻璃体有致密的无血管膜牵引视网膜;容易发生视网膜脱离。

3.Stickler 综合征又称 Stickler 关节病玻璃体视网膜变性综合征,也称 Wagner-Stickler 综合征,患者面部较平,听力丧失,关节问题和眼部异常,为常染色显性遗传病。眼部特点:视网膜前有无血,管膜,血管旁格子样变性。玻璃体液化形成空腔、近视、白内障,视网膜脱离的发生率高,伴多发裂孔。

【辅助诊断】

1.视网膜电图显示轻微下降的 a 波和 b 波。

2.基因诊断:目前确定 COL2A1,COL11A1,COL11A2,COL9A1,COL9A2 基因突变分别导致 I～V 型 Stickler 综合征。 I 型视网膜脱离风险高,Ⅱ型也包括眼部异常,Ⅲ型不包括眼部改变,也称非眼部病变 Stickler 综合征,Ⅱ型和Ⅲ型比 I 型听力丧失比例高,Ⅳ型和 V 型较少见。

【诊断与鉴别诊断】

诊断依据临床表现和遗传特点,该病为常染色体显性遗传。有文献报告 Wagner 病不合并视网膜脱离,Stickler 病合并较高的视网膜脱离。

【治疗与预后】

患者应警惕视网膜脱离。

【随诊】

对患者应进行眼底随诊,合并视网膜脱离,应尽早进行手术治疗。

【患者教育】

嘱咐患者出现固定方向闪光或新的漂浮物要及时就诊。

四、家族性渗出性玻璃体视网膜病变

家族性渗出性玻璃体视网膜病变(FEVR)是常染色体显性遗传病,眼底改变类似早产儿视网膜病变,颞侧周边视网膜存在无血管带,纤维组织增殖,导致牵拉性视网膜脱离,并合并视网膜下渗出和渗出性视网膜脱离。

【症状】

患者常无症状,查体时发现视力较差,但变异程度范围较大。

【体征】

颞侧周边部视网膜存在无血管区和增殖病变,新生儿期可看到视网膜血管牵引,严重者可合并玻璃体积血、视网膜渗出。以后可发生晶状体后纤维增殖,视网膜毛细血管扩张,视网膜皱襞,该病变双眼改变对称。

【诊断与鉴别诊断】

1.诊断依据眼底改变和家族成员的检查。

2.通常为常染色体显性遗传,也有 X-连锁遗传。

3.FEVR 的眼底改变与未成熟儿视网膜病变的改变相同。但发生在足月产婴儿,有家族史,家族成员中眼底周边有血管牵引或无灌注区。未成熟儿视网膜病变:发生在低体重的早产儿,常有大量吸氧史。眼底周边部血管分化不良致无血管区,最初发生增殖性病变在颞侧周边。FEVR 常发生在无吸氧史的足月产儿。

【治疗与预后】

尚无成熟的治疗方案,患儿常因玻璃体积血.和纤维增殖发生牵引性视网膜脱离,也可发生渗出性视网膜脱离,如果发生可行手术修复。早期预防性治疗是否必要没有一致的认识。

（王　琦）

第五节　玻璃体退行性变

一、星状玻璃体病变

星状玻璃体病变,常发生在老年人。发病率 1/200,单眼患病占 75%。糖尿病患者的该病发生率高于非糖尿病患者。混浊物的主要成分是脂肪酸和磷酸钙盐。

【症状】

尤明显症状,视力不受影响。

【体征】

眼底检查:玻璃体内散在白色、大小不等的卵圆形小体。

【诊断与鉴别诊断】

不同于闪光性玻璃体液化症,星状玻璃体病变多为单眼发病,无玻璃体液化。当眼球突然停止转动

时,白色小点轻微移动回到原位,而不沉于玻璃体下方。

【治疗和随诊】

一般无须治疗和随诊。

【患者教育】

告知患者视力不受影响。

二、闪光性玻璃体液化

闪光性玻璃体液化又名眼胆固醇结晶沉着症,比星状玻璃体病变少见。多为双侧。显微镜和化学检查玻璃体内混浊物为胆固醇结晶,病因不清,多发生在 40 岁以前,与玻璃体外伤性损害或炎症损害有关。

【症状】

无明显症状,视力无明显改变。

【体征】

裂隙灯或检眼镜检查,混浊物为金黄色的结晶小体。眼球转动时,混浊物自由漂动在液化的玻璃体腔内,眼球静止时,混浊物沉于玻璃体下方。闪光性玻璃体液化眼常合并玻璃体后脱离。

【鉴别诊断】

星状玻璃体病变。

【治疗和随诊】

无须治疗和随诊。

【患者教育】

告知患者视力不受影响。

（王　琦）

第六节　玻璃体积血

玻璃体本身无血管,不发生出血。玻璃体积血多因内眼血管性疾患和损伤引起,也可由玻璃体后脱离、视网膜裂孔、视网膜新生血管破裂、眼肿瘤等以及全身性疾患引起。

【病因】

1.糖尿病视网膜病变导致的玻璃体积血占玻璃体积血的 39%～54%。

2.视网膜裂孔和视网膜脱离占玻璃体积血的 12%～17%。

3.玻璃体后脱离(PVD)时,一般出血量较小。

4.眼外伤睫状体损伤可以导致大量玻璃体积血。

5.视网膜血管性疾患伴缺血性改变:视网膜中央静脉或分支静脉阻塞(CRVO、BRVO)引起的玻璃体积血发生率仅次于糖尿病视网膜病变,此外还有视网膜静脉周围炎(Eale 病)、镰状细胞病、未成熟儿视网膜病变。

6.视网膜血管瘤。

7.炎性疾患伴可能的缺血性改变:①视网膜血管炎;②葡萄膜炎包括扁平部炎。

8.黄斑部视网膜下出血,出血量大时,可以穿透视网膜进入玻璃体。

9.其他引起周边视网膜产生新生血管疾患:①家族性渗出性玻璃体视网膜病变(FEVR);②视网膜劈裂症;③视网膜毛细血管扩张症。

10.Terson综合征蛛网膜下腔出血合并玻璃体积血。

【临床症状】

玻璃体积血量少时患者眼前飘动红色烟雾。

【临床体征】眼底检查可以看到视盘或部分视网膜;出血量入时患者视物发黑,整个眼底不能窥见。时间较长的玻璃体积血变为白色混浊。

【辅助诊断】

眼超声波:积血量大不能看清眼底时要进行眼超声波检查,确定有无视网膜脱离、眼内占位等病变。

【诊断与鉴别诊断】

依据症状和眼底检查进行诊断。患者应进行双眼眼底检查,以寻找病因。眼底不能窥见时应进行超声波检查,排除视网膜脱离和眼内肿瘤。也可令患者头高位卧床休息2天以后,再行眼底检查。

【治疗和预后】

1.出血量少的不需特殊处理,可等待其自行吸收。

2.怀疑存在视网膜裂孔时,令患者卧床休息,待血下沉后及时给予激光封孔或视网膜冷冻封孔。

3.大量出血者吸收困难,未合并视网膜脱离和纤维血管膜时的可以等候2～3个月,如玻璃体血仍不吸收时可进行玻璃体切除术,合并视网膜脱离或牵拉性视网膜脱离时,应及时进行玻璃体切除术。

【随诊】

玻璃体积血原因不明时要进行随诊,超声波检查可每周一次。

(王　琦)

第七节　玻璃体炎症

【概述】

常见的玻璃体炎症有感染性炎症和无菌性炎症。感染性炎症多因眼球破裂伤,内眼手术后细菌感染或长时间使用抗生素、免疫抑制剂后真菌感染所致。无菌性炎症多因葡萄膜炎引起。玻璃体炎性混浊是眼内炎的重要表现。严重的急性感染性眼内炎时玻璃体几乎完全变成灰白色浓稠状混浊,以致眼底红光反射消失。

【临床表现】

1.视力下降。

2.玻璃体呈尘状、白点状、絮状、灰白色云团状混浊。

3.细菌性眼内炎时常有眼红、眼痛、角膜水肿、前房渗出、积脓、眼底红光反消失等改变。

4.葡萄膜炎常伴有角膜后灰白色沉着物及前房内浮游体、瞳孔后粘连、视网膜水肿和渗出。

【诊断】

根据临床表现,特别是玻璃体的改变,可以做出诊断。房水和玻璃体液涂片细菌学/真菌学的检查和培养有助于感染性眼内炎诊断。血清学检查对葡萄膜炎的诊治提供了重要的依据。

【鉴别诊断】

1.玻璃体变性　玻璃体混浊常呈网状、丝状及条块状混浊,长期无明显变化,多见于老年人和高度近视眼,一般视力不受影响,眼前节正常,无眼红、眼痛症状。

2.玻璃体积血　玻璃体可见新鲜积血或棕黄色混浊,视力减退程度不一,无眼红、眼痛及眼前节炎症反应。患者常有糖尿病、高血压、视网膜动脉硬化以及眼外伤病史。

3.其他原因的玻璃体混浊　如玻璃体星状小体、淀粉样变等。视力正常或不同程度减退,无眼红、眼痛症状,眼前节正常。

【治疗】

1.玻璃体感染性炎症　治疗针对病因,局部和全身应用抗生素或抗真菌药物,以及玻璃体切除手术。

2.无菌性炎症　可局部及全身使用糖皮质激素以及免疫抑制剂。

【临床路径】

1.询问病史　有无外伤、感染或葡萄膜炎的病史。

2.体格检查　重点注意视力、眼前节、玻璃体及眼底的改变。

3.辅助检查　前房水和玻璃体的细菌/真菌检查以及血清学检查有助于诊断。

4.处理　根据玻璃体炎症的性质,采取药物及手术治疗。

5.预防　避免眼外伤、长期使用抗生素和免疫抑制剂。内眼手术要严格执行无菌操作。玻璃体无菌性炎症时采用药物治疗,积极控制原发病。

(王　琦)

第八节　玻璃体寄生虫

【概述】

玻璃体寄生虫多见猪囊尾蚴病。因食入猪肉绦虫的虫卵,在体内孵化成尾蚴随血流可进入眼内玻璃体及视网膜下,但以玻璃体内最为常见。

【临床表现】

1.视力下降,其程度取决于囊尾蚴所在部位。

2.视野中出现黑影晃动或局部缺损。

3.检眼镜检查可见黄白色或灰白色半透明圆形囊尾蚴,其内可见致密的黄白色圆点,强光照射黄白点即囊尾蚴的头部可伸缩运动。

4.可伴有葡萄膜炎、玻璃体混浊及视网膜脱离。

5.血清酶联免疫吸附试验(ELISA)绦虫抗体检查呈阳性。

【诊断】

根据不同程度的视力减退、玻璃体或视网膜下有黄白色或灰白色半透明圆形囊尾蚴、在强光照射下可见猪囊尾蚴头部移动等临床特征,可明确诊断。

【鉴别诊断】

1.玻璃体混浊　可见玻璃体条状、片状混浊,无黄白色或灰白色半透明圆形囊尾蚴虫体。

2.视网膜肿物　呈实体不透明,边界不清或欠清,常有色素、出血及渗出性视网膜脱离。

3.葡萄膜炎 玻璃体混浊,玻璃体和视网膜无圆形囊尾蚴虫体。

【治疗】

1.行玻璃体切除术。

2.全身服用驱囊虫药物。

【临床路径】

1.询问病史 有无进食未经煮熟的染有囊虫的猪肉。

2.体格检查 重点进行玻璃体和全身检查。

3.辅助检查 超声扫描、CT 检查。

4.处理 给予全身抗囊虫药物治疗及玻璃体切除手术。

5.预防 讲究卫生,避免食用猪囊虫病猪肉。

(王 琦)

第九节 白内障手术后玻璃体镶嵌

白内障手术是眼科数量最大的手术,尽管手术的成功率很高,但是有时仍会发生晶状体后囊破损或部分晶状体悬韧带断裂,导致玻璃体向前涌入。

【临床症状】

白内障术后视力逐渐下降。

【临床体征】

1.裂隙灯检查显示前房内有玻璃体。

2.眼底黄斑中心光反射消失,组织模糊。

【辅助诊断】

OCT 可显示玻璃体黄斑牵引或黄斑水肿。

【治疗和预后】

采用玻璃体切除手术的方法吸回拖入前房的玻璃体,切断并清除玻璃体,及时的处理可以减少损伤甚至不损伤患者视力。

【随诊】

术后一段时间内复诊,以便及时处理术后的并发症。

(王 琦)

第十节 玻璃体视网膜交界区疾病

视网膜交界区的玻璃体纤维和内界膜组成基底层,两者均由 Muller 细胞在胚胎第五周合成,基底层随年龄增加逐渐增厚。玻璃体胶原锚定在视网膜内界膜上。玻璃体与视网膜的紧密粘连程度依次为玻璃体基底部,视网膜血管部、视盘和黄斑中心凹。后天获得的格子样变性区和视网膜脉络膜的瘢痕部玻璃体与视网膜粘连紧密。玻璃体发生后脱离时容易在粘连紧的部位将视网膜撕出裂孔,这是老年人视网膜脱离常由马蹄孔引起的原因,也是老年人容易发生黄斑孔的原因。不完全的玻璃体后脱离刺激了视网膜内界膜被认为是黄斑前膜的起因,此外这组疾病还包括黄斑裂孔和玻璃体黄斑牵引综合征。

一、黄斑前膜

黄斑前膜可以是特发性也可以是继发性。特发性黄斑前膜无确切眼病史,继发性黄斑前膜发生在眼病后或眼手术后。黄斑前膜的发生推测由于内界膜的缺损造成视网膜胶质细胞的增殖。继发性黄斑前膜上还有一些纤维细胞、巨噬细胞等。大多数黄斑前膜经过一段生长周期后比较稳定。通过玻璃体手术剥除黄斑前膜可以缓解因前膜牵引黄斑导致的视力下降,一定程度地改善视物变形。

【临床症状】

黄斑前膜常常导致患者视物变形和视力下降,视力下降是缓慢的。

【临床体征】

1.黄斑前膜可以很薄,像玻璃纸样,可引起视网膜内界膜的收缩产生表面的波纹,比较厚的膜可以遮挡视网膜血管,引起明显的视网膜皱缩。内眼手术后的黄斑前膜常常表现为黄斑皱缩,检眼镜下内界膜反光增强,变形,血管渗漏,时间长可以合并黄斑囊样水肿。

2.视力下降。

【辅助诊断】

1.OCT。

2.FFA。

【治疗与预后】

当患者出现视力下降和视物变形时要考虑行玻璃体切除手术联合视网膜前膜剥除术治疗。手术后视物变形好转,病程短的患者视力可以有不同程度改善。

【随诊】

术后一段时间内要随诊。

【患者教育】

告知自然病程将导致症状继续加重,手术可以稳定甚至改善症状。

二、特发性黄斑裂孔

特发性黄斑裂孔主要发生在 60 岁以上屈光正常的老人,妇女多见。大多认为在玻璃体发生液化后脱离的年龄性改变过程中,后部玻璃体皮层与视盘和黄斑的粘连比较紧。中心凹部玻璃体对视网膜产生垂直向的牵引导致最初像马蹄孔样的裂孔形态,由于孔周围视网膜内界膜对孔的平行向牵引力致使裂孔继续扩大。

【临床症状】

视力下降,视物中央暗和视物变形。

【临床体征】

按病变发展过程分为四期(Gass)。1 期又称孔前期,中心凹陷消失变平,即将发生裂孔,中心凹部出现黄色小点或环,无玻璃体后脱离。2 期:早期孔形成,呈新月型裂孔,裂孔瓣被玻璃体牵引,视力逐渐下降出现视物变形。3期:完全的黄斑孔合并中心凹部的玻璃体后脱离,常在3～6个月内发生。多数患者裂孔继续扩大,一般为500μm。可持续数月或数年。孔缘的视网膜前膜收缩使内界膜起皱,以及孔缘的视网膜脱离,OCT显示黄斑孔前有一盖。4期:玻璃体黄斑区分离,而且和视盘分离,此时OCT上只见到孔,看不到盖。患者通常主诉视物变形和中央区的视力下降,随病程进展逐渐出现中央暗点,视物变形加重。多数患者在形成全层孔后视力下降到0.1,少数病例继续下降到0.05。

【辅助诊断】

OCT检查可以很好地显示1期到4期的改变。

【治疗与预后】

激光黄斑孔周围可以导致视力的继续破坏。玻璃体手术的干预目的是封闭裂孔,阻止病变的进展。手术后裂孔封闭率高达90%,视力改善率50%～70%,视力改善的程度受到术前病程和视力水平的影响。手术适应证选择2～4期的黄斑裂孔,视力标准尽可能选择视力低于0.5的患者。但也要根据术者的经验和患者的要求。

【随诊】

1.2期新发病且裂孔较小的患者部分可自愈,患者要密切随诊,随诊期间未能自愈要及时手术。

2.手术后一段时间内要定期随诊。

【患者教育】

告知自然病程将导致症状继续加重,手术可以稳定甚至改善症状。

三、玻璃体黄斑牵引综合征

玻璃体黄斑牵引综合征包括一组由于玻璃体不完全后脱离,部分玻璃体与黄斑区和视盘附着紧密,产生对黄斑垂直向牵引的病症,病因不清。

【临床症状】

患者视力下降、视物变形和复视。

【临床体征】

这种牵引导致中心凹变平,甚至出现囊腔,黄斑易位,病程长的患者黄斑产生囊性改变。

【辅助诊断】

OCT可以很好地显示玻璃体黄斑牵引,及牵引导致的黄斑水肿。

【治疗与预后】

玻璃体切除术能够缓解对黄斑的牵引,可不同程度地提高视力或稳定视力。

【随诊】

玻璃体黄斑牵引常常是黄斑孔形成的孔前期改变,视力较好者可以随诊观察病情的发展。

【患者教育】

告知自然病程将导致症状继续加重,手术可以稳定甚至改善症状。

四、黄斑水肿

常见的黄斑水肿有:①糖尿病性黄斑水肿,可以是局限的,也可以是弥漫的;②静脉阻塞合并黄斑水肿,发生在阻塞早期,部分患者持续时间较长;③各种血管性疾病产生大面积无灌注区;④葡萄膜炎合并黄斑水肿,炎症的活动期黄斑水肿。长期黄斑水肿可导致黄斑囊变。

【临床症状】

视力下降,及原发病的症状。

【临床体征】

1.原发病的体征。

2.黄斑中心光反射消失,组织模糊。

【辅助诊断】

1.原发病的辅助诊断。

2.OCT 显示黄斑被牵引变平,增厚。

【治疗与预后】

1.原发病的治疗:如缺血型静脉阻塞的光凝治疗,葡萄膜炎的全身免疫抑制剂治疗等。

2.视网膜血管性疾病的眼内抗 VEGF 药物的辅助治疗。

3.眼内糖皮质激素的治疗。

4.糖尿病性黄斑水肿的玻璃体切除术联合内界膜剥除术治疗,很多研究发现糖尿病视网膜病变患者中黄斑水肿在已发生玻璃体后脱离眼发生率低,并观察到一些患者自发产生玻璃体后脱离后,黄斑水肿减轻,视力改善。糖尿病视网膜病变眼的胶原的交联 3 倍高于普通眼,后玻璃体皮层增厚,部分病例经玻璃体切除手术联合皮层玻璃体的清除水肿可以一定程度改善。玻璃体切除手术对无晶状体眼和假晶状体眼有较好的疗效,很多研究报告平均改善 3 行以上到 5 行以上的视力。

【随诊】

黄斑水肿是疾病的慢性反应,需要随诊。

【患者教育】

包括疾病的性质、目前的治疗趋势和并发症,定期随诊的意义等。

五、视网膜裂孔和孔源性视网膜脱离

视网膜裂孔和孔源性视网膜脱离:视网膜裂孔主要有两种类型,一种是小圆形孔,一种是马蹄形裂孔。前者常发生在年轻人,往往不合并玻璃体后脱离,后者发生在高度近视和老年人,与玻璃体后脱离的形成有关,可同时看到玻璃体后脱离。

【临床症状】

玻璃体后脱离发生时眼前会有漂浮物,如果裂孔发生在视网膜的血管部位,常牵破血管造成玻璃体积血。出现视网膜裂孔时患者可以有固定部位的闪光感,合并玻璃体积血患者可以感觉眼前飘黑点。合并视网膜脱离时,患者可以感觉眼前有纱样或黑影样遮挡物。

【临床体征】

合并玻璃体后脱离时玻璃体腔内可以看到 Weiss 环,裂孔常位于视网膜赤道部,其次是主干血管部和黄斑区,萎缩孔常位于格子样变性区内,马蹄形裂孔常位于变性区两侧和后缘。合并视网膜脱离时,可以看到白色隆起漂浮的视网膜。

【辅助诊断】

合并玻璃体混浊时,可进行眼超声波检查,确定是否存在视网膜脱离。

【治疗与预后】

1.如果视网膜脱离尚未发生,裂孔周围可进行激光光凝,阻止视网膜脱离的发生。

2.合并视网膜脱离时,患者可以感觉眼前有纱样或黑影样遮挡物。此时可以根据情况选择巩膜扣带手术或玻璃体切除手术治疗。

【随诊】

单纯视网膜裂孔光凝后要随诊一段时间,警惕视网膜脱离的发生和新裂孔出现。视网膜修复术后也要进行一段时间随渗,避免视网膜脱离未复位和新裂孔形成。

【患者教育】

告知患者视网膜脱离的自然病程是要导致视力丧失和眼球萎缩,治疗手段的选择和利弊。

（王　琦）

第十一节　增生性玻璃体视网膜病

增生性玻璃体视网膜病变(PVR)定义为视网膜表面发生无血管的纤维细胞性的膜的增生,是引起视网膜再脱离的主要原因。多数眼发生在近期孔源性视网膜脱离修复术后,部分自发PVR发生在陈旧视网膜脱离,外伤和炎症性视网膜脱离。PVR自发的吸收很罕见。发生PVR的危险因素有:大面积的视网膜脱离,较大的裂孔,玻璃体积血,眼外伤,孔源性视网膜脱离合并脉络膜脱离;近期内的视网膜手术,大范围的冷凝,术中出血;术后视网膜裂孔闭合不佳,术后发生脉络膜脱离等。长期的视网膜脱离可以自发产生PVR。

【临床症状】

视网膜脱离修复术后视力再下降。

【临床体征】

PVR通过视网膜色素上皮细胞、胶质细胞和一些炎性细胞及炎性细胞因子等在视网膜表面和玻璃体内增殖,这些细胞具有收缩特性,它们的收缩牵引了视网膜,形成了视网膜的固定皱襞;它们的牵引可以导致视网膜裂孔再开放;轻微的增殖表现为视网膜前膜,发生在黄斑区为黄斑前膜。增生性玻璃体视网膜病变多发生在下方,推测与细胞的重力有关。

【治疗于与预后】

术前已存在PVR和术后发生PVR导致视网膜再脱离眼要尽快进行玻璃体手术,手术要彻底清除玻璃体,清除全部视网膜前膜,尽量不制造视网膜裂孔,避免更多的视网膜色素上皮细胞进入玻璃体腔,尽量不采用冷凝而采用光凝封闭裂孔,发生大范围的视网膜前移位时,建议摘除晶状体,小心清除基底部引起前移位的玻璃体。

【随诊】

术后一段时间要随诊,警惕视网膜再脱离。

【患者教育】

告知患者合并PVR的视网膜脱离增加了视网膜的难度,手术时间的延长和术后反应增加等可能性,术后体位配合的必要性和随诊的必要性。

（王　琦）

第十二章　青光眼与低眼压

第一节　青光眼分类及发病机制

青光眼实际上是病理性眼压升高导致的具有特征性神经病变的一大类复杂的眼病的总和,因此其类型较多,发病机制不完全相同,临床表现变化多端,以至于诊断方法及处理原则各不相同,甚至互相矛盾,常导致青光眼的诊断和治疗工作发生困惑。因此,一个合理的青光眼分类,有助于为各种原因导致的青光眼的诊断、治疗和预防提供正确的依据。

尽管对于青光眼的分类存在一些不同的意见,但是最广泛被眼科工作者接受的分类方法是以房角为基础的分类方法,这一分类系统将青光眼分为闭角型青光眼和开角型青光眼两大类。闭角型青光眼的房水外流阻力的增加是由于周边虹膜阻塞了小梁网,即房角关闭,而开角型青光眼的房水外流阻力发生在房水通过小梁网-Schlemm 管-房水静脉系统。这种分类最大的优点在于它有助于理清不同青光眼的发病机制并且指导治疗。Shaffer 按照这一分类方法将青光眼分为闭角型青光眼、开角型青光眼、混合性青光眼和发育性青光眼四大类。所有这四种类型又分为原发性和继发性。但是临床工作中应该注意无论是何种分类均有其局限性,有些病变无法简单地归入任何一种类别,因此对青光眼的分类并不意味着其包含了所有的青光眼类型,分类的最终目的是为了有助于临床对青光眼的病因和发病机制的了解,有助于诊断和治疗以及有助于预防青光眼。目前国内还是采用在房角的基础上,兼顾传统的病因和机制分类,将青光眼分为原发性青光眼、继发性青光眼、混合型青光眼和先天性青光眼四大类,每类再细分。

一、原发性青光眼

(一)原发性闭角型青光眼

1.原发性急性闭角型青光眼　原发性急性闭角型青光眼的发生与下列因素有关。

(1)解剖因素:急性闭角型青光眼的解剖因素是必备条件。前房浅、房角窄、晶状体大是患眼的基本特征。

1)前房浅:浅前房是眼球前段发育窄小,角膜小,它的曲率半径亦小。晶状体大,位置靠前,眼轴短,屈光状态多为远视。虹膜、睫状体附着点亦靠前,它是晶状体虹膜隔前移等因素的结果。

2)晶状体大:一个正常人的角膜、虹膜、眼轴都是相对稳定的,其中影响前房深度最大的因素则是晶状体。晶状体在人的一生中随年龄的增大而增大。在 50 岁以内晶状体的前后径就增加了 0.35~0.5mm,最多的可达 0.73mm。晶状体位于膝状凹内,由于玻璃体的量恒定,增大的晶状体向后移位可能性小,则主要向前移位。所以说它是造成浅前房的主要原因。

3)房角窄:前房浅、晶状体大是前房窄的原因。房角窄可由以下几个方面表示:①虹膜前表面的切线与角巩膜小梁间的夹角称入射角,若其大于 20°,则大多数前房深度>2.50mm,就不发生急性闭角型青光眼。如入射角等于 20°则房角就有可能关闭,若入射角<20°则房角关闭的可能性更大。②虹膜形态,分为平坦、轻膨隆、膨隆 3 种类型。虹膜膨隆者则前房浅,房角窄则有可能发生闭角型青光眼。③周边前房,用角膜厚度来估计。如等于或小于 1/4 角膜厚度(CT)时,则房角关闭的可能性大。

4)瞳孔阻滞:房水由后房进入瞳孔时经过虹膜与晶状体的间隙所遇到的阻力称为瞳孔阻滞或瞳孔阻滞力。这种瞳孔阻滞力在正常眼压也就是生理状态下也存在,故称生理性的瞳孔阻滞。但是当虹膜与晶状体接触紧密时房水经过所受的阻力增加,就会使后房的阻力增加,并推虹膜末卷与小梁接触近而粘连,这是急性闭角型青光眼发作的基本机制。这种增加的瞳孔阻滞力称为病理性的瞳孔阻滞。

(2)血管神经因素:在临床上虽然每一例急性闭角型青光眼患者都必须具备浅前房、窄房角和晶体不成比率的增大等解剖特点,但并不是具有以上解剖特点的人都发病。其发病者也只有 1/20～1/10。所以除以上因素外,还有一些因素在起作用。

急性闭角型青光眼发病前患者多有过劳、紧张、失眠、痛苦、天气转变、心情不好等精神神经因素。有些则有老年病用药史,如哮喘、气管炎患者用阿托品、肾上腺素、麻黄素、安定等,腹痛腹泻者用阿托品、颠茄等,冠心病患者用扩血管药等。肾上腺素、麻黄素能提高交感神经系统兴奋性。阿托品类能拮抗乙酰胆碱的作用,使平滑肌松弛,扩血管药能增加血流量、增加房水生成量,安定使肌肉松弛,这些都可能促使急性闭角型青光眼的发作。在生理状态下虹膜组织的交感神经与副交感神经处于相对平衡状态。但急性闭角型青光眼患者的交感紧张度强,而副交感紧张度降低。有研究发现 A 型性格的人易于发生闭角型青光眼,认为闭角型青光眼是一种心身疾病,A 型性格者对环境适应性差,易激动,导致眼部的血液循环和自主神经功能紊乱。有人发现急性闭角型青光眼患者眼内有一种能导致虹膜充血、肿胀、睫状体水肿及高眼压的 P 物质。有报道闭角型青光眼血浆素钠含量较对照组高,但他们之间的联系还不清楚。

总之,自主神经的紊乱和血管扩张在急性闭角型青光眼发作中起到重要作用。

(3)遗传因素:急性闭角型青光眼患者的浅前房、窄房角、晶状体大,从家谱分析与双生子的研究中可知是有遗传倾向的,而环境因素也起着重要作用。

急性闭角型青光眼的遗传方式尚存在一些争议。有的表现为常染色体隐性遗传,个别的表现为常染色体显性遗传。多数表现为多基因遗传,也就多对基因都在发挥作用,由于与环境也有关,则急性闭角型青光眼称为多因子遗传病比较合适。

人们又从激素升压反应、味觉试验、白细胞抗原、红细胞血型系统、机体的免疫功能等方面进行过研究,但至今尚无一定结论。目前基因位点在哪条染色体上,起的作用是什么,还都不明确。

2.原发性慢性闭角型青光眼　慢性闭角型青光眼是一类很常见的青光眼,它约占原发性青光眼的一半。由于它不充血又称非充血性闭角型青光眼,以示和急性闭角型青光眼(过去称急性充血性青光眼)区别。慢性闭角型青光眼不充血易误认为是开角型青光眼,国际国内误诊的比率都很高。这是由于过去对房角检查不足,特别是对高低眼压下房角的改变重视不够所致。

慢性闭角型青光眼属多基因遗传性眼病,它分瞳孔阻滞型和高褶虹膜型 2 种基本类型,男多于女,是中、老年人常见失明的原因。

慢性闭角型青光眼发病的基本特征仍然是前房浅、房角窄、晶状体不成比率的增大,这些都是眼前段结构的基本特征。但从眼活体结构检查可知,它是急性闭角型青光眼和正常人群的中间类型。虽然慢性闭角型青光眼的瞳孔阻滞力没有急性闭角型那么大,但瞳孔阻滞仍然是慢性闭角型青光眼最常见的类型。

3.恶性青光眼　恶性青光眼又称睫状环阻滞性青光眼,以示发病的原因是睫状环阻滞。它是一类预后不良、比较少见的闭角型青光眼。发病年龄较急性闭角型青光眼年轻,女多于男(约2:1),一般为双眼发病。一眼已发病,另一眼在遇到相似的条件下也可能发病。

恶性青光眼的临床特征是浅前房(极浅)或无前房伴高眼压。

恶性青光眼发病的诱因是:①抗青光眼手术后(以闭角型青光眼最常见,偶尔见于开角型青光眼和白内障术后),以滤过手术常见,周边虹膜切除、激光手术、前房穿刺有时也能见到;②外伤;③葡萄膜炎;④缩瞳。发生于这些诱因后数小时、数天、数月甚至数年。

发病机制主要是睫状环小或晶状体过大,使二者的间隙变窄,在抗青光眼手术、外伤、虹膜睫状体炎或局部点缩瞳剂等诱发因素的影响下,睫状体的水肿或睫状肌的收缩均可使睫状环进一步缩小、晶状体韧带松弛,因而睫状体与晶状体赤道部相贴,发生睫状体与晶状体阻滞,房水遂不能经正常的通路向前排流,而是向后倒流至晶状体后方及玻璃体后方,或进入玻璃体腔内,从而使晶状体虹膜隔前移、前房轴部和周边部普遍变浅、虹膜周边部与小梁相贴致使房角闭塞而导致眼压升高。晶状体前移还可引起瞳孔阻滞,加重房角闭塞和房水在晶状体后方的潴留。在无晶状体眼玻璃体与睫状体粘连也可引起玻璃状体睫状体阻滞,使玻璃状体虹膜隔前移而产生与上述同样的病理改变。因这种青光眼是由于睫状体阻滞所产生的闭角型青光眼,故又名睫状环阻滞性青光眼。

(二)原发性开角型青光眼

原发性开角型青光眼是高眼压或灌注压不足所致的视神经损伤以及视野缺损和其他视功能障碍。过去临床上将其分为:慢性单纯型青光眼(一般所说的开角型青光眼均指该种类型)、分泌性青光眼、正常眼压性青光眼3类。

开角型青光眼最重要的特征是房角开放,也就是无论眼压水平高低,其房角的解剖结构都没有改变。虽然在所有青光眼的研究资料中以原发性开角型青光眼的研究文献最多,但是其病因并未完全解决。

原发性开角型青光眼是一多因子遗传病,5%的患者有家族史,患者的一级亲属发病危险性超过5%以上。患者的眼部结构、杯盘比值、眼压、房水流畅系数都与遗传有关。

开角型青光眼房水流出的阻力多数集中于小梁,在组织学上小梁的硬度、弹性降低,增殖,色素沉着,小梁的引液作用降低,这可能在开角型青光眼发病中起到一定作用。

1.慢性开角性青光眼　慢性开角性青光眼为遗传性疾患,可能为多因子遗传,有人认为是常染色体显性遗传或隐性遗传。

2.分泌性青光眼　分泌性青光眼虽然房水排出功能正常,但因房水生成过多而使眼压升高。由于分泌增多是间歇性的,因此对视神经的损害很小,病情进展也缓慢。

3.正常眼压性青光眼　正常眼压性青光眼过去称为低眼压性青光眼,开角型青光眼的病因多数作者认为是高眼压的机械压迫。这种压迫致视网膜神经纤维束的营养障碍,首先发生在神经纤维束密集行程长的弓形纤维,与其对应的视野发生损伤。视乳头的中心凹处是眼壁最薄弱的地方,也由于这种压迫使生理凹陷扩大加深。

解释正常眼压性青光眼现在多倾向于血液循环因素。①多数正常眼压性青光眼血压偏低,特别是舒张压低,这样就造成灌注压不足,使视盘发生营养障碍。这类患者合并心脑血管病变者比率较高,血管硬化、出血都会使视野损伤进展迅速。②盘沿及凹陷切迹处出血,有时反复发生,可能由于该处的小血管梗死、坏死所致。荧光血管造影显示视盘荧光充盈缺损,都支持这种血管病变。③血流动力学方面的改变:血液黏度增加,血小板黏附率高,血流阻力大等。

近年来对正常眼压性青光眼提出了2种新的发病机制:①自身免疫缺损:该类患者30%有自身免疫缺损疾病,如关节炎、甲状腺炎及血清中抗异型蛋白抗体增高。②眼压诱导机制:如高度近视眼压虽正常但眼球却扩张,老年发病的正常眼压性青光眼是由于老年变性筛板是脆弱的,正常眼压也可能对视盘造成影响。

视盘结构先天异常,如近视者多见,他们的视盘缺陷,杯状凹陷对眼压的易感性高,筛板薄弱,在其发病中也都起着一定作用。

总之正常眼压性青光眼病因至今尚未完全阐明。

4.高眼压症 我国正常人的眼压值是 10～21mmHg,正常人的平均眼压是 1～516mmHg,平均值加 2 倍标准差(M±2SD),做为正常范围,则约有<5％的正常人超过其值,也就是>21mmHg,由于高眼压是最重要的青光眼体征,虽在大于该数值的人中绝大部分仍属正常人,而部分可能是早期青光眼。人们把这部分仅为眼压>21mmHg者称为高眼压症,也因为部分人可能是早期开角型青光眼,所以又称疑似青光眼或青光眼前期等。

二、继发性青光眼

(一)上巩膜静脉压升高引起的青光眼

上巩膜静脉压是影响眼内压因素之一,上巩膜静脉压升高必然影响房水的流出,并导致眼内压升高。正常上巩膜静脉压平均为 8～10mmHg,但依其所用测量器械及方法不同而有所差异。

1.静脉阻塞

(1)甲状腺性眼病:甲状腺性突眼症由于眶内组织淋巴细胞、肥大细胞和浆细胞的浸润性水肿,可使眶静脉压升高而引起高眼压。有时这种眼压升高是由于眼外肌肿胀、收缩所造成。

(2)上腔静脉综合征:主动脉瘤、纵隔肿瘤、瘢痕性纵隔炎、肺门淋巴结肿大、异位甲状腺肿大等引起的上腔静脉回流障碍,可构成上腔静脉综合征。开始症状为眼睑轻度水肿,结膜及上巩膜静脉充盈,继而发生眼球突出,颜面颈部水肿和紫绀,头颈和上肢的静脉扩张、充盈。同时引起颅内压升高,发生头痛、眩晕甚至惊厥。眼部还有上巩膜静脉压升高与眼压升高,卧位眼压比坐位升高更为明显,由于眼压和颅压同时升高,致使视乳头青光眼性凹陷常不明显。

球后肿物、海绵窦血栓形成偶然发生眶静脉引流受阻而发生青光眼。

2.眶血管性病变

(1)颈动脉-海绵窦瘘:多见于外伤性颅底骨折导致颈内动脉颅内段损伤,使其与海绵窦沟通而形成颈动脉-海绵窦瘘,也可发生于高血压和有动脉粥样硬化的患者。

发病机制:在颈动脉-海绵窦瘘的动脉血液与静脉血液混合一起时引起动脉压降低,眶静脉压及上巩膜静脉压升高,致使眼内压升高。也有人推测在颈动脉-海绵窦瘘时,涡静脉压力升高,整个葡萄膜充血,继而瞳孔阻滞、房角关闭引起急性闭角型青光眼,血流减少,还可能引起眼部缺血、虹膜红变和新生血管性青光眼。

(2)眶静脉扩张:多由于眶内血管先天性异常,眼眶静脉曲张而致。

(3)Sturge-Weber 综合征:合并或不合并颅内血管瘤的眼睑或面部血管瘤,都可伴有巩膜浅层静脉压升高并继发青光眼,临床上称之为 Sturge-Weber 综合征。Weiss(1971 年)指出,Sturge-Weber 综合征中的青光眼常是巩膜浅层血管瘤引起的局限性动静脉瘘而继发的巩膜浅层静脉压升高所致。

3.特发性上巩膜静脉压升高 本病虽然在青年时期可以看到,但多发生于老年人,无家族史,典型病例与原发性开角型青光眼相似。上巩膜静脉压明显升高,房水流畅系数降低,房角开放,Schlemm 管内无血液、无眼球突出或静脉充盈,大部病例是单侧受累,可以合并严重的青光眼。这种上巩膜静脉压升高的原因不明,可能与静脉引流系统中有局限性阻塞,或有一局限而又未能发现的动静脉瘘所致。小梁切除标本显示靠近Schlemm管小梁板层压缩且有细胞外沉着及小梁组织呈玻璃样变,很难判断此为原发性或继发性变化。

(二)眼前段炎症所致的青光眼

1.角膜炎、角膜基质炎　严重的角膜感染,无论是细菌性、病毒性还是真菌性,都可能引起眼压升高。

急性化脓性角膜炎,一般为细菌感染所致,较常见的有匐行性角膜溃疡和绿脓杆菌性角膜溃疡,如炎症未能有效控制,累及相邻的虹膜、睫状体,使其血管扩张,瞳孔缩小,房水混浊,大量白细胞和纤维素性渗出物沉积于前房,引起虹膜后粘连及周边虹膜前粘连,使后房水流入前房受阻,后房压力高于前房,推动虹膜根部向前,加重周边虹膜前粘连。另外,溃疡引起穿孔,导致前房消失也可促使虹膜粘连。穿孔后的修复期,形成粘连性角膜白斑,常使前房大部分变浅或完全消失,引起前房角变窄甚至关闭,影响房水外流,造成眼压升高,导致继发性青光眼。

角膜炎而致高眼压的常见原因是单纯性疱疹,尤以单疱性角膜炎合并葡萄膜炎多见,主要由于小梁受到炎症波及,组织水肿导致房水排出障碍而使眼压升高,为间歇性眼压升高。

角膜基质炎见于先天性或后天性梅毒,少数见于结核、麻风病毒、霉菌及原虫等感染的疾病,常在后期并发虹膜睫状体炎,发生继发性开角型青光眼和继发性闭角型青光眼。前者进展很慢,极似原发性开角型青光眼,但在角膜基质中可见残存不充血的血管影,可推断幼年时患角膜基质炎。前房角有不规则色素沉着,偶见柱状周边虹膜前粘连。组织病理学研究可见内皮和玻璃膜覆盖前房角。后者是在婴儿期眼前节较小,房角亦窄,此时若患角膜基质炎,可引起闭角型青光眼。

2.巩膜炎　弥漫性前巩膜炎,由于累及角巩膜缘及巩膜深层组织,小梁组织直接受损发生水肿,阻滞房水外流眼压升高。

3.葡萄膜炎　葡萄膜炎会引起小梁网肿胀或内皮细胞的功能不足。小梁网内炎性物质堆积,如纤维素、白细胞、巨噬细胞,都可直接阻塞房水的排出道;亦可由小梁网及近Schlemm管组织内的内皮细胞将炎性产物转运到排出管而致房水排出障碍;正常血浆成分吸附或排入房水排出系统,亦可引起房水的排出障碍。另外,眼内急性炎症可释放前列腺素导致血-房水屏障破坏,血管通透性增加,房水中蛋白含量增加,房水黏度增加,加重房水排出障碍。

葡萄膜炎引起继发性青光眼往往导致眼内组织结构变化。在急性、亚急性虹膜睫状体炎中,特别是渗出型,最易发生虹膜与晶状体粘连,若部分粘连房水排出可不受影响;若完全粘连后房的房水不能通过瞳孔进入前房,致后房压力不断上升,前推周边虹膜使之与角膜内皮层相贴(常达Schwalbe线之前)而房角闭锁。此类青光眼周边虹膜明显向前膨隆、前房变浅或消失,瞳孔区的深浅常可正常。虹膜炎或虹膜睫状体炎后,可引起虹膜与小梁网或虹膜与角膜间发生粘连进而导致房角闭锁、眼压升高。这种周边前粘连是逐渐发展起来的,炎症期周边虹膜与肿胀的睫状体形成柱状前粘连,继而形成广泛周边前粘连或由大量渗出物沉着于小梁网与周边虹膜之间,当渗出物机化收缩时将虹膜拉向角膜,形成周边虹膜前粘连,可见于各个象限的房角,以下方房角最为严重。究竟多大范围的周边前粘连才会影响到房水的排出,常难以判定。粘连的形态、高度和广度对房水排出程度有影响,尤其以粘连的高度最为重要。由葡萄膜炎引起的周边前粘连,不同于原发性闭角型青光眼及虹膜膨隆所致房角闭锁的周边前粘连。前者仅虹膜前层受累,粘连多呈柱状,后者虹膜全层受累,全层虹膜都被推挤于房角前壁上,粘连进展到Schwalbe线之前方角膜上。

急性虹膜睫状体炎引起的眼压升高,临床上不易发现,眼前段的炎症表现常使高眼压症状被掩盖,除非眼压升高十分明显而导致角膜上皮水肿,才会引起警觉。急性炎症时眼压升高常不严重,多为暂时的,随着炎症的控制眼压也很快下降。虹膜睫状体炎引起的继发性青光眼多见于反复发作或急性期炎症控制不力的病例。除因瞳孔环形后粘连导致虹膜膨隆,房角全面关闭可以出现类似的急性闭角型青光眼的症状外,大多数都是慢慢进行的,主觉症状并不突出。视力损害常因原有的视功能损害而不易发现,通过裂隙灯、房角镜检查发现少量 kp,下方房角周边虹膜前粘连,视网膜有冻胶样渗出物、色素病灶、闭塞血管、散在出血点,玻璃体内有微尘样混浊。慢性虹膜睫状体炎和周边部葡萄膜炎所致青光眼以开角型居多。

4.青光眼睫状体炎综合征　本病可简称青-睫综合征、Posner-schlossman 综合征,是一种自限性眼病,常反复发作。一般眼底无病理改变,若与原发性开角型青光眼并存可出现青光眼性视神经及视野损害。

5.虹膜异色性睫状体炎　本病又称 Fuch 综合征,发病原因尚不明,常合并神经管闭合不全或脊髓空洞症提示可能为变性或营养不良性病变。交感神经支配发生障碍,影响房水动力学改变。另外,与遗传有关。

(三)虹膜角膜内皮综合征

虹膜角膜内皮综合征是涉及到角膜内皮异常改变和虹膜萎缩等病变的一组疾病,包括有进行性原发性虹膜萎缩、Chandler 综合征和虹膜痣综合征。此 3 种疾病都可并发青光眼,而且其临床病理表现、病因和治疗都有许多共同点,也有一些相异处。

虹膜角膜内皮综合征几个临床病理体征的发生原因以及形成机制,目前尚无定论。有以下几种学说。

1.Campbell 膜学说　Campbell 通过对原发性虹膜萎缩的眼球标本研究发现,在房角和虹膜面上覆盖一个含有单层内皮细胞及后弹性膜的膜样组织,由于此膜的收缩而致周边前粘连,瞳孔使粘连侧移位,对侧的虹膜由于牵拉而萎缩,甚至虹膜上形成孔洞。虹膜面上的膜也被认为可能由于虹膜结节的刺激而发展。至于何以产生膜而且向前房角发展,目前尚不清楚。也有人认为可能与虹膜缺血有关。

2.缺血学说　原发性虹膜萎缩是由于虹膜血管供应不足引起的,从而导致瞳孔向对侧移位,继而出现瞳孔扭曲变形及周边前粘连,有的病例横过粘连固而长成膜。此外,荧光血管造影也证明了原发性虹膜萎缩的血管异常。

3.神经嵴细胞学说　Bahn(1984 年)提出神经嵴细胞系间叶组织,分化成角膜内皮及实质层。在角膜内皮显微镜下,早期的虹膜角膜内皮综合征内皮细胞明显小,与婴儿时期的相似,因此推测由于原始的神经嵴细胞异常增生,导致各型虹膜角膜内皮综合征。

除了上述学说外,还有人认为本病是由眼内轻度炎症引起的结果,但大多数临床病例,不仅无活动性炎症反应,且组织学检查也不支持炎症。另有原发性虹膜缺陷学说认为与局部营养障碍、开大肌缺失等虹膜缺陷有关。以上众多学说中,以 Campbell 膜学说最受重视。

(四)晶状体相关的青光眼

1.膨胀期白内障并发青光眼　膨胀期白内障并发青光眼是由于晶状体膨胀、前后径增加,推挤晶状体-虹膜隔向前移位,加剧生理性瞳孔阻滞,引起眼压升高。可发生于老年性白内障膨胀期和晶状体外伤后混浊肿胀时。

晶状体肿胀后,前后径增大,晶状体-虹膜隔向前移位,前房变浅,房角变窄,甚至房角关闭,房水流出不畅,眼压急剧升高。前后径增大的晶状体和瞳孔缘部的虹膜背面更加贴紧,加剧瞳孔阻滞,使前后房房水流通不畅,后房压力高于前房,推挤膨隆的周边部虹膜贴附于小梁面,房角关闭,眼压骤升及一系列急性闭角型青光眼症状出现。

2.晶状体脱位并发青光眼　晶状体偏离中心位置后称晶状体脱位。由于部分悬韧带的松弛或断裂,使晶状体偏离正常的视轴中心部位称晶状体半脱位,此时晶状体仍存留在后房内,位于瞳孔区或部分位于瞳孔区。若晶状体悬韧带全部撕裂且不附着于睫状突时,称晶状体全脱位。其可位于后房、瞳孔区,亦可进入前房或玻璃体内,甚有脱入结膜下者。临床可见外伤性、遗传性或自发性晶状体脱位,其中以外伤性晶状体脱位最多见,约占 50％以上,且最易发生继发性青光眼。

遗传性晶状体脱位有单纯性晶状体异位、Marfan 综合征(长、短指晶状体半脱位综合征)、自发性晚期晶状体半脱位、高胱氨酸尿症、先天性扁平角膜等。

自发性晶状体脱位可见于牛眼、剥脱综合征、高度近视、眼内肿瘤、角膜遗传穿孔后、眼内炎、成熟或过熟期白内障等。

发病机制:晶状体脱位后常继发青光眼。有些青光眼是单由晶状体脱位引起,有些病例是原有的青光眼发作和晶状体脱位并存于一体,但两者间非因果关系。

晶状体脱位后,由于和邻近组织的相对位置发生变化而引起眼压改变。如后房至前房的房水流通或房水排出通道的机械性阻塞,脱位的晶状体对睫状体摩擦刺激导致房水生成增多等因素,可单独存在或合并出现,致使眼压升高。

若脱入前房的晶状体,可将虹膜推挤向后,晶状体后囊面与瞳孔缘部虹膜紧密相贴,堵塞了前后房的房水流通,逐渐增多的后房房水,使后房压力明显高于前房,推周边虹膜向前膨隆。前房内的房水经尚开放的房角流出,前房压力更低,甚者角膜后壁和虹膜周边部相贴,房角关闭,眼压急剧升高,发生继发性青光眼。

若晶状体全脱位,且坠入玻璃体后,玻璃体前涌至瞳孔形成玻璃体疝而阻塞瞳孔,引起前后房房水流通受阻;玻璃体内的晶状体摩擦刺激睫状体分泌房水增加,也是加剧眼压升高的因素之一。晶状体半脱位时,玻璃体也可由脱位晶状体的周围突入瞳孔区或前房,使前后房房水流通障碍;有些半脱位的晶状体一侧前倾,直接推挤虹膜向前,致使虹膜周边前粘连。脱位的晶状体嵌于瞳孔区时,造成瞳孔立即阻塞,导致眼压升高。由于晶状体脱位后,有相对的移动度,瞳孔阻滞可反复发作和缓解交替出现。

3.晶状体溶解性青光眼　晶状体溶解性青光眼又称晶状体蛋白性青光眼,可继发于白内障的过熟期,发病急,眼压急剧升高,短期内有引起眼压升高的危险。

发病机制:正常时,晶状体囊膜有保护晶状体蛋白不致渗漏入房水内的作用。在白内障过熟期,晶状体囊膜渗透性增加或自发破裂,使可溶性蛋白渗漏入房水中,究其引起眼压升高的作用机制,目前有 2 种学说。

(1)巨噬细胞吞噬晶状体皮质而阻塞小梁网:研究发现,房水中的巨噬细胞可吞噬进入房水中的晶状体皮质而膨胀呈圆形,膨胀的巨噬细胞聚集于虹膜隐窝及小梁网内,使房水流出受阻,眼压升高。

(2)高分子量可溶性晶状体蛋白直接阻塞房水排出通道:在婴幼儿期,晶状体缺乏这种蛋白,5～20 岁青少年,其含量只占可溶性蛋白的 1％以下,随着年龄的增长其含量逐渐上升。70 岁以上的老年人,其含量可达 15％。白内障患者的此类晶状体蛋白的含量,随病程进展而明显增加,约为同年龄组的 2～3 倍。晶状体溶解性青光眼的房水中,此类蛋白含量更高,以致阻塞房水排出通道,眼压升高。

4.晶状体颗粒性青光眼　晶状体颗粒性青光眼,又称晶状体皮质残留性青光眼,多见于白内障囊外手术或晶状体外伤后,晶状体皮质潴留于前房内所致。

发病机制:白内障囊内手术时囊膜破裂;白内障囊外手术或晶状体外伤后,晶状体皮质可流于前房内并膨胀分解。大量的晶状体颗粒随房水流动而阻塞于小梁网,引起眼压升高。由于手术创伤、外伤本身或晶状体皮质残留均可引起炎性反应,致使虹膜后粘连成周边虹膜前粘连、瞳孔膜闭等严重后果,进一步加剧眼压增高。

在前房内残留的晶状体皮质,经小梁网或房水排出通道外流过程中,部分可被巨噬细胞吞噬消化而清除,表现为青光眼症状有所缓解。晶状体皮质在小梁网被巨噬细胞吞噬的过程中,小梁网也可发生缓慢的器质性改变,张力下降、萎缩闭塞,因此,有些晶状体手术或外伤数年后也有可能发生此类青光眼。

5.晶状体蛋白过敏性青光眼　晶状体蛋白过敏性青光眼又称晶状体过敏性眼内炎继发性青光眼,在白内障手术或晶状体外伤后,对晶状体蛋白过敏引起的眼内炎,使房角组织受损,导致继发性青光眼。临床上比较少见。

发病机制:多认为本病的发生与Ⅲ、Ⅳ型变态反应有关。晶状体机体自身隐蔽抗原主要是α晶状体蛋白,有其相应的免疫活性细胞。正常情况下,由于晶状体蛋白相对静止,与血流和淋巴系统隔绝,和相应的免疫活性细胞不接触,故无免疫反应。当手术或外伤后,进入前房的晶状体皮质,选择性刺激免疫活性细胞,产生相应的抗体或致敏淋巴细胞,发生免疫反应,只要残留的晶状体蛋白抗原存在,免疫反应就不会停止。持续的免疫反应,导致肉芽肿性色素膜炎。炎性反应累及房角及小梁网时,引起房水排出受阻,导致眼压升高。

6.无晶状体眼和人工晶状体植入性青光眼　白内障摘除术后发生继发性青光眼的发生率为0.7%～7%。近年,由于显微手术的应用,白内障摘除术后,角巩膜切口紧密缝合,使术后眼压暂时升高达1/3甚至更高,但术后晚期慢性继发性青光眼发生率有所降低,有报道术后晚期发生无晶状体性慢性继发性青光眼已由原来的30%降为3%左右。

白内障摘除术后,可在任何时期发生暂时的或持久性眼压升高。原来的眼压和术前已存在的青光眼与白内障摘除术或人工晶状体术后的眼压升高及控制无关。在某些情况下,人工晶状体植入可成为促发或加剧术后继发青光眼的病机之一。由于人工晶状体的不断改进,因人工晶状体引起的继发青光眼也大大降低。发病机制如下。

(1)开角型青光眼的眼压升高

1)黏弹性物质引起的眼压升高:白内障摘除术中黏弹性物质的应用,大大提高了手术的成功率和安全性,但透明质酸钠、硫酸软骨素和甲基纤维素都可成为术后眼压升高的原因。其中,透明质酸钠黏弹性最好,但引起眼压升高的危险最大,进入前房内的透明质酸钠在1周内可消除。甲基纤维素黏弹性较差,术后易从前房中冲出。低浓度的硫酸软骨素黏性低,保持空间和分离组织的作用差;高浓度的硫酸软骨素黏弹性好,但呈高渗,易引起组织水肿,以4%硫酸软骨素和3%透明质酸钠组成的合剂,兼有高黏性,保持前房和术后易冲洗的特点,无论使用哪种物质,手术结束时常规彻底冲洗,可明显降低术后高眼压发生率。

2)特发性高眼压:常在术后数小时开始持续数周。占眼压升高总发生率的23%。其发生机制可能为:①手术创伤引起小梁水肿;②缝线所致的房角扭曲、变形,经房角镜证实,由于角巩膜切口缝合过紧发生角膜深层实质性水肿,呈白色嵴状突出于角巩膜切口内缘,小梁网弯曲变形,引起房水流出受阻眼压升高;③白内障摘除术后,一些机械性因素引起不同程度的炎症,使血-房水屏障崩溃,虹膜炎性反应,炎性细胞使小梁功能降低,房水流出受阻。术前应用前列腺素抑制剂,可抑制炎性反应,减少眼压升高。白内障摘除术时用乙酰胆碱可使眼压显著降低,但最大功效维持在术后6h,少数持续到术后9～24h。术后短期内给予抗青光眼药物,预防眼压升高尤为重要。

3)α糜蛋白酶引起的眼压升高:白内障摘除术后,因糜蛋白酶引起的青光眼称酶性青光眼,发生率高达22%,多在术后48h发作,持续数天或数周。一般对房水流出的影响不超过2～4个月。推测酶对悬韧带分解的碎片阻塞小梁网,酶对小梁网和睫状体的直接毒性引起的炎性反应,即可阻碍房水流出,导致眼压升高。

4)Nd:YAG激光应用引起的眼压升高:激光后囊打孔引起一过性眼压升高,发生率达95%。术前有青光眼或术前眼压大于或等于20mmHg者发生率更大。无晶状体眼比人工晶状体眼更常见,睫状沟内固定的后房型人工晶状体比囊袋内固定多见。激光能量超过20mJ时术后眼压升得更高。激光术后1.5～4h眼压升高在5～30mmHg。24h后66%患者低于22mmHg,3～6个月仅有1%患者眼压超出30mmHg。

导致术后眼压升高的危险因素:①术前眼压大于 20mmHg;②以前有青光眼;③全部高能量激光;④使用睫状肌麻痹剂。

5)血液或其他颗粒物质引起眼压升高:手术引起的出血、色素颗粒、炎性碎屑、残留晶状体皮质等颗粒物质,可暂时阻塞小梁网,引起眼压升高,多为自限性。

6)先前存在原发性开角型青光眼:白内障摘除术后,眼压持续升高伴宽房角者,可能属之。尤应注意视盘和视野的改变。

7)类固醇反应阳性:刚类固醇后几周眼压升高,应考虑类固醇反应,有些难治性青光眼可能和白内障结束时注射类固醇有关。

8)前房内有玻璃体:术后前房内玻璃体是无晶状体眼眼压升高的原因之一,若伴有炎症眼压可呈持续性升高。临床上也可见前房内充满玻璃体而眼压正常。一些病例,随着玻璃体浓缩或从小梁网处退缩,眼压恢复至正常。

9)晚期出血:白内障摘除术后切口处血管形成(Swan 综合征)或人工晶状体摩擦,侵蚀虹膜、睫状体,导致术后数月或数年后眼内出血,引起眼压持续升高。

10)血影细胞性青光眼:虹膜固定型或前房型人工晶状体植入可引起前房出血,血细胞渗入玻璃体,长期的玻璃体积血通过破裂的玻璃体前膜,释放出血影细胞。临床可见大量黄褐色血影细胞悬浮在前房或玻璃体内,似前房积脓样沉淀物。血影细胞比新鲜的红细胞柔韧性低,不能穿过小梁间隙而导致房水流出受阻。

(2)闭角型青光眼的眼压升高

1)瞳孔阻滞性眼压升高:在无晶状体眼的青光眼中,由白内障术后瞳孔阻滞引起房角关闭粘连是发病的最常见原因。

①空气泡:在无晶状体眼,虹膜前方或后房的气泡可暂时阻断房水通过瞳孔,随之瞳孔阻滞,继发房角关闭。在虹膜切除的扇形区后,甚至也可有空气,多数自行吸收或在瞳孔散大时到其他位置。在无晶状体眼的网膜脱离手术时使用大量膨胀性气体,可使虹膜朝前推移,前房扁平,甚至虹膜和角膜相贴,引起瞳孔阻滞,在大部分气体吸收后,该状态仍难以缓解。由空气引起瞳孔阻滞时应保持虹膜和角膜的相对位置,减少粘连的发生。

②玻璃体前界面:由玻璃体引起的瞳孔阻滞多发生于圆形瞳孔的白内障摘除术后。在无晶状体眼玻璃体后脱离可导致瞳孔阻滞和恶性青光眼。Posner 认为由玻璃体引起的瞳孔阻滞有 3 个阶段:早期前玻璃体膜与虹膜接触尚有渗透性,中期玻璃体和虹膜括约肌粘连,最后玻璃体膜和全部虹膜后面粘连。做虹膜切除可阻止玻璃体疝及瞳孔迁徙。

③晶状体后囊膜:人工晶状体眼的后囊膜有时和虹膜相贴,使房水积于后囊膜和玻璃体前界面之间,形成 Petit 腔隙,造成瞳孔阻滞。

④人工晶状体:虹膜固定型、前房型和后房型人工晶状体均可导致瞳孔阻滞。前房型人工晶状体发生瞳孔阻滞较高。未作虹膜切除术的人工晶状体术易发生瞳孔阻滞。糖尿病患者由于虹膜和睫状体增厚,术后易发生瞳孔阻滞。

⑤瞳孔闭锁:在无晶状体眼或人工晶状体眼术后严重的炎性反应,可使瞳孔缘全部后粘连,导致瞳孔阻滞。

⑥硅油:网膜脱离手术时,眼内注射硅油也能引起瞳孔阻滞。

2)房水错向流动:房水错向流动的常见原因有 4 种:①小眼球:尤其在植入大的后房型人工晶状体时;②术后手术切口渗漏:可发生在白内障手术同时伴滤过性手术时,或白内障术后缝线松开,尤其在连续缝合关闭切口时,将缝线调整过松,导致恶性浅前房和房水错向流动;③未做虹膜切除以预防瞳孔阻滞;④几种因素联合发病。房水错向流动不易诊断,典型表现为:有虹膜切除存在同时有弥漫性浅前房及高眼压(除同时有滤过性手术或外渗漏)。房水积聚在囊膜后间隙,或在玻璃体后或在玻璃体内形成弥漫性或独立性腔隙。

3)非瞳孔阻滞的眼压升高

①周边前粘连和小梁损伤:在白内障摘除术后无并发症的病例中,47%有不同程度的周边前粘连。术后严重的炎症及有大量前房出血时,可发生周边前粘连。术后因渗漏或瞳孔阻滞或睫状体脉络膜脱离使周边浅前房达 5d 以上时、手术切口闭合不当使虹膜嵌塞于切口时、人工晶状体襻位不正时,均可造成周边前粘连,使房角关闭,眼压升高。

②新生血管性青光眼:白内障摘除术前或术后均可由新生血管膜造成房角关闭。新生血管性青光眼多同时伴有糖尿病或视网膜中央静脉阻塞、颈动脉闭塞等眼部缺血性疾病。囊内摘除术比囊外摘除术更加速增殖性糖尿病视网膜病变的眼前节新生血管形成。

③上皮长入:白内障摘除术后切口闭合不良,可有上皮长入、上皮膜使周边前粘连、小梁坏死、膜性瞳孔阻滞,形成青光眼。

④纤维长入:术后切口闭合不良、虹膜、玻璃体或晶状体碎片嵌塞于切口内,使纤维膜长入前房角,引起青光眼。

⑤内皮增生:角膜内皮细胞转化为纤维细胞或成肌细胞阻塞房角,引起周边前粘连。

⑥虹膜黑色:素细胞增殖穿越小梁网形成房角关闭。

(五)激素性青光眼

1950 年 Melean 发现用 ACTH 治疗葡萄膜炎可发生高眼压。1954 年 Francois 提出了类固醇性青光眼的概念。Becker,Armaly 等从局部、全身、皮质类固醇抑制试验和淋巴细胞转化抑制试验等多方面进行了大量的实验研究和临床观察,他们的贡献不仅使我们认识了类固醇性青光眼这一类眼病,而且丰富了对开角型青光眼和药物、遗传学等的认识。

1.类固醇性高眼压反应　以 0.1%地塞米松或 0.1%倍他米松 4 次/d 点眼,观察 1 个月,若眼压至 20mmHg 或较用药前高 5mmHg 称为类固醇眼压反应阳性。

(1)不同的类固醇眼压反应不同:地塞米松、倍他米松、泼尼松龙局部应用易致高眼压反应。地塞米松、倍他米松点眼需长期应用。泼尼松龙结膜下注射 1 次即可产生高眼压反应。可的松发生比例数较少。羟甲基孕酮、羟氟甲基泼尼松龙对眼压基本无影响。

(2)用法的影响:全身用药对眼压影响较少,点眼、结膜下注射、筋膜下注射甚至眼睑内注射均可发生高眼压反应。将 0.1%地塞米松稀释至 100 倍则基本对眼压无影响。增加用药频率,延长用药时间均可增加其高眼压反应强度。

(3)糖尿病患者发生开角型青光眼与类固醇性青光眼比例均较高:有增殖性视网膜病变者与正常人无差异。这是因为增殖性视网膜病变者由于玻璃体病变眼压偏低的缘故。

(4)没有青光眼家族史的近视:-5.0D 者、外伤性房角后退者、房角的色素级别高者、Krukenberg 角膜后梭形色素沉着者类固醇性高眼压发生率亦高。

类固醇性高眼压 20%发生青光眼性视野损伤,表现为生理盲点扩大、Seidel 暗点、弓形暗点、鼻侧阶梯等。

(5)动物实验与人的结果不一致:兔是类固醇性高眼压反应较敏感的动物,一般以此做动物实验。点眼 21d 左右眼压可至最大值,但若继续用药则眼压缓慢下降,称为适应或抵抗。

2.类固醇性青光眼原因

(1)黏多糖抑制:正常房角中的细胞克隆产生高浓度的黏多糖。存在着酸性黏多糖与胶原结合,它能聚合成不溶性物质,使小梁间隙变窄。c 值下降,眼压升高。细胞中溶酶体释放水解酶解聚黏多糖,使之贮水能力下降,c 值增加,眼压下降。黏多糖还原可被类固醇破坏,可在溶酶体膜内形成一种蛋白质,稳定溶酶体膜,阻止水解酶释放分解黏多糖,黏多糖堆积于小梁间,眼压升高。不同的眼对类固醇反应不同,可能与房角中不同的细胞克隆存在有关,这是遗传上的差异。

(2)阻止内皮细胞吞噬作用:内皮细胞的吞噬功能能维持排出道的畅通,类固醇能阻止这种吞噬功能从而使眼压升高,c 值下降。

(3)遗传因素:Becher 和 Armaly 将人的基因分为类固醇的高反应基因 pH 与类固醇的低反应基因 pL,如人为类固醇高眼压反应的同合子 pApH,则发生类固醇的高眼压反应。如为杂合了 pHpL 则对类固醇中度眼压反应。如为低反应的纯合予 pLpL,对类固醇低眼压反应。Becker 报道正常人 70% 为低反应同合子,26% 为中反应杂合子,4% 为高反应同合子。Armaly 报道正常人 66% 为低反应同合子,29% 为中反应杂合子,5% 为高反应同合子。Becker 认为开角型青光眼为单基因隐性遗传,Armaly 认为开角型青光眼是多基因隐性遗传,对类固醇则显示显性遗传。

(六)色素性青光眼

自 1940 年 Sugar 对色素播散合并青光眼的病例进行报道后,1949 年 Sugar 和 Baubour 详述了色素性青光眼的临床特征,并提出色素脱失不伴有青光眼称为色素播散综合征。

色素性青光眼为大量色素播散在眼球前节合并开角型青光眼,以色素从虹膜中周边部后表面脱失为特征,透照法检查虹膜中周边部呈轮辐状透光区,从虹膜脱失的色素,经房水循环大量沉积在眼组织表面,如角膜后表面、小梁网、虹膜前表面、晶状体、晶状体悬韧带及周边部视网膜上,称色素播散综合征。部分病例由于大量色素聚积于房水通路中,使房水引流不畅,发展成色素性青光眼。其发病机制如下。

1.关于色素播散的学说　Campbell(1979 年)认为虹膜后部与晶状体韧带束之间的摩擦引起色素上皮的色素释放。色素播散多见于年轻男性近视患者,眼球较大,睫状体与晶状体间的睫状环也增大,易产生周边虹膜后陷,使该处虹膜与晶状体悬韧带接触面增大。正常眼球此处虹膜上皮层与前部悬韧带间有 0.3~0.5mm 的间隙。病变眼虹膜后表面与晶状体悬韧带间的摩擦引起虹膜色素上皮的色素释放。另有学者认为虹膜色素上皮的放射状皱褶与晶状体囊膜间的摩擦可能也是色素颗粒释放的另一原因。

色素播散综合征的病理学研究显示,在裂隙状虹膜透光区的部分,其色素上皮萎缩、色素减少。光镜及电镜证实悬韧带区开放的细胞内色素颗粒暴露,吞噬细胞含色素颗粒。病程早期虹膜的细胞膜已有破损,细胞内的色素颗粒外溢,继之虹膜后表面的整个色素层缺失,呈光滑的表面。缺损区的虹膜基质内,浸润着含神经上皮色素的巨噬细胞。以上病理现象也支持机械摩擦学说。

2.房水通道受阻和青光眼　Peterson 给色素播散综合征的动物模型前房内灌注一定量的色素颗粒,能使房水流出迅速减少和形成实验性青光眼,给另外正常的动物模型前房灌注的色素颗粒能被迅速吞噬,房水流出仍恢复正常。在色素播散综合征的动物模型中,小梁色素带密度随时间延长而减少,但形态学显示尽管色素被吞噬或小梁内皮细胞迁移,小梁网仍有阻塞。

临床一些病例有相当数量的色素播散,但房角未被阻塞,同时眼压和眼压描记也正常,有认为是色素颗粒大小不同,或小梁内皮细胞对色素反应不同,或小梁网具有一定的清除色素颗粒的功能,而另一些因先天性中胚层房角异常者,小梁网功能欠缺,也是发展为色素性青光眼的可疑病因之一。

多数学者认为,最初播散的色素颗粒聚积在小梁网间隙,若小梁网被色素颗粒急性阻塞使眼压暂时升高,若小梁网内皮细胞对色素颗粒进行吞噬,随着色素颗粒沉着增加,吞噬大量色素颗粒的内皮细胞可能从小梁网迁徙或细胞自身溶解,加剧细胞碎屑或色素颗粒沉积在小梁网。部分小梁网有自身修复能力,临床症状可有缓解,病程处于可逆状态。若小梁网丧失修复能力,进一步塌陷、硬化,并被不断聚积的色素颗粒阻塞,导致晚期房水流出受阻和相应的持续性眼压增高,即不可逆转的青光眼。

三、混合型青光眼

青光眼分为闭角型和开角型两类,不仅便于理解其发病机制,而且有利于指导其诊断和治疗。有些青光眼既不是单纯的闭角型青光眼,也不是单纯的开角型青光眼,它们可能是这2种青光眼的合并形式,也可能是一种或多种原发性或继发性青光眼的合并类型,通称为混合型青光眼或复合机制青光眼。

(一)原发性开角型青光眼与原发性闭角型青光眼合并存在

开角型青光眼的特点是无论高低眼压下的房角,都是保持开放的,但做眼压描记则显示房水排出障碍。而有少数患者遇到这种情况:一方面,眼压描记房水流畅度是降低的,另一方面,前房角狭窄而并不闭塞。说明这是一种开角型青光眼而同时有解剖上的前房角狭窄,通常诊断为窄角开角型青光眼。对于这类患者应该高度警惕,因为随着年龄的增长,晶状体变厚后,晶状体-虹膜隔前移,尽管坚持用药控制眼压,房角仍会进一步变窄,任何原因导致的瞳孔阻滞力增大,都会引起房角闭塞,发生急性眼压升高。随着发作次数的增加,病程的迁移,由于小梁功能下降和房角阻塞的双重原因,眼压控制变得越来越困难。患者如果在首次就诊时房角已非常狭窄、眼压药物控制不良以及存在长期的视神经损伤体征时,则与慢性闭角型青光眼的临床鉴别相当困难。

(二)原发性闭角型青光眼并发小梁损害

闭角型青光眼的患者,经过数次反复发作性眼压升高以后,不论有无周边前粘连形成,也都会造成对小梁网的损伤,并导致房水流畅度降低,其程度与前房角镜下的房角闭塞程度不相称。

(三)原发性青光眼手术后引起的继发性青光眼

原发性开角型或闭角型青光眼术后,特别是滤过手术后,前房形成延缓,可发生周边虹膜前粘连,这不仅进一步损害小梁网功能,还由于房角粘连,加重房水排出障碍,形成原发性青光眼并发手术后继发性闭角型或开角型青光眼。

(四)原发性青光眼炎症后出现的继发性青光眼

氩激光小梁成形术、滤过手术、外伤或其他原因引起的虹膜睫状体炎,均可造成原发性青光眼患者发生周边虹膜前粘连或小梁损伤,形成混合型青光眼。

(五)原发性开角型青光眼中央静脉阻塞后出现新生血管性青光眼

据统计,约20%中央静脉阻塞发生在原发性开角型青光眼患者。这是由于慢性高眼压所致眼血流障碍,导致视神经血管继发变性,发生血管阻塞。

(六)继发性开角型青光眼并发继发性闭角型青光眼

经过炎症或外伤以后,有些眼就发生继发性开角型青光眼,若再经过炎症的复发或进展以后,则会出现周边前粘连和房角闭塞,造成继发性闭角型青光眼,可能合并或没有瞳孔阻滞。

(七)表层巩膜静脉压升高导致的继发性房水排出障碍

甲状腺突眼症、颈动脉-海绵窦瘘、Sturge-Weber综合征、球后肿瘤、上腔静脉综合征以及眼眶静脉曲张等情况,可引起眼眶静脉回流障碍,并发表层静脉压升高。虽然它在这时候并不影响房水流畅度,但也可导致眼压升高,继发青光眼。随着时间的延长,少数患者房角虽开放,但出现房水流畅障碍。一些学者认为这是由于慢性表层巩膜静脉压升高导致继发小梁损害所致。即使上巩膜静脉压再恢复正常,房水排出障碍依然存在。

四、先天性青光眼

先天性青光眼包括原发性和继发性。原发性先天性青光眼是一种小梁或前房角发育异常,阻碍房水排出而致的眼病。在婴幼儿的先天性发病,表现为眼压增高、角膜增大、水肿、视乳头凹陷扩大、眼轴增长等,也称为原发性婴幼儿型青光眼;不典型者可较晚发病,眼压增高但眼球不扩张,称为青少年型青光眼。继发性婴幼儿型青光眼指伴有结构异常、错构瘤性、代谢性、炎症性及有丝分裂性疾病或其他先天性眼病的青光眼。这与原发性婴幼儿青光眼有不同的病因学基础。

(一)原发性先天性青光眼

原发性婴幼儿型青光眼通常称为先天性青光眼或小梁发育不良,是一种先天性遗传性小梁或前房角发育不全性眼病。

原发性婴幼儿型青光眼的病因仍在探讨中,发病机制仍未清楚,归纳起来,大致有 4 种学说。

1.胚胎性组织残留学说　Barkan 认为,正常婴儿眼中,虹膜呈水平位,无房角隐窝可见,但有一层从 Schwalbe 线跨过并覆盖角巩膜小梁和葡萄膜小梁到虹膜根部的一层透明、具有通透性的鲨鱼皮样薄膜。这层膜自巩膜突处几乎垂直伸向虹膜,在先天性青光眼患眼该膜为半透明无渗透性,阻碍房水流出。Worst 支持这一理论并认为该膜为残存的中胚叶组织形成的无渗遗性表面膜。正常情况下应裂开,但在先天性青光眼都持续存在。Hansson 等用扫描电镜观察证明小梁网有连续的内皮表面层,正常时在胎儿发育的最后数周形成空腔,而原发性婴幼儿青光眼则残留而成为无渗透性膜。

组织病理学证实该膜的存在是很困难的。因为:①受检标本有限;②病理取材之前已有手术操作;③可做显微镜检查的多为晚期病例(伴有继发性改变);④固定标本过程本身可造成人工假象。然而,即使在合适的标本中,Anderson、Hansson、Manl 及 Manmence 等在光电镜下也未发现任何膜的证据。但因通过房角切开划破这层“膜”后,可能使 80% 的早期先天性青光眼的眼压降低,故仍然无法完全推翻它。

2.房角劈裂学说　Allen 等认为房角的形成并非由于中胚叶组织的萎缩而是通过一种“劈裂”的过程实现的。因为他们不能见到房角内有任何组织萎缩的证据,恰好提供一些正在产生劈裂的切片,作为这一学说的依据,并认为眼球发育过程中邻近的分化组织之间(充填在前房周边部的一团细胞,是小梁和虹膜睫状体的原基)生长速度的不平衡,是产生劈裂的动力,如果组织的正常分化失调,劈裂就不完全,虹膜和睫状体就会粘连于小梁上,使小梁发育受到障碍,而导致先天性青光眼。Kupfer 反对这一看法,他通过对不同妊娠期的胎儿眼球做连续切片观察,发现有劈裂眼球往往伴有人工的睫状体或脉络膜脱离,因此认为所谓“劈裂”乃是一种制片时的人工改变。Smelser 则认为房角的形成是一种网状内叶组织的稀化或重新组织的过程而不是“劈裂”。

3.睫状肌的异常附着　Manmence 发现先天性青光眼中常有睫状肌纵形纤维和环形纤维,向前越过发育不良的巩膜突附着于小梁组织内。当它们收缩时,不是使小梁的网眼伸展,而是压迫巩膜突和小梁网,使房水不易流出。但经过药理学实验,他没有找到支持上述学说的证据。

4.遗传性代谢异常　用亚硝酸饲养小幼鼠、家兔和小鸡可产生一种类似先天性青光眼的表现,推测可能与黏多糖代谢有关,从而提示先天性青光眼具有遗传性代谢紊乱的可能。

近年来,国内外学者通过光镜和电镜观察一批先天性青光眼的小梁切除标本,发现有以下的组织病理学改变。

(1)虹膜附着靠前,但房角开放。

(2)小梁网存在,网眼开放,但构成小梁网状结构的"小梁柱"异常变粗。

(3)内侧小梁间隙开放,但较深的外侧小梁间隙消失,小梁薄板压缩。

(4)在 Schlemm 管区内皮下存在一种无定形物质。

(5)Schlemm 管内皮可见少量 Holmberg 小囊,表明房水流出减少。

(6)虹膜突(亦称梳状韧带)存在。

(7)巩膜突未发育。故睫状肌纵行纤维不是附着于巩膜突,而是越过它直接附着于小梁网。

(8)由于眼球增大,而晶状体不大,故牵拉睫状突向前向内。

(9)多数作者未发现如 Barkan 和 Worst 所描述的无渗透性薄膜,但见到压迫的小梁形成的致密物,在光镜下不能分辨为单个细胞或薄板,给人以连续膜的错觉。

我国学者根据光镜和电镜观察,将先天性青光眼房角病变分为 3 型。Ⅰ型为小梁网或周围组织发育迟滞或发育异常,包括房角劈开不全、疏松组织残留、睫状肌病变、均质膜状物占据、覆盖或插入小梁网及可能存在的 Schlemm 管未发育等病变。Ⅱ型为小梁分化不良,如细带状小梁带及巩膜样内皮网。Ⅲ型为青光眼共有的病变,含小梁带内皮细胞变性、崩溃;基板层增厚、"格子样"长期间纤维增多;内皮网间隙中纤维颗粒样均质物、电子致密物广泛沉积,Schlemm 管腔狭窄等病变。这种分型法首先可以提示病变发生时期:Ⅰ型可能发生在胚胎早期,Ⅱ型可能发生在胚胎中期,Ⅲ型见于各种青光眼,无特异性。另外,可在一定程度上反映房角病变与先天性青光眼发生的因果关系。认为Ⅰ、Ⅱ型病变对先天性青光眼的发生起关键作用,Ⅲ型可能继发于高眼压。

(二)继发性先天性青光眼

继发性先天性青光眼又称为合并其他先天性异常的青光眼。合并眼部异常包括有角膜、晶状体和葡萄膜的异常。继发青光眼时间有些发生在婴幼儿期,有些则可发生在任何年龄。

1.眼前部中胚叶发育异常　眼前部中胚叶发育异常是一组合并角膜、虹膜和房角等先天畸形的遗传眼病,临床上虽不多见,但由于它们特征性的眼部表现,并经常引起继发性青光眼而受到重视。这一组疾病包括 Axenfeld 异常,具有 Schwalbe 线突出,虹膜广泛前粘连和高眼压等特征;Rieger 异常,表现有 Sehwalbe 线突出,虹膜周边异常、瞳孔变形和青光眼;Peter 异常,具有角膜中央白斑,在白斑边沿有部分或全部虹膜粘连。

(1)Axenfeld 异常:本病是 1920 年由 Axenfeld 首先描述,属最轻微的边缘性中胚叶发育异常。仅仅表现为 Schwalbe 线的增厚和突起,并向角膜中央移行,以致在常规裂隙灯检查时即可见到一条与角膜缘平行的白线,位于后弹性膜的平面上,通常称为角膜后胚胎环,该环可以是一个完整的环,但更多见的是不连续的弧形白线,或仅在某一象限内存在。在一般人群中的发现率可达 8%～15%,大多数属于正常变异,无重要临床意义。但部分具有后胚环的患者,可伴有更为广泛的边缘部中胚叶发育异常,累及周边部虹膜及前房角,或同时存在着其他系统的先天异常。因此,对每一个角膜后胚环的病例,必须进行常规的眼压测量和前房角检查,以期及早发现隐蔽性房角发育异常和青光眼。

Axenfeld 异常除角膜后胚环外,还有周边部虹膜萎缩以及虹膜周边部有条束状组织跨越房角而黏附于 Schwalbe 线上。这种条索粗细不一,可以是一种稍带折光的后弹性膜组织,或是伴有无虹膜的虹膜基质组织,但有时没有色素。粘连可呈小嵴状,也可连成一片,以致在裂隙灯下即可看到角膜后边缘部有棕灰色的组织粘连。在粘连之间,有时仍可见到外观正常的房角结构,或有多量色素沉着在小梁网上。尽管有虹膜周边部萎缩,但瞳孔仍正常,只有当某一方面的粘连特别广泛而严重时,瞳孔可以稍向该侧偏位,但不会出现明显的瞳孔畸形或假性多瞳现象,晶状体混浊较为罕见。

（2）Rieger异常：是1935年Rieger描述另一种眼前部中胚叶发育异常的眼病，可以看作为Axenfeld异常的进一步发展。表现为Schwalbe线的增厚和突出，有数量不等的虹膜周边部条索与之帖连，有时可连成一片，并把虹膜向粘连的方向牵引，使瞳孔变形和移位；其虹膜基质常有明显萎缩，只留下一些基质支架和其下方的色素上皮层，有时色素上皮层也萎缩而洞穿，形成假性多瞳症。如伴有其他系统异常，特别是面骨的发育畸形和牙齿的发育异常时，常称之为Rieger综合征。Rieger综合征属于常染色体显性遗传病，多为双侧性，男女两性患病的机会均等，形成具有特征的面容：眦部分离过远，鼻梁宽扁，面颊平坦，下颌尖锐而前突，反咬颌，缺齿、齿列稀疏、齿冠尖削、门齿的齿冠中央有缺凹等。

Rieger异常虽然不是双眼对称性改变，但也是双眼发病。角膜缘部的界线常难以分辨，但中央部角膜通常保持透明。大多数患眼的虹膜显著异常，晶状体通常透明，但在晶状体前表面有胚胎瞳孔膜残留物形成晶状体星线。前房角镜能看到周边虹膜条索附着在Schwallbe线上。

Rieger异常和Rieger综合征继发青光眼的患者占该类患者的50%或以上，有些患者在儿童时即可发现，有些可能在20～30岁才发现，引起青光眼的发病机制不清，可能是由于广泛的虹膜周边前粘连阻塞房角或者是由于小梁、Schlemm管系统本身的发育缺陷所致。

综合文献报道，Rieger异常的病理改变大致有以下几方面：

1）有突起并向前移位的Schwalbe线，它是由致密的胶原核心和覆盖它的后弹性膜及单层内皮细胞组成。

2）小梁组织发育不全，Schlemm管异常或缺如。

3）虹膜基质，特别是边缘部分的虹膜基质发育不良。

4）某些病例的虹膜前面，被一层薄膜的结缔组织或伴有玻璃膜的增生内皮所覆盖，这种病理形态上的变化和虹膜角膜内皮综合征的组织病理学变化十分类似，因此有人认为这2组疾病可能有其共同的病理背景。

（3）Peter异常：Peter异常被列入中央性前部中胚叶发育不全的范畴，属常染色体隐性遗传病。多在出生时即已存在，80%为双侧性，病变涉及角膜中央部分、虹膜和晶状体。角膜中央部混浊明显，一般仅在角膜近边缘处有一极窄的透明区。混浊角膜的后部基质有缺损，相应部位的后弹性膜和内皮细胞变薄或消失；中央部虹膜可和后部角膜的缺损边缘发生黏着，有时也可和晶状体粘连在一起，偶尔可见在晶状体前囊和角膜后壁之间有条索互相连接，房角发育不良常不如Rieger异常那样普遍。由于角膜混浊房角检查常无法进行。个别病例可伴有小眼球和蓝色巩膜。

有关Peter异常的病因机制，仍有争论。Tripathi认为，中央部们膜的缺陷是由于在胚胎10～14mm时，视杯边缘的第1和第2间叶细胞停止向内生长；角膜后弹性膜异常和内皮细胞的丧失，是由于原发性间叶细胞的缺陷，这一缺陷可能进一步受到晶状体泡分离延迟或分离不全的影响；晶状体混浊和角膜晶状体索的形成，则可能与外胚叶的缺隐有关。总之，Peter异常的不同表现，是与形成角膜内皮、角膜基质和虹膜基质的三期间叶组织不同发育缺陷有关。它可以同时伴有或不伴有晶状体泡的异常。

Kupfer则用神经嵴细胞迁徙过程中的某种障碍或终末诱导的某种缺陷来解释包括Peter异常在内的前眼部中胚叶发育不全和继发性青光眼的各种变化。角膜基质的迁徙或终末诱导失常，可导致一系列的角膜混浊及发育异常。内皮细胞的缺陷可以引起后弹性膜的缺损以及角膜正常含水量的失调，这种异常的内皮细胞可能格外有"黏性"，从而导致角膜虹膜粘连。虹膜基质的部分或全部消失可对其下的虹膜色素上皮和无色素上皮产生继发影响，造成一系列的瞳孔异常和色素上皮的缺损。如果虹膜基质的缺陷发展到一定程度，足以影响到邻近组织如晶状体及其悬韧带时，即可产生晶状体异位和前极性白内障。小梁内皮的迁徙或终末诱导过程中的障碍，可使正常房水外流阻力发生变异而导致眼压升高，这种眼压升高，不一定和虹膜条索黏在角膜及小梁上的数量成比例。

2.全身中胚叶发育异常

(1)蜘蛛足样综合征:本病是一个常染色体显性遗传病,1890年由 Marfan 首先报道,故又称 Maran 综合征,包括有细长指(蜘蛛足样指)、先天性心脏异常、晶状体不全脱位及青光眼。本病60%病例可伴晶状体脱位,部分病例可出现小晶状体。晶状体都是球形,80%脱位向上方。而高胱氨酸尿症的晶状体通常是向下异位。本病75%患者可呈现房角异常。房角镜下可见中胚叶组织存留,虹膜突致密,且可以虹膜根部跨越睫状体,巩膜突和小梁止于 Schwalbe 线。房角病理显示增厚的异常小梁网,并有很多数量的小梁薄片经过巩膜突而直接附着于睫状体。

多数继发青光眼的发生机制是由于晶状体脱位于瞳孔 L 区而导致瞳孔阻滞的结果,其余部分可能与房角发育异常有关。

(2)球形晶状体-短指畸形综合征:本病是一个常染色体隐性遗传病,1939年由 Marchesani 首先描述,故又称 Marchesani 综合征或 Weil-Matchesani 综合征。侏儒、短肢指(趾)及球形晶状体为本综合征的三大特征,因其与 Marfan 综合征的蜘蛛指,瘦长体型与晶状体异位呈相反的情况,故又有反(逆)Marfan 综合征之称。除侏儒和短肢指(趾)外,其他全身表现有头小、宽胸、手指及腕的活动明显受限,心脏病,听力障碍等,眼部主要表现为小球形晶状体及晶状体脱位。眼球大小正常。散瞳检查时,可见晶状体位于瞳孔中心部,晶状体周围360°范围内的赤道部均可见到。由于晶状体前后径增加而前房变浅、房角较窄。晶状体脱位较为常见且发生年龄较早,晶状体脱位常偏于下方,也可在散瞳后脱入前房内。由于晶状体前移或脱位于前房内,可发生青光眼。

青光眼多发生于青少年,一般为慢性,但也可有隐性发作。眼压升高的原因是由于悬韧带松弛而晶状体向前移位,增大了晶状体与虹膜的接触区,从而引起瞳孔阻滞而发生闭角性青光眼。若发作后未能得到及时治疗而缓解或反复发作后逐渐形成周边前粘连;或因反复发作而致小梁损伤,则将形成永久性的高眼压。此种情况持续过久,后房压力明显高于前房会使前房变得更浅。

当瞳孔阻滞发生后,应该用睫状肌麻痹剂,使睫状肌松弛而悬韧带拉紧,晶状体后退缓解瞳孔阻滞。如果在瞳孔阻滞后应用缩瞳剂治疗,则可因副交感神经兴奋而睫状肌收缩,从而悬韧带更加弛缓而加重瞳孔阻滞,甚至引起青光眼急性发作。此情况亦称为逆药性青光眼或反相性青光眼。如果应用缩瞳剂而未使病情加重,则可能为晶状体全脱位而失去悬韧带牵拉所致。也有的青光眼发生于晶状体位置完全正常的眼中,可能是房角发育异常。

3.先天性无虹膜 无虹膜是双眼发育异常性疾患,发病率极低,为1/6万,大约2/3患者为常染色体显性遗传,余为散发病例。发病原因可能是胎儿4mm时中胚层未能在晶状体表面向外生长的缘故。20%先天性无虹膜者可同时有 Wilms 肿瘤(肾胚胎瘤)的存在,将先天性青光眼合并无虹膜和 Wilms 肿瘤称为 Miler 综合征,该综合征与11号染色体短臂(11p-)缺失有关。无虹膜可伴有全身系统异常如精神发育迟缓和泌尿生殖系统的异常。

虽然习惯称为无虹膜,但是实际上虹膜几乎从来没有全部缺损的,在有些部位虹膜发育尚佳,而在另一些部位则只有一些残枝遗迹。在那些眼中,这种残枝直接自小梁下部向外突出,而在另外一些眼中则可逐渐粘连于小梁网而产生一种严重的、治疗效果很差的青光眼。在前房角膜或裂隙灯下大多数患眼能看到一些虹膜残根。合并的其他眼部异常有角膜血管翳、白内障、晶状体异位或先天性缺损、黄斑中心发育不良、视神经乳头发育不良和眼球震颤。

大多数无虹膜的患眼视力等于或低于0.1,视力差的原因是由黄斑中心发育不良及继发性眼球震颤,进一步视力下降通常是由于青光眼的发展,角膜血管翳和白内障加重。

有50%~70%的无虹膜患者并发青光眼,一般发生于年龄较大的儿童和年龄较小的青少年。青光眼的发展与房角的状态有关。房角镜检查,在未出现青光眼时,根部的虹膜基质并未与小梁粘连,虹膜的残端保持着虹膜正常的平面,与眼轴呈垂直状态,周边虹膜处于原位,瞳孔缘无外翻。当有青光眼时,残留虹膜则逐渐向前覆盖着小梁网的功能部分。在年龄较大的儿童功能小梁一旦被覆盖时,眼压会逐渐升高。青光眼的严重程度与房角粘连情况有联系。婴儿或非常年幼的幼儿已发生青光眼时,房间最大的变化是虹膜基质呈锯齿状黏于不同距离的房角壁上。或从周边残留的虹膜基质越过睫状体带及巩膜突黏于小梁网上。随着时间的发展,通常经过数年之后,这些黏连的虹膜渐变致密变宽以及色素增多,并向前迁徙,使以前可能查见的睫状体带、巩膜突小梁网都难以窥见。随着房角的进行性改变,眼压自然也随之升高。

4.斑痣性错构瘤病　斑痣性错构瘤病是一种遗传性综合征。它包括有眼、皮肤、骨骼、中枢神经系统和内脏等部位的错构瘤和组织构成缺陷,斑痣性错构瘤病是病变部位的正常组织成分发生先天性异常。它们仅是组织形成异常,没有真性肿瘤所具有的无限增殖能力。斑痣性错构瘤亦常合并青光眼从而可严重地威胁到视力。

(1)神经纤维病:1882年Von Recklinghausen首先报道了此病的临床及病理改变,故又名Von Recklinghausen病。是由于神经外胚叶发育障碍而致,是一种多发性神经、眼和皮肤病变综合征,其特征是周围神经纤维增殖而形成肿瘤样结节,并伴有皮肤色素沉着斑。本病为常染色体显性遗传,具有不规律的外显率,有报道3000个新生儿中有一例此病患者。虽是先天性疾病,但发病年龄在出生时,亦可在儿童后期或成年时期出现。

神经纤维病继发青光眼相对较少,发生青光眼通常在出生时或出生后不久发病,为单眼先天性青光眼,表现出青光眼各种体征。发生青光眼的机制为:①房角发生异常;②神经纤维组织堵塞房角;③脉络膜和睫状体的神经纤维增厚使房角关闭;④纤维血管组织导致房角粘连,使房水外流受阻,引起眼压升高。这与原发性先天性青光眼发病机制明显不同。曾有报道多发性神经纤维病患者,眼压不高而发生青光眼的病例,并认为这不是由房水外流受阻而使眼压升高,而是由于眼部组织增大所致。此种眼球增大与附近的组织增厚相似,该种青光眼不必要进行手术。再有迟发性青光眼,是由脉络膜增厚或纤维血管组织导致周边房角粘连引起的,表现为闭角型或新生血管性青光眼。

(2)Sturge-Weber综合征:Sturge-Weber综合征又称为脑三叉神经血管瘤病,属先天遗传性疾患,在胚胎时期,胚胎血管系统发育异常所致。本病没有家族性,无性别和种族的差异,有些病例具有不完全外显率的显性遗传。表现为眼、皮肤和脑血管瘤(痣)。面部血管瘤循三叉神经布节区发病,多为单侧性,如血管瘤超过中线,则青光眼常为两侧性。在颜面血管瘤的同侧,常同时伴有脑膜葡萄状血管瘤,位于软脑膜中,当向脑皮质发展时,常可波及枕叶。颅内损害可导致同侧大脑及小脑皮质萎缩,并可引起癫痫大发作,或对侧皮质性癫痫发作,轻度偏瘫,甚至半身不遂和同侧偏盲。X射线片示受累区有钙化斑点。

此类血管瘤在眼部可侵犯眼睑、浅层巩膜、结膜、虹膜、睫状体和脉络膜。Anderson曾总结出如下规律,即血管瘤如侵及上睑,则同侧眼受累;如上睑无病变,则同侧眼正常。亦可能有例外者。有7%~8%的病例表现虹膜颜色加深,视网膜血管曲张或有巩膜黑变病。典型的眼底损害是脉络膜血管瘤,常为孤立、橘黄色、中度隆起的肿块,位于眼底后极部。若脉络膜受累范围较广泛,则眼底呈弥漫红色,称为"蕃茄酱"眼底。

本病1/3~1/2的病例发生青光眼,发生青光眼患眼同时合并同侧眼睑、浅层巩膜和(或)脉络膜血管瘤。青光眼中有一半是先天性青光眼。

引起眼压升高的机制是有争论的,被大多数学者接受是由于表层巩膜压升高而使房水外流受阻,其次是房角发育异常引起房水排出障碍。

(3)眼皮肤黑变病:眼皮肤黑变病又称太田痣,是一种遗传病,常见于东方人,尤其是女性。典型的病变是三叉神经第1支和第2支分布区域内的色素痣。绝大多数患者同时伴有眼球色素增多,包括巩膜、结膜、角膜、虹膜和眼底;前房角常有较多色素沉着,但一般眼压正常。Weiss和Krohn认为若黑色素细胞增加了房水排出阻力,即可引起良性黑色素细胞性青光眼。

5.伴有代谢性疾病

(1)眼脑肾综合征:眼脑肾综合征,又称Low6综合征,常见于男性小儿,1岁左右发病。可能是先天性氨基酸代谢障碍,肾脏产氨能力受到损害,引起全身性酸中毒、氨基酸尿及低磷酸血症。全身表现为智力低下,以及肾病变——肾性佝偻病、氨基酸尿及肾衰等。眼部病征包括白内障与和婴幼儿型青光眼相似的青光眼。白内障出现率为50%,青光眼为90%。母系的晶状体中常可见到轻微的混浊,发生青光眼是因为Schlemm管发育不良或缺失,或房角不良或劈裂所致。

(2)高胱氨酸尿症:是一种隐性遗传性疾病。主要表现为智力障碍,惊厥,双侧晶状体脱位。也可发生脊柱后侧弯,关节松弛,细长指及全身骨质疏松症,且较易发生骨折。在很多病例中,只有部分体征表现较明显,如晶状体脱位及高胱氨酸尿。部分病例外观似Marfan综合征。发病原因可能是胱硫醚合成酶的缺失导致先天性代谢障碍所致。眼部表现大部分患者晶状体向后脱位。病理上可见晶状体悬韧带靠向睫状体卷曲,无色素上皮发生斑片状萎缩并有基底膜增厚。瞳孔阻滞的发生率较Marfan综合征高。

6.伴有炎症性疾病

(1)风疹综合征:风疹综合征中10%~20%的婴幼儿可出现青光眼。与该征有关的先天性白内障、智力障碍、耳聋和心脏异常等的发病率较青光眼高。这些病例的诊治有其特征。

1)风疹性角膜炎:病程短、角膜混浊、眼压可升高、角膜混浊为弥漫性或盘状。拭起上皮层后混浊依旧存在,说明已波及实质层。诊断时应与青光眼所致的角膜水肿相鉴别。

2)风疹性青光眼:可以为暂时性或连续性的。炎症引起者常为暂时性,对药物治疗反应良好,角膜水肿,高眼压以及视盘变化常在几周内消退。在某些风疹病例中,可出现房角的发育异常,此时眼压的升高则为持续性,但对房角切开术反应很好。房角镜下和病理切片中,其前房形态与典型先天性青光眼区别不大。

(2)炎症:在胎内或婴幼儿时期的角膜炎或葡萄膜炎可导致房水流出机制的损伤使眼压升高。青光眼可能为闭角型或开角型的。它与成人青光眼的唯一差异是前者的眼球对高眼压所施张力的耐受力较好。

7.伴有丝分裂疾病

(1)幼年性黄色肉芽肿(黄色内皮瘤痣):这是一种较少见的良性皮肤黄色瘤,多在婴儿时期起病,在几年内逐渐自行消退。其特征为广泛分布的黄色或橘黄色皮肤小结,这种小结只在出生时或出生后很短时间内存在。皮肤病变常自发萌生和消退。有些学者认为该症为Hanel-Sehuller-elmstian病的一种形式。组织学上,这些瘤体都由含脂质的组织细胞组成。偶见发热和睑下垂。如前房出血或者房角由新生组织所侵及时可引起青光眼。

眼部表现包括虹膜和睫状体的血管性病变。虹膜有棕色或黄色的增厚,并有前房出血。任何婴儿有自发性前房出血及继发性青光眼时,均应疑及此病。

(2)视网膜母细胞瘤:视网膜母细胞瘤为婴儿中造成青光眼的最常见的肿瘤,其青光眼发生的机制为当虹膜及前房角新生血管形成和周边前粘连,继发开角型青光眼或新生血管性青光眼;肿瘤细胞侵及前房角,亦可发生开角型青光眼。此外由于肿瘤继续增大,眼内容积的增加波及视网膜脱离和渗出,向前压迫前房角,亦是发生闭角型青光眼的因素。

8.真正小眼球　真正小眼球是胎儿发育过程中,眼球在胚胎裂闭合以后停止发育所致,多为散发病例,有常染色体显性或隐性遗传的报道。大多数真正小眼球有眼轴短和高度远视。有发生严重的闭角型青光眼和任何眼内手术发生并发症多的倾向。

典型的眼部表现为：小眼球、小角膜和远视。眼轴长度通常小于 20mm（平均为 17mm），角膜横径小于 11mm（平均为 10mm），远视屈光度大于 7D（平均为 14D）。裂隙灯检查显著虹膜膨隆和浅前房，周边虹膜与角膜内皮接触。超声波显示巩膜和脉络膜增厚，晶状体呈球形。脉络膜渗漏发生率高，伴有或不伴有中裂孔性视网膜脱离。

真正小眼球的眼球各种组织结构的比例不相称，即所谓晶状体眼球容积比值偏离，故眼前段显得拥挤。相对大而前移的晶状体可增加与虹膜的接触而产生瞳孔阻滞，导致房角变窄或关闭.引起闭角型青光眼。

9.其他

(1)染色体畸变：少数染色体畸变的患者存在先天性青光眼，这些患者还合并有畸形面貌、全身多系统异常和智力发育障碍。

(2)原始玻璃体持续增生：是一种在出生时即出现的单侧性先天性异常，眼球多小于正常。主要异常改变是原始玻璃体残留和玻璃体动脉组成白色块状物位于晶状体后面，表现为部分或全白瞳症。并发症有眼内出血、继发性青光眼和角膜混浊。

其继发的青光眼为闭角型青光眼，发生机制可能是因为晶状体后囊膜破裂引起晶状体膨胀，从而导致瞳孔阻滞和房角关闭；也可能是因晶状体后纤维膜收缩引起的虹膜-晶状体隔前移所致或两者兼而有之。

(三)青少年型青光眼

我国将 3 岁以后，30 岁以前发生的原发性青光眼称为青少年型青光眼或发育型青光眼。它与 3 岁以前发病的婴幼儿型青光眼不同的是，眼球基本不再随眼压升高而伸展，不发生角膜扩张或 Descemet 膜破裂。它与 30 岁以后发生的原发性开角型青光眼临床表现类似，两者难以区分，多按年龄进行划分，即 30 岁以前发生的原发性青光眼为青少年型青光眼，30 岁以后发病者为开角型青光眼。

青少年型青光眼发病机制与原发性婴幼儿型青光眼相同，房角病理改变不同之处在于：婴幼儿型患者病变广泛，见于小梁网区、睫状肌等各处，青少年型患者病变局限在小梁节、内皮网等处。婴幼型青光眼有家庭史病例相对少；青少年型青光眼有明显的家庭史，被认为是一种常染色体显性遗传病，外显率较高，最近研究认为该病的疾病基因定位于第 1 号染色体，q22～q25 区域 afm26yd8 和 AT3 之间。

青少年型青光眼开始无症状或比较隐匿，发展到一定程度会引起轻微眼疼、头痛、虹视等症状，多伴有近视，而且能够促进近视的发生和发展。误诊和漏诊率较高，有时在青光眼发现之时，已发展到视乳头萎缩，严重杯盘化扩大和视野缩小。大多数患者在学龄时被发现。眼压为 30～50mmHg，但差值变化较大，有时可自行恢复正常。房角一般呈宽角，虹膜附着位置较高，也可有较多的虹膜突或小梁色素沉着。视盘病理凹陷表现浅而宽，不如开角型青光眼视盘凹陷那样典型和容易鉴别。

（龚　艳）

第二节　青光眼病理学

正常眼内压（10～21mmHg）对维持眼球壁的张力、角膜曲率的恒定以及视网膜脉络膜的正常位置起着非常重要的作用。若眼内压持续性异常升高，则将会引起眼部组织损害和视功能障碍。青光眼是一种比较复杂的多因素疾病，其发病受多种因素影响。人们对青光眼的发病机制提出了许多假说，但迄今尚未见任何假说可以充分解释青光眼的各种病理改变。目前较为认可的主要有机械压迫和血管两种学说。眼内压升高是引起青光眼性视神经萎缩的最常见危险因素,但其他一些因素诸如种族、年龄和血流异常等在青光眼的病理过程中也不容忽视。

不同类型的青光眼和青光眼的不同阶段,具有不同的病理改变。通常情况下,短暂的一过性的眼内压升高或降低,不会引起眼内组织的病变。在早期青光眼或急性发作期的青光眼,因升高的眼内压导致眼球的血液循环障碍而出现角膜水肿,葡萄膜充血、水肿和渗出,晶状体水肿,视网膜血管扩张,视乳头水肿,等等。晚期或慢性阶段,则表现为组织的萎缩和变性,如虹膜的萎缩,色素脱落,小梁网纤维性硬化,视神经萎缩,大泡状角膜病变等。临床病理学的研究证实,持续性高眼内压造成的眼内组织的损害受两种因素的影响:①眼内压升高的速度和程度;②发病时的年龄。成年人的眼球壁硬度较大,受眼内压升高的影响很少。但婴幼儿期的眼球发育尚未成熟,眼球壁较软,如发生眼内压升高,则眼球纤维膜容易变薄和扩张,导致眼球体积的增加。

一、角膜、巩膜、虹膜和睫状体

闭角型青光眼急性发作或持续性的较高眼内压情况下,均可发生角膜水肿。这种角膜水肿是由于高眼内压下角膜组织内、外液体输送的代谢失调所致。

正常情况下,角膜的内皮细胞之间由闭锁小带形成紧密连接,能够有效阻止前房内的水分进入角膜实质层内。因此,在眼内压轻度升高时,由于角膜内皮的保护性作用,角膜可保持透明状态。

青光眼发作时,角膜内皮细胞受损伤,功能失代偿,前房内水分透入角膜实质层,并集聚在板层纤维之间。早期,上皮水肿仅限于上皮细胞之间,逐渐发展成细胞内水肿,若眼内压及时降低,这种病变一般可以恢复。但若眼内压长期持续性升高,则基底细胞的水肿加重形成微囊样变性,细胞内水分的积蓄导致细胞膜破裂,与前弹力层相分离,而发生大泡状角膜病变。以后,在角膜上皮与前弹力层之间以及基质层内还可以形成变性新生血管,如发生钙盐沉积于前弹力层,则称为角膜带状变性。

婴幼儿期的巩膜比较薄弱,任何类型的青光眼都会引起眼球体积的增加,俗称"牛眼"。而由于成年人的巩膜强度较大,眼内压升高一般不会引起眼球体积的明显改变。急剧眼内压升高时,巩膜前部及浅层血管扩张,周围慢性炎性细胞浸润。有些成年人,在长期持续高眼内压作用下,会出现巩膜薄弱处的局限性凸起或形成局部葡萄肿。这种改变最常见于角膜缘或赤道部,即所谓的间插葡萄肿。

在高眼内压的作用下,供给的动脉出现局部血液循环障碍、虹膜不同程度的周边前粘连、基质中血管充血,色素细胞萎缩,色素上皮细胞脱色素,反应性增生使有的瞳孔缘色素上皮外翻,瞳孔开大肌和括约肌坏死。临床上,多数治疗无效的急性或慢性青光眼、某些缺血性眼病以及肿瘤性疾病,其新生血管生长因子(VEGF)常表达过度,导致虹膜表面出现新生血管,发生虹膜红变,最终发展成新生血管性青光眼。某些继发青光眼,可见虹膜表面纤维性或纤维血管膜覆盖,有时在膜的前表面可见与角膜内皮层在假房角处互相移行的单层内皮细胞,内皮细胞下可见连续的或间断的 PAS 阳性膜状物。光镜和电镜研究发现,虹膜新生血管膜的组织学改变是非特异性的。虹膜前表面的新生血管粗细及形态不一,而且含有胞浆变细(呈网状)类似于脉络膜毛细血管内皮的内皮细胞。它有一层或多层的薄基底膜,细胞间连结似乎是开放的,这可能是造成这些血管功能不足,并产生明显的荧光素渗漏的原因。由于血管直接位于基质表面,据推测可能来源于其下的实质血管。这些血管有多层的基底膜,并且由丰富的胶原组织所围绕。

睫状体一般对高眼内压有较高的承受能力。但持续性的高眼内压,睫状体也会发生变性,表现为睫状体基质发生坏死,扁平部可见色素上皮分离,其间隙浆液发生蓄积,睫状突会发生不同程度的萎缩和玻璃样变性,外观圆钝短粗。睫状体基质的细胞结构和血管分布明显减少,基质发生弥漫性玻璃样变性。这种变性也可出现于自然老化过程中,不属于青光眼的特征性改变。

二、晶状体和玻璃体

青光眼发生时,晶状体在瞳孔区前囊膜下可出现灰白色片状斑块,称青光眼斑,这种斑是青光眼急性发作的特征性标志。它的形成可能是由于急剧增高的眼内压对没有被虹膜所保护的晶状体前表面的直接损害以及房水成分的改变影响了晶状体的正常代谢。任何类型的青光眼都可引起晶状体混浊,其组织病理学改变与其他病变引起的白内障形态类似。

长时间的高眼内压下,玻璃体可由于血房水屏障和血视网膜屏障的破坏,血浆蛋白和细胞的移入,导致玻璃体变性,甚至发生玻璃体脱离。在液化的玻璃体内有时可见散在少量的吞噬细胞。

三、前房角及小梁网

前房角是由虹膜根部和角膜缘所组成,小梁网是房水引流中的重要结构。正常前房角滤过结构角巩膜部小梁网和葡萄膜部小梁网排列松散,Schlemm 管和小梁网的近管部位结缔组织紧密相连。

(一)原发性开角型青光眼

原发性开角型青光眼是由于房水的排出阻力增加所致,前房角的病理改变包括房角前后壁的粘连、新生血管、还有增生的角膜内皮覆盖房角。病变早期,房角处的周边虹膜与小梁网并未真正粘连,如果病情持续存在或发展,房角长期不能开放,势必发生永久性的粘连。光学显微镜观察多为房角开放,小梁网排列致密、硬化,纤维结缔组织增生,甚至出现 Schlemm 管的陷没。透射电镜观察可见小梁网数目减少,小梁带直径增大,中轴增粗,中轴内胶原纤维增粗。内皮网间隙变窄,小梁带及内皮网的内皮细胞表面覆盖中等电子密度的无定形斑状物。这种斑块物包括硫酸软骨素、弹力纤维和弹力纤维鞘膜等 3 种物质。内皮细胞胞浆内粗面内质网增多并扩张,线粒体数目增多并肿胀。组织化学研究表明,角巩膜小梁带、Schlemm 管内壁,特别是内皮网部酸性粘多糖的含量明显增多。酶组织化学的观察结果亦显示,小梁网局部酸性磷酸酶活性增强,有的结果显示闭角型青光眼的酸性磷酸酶活性更强。

(二)继发性开角型青光眼

继发性开角型青光眼主要是由各种原因导致小梁网的滤过功能降低。此外,炎症和外伤等也可引起小梁网的水肿和变性,从而进一步降低了小梁网的功能。一些继发性开角型青光眼的形成是暂时的,如急性虹膜睫状体炎、前房出血等,一旦阻塞房角和小梁网的物质被清除,或被吞噬细胞吞噬,或被手术冲洗清除出去,眼内压则可恢复正常。

小梁网滤过功能的降低主要由于各种原因导致的一些细胞、色素颗粒、组织碎片等阻塞了小梁网(如炎性细胞、巨噬细胞、血影细胞、肿瘤细胞、血红蛋白、晶状体蛋白、色素颗粒等)或直接引起小梁网本身病变,影响了小梁网的正常滤过功能,造成眼内压的升高。另外,一些慢性开角型青光眼是由于膜或瘢痕的形成引起。例如眼前节的挫伤,可使小梁网、虹膜根部及睫状体前部受损伤(房角后退),房水引流通路继发性瘢痕形成,房水外流明显受阻。显微镜下,不同部位的前房角切片,小梁网变化较大,从正常区、撕裂区及无瘢痕区到小梁网及 Schlemm 管完全阻塞区均有不同表现。

(三)闭角型青光眼

解剖学上呈窄房角的眼可发生原发性闭角型青光眼,但更常见于有浅前房及晶体与相对较小的眼前节比例失常的远视眼,这种眼前节状态偶尔有家族性。在虹膜与小梁网表面接触、房角关闭之前,房水的引流通道是正常的。如果存在发病的解剖学优势,在自发或一些诱发因素导致瞳孔扩大时即发生房角关闭,这种状态被称为传统意义上的原发性闭角型青光眼。而由其他因素引起周边虹膜与房角结构直接接触的各种病理状态均属于继发性闭角型青光眼。闭角型青光眼可为房水通过瞳孔进入前房时受阻(瞳孔、睫状体及玻璃体阻滞)或者没有瞳孔阻滞的情况下存在虹膜周边前粘连导致的房角受阻。

(四)先天性青光眼

目前对先天性青光眼的早期组织病理学研究比较少,所观察研究的标本多为中、晚期病例。光镜、透射电镜和扫描电镜的观察研究证实,先天性青光眼的发生与前房角组织发育异常密切相关。表现为:①前房角组织发育不良,其组织形态停留在胚胎7~8个月时的房角形态。②小梁网发育不成熟,出现异常粗大的小梁薄板。③虹膜或睫状肌异常覆盖于小梁区表面,小梁区间叶组织残留或增生。④Schlemm管狭窄或发育不良,巩膜突发育停滞。

光镜下可见小梁网粗短、不规则,小梁带粗细不均、弯曲、断裂、透明样变以及色素沉着等,内皮网间隙狭窄,细胞成分增多,Schlemm管狭窄甚或闭锁,角膜后弹力层半透明膜状物覆盖或插入小梁网。电镜下可见小梁带内皮细胞变性崩溃,基板层增厚。内皮细胞胞浆内可见小线粒体和色素颗粒,细胞外间质充满细纤维、胶原纤维和电子致密物,内皮细胞变性、崩解。

(五)其他类型青光眼

外伤或手术造成角膜或角膜缘穿通伤,可使结膜或角膜上皮细胞进入前房,进入前房的上皮形成一层膜状结构,沿虹膜、前房角及角膜后表面扩展,阻塞相应的小梁网,从而产生青光眼。此外,上皮也可在前房内形成囊肿,并逐渐扩大,阻塞前房角。房水细胞的病理学检查可以建立并确定临床诊断。

眼内上皮是一种非角化型上皮,且厚薄不均,以虹膜表面较厚,小梁网和角膜后表面较薄。由于受侵入的上皮生长的影响,在上皮进入区缺乏内皮细胞,甚至出现杯状细胞,说明该处上皮源自结膜。这种细胞可能分泌黏液蓄积于前房内,但其是否影响眼内压目前尚不能肯定。

四、视神经与视网膜

眼内压升高导致的视神经乳头水肿是急性青光眼最早期的改变之一,其常见原因有:①视乳头静脉回流受阻;②神经元细胞轴浆流动减慢;③神经纤维轴突缺血性坏死;④视神经纤维内积聚过多的酸性粘多糖物质,使局部肿胀。晚期,在长期高眼内压的打击下,会出现青光眼杯和视神经萎缩。视神经萎缩是由于视神经纤维变性、坏死、脱髓鞘而导致视神经传导功能丧失的病变。由于视乳头部位胶质细胞增生、毛细血管减少或消失,视乳头色泽常变为苍白色。青光眼性视神经萎缩的主要病理过程是视网膜神经节细胞(RGCs)的丢失。当轴索丢失后,盘沿神经组织数量减少,导致盘沿和视乳头凹陷形态的改变,眼底镜下可见视乳头凹陷扩大、加深、筛板暴露,盘沿出现弥漫性变薄和限局性切迹,视乳头色泽减退苍白,视乳头血管鼻侧移位、屈膝状改变、环形血管显现,甚至出现视乳头出血。其中视乳头的病理性凹陷是青光眼性视神经萎缩的特征性改变,组织学切片可见视神经的海绵状萎缩,它是由Sclmabel最早提出的一种急性青光眼的典型改变,所以也称为Schnabel空洞。动物实验表明,这是视神经前段筛板的后半部所呈现的海绵状间隙,其间含有大量的酸性粘多糖类物质——透明质酸。除青光眼外,这种改变偶见于巨细胞性动脉炎后引起的缺血性视神经病变。透明质酸来自玻璃体,它的出现表明曾发生过眼内压的急剧升高,筛板前区神经胶质膜发生破裂,透明质酸得以进入视神经纤维内。

持续的眼内压升高除了引起视神经乳头的改变,还会诱发视网膜的神经节细胞发生凋亡,导致视网膜萎缩变薄和囊样变性,视网膜内层血管变细,管壁变薄,神经节细胞及其轴突形成的神经纤维层变性和消失,有时内核层细胞也会消失,最终视网膜内层结构萎缩、破坏、瘢痕形成,而外层视网膜结构仍存在,有人称其为贯穿突触性萎缩。

大量的实验研究表明,人体产生过多的谷氨酸对神经细胞具有明显的毒性作用。青光眼患者受损的视网膜神经节细胞可能释放大量的谷氨酸而杀伤其他正常的 RGC,后者再释放更多的谷氨酸而损伤周围的 RGC,如此恶性循环,周而复始,造成更多 RGC 的损害。谷氨酸引起的毒性作用、神经营养因子的中断、血液供应的异常、反应性胶质细胞的活化及一氧化氮的毒性作用等,这些病理改变最终将导致 RGC 的凋亡,并引发青光眼。

五、青光眼的免疫组织化学

从 20 世纪 70 年代起,免疫组织化学方法在敏感性和特异性方面就有了长足的发展,并逐渐形成标准化,大大地推动和影响着传统病理学方法的发展。免疫组织化学技术方法是将一些可视性物质如荧光素染料、碱性磷酸酶、辣根过氧化物酶等与组织和细胞中的特异性抗原相结合,使形态学观察向生理学和生物化学等领域扩展。实际工作中一般分为直接免疫组织化学方法和间接免疫组织化学方法。前者是用标记有可视性物质的特异性抗体来证实抗原的存在,而后者是用标记可视性物质的第二抗体来检测初级抗体-抗原反应复合物的存在。

免疫组织化学既可用于新鲜标本也可用于固定标本,但绝大多数抗体对新鲜标本的敏感性要大于固定标本,有些抗体甚至对固定标本不起反应。因此,病理和临床应当密切配合,才能增加诊断的精确性。

免疫组织化学方法在青光眼领域的应用已取得许多成果。有人应用通用型二步法免疫组化染色,观察开角型青光眼的 Schlemm 管外壁及深层巩膜,结果发现 Schlemm 管外壁较深层巩膜的胶原纤维束明显细小、不均匀,其排列方式也不同;Schlemm 管外壁中有Ⅰ、Ⅲ、Ⅴ、Ⅵ型胶原,而无Ⅳ型胶原。因而认为 Schlemm 管外壁具有较好的抗变形力及柔韧性,其抗张强度虽不如巩膜,但比巩膜具有更好的顺应性,能够根据眼内压的波动表现出相应的回弹能力。

美国波特兰 Devers 眼科研究所的 WangL 博士及其同事为了评估内皮素 B 受体(ETbR)在人青光眼视神经中的表达以及 ETbR 与星形细胞之间的空间关系,应用 ETbR 抗体对 16 名青光眼患者和 10 名正常对照者共 26 只眼进行了免疫组织化学染色。同时对组织进行 ETbR 和星形细胞双标。应用同样的技术在激光光凝固诱导局部退化的猴眼中对视神经进行研究。结果发现,人青光眼视神经中阳性 ETbR 免疫反应的频率高于年龄匹配的对照者。ETbR 免疫反应性与星形细胞突起呈共定位,而且在青光眼中数量较高。在猴眼的退化区域内,与反应性星形细胞相关的 ETbR 增多,而且在正常区域与退化区域交界处表达最高。Wang 博士等总结认为,受损视神经中 ETbR 免疫活性增高,而且与星形细胞存在相关性,这提示胶质一内皮素系统可能参与了神经元退化的病理机制。该研究支持临床上所观察到的内皮素参与青光眼的结果,并为内皮素系统与青光眼病理异常相关提供了直接证据。

国内有学者采用双抗体夹心酶联免疫吸附法(ABC-ELISA)方法,研究发现开角型青光眼患者外周血中 IL-6、IL-12 的含量显著减低。开角型青光眼患者机体内的细胞免疫水平不同于正常人,提示免疫因素可能在视神经损害机制中扮演重要角色。

还有人用免疫组织化学的方法观察视网膜 IL-1β 的表达及分布。显示 IL-1β 在正常眼内压视网膜轻度表达,在高眼内压视网膜表达显著增强。说明 IL-1β 参与了慢性高眼内压状态下大鼠视网膜及视网膜节细胞损伤的病理过程。

在一项利用前房高眼内压灌注法获得的大鼠高眼内压的动物试验中,应用免疫组化和半定量 RT-PCR 方法检测大鼠视网膜组织中睫状神经营养因子 CNTF mRNA 的表达情况。结果显示,在正常大鼠视网膜组织中,CNTF mRNA 有微量表达,急性高眼内压后,其表达明显增高,说明大鼠急性高眼内压损伤后,可通过内源性 CNTF 表达增加来应答视网膜神经节细胞(RGCs)及其他细胞的损伤,以保护视网膜及视神经,这为外源性营养因子的应用提供理论依据。

为了了解高眼内压对小梁细胞、内皮细胞白细胞黏附分子-1(ELAM-1)表达的影响,ELAM-1 的表达与白介素-1a(IL-1a)是否有关,以期发现青光眼小梁细胞特异性表达 ELAM-1 的机制,有人使用流量恒定眼前节灌流培养猪眼动物模型,采用 HE 染色光镜观察不同眼内压下小梁网结构改变,免疫组化法检测小梁细胞 ELAM-1 的表达。研究发现,高眼内压可以诱导小梁细胞表达 E.LAM-1,ELAM-1 的表达可能与小梁网的自我代偿功能有关。

各型原发性青光眼患者接受小梁切除术后,取切取的小梁组织,行冰冻切片,进行针对水通道蛋白 1(AQP1)的免疫组织化学染色,观察发现各型原发性青光眼组小梁网内皮细胞膜上均可见棕褐色染色颗粒汇集点,表示有 AQP1 表达,并显示在眼内压急剧升高的早期,机体能够通过某种机制自主上调小梁网内皮细胞膜 AQP1 的表达;而长期高眼内压时,小梁网 AQP1 的表达显著减少。

大量动物实验显示,高眼内压会损害视网膜的各层,这种损害不仅会影响到视网膜节细胞,同时也会影响到视网膜的其他非神经元类细胞。高眼内压状态下视网膜中 IL-6 表达增强,共聚物-1(Cop-1)能进一步增强 IL-6 的活性。IL-6 通过 IL-6 受体(IL-6R)发挥其生物活性作用,促进神经元细胞存活,抑制神经元细胞的凋亡。Cop-1 诱导的自体免疫反应可以对高眼内压状态下的视网膜起到保护作用。

随着医学科学技术的进步,免疫组织化学技术与方法正不断发展,必将在青光眼的病因、发病机制、诊断、治疗和预后等方面发挥更为重要的作用。

(龚　艳)

第三节　青光眼诊断与鉴别诊断

一、原发性青光眼

(一)原发性急性闭角型青光眼

【临床表现】

临床表现根据疾病发展可分为以下 6 期。

1.临床前期　包括下述两种情况:

(1)一眼曾有急性发作,已被诊断为急性闭角型青光眼,另一眼虽无发作史,但具有浅前房和窄角的体征,迟早有发作的可能,该眼无需做激发试验即可诊断。

(2)有青光眼家族史,具有前房浅,房角窄体征,虽无发作史,但激发试验阳性者。

在此期,患者虽无明显症状,但为防急性发作,可提前做虹膜周边切除术或激光虹膜切除。

2.前驱期(先兆期)　表现为一过性或反复多次的小发作。患者常在疲劳、失眠、情绪波动、暗光下工作后眼胀、头痛、虹视、雾视,可伴有同侧头痛、眼眶部酸痛和恶心,上述症状在休息后自行缓解,症状消失。此刻检查,眼压常在 40mmHg 以上,轻度睫状充血,角膜上皮呈轻度雾状水肿,前房稍变浅,瞳孔轻度扩大,光反射迟钝。

3.急性发作期

(1)症状:起病急,症状重,表现为剧烈的眼球胀痛、同侧头痛、出现虹视、视力极度下降,甚至到眼前数指、光感,24～48h可导致失明,可伴有恶心、呕吐、烦躁不安、体温升高、汗出等全身症状。有时这些全身的症状较重而忽视了眼部的病变,去内科就诊,易误诊为脑血管、心血管、消化系统疾病。

(2)体征

①眼压:眼压常升高至60mmHg以上,甚至超过100mmHg。

②充血:球结膜睫状或混合性充血,可出现结膜水肿,甚至眼睑水肿。

③角膜水肿:角膜上皮水肿,裂隙灯下可见角膜透明度降低、厚度增加,后弹力层皱褶,呈雾状混浊,后壁有色素沉着,光线在混浊角膜的折射下分成彩虹样颜色成分,出现虹视。

④房角闭塞:急性发作时后房压力增加,虹膜膨隆,造成了"晶体虹膜隔"前移,前房变得更浅。以房角镜检查证明周边部虹膜与小梁面相贴,若未形成周边虹膜前粘连,眼压下降后,闭塞之房角可再开放,若已形成持久周边虹膜前粘连,不仅加压后,就是眼压下降也不会变宽。前房可出现房水闪辉现象,但较轻,因虹膜血管渗透性增加,血浆中的蛋白漏到房水中,开始时房水中无浮游细胞,以后可有棕色浮游物。

⑤瞳孔散大:眼压急剧上升,在高眼压下虹膜括约肌麻痹,虹膜受到损伤失去弹性,呈散大、固定、光反应消失,称为"麻痹性瞳孔散大"。瞳孔常呈垂直椭圆形,与房角在垂直径线上粘连较重有关。瞳孔的强直散大状态可作为与其他类型的青光眼及虹膜炎的主要鉴别诊断依据,虽在实施手术治疗或药物控制眼压后,患者的视功能可得到部分恢复,但散大的瞳孔可保持终生。

⑥虹膜萎缩:眼压急剧升高,使虹膜血管循环障碍,造成局部缺血、坏死、萎缩,发生部位以上方多见,其他各象限也可见到。所以急性闭角型青光眼的虹膜萎缩呈典型的扇形萎缩或阶段性萎缩。虹膜普遍色素脱失,萎缩的虹膜表面布满尘状色素颗粒,下为白色的虹膜基质层,在瞳孔缘部白色条索样的基质呈环形围绕瞳孔缘。虹膜萎缩变薄,局部可能穿孔,反而可以解除瞳孔阻滞,因此不用再做虹膜切除,也可降低眼压,治愈青光眼。临床上发现虹膜萎缩约占急性闭角型青光眼发作眼的50%。

⑦虹膜后粘连:急性发作时虹膜充血、渗出,并且在发作期虹膜与晶状体前囊接触紧密,因此可能会出现轻度虹膜后粘连。此粘连较虹膜睫状体炎引起的后粘连要轻。

⑧青光眼斑:急性高眼压引起晶状体纤维的营养障碍以至于坏死、混浊。临床表现在瞳孔领内,晶状体前囊下呈乳白色的点状、片状、条状及不规则的混浊。一旦出现则常年不消失,随着时间的推移,这些混浊由透明的皮质缓慢推向深部,所以由这些混浊存在位置可初步估计患眼发病的年代。

⑨眼底:因角膜上皮水肿,眼底检查困难。若用高渗液点眼,眼底可见视乳头充血,轻度水肿,视盘旁点状、片状出血,视网膜静脉怒张等。

4.间歇期　青光眼急性发作以后,经药物治疗或自然缓解,眼压恢复至正常范围,角膜透明、眼部充血消失。房角重新开放,但仍有遗留不同程度粘连性关闭,小梁网有色素遗留,以下方房角为甚。瞳孔基本恢复或稍大。此时病情得到暂时缓解,但瞳孔阻滞等致病因素并未解除,应抓紧时间行激光或手术虹膜切除,以防复发。

5.慢性期　急性期治疗不当或因闭角时间过久,周边虹膜与小梁网发生永久广泛性粘连。急性期症状得不到完全缓解,表现为持续性眼压中度升高,眼部充血消失,角膜基本透明,瞳孔大。此期应在药物尽量控制眼压的情况下行滤过手术治疗。若得不到恰当治疗,眼底和视野则发生和慢性闭角型青光眼相似的损害。

6.绝对期　长期高眼压,视功能完全丧失,无光感称之为绝对期。球结膜轻度睫状充血,角膜上皮轻度水肿,可反复出现大泡或上皮剥脱,前房极浅,晶状体混浊,眼压高。晚期绝对期青光眼尚可合并角膜钙化、虹膜及小梁网纤维血管膜形成及白内障等。

【诊断】

1.患者具有发生原发性闭角型青光眼的眼部解剖特征。

2.急性期眼压急剧升高,房角关闭。

3.单眼发病患者做对侧眼检查,发现同样具有发生原发性闭角型青光眼的眼部解剖特征。

4.根据急性高眼压引起的临床表现及体征,一般可做出正确诊断。

【鉴别诊断】

1.与急性虹膜睫状体炎鉴别　急性闭角型青光眼发作时,如症状不典型,或检查不仔细,可与急性虹膜睫状体炎相混淆,若用扩瞳治疗将会使青光眼病情恶化。两者鉴别要点在于前房深度、瞳孔大小及眼压。本病前房浅,房角窄,瞳孔常扩大,眼压升高,角膜后壁可有少量棕色 kp;而急性虹膜睫状体炎前房深度正常,瞳孔缩小,有些还出现后粘连,呈不规则形,眼压正常、偏低或稍高,角膜后壁有较多灰白色 kp。

2.与内科疾病相鉴别　闭角性青光眼急性发作时,常伴有剧烈的头痛及恶心、呕吐等消化道症状,非眼科医生极易忽略眼部的检查而误诊为脑血管疾病或胃肠系统疾病,延误青光眼的治疗,造成严重后果甚至失明。甚至给予解痉药如东莨菪碱、阿托品等治疗反而加剧病情的情况也偶有发生。此时应详细询问病史,想到可能是青光眼,只要做必要的眼部检查,不难做出正确诊断。

3.与原发性(传统型或典型)恶性青光眼鉴别　原发性恶性青光眼临床表现及眼部解剖体征与本病相似,易造成误诊。两者的前房都浅,但恶性青光眼前房极浅甚至无前房,晶状体更厚,眼轴更短。而且恶性青光眼是一类逆药性青光眼,也就是匹罗卡品点眼后眼压升高、前房变浅,病情恶化,这可做为闭角型青光眼与恶性青光眼的区别。两病的处理原则不同,由于误诊可造成严重的损失,所以两者的鉴别诊断是非常重要的。

4.与继发性急性闭角型青光眼鉴别　血影细胞性青光眼,晶状体膨胀、晶状体溶解性、晶状体半脱位引起的青光眼,新生血管性青光眼,葡萄膜炎引起的继发性青光眼都有急性高眼压的症状和表现,均可引起眼压急性升高,甚至遗留下高眼压造成的眼部损害体征。在鉴别时最重要的是做对侧眼的检查,因为原发性闭角型青光往往双眼具有同样的解剖特征,如果发现对侧眼不具有同样特征,则应做进一步检查,做出鉴别诊断。

(二)原发性慢性闭角型青光眼

原发性慢性闭角型青光眼根据虹膜和前房形态分为两型,即瞳孔阻滞型慢性闭角型青光眼和高褶虹膜型慢性闭角型青光眼。

【瞳孔阻滞型慢性闭角型青光眼】

1.临床表现

(1)症状:常有小发作,症状轻微,呈发作性眼胀、头痛、读书困难、虹视、雾视、视物不清等,经休息、睡眠后可自行缓解。在过劳、失眠、暗室下活动后又可发作。部分患者无任何症状。这种发作冬季比夏季要多见一些。在病程的早期,发作性眼压升高及其伴随症状,间隔数月才发作一次。若疾病进行,间隔时间越来越短,发作时间越来越长。有些病例,直至几乎每晚发作才到医院就诊。

(2)体征

①眼压:眼压升高呈发作性,次数由少到多,逐渐频繁。刚开始发作时,充分睡眠和休息后可自然缓解。随着疾病发展,眼压高持续时间变久,几天才能缓解,直至用药才能缓解。

②外眼及眼底:球结膜无充血,眼压升高时,角膜透明或上皮轻微水肿。眼底检查可见早期视乳头完

全正常,到了发展期或者晚期,则显示程度不等的视乳头凹陷及视神经萎缩。视乳头的变化取决于疾病发展的阶段。瞳孔轻度散大,瞳孔光反射大部分正常,少数病例迟钝。晚期患眼视乳头萎缩、视杯扩大,C/D在 0.7~0.8 以上,视神经纤维破坏区出现相应的视野缺损。慢性闭角型青光眼杯状凹陷没有开角型青光眼深,也不像急性闭角型青光眼视盘色泽淡。凹陷较浅,而是一种灰白色视盘萎缩,观察杯状凹陷要注意血管形态改变,而不是单纯依靠凹陷的色泽和深度。

③房角:前房极浅,虹膜稍膨隆。房角检查开始出现锥状前粘连,粘连范围逐渐扩大愈来愈广泛,粘连处无焦点线移位征。慢性闭角型青光眼由瞳孔阻滞发病的房角为下行性粘连,其粘连的位置在 schwalbe 线及小梁区。四个象限从上象限、后两侧、最后下象限房角缓慢关闭。房角在四个象限窄度不一致,可认为是慢性闭角型青光眼的特征。

2.诊断

(1)具备发生闭角型青光眼的眼部解剖特征。

(2)有反复轻度至中度眼压升高的症状或无症状。

(3)房角窄,高眼压状态下房角关闭。

(4)进展期至晚期可见类似原发性开角型青光眼视乳头及视野损害。

(5)眼前段不存在急性高眼压造成的缺血性损害体征。

【高褶虹膜型慢性闭角型青光眼】

1.临床表现

(1)症状:患者多无自觉症状,偶尔有虹视。

(2)体征

①此型特点是前房轴深正常,虹膜瞳孔缘及中周部均平坦,无膨隆,但周边虹膜肥厚,堆积,呈多个环形的波浪皱褶,向小梁区移位,因而前房的周边部极浅。根据虹膜形态,称之为高褶虹膜型。

②前房角改变:粘连由房角最周边的房角隐窝开始,但房角入口处仍开放。房角镜检查焦点线不移位,粘连自隐窝渐向前扩展,渐达 Schwalbe 线。同一眼内房角改变差异很大,部分房角为程度不等粘连,另部分房角仍开放。根据房角粘连的特点是由周边部开始,逐渐向前进展,犹如房角逐渐变短,故高褶虹膜型慢性闭角型青光眼又称短房角青光眼。

(3)分型

①高褶虹膜构型:前房轴深正常,虹膜平坦,结构异常,虹膜附着处前移,晶状体位置异常,发病系非瞳孔阻滞性结构因素起主要作用。

②高褶虹膜综合征:具备上述特征,做周边虹膜切除术后,周切口通畅,但当自发或药物散瞳时,引起房角关闭和急性高眼压。

2.诊断

(1)前房轴深正常,虹膜平坦,周边前房极浅。

(2)房角改变:房角窄,粘连从房角隐窝开始,同一眼内粘连程度不等。

(3)眼压升高。

3.鉴别诊断　与窄角性开角型青光眼相鉴别。关键在于高眼压状态下房角检查,慢性闭角型青光眼高眼压下前房角是关闭的,后者眼压升高时,房角虽然窄,但是开放的。

(三)恶性青光眼

恶性青光眼又称睫状环阻滞性青光眼,其特征是:前房普遍变浅或消失,眼压升高或正常,局部缩瞳剂治疗无效,用散瞳睫状肌麻痹剂治疗可有效缓解病情,对特殊的玻璃体手术治疗反应佳,无瞳孔阻滞。发病机制为睫状肌痉挛、虹膜-晶体隔前移,导致睫状体与晶状体赤道部相贴而发生睫状环阻滞,房水向后倒流至玻璃体腔内,使玻璃体前移,挤压睫状突、晶体、虹膜,继发前房角关闭。

【临床类型】

1.经典的恶性青光眼:发生在有晶体的原发性闭角型青光眼各种切开性手术后。

2.无晶体眼恶性青光眼:发生在经典恶性青光眼晶体摘除术后、常规白内障摘除术后发生的恶性青光眼。

3.人工晶体眼的恶性青光眼:发生在白内障摘除术人工晶体植入术后。

4.缩瞳剂引起的恶性青光眼。

5.外伤后引起的恶性青光眼。

6.炎症相关性恶性青光眼。

7.视网膜疾病相关性恶性青光眼:视网膜中央静脉阻塞、广泛视网膜光凝、早产儿视网膜病变、视网膜脱离手术。

8.自发性恶性青光眼。

【临床表现】

1.视力下降,畏光、眼胀、头痛,眼压升高。

2.本病为双眼病,在同样诱因下,对侧眼也将发生恶性青光眼,对侧未发病眼滴缩瞳剂后前房变浅,眼压升高即可确定诊断。

3.双眼具有眼前节狭小的解剖特点,前房普遍变浅或消失,中央前房尤甚,晶体较厚位置相对前位,眼轴较短。

4.滴用缩瞳剂不能降低眼压,反而会使病情恶化。用散瞳睫状肌麻痹剂可使睫状环变大,晶体悬韧带拉紧,晶体变薄、位置后移,加深前房、房角开放,眼压下降。

5.UBM检查:显示患眼的睫状体较厚、较前位,虹膜-晶状体隔前移,睫状突与晶状体赤道部的距离较小。

【诊断】

根据上述临床表现及双眼具有眼前节狭小的解剖特点、UBM检查即可诊断。

【鉴别诊断】

1.瞳孔阻滞性闭角型青光眼　多发生于老年女性,有家族史,无眼部手术史,自发性发作,有眼压高和虹膜膨隆,前房浅仅限于周边部,双眼前房深度一致,用缩瞳剂可使眼压下降,点睫状肌麻痹剂可诱发急性发作。两者治疗截然相反。

2.脉络膜脱离　表现为前房突然变浅或消失,眼压低,眼底可见暗灰色的脉络膜隆起,后巩膜切开时有黄色液体从脉络膜上腔溢出。眼部B超有助诊断。

3.脉络膜上腔出血　一种罕见的严重的眼部手术并发症,可发生在术中或术后数小时或数天。典型病例表现为眼部疼痛、充血明显、眼压升高,前房变浅或消失,眼底可见棕红色的脉络膜隆起,后巩膜切开时有血性液体自脉络膜上腔溢出。

(四)原发性开角型青光眼

【临床表现】

多数开角型青光眼病例发病隐匿,进展缓慢,故不易被觉察。部分病例述眼昏、眼胀、视力疲劳。早期一般无任何症状,当病变发展到一定程度时,虽视力检查正常或接近正常但视野已严重缺损,视神经萎缩明显。晚期视野呈管状时,出现行动不便和夜盲等症状。部分晚期病例有虹视或视物模糊,最后失明。

1.眼压升高,波动幅度大　原发性开角型青光眼的眼压升高是一个较长的过程,开始的数月甚或数年眼压都在正常范围 10～21mmHg。但至一定时期后随着小梁功能的下降,每天在一定时间眼压升高至病理范围>24mmHg。由于大多数人们的 24h 眼压变化是下降型,所以多数人眼压至病理状态开始于早起起床前,当患者前来就诊时眼压已经在正常范围内。所以对疑似开角型青光眼的患者进行 24h 眼压测量是非常有意义的。随着时间的推移,患者的眼压缓慢升高,基压(24h 的最低眼压)也至病理状态。开角型青光眼的眼压一般为中度升高,多数为 24～44mmHg。也有一些大于 40mmHg。患者的眼压有个体差异并与病程有关。眼压水平也反映小梁损伤程度。

2.房水流畅系数下降　开角型青光眼的房水流畅系数有不同程度的下降(正常眼的房水流畅系数"C"值为 0.19～0.65,0.12 为异常)。下降的幅度取决于小梁损伤的程度。但目前开角型青光眼的"C"值检查已不作为常规项目,其重要性亦不像过去那样被重视。

3.眼前段　前房深度正常或较深,虹膜平坦,前房角开放。

4.眼底　原发性开角型青光眼视盘改变主要表现如下。

(1)视乳头凹陷进行性扩大、加深:青光眼的视乳头凹陷扩大多呈垂直竖椭圆形。因为高眼压所致的视网膜神经纤维损伤来自颞上和颞下,所以在视杯的上、下两极凹陷加深,称极性切迹。典型的开角型青光眼杯状凹陷明显加深,色泽变淡苍白,组织萎缩。底部多可看到点状筛孔,随病程进展点状可变成条状。视杯的垂直扩大较圆形扩大常见。部分病例明显偏于颞侧。两眼视杯大小不一,偏大的一眼则可能是青光眼。C/D≥0.6 是诊断青光眼的重要参数。

(2)盘沿局限性变窄或缺失:盘沿是指视杯的边缘与视盘边缘的中间组织,由神经纤维组织构成。生理杯的扩大与盘沿组织的丢失二者是一致的。生理杯愈大,盘沿组织丢失的愈多,盘沿变窄,开始于上、下盘沿,后进展至其他区域。

(3)视乳头苍白:生理杯的色泽较盘沿为淡,随着生理杯的扩大,其色泽更浅,范围也随之扩大。

(4)血管屈膝:在用检眼镜检查时盘沿上的血管与杯底的血管可见,而中间悬垂壁上的血管看不到,即青光眼杯的血管屈膝征。

(5)视盘出血:视盘上的火焰状出血,常位于上、下极颞侧,出血处往往有切迹。

(6)视网膜神经纤维层萎缩:视乳头的青光眼性凹陷萎缩是诊断的可靠依据,视网膜神经纤维层萎缩可直接反映青光眼所致轴索的丢失。

5.视野　青光眼性视野缺损,是青光眼诊断和病情评估的重要指标。

(1)早期改变:局限性旁中心暗点出现率可高达 80%,常在中心视野 5°～30°范围内有一个或数个比较性或绝对性盘中心暗点。病程进展,旁中心暗点扩大。多个暗点相互融合形成 Bjerrum 区,该范围较绝对暗点大,近似弓形,接近中心注视区但不占据注视区。这种视野损害可以延伸至鼻侧的中央水平分界线,形成大的鼻形阶梯。

(2)进展期视野改变:随着青光眼病情进展,视野损害可呈现典型的神经纤维束性视野缺损,旁中心暗点进一步发展相互融合或与生理盲点相连形成弓形暗点。视网膜神经纤维束进一步受到损害,视野损害进一步扩大,向鼻侧视野进展,形成鼻侧视野缺损。

(3)晚期视野缺损表现:鼻侧视野缺损,视野的上、下方缺损,最后大部分视野丧失,仅剩中央部 5°～10°的小视野,为管状视野。视野损害在鼻侧进展速度较快,最终只剩颞侧小片岛状视野,为颞侧视岛。到最后残存视野丧失,导致完全失明。

【诊断】

原发性开角型青光眼的诊断标准采用全国青光眼学组提出的标准:

1.眼压>21mmHg。

2.青光眼性视乳头损害和(或)视网膜神经纤维层缺损。

3.青光眼性视野缺损。

4.前房角开放。

具有以上4项或具有1、4项与2或3者才能诊断为原发性开角型青光眼,激发实验阳性不作为诊断依据。

【早期诊断】

早期诊断开角型青光眼非常重要,能够尽早得到诊治,才能保护视神经及视野,防止发生不可逆性视功能损害。

1.高眼压　眼压愈高发生青光眼的可能性愈大,出现视乳头和视野损害的可能性愈大,但诊断青光眼不能仅依靠眼压,还需要结合视野与眼底检查。

2.视乳头凹陷　视乳头凹陷扩大是原发性青光眼的重要体征,并且双侧凹陷不对称常发生于青光眼患者。

3.家族史　青光眼是具有遗传性的疾病,有开角型青光眼家族史是一个重要危险因素。

4.高度近视　高度近视患者中开角型青光眼的发生率高。

5.糖尿病　糖尿病患者青光眼患病率高于非糖尿病者。

6.视野和视网膜神经纤维束检查

7.色觉异常　开角型青光眼早期表现蓝绿色分辨力下降。

8.对比敏感度降低　青光眼早期表现为高频对比敏感度下降,部分低频对比敏感度下降,晚期全频率均下降。对比敏感度下降与色觉异常也是评价开角型青光眼视功能损害的检查方法。

9.眼电生理　表现为图像视网膜电图异常。视网膜电图像反映视网膜神经节细胞功能。

10.荧光血管造影　表现为乳头低荧光及上、下极充盈缺损。

【鉴别诊断】

1.高眼压症　即多次眼压测量其双眼数值均在正常人群眼压的高限或高限以上,通常眼压在21~30mmHg间,房角开放,经多年随访大多不引起青光眼视乳头改变或视野损害,仅有5%~10%的高眼压症最终发展为开角型青光眼。

2.视神经乳头生理性大杯　两眼视盘对称,杯凹均匀扩大,没有视盘出血、无盘沿变窄和缺失,可能有家族性的生理性大杯。其眼压和视野正常,随访也无病理改变。

3.原发性闭角型青光眼慢性期　鉴别要点在于其眼压升高时前房角关闭。

4.继发性开角型青光眼　如假性晶状体囊膜剥脱综合征、糖皮质激素性青光眼、房角后退性青光眼、眼前节炎症继发青光眼、继发于外伤的青光眼等,它们都有发生青光眼的原发病,具有原发疾病的体征。

5.可致弓形或神经纤维性视野缺损的疾病　如脉络膜视网膜疾患,包括近视性退行性变、非典型的视网膜色素变形、光感受器退行性变、动静脉分支阻塞和近视乳头的脉络膜视网膜炎等;视乳头损害,包括视乳头的玻璃疣、小凹、缺损、视乳头炎、慢性视乳头水肿等;视神经损害,包括缺血性视神经病变、球后视神经炎、脑垂体瘤、脑膜瘤和视交叉处蛛网膜炎等,这些疾病造成视野上的缺损,易于误诊为青光眼。但是只要能抓住原发病的体征及青光眼眼底、视野的特征性改变,还是不难相鉴别的。

(五)正常眼压性青光眼

【临床表现】

多次测量眼压,眼压均在正常范围内,检查眼底和视野均可出现特征性青光眼损害称为正常眼压性青光眼。

1.病史   发病隐匿,患者在病史中几乎无任何不适症状。个别患者可有眼胀、疲劳、不适等非特异性症状。

2.眼压   患者的眼压处于正常范围。国外文献报道,大多数患者的眼压值接近上界。在昼夜曲线的波动幅度和双眼对称性等方面,表现与一般人群正常眼压的生理状态完全一致,在疾病过程中保持正常和稳定。

3.前房角开放

4.眼底   正常眼压性青光眼与原发性开角型青光眼的视乳头病变是相似的。但正常眼压性青光眼视盘出血相对常见,呈条片状或火焰状出现于颞下或颞上盘沿。局限性视网膜神经纤维层缺损在正常眼压性青光眼早期就可表现出来,晚期则表现为弥漫性缺损。

5.视野   其视野损害的表现与原发性开角型青光眼相似。部分的研究也认为:正常眼压性青光眼的视野损害更多地表现为局限性的视野缺损,表现为弥漫性视野缺损较少,视野缺损(暗点)的坡度更陡峭,缺损更深。对固视点视野的损害上,正常眼压性青光眼比原发性开角型青光眼更早、更多地侵犯到固视点视野。

6.多伴有全身病   如低血压、动脉硬化、糖尿病、冠心病等。正常眼压性青光眼的眼动脉压和眼灌注压偏低,眼血流速度低于正常人,这些眼部的血循环异常往往是上述全身改变在眼部的一个突出表现。

【诊断】

1.24h眼压测量均≤21mmHg。

2.具有青光眼视乳头改变和视网膜神经纤维层缺损。

3.具有青光眼性视野缺损。

4.前房角为开角。

5.排除其他引起视神经改变和视野损害的疾病。

【鉴别诊断】

1.原发性开角型青光眼   原发性开角型青光眼和正常眼压性青光眼的鉴别要点是眼压,但由于原发性开角型青光眼昼夜眼压波动较大,24h中只在某一时间段才呈现眼压高峰,由于未做日曲线测量常无法发现高眼压;或者一些POAG患者服用了强心苷类或其他能使眼压降低的药物,而在眼压测量中眼压不高。所以应在排除一切降低眼压的外在因素下反复测量眼压及日曲线检查,以区别原发性开角型青光眼和正常眼压性青光眼。

2.继发性青光眼   如皮质类固醇性青光眼、青光眼睫状体样综合征、葡萄膜炎继发性开角型青光眼、外伤性青光眼和色素播散综合征等,都可引起一过性眼压升高,在原发病消除或治愈后,眼压恢复正常,但仍有视乳头和视野损害,故易误诊为正常眼压性青光眼。若详细询问病史,仔细检查眼部及随访观察常可鉴别。

3.先天性视乳头异常   表现为生理性视乳头大凹陷、视乳头缺损、先天性视乳头孔洞、先天性视乳头发育不良、先天性视盘倾斜综合征等。与开角型青光眼鉴别点在于眼压、视乳头形态学检测、视网膜神经纤维层检查、FFA、视野检查。

4.缺血性视神经病变   多发生视神经萎缩,但一般不会形成视乳头凹陷,但部分前段缺血性视神经病变的患者也可形成类似青光眼性的视乳头凹陷,容易与正常眼压性青光眼混淆。缺血性视神经病变临床特征为:起病急,视力急骤下降,可伴有眼痛和头痛等不适;眼底视乳头苍白范围明显大于凹陷范围,可有视乳头表面出血或水肿;视野改变表现为不以水平中线或垂直中线为界的与生理盲点相连的弧形缺损呈水平半盲或象限盲;眼底荧光血管造影早期视乳头小血管扩张和荧光渗漏,视盘边界呈现模糊的高荧光,晚期可表现视乳头充盈迟缓、低荧光;前段缺血性视神经病变常伴有巨细胞动脉炎、高血压动脉硬化、糖尿病、失血性休克和胶原病等全身病。

5.近视　近视中以高度近视最易误诊为正常眼压性青光眼。高度近视的视乳头常有较大的苍白区和浅凹陷,并且部分伴有脉络膜视网膜萎缩导致视野缺损时更易误诊,可通过视乳头形态学检查、视网膜神经纤维层检查和 FFA 进行鉴别。

6.其他　正常眼压性青光眼的诊断尚应与其他可引起视神经萎缩的疾病如蛛网膜炎、酒精中毒性视盘萎缩和凹陷增大、非特异性巨细胞动脉炎等鉴别。

(六)房水分泌过多性青光眼

【临床表现】

房水分泌过多性青光眼是一种较罕见的开角型青光眼。多见于 40～60 岁的女性,眼压升高呈间歇性,范围在 25～35mmHg,眼压波动较大。其临床症状与原发性开角型青光眼相似。

【诊断】

1.眼压　眼压多中度升高,病变进展比较缓慢。单纯的眼压测量不能确诊,需在眼压升高期间进行眼压描记,发现房水流畅系数 C 值均在正常范围内,而房水生成率 F 值却高达 $4\sim5\mu m^3/min$,说明患者的高眼压不是房水流出的障碍,而是房水生成增多。

2.视野和眼底　损害与原发性开角型青光眼相似。

3.病史　多数患者有精神神经因素和高血压病史。

【鉴别诊断】

1.原发性开角型青光眼　本病是由于小梁网对房水排出阻力增加,房水流出减少而导致眼压升高,常常可伴有房水生成减少,可先测量昼夜眼压曲线,在眼压高峰时做眼压描记常可发现房水流畅系数降低,藉此可与分泌过多性青光眼相鉴别。

2.原发性闭角型青光眼　早期房角周边虹膜前粘连较少,在高眼压状态下做眼压描记时,由于眼压计压迫眼球,使房角开大,可得到较高的初压值和良好的流出率,测得房水流畅系数可以正常,易误诊为分泌过多性青光眼,需结合房角检查进行鉴别。

(七)高眼压症

高眼压症是指多次眼压测量其双眼数值均在正常人群眼压的高限或高限以上,房角开放且无异常表现,虽未予治疗,经多年随访仍不引起青光眼视乳头改变或视野损害的一种状态。

【临床表现】

1.高眼压症以 40 岁以上的女性患者较为多见,可能与内分泌、更年期、肥胖、季节、颈椎病有一定关系。

2.反复测眼压均在 21mmHg 以上(尽量采用压平眼压计测量),而视野、眼底均正常。

3.高眼压症除有视疲劳外,并无特殊不适及主诉。

4.高眼压演变成为青光眼的危险因素有青光眼家族史、黑色人种、老人、内分泌变化、高度近视、糖尿病、高血压、心血管疾病等。

【诊断】

根据本病临床表现及体征,即可做出正确诊断。但是高眼压症必须密切随访,监测眼压,观察眼底及视野的变化。

【鉴别诊断】

与开角型青光眼、闭角型青光眼、正常眼压性青光眼的鉴别要点在于眼压的高低、眼底及视野的病变。

二、继发性青光眼

继发性青光眼是由于某些眼病或全身疾病,影响或破坏了正常的房水循环,或阻碍了房水外流,或增加房水生成,而引起眼压升高的青光眼。

(一)眼前段炎症所致的继发性青光眼

【虹膜睫状体炎】

1.临床表现

(1)症状:视力减退、畏光、流泪、眼痛。

(2)体征:结膜呈睫状充血,角膜内皮可见灰白色细尘状或羊脂状 kp,以角膜下方较多,呈三角形。房水混浊,Tyn(+),病情严重时,前房内可有絮样渗出物,甚至积脓。虹膜纹理不清,可有后粘连,瞳孔缩小,对光反射减弱或消失。

炎症期瞳孔缩小,瞳孔缘虹膜后粘连,前房房水通道受阻;炎症期房水分泌过多;当炎性渗出物多时,炎性细胞、纤维蛋白等阻塞在小梁网,房水流出不畅;虹膜与小梁网或虹膜与角膜间发生粘连导致房角闭锁,造成眼压升高引起继发性青光眼。

2.诊断　根据临床表现,可做出诊断。

3.鉴别诊断

(1)青光眼睫状体炎综合征:仅有轻度虹膜睫状体炎表现,无瞳孔缘虹膜后粘连。呈发作性。眼压升高常在 40~60mmHg,视力影响不明显。而本病反复发作后可有虹膜前或后粘连,瞳孔缩小,形状不规则。

(2)原发性青光眼:鉴别要点在于是否有虹膜睫状体炎的表现。

(3)色素性青光眼:角膜后壁梭形色素沉着,无虹膜睫状体炎的表现。

(4)虹膜异色性睫状体炎:该病无瞳孔缘后粘连,虹膜明显萎缩变薄,透照虹膜可见斑点状缺损。

(5)新生血管性青光眼:虹膜和前房角可见新生血管。

【青光眼睫状体炎综合征(简称青-睫综合征)】

1.临床表现

(1)好发于中青年。一般是单眼反复发病。发作时常无自觉症状,头痛眼痛症状不明显。

(2)视力基本正常或有轻度下降。

(3)发作性眼压升高,常在 40~60mmHg。

(4)轻度睫状充血,角膜上皮可有轻度水肿,发作 3 天内角膜后壁可见灰白色羊脂状沉着物,多位于角膜的下 1/3 部位。瞳孔可略大,不发生后粘连。前房有少量浮游物,轻度房水闪光,前房深,房角开,无周边虹膜前粘连。

(5)预后较好,一般无视野及视乳头改变。

2.诊断　根据视力、眼压升高。轻度虹膜睫状体炎症状,可做出诊断。

3.鉴别诊断

(1)虹膜睫状体炎:反复发作后可有虹膜前或后粘连,瞳孔缩小,形状不规则。眼压不一定升高。而青-睫综合征仅有轻度虹膜睫状体炎表现,无瞳孔缘虹膜后粘连。呈发作性。眼压升高常在 40~60mmHg,视力影响不明显。

(2)虹膜异色性睫状体炎:虹膜变淡、萎缩变薄,后期大多数有白内障的表现。眼压为持续升高,并不呈发作性升高。

（3）色素性青光眼：角膜后为梭形色素沉着物。中周部虹膜透照缺损。小梁网上色素明显色素沉着。

（4）新生血管性青光眼：虹膜和前房角有新生血管。

【虹膜异色性睫状体炎（又称 Fuchs 综合征）】

1.临床表现

（1）单眼发病：发病年龄在 30～40 岁之间，男女发病率无显著差异。

（2）虹膜异色：虹膜颜色变淡，基质萎缩，由瞳孔缘扩展至瞳孔括约肌和虹膜周边部，在裂隙灯下虹膜部分透光，可见斑点状虹膜缺失。部分病例中虹膜前表面或瞳孔边缘有白色半透明结节，特别在瞳孔括约肌处易见。

（3）慢性睫状体炎：轻度前房闪辉，无虹膜后粘连，角膜后 kp 为灰白色，呈细小或中等大小圆形、星形、边缘清楚。裂隙灯下可见前玻璃体内有白色小圆点状混浊，具有诊断价值。

（4）并发性白内障：该病后期常发生并发性白内障。

（5）继发性青光眼：与开角型青光眼相似，房水流出率降低。房角检查，可见新生血管呈放射状和环状排列在小梁网。前房穿刺时常在穿刺点对侧房角发生线状出血。这是该病的一个诊断特征。

2.诊断　根据临床表现，可做出诊断。

3.鉴别诊断　与虹膜睫状体炎鉴别，该病反复发作后可有虹膜前或后粘连，瞳孔缩小，形状不规则。而本病无瞳孔缘后粘连，虹膜明显萎缩变薄，透照虹膜可见斑点状缺损。

（二）晶状体异常所致继发性青光眼

【肿胀期白内障所致青光眼】

即白内障膨胀期或晶体外伤后混浊肿胀后发生的继发性青光眼。

1.临床表现

（1）多单眼发病，有长期视力减退病史。

（2）伴有眼痛、头痛、恶心、呕吐等症状。

（3）睫状充血，角膜上皮水肿，前房浅，房角部分或全部关闭，瞳孔中度散大。

（4）晶状体混浊肿胀。

（5）眼压明显升高。

2.诊断　根据白内障病史、眼压升高、前房变浅，可做出诊断。

3.鉴别诊断　与晶状体溶解性青光眼鉴别。该病见于过熟期白内障，前房深，房角开放，瞳孔轻度或中度散大。房水和前房角有灰白色或褐黄色点状物漂浮或沉着。本病晶状体膨胀后，使晶体虹膜隔前移，前房浅，房角部分或全部关闭，房水中可见少量色素，瞳孔中度散大。

【晶状体溶解性青光眼】

过熟期白内障，晶状体皮质液化逸出，漏入房水中，被巨噬细胞所吞噬，这些细胞阻塞小梁网，使房水外流受阻，眼压升高。

1.临床表现

（1）多见于老年患者，单眼发病，长期视力减退。大多数发病突然，出现眼痛、头痛、流泪、畏光、恶心、呕吐等症状。

（2）眼压显著升高，可达 50～60mmHg。

（3）眼部混合充血，角膜上皮水肿，前房深或正常，房水可见明显闪辉，角膜后壁、房水、房角、虹膜及晶状体表面可见灰白色晶状体皮质或彩色反光的颗粒。

（4）晶状体混浊为过熟期白内障。

（5）房水细胞学检查可发现典型的透明膨胀的巨噬细胞。房水生化检查房水中高分子量可溶性晶状体蛋白含量增高。

2.诊断　根据临床表现及房水细胞检查,可做出诊断。

3.鉴别诊断

（1）肿胀期白内障所致青光眼:晶状体膨胀后,使晶体虹膜隔前移,前房浅,房角部分或全部关闭,房水中可见少量色素,瞳孔中度散大。本病前房深,房角开放,瞳孔轻度或中度散大。房水和前房角有灰白色或褐黄色点状物漂浮或沉着。

（2）晶状体皮质过敏性青光眼:有外伤或白内障手术史。虹膜充血水肿、瞳孔缩小,前房大量炎性细胞,可形成积脓,角膜后羊脂状沉着物。房水生化检查高分子量可溶性晶状体蛋白含量极低。血清中可测出晶状体蛋白抗体。

（3）晶状体颗粒性青光眼:有白内障手术史或晶状体外伤史,二者的鉴别要点在于晶状体溶解性青光眼房水中高分子量可溶性晶状体蛋白含量增高而晶状体颗粒性青光眼则不高。

（4）原发性急性闭角型青光眼:眼压急剧升高,视力突然下降甚至无光感,前房浅,房角关闭,瞳孔呈椭圆形强直散大,角膜内壁色素性 kp 沉着,可见晶状体青光眼斑及虹膜关节段性萎缩。

【晶状体颗粒性青光眼】

又称晶状体皮质残留性青光眼,由于外伤或晶状体手术,使晶状体皮质堵塞前房角,阻碍房水外流,引起眼压升高。

1.临床表现

（1）有晶体外伤、白内障囊外摘除手术或白内障囊内手术时囊膜破裂史。

（2）视力下降、眼痛、头痛、流泪、畏光。

（3）眼压升高。

（4）结膜充血、角膜水肿,角膜内壁可有晶状体皮质附着,房角开放,小梁上有晶状体皮质沉着,前房深度正常,可见白色晶状体皮质碎片,房闪阳性。伴有虹膜炎性反应时,可形成后粘连,进一步阻塞房水流出。

（5）房水细胞学检查:可见晶状体颗粒及巨噬细胞。

（6）房水生化检查:高分子量可溶性晶状体蛋白含量不高。

2.诊断　根据临床表现及房水细胞检查,可做出诊断。

3.鉴别诊断　与晶状体溶解性青光眼鉴别,该病常发生于过熟期白内障,而本病具有白内障手术史或外伤史。二者的鉴别要点在于晶状体溶解性青光眼房水中高分子量可溶性晶状体蛋白含量增高而晶状体颗粒性青光眼则不高。

【晶状体皮质过敏性青光眼】

晶状体皮质过敏性青光眼是晶状体皮质过敏性眼内炎的一种表现,临床上比较少见,它是在白内障手术或晶状体受损伤后,对自身晶状体蛋白过敏引起眼内炎,房角受损,房水外流障碍,眼压升高,导致继发性青光眼。

1.临床表现

（1）有晶状体受损伤或白内障手术后晶状体皮质残留在眼内病史,特别是晶状体皮质与玻璃体混杂更易产生过敏。

（2）晶状体损伤或手术后经过一段时间潜伏期,出现严重的过敏性葡萄膜炎,虹膜充血水肿、瞳孔缩小,前房大量炎性细胞,可形成积脓,角膜后羊脂状沉着物。后部葡萄炎症时可有玻璃体黄白色反光。急性反应期眼压多降低,当小梁和房角受损后眼压升高,发生青光眼。

(3)晶状体浸出液做皮内试验产生的皮肤迟发性过敏反应及血清免疫球蛋白 IgA 和 IgM 升高、血清中可测出晶状体蛋白抗体。

(4)房水细胞学检查可见小淋巴细胞和一些巨噬细胞。房水生化检查高分子量可溶性晶状体蛋白含量极低。

2.诊断 根据临床表现,可做出诊断。

3.鉴别诊断

(1)晶状体溶解性青光眼:有大量高分子量可溶性蛋白为鉴别点。

(2)交感性眼炎:炎症反应迅速强烈且波及全色素膜,眼底有明显改变。眼压基本正常。病理改变属典型的肉芽肿性结节形成。一般无中性多核白细胞和嗜酸性粒细胞。

【晶状体异位继发青光眼】

晶状体脱位或半脱位后引起眼压升高所致的青光眼叫做晶状体异位继发青光眼。

1.临床表现

(1)病因:外伤引起者、先天性晶状体脱位或自发性晶状体脱位。

(2)视力障碍。

(3)晶状体全脱位

①晶状体全部脱入前房,多沉于前房下方,呈大油滴状,虹膜推向后方,晶状体嵌顿于瞳孔,晶状体后囊面与瞳孔缘部虹膜紧密相贴,堵塞了前后房的房水流通,后房压力增高,推周边虹膜向前膨隆,引起周边前粘连,房角关闭,眼压急剧升高。

②晶状体脱入玻璃体腔内,玻璃体疝嵌顿于瞳孔,导致瞳孔阻滞,造成房角关闭,眼压升高。前房深,虹膜震颤。玻璃体腔内或视网膜表面可见透明球状物,久之与视网膜粘连,可发生晶状体皮质过敏性眼内炎及青光眼。

(4)晶状体半脱位

①前房:深浅不一。

②房角改变:晶状体半脱位无玻璃体嵌顿者,往往可见晶状体前倾侧房角变窄或粘连闭合。半脱位合并玻璃体嵌顿时,引起瞳孔阻滞发生,两种情况均可引起眼压升高。

③虹膜震颤:晶状体脱位往往伴有虹膜震颤,当眼球运动时,虹膜震颤更加明显。

2.诊断 晶状体脱位伴有眼压升高。

3.鉴别诊断 与其他青光眼鉴别要点在于晶状体是否脱位。

(三)虹膜角膜内皮综合征

虹膜角膜内皮综合征是一组原发性角膜内皮异常的眼前节疾病。

【临床表现】

1.流行病学 多见于中青年,尤其是女性。无遗传倾向,罕有家族史,无全身并发症或合并其他眼病。常单眼发病。早期症状不明显,可出现视物模糊及间歇性虹视。

2.临床分型

(1)原发性虹膜萎缩:虹膜萎缩变薄,导致虹膜穿孔和瞳孔变形移位。房角内皮细胞增殖,房角粘连导致青光眼。此型角膜水肿较轻或无水肿。

(2)Chandler 综合征:继发于角膜内皮营养不良的角膜水肿,虹膜萎缩轻度变薄,无虹膜裂孔形成、虹膜色素层不显外翻或仅轻度外翻,瞳孔轻度变形。眼压可正常或仅中等升高,虹膜周边前粘连多不进展,病程进展非常缓慢。

（3）虹膜痣综合征：以弥漫性角膜内皮细胞增生，并累及房角与虹膜，虹膜表面有色素结节及痣，最初为细小黄色隆起，晚期形成暗棕色有蒂的结节，虹膜萎缩呈现多样性。瞳孔向周边前粘连处移位，可伴有瞳孔缘色素外翻，但虹膜裂孔少见。由于内皮细胞增生，周边前粘连形成，而导致继发性闭角青光眼。

【诊断】

根据角膜、虹膜和前房角的改变以及眼压升高，可做出诊断。

【鉴别诊断】

1.Fuchs 内皮营养不良　为双眼发病，具有家族遗传性倾向，多见于 40 岁以上的妇女，早期检查可见角膜后弹力层呈散在性灶性增厚——角膜小滴。角膜小滴首先出现在中央，逐渐向周边扩展，由于角膜内皮损害及变性的进行性加重，内皮功能逐渐失代偿，致使角膜基质出现水肿及上皮大泡性角膜病变。本病无虹膜改变及周边前粘连。

2.后部多形性营养不良　为常染色体显性遗传的双眼性疾病，儿童期多见，主要为角膜病变，但虹膜及前房角亦可受累。角膜后弹力层处，有多形性地图样的不透明体聚集，后弹力层增厚，内皮失代偿而引起角膜水肿。

3.弥漫性虹膜恶性色素瘤　虹膜组织较厚、色较暗，却少有瞳孔变形、周边前粘连及青光眼。房水中可查出游离的瘤细胞，可伴轻度虹膜炎。

（四）剥脱综合征

剥脱综合征又称囊膜剥脱综合征或假性剥脱综合征，是一种广泛的眼基底膜疾患。由于剥脱物质广泛地分布于眼的不同部位故称为剥脱综合征。

【临床表现】

1.发病年龄 40～70 岁。

2.角膜内皮、瞳孔缘、虹膜表面、房角、晶状体前囊及悬韧带上均有灰白色碎屑沉着。

3.散瞳后检查，晶状体前囊表面碎屑沉着分三个区域，中央为半透明的盘状区，周边部为白色颗粒状沉着物，中间为透明区。

4.前房角有明显的色素沉着，下方更为明显，下方房角 1 个或多个越过 Schwalbe 线的色素波纹具有诊断意义。瞳孔缘色素皱褶消失，瞳孔周围的虹膜有缺损。

5.本病青光眼发病率约 30%～80%，通常为开角型青光眼。

【诊断】

特征性晶体前囊膜改变和眼压升高为诊断要点。

【鉴别诊断】

1.色素性青光眼　发病年龄在 40 岁以下，常为双眼发病，男性多见，多有近视。角膜后壁梭形色素沉着，小梁网上可见稠密的均匀的暗棕色色素沉着。虹膜缺损在中周部。

2.真性晶状体囊膜剥脱症　发生于外伤或灼热环境下的白内障，晶状体前囊剥脱，沉淀物呈卷曲的薄片状，不伴有青光眼。

（五）色素性青光眼

色素性青光眼是指大量色素播散在角膜后表面、小梁网、虹膜前表面、晶状体、晶状体悬韧带及周边部视网膜上，并且合并开角型青光眼。

【临床表现】

1.发病年龄在 20～45 岁，常为双眼发病，男性多于女性，多为近视眼。

2.角膜后壁梭形色素沉着(kp)，表现为角膜后壁中央部有垂直的色素沉着。

3.透照虹膜周边部及中周部呈斑片状或轮辐状透光区。

4.房角为开角，整个小梁网上稠密的均匀的暗棕色色素沉着，自 Schwalbe 线至睫状体带都有色素沉着。

5.虹膜表面、晶状体赤道部及后囊表面、后悬韧带附着、玻璃体表面有色素沉着。

6.眼压升高、波动较大。视神经乳头凹陷增大，青光眼性视野缺损。

【诊断】

根据角膜后壁梭形色素沉着、虹膜透照缺损、小梁网色素沉着，即可诊断。

【鉴别诊断】

1.剥脱综合征性青光眼　剥脱综合征发病年龄较大，60 岁以上老人多见，多为单眼，无性别差异，和屈光不正无关。小梁网上色素沉着比色素性青光眼淡。虹膜缺损见于瞳孔边缘及其周围虹膜。瞳孔缘及晶状体前囊可见灰白色细屑状剥脱物。

2.后房型人工晶状体的色素播散　后房人工晶状体植入术后，人工晶状体的视部边缘及祥与虹膜后表面摩擦后导致色素播散，小梁网色素沉着，房水外流受阻，虹膜透照缺损与人工晶状体视部边缘及祥相对应。

3.虹膜黑色素瘤　多为单眼色素脱失，小梁网色素沉着不均。虹膜上有隆起的色素性病变或弥漫性色素加深，透照虹膜无缺损。

（六）继发于眼外伤的青光眼

【房角后退性青光眼】

1.临床表现

(1)有眼球钝挫伤史，无明显自觉症状。发生青光眼的比例约 10% 左右。

(2)前房角镜检查：周边前房变深，前房角撕裂处虹膜根部附着点后退、虹膜变缺失、睫状体带明显增宽。由于前房角后退，前房角镜下见巩膜突明显变白。

(3)眼压缓慢升高，生理杯扩大，青光眼性视野改变。

2.诊断　根据眼球外伤史、前房角改变及眼压升高，即可诊断。

3.鉴别诊断　与原发性开角型青光眼、继发性开角型青光眼、继发性闭角型青光眼等鉴别要点在于前房角的检查。

【前房积血继发青光眼】

1.临床表现

(1)有眼球钝挫伤史。视力下降。

(2)结膜充血，房水闪光阳性。

(3)前房有大量积血，当出血超过前房 1/2 时，易眼压升高引起继发性青光眼。

(4)当眼压升高、前房积血较多较久后，会引起角膜血染。角膜内皮细胞层不正常时即使眼压正常，也可引起角膜血染。

(5)持续的高眼压可导致视神经萎缩。

2.诊断　根据眼球外伤史、前房积血及眼压升高，即可诊断。

3.鉴别诊断　需与新生血管性青光眼鉴别，该病新生血管破裂可发生前房出血，区别在其虹膜上有新生血管、瞳孔缘色素层外翻和眼部缺血性改变。

【溶血性青光眼】

因眼内出血，尤其是玻璃体出血后，红细胞在眼内破坏产物和含有血红蛋白的巨噬细胞阻塞小梁而引起眼压突然升高。

1.临床表现

(1)有眼外伤或眼内出血的病史。

(2)视力下降、眼痛、头痛、恶心、呕吐。

(3)混合充血,角膜水肿,前房内有大量血细胞浮游,前房角开放,小梁呈微红或棕红色。眼压升高。

(4)房水细胞检查,可见较多含色素的巨噬细胞。

2.诊断   根据眼内出血史、前房内大量血细胞及眼压升高即可诊断。

3.鉴别诊断

(1)晶状体溶解性青光眼:多发生于过熟期白内障,房水可见明显闪辉,角膜后壁、房水、房角、虹膜及晶体表面可见灰白色晶状体皮质或彩色反光的颗粒。房水细胞学检查可发现典型的透明膨胀的巨噬细胞。

(2)血影细胞性青光眼:鉴别要点在于血影细胞性青光眼房水细胞学检查可见血影细胞。而溶血性青光眼房水细胞检查可见较多含色素的巨噬细胞。

【血影细胞性青光眼】

各种原因所致玻璃体出血后,红细胞的形态和柔韧性发生变性,变为土黄色、圆形、僵硬的血影细胞,通过破损的玻璃体前界膜进入前房堵塞小梁网,引起急性眼压升高的开角型青光眼。

1.临床表现

(1)外伤、手术等原因造成的玻璃体积血史。

(2)前房内少量血影细胞对眼压影响不大,若大量血影细胞进入前房,可导致眼压急剧升高,伴有眼痛、头痛,角膜水肿。

(3)前房及玻璃体中可见棕色颗粒细胞。前房内血影细胞多时,积聚在前房内呈黄褐色,形成假性前房积脓。

(4)前房角开放,小梁网呈棕黄色,或房角结构完全被遮盖,下方尤为明显。

(5)房水细胞学检查可见血影细胞。

2.诊断   有玻璃体出血史,前房内棕色颗粒及眼压升高即可诊断。

3.鉴别诊断   需与溶血性青光眼鉴别,要点在于溶血性青光眼房水细胞检查可见较多含色素的巨噬细胞。而血影细胞性青光眼房水细胞学检查可见血影细胞。

(七)新生血管性青光眼

新生血管性青光眼又名血管功能不全性青光眼,是继发于视网膜缺血性疾病或炎症之后的难治性青光眼。其特征为虹膜表面和前房角纤维血管膜增生,纤维血管收缩后,形成周边部虹膜前粘连,引起眼压升高。

【临床表现】

新生血管性青光眼的临床发展可分为3期。

第一期:瞳孔缘出现细小弯曲、走行杂乱的新生血管。该血管逐渐向虹膜根部延伸,越过睫状体,巩膜突达到小梁网。此期无青光眼体征,眼压正常。

第二期:虹膜新生血管多,表现为明显的虹膜红变,由于纤维血管膜阻塞小梁网,房角虽然开放,但眼压增高。表现为继发性开角型青光眼。

第三期:由于小梁网纤维血管膜的收缩引起部分或全部前房角关闭,为继发性闭角型青光眼期。虹膜基质变平,瞳孔缘色素层外翻,瞳孔开大。眼压持续升高,出现剧烈眼痛、头痛。

【诊断】

具有眼部缺血性疾病,虹膜及前房角可见新生血管,眼压升高。

【鉴别诊断】

1.Fuchs 异色性虹膜睫状体炎　本病可有虹膜新生血管。眼部通常不充血,可有自发性前房出血,前房出血在进行眼部操作时更常见,如房角检查或前房穿刺术后。血管可以跨过巩膜脊至小梁,但很少引起粘连性房角关闭或新生血管性青光眼。可发生继发性青光眼,其机制可能是小梁网炎症所致。

2.前房积血　鉴别要点在于有无新生血管。

3.炎症　炎症也可引起永存性的虹膜新生血管,严重的虹膜炎和继发性血管充血时与突发性新生血管性青光眼相似,可根据血管走形及管径与新生血管加以区别。用局部类固醇治疗,假性虹膜新生血管可消退,而真性虹膜新生血管则不能消退。

（八）皮质类固醇性青光眼

皮质类固醇性青光眼是长期局部或全身使用皮质激素后,发生房水流出障碍,导致眼压升高,甚至发生视神经乳头及视野缺损。

【临床表现】

1.长期局部或全身使用皮质激素。

2.眼压升高是可逆的。停用糖皮质激素后,眼压可恢复正常。如果眼压持续升高,就会产生类似于原发性开角型青光眼的视神经乳头和视网膜神经纤维层改变以及青光眼性视野缺损。

3.房角开放。

4.眼部出现糖皮质激素所致的其他损害,如晶状体后囊膜下混浊。

【诊断】

根据以上临床表现即可诊断。

【鉴别诊断】

需与虹膜睫状体炎继发青光眼鉴别,该病眼前节有虹膜睫状体炎的表现。

三、混合型青光眼

凡一种以上的原发性或继发性青光眼,以及原发和继发性青光眼合并存在者均称为混合型青光眼。

（一）原发性开角型青光眼与原发性闭角型青光眼合并存在

开角型青光眼的房角始终是保持开放的,但有一种开角型青光眼具有解剖上的前房角狭窄,通常诊断为窄角开角型青光眼。这类患者随着年龄的增长,晶状体变厚后,晶状体-虹膜隔前移,虽然一直用药控制眼压,但房角仍会进一步变窄,任何原因导致的瞳孔阻滞力增大,都会引起房角闭塞,发生眼压急性升高。随着发作次数的增加,房角进行性变窄,则有可能产生闭角型青光眼。

（二）原发性闭角型青光眼伴有小梁损害

闭角型青光眼性眼压升高反复多次发作以后,不论有无周边前粘连形成,都会造成对小梁网的损伤,导致小梁的房水外流功能受损,房水流畅度下降。

（三）原发性青光眼手术后合并继发性青光眼

原发性开角型或闭角型青光眼行滤过手术或白内障手术后,前房形成延缓,损害了小梁网功能或形成周边前粘连,加重房水排出障碍,形成原发性青光眼并发手术后继发性闭角型(房角闭塞)或开角型青光眼(小梁网受损)。

（四）原发性青光眼炎症后合并继发性青光眼

氩激光小梁成形术、滤过手术、外伤或长期使用缩瞳剂后所引起的虹膜炎,可使原发性青光眼患者发生房角周边前粘连或房角外观虽无改变却已造成小梁网的损伤影响排水功能,形成了混合型青光眼。

（五）合并新生血管性青光眼

由于高眼压所致眼血流障碍,造成广泛眼后节缺氧或局部性眼前节缺氧,破坏了血管形成的刺激因子与抑制因子的平衡,新生血管因子分泌合成增加,引起虹膜红变及形成房角新生血管膜,早期损害小梁网,晚期引起房角粘连合并继发小梁损害。这种合并新生血管性青光眼是一种难以处理、预后不良的混合型青光眼。

（六）青光眼睫状体炎综合征合并原发性开角型青光眼

青光眼睫状体综合征(简称青-睫综合征)是继发于葡萄膜炎的开角型青光眼,呈发作性眼压升高,但症状轻微,眼压升高的同时,角膜后壁出现羊脂状 kp,前房深,房角开放,房水无明显混浊,病变可反复发作。该病与原发性开角型青光眼合并形成混合性青光眼,当炎症消失后,逐渐出现典型的原发性开角型青光眼视神经损害。

（七）原发性开角型青光眼合并糖皮质激素性青光眼

原发性开角型青光眼患者属糖皮质激素眼压升高反应高敏感的人群,诊断为糖皮质激素性青光眼的患者,用糖皮质激素的时间短且用量小,但视功能损害严重,用药的时间和用量与视神经和视功能损害明显不一致,在停用糖皮质激素后眼压不降,甚至进行性上升,就应该考虑可能是糖皮质激素性青光眼与原发性开角型青光眼混合性青光眼。

（八）继发性开角型青光眼合并继发性闭角型青光眼

经过炎症或外伤以后,致使小梁网损害,发生继发性开角型青光眼,若炎症反复发生,则会出现虹膜周边前粘连和房角闭塞,造成继发性闭角型青光眼。

（九）剥脱综合征合并开角青光眼或闭角青光眼剥脱综合征

剥脱综合征合并开角青光眼或闭角青光眼剥脱综合征是一组年龄相关的细胞外基质异常退行性病变症候群。少量点状的、白色的、卷曲纤维状细胞外基质可沉积在许多眼内组织,最常见者为瞳孔缘与晶状体前囊。

（十）其他疾病合并青光眼

甲状腺突眼症、颈动脉-海绵窦瘘、Sturge-Weber 综合征、球后肿瘤、上腔静脉综合征以及眼眶静脉曲张等情况,可引起眼眶静脉回流障碍,眼压升高,眼静脉压升高,前睫状静脉回流障碍,最后引起上巩膜静脉压升高与眼内压升高,形成混合性青光眼。

四、先天性青光眼

先天性青光眼是在胎儿发育过程中,房角发育异常,小梁网及 Schlemm 管等不能发挥房水引流功能而使眼压升高。

（一）原发性婴幼儿型青光眼

【临床表现】

1.症状　出现典型的畏光、流泪和眼睑痉挛三联症现象,流泪及畏光是由于角膜水肿感觉神经末梢受刺激所致所致。由于婴幼儿不会主诉,常常表现为用手揉眼、烦躁、喜欢埋头等行为。

2.体征

(1)眼压:眼压是诊断青光眼的基本条件,对先天性青光眼也同样重要。正常婴幼儿眼内压较成人低,但21mmHg为其上限,先天性青光眼的眼压没有统一的诊断标准,Morin认为眼压受多种因素影响,不论儿童年龄大小,首次诊断眼压一般应大于30mmHg。测量眼压可以用Schiotz眼压计、手持压平眼压计和气动眼压计,但手持压平眼压较为可靠。对于眼压可疑的儿童,应结合其他检查做出判断,单靠眼压不能确诊早期病变。

(2)眼球扩大:由于新生儿眼球的角膜及巩膜的硬度不足以抵抗眼压升高,眼球被动扩张以缓解眼内压力,则患儿的眼球逐渐扩大。

(3)角膜:角膜扩大、水肿、后弹力层破裂是先天性青光眼最明显的体征。

①角膜直径:用测径器(或圆规)沿角膜横径测量,因上角巩膜缘较宽,使垂直径变短。当角膜横径大于13mm时巩膜缘不清晰,测量困难。角膜直径的大小对手术方式的选择和预后的判断有一定关系。有人认为角膜直径超过13.5mm以上则手术预后不良。

②角膜水肿:开始为上皮下及上皮水肿,发生云雾状混浊。如果基质层也发生水肿,混浊就更明显。病情进一步发展,角膜和角巩膜缘进一步增大,角膜的后弹力层和内皮层被拉伸破裂,房水经破裂处进入角膜内,加重混浊。后弹力层断裂的边缘卷缩,内皮细胞形成新的基底膜,产生透明状边缘,形成Haab线。手术及药物降压后,角膜可逐渐恢复透明,如果是水肿严重而持久,则会遗留永久性的瘢痕及混浊。

(4)前房角:检查的主要目的是为了鉴别青光眼的类型是原发性或是继发性,以便采用不同的治疗措施。原发性先天性青光眼形成的原因是单纯性小梁发育不良,其房角结构有两种类型。最常见的类型是周边虹膜平坦附着,其附着水平可在巩膜突后、虹膜突上或巩膜突前位置。即使在同一眼,虹膜附着的水平也可不同。如虹膜附着于小梁网水平,睫状体常被掩盖,偶尔通过上方倾斜观察房角,经变厚的小梁网可见部分前睫状体带。小梁网呈半透明状,周边虹膜前基质变薄,而中央部虹膜和环形领状带正常。另一种是周边虹膜层凹陷性附着在远离巩膜突的后方位置上,周边虹膜前基质组织环绕房角周围并沿巩膜突、小梁网表面继续向上延伸,终止于邻近前境界线的小梁网上,又称虹膜基质前附着,在棕色虹膜者极易看见。这种凹陷性附着较平坦附着少见。

(5)眼底:眼底检查主要是观察视乳头有无青光眼性改变。先天性青光眼杯/盘比值一般是大于0.3,其特点:①患儿双眼杯/盘不对称,即使双眼患病,但因双眼发病时间和眼压不同,杯/盘也不相同,故发现双眼视乳头不对称具有重要的诊断价值;②扩大的杯凹位于视盘中心,既圆又深;③视乳头的凹陷在眼压控制到正常时,凹陷可恢复到原来的大小或消失,这种变化通常发生在年幼的患者。上述变化发生主要原因是:婴幼儿的巩膜筛板上纤维结缔组织没有发育成熟,当眼压升高时,巩膜筛板向后扩张,视神经巩膜管扩大形成病理性杯状凹陷;视乳头中神经星状胶质细胞丧失和血液、组织液移位也可能参与杯/盘的形成。当眼压控制后,通过组织弹性回缩,神经胶质细胞再生和组织复水,凹陷又恢复到原来大小或消失。

(6)屈光状态:其中大部分为轴性近视,少部分为远视。

(7)眼轴:超声波测量眼球轴长在该病的早期诊断和随访上是一个新的有价值的指标。

【诊断】

根据临床表现及体征进行诊断。

【鉴别诊断】

1.其他青光眼　原发性婴幼儿型青光眼是指只有小梁发育不良而无其他眼部或全身异常或其他眼部疾患可致眼压增高者。因此,必须做详尽的眼部和全身检查。

2.泪道阻塞　过分流泪,但无畏光,常见于新生儿鼻泪管阻塞。在鼻泪管下端的开口处有一半月形瓣膜称 Hasner 瓣,有阀门作用,新生儿常因鼻泪管下端残膜而致阻塞,如果发生感染,造成新生儿泪囊炎,常常伴有黏液性分泌物,压迫泪囊常有较多脓性分泌物,累及角膜时可有畏光和眼睑痉挛。但检查角膜、眼球无扩大。

3.角膜产钳伤　用产钳助产不当可损伤新生儿的眼球,造成角膜后弹力层破裂,角膜有水肿及混浊,这种后弹力层破裂常为垂直性,偶有其他方向破裂,与原发性婴幼儿型青光眼所致的水平性或与角膜缘同心的后弹力层破裂不同。角膜产钳伤常为单眼,左眼多于右眼,因此分娩时多为左枕前位。在相应眼睑皮肤及眼眶周围组织常同时有外伤征象。角膜后弹力层破裂纹终身存在,角膜水肿可持续一个月或以上,但角膜不扩大,眼压正常或偏低,眼底正常。

4.先天性遗传性角膜内皮营养不良　可在出生后 1～2 年出现,表现为畏光、流泪及视力下降,其特点是双眼角膜水肿混浊,角膜基质层增厚,但角膜大小正常,无眼压升高。

5.先天性大角膜　一种少见的先天异常,双眼发病 90% 发生于男性,属性连锁隐性遗传。角膜透明,直径常为 14～16mm,大角膜可伴有深前房,虹膜震颤,房角检查为正常房角,虹膜突明显或有一宽的色素增厚区。与其他先天性青光眼区别在于无眼压升高、视乳头异常凹陷及后弹力层撕裂。

6.角膜后部多形性营养不良　这是一种隐形遗传的双眼病。偶发生于婴幼儿,可伴有角膜水肿而无角膜直径增大。特征是在角膜后弹力层有多形的混浊,有典型的小泡,少数患者并可有周边虹膜前粘连。

7.先天性及生理性视乳头异常　先天性视乳头的畸形应和由青光眼所致的病理凹陷相区别。这些异常包括先天性小凹、缺损及发育不良。轴性近视可伴有一个倾斜的视盘并伴有一半月状巩膜环,常居于下方或颞侧。大的视乳头生理凹陷也必须与青光眼所致的病理凹陷相区别。

(二)青少年型青光眼

青少年型青光眼一般指 3 岁以后,30 岁以前发病的发育性青光眼。其发病机制与原发性婴幼儿型青光眼相同。

【临床表现】

1.症状　青少年型青光眼起病比较隐匿,早期无明显症状,发展到一定程度会引起轻微眼疼、头痛、虹视等症状,多伴有近视。

2.体征

(1)眼压:眼压为 30～50mmHg,但波动较大。有时可自行恢复正常。

(2)眼球及角膜:外观上正常,是由于幼儿 3 岁以后眼球壁组织弹性减弱,眼压增高常不引起角膜及眼球扩大。但部分可因巩膜持续伸展而表现为近视的增加,促进近视的发生和发展,以至于患者一直以为是近视加深,直到视力下降到不能矫正时就诊,其中心视野已受到损害。

(3)房角:房角一般呈宽角,虹膜附着位置较高,也可有较多的虹膜突或小梁色素沉着。

(4)视盘:青年人的青光眼性视乳头凹陷常不典型,表现为浅而宽。

(5)视野:可有青光眼性视野缺损。

【诊断】

根据临床表现及体征进行诊断。

【鉴别诊断】

1.原发性开角型青光眼　青少年型青光眼与原发性开角型青光眼临床表现类似,二者难以区分,多按年龄进行划分,即 30 岁以前发生的原发性青光眼为青少年型青光眼,30 岁以后发病者为开角型青光眼。

2.继发性开角型青光眼　如糖皮质激素性青光眼、继发于葡萄膜炎的青光眼、继发于外伤的青光眼等,均有引起继发性开角型青光眼的原发病。

3.先天性视神经缺损　眼压正常。

（三）合并其他先天性异常的青光眼

这类青光眼伴有角膜、晶状体和葡萄膜、视网膜的先天异常,或伴有全身其他器官的发育异常。

【Axenfeld-Rieger 综合征】

这是一组发育异常性疾病,大多数在婴幼儿和儿童期发现,可呈家族性,为常染色体隐性遗传,双眼发病.无性别差异。包括以下异常改变。

1.Axenfeld 异常　属最轻微的边缘性中胚叶发育异常,只表现为 Schwalbe 线的增厚和突起,并向角膜中央移行。裂隙灯检查时可见一条与角膜缘平行的白线,位于后弹力层的平面上,通常称为后角膜后胚胎环。它可以是一个完整的环,但更多见的是不连续的弧形白线或仅在某一象限内存在。房角镜检查可见 Schwalbe 线明显增粗和前移。

2.Rieger 异常　是双侧虹膜基质发育不全,后胚胎环、房角异常,伴有瞳孔异位及多瞳症,房角常被数量不等的中胚叶组织跨越或覆盖,约半数患者伴发青光眼。

眼部非特异性改变可有斜视、小角膜、扁平角膜、角膜缘皮样瘤、虹膜缺损、白内障、脉络膜视网膜缺损、黄斑变性、视乳头发育不良等。

3.Rieger 综合征　具有 Rieger 的眼部异常改变并有骨骼及牙齿发育不良者称 Rieger 综合征。全身改变包括鼻梁宽扁,上颌骨发育不良致面中部扁平,牙齿数目少,牙冠尖、听力障碍、智力低下,还有心血管缺陷、脊柱畸形等。

【Peter 异常】

出生时就已发生,为双侧性,角膜中央混浊,仅在角膜近周边部有一极窄的透明区。混浊角膜的后部基质有缺损,相应部位的后弹力层和角膜内皮细胞层变薄或消失。中央部虹膜可与后部角膜的缺损边缘发生粘连,有时可与晶状体粘连在一起。前房角发育不良。约半数患者合并青光眼,常在出生时已经存在。

【马方综合征】

马方综合征(Marfan 综合征)于 1896 年首先由 Marfan 所报道,是一种结缔组织广泛异常的遗传性疾病,为常染色体显性遗传,又称蜘蛛指综合征。

1.临床表现

(1)全身表现:肢体细长,臂长过膝,掌骨、指骨、趾骨均细长(蜘蛛指),伴有先天性心脏血管和肺部畸形等。胸廓畸形、头颅狭长、耳郭畸形、脊椎后侧弯、关节过度伸直、皮下脂肪稀少以及肌肉发育不良等。

(2)眼部表现

①约 80％患者晶状体不全脱位或全脱位,且为双侧性。

②由于晶状体异位或合并房角发育异常部分病例可合并青光眼。

③可有高度屈光不正、视网膜脱离、瞳孔残膜、虹膜缺损、斜视和眼球震颤等异常。

2.诊断　根据临床表现即可诊断。

3.鉴别诊断　本综合征与同型胱氨酸尿综合征相似。同型胱氨酸尿综合征为常染色体隐性遗传,而马方综合征为显性遗传。晶状体脱位多向下方及鼻侧脱位,可合并青光眼,其中约 25％发生于晶状体脱位。前房角一般正常。骨质疏松,可发生骨折,偶有细长指(趾)。尿同型胱氨酸测定为阳性。

【球形晶状体短指综合征】

又名 Marchesani 综合征,是一种眼部畸形合并骨骼改变的先天性疾患,为染色体隐性遗传或显性遗传病。

1.临床表现

（1）全身表现：身材矮，肢体、指、趾短粗，皮下脂肪丰富，肌肉发育良好。

（2）眼部表现

①晶状体呈球形小于正常，晶状体可有脱位或不全脱位。

②晶状体韧带松弛致晶状体变厚向前移位而引起明显瞳孔阻滞发生闭角型青光眼。青光眼反复发作可致周边前粘连而引起持续眼压升高。

2.诊断　根据临床表现即可诊断。

【同型胱氨酸尿综合征】

同型胱氨酸尿综合征是一种隐形遗传的代谢性紊乱疾病，其先天性缺乏胱硫醚合成酶，而引起血浆和尿中同型胱氨酸增多。

1.临床表现

（1）全身表现

①智力低下、惊厥。

②骨骼异常有脊柱后凸、关节松弛、细长指、骨质疏松、易骨折等。有些患者的表现很像 Marfan 综合征。

（2）眼部表现：主要为晶状体移位，因瞳孔阻滞而引起继发性青光眼。

2.诊断　根据临床表现即可诊断。

【斯-韦综合征】

又名 Sturge-Weber 综合征。本征是唯一无遗传倾向的斑痣性错构瘤病，是一种头面部血管畸形的发育性疾病。

1.临床表现

（1）全身表现：三叉神经第一或第二分支区域分布的颜面有皮肤、黏膜毛细血管瘤，常为单侧性，以面部中心为界，个别病例的血管瘤越过中线，少数患者为双侧性。有时合并颅内血管瘤或血管瘤侵犯眼睑、巩膜、睫状体、脉络膜等。

（2）眼部改变：并发青光眼。由于巩膜突发育不良，葡萄膜小梁网变厚，周边虹膜向前止于小梁网上等引起前房角异常或因上巩膜静脉压增高致使房水流畅系数降低而发生青光眼。

（3）X 线检查：可显示血管瘤下的脑皮质常有进行性钙化改变。脑部损害可引起癫痫、偏瘫及神经异常等症状。

2.诊断　根据临床表现即可诊断。

【弥漫性神经纤维瘤病】

又名 Recklinghausen 病，属于斑痣性错构瘤，是遗传性疾患，属常染色体显性遗传，其特征是周围神经纤维增殖而形成肿瘤样结节，侵入皮肤、内脏、神经系统，并伴有皮肤色素沉着斑。

1.临床表现

（1）全身表现：皮肤上有咖啡样色素斑，大小不一，多位于躯干部。

（2）眼部表现：神经纤维瘤常侵犯眼睑和眼眶，引起眼睑下垂、眼球突出、眼眶扩大。神经纤维瘤可合并严重的先天性青光眼。发病机制有神经纤维瘤侵犯房角、房角有胚胎组织残留、肿物使虹膜移位而发生周边前粘连虹膜、房角发育不全等。

2.诊断　根据临床表现即可诊断。

【无虹膜症】

无虹膜症是一种以先天性虹膜发育不良为主要特征的双眼发育性疾病。约 2/3 为常染色体显性遗传,1/3 为隐性遗传。

1.临床表现

(1)全身表现:智力低下、泌尿生殖系统异常、小脑共济失调、隐睾、小头、唇裂等,还有部分患者 3 岁前可发生 Wilm 瘤。

(2)眼部表现

①视力差、畏光。

②发病早期较多患者出现角膜混浊、周边角膜血管翳。

③先天性虹膜发育不正常,虹膜形态从几乎完全没有到轻度发育不全。即使虹膜完全缺如,在房角镜下也可见到一些虹膜残留组织。

④约 50%～70% 患者常合并青光眼,但一般发生较晚。主要是由于周边虹膜残根与小梁粘连,使前房角结构发生进行性改变而引起眼压升高。

⑤可合并白内障、晶状体脱位、斜视、黄斑和视神经发育不全及眼震。

【永存原始玻璃体增生症】

永存原始玻璃体增生症 90% 为单眼发病,足月产儿在出生时即被发现,是原始玻璃体未退化,并在晶状体后方增殖的先天性眼部疾病。

1.临床表现　部分或全部白瞳症,是由于小眼球伴有晶状体后纤维血管团块所致。早期晶状体一般都是透明的,随着病情发展,纤维血管团块随眼球及晶状体一起生长,牵拉患眼的晶状体后囊破裂浑浊并膨胀,而导致继发性白内障的发生。还可见晶状体前囊破裂,不常见的虹膜血管形成。并发症还有眼内出血、继发性青光眼和角膜浑浊等。

2.诊断　根据临床表现即可诊断。

【眼皮肤黑变病】

又称 OTA 痣,即太田痣,是一种遗传病。本病与 Sturge-Weber 综合征、神经纤维瘤病同属于斑痣性错构瘤病。

1.临床表现

(1)全身表现:三叉神经第一分支和第二分支分布区可见深层皮肤色素沉着,通常为单侧。

(2)眼部表现:巩膜、结膜、角膜、虹膜及眼底色素增多沉着。前房角可有大量色素沉积,但一般眼压正常。

2.诊断　根据临床表现即可诊断。

【真性小眼球】

真性小眼球是胎儿发育过程中,眼球在胚胎裂闭合以后停止发育,眼球体积较正常者小而无其他先天畸形。本病有家族易患性,无性别差异。一般为双侧。

1.临床表现

(1)全身表现:身材矮小。

(2)眼部表现

①眼裂小,眼球小。眼球体积为正常眼的 2/3,矢状径 16～18.5mm,垂直径 14～17mm,角膜直径小于 10mm。前房浅、房角窄、巩膜厚、晶状体大小正常或球形晶状体、黄斑发育不良。

②屈光状态通常为高度远视,可高达 +11D～+23D,大多数患者视力低而矫正效果不佳,是由于视网膜发育不良。还可伴有眼球震颤和斜视。

③真性小眼球常伴有慢性闭角型青光眼,多在中年发病,也有在儿童期发病者。

2.诊断　　根据临床表现即可诊断。

（杨　倩）

第四节　青光眼治疗

一、药物治疗

青光眼作为多因素引起的一组视神经病变,眼压升高为其主要的危险因素。尽管目前仍有观点认为降低眼压并不能完全阻止青光眼的视神经损害过程,但是大量的资料表明降低眼压能够有效地减缓或阻止青光眼视神经损害的发展。有研究显示眼压每降低 1mmHg 可防止 10% 的视野继续损害,未来青光眼损害的情况取决于目前青光眼损害的程度和损害继续进展的速度。因此现代青光眼治疗仍以降低眼压为最主要的治疗手段。由于药物治疗的风险和效益比可能是最低的,因此在采取其他治疗手段之前药物降眼压治疗还是当前首选治疗方案。

（一）药理学的基本概念

1.抗青光眼药物作用的基本原理　　抗青光眼的药物主要通过以下两种机制降低眼压:①减少房水生成;②促进房水排出。前者主要通过减少睫状体分泌房水,后者主要是通过促进房水从小梁网通道、葡萄膜-巩膜通道的外流或通过眼内渗透压的改变以减少房水流量达到降眼压的目的。房水经小梁网通道中流出时的阻力主要在 Schlemm 管和邻管组织,而通过这一途径排出房水时眼压的最低水平取决于上巩膜静脉压的水平。房水经葡萄膜-巩膜排出通道不依赖眼压的水平。因此根据促进房水外流的机制,可将这类降眼压药物分为压力依赖型和非压力依赖型两大类。目前临床应用的降眼压药物既有通过某个单一机制(如减少房水生成或促进房水排出),也有通过减少房水生成和促进房水排出两种机制联合达到降低眼压的作用。

目前临床上用于青光眼降眼压治疗的药物主要包括以下几类:①胆碱能拟似药;②肾上腺素能受体激动剂,包括非选择性和选择性 α_2 肾上腺素能受体激动剂两类;③β肾上腺素能受体阻滞剂,包括非选择性和选择性 β_1 肾上腺素能受体阻滞剂;④前列腺素衍生物;⑤局部碳酸酐酶抑制剂;⑥固定配方的混合制剂滴眼液;⑦全身碳酸酐酶抑制剂;⑧高渗剂。

2.基础药理学　　由于大部分用于治疗青光眼的药物为局部用药,因此在讨论各个药物之前,应当熟悉眼科局部用药的基本原则。为达到治疗目的,眼科局部用药必须能穿透眼球并且在作用部位获得足够的浓度以发挥作用。眼球受到一系列机制(如瞬目、流泪、主动运输、血房水和血眼屏障)的保护,这些保护机制在防止内源性和外源性的有害成分的侵入同时也对达到和维持有效的眼部药物浓度产生不利的影响。眼局部用药的生物利用度指药物通过眼表组织吸收的比例和范围,它取决于泪膜、角膜屏障、药物配方和药物的清除,但需要重点强调的是限制眼科局部用药的生物利用度的因素还包括药物的舒适度和有效性。

（1）泪膜:在正常情况下泪膜每分钟更新 15%,这主要取决于泪液的分泌而不是泪液的流出系统作用。眼药水可通过刺激泪液分泌增加而使泪膜的更新率达到每分钟 30%。眼药水也可引起眼轮匝肌的收缩,促使泪液排出。不同药物在泪膜的半衰期估计在 2～20min。分子式或载体的改变可提高半衰期,提高效率和作用时间。正常结膜囊的容积为 $7\mu l$,在点眼药水后,容积临时增加到 $30\mu l$。大部分眼药水设计 1 滴眼药水为 $30～75\mu l$,因此实际上即使 1 滴眼药水已经超过了结膜囊的容积,多余的眼药流到皮肤和泪道。

有研究表明每滴眼药水 5～20μl 可增加生物利用度。与角膜接触的药物浓度被泪液稀释并冲入鼻泪管,实际上每滴眼药水仅有 3%～5% 渗入眼内,55%～65% 从鼻泪道黏膜吸收。由于鼻黏膜和口腔黏膜血管丰富,进入鼻—泪管系统的药物可很快被吸收。由于通过这种方式吸收的药物并没有通过胃肠道和肝脏,也没有被这些组织代谢,因此通过鼻泪管系统吸收的药物更接近于静脉给药而非口服给药。由于这个原因在短时间内多次点药更容易导致全身吸收和副作用而不能增加疗效,建议患者每次滴药不要超过 2 滴。通过轻轻闭上眼睑和按压泪囊可有效减少泪水和药物进入泪道系统,延长药物和角膜的接触时间。在点眼药水后要压迫鼻泪道至少 5min,要轻闭眼睑静坐 2min,对需联合交替点滴眼液,两种滴眼剂相隔的时间至少要 10min。

（2）角膜屏障:大部分眼局部用药通过角膜进入眼内。通过结膜、巩膜进入眼内不超过其眼内浓度的 2%。这个过程通常发生在主动扩散并且遵循一级药代动力学,因此开始进入眼内的速度很快,但是下降也很快。局部用药进入眼内的穿透性与药物接触角膜后随时间成比例。

（3）药物组方:滴眼液的渗透压、pH、浓度均可影响药物的生物利用度。低张力、偏碱性及高浓度的药液可增加角膜的通透性。泪液的生理性 pH 为 7.4,偏离生理性 pH 和过高浓度的滴眼剂则会引起刺痛、不适、泪水增多、排出率加大,使生物利用度下降。滴眼液中的添加剂抗氧化剂、稳定剂和防腐剂等会引起结膜炎、点状角膜炎、过敏性眼炎等。药物剂型采用凝胶、乳剂、软膏、黏稠剂或脂质体等,可减少药物流失,减少用药次数,增加药物接触时间而提高药物的生物利用度。

（二）抗青光眼药物治疗的原则

1.**药物治疗适应证**　抗青光眼药物治疗的指征和时机选择是青光眼诊断明确的患者,包括原发性开角型青光眼;闭角型青光眼;继发性青光眼的高眼压期;局部或全身手术禁忌的病例;手术后眼压控制不良的病例;手术后眼压已控制,但视野视乳头损害继续恶化;需提高眼血流和视乳头灌注压的病例(如正常眼压性青光眼)。大约 40%～60% 的青光眼可通过药物治疗得到控制。OHTS 表明眼压从基线下降 20% 可延缓或阻止高眼压症患者发展成青光眼,因此对可疑的青光眼,如需药物治疗的高眼压症患者,在开始药物治疗之前,医生要与患者就药物治疗的利弊进行沟通。因为一旦确定治疗,患者将终生用药和承受长期治疗的费用和不便以及某些不良反应。

2.**确定治疗的靶眼压水平**　治疗青光眼的根本是要把眼压降低到一个安全的水平以阻止视力丧失的进展。在评定青光眼的治疗效果时除了应了解治疗后眼压下降的水平外,更重要的是要了解与掌握每个患者的视神经的损害情况。眼压下降的幅度应以能阻止青光眼的进行性视神经损害为标准。靶眼压又称为目标眼压,是指眼球壁和视神经不再发生压力性损害的眼压范围,在这一范围内青光眼视神经病变可以被延缓甚至阻止。

目前临床上采用的正常眼压的均值为 16mmHg(范围 10～21mmHg),实际上部分正常人的眼压在 22～31mmHg 范围。因此,并不能简单地以眼压的高低来确定青光眼的诊断或评估青光眼的治疗效果。由于青光眼的个体差异和易感性的不同或其他一些尚未了解的因素,青光眼患者对眼压的耐受水平很可能低于正常眼。对青光眼尤其是原发性开角型青光眼而言,不同的病程、不同的视神经损害程度,特别是视网膜神经节细胞和筛板对眼压的耐受能力不同,因此不能仅将眼压降低至正常眼压的上限值以下并作为治疗的目标眼压。对于部分青光眼患者,低于 21mmHg 的正常眼压可有效地控制病程,但有些进展期的青光眼患者尽管眼压控制在 21mmHg 以下的正常范围内,但并不能阻止病变的进一步恶化。对于正常眼压性青光眼至少眼压要低于基础眼压的 30%,才能有效地控制青光眼病情的恶化。

但是目前临床治疗时,还不能精确测定某个特定个体的安全靶眼压,因此只能根据患者确诊青光眼时的基线眼压水平和眼压曲线、视神经和视功能损害程度进展速度、患者的寿命预期值、视功能损害的危险因素来确定靶眼压及其范围。目前大部分学者建议采用以下两种方法来确定青光眼治疗的靶眼压：①以诊断青光眼时的基线眼压为标准确定降低眼压的幅度，早期原发性开角型青光眼眼压降低幅度为 35%，进展期则降低 40%，晚期青光眼降低 35%～50%，正常眼压性青光眼要降低 30%，而高眼压症则降低 20%；②根据病程和视功能损害程度确定不同的靶眼压值，原发性开角型青光眼早期的靶眼压值为 14～18mmHg，进展期应该低于 15mmHg，晚期则为 10～12mmHg，正常眼压性青光眼为 10～12mmHg，而高眼压症则低于 20mmHg。由于前一种方法以降低眼压的百分率设定的眼压水平可能大于 21mmHg，因此似乎以青光眼的病程和视功能确定的靶眼压更为合理。一般而言，治疗前的初始眼压越低、视神经损害越晚期、患者年龄越大，治疗靶眼压水平应越低。如果同时存在血管性疾病如糖尿病、动脉硬化等心血管疾病也应降低靶眼压水平。特别需要强调的是，治疗过程中特定个体的靶眼压水平并非一个绝对值和固定不变的，应通过定期随访患者的视神经和视野变化来动态地调整靶眼压的水平及其范围。对于存在双侧青光眼性视野损害不对称者，必须为每一只眼独立设定靶眼压。

3.控制青光眼的眼压波动　眼压波动是指眼压的周期性昼夜波动现象，它可能与房水的昼夜分泌波动有关。正常的眼压波动范围约 3～6mmHg，一般认为日波动范围在 8mmHg 以上即为异常。原发性开角型青光眼患者的眼压波动明显高于正常人，其眼压波动幅度可为正常眼的 2～3 倍，因此单次眼压测量并不能代表大部分时间的眼压水平，也并非一天当中的峰眼压。因此青光眼的治疗过程中应注意检测其 24h 的眼压变化。与正常人眼压波动节律相反，青光眼患者的 24h 眼压波动节律中眼压峰值多出现在正午时分，而且白天眼压相对较高，但夜间卧位眼压显著高于白天坐位眼压，但眼压从白天到夜间升高的幅度较小，同时夜间卧位眼压低于白天相同体位眼压。但也有人研究发现青光眼患者眼压午夜及清晨较高。大部分正常眼压性青光眼患者的日眼压峰值最常出现在上午和中午，而低谷眼压最常出现在午夜时分。

最新的研究 AGIS 和 EMGT 显示，与高眼压一样，大的昼夜眼压波动不仅是导致青光眼进展的基本的或重要危险因素之一，而且是一个独立于靶眼压水平外的因素。因此青光眼的治疗目标不仅仅是降低眼压峰值，同时也要重视控制昼夜眼压波动幅度。对临床认为眼压得到控制，但视野进行性损害的患者，进行 24h 眼压监测显示其中 80% 的患者眼压波动较大，昼夜眼压波动与视功能损害进展呈正相关。

由于原发性开角型青光眼对高眼压敏感，即使是正常范围内的眼压波动也可能加剧其视神经损害，因此了解青光眼患者的昼夜眼压变化曲线，从而确定患者的峰眼压出现时间以及眼压波动范围，对指导临床用药、制定治疗方案具有重要参考价值。根据患者的眼压曲线和眼压波动规律，测定用药下的 24h 眼压曲线，结合峰值眼压、峰值眼压时间、眼压波动幅度、最大药效时间和有效作用时间制定给药时间表，制定个体化用药方案以达到有效和平稳地控制眼压的治疗目的。治疗过程中，评价疗效和眼压控制程度亦应以 24h 眼压曲线为准，不能仅凭单次的眼压测量结果评价。

4.抗青光眼药物治疗中的用药选择　对大多数患者而言，初始的治疗一般多选择某一种药物作为单一治疗。理想的青光眼一线药物应该具有以下特点：具有良好的降眼压效果，眼压波动小；与其他药物联合具有较好的协同作用；局部和全身的不良反应少；具有潜在的神经保护作用；对患者生活质量影响小；具备良好的性价比。多年来β受体阻滞剂一直是大部分眼科医生最喜欢的一线用药。基于药物疗效、生活质量及安全性方面的考虑，在欧美发达国家前列腺素衍生物类药物已经逐渐取代β肾上腺素能受体阻滞剂成为原发性开角青光眼的治疗的一线药物。我国由于受到经济条件的制约，β肾上腺素能受体阻滞剂可能在大多数情况下仍然是首选一线药物。

一旦选定某种一线药物，其疗效就需要经过一段时间的验证。如果没有达到期望的降眼压效果，就要换药或加药。如何联合用药治疗青光眼是临床医生经常遇到的问题。抗青光眼联合用药是指在一种药物不能控制眼压的情况下，加用另外一种或几种降眼压药物。通过联合用药能增加降眼压效果，并可能减少单种药物的剂量及副作用,约 1/3～1/2 的青光眼患者需要联合用药。当需要联合用药时,必须选择合适的二线药物以进一步降低眼压,选择二线药物时应着眼于控制眼压的效果,可结合一线药物选择作用机制不同的药物联合应用。选择降压机制互补的青光眼药物联合应用,可较大地提高降眼压效果。从理论而言,临床上所用的各类抗青光眼药物均可互相搭配,组成联合用药方案。目前的临床研究表明有相加降眼压作用的联合用药包括:前列腺素衍生物类药和碳酸酐酶抑制剂联合应用;前列腺素衍生物类药和双三甲基乙酰肾上腺素联合应用;噻吗洛尔和局部碳酸酐酶抑制剂;毛果芸香碱和噻吗洛尔联合应用;β肾上腺素能受体阻滞剂＋前列腺素衍生物类药或局部碳酸酐酶抑制剂或α肾上腺素能受体激动剂。拉坦前列素与局部胆碱能药物联合应用,理论上存在矛盾,因胆碱能药物使睫状肌收缩,可能减少肌纤维间隙,而抑制拉坦前列素的作用。但临床结果表明,已用毛果芸香碱治疗的患者加用拉坦前列素却可使眼压进一步下降。需 3 种药物联合使用时首选 β 肾上腺素能受体阻滞剂＋局部碳酸酐酶抑制剂＋前列腺素衍生物类药或 α_2 肾上腺素能受体激动剂或缩瞳剂。一般情况下不提倡联合应用 4 种用药,除非手术风险较高或短期降眼压情况,必要时可全身应用降眼压药物。

降眼压药物的联合应用分为两种:①非固定配方联合用药,指把同时使用的 2 种或 2 种以上的药放在各自的滴眼瓶里;②固定配方联合用药或固定联合处方,把 2 种或 2 种以上的药物放在一个滴眼瓶里,即复合制剂,如 0.2％溴莫尼定与 0.5％噻吗洛尔,0.004％曲伏前列素与 0.5％噻吗洛尔,0.005％拉坦前列素与 0.5％噻吗洛尔,0.5％噻吗洛尔与 2％多佐胺,噻吗洛尔和匹罗卡品的混合制剂,卡替洛尔和匹罗卡品的混合制剂,0.03％比马前列素和 0.5％噻吗洛尔。固定配方的联合用药提高了疗效的同时也改善了患者的生活质量,提高了患者的治疗依从性。

5.抗青光眼药物治疗的依从性 青光眼是一个需要长期随访终身治疗的不可逆性致盲眼病,因此对于治疗患者的医生而言,依从治疗是一个重要问题。由于许多青光眼患者通常无症状,同时视功能的恶化又是逐渐缓慢的发生,因此许多患者会觉得使用药物没有益处,反而可能体验到药物治疗带来的不便和不良反应。这对青光眼的治疗的依从性产生了较大的负面影响。有报道指出青光眼患者的不依从治疗的比例至少为 25％。根据临床治疗效果来衡量治疗的依从性可能是最佳方法,因为它既主观又客观,包括检查视野、眼压变化情况和视神经的评估。如果眼压保持在所需要的目标眼压水平内,青光眼仍然恶化,应怀疑有不配合治疗的情况发生。青光眼患者不依从治疗情况的原因有很多,可被归类为治疗方案、患者、医务人员和环境因素,最常见的原因包括药物不良反应、费用、滴药频率、对疾病和用法的理解不够、药物种类多。工作繁忙也是使患者治疗依从性下降的重要因素。对病情恶化的理解和青光眼家族史也会影响患者治疗的依从性。

制定经济、简便和有效的药物治疗方案可更好地提高患者对治疗的依从性。由于每个青光眼患者的眼压水平、视功能损害程度、经济、文化背景和生活质量的要求各异,对治疗的期望值也不尽相同,这就要求医生通过对患者的具体情况综合考虑(如眼及全身情况、用药史与副作用情况、寿命预期值、社会生活与心理情况),分析成本-效益和治疗的风险,制定个体化治疗方案。我国作为发展中国家,国民的医疗消费承受能力有限,应注意患者对医疗费用的承受能力。对于不能承受长期药物治疗的患者,可考虑进行积极的激光或手术治疗。对患者进行个体化的辅导(如指导用药,询问有关药物的副作用和提供用药指南),加强宣教,加强医患沟通,对患者的教育和医生患者间良好的关系是青光眼药物治疗的至关重要的部分。花点时间和努力,给出创意和关爱,医生能积极改善许多患者的依从性。

6.青光眼视神经保护 视神经保护的问题,是当前视觉科学领域亟待攻克的难关之一。狭义的视神经保护概念主要是指通过直接作用于视网膜的物质,达到保护视网膜神经节细胞免受损害的目的;广义的视神经保护概念是指能够防止视网膜神经节细胞发生死亡的一切治疗手段,其中降眼压是最重要手段之一。

所以,视神经保护的策略应该是在有效降低眼压的基础上,针对发生视神经损害的不同环节,利用不同的药物,阻断视神经损害的发生。

近年来,虽然有关视神经保护药的应用越来越得到重视,但也存在争论。有人认为,视神经保护剂的确切疗效尚不能肯定,青光眼的治疗中,视神经保护剂的应用并非必要;但更多的学者认为视神经保护剂的使用是青光眼治疗中的重要组成部分,很有必要。临床上常见到有些青光眼患者经严格治疗后,眼内压已降至正常范围,但视神经的损害并没有停止,视野继续缩小。这表明除了眼内压外,还有其他因素参与青光眼的发病。探索青光眼的发病机制,开发新的保护视神经的药物以提高青光眼的疗效,改善青光眼患者的视功能,是眼科医生在青光眼领域面临的需要迫切解决的重要问题。随着相关学科的发展,抗青光眼药物的研究已步入新的领域,神经损伤拮抗剂和神经再生修复的研究为青光眼的治疗开辟了新的前景。临床研究发现,在有效控制眼内压的基础上,使用视神经保护剂,给予外源性的神经营养因子等能阻断细胞凋亡过程,可有效地保护视神经的功能,也是青光眼药物治疗的研究方向。

目前研究的青光眼视神经保护剂主要包括:钙拮抗剂、兴奋性毒素和 NMDA 受体、N-甲基-D-天门冬氨酸受体拮抗剂,氧化亚氮合酶抑制剂(简称 NOS inhibitor)和自由基清除剂及抗氧化剂等。

(三)拟胆碱药

拟胆碱药是一类能产生和乙酰胆碱相似生物效应的药物,这类药物又称为副交感拟似药或胆碱能激动药,临床上更常称为缩瞳剂,是最早发现的治疗青光眼的药物,已经有超过 100 年的历史。拟胆碱药可以分为两类:①直接作用类:直接作用于眼部(突触后膜上或虹膜括约肌和睫状肌的神经肌肉接头)的副交感神经(胆碱能)受体,此种药物主要通过增加房水从小梁网流出而降低眼压。直接作用的拟胆碱药包括乙酰胆碱、乙酰甲胆碱、毛果芸香碱、氨甲酰胆碱、乙酰奎宁、丁公藤碱;②间接作用类(胆碱酯酶抑制剂):通过抑制胆碱酯酶,使乙酰胆碱不能被水解而堆积,发挥类似乙酰胆碱作用。根据药物对胆碱酯酶作用方式的不同又可分为可逆性和不可逆性两类。可逆性者不破坏酶,只与酶结合形成易于离解的复合物,经过一段时间后,可释放出胆碱酯酶而恢复其酶的活性,包括毒扁豆碱、新斯的明、腾喜龙、地美卡林。不可逆性者与酶牢固结合,并逐渐使酶老化灭活,失去水解乙酰胆碱的作用,所以其降压缩瞳作用较强而持久,包括碘磷灵、异氟磷。目前用于临床治疗青光眼的缩瞳剂主要为毛果芸香碱,其他药物在临床上已很少应用于青光眼的治疗。因此在本节仅对毛果芸香碱(匹罗卡品)作较为详尽的介绍。

1.作用机制 毛果芸香碱是由南美洲芸香料毛果芸香属中四种植物的树叶提制的一种生物碱,是直接作用于外周和中枢的毒蕈碱受体的胆碱能拟似药。其作用于心血管系统、外分泌腺和平滑肌系统,对眼内平滑肌的作用则表现为瞳孔收缩、睫状肌痉挛和眼压下降。

毛果芸香碱降眼压的确切机制仍未明了,可能的机制包括:①直接兴奋睫状肌的纵行肌,牵拉巩膜嵴,开大小梁网间隙,增加房水外流;②直接兴奋虹膜括约肌,引起缩瞳,减少虹膜在房角的堆积,开放房角,恢复房水的正常循环;③可能增加 Schlemm 管内皮细胞的通透性和抑制房水分泌。毛果芸香碱对正常眼和青光眼,包括高眼压症均有相同程度的降眼压效能,降眼压的幅度为 10%～40%。在 4% 浓度以内,降眼压的效应随浓度而增加,但超过 4% 浓度则不会增加效应。

2.临床应用 毛果芸香碱可作为治疗原发性开角型青光眼、闭角型青光眼和一些继发性青光眼的最常用的缩瞳剂。其水溶液稳定,有很好的穿透力,所以很快起效,滴药后 15min 开始降眼压,最大降眼压时间为用药后 1h,维持时间 6h,需滴眼 4 次/d,常用的浓度为 0.25%～4% 的盐酸盐或硝酸盐溶液或油膏。对于急性闭角型青光眼急性发作时,甚至需要 1 次/15min 滴眼,共 1～2h;对于原发性开角型青光眼,至少滴眼 4 次/d。为使 24h 内保持眼压在正常水平,避免夜间眼压升高,睡前应涂用同等浓度的油膏。治疗急性闭角型青光眼时,点用毛果芸香碱有时需配合其他药物。因为在急性发作期,眼压常超过 60mmHg,会导致虹膜括约肌缺血。由于高眼压下滴毛果芸香碱不吸收,此时,要先滴用β受体阻断剂、α_2受体激动剂、碳酸酐酶抑制剂或全身应用高渗剂,将眼压降至50mmHg以下时,滴用毛果芸香碱才能起作用。

毛果芸香碱也常用于手术或激光虹膜切除术之前,有利于伸展牵张虹膜,方便激光打孔或周边虹膜切除。

为延长药物作用时间及增加生物利用度,目前临床上对毛果芸香碱的制剂和给药方法予以了改进,包括软性接触镜、毛果芸香碱缓释药膜、毛果芸香碱凝胶。这些方式给药引起的药物性近视和对夜间视力的影响程度较轻。

3.不良反应 毛果芸香碱的眼部不良反应包括睫状肌痉挛、缩瞳、滤泡性结膜炎、瞳孔阻滞、角膜带状变性、过敏性睑结膜炎、视网膜脱离、结膜充血、眼睑痉挛、白内障及虹膜囊肿等。

(1)睫状肌痉挛:睫状肌痉挛是所有缩瞳剂中最常见的不良反应,滴药后可持续2~3h,表现为暂时性近视、头痛和眼眶痛,尤其在40岁以下的患者可能较难忍受。

(2)缩瞳:药物引起的瞳孔收缩,特别对于有晶状体核硬化和后囊下混浊的患者,会导致更明显的视力下降。在缩瞳下检查视野,会出现夸大的视野缺损和普遍性视野收缩。长期点用毛果芸香碱或其他缩瞳剂会引起虹膜括约肌的纤维化和虹膜开大肌肌力的丧失而引起永久性的瞳孔缩小,因此应尽可能避免长期连续使用毛果芸香碱。

(3)瞳孔阻滞:对于窄角性开角型青光眼伴有进行性发展的白内障患者,滴用毛果芸香碱可引起晶状体虹膜隔前移、前房变浅、瞳孔阻滞、房角进行性粘连和关闭,最后常演变成可能的亚急性或慢性的闭角型青光眼,部分可引起急性发作(联合机制性青光眼)。毛果芸香碱可诱发恶性青光眼发生。

(4)其他不良反应:结膜充血、眼睑痉挛、前额痛、眼部或眶周痛等症状和体征均可在继续用药后数天和数周内消退。毛果芸香碱的全身不良反应很少见,但在滥用药物或在青光眼急性发作频繁点滴高浓度药物时,会发生严重的毒性反应,甚至危及生命。本药口服剂量是每次10mg或30mg/d,一次用100mg可致死。据报道,每滴药液仅3%~5%透入眼内,55%~65%从鼻泪道黏膜进入血循环。2%溶液每滴约含1mg,按常规急诊滴入法,共滴入14~15mg药量,如果眼压不控制,再重复上法,则通过鼻泪道吸收中毒的可能性会很大。已有报道,由于频繁点滴高浓度药液而吸收中毒,在数小时内发生肺水肿、呼吸中枢抑制而死亡。毛果芸香碱的全身中毒反应表现为毒蕈碱样反应,主要有胃肠道紊乱包括恶心、呕吐、腹泻、里急后重、腹痛等。呼吸系统方面,包括支气管痉挛、肺水肿和呼吸困难等。腺体分泌增加表现为流涎、流泪、大量出汗及泡沫性痰液等。心血管系统方面包括心动过缓、血管扩张、血压下降、虚弱等。

4.注意事项 对于老年人,尤其是有核硬化和后囊下混浊的白内障患者,滴用毛果芸香碱会引起视力下降,并可能加速晶状体混浊,形成后囊下白内障。由于毛果芸香碱和其他缩瞳剂会破坏血-房水屏障,引起前葡萄膜充血、毛细血管通透性增加,甚至较严重的纤维素性虹膜炎和虹膜后粘连,因此不适用于新生血管性青光眼、葡萄膜炎青光眼、外伤性青光眼急性期、眼内术后早期。缩瞳剂可以引起视网膜脱离,尤其对于中高度近视眼、周边部视网膜病变、视网膜脱离复位术后、无晶状体眼或人工晶状体眼、晚期先天性青光眼患者应慎用。有恶性青光眼倾向患者忌用。原则上哮喘患者和有哮喘病史者应避免使用毛果芸香碱。目前,在经济发达国家或地区,毛果芸香碱已不作为一线或二线药物。然而对于剥脱性青光眼、色素性青光眼及激光周边虹膜切除术前的原发性闭角型青光眼(尤其急性发作期),毛果芸香碱仍然是第一线首选药物。

(四)肾上腺素能类药物

最早应用于青光眼降眼压治疗的肾上腺素能类药物为肾上腺素。Darier在1900年最早采用结膜下注射肾上腺素治疗青光眼,20年之后,Hamburger局部点肾上腺素降低眼压。但由于肾上腺素水溶液不稳定,同时可导致闭角型青光眼而被临床弃之不用。随后,在房角镜的使用后,对青光眼的认识得到进一步的加深,同时抗氧化剂的使用使得肾上腺素的水溶液稳定性增加,从而肾上腺素又用于临床治疗开角型青光眼,直到 β 受体阻滞剂的面世。

简短地复习一下交感肾上腺系统的解剖和生理特征可能有助于对其作用的理解。交感神经第一级神经纤维发自下丘脑,下行到下部颈椎和上部胸椎的脊索中间外侧角,第二级神经纤维位于从交通支到交感干和颈上神经节的突触。第三级神经纤维随眼动脉的分支入眼,支配不同的组织,包括葡萄膜血管的平滑肌、瞳孔开大肌以及睫状突。该系统三个主要的递质为去甲肾上腺素、肾上腺素和多巴胺。大部分肾上腺素能类药物均是以拟似剂或拮抗剂的方式与细胞表面的受体结合,直接或间接作用于神经突触连接而起作用。目前已知的受体包括 α_1、α_2、β_1 和 β_2。在眼部刺激 α_1 受体可导致瞳孔散大,血管收缩、眼压升高、眼睑退缩,但刺激 α_2 受体则引起房水形成减少。许多药物也不仅仅作用于单一受体,有时引起复杂的甚至互相矛盾的反应。

目前临床上用于降眼压的肾上腺素能类药物包括两大类,一是拟肾上腺素药物,另一为抗肾上腺素药物。凡能直接与肾上腺素受体结合的药物,而且结合后产生与去甲肾上腺素相似作用的药物,称为拟肾上腺素能受体激动剂。目前已应用于眼科临床的拟肾上腺素受体激动剂分为两种:①非选择性作用于 α 受体和 β 受体的药物,如肾上腺素、二特戊酰肾上腺素(地匹福林);②选择性作用于 α 受体的药物,如可乐定、阿泊拉可乐定、溴莫尼定等。某些药物与肾上腺素受体结合后,不产生或较少产生拟去甲肾上腺素的作用,反而妨碍或阻断了去甲肾上腺素与受体的结合,阻断了传出神经冲动的传递,此类药物称为抗肾上腺素药物,也称为肾上腺素能受体阻断药。目前应用于临床的肾上腺素能受体阻断药分为两种:④α 受体阻断剂,如胸腺氧胺;②β 受体阻断剂,如噻吗洛尔、卡替洛尔、左旋布诺洛尔、倍他洛尔、美替洛尔等。

1.肾上腺素能受体激动剂

(1)非选择性肾上腺素受体激动剂:这类药物主要包括肾上腺素、地匹福林和去甲肾上腺素。

1)降眼压机制:肾上腺素的降眼压机制迄今仍未完全明确,存在较大争议。多年来,一般认为肾上腺素在早期是通过 β 受体介导的作用而减少房水产生,晚期主要通过兴奋 α 受体增加房水流出。不过,最近的研究对这一理论提出了质疑。目前被最广泛接受的假说认为肾上腺素增加了眼部传统的(经小梁网)和非传统的(经葡萄膜巩膜)房水外流而降低眼压,前者主要通过小梁网的 α 受体或 β 受体起作用,后者可能与前列腺素系统有关。其他还有一些理论解释肾上腺素的降眼压作用,包括:减少巩膜静脉压;改变巩膜内血管丛的压力关系;破坏肾上腺能神经末梢;减少起作用的 β 受体数量;诱导肾上腺素能受体的超敏感性;增加前列腺素的分泌等,但这些均未被得到证实。

0.1% 的地匹福林为肾上腺素前体药,其商品名为保目明或普罗品。它为肾上腺素的衍生物,同功异构体。化学结构式比肾上腺素增加两个特戊酰(三甲基乙酸)侧链,这种分子结构式使地匹福林具有高度的亲脂性,是肾上腺素的 $100 \sim 600$ 倍。亲脂性强更容易透过角膜的脂质层而进入眼内。它经角膜脂酶的作用,水解后转化成有活性的肾上腺素成分进入前房。

去甲肾上腺素:由于去甲肾上腺素是肾上腺素能神经突触后的正常递质,因此去甲肾上腺素可能在房水动力学中发挥了基础性的作用。一般认为它是直接作用于小梁网而增加房水流出。但是可能由于受到其通透性的影响,临床上去甲肾上腺素的降眼压作用微弱。

2)临床应用:肾上腺素常用浓度为 $0.5\% \sim 2\%$,2 次/d,降眼压幅度约为 $15\% \sim 25\%$。肾上腺素的降眼压作用与药物的浓度成比例,大部分人 $1\% \sim 2\%$ 的浓度达到最大降眼压作用。局部应用肾上腺素 1h 后眼压开始下降,$2 \sim 6h$ 后降眼压作用最大,$12 \sim 24h$ 眼压回到基线。肾上腺素的降眼压作用与缩瞳和碳酸酐酶抑制剂有叠加效应,但是与非选择性的 β 受体阻滞剂联合作用常无效。

0.1%地匹福林的降眼压作用与 1%肾上腺素大致相当,但是副作用少得多。地匹福林每 12～24h 一次。用药后 30～60min 后眼压开始下降,1～4h 降眼压作用最大,12～24h 眼压回到基线。

肾上腺素和地匹福林可被用于开角型青光眼、继发性青光眼(如青光眼睫状体炎综合征,外伤性、炎症性继发青光眼等)以及已行周边虹膜切除术后的闭角型青光眼。由于肾上腺素有瞳孔散大的作用,可能导致闭角型青光眼的发作,因此,使用前要注意评估房角的情况。尽管地匹福林的使用使得肾上腺素退出临床使用,但是选择性 α₂ 受体的应用又使得地匹福林的临床应用减少。地匹福林与毛果芸香碱、添素得或派立明、适利达等联合应用有协同增放作用,但与 β 受体阻滞剂联合应用的增效作用轻微(贝特舒例外)。

3)不良反应:肾上腺素的局部不良反应主要包括瞳孔散大,结膜充血,过敏性睑结膜炎,黄斑囊样水肿和眼球刺激症状(如烧灼感、异物感、眼痛、视矇)。长期使用会引起结膜和角膜的黑色素沉着堆积和视野恶化。全身不良反应包括头痛、心悸、心律失常、心肌梗死、脑血管意外、高血压和焦虑等肾上腺素样反应。高血压、缺血性心脏病、甲亢患者禁用。服用单胺氧化酶拟似剂、三环类抗抑郁药、抗组织胺药物患者也应慎用。无晶状体眼或人工晶状体眼患者最好避免使用。因肾上腺素的不良反应较大,目前临床上已不常用。地匹福林的外眼刺激症状、烧灼感和全身不良反应少于肾上腺素。

(2)选择性肾上腺素能受体激动剂:选择性肾上腺素能受体激动剂均为 α₂ 肾上腺素能受体激动剂,目前这类药物已研发了 3 代,第一代为盐酸可乐定,它同时对 α₁ 受体也具有一定的激活作用,第二代为阿泊拉可乐定,第三代为 0.2%溴莫尼定。

1)作用机制:一般认为选择性肾上腺素能受体激动剂降眼压作用机制是通过兴奋虹膜睫状体内的 α₂ 受体而引起降眼压反应。α₂ 肾上腺素能受体激动剂能与突触前和突触后 α₂ 受体结合,突触前激活,可反馈抑制交感神经递质释放,减少睫状体上皮细胞的房水生成,增加小梁网外引流(阿泊拉可乐定),增加葡萄膜巩膜外流(溴莫尼定),达到降眼压作用。

2)临床应用及不良反应:盐酸可乐定在临床上曾用于眼激光手术(周边虹膜切开术、前房角手术和激光后发性白内障切开术)等短期用药。由于它脂溶性非常好,局部应用后很容易通过血脑屏障进入中枢神经系统,激活位于脑干突触前膜的 α₂ 受体,抑制了中枢的交感神经活性,引起周围血管扩张,导致血压下降。同时它对 α₁ 受体也具有一定的激活作用,导致瞳孔散大等副作用,因此本药的临床应用受到限制。

阿泊拉可乐定是可乐定的氨基衍生物,相对较低的 α₂ 受体选择性,其脂溶性下降,水溶性强,因而不易通过血脑屏障,因此对血压、心率的影响极小,从而避免了可乐定严重的不良反应。阿泊拉可乐定有 0.5%和 1%两种浓度,平均的降眼压幅度在 20%～27%。因阿泊拉可乐定容易引起过敏性睑结膜炎、中毒性皮肤炎、流泪和异物感,同时还具有拟 α₁ 受体激动剂作用,因此还可见到眼睑收缩、瞳孔散大。全身不良反应包括口鼻干燥、头痛、疲乏和瞌睡。与可乐定不同,低血压等心血管副作用很少见。目前该药仅适用于短期降眼压治疗,如在眼激光手术(周边虹膜切开术、前房角手术和激光后发性白内障切开术)前后应用可预防和控制眼压升高,或应用其他抗青光眼药物效果不佳时作为二线用药。

0.2%溴莫尼定滴眼液作为第三代的选择性肾上腺素能受体激动剂,与阿泊拉可乐定相比,具有高度的 α 受体选择性,其对 α₂ 肾上腺素能受体的选择性高 23～32 倍,其主要的作用机制是通过抑制房水生成和增加房水经巩膜葡萄膜的流出量而降低眼压,对正常人的房水生成也有抑制作用。在降眼压作用上,溴莫尼定滴眼液每天滴 2 次可有效降低眼压 20%～27%,0.2%溴莫尼定与 0.5%噻吗洛尔具有同样的降眼压效力,但是溴莫尼定持续降眼压作用稍差,故可 3 次/d 次应用。不少研究表明溴莫尼定可能有促进神经节细胞存活和保护尚未受损的轴索存活的视神经保护作用。目前溴莫尼定主要用于原发性开角型青光眼、正常眼压性青光眼和高眼压症的治疗,可作为开角型青光眼的一线降眼压药,特别是对于使用 β 受体阻滞剂不能耐受或有禁忌者。与阿泊拉可乐定相比,溴莫尼定因其脂溶性低,不易通过血脑屏障,对心率、血压和支气管平滑肌无明显影响。溴莫尼定避免了很多由 α_1 受体介导的不良反应,如瞳孔散大、眼睑收缩和结膜苍白。临床上常见的眼部不良反应为眼部刺激症状和过敏性睑结膜炎,大约 12%～15% 的患者在使用几个月之后会出现。全身不良反应包括口干、疲乏、瞌睡和头痛。对高血压和严重心血管病患者应用此药应小心谨慎,对使用 MAO 抑制剂的患者禁用,亦禁用于婴幼儿。

2.β 受体阻滞剂　自从 1978 年噻吗洛尔被用来治疗青光眼以来,β 受体阻滞剂是目前使用最广泛的抗青光眼药物。β 受体阻滞剂几乎适用于所有的青光眼如开角型青光眼、继发性青光眼和发育性青光眼,即使在某些房水外流不能增加的患者。β 受体阻滞剂比肾上腺素和缩瞳剂的耐受性较好。按照其阻断受体的情况,分为选择性和非选择性两大类。非选择性的阻滞剂同时阻滞 β_1 和 β_2 受体,目前在临床常用的药物包括噻吗洛尔、左旋布诺洛尔(贝它根)、美替洛尔(倍他舒)和卡替洛尔(美开朗)。选择性的 β 受体阻滞剂包括倍他洛尔(贝特舒)。

(1)作用机制:β 受体阻断剂的降眼压作用机制目前尚不十分清楚。虽然拟交感神经药和交感神经阻断剂,分别起兴奋和抑制交感神经的作用,但交感神经阻断剂和拟交感神经药一样均可降低眼压,这可能与不同类型的受体分布在眼的不同部位有关。一般认为 β 受体阻断剂通过减少房水生成降低眼压,研究表明单一应用噻吗洛尔或倍他洛尔这类药物不增加房水流出,但可使房水生成减少 32%～47%。现有的研究表明睫状体通过血液超滤和睫状体上皮主动分泌产生房水。β 受体主要分布在睫状体的上皮、基质和睫状体血管(占 75%～90%),当抑制 β 受体时,超滤和上皮分泌的功能即将下降,房水生成减少,眼压降低。一般认为细胞水平的机制最可能的是通过抑制睫状体上皮内儿茶酚胺激活的环磷腺苷(cAMP)合成,也有人认为与睫状体血流减少有关。β 受体阻滞剂是很有效的降眼压药物,但是长期治疗中会出现快速抗药反应,也就是"漂移"现象。最近的研究表明,单独使用 β 受体阻滞剂治疗青光眼的患者有 50% 在两年后需要加药。这类药物不会影响视力。

(2)非选择性 β 受体阻滞剂

1)噻吗洛尔:是第一个被用来治疗青光眼的 β 受体阻滞剂。它在患者清醒时的降眼压作用最强,在夜间睡觉时作用很小或没有作用。噻吗洛尔平均可以使眼压降低 25%～35%。它有 0.25% 和 0.5% 两种浓度,都是 2 次/d。噻吗洛尔穿透眼部迅速,局部用后 30～60min 开始眼压下降,2h 后降眼压幅度最大,24～48h 后眼压回到基线水平。有时残留的噻吗洛尔的作用可在使用 2～3 周后测得,甚至在用药 1 个月后还可测出 β 阻滞效应。目前也有 1 次/d 的 0.25%～0.5% 马来酸噻吗洛尔凝胶,其降眼压作用相当于使用 0.5% 的溶液 2 次/d。噻吗洛尔仍然为美国 FDA 治疗青光眼的金标准,大约 90% 的患者开始治疗时使用噻吗洛尔,最初使用通常能获得超过 40% 的降眼压幅度。因此,目前的联合用药的固定配方多与噻吗洛尔配伍。噻吗洛尔可能存在双眼交叉效应,短期脱逸(1 个月),长期漂移(3～12 个月),夜间降眼压差,影响血脂(甘油三脂升高、高密度脂蛋白降低),棕色眼效应等特性。

2)左旋布诺洛尔(贝他根):为非选择性的 β 受体阻滞剂,其缺乏内在拟交感活性和局部麻醉作用等特征。有 0.25% 和 0.5% 两种浓度,一般每天用两次。多数患者每天使用一次就可以得到满意的降眼压效果,因为它的代谢产物二氢左旋萘酮心安很活跃,而且也有降眼压作用。左旋布诺洛尔也通过减少房水生成降低眼压,降压效果与噻吗洛尔相似。据报道左旋布诺洛尔长期漂移轻,平均可使眼压下降 25%。

3)卡替洛尔(美开朗):为 1%～2% 的溶液,2 次/d。降压效果与噻吗洛尔相似,达 25%～32%。卡替洛尔具有内在拟交感活性,会产生短暂的 β 受体激动效应,这是其他 β 受体阻滞剂不具备的特点。由于这种拟交感作用使得美开朗的一些全身心血管的不良反应更少,如心动过缓、低血压和呼吸道不良反应。卡替洛尔的血清脂肪毒性(对高密度脂蛋白的影响)也比马来酸噻吗洛尔低。

不良反应:局部非选择性 β 受体阻滞剂有效且耐受性较好,局部不良反应主要包括结膜充血、刺痛、浅表点状角膜炎和干眼加重,有报道长期使用β受体阻滞剂引起可逆的前部肉芽肿性葡萄膜炎。这些药物可以因为抑制心脏的$β_1$受体和肺的$β_2$受体而引起严重的全身不良反应,使用β受体阻滞剂引起心动过缓、心律不齐、心跳骤停、支气管痉挛和充血性心衰都有过报道,因而有严重心脏疾病、哮喘、慢性阻塞性肺病、2~3度心传导阻滞和窦性心动过缓(<55次/min)以及有低血糖倾向的糖尿病患者应尽量避免使用此类药物。糖尿病和甲亢患者在使用这类药物时应该多加小心,因为可能会掩盖糖尿病患者的低血糖症状。中枢神经系统不良反应包括抑郁、焦虑、阳痿、疲乏和幻觉也都有报道,尤其年老患者容易出现眩晕和思维紊乱。

(3)选择性β受体阻滞剂:目前在临床使用的选择性β受体阻滞剂倍他洛尔(贝特舒)为选择性作用于$β_1$受体达到减少房水生成的作用。它的降眼压效力低于噻吗洛尔和其他非选择性β受体阻滞剂,降压幅度约为18%~26%。尽管降眼压作用较弱,有文献报道长期使用倍他洛尔防止视野丢失的效果比噻吗洛尔好,推测倍他洛尔的这种视神经保护作用与其阻断钙离子通道的特性增加了视网膜和视乳头血流有关。倍他洛尔有0.25%的混悬液和0.5%的溶液,均为每日使用2次。

倍他洛尔的局部不良反应较少,除了有时会有短暂的刺痛、浅层点角膜炎以外,倍他洛尔的耐受性很好。由于它只对$β_1$受体起作用,因而避免了肺部不良反应。对于多数有阻塞性肺病的患者,倍他洛尔并不会加重呼吸的问题。诸如心动过缓和充血性心衰之类的心血管不良反应确实有报道,但与非选择性β受体阻滞剂相比其发生率更低。中枢神经系统方面的不良反应也比非选择性药物少见。

(五)前列腺素衍生物

前列腺素衍生物(PAGs)是一类比较新的降眼压药物。前列腺素是在组织局部产生和释放并起作用的激素,为类花生酸类物质家族的成员之一。第一个可以局部使用降眼压的前列腺素衍生物为日本研发的乌诺前列酮滴眼液(1994年在日本上市,2000年在美国上市)。1996年第二个前列腺素衍生物类抗青光眼药物拉坦前列腺素滴眼液被美国食品药品监督管理局批准应用于临床以来,相继有0.004%曲伏前列腺素滴眼液(2001年)和0.03%比马前列腺素滴眼液(2001年)等药物在临床应用。目前前列腺素类降眼压药物因其用药简单、降眼压效果明显、不良反应少,在发达国家已替代噻吗洛尔作为原发性开角型青光眼的一线用药。

1.作用机制　正常人房水外流通道存在两个主要的途径,一个为小梁网通道,另一个为葡萄膜-巩膜通道,约5%~30%是通过葡萄膜-巩膜通道排出且其引流呈非压力依赖性。与传统的青光眼药物多是促进经小梁网的房水外流而达到降眼压作用不同,前列腺素衍生物通过增加葡萄膜-巩膜通道的房水外流而降低眼压。前列腺素衍生物都是花生四烯酸衍生的脂溶性的多碳链分子,结构与PGF2α相似。其作用机制还不清楚,一般认为前列腺素衍生物通过与睫状体上的前列腺素受体(FP)结合,上调基质金属蛋白酶的合成。基质金属蛋白酶可以使细胞外基质重新塑形,导致其通透性增加,从而增加房水排出使眼压降低。另外的作用还包括使睫状肌松弛,增宽睫状体纵行肌间肌纤维间隙,减少Ⅳ型胶原纤维和层粘连蛋白,这些均有助于房水的流出,降低眼压。另外该类药物还有可能增加了房水经小梁网的外流。

2.临床应用　前列腺素衍生物在青光眼治疗中具有良好的降眼压效果,仅需用药1次/d,降眼压幅度达20%~35%,局部和全身的不良反应少,主要适用于:①开角型青光眼;②正常眼压性青光眼;③慢性闭角型青光眼(慢性闭角型青光眼虹膜周边切除术和解除了瞳孔阻滞后,如眼压不能控制,可作为药物治疗中的首选药物);④残余青光眼;⑤高眼压症;⑥联合用药,拉坦前列素与β受体阻断剂、肾上腺素能激动剂、局部碳酸酐酶抑制剂及胆碱能药物均有协同作用。前列腺素衍生物具有以下优点:①降眼压效果好,作用较噻吗洛尔强;②滴药次数少,1次/d,可持续恒定降低眼压;③昼夜均可降低眼压,眼压波动小;④增加房水外流而不抑制房水生成,不降低浅层巩膜静脉压;⑤与其他抗青光眼药物合用,均有附加作用;⑥无飘逸现象;⑦不良反应少,对瞳孔大小、心率和血压无影响。

(1)拉坦前列腺素:拉坦前列腺素(适利达)为丙基酯前列腺素 F2α 的右旋异构体,为一种前体药,高亲脂性易通过角膜并被角膜脂酶快速水解后形成具有生物活性的亲水羧酸衍生物(拉坦前列腺素酸),它在眼内不再被代谢,故在眼内很稳定。约 2h 达房水峰浓度,半衰期 3～4h。滴眼后 3～4h 眼压下降,8～12h 眼压下降达峰值,作用持续约 24h,可用药 1 次/d。长期储存时需要避光、冰箱低温保存以保持稳定性,一旦打开便不再需要低温保存,但室温下仅可保存 6 周。0.005％拉坦前列腺素降眼压效果最好,可使眼压下降 6～9mmHg(25％～35％),一次用药可使眼压下降达 24h 以上,所以只需用药 1 次/d,夜晚用药比白天用药效果好。傍晚使用一次拉坦前列腺素比每天使用两次噻吗洛尔能更有效地控制眼压,有降低夜间眼压作用。拉坦前列腺素的降眼压作用明显比 2％多佐胺和 0.2％溴莫尼定强。拉坦前列腺素联合噻吗洛尔、多佐胺和溴莫尼定均有增效作用。联合毛果芸香碱可能也有增效作用,但毛果芸香碱须 4 次/d 应用,夜间一次须在拉坦前列腺素滴眼后 1h 应用才有协同作用。非甾体类药可能降低拉坦前列腺素的效应。

(2)曲伏前列腺素:曲伏前列腺素(苏为坦)为合成前列腺素 F2α 的异丙酯前体,滴眼后被角膜脂酶水解为具有生物活性的游离酸,对前列腺素受体有高度亲和力和激动作用,为完全的 PGF2α 受体激动剂。0.004％曲伏前列腺素眼液,非常稳定,不需要避光、冷冻。每日傍晚 1 次,平均降眼压幅度可达 33％(9mmHg)。0.004％曲伏前列腺素降眼压作用持续 24h,另有研究表明在最后一次使用 84h 后仍有显著的降眼压作用(约 6mmHg)。其平稳持续的降眼压效果(9mmHg)可长达 3 年以上,同时能有效控制昼夜眼压波动(波动范围<3.6mmHg)。0.004％曲伏前列腺素眼液疗效强于噻吗洛尔,在噻吗洛尔控制眼压不满意的情况下加用曲伏前列腺素可使患者眼压再降 5～7mmHg。

(3)比马前列胺:比马前列胺(卢美根)为人工合成的前列腺酰胺类似物。由于其 α 碳链末端的特殊结构看起来更像氨基化合物而不像酯类物质,也被称前列胺。它不激动人的前列腺素 F2α 敏感受体以及目前所有已知的其他前列腺素受体,但有很强的降眼压作用。目前仍不清楚它到底是在通过角膜时被水解为自由酸,然后与前列胺受体结合起作用,还是作为完整的分子进入眼内并与某种未知的特殊受体相结合起作用。它可同时增加葡萄膜巩膜外流及增加小梁网房水外流降低眼压,但不减少房水生成。0.03％比马前列胺可使经葡萄膜-巩膜途径的房水外流增加 50％,使房水流畅系数增加 35％。0.03％眼液滴眼后 2h 出现最大降眼压效果,降眼压效果至少持续 24h。1 次/d,可使青光眼患者的眼压下降 7～9mmHg,或从基础眼压下降 30％。比马前列腺素是 0.03％的溶液,每天傍晚使用 1 次,不需要冷冻避光。

(4)乌诺前列酮:乌诺前列酮为前列腺素 F2α-1-异丙基酯,其结构与其他前列腺素类药物不同,有一条 22 个碳原子的主链,而其他的前列腺素类药物主链都是 20 个碳原子。其降眼压机制为增加小梁网途径及葡萄膜-巩膜途径房水排出,房水生成无改变。有报道此药有增加视神经血流及保护视神经的作用。临床应用 0.15％眼液 2 次/d,可使眼压下降 3～4mmHg,其降眼压作用与 0.5％噻吗洛尔 2 次/d 的作用相似,较前述三种前列腺素衍生物药物降压作用差。由于降眼压作用不如其他的前列腺素衍生物,使用次数又比较频繁,乌诺前列酮的临床应用受到了一定的限制。

不同前列腺衍生物类药的降眼压效果的比较:临床应用这几种前列腺素衍生物的时间不长,在目前对比的研究中,得出的结论也不一致。多数研究结果显示拉坦前列腺素、曲伏前列腺素、比马前列腺素三者降眼压效果相似。但也有报道显示曲伏前列腺素的 24h 眼压波动控制较好,眼压更为平稳。在药物的安全性方面,拉坦前列腺素的眼部耐受性最好,眼部充血和异物感等眼部刺激症状发生率依次排序为拉坦前列腺素<曲伏前列腺素<比马前列腺素,但差异亦无统计学意义。

3.不良反应　总体而言,前列腺素衍生物是耐受性非常好的一类药,因其在血液中的半衰期很短,没有严重的局部和全身副作用。局部副作用:少见,包括结膜充血、异物感,眼痒,睑缘炎,结膜炎,干眼等,长期用药可引起虹膜颜色加深,睫毛变粗变长。虹膜色素增加(在近瞳孔处明显),是由于色素细胞内的黑色素合成增加所致而非色素细胞数目增多,可能与前列腺素导致交感神经诱导虹膜色素加深或与酪氨酸酶活性增加有关。通常在用药半年后发生虹膜色素增多,在绿棕色、浅棕色或混合色的虹膜中发生率可高达 $10\%\sim30\%$,在深色虹膜中长期用药后虹膜色素改变并不明显。结膜充血发生率拉坦前列腺素 $3\%\sim15\%$,曲伏前列腺素 $15\%\sim45\%$,比马前列腺素 $35\%\sim50\%$。大多数患者的充血一般都很轻,不需治疗即可消退。异物感,过敏症状,浅层点状角膜病变及眼干等也可发生。睫毛变黑、变长、增多、变粗、眼周皮肤色素增加和多毛等也是长期使用这类药物的常见现象,报道的比例是 $26\%\sim57\%$。还有报道使用拉坦前列腺素会加重前部葡萄膜炎和疱疹病毒性角膜炎。在复杂的白内障术后或黄斑囊样水肿病史者使用拉坦前列腺素可能会导致黄斑囊样水肿。全身不良反应: $1\%\sim5\%$ 的患者可出现包括关节痛、胸痛、背痛、头痛、心动过缓、抑郁、消化不良、类似流感综合征等不良反应,但对心率、血压及呼吸功能无影响。目前前列腺素类抗青光眼药物无绝对禁忌证,但在近期有眼内手术史或反复发作的活动性葡萄膜炎患者应避免使用。

(六)碳酸酐酶抑制剂

自 1954 年 Grant 和 Becker 首次报道乙酰唑胺具有降眼压作用以来,碳酸酐酶抑制剂因其快速而强效的降眼压作用使之成为治疗各种类型青光眼的重要降眼压药物。碳酸酐酶抑制剂(CAIs)是通过减少房水生成降低眼压的磺胺类药物。但是由于长期应用全身的 CAIs 可产生较多的全身不良反应,如大多数患者服药后出现手足麻木、胃肠功能紊乱、恶心、疲倦、多尿、口苦等,严重者导致酸中毒,水电解质平衡失调,尿路结石,甚至引起骨髓及造血功能障碍等严重后果,限制了其在临床的长期应用。一直以来药理学家在努力寻找可以局部应用的碳酸酐酶抑制剂,直到 1980 年初,发现二硫噻喃磺胺类衍生物具有局部降眼压的作用。1995 年碳酸酐酶抑制剂局部滴眼液通过 FDA 认证,这类磺胺衍生物主要包括三个化合物:多佐胺(MK-507)、司佐胺(MK-417)和 MK-927,其中以多佐胺疗效最佳,成为第一个局部应用的碳酸酐酶抑制剂。

作用机制:碳酸酐酶广泛存在于人的红细胞、胃黏膜、肾皮质、胰腺、神经组织及眼部各组织中,尤其在眼的睫状体部含有大量的碳酸酐酶。碳酸酐酶在房水形成中起重要的作用。在睫状体上皮,碳酸酐酶同工酶 II 催化 CO_2 和 H_2O 转化为 HCO_3^- 和 H^+,大量的 HCO_3^- 由细胞内通过细胞膜进入细胞间隙和后房,使细胞间隙和后房形成高渗状态,由于房水和血液之间存在的渗透压差,水分便从血液进入后房而产生房水,因此通过抑制碳酸酐酶的作用可使房水生成减少。碳酸酐酶抑制剂是首先通过竞争性抑制睫状体上皮碳酸酐酶的活性使碳酸氢根离子(HCO_3^-)产生减少,进而影响房水生成量,达到降眼压效应的作用。其次通过改变细胞内的 pH,抑制 Na^+-K^+-AIP 酶的活性,使 Na^+ 和水分的转运减少,结果房水生成减少。碳酸酐酶抑制剂的降眼压作用跟其微弱的利尿效应无关。

1.全身碳酸酐酶抑制剂 自从 1954 年临床应用乙酰唑胺降眼压以来,虽然有不少新的碳酸酐酶抑制剂,如甲基醋唑磺胺、乙氧醋唑磺胺及二氯苯磺胺等问世,但这些制剂的作用机制、疗效和副作用大同小异,在眼科青光眼治疗较常用和最具代表性的仍然为乙酰唑胺。

(1)乙酰唑胺:又称醋唑磺胺或醋氮酰胺,其化学名为 2-acetlamin-1,3,4-thiodiazole-5-sulphonamide,为弱酸性微溶于水的结晶物,在人类 $90\%\sim95\%$ 的乙酰唑胺在血中与血浆蛋白相结合。在 pH 为 7.4 的血浆中,有一半未结合的乙酰唑胺是以非解离的形式存在,只有游离的磺胺基团为其活性基团,抑制碳酸酐酶的活性,达到降眼压效应。常见的剂型有 125mg 和 250mg 的片剂、500mg 的缓释胶囊及 5% 的乙酰唑胺钠盐注射液。其药理学作用:乙酰唑胺口服后可从胃肠道快速吸收,摄入乙酰唑胺后 $2\sim4h$ 内在血浆中达到最高浓度,乙酰唑胺片剂较相同剂量的缓释剂的药峰浓度更高,缓释剂在 $3\sim4h$ 内达高峰,有效血浆浓度可维持约 10h。研究表明乙酰唑胺产生有效降眼压效应的血浆浓度大概为 5~20pg/ml。口服乙酰唑胺超过 63mg,2h 内就会产生较显著的降眼压效果,并且可维持 6h。缓释胶囊的降眼压效应出现于 2h 之内,最大的降压效应在口服药剂后 6~18h 之间。乙酰唑胺钠盐溶液经静脉注射后数分钟即开始产生降眼压作用,20~30min 内达最大效力,维持约 4h。乙酰唑胺不被机体代谢,以原形由肾脏排出,肾功能正常时无蓄积作用。乙酰唑胺成人用量为 250mg,每 6~12h 口服 1 次(每日口服 2 次或 4 次)。缓释剂 500mg,每天口服 2 次。儿童常用量 5~10mg/kg,6~12h 口服 1 次。急性高眼压的患者有恶心呕吐时,可静脉注射乙酰唑胺钠盐,每次 500mg(用 10ml 注射用水,其中 5ml 静脉注射,5ml 肌内注射)。年纪较大的患者,尤其肾功能差者,使用时应减少剂量。

(2)甲基醋唑磺胺:又称醋甲唑胺、尼目克司,其化学名为 5-amino-4-methyl-1,3,4-thiodiazole-5-sulphonamide。它较乙酰唑胺溶解性大(强脂溶性),组织穿透性强。由于其低的血浆蛋白结合率(仅 55%),未结合的游离药物明显增多,生物半衰期长,因此降压效果强,维持时间长,可达 14h(乙酰唑胺 5h)。因此用较少量即可获得同样疗效。该药对酸碱平衡影响很小,较少引起代谢性酸中毒,因此对于有严重肺阻塞性疾病的青光眼患者亦可使用。该药成人用量每次 25~100mg,每天口服 1~2 次。服药后 1~2h 开始降压,一般维持 24h 以上。由于作用的时间长,副作用较少,因此可长期应用。此外,该药对尿枸橼酸水平的影响较乙酰唑胺小,所以甚少引起尿路结石,对于肾结石或肾伤害病史的患者,用该药较安全。

(3)乙氧醋唑磺胺:化学名为 6-ethoxy-benzothiazole-2-sulfonamide。该药为白色结晶固体,无臭无味,不溶于水,性质稳定,利尿作用强。一般用药量为 125mg,3 次/d,服药后 1~2h 开始眼压开始下降,5h 作用达到高峰。作用与副作用与乙酰唑胺相似。

(4)二氯苯磺胺:化学名为 1,2-dichloro-3,5-disulfa-mylbenzene。它能快速从胃肠道吸收,口服后 30min 开始降眼压,2~4h 达高峰,维持 6~12h。由于该药可以增强氢离子的排出,因此较少引起代谢性酸中毒。成人用量每次 25~50mg,2~4 次/d。二氯苯磺胺的全身性不良反应的发生率及严重性较乙酰唑胺大,不宜长期使用。但当对其他碳酸酐酶抑制剂过敏或不能耐受时,可考虑使用二氯苯磺胺。

(5)临床应用:碳酸酐酶抑制剂主要用于各种类型的青光眼治疗以及各种眼科手术前后以控制眼压。

①急性闭角型青光眼:急性闭角型青光眼一经诊断,则可以根据眼压的高低考虑使用乙酰唑胺等碳酸酐酶抑制剂。乙酰唑胺与高渗剂、缩瞳剂及其他局部降眼压药物联合应用通常能加速房角开放,产生较好的降眼压效果,为随后的激光或手术周边虹膜切除创造条件。但碳酸酐酶抑制剂仅能通过抑制房水生成降低眼压,不能使已关闭的房角开放,因此仅应用于手术前的短期降眼压治疗。

②开角型青光眼:对于开角型青光眼的治疗,碳酸酐酶抑制剂仅在单独用局部降眼压药眼压控制不满意的情况下短暂使用,为手术或激光作准备。

③其他类型的青光眼:对于一些晚期的开角或闭角型青光眼、先天性青光眼,由于眼压偏高不宜立即手术或由于全身情况暂不能手术者,可考虑应用碳酸酐酶抑制剂使眼压尽量降低,为手术顺利、安全实施创造条件。另外有些继发性青光眼,如外伤、葡萄膜炎及巩膜炎等引起的青光眼、青光眼-睫状体炎综合征等,房水排出障碍多为暂时性,为避免高眼压使视功能遭受损害,需要应用碳酸酐酶抑制剂协助控制眼压。

④其他情况:许多眼科手术,如白内障术后、角膜移植及滤过手术后为形成前房使用粘弹性物质;玻璃体手术后使用硅油或气体填充;抗青光眼治疗的植入管内口堵塞等暂时的眼压升高,可给予适当的碳酸酐酶抑制剂,联合局部降眼压药及高渗剂,能有效地控制眼压,减轻或消除高眼压给患者带来的痛苦和视功能损害。

(6)副作用及禁忌证:尽管碳酸酐酶抑制剂具有较强的降眼压作用,但它也带来许多副作用,使其临床应用受到一定限制。这些副作用因剂量、使用时间和方法而异,长期使用较易出现,绝大多数的副作用为全身性的。这些副作用包括以下几方面:①全身不良反应:肢端末梢麻刺感、味觉异常、综合症状群(疲劳、全身不适、精神抑郁、体重减轻)、胃肠刺激、代谢性酸中毒、低血钾、肾结石、造血障碍、皮肤炎;②眼部不良反应:暂时性近视。碳酸酐酶抑制剂的禁忌证包括严重肝脏疾患、肾病(包括肾结石)、严重慢性阻塞性肺病、妊娠及对磺胺类药物有过敏史等。

通过联合口服 12% 的枸橼酸钾溶液(每次 10ml,1~3 次/d)可防止尿路结石的发生。同时服用等量或二倍量的碳酸氢钠可减轻患者的感觉异常和胃肠道症状,能缓冲电解质酸碱失衡,减轻酸中毒及低血钾的发生。但本剂不能与酸性制剂如维生素 C 合用,以免增加副作用的发生,在术后卧床休息期间更应注意不宜将此二药同时应用。不宜与排钾利尿剂如噻嗪类利尿剂合用,以免增加低血钾的发生。长期使用必须补钾,可间歇服用钾盐,如口服氯化钾 1~2g,3 次/d。碳酸酐酶抑制剂一般不全身长期使用,长期服用本剂如超过 6 周,要定期监测血常规、尿常规及水、电解质情况。

2.局部碳酸酐酶抑制剂　目前临床使用的局部碳酸酐酶抑制剂包括多佐胺和布林唑胺两种。

(1)多佐胺:又称为杜塞酰胺(添素得),为第一种局部碳酸酐酶抑制剂,1994 年开始在美国上市并应用于临床,具有亲水性和亲脂性二重特点,极易穿透角膜到达睫状体,抑制睫状上皮的碳酸酐酶Ⅱ及Ⅳ而发挥抑制房水生成的作用达到降低眼压的效应。pH5.5 的 2% 多佐胺眼药水滴眼后 2h 眼压开始下降,峰值可持续:2~5h,降眼压幅度为 18%~22%。药效持续时间为 8~12h,故治疗应为 2~3 次/d。如果使用 2% 多佐胺 2 次/d,降眼压作用不如口服乙酰唑胺和局部应用噻吗洛尔,而与倍他洛尔相似,因此通常 3 次/d 才能达到其最佳降眼压效果。有报道 2% 多佐胺与噻吗洛尔或倍他洛尔联合用药的协同增效可替代口服乙酰唑胺或相等于噻吗洛尔加 2% 毛果芸香碱 4 次/d 的效果。

(2)布林唑胺(派立明):为第二个研制成功的局部碳酸酐酶抑制剂。于 1998 年 4 月首先在美国和加拿大上市,其 1% 的悬液与泪液的 pH 非常接近,pH 为 7.4,故局部应用刺激性较小。布林唑胺对与房水分泌有关的碳酸酐酶Ⅱ型同功酶有高亲和力,极强地抑制其活性,抑制房水分泌,降低眼压。另外,布林唑胺可通过使视网膜血液和组织酸化,促使了眼血流量增加,有利于视盘血供。目前临床应用的布林唑胺的浓度为 1%,在用药后 2h 达降眼压峰值,降眼压幅度为 19%~25%。其降压效果与多佐胺大致相同,但不良反应却较多佐胺为少。1% 布林唑胺 2 次/d 对开角型青光眼和高眼压症患者最理想。单侧滴眼不会影响对侧眼的眼压。布林唑胺与多种降眼压药合用有相加作用,其中与 β 肾上腺素能受体阻滞剂联合应用的降眼压幅度最大,可在噻吗洛尔降眼压的基础上再降低眼压约 20%。

(3)临床应用:局部碳酸酐酶抑制剂可用于以下情形:①原发性开角型青光眼和高眼压症患者;②对 β 受体阻滞剂无效或者使用有禁忌证患者;③对应用 β 受体阻滞剂患者联合应用本品更增加降压效果;④联合用药:可作为其他降眼压药物眼压控制不良时的联合用药。

(4)不良反应:两种药物的药物不良反应相似。布林唑胺引起的不适要比多佐胺少。①局部不良反应,最常见的症状是眼刺痛、烧灼感、不适感、视物模糊、眼痒忽然流泪。也可引起结膜充血、分泌物增多、结膜炎、点状角膜炎和眼睑炎。这些不良反应通常较轻,多可自行缓解。局部用药不影响瞳孔大小,无局部麻醉作用,对晶状体亦无毒性反应。②全身不良反应发生的情况较少,最常见的不良反应是头痛、疲劳、恶心、感觉异常、头晕,但不会有与口服碳酸酐酶抑制剂有关的全身酸中毒或其他副作用。布林唑胺和多佐胺也是磺胺类药物衍生物,所以磺胺过敏的患者应禁用。对有阻塞性肺气肿、肾功能不全、严重肝脏疾病及糖尿病患者小心应用。

(七)高渗剂

高渗剂是一类降压作用强、起效速度快的降眼压药物,最早用于神经科治疗颅内高压。目前已有多种高渗剂被用于青光眼治疗,成为重要的降眼压药物,最常用有甘露醇、甘油、尿素及异山梨醇。

作用机制:在正常情况下,血液和房水之间的稳定状态是依靠两者之间的流体动力学和渗透压平衡来维持的。如果两者间的渗透压平衡被打破,则会引起眼压的变化。当血液渗透压低于房水渗透压时,液体就流入眼内,如果此时伴房水排出障碍,则可能导致眼压升高。反之眼内液体被排出眼外,进入血液,则眼压下降。高渗剂可使血液渗透压增高,排出眼球内水分使眼球内组织体积减小,眼压下降。高渗剂必须能使眼组织与血液之间形成一定的渗透压梯度,才能产生降眼压作用。其降眼压作用的幅度由渗透压梯度决定,而渗透压梯度又受多种因素影响。高渗剂的分子量大小、在细胞外液的分布、透过眼组织的速度、在血液中停留时间和排泄速度均影响高渗剂的作用。另外,有研究显示将少剂量的高渗剂静脉注射后或将高渗剂直接注入第三脑室后,在不改变血浆渗透压的情况下也能观察到眼压的变化,因此推测高渗剂的降眼压机制可能还跟它影响下丘脑的渗透压感受器有关。

常用的高渗剂

1.尿素　尿素是最早被用于眼科降眼压的一种高渗剂(1957 年)。其扩散到体液和眼组织的能力较强,因此其降压作用起效快,但维持时间较短。当眼组织有炎症时,由于血-房水屏障被破坏,尿素可以穿透眼组织进入房水中,房水之间的渗透压减小,降压作用明显变小。

静脉注射用的尿素是以 10% 的转化糖为溶媒,配制成 30% 的溶液,这一浓度可避免溶血。尿素一般每公斤体重静脉注射 1~1.5g,注射后 30~60min 眼压开始下降,4~6h 后恢复到用药前水平。它不被机体代谢,以原型排出体外。由于尿素会引起局部组织坏死及静脉炎,因此注射时应避免药液漏出血管外。几乎所有用药后的患者都会出现多尿,头痛与手臂痛也常见,1/3 的患者会出现恶心、呕吐,有些患者会出现精神紊乱和定向力障碍。由于尿素常温下易分解成氨气,需要时须临时配制,目前在临床上已较少使用。

2.甘露醇　甘露醇为降眼压最有效而首选的高渗剂。它进入体内后主要分布于细胞外液,穿透细胞的能力很弱,因此可产生强而持久的降眼压作用,而且即使眼组织炎症时,亦能产生较好的降压效果。甘露醇为还原型的六元糖,分子量为 182,是尿素的 3 倍。其物理性质稳定,配成溶液亦能长期保存,不易变质,无毒,对注射局部组织无毒性,无刺激,即使注射时外漏至血管外亦不会引起组织坏死。甘露醇不会引起血中尿素氮增加,对心脏无毒性,可用于不严重的肾脏和心脏病的患者,同时其降压效果不受局部炎症的影响。甘露醇不参与代谢,以原型排出体外,因此可用于糖尿病患者。静脉注射用的甘露醇一般配成 20% 的水溶液,临床用量每公斤体重 1~3g,10ml/min(60 滴/min),一般 30~60min 内输完。注射后 10~20min 眼压开始下降,1~2h 内眼压降至最低,维持 4~6h。

甘露醇适用于各种类型青光眼及内眼手术和眼眶手术前的降压治疗。对有严重肾病的患者要慎用甘露醇,当尿排出量低于 30~50ml/h,应用本药可能导致尿闭。

3.甘油　甘油化学名为丙三醇,是目前降眼压的首选口服高渗剂。甘油是一种无臭、味甜的液体。甘油进入体内后主要分布于细胞外液,穿透力差,因此具有良好的降眼压作用。口服甘油后能较快地被机体吸收,参与体内糖代谢,大部分在肝脏内转化成葡萄糖及其他碳水化合物,另一小部分构成各种脂类,可氧化成 CO_2 和 H_2O,产生 4.32kcal/g 的热量。常用生理盐水配制成 50% 的甘油盐水。一般每次每公斤体重口服 50% 的甘油盐水 1.5~3ml,口服后 15~30min 开始起效,45min~2h 内降压值最大,维持 5h。其降压幅度可达原眼压值的 40%~45%。患者口服甘油后可出现口渴、恶心、上消化道灼烧感和头痛等并发症。由于甘油参与体内的糖代谢,因此糖尿病、严重肝病、脱水的患者禁用,心衰及年迈者慎用。

4.异山梨醇(易思清)　其分子结构与山梨醇及甘露醇相似,分子量为 146。异山梨醇溶液稳定,无刺激性,异山梨醇不参与体内代谢,95% 以原型从尿中排出。口服后可迅速被机体吸收,30~45min 开始降压,60~90min 内作用最大,维持 5~6h,一般每公斤体重服 1~3g。异山梨醇的应用指征同甘油。其引起恶心、呕吐等副作用较甘油少而轻。适合糖尿病患者,但有静脉炎、血栓形成、肺水肿及严重心脏病患者禁忌使用。

(1)临床应用:高渗剂可用于治疗各种类型的青光眼,主要用于急性高眼压或顽固性高眼压的降压治疗,适应于下列情况。

①急性闭角型青光眼的紧急处理:许多急性闭角型青光眼的急性发作期眼压往往较高,用局部降眼压药及全身碳酸酐酶抑制剂常不能控制眼压,必须联合使用高渗剂控制眼压,为后续治疗争取时间和机会。

②青光眼的术前准备:晚期原发性开角型青光眼或慢性闭角型青光眼,由于局部降眼压药眼压控制不满意,眼压长期处于较高的水平,眼组织的血管脆性增大,视神经损害严重,对手术的耐受性差。高眼压下实施滤过手术较易引起出血及视功能突然丢失,为减少或防止这类并发症的发生,可在术前使用高渗剂,尽量将眼压降低到正常的水平,以保证手术的安全。

③恶性青光眼:恶性青光眼是发生于滤过手术后或使用毛果芸香碱等缩瞳剂后引起的,其机制主要是由于睫状环阻滞等原因导致房水流入玻璃体腔,使玻璃体内压力过大,结果导致前房变浅及眼压增高。高渗剂能使玻璃体腔内液体移入血循环,浓缩玻璃体,使之体积变小,后房压力降低。若同时给予睫状肌麻痹剂(阿托品),可解除睫状环阻滞,使晶状体-虹膜睫状体隔后退,疏通前后房,恢复前房。大部分恶性青光眼可得到缓解。

④继发性青光眼:许多继发性青光眼如外伤性、炎症性和晶状体源性青光眼,局部降压药和碳酸酐酶抑制剂均难于控制眼压,可联合使用高渗剂,使眼压暂时降低,为进一步处理创造条件。

(2)不良反应及禁忌证:最常见的不良反应有恶心、呕吐、头晕、头痛、乏力、多饮和口渴等。由于高渗剂进入体内后主要分布于细胞外液,使组织和细胞内液体流入血管经肾排出体外,除降压外还伴有强力的脱水、利尿及血容量明显增加。脑组织脱水可引起患者头晕、头痛、定向力障碍、精神躁动等症状。强力利尿可导致水电解质紊乱、低血钾。大剂量快速输入高渗剂可诱发急性心力衰竭、肾衰、肺水肿。因此,心、肾、肺功能不良及严重脱水和电解质紊乱者禁忌使用高渗剂。

(八)钙拮抗剂

钙拮抗剂是一类能够在通道水平上选择性的阻滞 Ca^{2+} 从细胞外液经电压依赖性钙通道流入细胞内的药物,又称钙通道阻滞剂。由于 Ca^{2+} 被阻止进入细胞内,减少了细胞内 Ca^{2+} 浓度,进而影响细胞功能。本类药物临床上多用于治疗高血压、心绞痛或心律失常。钙通道分为受体调控的钙通道和电压依赖的钙通道。其中电压依赖型钙通道已被克隆出多种,如 L、T、N、P 型等,目前尚未发现 N 和 P 型钙通道的药理学意义。L 型钙通道广泛存在于心肌,血管等组织,是细胞兴奋时 Ca^{2+} 内流的主要途径,其特点是电导较大,激活所需的膜电位阈值较高,通道由 α_1、α_2、β、γ、δ 等亚基组成,其中 α_1 为离子通透亚基,其他为辅助亚基。而 T 型钙通道则主要分布在动脉血管壁、心脏传导系统、神经激素分泌部位,其电导较小,激活所需的膜电位较低。

1.钙拮抗剂的分类　钙拮抗剂有很多种,1987 年世界卫生组织将其分为选择性和非选择性两大类。按 1992 年国际药理学联合会分类,选择性作用于 L 型钙通道的钙拮抗剂,多数药物的结合部位在分子结构的 α_1 亚单位,根据 α_1 单位上不同的结合位点分为三个亚类:Ⅰa 类,二氢吡啶类,包括硝苯地平、尼群地平、尼卡地平、尼索地平、尼伐地平、氨氯地平、非洛地平、拉西地平、伊拉地平等地平类药物;Ⅰb 类,苯噻氮䓬类,包括地尔硫卓、克伦地平、二氯呋利;Ⅰc 类,苯烷胺类,包括维拉帕米、加洛帕米、噻帕米。Ⅰb 及 Ⅰc 类亦称非二氢吡啶类等。

非选择性通道调节物如桂利嗪、芬地林、普尼拉林等,临床应用较少。

2.钙拮抗剂用于治疗原发性青光眼的作用机制　钙拮抗剂作为治疗青光眼的一类新型药物,已得到众多学者的关注,尤其在正常眼压性青光眼的治疗中已具有不可替代的地位。

（1）改善视盘供血：目前研究普遍认为视盘的血供状态在青光眼的发病和发展中起重要作用。自从Phelps 等首先报道血管痉挛为进行性视盘损伤的原因后，血管痉挛被认为是导致正常眼压性青光眼（NTG）病理变化的一个重要因素。近年来，一些先进仪器在临床上的应用，进一步证实青光眼患者存在视盘表面血管血流速度减慢、血管阻力增加等现象。钙拮抗剂能与血管平滑肌细胞膜上电压依赖性钙通道结合，减少 Ca^{2+} 内流，扩张血管，缓解血管痉挛，从而改善视盘血供，阻止或延缓青光眼视神经病变的发展。目前倾向于把正常眼压性青光眼分为两大类：一类是眼压依赖性，这类患者进一步降低眼压即可获得较好的治疗效果；另一类是非眼压依赖性，这类患者对降眼压治疗反应欠佳，通常认为这是血管性因素所导致，使用钙拮抗剂扩张血管，改善视盘血循环可获较好效果。

（2）拮抗内皮素的缩血管效应：内皮素（ET）是一种含 21 个氨基酸的血管活性肽，具有强烈的缩血管作用。包括三种亚型：ET-1、ET-2、ET-3。其中 ET-1 在正常眼压性青光眼的发病中起重要作用。近年来的许多体内、外实验证实，正常眼压性青光眼患者的血浆 ET-1 浓度明显高于对照组，表明 ET-1 是导致患者眼部低灌注的原因之一。实验中发现，ET-1 引起的血管收缩反应非常强烈，注射 1nmol ET-1 1min 后，通过眼底荧光素血管造影即可发现视盘周围的视网膜血流完全停止持续约 1h 之久。

钙拮抗剂能扩张血管增加血流，与 ET-1 有功能上的拮抗作用。实验研究也支持钙拮抗剂对正常眼压性青光眼的内皮系统有拮抗作用，为目前钙拮抗剂用于青光眼的辅助治疗提供了实验依据。

（3）降低眼压：实验和临床研究提示，钙拮抗剂具有降眼压作用，但其降眼压的确切机制目前尚不十分清楚。有人认为本类药能降低眼内压和减少房水分泌，与降低上巩膜静脉压，增加房水流出易度有关，但也有认为该类药无论口服或局部应用都不具有降眼压作用。

（4）保护神经作用：细胞内 Ca^{2+} 的蓄积，具有一定的神经毒性。近年来的研究表明，谷氨酸毒性是青光眼视网膜神经节细胞死亡的密切相关因子。Dreyer 等报道青光眼患者玻璃体中谷氨酸浓度是白内障患者的 2 倍。细胞外高浓度的谷氨酸过度刺激了其在细胞表面的受体，尤其是 NMDA 受体（N-甲基-D-天冬氨酸受体），引起细胞膜的 Ca^{2+} 通道开放，结果细胞内 Ca^{2+} 超载，过多的 Ca^{2+} 激活了许多钙敏感酶，如核酸内切酶、蛋白酶、一氧化氮合成酶，后者将左旋精氨酸转为左旋瓜氨酸时产生一氧化氮，具有自由基性质；钙超负荷还可使钙酶蛋白水解酶活性增高，自由基生成增加；另外，大量的 Ca^{2+} 进入线粒体，与含磷酸根的化合物结合形成磷酸钙，干扰线粒体的氧化磷酸化过程，使 AIP 生成减少，细胞色素氧化酶系统功能失调，氧自由基生成增加。自由基不仅直接诱导细胞 DNA 损伤，而且能影响细胞内其他靶分子，通过调节第二信使而诱导细胞发生凋亡。在 Ca^{2+} 内流介导的一系列反应中，还通过严重耗尽细胞内能量而间接导致细胞死亡。

选择性 NMDA 受体拮抗剂或钙拮抗剂有助于阻止青光眼视神经损害的发展。钙拮抗剂通过直接作用于神经元细胞膜上的钙通道，降低细胞内 Ca^{2+} 水平，改变靶神经元的代谢而发挥保护作用。

（5）抑制成纤维细胞增生：Ca^{2+} 在许多细胞包括成纤维细胞的增生过程中起着非常重要的作用。有人通过实验证实，常用的钙拮抗剂，如维拉帕米、地尔硫卓、尼卡地平、三氟拉嗪、丹曲林均具有抑制成纤维细胞增生和黏附作用。由于具有减少胶原产生、抑制瘢痕形成的作用，所以能为青光眼滤过手术后预防滤过泡失败提供一种新的治疗药物。

3.常用于青光眼治疗的钙拮抗剂

（1）硝苯地平：又名利心平、硝苯吡啶、硝苯啶、心痛定等。本品为黄色结晶性粉末，无臭，无味，遇光不稳定。易溶于丙酮或氯仿，略溶于乙醇，几乎不溶于水。口服后吸收迅速、完全。服药后 10min 即可测出其血药浓度，约 30min 后达血药峰浓度，嚼碎服或舌下含服达峰时间提前。硝苯地平在 10～30mg 之间，生物利用度和半衰期无显著差别。吞服、嚼碎服或舌下含服硝苯地平片，相对生物利用度基本无差异。硝苯地平与血浆蛋白高度结合,约为 90%。口服 15min 起效,1～2h 作用达高峰,作用持续 4～8h;舌下给药2～3min 起效,20min 达高峰。$T_{1/2}$ 呈双相,$T_{1/2a}$ 2.5～3h,$T_{1/2b}$ 为 5h。药物在肝脏内转换为无活性的代谢产物,约 80% 经肾排泄,20% 随粪便排出。肝肾功能不全的患者,硝苯地平代谢和排泄速率降低。

硝苯地平属二氢吡啶类钙拮抗剂,可选择性抑制 Ca^{2+} 内流作用,松弛血管平滑肌,扩张冠状动脉,增加冠脉血流量,提高心肌对缺血的耐受性,同时扩张周围小动脉,降低外周血管阻力,从而使血压下降。小剂量扩张冠状动脉时不影响血压,为较好的抗心绞痛药。作为抗高血压药,没有钠潴留和浮肿等不良反应。乙醇、西咪替丁、地尔硫卓、丙戊酸钠、奎尼丁等可抑制硝苯地平的代谢,表现为浓度曲线下面积增加;肝药酶诱导剂苯妥英钠、苯巴比妥可增加硝苯地平的代谢;硝苯地平可对抗环孢素 A 的肾毒性,增加地高辛的血药浓度。如与镁盐同时应用,可产生过度降压作用,并可能产生神经-肌肉接头阻滞作用。

硝苯地平的不良反应包括:①引起末梢浮肿,部分患者因不能耐受浮肿而停药;②引起血压下降,若血压下降明显,可能造成低血压性视神经缺血,对正常眼压性青光眼不仅起不到治疗作用,反而可加重视神经损害,故在治疗中要注意监测血压,出现血压明显下降要及时停药;③初服者常见面部潮红,其次有心悸、窦性心动过速,个别有舌根麻木、口干、发痒、头痛、恶心、食欲不振等;④孕妇忌用。

1)治疗原发性开角型青光眼

①改善视神经乳头血供:本药能扩张血管,适用于有血管痉挛表现和正常眼压性青光眼。本品可增加正常眼压性青光眼患者的眼部血流量,作为正常眼压性青光眼的常规用药是有益的。美国眼科学者的临床实验显示,正常眼压性青光眼患者口服本品缓释片 30mg/d 后,部分患者眼部血流无明显改善,部分患者治疗后眼动脉的血流速度明显增加,对比敏感度也有明显改进。因而认为,对正常眼压性青光眼患者应用本药治疗是有益的。

②视神经保护作用:本药能直接阻断神经元细胞膜上的 Ca^{2+} 通道,降低细胞内 Ca^{2+} 水平,改变靶神经元的代谢而发挥保护作用。据报道,应用本药短期的视功能改善率约为 24%。

③对眼压的影响:有实验表明,给青光眼患者舌下含服硝苯地平 20mg 后,眼压出现具有统计学意义的下降。但也有动物实验结果未见此种改变。Beatty 等的研究表明局部应用1.5%硝苯地平在兔眼可以发生暂时性眼压升高反应,认为钙通道阻滞剂升高眼压的作用机制是使血管扩张,眼内血容量增加,但同时伴有房水中 cAMP 水平升高,后者可增加慢钙离子流,从而抵消钙通道阻滞剂的原发作用,使升压效果短暂。Kelly 等用静脉注射和口服的方法研究硝苯地平对眼压的影响,发现该药对正常人眼压无影响。

钙拮抗剂对眼压影响的研究结论不尽相同,有学者认为是由于药物浓度不同所致,提出可以用代偿机制解释这种双相性剂量依赖反应。

2)用于治疗视网膜中央动脉阻塞:有学者指出钙拮抗剂在视网膜中央动脉阻塞等缺血性疾病中有一定治疗作用。Crosson 等用阻断鼠睫状后短动脉和视网膜中央动脉的方法,造成急性视网膜缺血的实验动物模型,以视网膜电流图作为评价视网膜功能指标,结果显示,阻断 30min 时 a 波和 b 波均消失,予以再灌注 3h 后,a 波无明显改变,b 波振幅显著下降超过 60%,而预先使用硝苯地平组(0.33～3.3μg/kg,腹腔注射)则产生剂量依赖性 b 波振幅的恢复。

与缺血有关的视网膜变性也许是细胞内钙积累的结果,即所谓"钙超载"状态。钙拮抗剂通过纠正这种细胞内钙失衡状态,对缺血性视网膜病变起到保护作用。Sinclair 等应用彩色多普勒超声检测发现口服硝苯地平 10mg 能使正常人收缩期视网膜动脉血流速度增快,至 15min 时达高峰,约持续 25min。

(2)尼伐地平:本品为黄色结晶性粉末,无臭。易溶于丙酮、氯仿、甲醇,不溶于水。口服易吸收,血药浓度峰时间为 2h,半衰期约 10h。

尼伐地平与钙通道特异性结合位点亲和力高,约为硝苯地平的 10 倍,从结合位点解离下来的速度慢于硝苯地平,所以在用尼伐地平进行治疗时,尽管血药浓度已降得很低,但其钙通道阻滞作用仍然持续存在。临床应用中,每天用药 1 次,作用持续时间即可达 24h。

常见的不良反应有面部潮红及发热感,心悸。偶见转氨酶活性升高、头痛、眩晕、腹部不适及过敏反应。

1)改善视神经乳头血供:Gasser 等于 1987 年首次报道了青光眼患者与周围血管痉挛有关的视野损害可通过口服尼伐地平而部分逆转。Yamamoto 等用彩色多普勒成像技术对 25 例口服尼伐地平的正常眼压青光眼患者球后血管的血流动力学状态进行了观察,发现尼伐地平治疗组视网膜中央动脉和睫状后短动脉的舒张末期流速较对照组显著增加,而抵抗指数显著下降,有统计学意义。但有学者认为口服尼伐地平对正常眼压性青光眼的眼血流无影响。

目前对于钙拮抗剂治疗原发性青光眼的效果还存在许多争议,多数学者认为口服小剂量钙拮抗剂可阻滞或延缓一部分正常眼压性青光眼视神经损害的发展,不会引起全身反应,但不能改变原发性高眼压的开角型青光眼的视神经损害的进展。Harris 等选择了 16 例正常眼压性青光眼患者口服尼伐地平,其中 8 例相对敏感度提高,8 例无改变,提高者均伴有明显的眼动脉收缩期峰流速的提高,因此认为只有用钙拮抗剂治疗后眼血流量增加,视功能才有可能得到改善。

2)功能性拮抗内皮素的缩血管效应:Strenn 等以随机双盲对照法实验,结果发现内皮素引起剂量依赖性眼血流下降,小剂量的尼伐地平(不引起全身反应)可完全逆转内皮素引起的眼部改变,而正常对照组眼血流却无相应增加,表明尼伐地平并不能增加基础状态下的视乳头血流,但却能在不影响全身血流动力的情况下逆转内皮素诱发的眼血管收缩。

(3)维拉帕米:又名异搏定、凡拉帕米、戊脉安。为白色或类白色结晶性粉末,无臭。溶于水,易溶于氯仿、甲醇,难溶于乙醚。5%水溶液的 pH 为 4.5～6.5,在碱性溶液中易析出。本品局部使用易于渗入眼前房,但不能达到引起心血管效应的血药浓度,局部滴眼后房水中药物浓度为血浆中的 200 倍。口服几乎完全吸收(>90%),常规制剂或控释剂生物利用度均约 20%,但长期应用生物利用度增加。达峰浓度时间为 1～3h。血药浓度个体差异较大,长期用药清除率较低,血药浓度可增加 2 倍,提示应适当减量以避免不良反应。药物在肝中被代谢成多种代谢产物,其中去甲基维拉帕米为活性代谢产物,作用强度约为母体药物的 20%。总清除率很大程度上取决于肝血流及功能,严重肝病(如肝硬化)的药物清除率降低,消除时间延长,需减少用量。该药可通过胎盘屏障,可经乳腺分泌。约 70%以代谢形式经肾排泄,以原型排泄的药物少于 4%。血液透析不能清除本品。

该药能延长房室结的有效不应期,减慢房室传导,取消折返,阻滞期前冲动,抑制窦房结自率性,减慢心率。选择性扩张冠状动脉,增加冠脉流量;扩张外周血管,降低外周阻力,降低平均动脉压,继而降低心脏氧耗量,对冠心病患者有益。抑制非血管平滑肌的收缩活动,如抑制胃肠平滑肌,引起便秘。需要注意的是,本药禁用于低血压、心源性休克、晚期心衰、病窦综合征以及Ⅱ～Ⅲ度房室传导阻滞;治疗心绞痛时如突然停药,可使病情更加恶化。

1)治疗原发性青光眼

①降低眼压:Netland 等给兔静脉注射维拉帕米,其眼压显著下降。给兔和正常人口服维拉帕米,未见眼压显著改变,认为这可能与口服给药的眼部浓度低有关。Adelson 等对 15 例高眼压而未接受任何治疗的志愿者局部滴用 0.125%维拉帕米 40m,30min 后检查发现治疗眼的眼压下降 0.51±0.12kPa,而未用药的对侧眼的眼压仅下降 0.21±0.05kPa,两者相比有统计学差异,同时还发现降眼压作用可持续 10h。但高浓度(2%)的维拉帕米却不能降眼压。这是由于钙拮抗剂在高浓度时有多种与钙通道阻滞无关的药理作用,如阻滞钾离子通道,抑制核苷酸转运,与多种神经递质受体相结合等。

关于维拉帕米降眼压的机制尚不清楚。Schroeder 与 Erickson 等均证实维拉帕米能增加房水流出易度，且具有剂量依赖性，认为其降眼压作用与增加房水流出易度有关。Green 等认为维拉帕米能干扰 Ca^{2+} 对睫状体色素上皮与非色素上皮之间缝隙连接的调节作用，改变睫状体上皮细胞的通透性，抑制正常房水的分泌。Sear 等提出维拉帕米通过影响睫状体上皮细胞内 Ca^{2+}，改变环磷酸腺苷含量，从而减少房水分泌或增加房水流出易度。Abelson 等认为维拉帕米降眼压的机制是抑制细胞膜上钙通道的磷酸化作用，使细胞内 Ca^{2+} 摄入减少，发生血管舒张，而局部血压的降低可以减少房水生成。Jumblatt 通过实验证实兔睫状体的交感神经末梢有维拉帕米敏感性通道，该通道与神经递质的释放有关，提示钙拮抗剂可能通过间接作用影响眼压。Brubocker 推测钙拮抗剂通过降低静水压和超滤过使房水生成减少。有人通过对 20 例正常人用 0.25％维拉帕米滴眼，发现上巩膜静脉压和眼压均有明显下降，推测其眼压下降可能与降低上巩膜静脉压，增加房水流出易度有关。

②视神经保护作用：有人观察了 56 例开角型青光眼患者同时服用维拉帕米对视野的影响。发现在用药后 3、4 年，视野缺损进展者为 11％，对照组为 56％。正常眼压性青光眼患者服用钙通道阻滞剂后，所有患者视神经损害均无进展，对照组进展者 44％，说明全身应用维拉帕米可减缓正常眼压性青光眼视野缺损的发展。

③青光眼手术的辅助治疗：Kang 等通过实验证实维拉帕米具有抑制成纤维细胞的增生和黏附作用。临床实验进一步证实其具有减少胶原产生、瘢痕形成的作用，可能为青光眼滤过手术后预防滤道阻塞导致的手术失败提供一种新型药物。

2)治疗白内障：在晶状体的离子失平衡方面，Ca^{2+} 被认为与白内障的关系密切。有实验表明，当晶状体中 Ca^{2+} 的含量超过 $7\sim8mmol/kg$ 体重，就会发生白内障。另有报道老年性白内障中 Ca^{2+} 含量有所增加，患白内障后，晶状体中 Ca^{2+} 的含量较对照组高出 $2\sim13$ 倍。有人由此提出钙拮抗剂作为抗白内障药物的设想。实验证实维拉帕米对试验性糖尿病鼠的晶体混浊有预防作用，但对血中升高的葡萄糖、甘油三酯、胆固醇及降低的胰岛素浓度无影响。认为该药通过与细胞膜上的钙通道结合，抑制 Ca^{2+} 内流，从而使晶状体内部的 Ca^{2+} 保持稳定，起到治疗作用，并非通过改善糖尿病的代谢异常达到保护目的。有学者则提出相反意见，认为钙拮抗剂没有抗白内障作用，相反却是促使白内障形成一个危险因素。Heyningen 等通过病例对照研究，发现维拉帕米在白内障危险因素中的相对危险度达 2.7，并有统计学意义。有学者对此现象解释为服用钙拮抗剂的患者多有高血压等基础疾病，很可能这些基础疾病是白内障的促发因素，而不是药物本身。

3)治疗增殖性玻璃体视网膜病变：Richter 等的实验证明维拉帕米对眼部的非肿瘤性增殖有抑制作用。他们通过玻璃体切割术从睫状体扁平部取视网膜前、视网膜上及视网膜下的膜组织，粉碎后做组织培养。在次代培养的标本中加入维拉帕米 $0.25\mu l/ml$。结果表明与对照组相比，维拉帕米能明显抑制生长（$P<0.01$），认为钙拮抗剂可望成为一种除玻璃体视网膜手术以外治疗增殖性玻璃体视网膜病变的药物选择。

4)用于治疗视网膜中央动脉阻塞：维拉帕米通过阻滞血管平滑肌外 Ca^{2+} 的内流使动脉血管扩张，从而改善眼部血液供应。

（4）地尔硫卓：又名哈氮卓、合心爽、硫氮革酮、恬尔心。为白色或类白色的结晶或结晶性粉末，无臭，味苦。在水、甲醇、氯仿中易溶，在乙醇、苯中不溶。口服吸收迅速而完全，生物利用度 40％。长期用药后，肝脏脱甲基和脱乙酰基作用饱和，绝对生物利用度增加。用药后 $15\sim30min$ 在血浆中出现，约 30min 后达峰浓度，血浆蛋白结合率约 80％，血浆 $T_{1/2}$ 约为 5h。老年人肝血流量减少，肝清除率降低，峰值浓度持续时间会增加。肾功能受损者可安全使用此药。

本药可抑制房室传导及延长不应期，减慢心率。对大的冠状动脉及侧支循环均有扩张作用，且同时扩张外周血管,降低全身血管阻力,降低血压。因为同时降低收缩压和舒张压,所以在降低血压的同时脉压差无明显变化。

本药与硝苯地平合用,相互抑制彼此在肝脏的代谢,使血药浓度增加。H_2 受体阻断药能增加地尔硫卓的血药浓度。常规使用环孢素 A 的肾移植患者,合用地尔硫卓 $60\sim80mg/d$,可减少环孢素 A 的用量,并明显减轻环孢素 A 的肾毒性。常见的不良反应有头晕、头痛、面红及胃肠不适。注射给药可能出现房室传导阻滞,有的患者可出现药疹。

1)治疗原发性青光眼

①降低眼压:Welena 在药物诱导的高眼压动物模型中证实,地尔硫卓具有强而长效的降眼压效应,每天给药 1 次即可控制眼内压的升高,在青光眼的治疗中显示了巨大的潜力。

②青光眼手术的辅助治疗:实验证实,地尔硫卓具有抑制成纤维细胞的增生和黏附作用。目前正进行临床实验证实其减少胶原产生、瘢痕形成的作用,或可为青光眼手术后预防滤过道阻塞提供一种新型药物。

2)治疗白内障:有证据表明,本药对阿脲性糖尿病鼠的晶体混浊有预防作用。

3)治疗视网膜中央动脉阻塞:地尔硫卓通过阻滞血管平滑肌外 Ca^{2+} 的内流,使动脉血管弛张,改善眼部血液供应。

4)治疗斜视:国外有学者在动物的体外及体内实验中发现,本药能降低离体家兔眼外直肌的基础张力,消除电刺激引起颤搐反应后的缓慢弛缓。体内实验中,将含 $0.1\mu mol$ 地尔硫卓的溶液 $0.1ml$ 注入兔的眼外直肌,结果显示兔的眼位向内侧偏斜 $3°\sim15°$ 不等,为斜视的非手术治疗提供了一条新途径。

眼外肌紧张力的持续性存在,依赖于细胞外 Ca^{2+}。地尔硫卓能降低离体眼外直肌的持续性张力,与其阻断强直性肌纤维细胞膜上的钙通道,减少 Ca^{2+} 内流有关。在活体中,地尔硫卓对眼外直肌的作用机制可能更为复杂,除了阻滞钙通道外,也许还通过抑制突触后对乙酰胆碱的反应或改变乙酰胆碱活化通道的动力学而影响神经肌肉连接。

5)特发性眼睑痉挛:局部应用钙拮抗剂治疗特发性眼睑痉挛具有显效快、不良反应少等优点。Farobwitz 等利用亮光闪烁激发兔产生瞬目反射来模拟眼睑痉挛,并记录眼睑等长张力来间接反映眼轮匝肌的收缩力。结果显示等长张力较对照组下降 $30\%\sim90\%$。推测其机制可能是地尔硫卓在突触前部位抑制了神经肌肉连接处递质的释放。这一实验为钙拮抗剂治疗特发性眼睑痉挛的可能性提供了依据。

6)治疗眼部疼痛:本药能有效地减轻辣椒素局部滴眼引起的疼痛刺激症状和局部炎症反应(属神经原性炎症反应),并具有剂量依赖性,但不降低角膜对机械性刺激的敏感性,瞬目反射的机械性阈值不受影响。Belmote 等提出结膜、角膜及前葡萄膜上含有大量的感受伤害的神经纤维,它们通过阳离子通道介导伤害感受器对刺激物的反应,产生去极化,释放神经冲动。同时,Ca^{2+} 内流导致传入神经纤维中神经肽的释放,引发神经原性炎症反应。本药显著减轻辣椒素引起的眼部疼痛和炎症作用,其机制可能是影响了伤害感受器的化学敏感性离子通道,降低神经冲动和炎症性神经肽的释放。所以,本药有望成为一种新型的眼部止痛和抗炎药物。

(5)氟桂利嗪:又名氟脑嗪、西比林。为非选择性钙通道阻滞剂。口服 $2\sim4h$ 达血浆峰值,连服 $5\sim6$ 周可达稳定血药浓度,90% 与血浆蛋白结合。对血管收缩物质引起的持续性血管收缩有持久的抑制作用。明显减轻缺血性心肌损害。能增加耳蜗辐射小动脉血流量,改善前庭器官微循环。可阻断钙超载而防止阵发性去极化,细胞放电,从而避免癫痫发作。此外尚有抗 5-HT 和抗组胺作用。不良反应包括头痛、恶心、口干及皮疹,减量或睡前服用可避免。少数患者长期用药后可出现体重增加或转氨酶暂时升高等。出现精神呆滞与锥体外系症状者应立即停药。颅内出血未止者、脑梗死急性期、孕妇及哺乳期妇女均禁用。

1)改善视神经乳头血供:实验证实,氟桂利嗪能明显增加视网膜中央动脉和睫状后短动脉的舒张末期的血液流速,降低抵抗指数,对视野也有不同程度的改善作用。

2)保护视神经:氟桂利嗪对神经元细胞膜上的 T-通道有较高的亲和力,对周围组织及血管的钙通道的亲和力低。对与正常眼压性青光眼有关的偏头痛有良好的疗效。在动物实验中,氟桂利嗪显示出保护视神经组织,避免缺血性损害发生的作用。

(九)兴奋性毒素和 NMDA 受体拮抗剂

随着对青光眼神经损害研究的深入,发现视神经损害是以视网膜神经节细胞(RGC)凋亡的形式发生的,而导致青光眼神经损害即视网膜神经节细胞凋亡的主要促发因素是谷氨酸。近年来针对视网膜缺血缺氧后兴奋性氨基酸(EAA)释放过多,EAA 受体敏感性增高,人们提出"兴奋性毒性"这一概念。谷氨酸是中枢性神经递质,同时也是视网膜的主要神经递质,它主要存在于神经末梢谷氨酸囊泡内,释放后作用于其受体,很快被酶降解和神经元胶质细胞重摄取而清除。谷氨酸在神经元内以较高浓度存在,在局部(突触内)短暂释放,正常情况下不引起毒性。在眼压升高时,视网膜缺血缺氧,引起谷氨酸大量释放,对视网膜神经节细胞产生毒性作用。引起细胞外谷氨酸浓度升高的原因有:①升高的压力作用于细胞体造成受损细胞细胞膜的通透性增加,细胞外谷氨酸增加;②Muller 细胞具有清除谷氨酸的功能,在高眼压缺血缺氧时损害了 Muller 细胞的功能,清除减少;③死亡细胞崩解溢出大量的谷氨酸,并对邻近的细胞有毒性作用,造成恶性循环。谷氨酸对视网膜的损伤机制:细胞间隙大量谷氨酸过度刺激突触后神经元细胞膜上对应的受体,引起离子通道大量开放,使 Ca^{2+}、Na^+、Cl^-、水进入细胞内,水钠潴留,导致神经元细胞水肿坏死,细胞外高 K^+、低 Na^+ 进一步加重神经元损伤;同时细胞内 Ca^{2+} 重新分布;谷氨酸刺激细胞表面受体,尤其是 NMDA 受体后,引起大量 Ca^{2+} 内流,大量 Ca^{2+} 激活了钙敏感酶,如核酸内切酶、蛋白激酶 C、一氧化氮合成酶(NOS)等。NOS 催化 L-精氨酸合成一氧化氮(NO),NO 可直接对邻近细胞产生毒性,同时合成毒性复合物 ONOO-及其他氧自由基,导致神经节细胞死亡;另外酸中毒也会加重损伤。

谷氨酸受体分为 5 种,即 N-甲基-D-天门冬氨酸盐(NM-DA)受体、α-氨基-3-羟基-5-甲基-4-异恶唑丙酸(AMPA)受体、海仁藻(KA)受体、α-氨基-4-磷定酸(L-AP4)受体及亲代谢性受体,后 4 种又称为非 NMDA 受体。目前一些研究证实 NMDA 受体在神经节细胞毒性中起主要作用,抑制谷氨酸和受体结合可保护视神经,其作用原理是抑制谷氨酸对受体的刺激,尤其是对 NMDA 受体的刺激,减少离子通道大量开放,Ca^{2+} 不能大量内流而激活相关的酶,不产生大量 NO,抑制 DNA 的降解等损伤机制,以保护细胞。

NMDA 受体拮抗剂被认为是阻止视网膜神经节细胞死亡的有效方法。一般分以下几类:①非竞争性(开放通道)阻滞剂,这类药物只与开放的离子通道结合,尤其是结合时间短的低亲和力化合物,可保留最基本的生理性谷氨酸活性,毒性较小;②竞争性阻滞剂;③一组甘氨酸位点的拮抗剂,因在 NMDA 受体激活时需要甘氨酸结合在其受体的一个特殊识别位点上;④内源或外源性多胺,拮抗非 NMDA 的谷氨酸受体;⑤突触前抑制,通过防止膜去极化来阻断谷氨酸的释放;⑥NMDA 受体上二硫键的结合,阻止一氧化氮产生;⑦电压依赖性钙通道阻滞。其中尤以阻断谷氨酸的 NMDA 受体的研究最为活跃。

1.非竞争性谷氨酸拮抗剂

(1)双素西平:属非竞争性 NMDA 受体拮抗剂,对谷氨酸毒性作用起剂量依赖性阻滞作用。因其具有神经毒性,可引发运动障碍、空间学习能力下降,临床应用受到限制。

研究显示能阻断由兴奋性氨基酸、低氧对培养的视网膜神经节细胞产生的损伤作用。对升高眼压造成的视网膜缺血实验模型,有改善视网膜神经节细胞死亡状况的作用及抑制缺血所致的细胞核内的 DNA 的裂解。本品在伴有轴突受损的实验性鼠视神经损伤中,有神经保护作用,能改善视觉功能,但在另一方面,它又有加重轴浆流阻滞的副作用。

（2）美金刚：属非竞争性 NMDA 受体拮抗剂,可能与开放 NMDA 受体通道的某点结合,它阻滞的程度是电压依赖性的,而且它对高浓度 NMDA 抑制比低浓度更强,当谷氨酸达到有毒浓度时能起阻滞作用。

本药是金刚烷胺 3,5-二甲基衍生物,具有抗震颤麻痹综合征的作用。和金刚烷胺不同,本品系通过释放多巴胺,直接和间接地兴奋多巴胺受体而起作用,与突触前儿茶酚胺无关,对去甲肾上腺素受体无影响,因而治疗时无血压上升现象。

有人用灵长类动物口服美金刚实验,处死动物后玻璃体内的美金刚浓度最大可达到 $1\mu mol/L$,美金刚在这个浓度培养的视网膜神经节细胞内可以阻止 NMDA 介导的视网膜神经节细胞的死亡。检验美金刚保护视野的三期临床实验正在进行。该药在临床上用于抗帕金森病已有 20 年历史,相对副作用小,有希望成为治疗青光眼的理想药物。

2.甘氨酸位点的拮抗剂　犬尿喹啉酸(KYNA)是内源性色氨酸的代谢产物之一,广泛分布于哺乳动物的体液和中枢神经系统中,能竞争性地结合 NMDA 受体上的甘氨酸,从而阻断 NMDA 介导的 RGC 损伤。左旋犬尿氨酸(L-kyn)是生物合成的 KYNA 的前体药。动物实验表明:鼠体内注射 L-kyn 能阻断 NMDA 诱导的视网膜神经节细胞死亡,保留光感。

3.钙通道阻滞剂　钙通道阻滞剂也可阻滞谷氨酸对视网膜神经节细胞的毒性作用。

（十）神经生长因子

多数学者认为神经生长因子对视网膜神经节细胞也具有一定的保护作用。一些研究证实,某些生长因子能促进视网膜神经节细胞的存活和损伤后轴突的再生。与神经节细胞关系密切的生长因子有:①神经营养蛋白类生长因子,包括神经营养因子(NGF)、脑源性神经营养因子(BDNF);②睫状神经营养因子(CNTF);③成纤维细胞生长因子(FGF);④靶组织源性营养因子;⑤其他因子,包括轴突生长因子(AGF)、转化生长因子(FGF)、表皮生长因子(EGF)、血小板源性生长因子(PDGF)、巨噬细胞抑制因子(NIF)、肝细胞分泌因子(HSF)和胰岛素样生长因子(IGF)等。

（十一）一氧化氮途径的抑制剂

一氧化氮(NO)是在一氧化氮合酶(NOS)作用下由左旋精氨酸产生,钙离子内流可增加其合成,导致高浓度的 NO 产生,具有很强的神经毒性。弥散到突触间隙的 NO 还能刺激谷氨酸盐的释放,进一步加重神经毒性作用。NO 生成抑制剂的应用可防止视网膜神经节细胞受到缺氧、兴奋性毒素的损害。抑制 NO 生成的途径有:①抑制 NOS 活性。常用的有氮 G-单甲基-左旋精氨酸(L-NMMA),氮 G-单甲基-左旋精氨酸甲酯(L-NAME),氮 W-单甲基-左旋精氨酸(L-NMA),氮 G-单甲基-左旋精氨酸(L-NAA),氮 G-硝基-左旋精氨酸(L-NA)和氮-亚氨基乙烷基-左旋鸟氨酸(L-NIO)。上述 NOS 活性抑制剂对诱导型 NOS 和结构型 NOS 均有抑制作用,可完全阻止 NOS 合成 NO。②调节谷氨酸代谢。精氨酸的类似物,如左旋精氨酸和左旋赖氨酸等可影响精氨酸运转,抑制 NO 合成。精氨酸酶可直接分解精氨酸,抑制 NO 合成。③抑制 NOS 的合成。皮质类固醇激素可以抑制细胞因子的产生和直接抑制细胞因子对诱导型 NOS 的诱导,但不抑制结构型 NOS,故不影响 NO 的一系列生理作用,不会导致组织坏死。应早期使用,否则一旦 NOS 已产生则效果不佳。④抑制 NO 的作用。由于 NO 受体是铁离子或血红素,故具有这类结构的物质均可阻断 NO 的作用,美蓝可将细胞内可溶性鸟苷酸环化酶中铁离子氧化为高价铁离子从而阻止 NO 与钙酶的结合,抑制 NO 的作用。

（十二）自由基清除剂

视网膜神经节细胞缺血后再灌注损伤能产生大量的氧自由基,氧自由基含有未匹配电子,直接与脂质、核酸蛋白发生反应;同时,它可促使兴奋性毒素的释放,两者共同作用加速神经节细胞的死亡。氧自由基清除剂包括过氧化氢酶、超氧化物歧化酶等内源性酶系统,以及维生素 C 及维生素 E 等抗氧化的维生素,启动内源性酶系统或直接供给外源性维生素 C 及维生素 E 可防止视网膜神经节细胞的凋亡,但疗效有待进一步临床证实。此外松果体分泌的褪黑素被认为是目前最强有力的自由基清除剂,它可以通过供电子直接灭活自由基,并能增强机体抗氧化防御系统的功能。

视神经保护药种类多,其作用也各有所长,大多数药的临床应用尚不成熟,其剂型、给药途径、毒副作用等有待进行进一步的研究。

二、激光治疗

随着激光技术的发展,它在眼科领域的应用日益广阔并已成为治疗青光眼的一个重要治疗手段。

(一)激光对眼组织的基本特性

由于激光具有的独特性质,已在青光眼的治疗中得到广泛应用,因此熟悉激光的基本特性和激光作用于眼组织的生物学特性,对于正确选择和使用眼用激光是必要的。

激光具有相干性、单色性、方向性等特点。不同的激光器输出不同波长的激光,不同波长的激光在眼组织内穿透性和吸收率各异。位于 $400 \sim 1100nm$ 波长范围内的激光容易穿透角膜、房水、晶状体和玻璃体。波长小于 $400nm$ 的激光和波长大于 $1200nm$ 的激光,其穿透率低。由于眼组织对激光的吸收率不同,需注意选择合适的波长,使激光在靶组织上发挥最大效应,但对其邻近组织则产生最小的损害。

激光与眼组织相互作用时,入射激光发生反射、散射、传导、吸收和等离子体形成。其生物效应与激光的波长、功率密度、光斑大小、作用时间、工作效率和靶组织的成分有关。激光对眼组织的有效生物效应,可分为三类:光化学效应(光辐射,光切除),热效应(光凝固,光汽化和光切除)和电离效应(光分裂)。青光眼的激光治疗,主要应用热效应和电离效应两种机制。

热效应机制,即眼组织的黑色素(吸收激光的主要色基)、血红蛋白、叶黄素或水吸收激光光子产生光的定向限制作用。激光能量聚集使组织温度升高,引起蛋白质变性和凝固,临床上将这种热效应应用于激光周边虹膜成形或封闭血管出血。组织内升温与组织吸收入射激光能量(激光辐照度＝功率/照射区面积)成正比。如果激光辐照度增加和组织温度升高超过 $60℃$,其热能将导致局部靶组织进一步凝固和破裂,临床上将这种热效应的光凝固机制用于激光周边虹膜切除术、小梁成形术和睫状体光凝术。常用的光凝固激光类型有:氩激光、氪激光;半导体二极管激光和染料激光(激光周边虹膜切除术或激光小梁成形术);二极管激光和连续波 Nd:YAG 激光(睫状体光凝术)。如果激光辐照度显著高于组织光凝固所需的量,组织温度可达到水的沸点,快速膨胀的水蒸气(光汽化)在组织凝固前将引起组织破裂(光切除)。如果组织温度超过水的沸点,组织将发生炭化。临床上将这种热效应的光汽化机制用于激光热巩膜切除术,常用激光类型有 CO_2 激光、YAG 激光。

电离效应机制,即极短脉冲,高功率和小光斑激光,通过高辐照度使激光束焦点处于小范围空间的靶组织发生电离子化,蜕变为离子和电子的共同体(等离子体)。等离子体一旦形成,将发生如下变化:①吸收或散射即将到来的脉冲,挡住其下面组织免受随之而来脉冲光子的作用(等离子体屏障);②等离子体快速膨胀,产生冲击波和声波,机械性分裂蜕变区周围组织,由于潜在压力使其他组织也发生分裂。临床上,将这种电离效应的光分裂机制用于激光周边虹膜切除术。由于这种光分裂机制不依赖于色基,尤其适合于具有浅色虹膜的患眼,常用激光类型有短脉冲的 Nd:YAG 激光。

光化学效应机制应用于青光眼激光治疗报道虽然不多,但波长小于 $300nm$ 的紫外光(如准分子激光)对眼组织的光化学效应具有光切除作用,其紫外光光子有足够能量打断目标的分子键,分裂靶组织并以超音速驱逐打断的分子碎片,从而实现激光对眼组织的切割作用。临床上,曾有应用准分子激光行激光巩膜切除或激光非穿透性滤过小梁手术的报道。

(二)激光周边虹膜切除术和激光周边虹膜成形术

1.激光周边虹膜切除术　激光周边虹膜切除术是治疗瞳孔阻滞性闭角型青光眼的一种有效方法,它应用激光的光凝或光分裂作用机制切除虹膜,使前、后房直接沟通,解除瞳孔阻滞而达到治疗目的。因其操作简单容易、并发症发生极少,故几乎取代了外科手术虹膜切除术。适应证:原发或继发性瞳孔阻滞性房角闭合(房角粘连小于1/2圆周,无青光眼性视盘或视野损害),可疑的原发性房角闭合,色素播散综合征(矫正逆向性瞳孔阻滞)。禁忌证:角膜水肿,极浅前房,房角完全闭合,房角闭合并非由于瞳孔阻滞所致(如新生血管纤维膜或ICE膜)。

可采用的激光包括:连续波氩激光,氪激光,红宝石激光,染料激光,二极管激光,调Q或锁模的脉冲Nd:YAG激光或短脉冲激光,目前临床上多采用连续波氩激光和调Q脉冲Nd:YAG激光。由于Nd:YAG激光周边虹膜切除效果远远优于氩激光周边虹膜切除术,故氩激光仅用于Nd:YAG激光周边虹膜切除术有出血倾向或没有Nd:YAG激光仪时。

(1)适应证

1)激光虹膜切除术的主要适应证是由于原发或继发瞳孔阻滞所引起的闭角型青光眼。

2)一只眼确诊为原发性闭角型青光眼的对侧眼。

3)手术虹膜切除术后未将虹膜全层切透者。

4)一只抗青光眼手术后发生恶性青光眼,对侧眼应施行预防性激光虹膜切除术,避免对侧眼急性闭角型青光眼的发作和恶性青光眼的发生。

5)在小眼球中,预防性虹膜切除术可以避免内眼手术。小眼球的内眼手术具有发生脉络膜上腔渗出的高度危险。

6)激光虹膜切除术可以帮助高褶虹膜综合征和恶性青光眼的诊断。

7)在眼压升高、前房角窄的眼中,激光虹膜切除术可以鉴别眼压升高是由于开角型还是闭角型青光眼引起。

8)窄前房角的原发性开角型青光眼进行激光小梁成形术之前,可先行激光虹膜切除术,以便容易地观察前房角,提供施行激光小梁成形术的条件。

(2)禁忌证:在角膜中度水肿或混浊、瞳孔极度散大、角膜与虹膜相接触或严重葡萄膜炎、前房角完全粘连关闭或虹膜角膜内皮综合征的眼中,不宜做激光虹膜切除术。

(3)术前准备:术前缩瞳,采用具有特置聚焦镜的Abraham或Wise接触镜,虹膜切除时最佳位置是在11:00或1:00方位之间,尤其在虹膜隐窝的基底,技术关键是合适聚焦。一些医师喜欢在虹膜前表面聚焦后,操纵稍向前推进,使焦点位于虹膜基质内。如果发生出血,采用接触镜压迫约60s直到出血停止。

(4)手术方式

1)氩激光周边虹膜切除术:氩激光的能量吸收率较高(色素依赖性),能减少虹膜出血发生,色素脱落较少,特别是对眼部慢性炎症或者全身正在应用抗凝治疗的患者可防止虹膜出血。影响氩激光穿透虹膜的最主要因素是虹膜颜色(色素密度),浅蓝色或暗棕色虹膜较难穿透。常用技术参数:光斑$50\mu m$,能量$500\sim800mW$,时间$0.1\sim0.2s$,约50次。对浅蓝色虹膜,可先做$2\sim4$次收缩性烧灼以产生小丘状隆起($500\mu m$大光斑,$200\sim400mW$低量和$0.5s$的较长时间),其后在小丘内做穿透性烧灼(光斑$50\mu m$,能量$600\sim1200mW$,时间$0.01\sim0.02s$)。对暗棕色虹膜,也许需要较高能量$800\sim1250mW$,较短的时间$0.01\sim0.05s$和较多的次数$50\sim100$,然而,如果激光超过$1000mW$或时间超过$0.1s$应考虑与Nd:YAG激光联合作用。

2）Nd:YAG激光周边虹膜切除术:其光裂机制为非色素组织依赖性,故虹膜颜色与色素密度并不那么重要。通常应用5～7mJ能量,1～3次即可穿透,随后增加额外次数和采用低能量扩大切口边缘。对于浅色、周边隐窝显著的虹膜或手术周边虹膜切除术后的色素上皮残留,采用2.5～4.0mJ能量,1～2次脉冲即可击穿d对深色或缺乏周边隐窝的虹膜,理想的击射位置不应拘泥于最佳的鼻上或颞上位置,而是首先选择存在隐窝的其他周边部位。如果确实缺乏隐窝,可将能量增加到5～8mJ。然而单纯采用Nd:YAG激光,有时很难获得一次穿透成功,若多次脉冲击射仍未能穿透虹膜,治疗区虹膜基质厚,其支架组织蓬松呈海草状,可在支架组织上再采用氩激光做收紧烧灼,其后再以Nd:YAG激光穿透,全部病例均能一次治疗成功。然而,对深色无隐窝虹膜,我们更喜欢开始就采用顺序性氩激光与Nd:YAG激光联合治疗,所需能量较小,对周围组织损伤轻,且对角膜内皮没有或仅有轻微的损伤。Nd:YAG激光的主要优点是术后虹膜孔洞再闭合的发生率甚低。

3）顺序性氩激光与Nd:YAG激光联合周边虹膜切除术:主要用于深色无隐窝虹膜和有出血性疾病的患者,首先采用氩激光在虹膜表面做深达2/3～3/4基质层的分层击射,随后采用Nd:YAG激光做穿透性击射。联合技术的特点是既应用了氩激光的光凝固效应,又应用了Nd:YAG激光的光分裂效应,既克服了单用氩激光难于穿透和远期的孔洞闭合多的缺点,又克服了单用Nd:YAG激光易引起术中出血、过多的色素和组织碎片沉积等缺点。

4）二极管激光周边虹膜切除术:开始先用光斑200μm、能量200mW和时间0.25s,做5～7个烧灼点,随后用光斑75μm、能量700～1000mW和时间0.05～0.1s做穿透性烧灼。

成功的激光周边虹膜切除术后(孔＞0.2mm)常可见到后房水夹带着色素颗粒或组织碎屑,从切口渗入前房,周边前房加深和房角增宽,但中央前房深度无变化。虹膜透照存在不是穿透的明确证据。

（5）常见并发症:包括前葡萄膜炎症(轻度和短暂),视矇(短暂),暂时性眼压升高,虹膜孔洞闭塞(氩激光),角膜上皮和(或)内皮损伤,晶状体前囊下局限性混浊,晶状体前囊破裂(Nd:YAG激光),瞳孔向击射部位移位变形(氩激光),虹膜出血(Nd:YAG激光),虹膜后粘连(氩激光),视网膜损伤(氩激光),复视与眩光。

2.氩激光周边虹膜成形术　氩激光周边虹膜成形术(AIPI)又称氩激光房角成形术,其作用机制是通过氩激光(大光斑、长时间和低能量)对周边虹膜基质热收缩,从而使周边虹膜机械性收缩变平和房角增宽。

（1）适应证

1）药物治疗无效的急性闭角型青光眼:由于其角膜水肿,前方浅和严重炎症反应,不宜进行虹膜切除。用激光周边虹膜成形术进行治疗,可能会有良好效果。在闭角型青光眼急性发作期,虹膜根部直接与小梁组织相接,尚未形成周边前粘连。在虹膜周边击射一圈收缩烧灼,就足以使虹膜收缩,将虹膜周边部与小梁分开。

2）高褶虹膜综合征:这种综合征引起的闭角型青光眼不是由于瞳孔阻滞,而是由于虹膜根部的位置异常靠前,而使周边虹膜与小梁组织接触所致。激光周边虹膜成形术可使前房角开放。

3）与晶状体有关的闭角型青光眼:由于晶状体从后面“前推”虹膜的机制所致的闭角型青光眼中,虽然瞳孔阻滞可能存在,但虹膜切除术常无效。这类青光眼包括睫状体环组织、晶状体膨胀、晶状体半脱位,以及各种原因引起的睫状体水肿所致的晶状体向前移位所致的闭角型青光眼。后者的原因有全视网膜光凝固治疗、巩膜环扎术后。在这些情况下,激光虹膜切除术后,虹膜周边部仍与前房角壁接触,前房角仍然关闭。激光虹膜成形术常使关闭的前房角全部或部分开放。

4）激光小梁成形术的辅助治疗:有些开角型青光眼的前房角变窄,进行激光小梁成形术很困难。可施行360°范围的激光周边虹膜成形术,使前房角加宽。有些眼中大部分前房角可见,但由于虹膜不规则或由于虹膜上皮细胞囊肿,使前房角局部区域变窄。用激光进行局部收缩灼伤,足以将这些区域变宽,以便施行。

5)激光小梁成形术:当需要周边虹膜成形术和激光小梁成形术联合进行时,术后可立即施行激光小梁成形术。若需要广泛周边虹膜成形术时,最好隔天进行激光小梁成形术。这是因为这两种激光治疗都可以引起眼压升高。

6)小眼球:因这些患眼的解剖因素,容易发生闭角型青光眼。即使进行激光虹膜切除术,其前房角仍会持续关闭。激光周边虹膜成形术常可以开放前房角,避免可能发生严重手术并发症的手术治疗。

(2)禁忌证

1)严重角膜水肿或混浊:闭角型青光眼急性发作进行药物治疗后,其角膜轻度水肿,并不是施行激光周边虹膜成形术的禁忌证。严重角膜水肿或混浊时,激光治疗可能会遇到困难,因为角膜水肿或混浊时,需要较高的激光能量,才能达到治疗目的。但高能量激光会损伤角膜。甘油可暂时促使角膜透明。

2)无前房:这种情况下,激光烧灼虹膜将会损伤角膜内皮细胞层。此时没有必要进行周边虹膜成形术,因为周边虹膜收缩,对增宽前房角没有什么作用。无前房时,周边部虹膜与角膜相贴,粘连性房角闭合,ALPI为禁忌证。由于ALPI不能松解持久的粘连性房角闭合,因此不能用于葡萄膜炎性、新生血管性或虹膜角膜内皮综合征的闭角型青光眼。临床上,ALPI常与激光周边虹膜切除术联合应用,这可避免因术后长期使用缩瞳剂的副作用和减少重复ALPI再治疗的机会。

3)ALPI操作:最常采用氩激光,术前缩瞳,表面麻醉下用Abraham或Goldmann三面镜中的前房角镜操作。激光参数以产生周边虹膜基质足够的压缩和活跃性收缩,但不引起组织产生气泡、色素逸出或破裂为准。常用参数为光斑$200\sim500\mu m$,时间$0.2\sim0.5s$,能量$200\sim400mW$,击射次数约为$20\sim30$个点。击射点尽可能靠近最周边的虹膜,避免损伤虹膜放射状走向的血管。如果为非常陡峭的高褶虹膜,可借助前房角镜使激光束能达到更周边的虹膜,避免损伤虹膜放射状走向的血管。如果为非常陡峭的高褶虹膜,可借助前房角镜使激光束能达到更周边的虹膜。但需注意因房角镜使激光束与虹膜表面更相切,可产生范围较大而虹膜基层收缩较小的烧灼。

4)ALPI的常见并发症:包括轻度前葡萄膜炎症、暂时性眼压升高、角膜内皮灼伤和瞳孔变形等。

(三)氩激光小梁成形术

Wise和Witter(1979年)首先采用低能量氩激光对开角型青光眼的小梁网进行光凝以来,氩激光小梁成形术(ALT)已成为治疗开角型青光眼的方法之一。既往的激光小梁网穿刺或切开,曾试图通过改善房水外流达到降眼压目的,但终因短期内瘢痕闭合而告失败。ALT降低眼压的确切机制尚未完全了解,研究表明激光治疗后眼房水生成无显著性改变,但房水外流增加。房水外流增加可能与下列机制有关:①小梁网胶原皱缩,内部小梁环向心性缩短与位移,引起小梁薄板分开和小梁网内房水小管开放,可对抗小梁网间空隙schlemm管管径发生病理性塌陷;②激活小梁网的内皮细胞产生更多的糖氨多糖;③破坏不健康的小梁细胞,刺激具有更强吞噬能力的新的内皮细胞移行到治疗区;④促进激光治疗区邻近的小梁细胞分裂和再生,引起细胞及细胞外基质的生物学改变;⑤促进小梁细胞产生前列腺素。因此,ALT的降压机制,可能是小梁网结构和生化改变的共同结果。

理论上,ALT可适用于治疗任何类型开角型青光眼(原发或继发性),或原发性慢性闭角型青光眼周边虹膜切除术后的残余性青光眼、色素性青光眼、假性剥脱性青光眼。后部小梁网色素沉着显著,无眼部炎症和年龄超过50岁患者,治疗效果好。葡萄膜炎性青光眼、房角后退性青光眼、青少年型青光眼和慢性粘连性房角闭合的青光眼,疗效较差。ALT的绝对禁忌证:房角完全性粘连闭合,影响房角观察的角膜混浊,新生血管性青光眼或ICE综合征;相对禁忌证:葡萄膜炎性青光眼,年轻患者(<30岁)房角后退性青光眼,

进行性或晚期青光眼视神经损害患者,对侧眼 ALT 术后眼压未能控制者。

ALT 治疗时机选择仍存在争议。目前临床资料显示它是一种相对安全和有效的治疗方法,故有医师将它作为治疗开角型青光眼的首选,但更多的医师倾向于对需要采用 2~3 种抗青光眼药物治疗的患者。ALT 也常用于开角型青光眼行滤过手术前的眼压控制,但它仅能将眼压降低 0.93~1.33kPa(7~10mmHg)范围。如果需要获得 2.0kPa(15mmHg)以下的安全靶眼压,治疗前眼压大于 6.0kPa(45mmHg),年轻患者倾向采用滤过手术。术前缩瞳,表面麻醉下采用 Goldmann 接触镜或小梁成形术激光镜,选择蓝绿波段的氩激光。治疗参数:光斑 50μm,时间 0.1s,能量 500~1200mW,治疗范围 180°~360°(击射点数 50 点/180°,100 点/360°,击射点间隔 3°~4°)。击射位置选择在有色素性和无色素性小梁网交界处。开始先一次性治疗 180°的范围(右眼颞侧或左眼鼻侧),如数周后眼压控制不良,可第二次治疗剩余的另 180°范围。瞄准光束准确聚焦(边界清晰的圆点)才发射激光是取得最佳组织反应的保证,故瞄准光束始终应保持在反射镜中央及正前方注视(静态)眼位以防止变性。良好的组织反应标志是击射点处小梁变白、轻微的组织收缩、脱色素或轻微小气泡形成。治疗过程中需随时调整激光能量,先从 500mW 开始,反应不明显时按 100mW 幅度逐渐上调,注意组织反应不可过强或不足。一般来说,气泡爆裂形成表示能量过高,击射点不变白表示能量过低。根据小梁网色素调整能量水平以期待在治疗区域产生理想的漂白或细小气泡形成反应是关键性因素,例如色素重的小梁网可能只需 200mW,无色素的小梁网则可能需 1500mW,这种个性化治疗的能量调整,可减少过热导致小梁网的损害加重、激光后葡萄膜炎发生和激光后眼压高峰出现风险增加,另一方面可减少治疗不足影响降眼压的治疗效果。

有关 ALT 的疗效评价和再治疗问题亦存在争议。ALT 治疗常需经过数天或数周眼压才逐渐下降,治疗成功患眼的平均眼压下降率为 25%~30%,大约持续 5 年,随着时间流逝治疗效果会逐渐减弱或眼压再度升高,1 年成功率约 85%,5 年仅有 30%~60%,大多数患眼仍需应用抗青光眼药物。对已施过 360°范围 ALT 而失败的患眼,再次重复行 ALT 治疗,其成功率显著降低,仅有 30%的成功率。然而,如果第一次 ALT 治疗后眼压就未能降低,最好不要重复 ALT 治疗。最近认为 ALT 再治疗不可能有效,并且可能有害,因再治疗后可能会出现显著的眼压升高。

ALT 的并发症:眼压升高,前葡萄膜炎,周边虹膜前粘连,前房出血,角膜损伤或中心视力丧失等。ALT 治疗后需要密切监测眼压,以防止术后眼压高峰对已遭受严重损害的视功能造成进一步损害,乃至视野及中心视力完全丧失。

(四)选择性激光小梁成形术

由于常规的 ALT 造成激光光斑与周围组织之间形成膜样瘢痕组织,使小梁网结构改变,术后疗效逐渐下降或眼压再度升高,并限制了激光的重复应用。组织的固有特性可使激光击中的目标具有选择性,即该激光只作用于色素性小梁网细胞,而不会影到其他结构。1995 年 Latina 和 Park 根据这个理论提出了一种新的激光小梁成形术的方法——选择性激光小梁成形术(SLT)。

SLT 的原理基于激光的选择性光热解效应,也就是激光对靶组织具有高度特异性。这种特异性基于以下条件:①细胞内靶结构含量远多于周围组织;②激光脉冲时间短,激光波长与靶组织吸收波长相符;③激光脉冲时间小于或等于靶组织热释放时间,也就是靶组织将电磁能转化为热能所需要的绝对时间。研究发现当激光脉冲时间在 1μs~10ms 时,选择性作用于色素性小梁细胞,而对邻近的无色素细胞无热损伤或结构破坏。倍频 Q 开关 532nmNd:YAG 激光对色素颗粒浓度为 $3×10^7$/ml 小梁细胞选择性作用的阈值能量为 $17mJ/cm^2$,随着激光波长的延长、激光脉冲时间的增加以及色素含量的减少,激光选择性作用的阈值能量会相应增加。SLT 采用倍频 Q 开关 532nmNd:YAG 激光,选择性作用于色素性小梁网细胞。这种激光脉冲时间短(3ms),限制了激光能量转化为热量,减少了对周围组织的间接的凝固性热损伤。

SLT 采用的激光光斑直径只有 $400\mu m$,所需激光能量一般在 $0.7\sim1.1mJ$ 之间。

关于 SLT 对人眼小梁网结构影响的病理报道较少。Kramer 等比较了人 ALT 和 SLT 对小梁网组织结构的影响。他们采用扫描电镜和透射电镜对 8 只尸体眼进行了观察,发现 ALT 后小梁网结构的改变包括在色素和非色素性小梁网结合部的葡萄膜小梁形成火山口样结构,在火山口样结构的基底部和边缘出现凝固状损害,表现为胶原束的破坏、纤维素渗出、内皮细胞溶解以及细胞核与细胞浆的碎片。而 SLT 术后尸眼的组织病理学检查发现没有凝固性损伤现象或角巩膜和葡萄膜小梁的组织结构破坏,SLT 导致的机械性损伤的改变极其轻微,而是胞浆内的色素颗粒浓聚和小梁内皮细胞裂解。Cvenkel 等观察 SLT 和 ALT 激光术后早期(1~5d)小梁网的超微结构变化,结果显示均可引起小梁束的崩解,但 SLT 的损伤范围更小。小梁束的胶原成分大部分为无定形,长的胶原纤维在 ALT 后极少而在 SLT 后则更为丰富,在小梁间隙可见到碎裂细胞、组织碎片、少许的色素细胞和有些内皮细胞剥脱,但是 SLT 的损害明显小于 ALT,而且其长纤维和细胞比 ALT 保留得更多。因此现有的病理研究结果表明与 ALT 相比,SLT 只选择性作用于色素小梁组织,无热损伤,可重复治疗并且更加安全。病理研究结果亦提示小梁结构的凝固性变化不是降眼压作用发生的主要机制。SLT 降眼压可能是在激光作用下,通过巨噬细胞侵入并吞噬小梁网碎屑,或者通过刺激健康小梁网组织使房水的流出途径得以改善。另有研究发现 SLT 术后猴眼小梁网的单核细胞和巨噬细胞数量显著增加,由此推测色素小梁损伤导致多种细胞因子或趋化因子释放,从而激活单核细胞转化为巨噬细胞吞噬、清除小梁网碎屑和色素颗粒,达到清理通道、降低眼压的效果。

SLT 的操作方法与 ALT 相似。患者经表面麻醉后,安置 Glodmann 三面镜,把瞄准激光光束聚焦于色素小梁网区域,在 180° 范围内照射 50 个光斑,各光斑相邻但不重叠。直径 $400\mu m$ 的光斑足够覆盖整个色素性小梁网区。激光的终末反应不同于 ALT,不会出现 ALT 造成的"气泡"形成的现象。如果有气泡产生,说明激光能量过大。对于色素比较丰富的小梁网组织,所用激光能量应相应降低。根据小梁网色素量调整能量水平的个性化治疗也是 SLT 的关键性因素,例如明显色素区域可能需要 $0.2mJ$,而无色素区域则可能需要 $1.8mJ$,理想的治疗反应是在每个治疗点上产生细小的香槟泡。

SLT 简单、安全、易耐受和有效的降低眼压而作为多种开角型青光眼的治疗选择。目前认为其安 SLT 优于 ALT,而且可用于 ALT 失败病例并可以重复治疗。因此,SLT 可作为开角型青光眼早期治疗的辅助手段,特别是可作为不能耐受或不能依从药物治疗的开角型青光眼的首选治疗方法,它并不会影响将来手术的成功率。最近有报道,对于色素重的小梁网(如色素性青光眼)和(或)既往 ALT 治疗或外伤对小梁网有过损伤的患眼,SLT 治疗后可能由于激光瞄准和分裂色素效率很高而导致小梁网色素过量爆破及播散;另外这些患眼的小梁束存在融合,小梁网不能清除裂解的色素颗粒,二者进一步阻塞小梁网的房水外流和引起短暂眼压高峰或长期眼压升高危险,甚至加重视神经和(或)视野恶化。因此 SLT 本来对色素重的小梁网是很有效的治疗方法,但也会引起术后眼压升高的危险,必须重视个性化治疗的调整能量原则。

SLT 的疗效各家报道不一。一般认为不同类型的激光小梁成形术,(氩激光、半导体或倍频 Q 开关 532nm Nd:YAG 激光)其有效性和安全性相当。理论上,SLT 选择性作用于色素性小梁网,对小梁结构或非色素细胞没有凝固性损伤,因而安全性和可重复性应比 ALT 好。然而 ALT 的随诊资料比 SLT 要长,SLT 还需要循证医学的证据来证明。影响疗效的因素包括治疗前的基础眼压、激光治疗的能量和范围以及房角小梁网的色素多少。有报道 70% 青光眼患者对 SLT 反应良好,SLT 术后 IOP 平均下降 5.8mmHg,比术前基础眼压下降了 23.5%,而且对 ALT 治疗失败的青光眼患者同样有效,有 ALT 手术史患者行 SLT 术后,IOP 下降幅度与没有 ALT 手术史患者是相似的。另有报道 45 名初诊 POAG 的患者行 SLT 治疗后 IOP 下降了 7mmHg,比基础眼压下降了 30%,而且术后一过性眼压升高的几率很低。Lai 和 Chua 用随机分组的方法对 129 名初诊 POAG 或高眼压症的患者双眼分别给予药物或 SLT 治疗,即随机选一眼药物治疗,另一眼 SLT 治疗。尽管 SLT 治疗眼 5 年内使用的药物数量较少,药物和 SLT 治疗有效率分别为 32.1% 和 33.2%,两者间疗效差异无统计学意义。在一组用药物控制眼压良好的 POAG 和剥脱综合征患者中行 SLT 治疗,在治疗后的 6 个月和 12 个月分别有 97% 和 87% 患者减少了降眼压药物的用量。在一个比较了 154 名 ALT 治疗患者和 41 名 SLT 治疗患者术后 5 年的长期疗效回顾性研究中,作者把没有加用降眼压药物或手术治疗而 IOP 至少下降 3mmHg 定义为成功。术后 1、3、5 年 ALT 治疗成功率分别为 58%、38%、31%,SLT 治疗成功率分别为 68%、46%、32%。这个发现与之前所认为 ALT 与 SLT 治疗降眼压效果类似的结果不同。

关于激光范围对眼压的影响也有报道,但结果并不一致。一组随机对照、前瞻性临床研究中,比较了 90°、180°、360°SLT 和 0.005% 拉坦前列腺素治疗高眼压症和 POAG 的效果,以治疗后眼压较基础眼压下降 30% 定为治疗成功。拉坦前列腺素治疗较 90° 和 180°SLT 治疗成功率高,而与 360°SLT 治疗相比无差异。180° 和 360°SLT 治疗均明显较 90°SLT 治疗眼压下降多。另一研究发现在 90° 范围色素性小梁网照射 25 个点和在 180° 范围照射 50 个点的降眼压效果无差异。有作者以 IOP 下降小于 3mmHg 或 IOP 下降低于 <20%,为失败标准,随访 4 个星期以上,研究结果表明 180°SLT 的治疗成功率低。

SLT 治疗并发症很少,可能与 SLT 所用能量低,仅为 ALT 的 1% 有关。SLT 术后早期暂时的并发症包括有眼痛、葡萄膜炎反应、术后一过性眼压升高,但并不常见。有报道 SLT 组治疗后 1h 的前房反应、眼痛和烧灼感都较 ALT 组轻,两治疗组均有 2 名患者激光治疗术后眼压一过性升高超过 5mmHg,并在 24h 内恢复正常。很少有 SLT 导致严重术后并发症的报道,然而最近有报道 SLT 治疗色素重的小梁网,如色素性青光眼,如果不注意调整能量水平和(或),治疗范围(减少能量或范围)可引起术后早期眼压高峰或长期眼压升高,甚至加剧视神经和视野损害。

(五)睫状体光凝固术

与睫状体冷冻术相比,睫状体光凝固术减少了完全破坏睫状突房水分泌功能的风险和改善了术后的舒适性,因此它已成为现代睫状体破坏性手术的金标准。

睫状体光凝术的降眼压机制主要有:①直接破坏睫状突上皮或睫状体组织毛细血管,使房水生成减少;②间接引起葡萄膜炎使房水生成减少;③睫状体组织收缩,促使房水经葡萄膜-巩膜通道的外流增加。

根据激光到达睫状体的途径不同,睫状体光凝术分为下列三种类型:经瞳孔的,透巩膜的或经眼内的。

1.经瞳孔的睫状体光凝术　表面麻醉,采用 Goldmann 前房角镜,将氩激光光束聚焦于睫状突上。合适的组织反应是击射处睫状突变白,小坑形成,气泡产生和色素分散。治疗参数:光斑 $50\sim100\mu m$,时间 $0.1\sim0.2s$,能量 $600\sim1000mW$,每次光凝至少 16 个睫状突。经瞳孔途径只适用于瞳孔能充分散大或可看到足够数量睫状突的特大瞳孔(如无虹膜,晚期新生血管性青光眼和大节段虹膜切除术后)。低的成功率可能与激光能量不足,烧灼强度不够以及经房角镜仅能见到及治疗睫状突的顶部有关。

2.透巩膜的睫状体光凝术

(1)非接触性透巩膜睫状体光凝术:球后或球周麻醉,采用 Shields 接触镜,热型 Nd:YAG 激光仪经调节裂隙灯释放系统传递激光能量。接触镜的角巩膜部压迫球结膜和漂白血管,有助于激光聚焦和从外路透过巩膜壁。激光光束聚焦在离角膜缘后 $1.0\sim1.5mm$ 的球结膜位置。治疗参数:光斑 $75\mu m$,时间 20ms,能量 $4\sim8J$/脉冲。在 3 个象限(9 个方位)结膜和巩膜上治疗 $30\sim40$ 个点,注意避开 3:00 和 9:00 位置,以免损伤睫状后长动静脉。

如采用半导体二极管激光,治疗参数为:光斑 $100\sim500\mu m$,时间 900ms,能量 $900\sim1200mW$,聚焦位置在角膜缘后 $1.5\sim2.5mm$,于 360° 范围内治疗 $70\sim100$ 个点(保留 3:00 和 9:00 位置)。

(2)接触性透巩膜睫状体光凝术:球后或球周麻醉,经特制的 $600\mu m$ 导光纤维系统(或称青光眼探头),

垂直紧贴在离角膜缘后 1.5～2.0mm(前缘位于 0.5～1.0mm)处结膜上,透过巩膜将连续波 Nd:YAG 激光能量导向睫状突上皮。应用能量 5～6J,于 360°范围内治疗 30～40 个点(保留 3:00 和 9:00 位置)。接触性 Nd:YAG 激光与非接触性 Nd:YAG 激光比较,前者优点是采用能量较少,组织破坏及并发症亦较轻。

采用波长 810nm 半导体二极管激光接触性透巩膜睫状体光凝术,优于较大程度依赖黑色素吸收的连续波 Nd:YAG 激光。导光纤维探头的前缘置于手术角膜缘附近,中央激光束指向后方 0.5～1.0mm 位置。治疗参数:时间 1.0～2.0s,能量 1500～2500W,总数 16～18 个点(保留 3:00 和 9:00 位置)。

非接触性与接触性 Nd:YAG 激光透巩膜睫状体光凝术的结果是可比较的,45%～72%患者有满意的眼压下降,29%～48%患者需要 1～2 次以上再治疗。并发症包括疼痛、球结膜水肿、葡萄膜炎、视力减退(>1 行)、浅前房伴有低眼压和脉络膜脱离、恶性青光眼、巩膜变薄、角膜上皮缺损和移植片失败、前房和玻璃体积血、持续性低眼压和眼球萎缩、交感性眼炎。曾报道新生血管性青光眼患者有较高的持续性低眼压和视力丧失的发生率。二极管激光接触性透巩膜睫状体光凝术的结果和并发症与连续波 Nd:YAG 激光睫状体光凝术类似,但并发症较少,曾报道有中心视力减退。

3.经眼内的睫状体光凝术　在行玻璃体切除术同时,经平坦部插入眼内光凝器对睫状突进行直接光凝,合适的组织反应为睫状突变白和皱缩。应用氩激光,治疗参数:光斑 100～150μm,时间 0.5～1.0s,能量 500～700mW,治疗范围需达 180°。该法在控制眼压方面可获得 76%～78%的成功率。并发症包括玻璃体积血、视网膜脱离、视力减退和低眼压。然而,在有晶状体眼和瞳孔不能散大情况下,本法较难有效执行。

眼内窥镜系统发展为微创伤下进行眼内睫状体光凝术提供了新的途径。早期的眼内窥镜仪,探头经无晶状体眼的平坦部(可能需要玻璃体切除或与晶状体联合切除)介入。最新的配有电视监测器的眼内窥镜仪探头集导光纤维、摄影、图像显示和激光(810nm 二极管激光)于一体,通过注入粘弹性剂加深前、后房并经角膜缘介入对侧虹膜后方观察和光凝睫状体,或经睫状体扁平部巩膜切口(角膜缘后 3mm)介入眼内进行对侧睫状体光凝,整个操作过程都在视屏监视下对睫状突进行选择性和控制性光凝,初始设置的激光能量为 0.4～0.5W,光凝时间为 5s。手术中应根据睫状突的光凝反应调整激光能量,最佳光凝反应是睫状突变白、塌陷皱缩,如光凝后睫状突组织产生泡样隆起或听到爆破声,则应适当调低激光能量和(或)光凝时间,或增加探头与睫状突之间的距离。如睫状突对光凝无反应,需提高激光能量和(或)光凝时间,应对睫状突的前、后部均行连续光凝,光凝范围至少连续 180°。适应证:无晶状体或人工晶状体眼各种难治性青光眼,也有报道可用于有晶状体眼的先天性青光眼和开角型青光眼。有限的临床实践显示眼压控制效果良好,1～2 年的成功率为 66.7%～82%,但需要进一步评价其远期疗效。

选择何种睫状体光凝术,取决于所拥有的设备和医师的选择。眼内光凝需在手术室施行并存在所有眼内手术的共同风险,另外眼内窥镜因其价格昂贵而限制其在临床上的推广应用。透巩膜睫状体光凝则较容易掌握,损伤轻和易为患者接受。所有睫状体光凝术均能有效降低眼压,最大降压幅度发生于治疗后 4～6 周,重复治疗不应早于此时间。

(六)激光巩膜切除术

应用新型激光装置行巩膜打孔与造瘘(称激光巩膜切除术或造瘘术)来替代传统的青光眼滤过手术,曾引起过短暂的兴趣。其优点是可在表面麻醉下和只需极小的结膜切口,快速和重复造孔。用于此技术的激光类型包括连续波 Nd:YAG 激光,准分子激光,脉冲染料激光,钬:YAG 激光和铒:YAG 激光等。激光巩膜切除术可通过内路和外路两种途径进行。

1.内路激光巩膜切除术　内路方法是在前房内应用激光自 Schwalbe 线处向巩膜表面击穿巩膜,形成全层巩膜瘘道,可分为非接触法和接触法。非接触法是激光束通过前房角镜反射后击射在 Schwalbe 线附近,接触法是将激光导光纤维探头介入前房和直接伸到 Schwalbe 线附近进行击射。

(1)非接触法:在角膜缘部用电离子透入探针将甲烯蓝透入待切除区内,结膜下注入平衡盐溶液,使球结膜隆起。在前房角镜观察下,脉冲式染料激光器的瞄准光束聚焦于染色区前界中点上击射(每脉冲100～300mJ),形成一个圆孔,其后逐渐完成全层造孔。

(2)接触法:应用连续波 Nd:YAG 激光做全层巩膜造孔,尤其适用于无晶状体或人工晶状体青光眼。方法:手术室球后或球周麻醉下,先在计划造孔处结膜下注入平衡盐溶液或粘弹性剂隆起球结膜,其后在其对侧周边角膜上做 1.5mm 大小前房穿刺切口,向前房内再注入粘弹性剂加深前房。从此切口插入激光光纤探头(顶端直径 $200\mu m$),在房角镜指引下越过瞳孔区,将探头垂直对准拟造孔处的角巩膜接合部,角巩膜接合部位于内部 Schwralbe 线附近(避开后部小梁网)和外部球结膜附止的后方。开始激光击射采用能量 10W 和时间 0.2s,其后能量增加直到完成造孔。以探头进行无阻力,球结膜弥散隆起或在结膜下窥见探头或前房变浅作为完成造孔的标志,缓慢拔出探头,角膜切口用 0～10 尼龙线闭合。成功率约 44%～60%。并发症包括:滤过泡破裂,角膜与虹膜损伤,前房出血,局限性白内障,前葡萄膜炎,低眼压和浅前房,虹膜嵌顿和切口愈合等。类似方法可应用脉冲铒:YAG 激光,治疗参数:能量 7～8mJ,时间 250ms,击射 6～8 次,总能量约 40～60mJ。其降压效果较佳且并发症亦较少。

2.外路激光巩膜切除术　外路方法是在结膜瓣下应用激光自巩膜表面向邻近 Schwalbe 线处击射,直至产生全层巩膜孔。

(1)铒 YAG 激光巩膜切除术:球后或球周麻醉,在选择作巩膜切除区后约 10mm 处做 1～2mm 的球结膜切口,结膜下注入平衡盐溶液或粘弹性剂隆起球结膜。激光探头自结膜切口伸入到角巩膜缘处邻近 Schwalbe 线位置,启动激光朝前房并平行虹膜方向击射。治疗参数:频率 2Hz,能量 4mJ。当巩膜穿通后能在前房内见到小气泡,结膜下弥散的滤过泡和前房变浅。缓慢拔出探头。用 0～10 尼龙线缝合结膜切口。

(2)钬 YAG 激光巩膜切除术:方法与铒:YAG 激光巩膜切除术近似,但需注意激光应从探头侧面击射,操作者需熟练操作,否则易穿破球结膜。激光探头的长轴与角膜缘成切线方向放置,转动探头使激光束垂直角膜缘并朝向前房及平行虹膜方向击射。治疗参数:能量 80～120mJ,时间 200ms,频率 5Hz。

(3)准分子激光巩膜切除术:球后或球周麻醉,做以穹窿部或以角膜缘为基底的结膜瓣和前房穿刺。瞄准光束聚焦于角膜缘后界,结膜囊内滴 2%荧光素有助于准分子激光的可见度,注意保持治疗区干燥。当激光切除深达 Schlemm 管和邻管小梁时可见房水喷出,术毕用 0～10 尼龙线或可吸收缝线缝合结膜瓣。

激光巩膜切除术后形成的滤过泡,易趋向局限化、血管化和丧失功能,联合应用抗代谢药物可能有助于功能性滤过泡形成和提高手术成功率。并发症包括低眼压、浅前房、虹膜嵌顿、瘘口堵塞、前房或脉络膜出血或眼内炎等。目前激光巩膜切除术尚处于临床实践和积累经验阶段,但它可作为对一些滤过性手术失败眼的替代选择,一个新的进展是应用配有电视监测系统的眼内窥镜,经前房直视下行激光巩膜切除术或小梁手术。

(七)其他青光眼激光治疗

1.激光巩膜滤过口重建术　青光眼滤过性手术失败可能是由于滤过通道内口(巩膜切口)被色素组织或非色素组织(炎症膜、内皮膜、玻璃体或晶状体囊)阻塞,此时需尽早应用激光复通内口,以免因房水流出中断而续发滤过道外口瘢痕闭合。适应证:①滤过道外侧巩膜瓣下或结膜下尚未瘢痕愈合之前;②能清晰见到巩膜内切口;③堵塞切口组织为虹膜组织(用氩激光)或不含色素的半透明膜样组织(用 Nd:YAG 激光);④无明显活动性炎症。方法:表面麻醉,采用 Goldmann 前房角镜或 Ritch 镜。氩激光治疗参数:光斑 50～100μm,时间 0.1～0.2s,能量 800～1200mW;Nd:YAG 激光治疗参数:能量 3～10mJ。并发症:治疗后眼压升高、前葡萄膜炎和前房出血。在非穿透性滤过性手术后,当房水通过小梁-后弹力膜的渗透功能不足或有 PAS 形成,可辅助应用 Nd:YAG 激光或氩激光行小梁膜穿刺、切开或 PAS 分离。

2.激光巩膜瓣缝线切断术　小梁切除或具有巩膜瓣的防护性滤过术后,常遇到巩膜瓣缝线过多及结扎过紧而致眼压偏高问题,如果滤过泡区域按摩失败可行激光断线术。术后选择性控制激光断线或拆除巩膜瓣可调整缝线(术中预置)是现代小梁切除术的新趋向,它有助于调节术后滤过量,提高手术成功率和有效地减少术后低眼压、浅前房及其常见的一系列并发症。激光断线术前,需排除其他的眼压升高原因,如巩膜切口内阻塞、恶性青光眼或脉络膜出血。

激光巩膜瓣缝线切断需要特殊的接触镜:带手柄的 Hoskin 接触镜,镜式 Mandelkorn 接触镜,镜式 Ritch 接触镜,或用 Zeiss 房角镜代替。需要强调的是激光断线术所能击断的缝线应是黑色尼龙线。激光类型:连续波氩激光,倍频 Nd:YAG 激光(532nm),氪激光(647nm)或染料激光(810nm),术后结膜下存在出血时,最有效的激光为 610nm 波长激光。因该波长被血红蛋白吸收较少,从而减少形成结膜钮扣孔的危险。如果存在结膜下出血,黄色(585nm)或桔红色(610nm)激光可减少结膜损伤。

术中未应用过抗代谢药物的激光断线最佳时间为 4～14d(有效期 0～21d),14d 后成功率显著降低。如果术中应用过抗代谢药物(5-FU 或 MMC)则可延迟到术后 30～60d 或更长时间。断线指征:术后 4～5d,眼压≥2.39kPa(18mmHg),前房深,滤过泡变平坦者。方法:表面麻醉,滴入 2.5% 苯肾上腺素眼液收缩结膜血管(易于透见其下黑色尼龙线),激光断线接触镜轻压需断线处水肿的结膜,透见尼龙线及在结膜面准确聚焦后,稍向前推进并立即击射断线。缝线断端崩开即为有效,如果未见缝线断端崩开或按压滤过泡后亦未见结膜隆起,可酌情寻觅另一根缝线切断;1～2d 后若滤过量不足,可重复激光断线,但切记应逐根切断,以每次切断一根为宜,切断每根缝线后,必须核查眼压。治疗参数为光斑 50μm,时间 0.1s,能量 400～800mW。常见并发症有球结膜小穿孔(聚焦不准或结膜出血存在)、低眼压浅前房、脉络膜脱离(断线过早或过多致滤过太强)和恶性青光眼。

3.滤过泡渗漏和破裂的激光处理　滤过泡渗漏和破裂可导致低眼压、浅前房及一系列并发症。氩激光能使结膜上皮凝固和收紧结膜,激光对结膜组织的刺激反应也能在渗漏处产生某种程度炎症物质沉积,从而迅速、局限和合适地封闭渗漏孔,尤其更适合于早期结膜充血和水肿变厚的结膜,但曾用过抗代谢药物的渗漏滤过泡需小心应用。氩激光治疗参数:光斑 500μm,时间 0.2～0.5s,能量 400～700mW。

激光也可用于封闭外伤性或手术引起的睫状体分离裂隙,恶性青光眼的处理(无晶状体眼或人工晶状体眼后囊膜和玻璃体前界面 Nd:YAG 激光玻璃体切开和氩激光睫状突光凝),新生血管性青光眼早期房角新生血管的光凝(联合全视网膜光凝)及瞳孔后成形术(激光扩瞳术、瞳孔成形术、括约肌切开术及瞳孔后粘连切开术)等。

三、手术治疗

青光眼手术治疗的目的是降低眼压,保护视功能和提高生活质量。青光眼的手术种类很多,一般可分为三类:①解除机械性阻塞,疏通生理性房水循环的途径,常见术式有周边虹膜切除术、小梁切开术。②重建房水外流途径的滤过性手术,常见术式有小梁切除术、非穿透滤过性手术、房水引流物植入术。③破坏睫状体,减少房水生成的手术,常见术式为睫状体冷冻术。

(一)术前准备工作

1.详细的全身和眼部检查

(1)全身检查:评价重要脏器如心、肺的功能,尤其合并全身疾病者(高血压、糖尿病、心脏病、肺部疾病等)对手术的耐受程度。检查项目包括血常规、尿常规、肝肾功能、凝血功能等生化检查和血压、心率、脉搏、心电图等。

(2)眼部检查:包括视功能检查,如视力、视野、视觉电生理检查;患眼解剖结构检查,如角膜大小、前房深度、前房角结构、虹膜形态、晶体厚度、视乳头结构和视网膜神经纤维层厚度、眼轴长度。以明确青光眼的分型分期诊断,推测可能的发病机制,结合术前眼压水平、用药情况和患者自身条件,个体化制定手术方案。

2.术前准备

(1)解释和指导:术前解释应让患者充分了解自己所患的疾病和病变程度、手术目的、利弊、预后和可能出现的并发症,以及术后视力可能的变化、术后可能仍然需要应用抗青光眼药物以获得合适的靶眼压控制,以征得患者和家属的同意和合作;同时,术者应该明确告知患者终生随访的必要性和重要性。

(2)全身准备:术前需确保患者全身状况能耐受手术,必要时需请专科医生会诊并在监护下进行手术;术前最好停用口服抗凝药物;其他术前全身准备同常规内眼手术要求。

(3)眼部准备

1)控制高眼压,原则上青光眼患者应在眼压控制正常后才进行手术,对于眼压能控制的患者,术前尽量停用强缩瞳剂和肾上腺素及地匹福林药物,将能减少术中出血和术后炎症反应。

2)清洁结膜囊,术前 2~3d 局部应用广谱抗生素滴眼液。

3)控制眼部炎症,对于伴有前葡萄膜炎者可使用非甾体类抗炎药物和皮质类固醇激素药物。

4)止血和镇静药术前应用同其他内眼手术。

(二)麻醉

青光眼手术可选择在局部麻醉或全身麻醉下进行,前者包括球后麻醉、球周麻醉、筋膜囊下麻醉和表面麻醉。

1.球后麻醉　相对并发症较多,尤其是对晚期、小视野的青光眼患者行球后麻醉有引起一过性黑矇的危险,原因是麻醉剂误注入视神经鞘内或者蛛网膜下,或者是注射到球后间隙的麻醉剂经硬脑膜鞘扩散,导致视网膜中央动脉痉挛而引起暂时性失明。一旦出现这种并发症需立即进行抢救视功能治疗,暂停手术。

2.球周麻醉、筋膜囊下和表面麻醉　相对常用且并发症较少,对于非常配合的患者,特别是晚期青光眼患者,行小梁切除术可采用筋膜囊下和表面麻醉。

3.全身麻醉　主要适用于婴幼儿和儿童。

4.注意事项

(1)所有局部麻醉药物中均不应加入稀释浓度的肾上腺素,因为后者不仅抵消了局部麻醉的血管扩张作用,而且可能威胁到晚期小视野青光眼患者的视神经血液供应。

(2)球后麻醉剂不宜单用利多卡因,而是采用布比卡因或者利多卡因与布比卡因的混合液,因为利多卡因对组织渗透力强、扩散快、对颅神经有较强的阻滞作用,引起一过性黑矇的危险大。

(三)术后常规观察和处理

1.术后观察内容　重点观察眼压、前房变化、滤过泡形态功能和视力,同时重视患者症状,如明显眼痛时,应注意葡萄膜炎、高眼压、感染的发生,也可能是前房出血的先兆。

2.术后常规处理

(1)抗生素和皮质类固醇激素预防感染和抗炎治疗,术后 1 周局部 1 次/2h 频用,第 2 周起可 4 次/d 使用,连续用 4 周。

（2）除了非穿透性滤过手术、小梁切开术术后早期缩瞳外，其他青光眼手术后常规散瞳。

（3）对侧眼继续抗青光眼治疗，在眼压可控制的情况下停用口服碳酸酐酶抑制剂。

（4）术后 3 个月内需密切随访观察眼压和滤过泡功能，终生随访监测眼压和视神经结构功能的变化。

（四）周边虹膜切除术

1.手术原理　通过角膜缘或者透明角膜切口，在虹膜周边部切除一小块全层虹膜组织，使房房水可以直接经此处流入前房，从而解除了因瞳孔阻滞导致的周边虹膜膨隆及阻塞前房角。

2.手术适应证

（1）原发性急性闭角型青光眼的临床前期、先兆期和间歇缓解期。

（2）原发性慢性闭角型青光眼的早期和相对"正常"的对侧眼；如果合并有高褶虹膜，宜同时进行周边虹膜成形术，否则术后仍需用缩瞳剂。

（3）伴有病理性瞳孔阻滞的继发性青光眼，且未发生周边虹膜前粘连或者范围较小，不足以影响原来的小梁网正常房水引流的功能。

由于激光技术的普及使用，激光周边虹膜切开术与该术式原理相同，且具有手术损伤小、操作简单、并发症少等优点，因此该术式临床应用逐渐减少。

3.手术方法要点

（1）在上方沿角膜缘作以穹隆部为基底的小结膜瓣，长 3～5mm。

（2）在角膜缘后界前约 0.5mm 处，作与角膜缘平行并与眼球壁垂直的宽 2～3mm、深达 3/4 角膜缘厚度的切口。

（3）经此切口向前穿刺入前房，扩大切口内口，使内外口宽度一致且切缘光整。

（4）见房水外涌，周边虹膜自行脱出；或者轻压切口后唇使周边虹膜脱出。

（5）显微镊提起嵌于切口外的虹膜组织，显微剪平行角膜缘并适度切除小块全层周边虹膜组织。

（6）回复虹膜，见虹膜周切口出现并且瞳孔正圆，0～10 尼龙线缝合角膜缘切口一针，结膜切口烧灼闭合。

（7）术毕球结膜下注射抗生素和激素。

4.术后观察和处理　术后重点观察眼压、虹膜周切口位置和形态、前房炎症等。预防感染和抗炎对症常规治疗，可用短效散瞳剂活动瞳孔，并作为检验是否存在高褶虹膜综合征的一种激发试验。术后 2 周可行前房角镜检查。

5.手术并发症及处理

（1）出血及前房积血：一般量少时可保守治疗；极少数需行前房冲洗术。

（2）虹膜色素上皮残留：可在术后行激光穿透术。

（3）伤口渗漏或者球结膜下滤过泡形成：常伴有浅前房和低眼压，需加压包扎密切观察，必要时立即重新缝合角膜缘切口。

（4）术后眼压升高：常见原因为残余性青光眼、高褶虹膜综合征、混合机制性青光眼、虹膜切除口阻塞和恶性青光眼，根据不同原因选择治疗方案。

（5）反应性虹膜炎：局部用皮质激素类眼液加强抗炎治疗，根据病情可用短效睫状肌麻痹剂点眼。需与感染性眼内炎相鉴别，后者需抗感染抢救治疗。

（6）眩光和单眼复视：因虹膜周切口过大或者暴露在睑裂区引起，需患者逐渐适应，必要时手术修补。

（五）小梁切除术

滤过性手术是在角膜缘建立一条新的房水外引流途径，将房水从前房直接或者间接引流至球结膜下间隙,形成滤过泡,房水经球结膜下组织引流吸收。小梁切除术是最有代表性的控制性滤过手术,临床应用至今盛行50多年,并经过不断改良,如使用可调整缝线,与抗代谢药物、以及一些能减少瘢痕形成的植入物的联合应用,在确保安全性的前提下争取达到最理想的降压效果,目前也是抗青光眼手术研究的热点。

1.小梁切除术

(1)手术原理:通过板层巩膜瓣减少房水流出量,从而防止术后早期滤过太强的并发症;通过术后巩膜瓣缝线的控制性拆除,以及滤过泡按摩,以获得合适的靶眼压控制和理想的功能性滤过泡。

(2)手术适应证

1)局部用药病情控制不良的原发性开角型青光眼。

2)解除瞳孔阻滞因素后用药病情控制不良的原发性闭角型青光眼。

3)先天性青光眼,其中婴幼儿型青光眼可与小梁切开术联合进行。

4)部分继发性和特殊类型的青光眼。

(3)手术方法要点

1)上直肌或角膜牵引缝线暴露术野。

2)作以角膜缘或以穹窿部为基底的结膜瓣,在应用巩膜可调整缝线或抗代谢药物时,多采用以角膜缘为基底的高位结膜瓣(离角膜缘8～10mm,宽度约12～15mm),分层剪开球结膜、筋膜囊和表层巩膜组织。

3)作以角膜缘为基底的4mm×3mm大小横长方形板层巩膜瓣,1/2～2/3巩膜厚度。也可作3～4mm长的等边三角形巩膜瓣。向前剖切至透明角膜内1～2mm。

4)经颞侧周边透明角膜做前房穿刺。

5)在巩膜瓣下标划出1.5mm×1.5mm～2mm×2mm大小待切除的内滤口组织,其前切口位于巩膜瓣的基底部(透明角膜带的最前面),后切口位于透明角膜带与灰蓝色带交界处(不含小梁组织)或者灰蓝色带与白色带交界处(包含小梁组织)。两侧切口离巩膜床两个侧边约1.0mm。

6)从两侧切口切穿入前房,并由此伸入显微小梁剪切除该内滤口组织。

7)在内滤口处作一宽基底部的周边虹膜切除,其宽度超过内滤口宽度;回复虹膜,检查瞳孔复圆和虹膜周切口情况。

8)0～10尼龙线缝合巩膜瓣,后角处固定缝合两针(跨度较大,便于术后激光断线),两侧作可调整缝线各一针,外露活结固定于周边角膜上。若三角形巩膜瓣则顶角处一针固定缝合,两侧同样可作可调整缝线各一针。检查房水流出和前房形成情况,调整缝线松紧度。

9)分层缝合筋膜切口,水密缝合结膜瓣。检查滤过泡形成情况。

10)术毕球结膜下注射抗生素和激素。

(4)术后观察和处理:重点观察滤过泡形态、前房深度、前房内炎症反应程度和眼压及视力。治疗主要是预防感染、控制前葡萄膜炎症反应、维持瞳孔适度散大、避免并发症和促进功能性滤过泡形成。术后滤过泡的形态分类如下。

1)薄壁微囊泡:相对无血管、透明、薄壁隆起,结膜上皮内有微囊样改变,有滤过功能。

2)平坦弥散泡:弥散、半透明、泡壁较厚,可透见其下巩膜瓣,有滤过功能;随着时间迁移可能逐渐变扁平,眼压升高。

3)包裹囊样泡:局限且边界明显、光滑圆顶"囊肿"样高隆起,泡壁厚而充血,无滤过功能,常伴有眼压升高。

4)平坦瘢痕泡:平坦、结膜下无液腔,无滤过功能,常伴有眼压升高。

术后早期理想的情况是：①滤过泡呈相对贫血状态，无明显局限边界，轻、中度隆起。②前房恢复到术前深度或稍浅。③眼压在 8～15mmHg 之间。

术后滤过泡和眼压的观察处理：如果前房变深、滤过泡平坦且眼压高于 20mmHg，应拆除可调整缝线（通常在术后 5～14d）；通常两根缝线先后松解、拆除，结合滤过泡按摩，以产生理想的功能性滤过泡和维持靶眼压控制。如果术后滤过太强导致前房变浅、滤过泡高隆且眼压低于 6mmHg，应加强散瞳及抗炎、滤过泡加压包扎，延期松解及拆除调整缝线，密切观察。

（5）手术并发症和处理

1）术中并发症和处理

①结膜瓣撕裂或者小孔：0～10 尼龙线水密缝合；同时更换手术切口部位，以防术后伤口渗漏。

②脉络膜上腔出血或者驱逐性脉络膜出血：多发生在眼压突然过低时。一旦发现需立即关闭巩膜瓣，用平衡盐溶液、粘弹剂或者气体重建前房；若出血仍在扩展，需做后巩膜切开引流，静滴甘露醇降低眼压、稳定病情。

③虹膜或者睫状体出血：维持巩膜瓣开放、表面柔和冲洗（避免血液流入前房内），通常数分钟后出血自行停止；持续出血需要前房注入粘弹剂填塞压迫止血。

④中心视力突然丧失：为球后麻醉和视网膜中央动脉痉挛所致，多见于晚期小视野青光眼患眼。立即停止手术、吸氧、扩张血管、神经营养药物抢救治疗，监测血压，检查眼底情况。

⑤玻璃体脱出：嵌于滤口和滤过通道的玻璃体应仔细清除干净，否则容易导致滤过泡失败。

⑥晶状体损伤及不全脱位

⑦后弹力层撕裂

2）术后并发症和处理

①术后浅前房低眼压：常见原因为滤过功能过盛的薄壁微囊泡、结膜瓣渗漏、睫状体脉络膜脱离、睫状体低分泌。

滤过功能过盛者主要通过滤过泡加压包扎、使用促进伤口愈合药物、减少皮质类固醇药物应用、滤过泡自家血注射、散瞳和必要时行滤过泡修补术处理。

结膜瓣渗漏者通过 Seidel 荧光素钠试验可发现，应用抑制房水生成药物和促进伤口愈合药物，滤过泡加压包扎、滤过泡自家血注射处理，当伤口裂开退缩、巩膜瓣边缘外露或者持续浅前房危及到角膜内皮和晶状体时，需立即手术修复伤口。

睫状体脉络膜脱离者需要局部和全身使用皮质激素治疗，通常 10～14d 复位，必要时采用手术引流脉络膜上腔液体、修复睫状体分离裂隙、重建前房。

睫状体低分泌者立即停用碳酸酐酶抑制剂和肾上腺素能 β 受体阻滞剂。

②术后浅前房高眼压：见于恶性青光眼、术后瞳孔阻滞、伴有睫状体前移和房角闭合的环形脉络膜脱离和迟发性脉络膜出血。

恶性青光眼经局部使用强效睫状肌麻痹剂、抑制房水生成药物、皮质类固醇药物，全身应用高渗剂和碳酸酐酶抑制剂，50% 患者有效，需密切观察；若病情控制不良，危及角膜内皮和晶状体混浊时需手术治疗，以超声乳化摘除晶状体联合后房型人工晶体植入术相对安全有效，必要时术中联合晶状体后囊切开和前段玻璃体切除术。

术后瞳孔阻滞常见原因为虹膜周切口残留色素上皮层，需激光修补。

UBM 和 B 超检查有助于伴有睫状体前移和房角闭合的脉络膜脱离的诊断，药物治疗失败者需行扁平部睫状体-脉络膜上腔引流排液和前房重建术。

迟发性脉络膜出血与术后持续低眼压和脉络膜渗漏有关,保守治疗无效者手术行后巩膜切开引流排液。

③滤过泡失败:失败原因为滤口内部或者外部阻塞、包裹囊状泡形成,是后期最常见的并发症,约占10%~30%。前房角镜和 UBM、前节 OCT 检查有助于明确原因和正确处理。

滤口内部阻塞:因虹膜、睫状突、未切除的后弹力膜、血凝块、炎症渗出物、玻璃体或者晶状体囊膜阻塞滤口。根据前房角镜等检查明确原因后对症治疗,激光切除阻塞物,或者手术修复。

滤口外部阻塞:巩膜瓣缝线过紧,巩膜瓣下或者结膜瓣与巩膜之间的血凝块或纤维渗出物,均可导致房水流出受阻,滤过泡按摩后仍不形成,前房角镜等检查可见滤口通畅。处理方法包括巩膜瓣可调整缝线拆除、氩激光断线、滤过泡针刺分离结膜瓣和巩膜瓣滤过泡对侧结膜下注射 5-FU 或滤过泡旁注射干扰素、前房或滤过泡内注射组织纤维蛋白酶原激活剂(tPA)、手术修复等。

滤过泡纤维包裹:早期常发生在术后 1~4 周,后期可复发,术后 16 周内是治疗的关键时期。通过局部使用皮质类固醇药物、滤过泡按摩、囊壁针刺分离、结膜下注射 5-FU 以及囊壁切除修复术等方法处理。

④前房积血:多由于术中和术后早期虹膜或者睫状体出血、浅层巩膜出血流入前房所致。量少时待其自行吸收,量大时需做前房冲洗术,或前房内注入 tPA 有助于血凝块溶解吸收和防止滤过泡瘢痕化。

⑤白内障:2%~53%术眼术后白内障发生或混浊发展加重。

⑥低眼压性黄斑病变:长期眼压低于 4mmHg 可能发生中心视力下降,根据低眼压的病因处理。

⑦前葡萄膜炎:局部加强皮质类固醇激素点眼,眼压情况允许可用短效睫状肌麻痹剂。

⑧角膜后弹力膜脱离:少见,与手术操作和扁平前房、内皮功能不良有关。脱离范围小者保守治疗,范围大者采用前房注气、粘弹剂复位,失败者行手术缝合复位。

⑨滤过泡感染和眼内炎:可在术后数月或数年发生,一旦发现早期滤过泡感染或者前房反应时,应立即取滤过泡表面分泌物和房水、玻璃体等做病原学检查和药敏试验;同时局部和全身使用广谱抗生素;除真菌感染外,12~24h 开始眼部使用皮质类固醇激素,以防止滤过泡瘢痕化。

⑩交感性眼炎:罕见,使用睫状肌麻痹剂、皮质类固醇激素和免疫抑制剂治疗。

2.联合抗代谢药物的小梁切除术

(1)手术原理:小梁切除术中或者术后联合应用抗代谢药物,可有效地抑制滤过因伤口活跃的生物愈合反应;同时,与巩膜瓣的暂时牢固缝合和术后巩膜缝线的可调整松解拆除,三者互相制约,扬长避短,可减少术后早期滤过太强所致的并发症,同时保证长期靶眼压的控制和功能性滤过泡的维持。

(2)手术适应证:主要是难治性青光眼。

1)无晶状体眼或者人工晶状体眼合并青光眼。

2)新生血管性青光眼。

3)炎症性青光眼。

4)外伤性青光眼。

5)虹膜角膜内皮综合征。

6)筋膜囊肥厚的青少年型青光眼。

7)既往滤过性手术失败的再手术眼。

8)巩膜环扎术后或者角膜移植术后青光眼。

9)前房角发育不良或者小梁切开手术失败的先天性青光眼。

(3)手术方法要点:在小梁切除术中辅助应用抗代谢药物:将浸泡了 0.2~0.4mg/ml 丝裂霉素 C(MMC)或者 25~50mg/ml 的 5-氟尿嘧啶(5-FU)的棉片,在前房穿刺前置于结膜瓣和巩膜瓣下,1~3min

后取走并用 60～100ml 平衡盐溶液反复冲洗。其他步骤同常规小梁切除手术。可根据患眼青光眼类型、个体特性以及期望达到的靶眼压水平,灵活选择抗代谢药物的浓度、留置时间和放置部位。

小梁切除术后应用抗代谢药物:应用 5-FU 5mg 在滤过泡对侧 180°球结膜下注射,隔天 1 次,共约 5～7 次。也可追加 0.01～0.02mg/ml MMC 的稀释溶液在滤过泡旁球结膜下注射。

(4)术后观察和处理:由于术中联合应用了抗代谢药物,可调整缝线拆除时间可适当延长;密切观察滤过泡和眼压情况;注意观察结膜切口房水是否渗漏和角膜上皮是否损害。其他同前述小梁切除术。

(5)手术并发症和处理:不能滥用抗代谢药物,浓度越高、剂量越大、时间越长则抗代谢作用越强,由此并发症可能越严重。

1)结膜切口愈合不良、贫血坏死、切口渗漏。保守治疗无效则需行滤过泡加厚或者修补术。

2)低眼压及低眼压性黄斑病变发生率增加,通常需行滤过泡加厚或者修补术。

3)巨大薄壁悬垂泡:由于眼睑挤压滤过泡移行到角膜表面,引起异物感、泪膜异常、角膜干燥斑等症状,需手术切除包括悬垂部在内的部分滤泡组织并修补加固原滤过泡。

4)5-FU 可致角膜上皮毒性损害,发现后立即停药,予营养角膜上皮药物治疗。其他同前述小梁切除术。

3.联合结膜下植入物的小梁切除术　结膜下植入物,如可生物降解胶原基质植入物,是一个三维多孔结构支架,动物实验和临床研究已经证实,它可以引导成纤维细胞的随机生长,减少瘢痕增殖,有助于形成结构松散的功能性滤过泡,发挥对房水的储集缓冲和引流调控作用。在小梁切除术中植入在巩膜瓣上,可减少术后早期低眼压、浅前房、滤过泡渗漏的并发症,以及滤口外部阻塞和滤过泡纤维包裹的发生率,远期的眼压控制和功能性滤过泡的维持也取得了令人满意的效果。操作简单、安全。目前临床研究主要适用于难治性青光眼,可在小梁切除(应用 MMC)联合超声乳化白内障手术中使用。

(六)非穿透性滤过手术

非穿透性滤过手术是一种发展中的青光眼滤过性手术,不同学者给了它不同的名称,如深层巩膜切除术、粘小管切开术、外部小梁切除术、非穿透性小梁手术等,这些手术共同的基础技术是深层巩膜切除和外部小梁切除两种技术的结合。非穿透性滤过手术建立了符合生理性的房水排出的通路,具有安全性高、并发症少的优点,为了进一步增强手术降眼压的效果,术中将可降解的植入物置于巩膜减压腔内,并联合抗代谢药物的应用,显著地提高了手术成功率。由粘弹剂小管扩张术改进的管道成形扩张术,利用了非穿透性小梁手术的所有优点,提供特殊压力使房水通过生理途径排出。该术式临床初步应用效果令人满意。

1.非穿透性小梁手术

(1)手术原理:通过精细制作的具有良好渗透性的小梁-后弹力膜(TDM),房水经 TDM 窗渗入巩膜减压腔,再从巩膜瓣边缘流出到结膜下间隙,形成滤过泡。由于房水流出量及速率比小梁切除术低,而且不进入前房操作,手术安全性好。术中巩膜减压腔内植入可降解的材料和抗代谢药物的应用,有助于增强并维持降眼压的效果和功能性滤过泡的形成。该术式其他房水流出途径还包括:房水经残留巩膜组织渗入脉络膜上腔直接吸收,或者经葡萄膜-巩膜途径流出;或者经 Schlemm 管开放端,沿 Schlemm 管、外集合管和睫状前静脉流出。

(2)手术适应证和禁忌证

1)适应证:①原发性开角型青光眼;②高度近视合并开角型青光眼;③色素性青光眼;④剥脱综合征;⑤无晶状体眼或者人工晶状体眼合并青光眼;⑥先天性青光眼;⑦Sturge-Weber 综合征;⑧葡萄膜炎继发开角型青光眼。

2)禁忌证:①新生血管性青光眼侵犯了房角;②房角广泛粘连闭合的原发性闭角型青光眼;③ICE 综合

征和葡萄膜炎继发的闭角型青光眼。

（3）手术方法要点

1）多采用局部麻醉，表面麻醉联合球结膜下麻醉，或球周浸润麻醉。

2）上直肌或角膜牵引缝线暴露术野，作以角膜缘或以穹隆部为基底的结膜瓣，分层剪开球结膜、筋膜囊和表层巩膜组织。

3）作以角膜缘为基底的 6.0mm×5.5mm 大小、1/4～1/3 巩膜厚度的弧形浅层巩膜瓣，或者 5.0mm×5.0mm 大小、1/4～1/3 巩膜厚度的方形浅层巩膜瓣，其前端应剖入透明角膜内至少 1.0mm。

4）在浅层巩膜瓣下作第二个 4.0mm×4.0mm 大小三角形（弧形浅层巩膜瓣）或方形（方形浅层巩膜瓣）深层巩膜角膜瓣，仅保留能透见其下暗黑色葡萄膜组织的薄层巩膜。巩膜瓣前端剖切至能辨认出平行角膜缘排列的亮白色巩膜嵴纤维，即为 Schlemm 管外壁、巩膜突的位置。

5）将浸泡了 0.2～0.3mg/ml 丝裂霉素 C 溶液（MMC）的棉片，分别置于深层和浅层巩膜瓣下约 2min 后，用 60～100ml 平衡盐溶液大量冲洗。

6）将 Schlemm 管外壁纤维掀开，可见少量房水渗出，前房深度没有变化。

7）从深层巩膜角膜瓣两侧沿后弹力膜前角膜基质水平继续剖切该瓣的角膜部（约 1.0～1.5mm），接着完成包含 Schlemm 管外壁的深层巩膜角膜组织块切除。

8）钝性轻柔地暴露后弹力膜，撕除 Schlemm 管内壁，保留由内部小梁和后弹力膜组成的渗透性良好的 TDM 窗。

9）巩膜腔内植入可吸收降解的材料（如三角形的透明质酸植入物，简称 SKGEL，约 3～6 个月吸收；或者方形的胶原植入物，约 9 个月吸收），0～10 尼龙线缝合植入物一针固定于巩膜床上。

10）间断缝合浅层巩膜瓣两针，分层缝合筋膜切口，水密缝合球结膜切口。

11）术毕球结膜下注射抗生素和激素。

（4）术后观察和处理：术后需要缩瞳、避免滤过泡按摩，以防止周边虹膜嵌入 TDM 窗或发生前粘连。其他观察处理基本同前述小梁切除术。

（5）手术并发症和处理：非穿透性小梁手术的并发症显著少于小梁切除术。相对常见并发症为 TDM 窗破裂、虹膜嵌入 TDM 窗和眼压升高。术中发现 TDM 窗破裂及周边虹膜脱出时应改做小梁切除术；术后应避免滤过泡按摩、用力揉术眼和外伤。前房角镜和 UBM、前节 OCT 检查有助于发现 TDM 窗是否存在周边虹膜前粘连（PAS）以及 TDM 窗的形态改变和滤过通道异常。早期眼压升高与手术操作、巩膜腔血肿和 PAS 有关，后期眼压升高与 TDM 窗、巩膜腔、巩膜瓣边缘或巩膜与结膜之间纤维组织增生有关。激光分离 PAS、TDM 窗穿刺切开或者手术修复和药物治疗等方法有助于恢复滤过通道功能、降低眼压。SKGEL 排斥是一种罕见的术后并发症，我们曾报道过 3 例患者植入 SKGEL 后发生结膜自溶和 SKGEL 排斥现象。

我们还对 32 例非穿透性小梁手术联合透明质酸钠生物胶植入治疗开角型青光眼的手术成功率和并发症进行了观察。术后随访时间为 3～24 个月。结果发现完全成功 21 眼，部分成功 5 眼，两者合计为 26 眼（96%）；观察到的并发症中，TDM 窗破裂 2 眼，6 眼出现术后眼压升高，其中 5 眼经局部用药可控制眼压，3 眼前房出血，浅前房 1 眼。据我们观察，非穿透性小梁手术联合透明质酸钠生物胶植入成功率与复合式小梁切除术接近，而术后视力恢复快，并发症发生率低，但更远期疗效还有待观察。

2.管道成形扩张术　通过小管和粘弹剂机械性扩张全周 Schlemm 管腔，使房水经 TDM 窗渗出，经 Schlemm 管引流至集合小管和表层巩膜静脉，从而达到房水从生理通路排出的目的。

小管如 iTrack250A，是一条末端带有光纤的柔软细管，末端直径 250μm。经 Schlemm 管断端将

iTrack250A 无创性末端插入 Schlemm 管内,在插管过程中同时注射 1.4% 透明质酸钠扩张管腔,末端发光设计在插管过程中起定位、引导作用。iTrack250A 插入并扩张全周 Schlemm 管后,顺着插管的方向取出并置换为 0～10 聚丙烯缝线,在 Schlemm 管断端处将该缝线结扎,并保留一定张力向心性牵拉 Schlemm 管内壁,起到扩张管腔的作用。

该术式目前研究仅限于开角型青光眼,可单独手术或者联合超声乳化白内障摘除和人工晶状体植入手术。术后早期和 1 年随访结果令人满意,远期效果令人期待。有关术后并发症还有待于进一步研究。其他植入义管还有可膨胀水凝胶聚合物,其插入 Schlemm 管腔吸收房水后直径可膨胀 4～5 倍,从而达到解除狭窄、扩张管腔的目的。

(七)房水引流物植入术

各种房水引流物植入术在青光眼手术中的应用,使临床上各种预后不良的难治性青光眼的手术成功率得以提高,成为当代抗青光眼手术的新动向。目前常见的房水引流物,根据其有无限制房水流动的压力敏感阀(活瓣)而分为:非活瓣性房水引流物,如 Molteno、Baerveldt 引流物;活瓣性房水引流物,如 Ahmed、Krupin 引流物。以 Ahmed 引流物为例进行手术介绍。最近的新房水引流物,如 Ex-pl.ess 微型引流钉和 GoLD 微型金质引流器,以及类似的 Eyepass,I-stent,trabectome 等,国外已经有临床应用报道,并发症相对较少,眼压控制稳定,手术操作简单,但是价格较贵。

1.房水引流物植入术

(1)手术原理:房水引流物由两部分组成:引流管和引流盘。前者负责将房水从前房、后房或玻璃体腔直接分流到位于眼球赤道部附近巩膜表面的引流盘;房水经过后者周围形成的纤维包裹囊腔(后部滤过泡)被动扩散或者渗透,进入眼眶周围组织间隙,由毛细血管和淋巴管组织吸收。囊壁越薄和囊腔越大则降压效果越好。

(2)手术适应证:主要适用于难治性青光眼,如:①无晶状体眼或者人工晶状体眼合并青光眼;②新生血管性青光眼;③炎症性青光眼;④有广泛虹膜前粘连的闭角型青光眼;⑤角膜缘周围结膜广泛瘢痕化的青光眼;⑥上皮植入继发性青光眼;⑦虹膜角膜内皮综合征;⑧角膜移植术后或者视网膜玻璃体术后继发性青光眼;⑨多次小梁切除术失败(尤其联合应用过抗代谢药物)的再手术眼;⑩多次小梁切开术失败或者联合小梁切除术失败的先天性青光眼。

(3)手术方法要点

1)房水引流物的准备,用平衡盐溶液冲洗 Ahmed 引流物的引流管并测试引流物是否通畅,排出管腔内气体,确保活瓣阀门找开。

2)在两条直肌间作以穹窿部为基底的结膜瓣,通常选择在颞上象限。

3)沿巩膜表面潜行分离,暴露赤道部巩膜。可应用浸有 0.4mg/ml MMC 的棉片,置于赤道部巩膜表面,5min 后取出并用平衡盐溶液 60～100ml 反复冲洗。

4)将引流盘插入巩膜表面,非吸收缝线通过其上的固定孔,固定引流盘于浅层巩膜上并使其前缘距离角膜缘 8～10mm,引流管位于两相邻直肌之间并与角膜缘垂直。

5)确定角膜穿刺位置和引流管长度(插入前房约 2.0mm)和斜面方向,修剪引流管。

6)23 号注射针头在角膜缘后 0.5～0.7mm 处穿刺入前房,注入适量粘弹剂维持前房深度和眼压。

7)将引流管沿此通道插入前房,使其接近虹膜面、远离角膜内皮面,斜面向上;0～10 尼龙线将引流管固定缝合在巩膜表面。

8)将预先制备的 4mm×6mm 大小异体巩膜片覆盖于引流管上,缝线固定之。

9)0～10 尼龙线分层原位缝合筋膜及球结膜切口。

10)术毕球结膜下注射抗生素和激素。也可制作以角膜缘为基底的巩膜瓣,引流管在巩膜瓣下经角膜缘穿刺通道入前房,引流管固定于巩膜瓣下面,无需异体巩膜片覆盖。

对于非活瓣性房水引流物,术中还需要结扎引流管断端,管腔内放置可去除的外部缝线(管内阻塞芯线技术),或者可吸收缝线于管外结扎,其目的是限制术后早期房水的流出量,减少术后早期浅前房、低眼压等并发症的发生。

(4)术后观察和处理:重点观察引流管在前房的位置、长度、开口方向、与角膜内皮和虹膜的关系,前房深度的变化和眼压,其他观察处理基本同前述小梁切除术。

(5)手术并发症和处理:并发症相对较多,低眼压、浅前房、前房出血、后部滤过泡渗漏和纤维包裹、瞳孔阻滞、恶性青光眼、脉络膜脱离或出血等并发症与小梁切除术相似。与引流物有关的并发症如下。

1)术中角膜缘穿刺口过大导致管周房水渗漏,需缝合切口,重新作与管径大小一致的穿刺口。

2)引流管损伤、接触角膜内皮、虹膜或晶状体。

3)引流管被虹膜、炎症碎屑、纤维素、血凝块、玻璃体或者硅油阻塞,可采用激光或者手术方法清除。

4)引流管移位和退出。

5)植入物外露、排斥。

6)眼外肌功能失调,复视。

2.新的房水引流装置

(1)Ex-press微型引流钉:Ex-press微型引流钉是一个长 2.96mm,外径约 $400\mu m$,内径约 $50\mu m$ 的不锈钢钉状物,前部约 2mm 可植入眼内。它有一个宽 $75\mu m$ 的侧突以防止植入过深和一个外盘以避免被排斥挤出。侧突和外盘设计成一定角度符合巩膜相应部位的解剖结构,从而避免该装置相对眼球壁发生移动。Ex-press微型引流钉在近末端处有 3 个侧孔,当虹膜阻塞主孔道时,侧孔可以确保房水流出。根据房水不同流量有不同规格可选择,无晶体眼与有晶体眼也有不同大小规格。

Ex-press微型引流钉前部穿刺头经 Schlemm 管插入前房,后部置于巩膜瓣下,将房水从前房引流至巩膜上腔和巩膜瓣下,因此形成的结膜滤过泡隆起较浅。手术不需要切除巩膜和小梁组织,不需要虹膜周切,仅将引流钉前部经 Schlemm 管穿刺入前房,因此操作相对简单、安全性好;通过独特的房水流出调节机制,早期低眼压和晚期高眼压的发生率较小梁切除术低,术后眼压控制较稳定、并发症少。手术适应证广,开角型和闭角型青光眼,以及新生血管性青光眼等难治性青光眼均适用。

(2)GOLD微型金质引流器(SOLX, WalthaM, MA):GOLDt微型金质引流器(SOLX)是一个长 5.2mm、宽 3.2mm、厚 $68\mu m$ 的金质薄片,内部有微管设计。经巩膜切口,用特制的器械帮助将其一端植入前房,一端植入脉络膜上腔,从而将房水从前房引流至脉络膜上腔,不形成结膜滤过泡。手术操作相对简单,不需要作巩膜瓣和组织切除,安全性较好。有研究报道 28% 术眼术后早期出现前房积血,但均在术后 1 周内恢复。术后眼压控制稳定满意。可联合超声乳化白内障摘除手术,手术源性角膜散光小。

(八)小梁切开术

包括外路(小梁切开术)和内路(前房角切开术)两种术式,常用于治疗先天性婴幼儿型青光眼。外路小梁切开术与前房角切开术比较,具有以下优点:手术成功率高;解剖定位更精确、技术操作相对较容易;前房操作较少、相对安全;无需辅助前房角镜的使用。外路小梁切开术手术成功率取决于房角异常的类型,而不取决于青光眼的严重程度,后者往往是前房角切开术成功与否的主要影响因素。因此,外路小梁切开术是治疗先天性青光眼的首选术式。

1.小梁切开术

(1)手术原理:从外路切开 Schlemm 管内壁和小梁网,使房水从前房直接进入 Schlemm 管而排出。

(2)手术适应证:①单纯性小梁发育不良的先天性青光眼;②前房角切开术失败的单纯性房角发育不良的先天性青光眼;③角膜直径大于 15mm,角膜水肿或瘢痕性混浊的晚期先天性青光眼。后两种情况预后较差,可能需要联合小梁切除术或者小梁切除联合抗代谢药物治疗。

(3)手术方法要点

1)在 12:00 方位作以穹隆或者角膜缘为基底的结膜瓣。

2)在 12:00 方位作以角膜缘为基底的方形或三角形巩膜瓣,3.0mm×3.0mm 大小、2/3~3/4 巩膜厚度,向前剖入透明角膜内 1.0~1.5mm。

3)于角膜缘灰蓝色带和白色带接合处,前 1.0mm 至后 1.0mm 作垂直切口。

4)高倍显微镜下逐渐加深切口,寻找并切开 Schlemm 管外壁(位于深层的淡黑色点),暴露 1.0~2.0mm长管腔。

5)0~5 尼龙线插入拟定的 Schlemm 管内,证实其管腔是否真正打开。

6)小梁切开刀的下刃插入管腔内缓慢推进 8.0mm、旋转刀柄,切开 Schlemm 管内壁、小梁网,进入前房,上刃在管外引导。

7)同样方法切开另外一侧小梁。

8)0~10 尼龙线缝合巩膜瓣,0~8 可吸收线缝合球结膜切口。

(4)术后观察和处理:术后常规局部使用抗生素和皮质激素药物。术后 4~6 周应全身麻醉下复查眼压、角膜直径、房角改变和眼底视乳头结构。若病情控制,可在 1 个月后再复查,之后每 3~4 个月复查一次,第 2 年复查两次,第 3 年后每年复查一次。如果复查发现眼压升高、伴有角膜水肿或者直径增大、杯/盘比增大,提示青光眼病情未控制,手术失败。

(5)手术并发症和处理

1)前房出血:大多术后 2~3d 能自行吸收,极少数需行前房冲洗术。

2)周边虹膜脱出:应在术中切除脱出的虹膜组织,避免虹膜前粘连致手术失败。

3)虹膜根部离断:小梁切开刀的顶端太靠后或者过早穿破小梁进入前房,关键在于术中细心操作。

4)角膜后弹力层撕脱:小梁切开刀的顶端太靠前或者进入巩膜内假道所致,需确保切开刀真正位于管腔内,切开时注意角膜板层内是否有小气泡出现。

5)手术失败和持续性高眼压:通常可进行第二次小梁切开术,或者联合小梁切除术。

(6)结膜滤过泡形成:观察,一般无需处理。

2.前房角切开术

(1)手术原理:从内路切开阻塞房水外流的 Barkan 膜和压缩的小梁网形成的膜样组织,使房水直接经深部小梁网进入 Schlemm 管而排出;同时使虹膜后退,解除睫状肌对小梁的牵拉所致的网眼缩窄,从而增加房水排出。

(2)手术适应证:主要适用于单纯性小梁发育不良的先天性青光眼。

(3)手术方法要点

1)患儿全麻下,用齿镊或者缝线固定眼球,角膜上皮水肿者可刮除上皮。

2)放置前房角镜于角膜偏鼻侧部位。

3)房角切开刀在颞侧角膜缘内 1.0~2.0mm 斜形刺进前房,与虹膜面平行越过瞳孔至对侧房角。

4)刀尖对准并紧靠 Schwalbe 线下面的小梁网慢慢切开 60°范围小梁组织;接着同法切开相反方向的60°小梁组织。房角镜下可见一条白色的细的小梁组织分离线,周边虹膜后退,房角隐窝加深。

5)平稳迅速退刀。角膜切口自行闭合。

(4)术后观察和处理:与外路小梁切开术相似。

(5)手术并发症和处理:与外路小梁切开术相似。

3.小梁切开联合小梁切除术

(1)手术原理:联合手术提供了两条引流通路,即使一条通路阻塞,眼压仍可维持正常。角膜混浊者可作为首选。

(2)手术适应证:①瘢痕样房角、虹膜小梁发育不良或者虹膜小梁角膜发育不良的先天性青光眼。②角膜直径大于15mm,角膜水肿或瘢痕性混浊的晚期先天性青光眼。③既往两次小梁切开术或者前房角切开术失败的再手术眼。

(3)手术方法要点:①患儿全麻下,作以角膜缘为基底的结膜瓣;②作以角膜缘为基底 4mm×5mm 大小、1/3 巩膜厚度的巩膜瓣,前端剖入透明角膜内 1.0～1.5mm;③结膜瓣和巩膜瓣下放置 MMC 棉片并冲洗;④同小梁切开术方法寻找 Schlemm 管并行小梁切开;⑤切除 1.5～2.0mm 大小内滤口组织块和周边虹膜组织;⑥0～10 尼龙线缝合巩膜瓣;⑦分层缝合筋膜和结膜组织,切口水密关闭;⑧术毕球结膜下注射抗生素和激素。

(4)术后观察和处理:同小梁切开术和小梁切除术。

(5)手术并发症和处理:同小梁切开术和小梁切除术。

(九)睫状体破坏性手术

通过不同途径破坏及减弱睫状突分泌功能,减少房水生成量,从而达到降低眼压的目的。传统的睫状体冷冻术曾经是最常用的睫状体破坏性手术方式,但是其降压效果预测性欠佳,有视力丧失和眼球萎缩的危险;近年来发展起来的激光技术,尤其是眼内窥镜直视下的睫状体光凝术,具有降压效果好和相对安全的优点,因此传统的手术方式逐渐被睫状体激光光凝取代。

1.手术原理　通过冷冻的低温效应直接破坏睫状突上皮、血管和基质成分,使一定数量的睫状突上皮细胞达到轻度至中度坏死,房水生成量减少,眼压降低,但仍可维持眼的正常生理功能。手术目的为保留眼球、缓解疼痛。

2.手术适应证　①绝对期青光眼;②其他方法治疗无效或者无条件行其他手术的难治性青光眼;③角膜过大(横径大于 15mm)、混浊,其他手术极易发生眼球穿破的婴幼儿青光眼。

3.手术方法要点　①球后或者球周麻醉。冷冻头直径选择 2.5mm。②冷冻头位置:上方象限距离角膜缘前界后 1.5mm 处,其他象限则位于 1.0mm 处。③冷冻范围:在上方或者下方 180° 范围以内,做 1～2 排,每排 6～8 个点,两排间各点错开。④致冷温度−70～−80℃,冷冻头紧压巩膜,周围形成冰球区后持续冷冻 40～60min。⑤如需要再次冷冻治疗,一般相隔 1 个月后进行,再次冷冻范围可与第一次范围重叠1/2,总的冷冻范围不超过 300°。

4.术后观察和处理　重点观察眼压和前房炎症反应,术后早期应用降眼压药物,同常规观察处理、对症治疗。

5.手术并发症和处理

(1)葡萄膜炎反应:加强皮质激素抗炎和睫状肌麻痹剂治疗。

(2)术眼疼痛:若为周围组织冻伤反应所致,一般 24h 后好转。

(3)早期高眼压:术后早期一过性高眼压常发生在术后 6h,术后常规应用抗青光眼药物,必要时静脉滴注甘露醇。观察眼压控制情况及患者自觉症状,若高于 35mmHg、持续一个月且疼痛明显者可再次追加治疗。

(4)晚期低眼压:过度冷冻所致,最终眼球萎缩。

（5）前房积血：尤其见于新生血管性青光眼,一般常规处理后数天吸收。

（6）眼前节缺血：多见于新生血管性青光眼 360°睫状体冷冻术后。

（十）青光眼白内障联合手术

临床上常常遇到青光眼和白内障同时存在的情况,在某些情况下需要两者联合手术。抗青光眼手术根据病情需要可选择小梁切除术、非穿透性滤过手术和房水引流物植入术,白内障手术最常采用超声乳化白内障摘除联合人工晶体植入术,因为它角膜切口小且可位于颞侧或上方透明角膜内,术中眼压和前房相对稳定,安全性好,同时可以避开青光眼手术区域。

1.手术原理　晶状体摘除术后,可解除多种青光眼的发病因素,前房明显加深,改变了术眼窄房角的解剖结构,去除了瞳孔阻滞性闭角型青光眼的发病基础;解除了瞳孔-晶体阻滞、晶体-睫状环阻滞因素,减少了恶性青光眼的发生率。同时,合理安排术式的入路,可以减少手术对眼组织的损伤和结膜瘢痕,从患者心理和经济的角度考虑也更容易接受。

2.手术适应证　①药物不能控制眼压到理想水平而具备青光眼手术指征,同时患眼白内障明显,不具备两期手术条件又迫切需要改善视力的患者。②抗青光眼术后滤过泡失败、眼压控制不良的白内障患者。③晶状体膨胀期继发性或者混合性闭角型青光眼、房角粘连大于 180°者。④晶状体溶解性青光眼或过熟期白内障且房角器质性损害需要行滤过性手术者。

3.手术方法要点

（1）手术切口分类：①经同一切口手术：即由上方巩膜隧道切口做超声乳化和小梁切除术。②经不同切口手术,即小梁切除或非穿透性小梁手术(开角型青光眼)经上方巩膜瓣下切口,超声乳化经颞侧透明角膜切口。

（2）手术注意事项：①经不同切口的联合手术,可先行超声乳化术,再行小梁切除术;为避免超声乳化植入人工晶状体后,眼球较软,也可先剥离板层巩膜瓣,再行超声乳化术。②经同一切口的联合手术,常作以穹窿部为基底的结膜瓣,并将小梁切除术改良,在巩膜隧道切口的后唇应用微型巩膜咬切器靠前切除小块角膜缘组织。③需重视充分清除残留的皮质和核碎片,因为它们可能会加重术后前葡萄膜炎症反应和影响滤过性手术的成功率。④强直性小瞳孔和瞳孔固定散大状态增加了白内障手术的难度。⑤小梁切除或非穿透性小梁手术均可联合应用抗代谢药物和巩膜瓣缝线松解技术。⑥房水引流物植入术手术并发症相对较多,但是引流管可直接将房水从后房或玻璃体腔分流,在联合白内障、玻璃体视网膜手术治疗复杂的顽固高眼压性青光眼时具有优势。

4.术后观察和处理　重点观察视力、眼压、滤过泡形态、前房深度、前房内炎症反应程度和角膜情况等。治疗主要是预防感染、控制前葡萄膜炎症反应、控制眼压和对症治疗。

5.手术并发症和处理　包括抗青光眼手术和白内障手术的术后并发症。

（十一）Bevacizumab(avastin)玻璃体腔内注射治疗血管性青光眼

1.药物作用机制　Bevacizumab(商品名 avastin)是一种重组人源化 VEGF 单克隆抗体,分子量 149kD,能与 VEGF 的所有异构体及活性降解产物结合,从而阻止 VEGF 与其受体结合,抑制新生血管形成和渗出等一系列病理反应。

Bevacizumab 玻璃体腔注射可治疗眼内新生血管性疾病,最早应用于年龄相关性黄斑变性(AMD)、糖尿病视网膜病变(PDR)和视网膜中央静脉阻塞(CRVO)等。由于其快速抑制新生血管的生物学效应,近来应用在新生血管性青光眼中,可使虹膜新生血管明显消退、眼压降低;并作为新生血管性青光眼手术治疗的辅助手段,在联合 MMC 应用的小梁切除术前玻璃体腔给药,能减少术中出血,有助于抑制虹膜新生血管、控制靶眼压和维持功能性滤过泡,提高手术成功率。

2.手术方法要点 无菌操作:经睫状体平坦部穿刺进针入玻璃体腔,常用剂量:1.0~1.25mg/0.1ml;联合小梁切除术者有报道术前1周给药,待虹膜、房角的新生血管消退后行滤过性手术;如果房角开放范围超过180°,则不需行滤过性手术。

3.术后观察和并发症 术后常规重点观察眼压、虹膜及视网膜新生血管情况,葡萄膜炎症反应情况。

与操作有关的并发症包括晶状体损伤(0.01%)、眼内炎(0.01%)和视网膜脱离(0.04%);可能与药物有关的并发症包括轻至中度葡萄膜炎(0.14%)、白内障发展(0.01%)、进展性视网膜下出血(0.06%)、视网膜色素上皮层撕裂(0.06%)等。

此外,有研究者在小梁切除术毕时,滤过泡旁结膜下注射Bevacizumab,也取得了减少术后滤过泡瘢痕化的良好效果;还有研究者应用于滤过性手术后出现瘢痕增殖的滤过泡,经囊壁针刺分离后滤过泡旁注射Bevacizumab 1.0mg,发现滤过泡变得弥散而且表面新生血管明显消退。虽然Bevacizumab玻璃体腔注射治疗新生血管性青光眼的效果令人满意,但是由于缺乏有关安全性及有效性的长期的、前瞻性随机对照研究,在给药时机、方式、剂量和重复给药等方面尚存在争议。

我们对玻璃体内注射Bevacizumab联合复合式小梁切除术治疗新生血管性青光眼疗效和安全性进行了探讨。对2007年1月至2008年4月在我院门诊收治的闭角期新生血管性青光眼13例13眼,其中视网膜中央静脉阻塞3例3眼,视网膜中央动脉阻塞1例1眼,视网膜分支动脉阻塞1例1眼,增殖性糖尿病视网膜病变4例4眼,视网膜静脉周围炎2例2眼,慢性葡萄膜炎1例1眼,原发性闭角型青光眼绝对期1例1眼。先行玻璃体腔注射Bevacizumab,待虹膜新生血管消退或萎缩后,再行复合式小梁切除术。观察玻璃体腔内注射Bevacizumab后虹膜及房角新生血管消退的时间、眼压的变化、并发症以及复合小梁切除术后眼压、滤过泡的形态、术后反应。术后随访4~16个月,平均6.92±2.96个月。结果发现注药后13眼中11眼虹膜新生血管2~7d完全消退,平均3.92±2.47d,2眼注药后虹膜新生血管萎缩,保留少许残迹直至注药后2周。注药前眼压29.0~51.0mmHg,平均40.2±7.58mmHg,注药后1周眼压25.0~50.0mmHg,平均32.92±7.64mmHg,注药前后眼压变化无统计学意义(t=1.85,P>0.05)。复合式小梁切除术后第1个月眼压为4.80~12.0mmHg,平均8.73±2.08mmHg,第3个月眼压4.0~26.0mmHg,平均11.32±5.44mmHg,最后一次随访眼压6.0~18.0mmHg,平均11.57±3.19mmHg;13眼中12眼(92%)形成功能性滤过泡,1眼(8%)为非功能型滤过泡;与复合式小梁切除术前相比,最后一次随访视力提高者有7眼(53.85%),保持不变者有6眼(46.15%)。全部病例在玻璃体腔注射Bevacizumab及复合式小梁切除术后均未观察到严重手术并发症。由此可见,玻璃体腔注射Bevacizumab可使新生血管青光眼虹膜新生血管迅速消退或萎缩,再联合行复合式小梁切除术可避免术中术后出血,减轻术后炎症反应,提高手术的成功率,有益于保护残留的视功能,但应注意对原发病进行治疗。

(徐正邦)

第五节 高眼压症

【概述】

高眼压症是指在眼压长期高于正常范围上限,即21mmHg,但没有青光眼性视神经损伤,也没有视野缺损,且前房角开放的一种临床情况。大多数高眼压症经长期随诊,并不出现视神经和视野的改变,仅有少部分的高眼压症最终发生原发性开角型青光眼。

【临床表现】

1.多数患者没有任何临床症状。

2.多次眼压值＞21mmHg。

3.前房角开放。

4.视神经乳头和视网膜神经纤维层正常。

5.无视野缺损。

【诊断】

根据眼压＞21mmHg,但视神经乳头和视网膜神经纤维层正常,无视野缺损,即可诊断。

【鉴别诊断】

1.原发性开角型青光眼　眼压升高,最高值＞21mmHg,而且有青光眼性视神经乳头改变和视网膜神经纤维层缺损,青光眼性视野缺损,在眼压升高时前房角开放。

2.原发性闭角型青光眼　早期的慢性原发性青光眼的视神经乳头和视野没有明显改变,但有眼压升高、房角接触性关闭或粘连,易与高眼压症混淆。仔细询问病史和前房角检查可明确诊断。

3.糖皮质激素性青光眼　有眼部或全部使用糖皮质激素的历史。眼压升高,有青光眼视神经乳头和视网膜神经纤维层改变,有青光眼性视野缺损。

4.青光眼睫状体炎综合征　青光眼睫状体炎综合征有较明显的急性发作症状,发作时有轻度或中等程度的眼压升高,角膜后有典型的沉着物,但视神经乳头正常,视野也无缺损,可与高眼压症相鉴别。

【治疗】

1.密切随诊观察,定期检查眼压、视神经乳头和视野。

2.药物治疗:根据眼压、年龄、种族、C/D 值、角膜厚度等因素进行评估,对于眼压最高值超过26mmHg、年龄大于 60 岁、杯盘比值大于 0.5、角膜厚度低于 $555\mu m$ 的高眼压症患者,可给予降眼压药物,降低眼压。治疗方法基本同原发性开角型青光眼。

【临床路径】

1.询问病史　有无青光眼家族史,有无眼部不适感。

2.体格检查　检查眼压、前房角、视神经乳头和视网膜神经纤维层。

3.辅助检查　检查视野、视神经纤维厚度评估、中央角膜厚度测定。

4.处　理　可以随诊观察,或给予降眼压药物治疗。

5.预　防　目前无预防发生高眼压的措施。

(李　玲)

第六节　正常眼压性青光眼

【概述】

正常眼压型青光眼(NTG)是原发性开角型青光眼(广义)的一种类型。是指具有青光眼性视神经损害和视野缺损,但是眼压从未超过正常(通常指≤21mmHg,包括眼压昼夜曲线),房角正常开放,并排除了造成以上损害的其他疾病这样一种青光眼。该病可以发生在年轻人中,但在老年人中更常见。NTG 在日本发生率较高,40 岁以上人群的患病率为 3.6%,占原发性开角型青光眼的 92%。据我国近年的流行病学调查结果显示,50 岁以上,NTG 的发生率占开角型青光眼的 85%。

该病病因不明,主要危险因素是眼压和视神经对眼压的耐受性差,虽然眼压值在正常人群的统计学范围内,但是超过了个体视神经所能耐受的程度。其他的危险因素包括各种原因造成视神经缺血(如低血压)、角膜厚度薄等。

有观点认为,NTG 与原发性开角型青光眼高眼压型不存在根本性区别,而仅仅为眼压的高低不一。但是有很多研究证据表明这两者在临床特征上存在着差别,意味着两者发病机制可能不尽相同。

【症状】

症状与原发性开角型青光眼高眼压型相似,但是由于眼压不高,起病更隐匿,更不容易早期被发现。该病进展缓慢,在病变早期,视神经病变引起的视野缺损如位于中心注视以外的范围,视力不受影响;同时也没有因为眼压升高的不适感,患者多缺乏自觉症状而忽略。因此,早期病例往往是被偶然发现,如通过眼部常规体检等。当患者出现视物模糊等症状时,则疾病多已进展至中晚期,错过了最佳的治疗时机。晚期当视野缩小至管状时,会出现行动不便和夜盲等症状,甚至最后完全失明。

有部分患者病情进展非常缓慢,甚至在某个阶段不治疗视野也不再恶化。

【体征】

与原发性开角型青光眼高眼压型一样,最重要的体征是青光眼性视神经病变,包括视盘的盘沿组织不规则丢失、视盘凹陷增大、视网膜神经纤维层缺损、视盘浅层出血、视盘旁脉络膜视网膜萎缩等,但是与原发性开角型青光眼高眼压型相比,NTG 出现以下情况的概率更高:视盘浅层出血、视盘旁萎缩、视盘更浅而大的凹陷、盘沿更窄而苍白,这也说明除了眼压因素以外,还有其他因素参与损害的发生。

视野损害的特点也与原发性开角型青光眼高眼压型相似,包括旁中心暗点、鼻侧阶梯、弓形暗点、环行暗点、晚期呈管状视野、颞侧视岛,最后可能致盲。不同的是,研究发现 NTG 患者的暗点更早接近中心注视点,甚至在比较早期就影响中心视力,但是即使在晚期,全盲的情况很少出现。

眼压测量值虽然在正常范围内,但是部分患者的昼夜眼压差比较大。在治疗前,眼压值越接近正常值的上限,发病机制中眼压的成分可能就越大;越接近正常值的下限,眼压在发病机制中的比重可能就越小。

部分 NTG 患者的中央角膜厚度较薄,有观点认为部分 NTG 患者可能本质上是原发性开角型青光眼高眼压型,只是薄的中央角膜厚度导致了眼压测量值低于实际高眼压值;但是也有很多 NTG 患者中央角膜不薄,说明眼压不高的 NTG 患者群确实存在。研究表明角膜薄的 NTG 患者更容易病情进展。

【鉴别诊断】

因为是眼压不高的视神经病变,所以在临床上特别需要与其他引起视神经萎缩的疾病相鉴别。

1.颅内病变(如肿瘤)、鼻窦病变　视盘多表现为苍白区大于凹陷区,容易影响中心视力,视野缺损有相应病变的特点。临床上有些患者的眼底改变与青光眼性视神经病变很相似,要注意鉴别,对于临床上怀疑 NTG 的患者,特别是对年轻患者以及中心视力下降者,可以通过影像学检查鉴别,如 CT、MRI 等,排除颅内肿瘤等。

2.前部缺血性视神经病变　急性期视盘苍白水肿、视力骤然下降,不容易与 NTG 混淆。急性期后的视神经萎缩需要与 NTG 鉴别,主要依据前者有急性视力下降病史、视盘多数凹陷不明显,色泽苍白,有时视盘边界不太清楚。但也有个别与青光眼性视盘改变极为相似。

3.继发性青光眼(如青光眼睫状体炎综合征、糖皮质激素性青光眼等)　青光眼睫状体炎综合征发作期有眼压升高、存在 KP,不易与 NTG 混淆。有些患者虽然反复发作造成青光眼性视神经损害,但是急性期发作症状不明显而未就诊,发现视神经萎缩和视野缺损时正处于疾病静止期,容易误诊为 NTG。糖皮质激素性青光眼患者,停用激素后眼压正常,但是残留了青光眼性视神经病变,容易与 NTG 混淆,可通过仔细病史询问鉴别。

【治疗】

治疗上无彻底根治的办法。虽然眼压在正常范围内,但是最有效的治疗还是通过进一步降低眼压,来延缓视野的恶化。治疗上强调长期而稳定地降低眼压,终身定期复查随访视神经和视野,及时调整治疗方案,最大可能地保持视功能。

国外完成的"正常眼压性青光眼的合作研究(CNTGS)"结果显示,经过 5 年降眼压(比基线降低 30%)治疗随访,视野恶化率降低为 12%,而未治疗的对照组为 35%,说明对于正常眼压性青光眼,降低眼压能够延缓视野的进展,同时也说明,降低眼压只能使病情延缓,并不能完全阻止 NTG 患者的视野恶化。这从另一侧面进一步反映了除了眼压因素以外,还有其他因素参与损害的发生。

对于 NTG 早期患者,由于视野损害较轻,可以暂时不施行降眼压治疗,而是随访观察 1~3 个月,目的是为了很好地了解患者的眼压波动水平,进一步排除其他致病因素,确认 NTG 的诊断、进展情况以及设定目标眼压。

1.对于视野缺损严重并且有进展者,或者视野缺损接近中心注视点者,需要积极治疗,将眼压比基线降低 30% 以上(最好降至 10~12mmHg 以下),能够有效延缓病情。

2.对于基线眼压在 10~12mmHg 甚至更低者,除了眼压,存在其他致病因素如视神经缺血等的可能较大。在这种情况下,一方面进一步降低眼压存在难度与风险,另一方面降低眼压所起的作用不如前者明显,所以临床上在努力降低眼压至 10mmHg 以下的同时,更需要加强全身综合治疗以及视神经保护治疗。

3.临床上还有一小部分正常眼压性青光眼患者病情稳定,数年视野不恶化,对于这样的患者,不需要过度降眼压治疗,治疗可根据情况,眼压一般控制在 15mmHg 左右即可。

降低眼压的治疗方法与原发性开角型青光眼高眼压型相同,包括药物治疗(降眼压眼药水)、激光小梁成形术、滤过手术。除此之外,需要更加注意综合全身情况,特别是血压等,同时在理论上应该更加注重视神经保护治疗,如银杏叶制剂、维生素等治疗,但是各种视神经保护治疗药物的疗效还需严谨的临床研究来证实。

(龚　艳)

第七节　低眼压综合征

【概述】

低眼压综合征是指与低眼压相关的视功能障碍和眼前节、眼底改变的一种眼病。低眼压可因下列情况引起:①手术或外伤后伤口渗漏、睫状体脱离、眼球壁穿孔、严重虹膜睫状体炎、视网膜或脉络膜脱离;②青光眼眼外滤过术后房水外渗多;③同时应用碳酸酐酶抑制剂和 β 受体阻滞剂后;④全身性情况,如肌强直性萎缩,和一些导致血液高渗的情况,如脱水、尿毒症、糖尿病等;⑤血管阻塞性疾病,如眼缺血综合征、巨细胞性动脉炎、视网膜中央静脉或动脉阻塞;⑥葡萄膜炎导致睫状体休克。

【临床表现】

1.可有轻度至重度的眼痛,视力下降。

2.眼压低,通常<6mmHg。但也有眼压<10mmHg 就发生低眼压综合征,也有眼压<2mmHg 者没有任何症状者。

3.角膜水肿,后弹力层皱褶,房水中细胞和闪光阳性,前房浅,视网膜水肿,脉络膜皱褶和脱离,视神经乳头水肿。

【诊断】

根据眼压和眼部症状、体征,诊断低眼压综合征应不困难,但应进一步确定低眼压的原因,须注意以下几点:

1.病史有无眼部手术和外伤史,有无肾病、糖尿病或强直性肌萎缩,有无恶心、呕吐、寒战、昏睡和多尿等全身症状,有无服药史。

2.进行全面眼科检查,检查前房角有无前房角劈裂,检查眼底有无视网膜和脉络膜脱离。

3.进行荧光素染色(Seidel)试验,了解手术或外伤伤口有无渗漏。

4.进行 B 超或超声生物显微镜检查,了解前房角、睫状体、视网膜和脉络膜的情况。

5.如为双眼低眼压时,应进行血糖、尿素氮和血肌酐检查。

【鉴别诊断】

注意对引起低眼压综合征的原因进行鉴别诊断。

【治疗】

1.如果症状和体征进行性加重,则需治疗。

2.伤口渗漏时

(1)大的伤口渗漏应重新缝合。小的伤口渗漏可用抗生素眼膏后加压包扎,促使伤口自然愈合。同时给予 β 受体阻滞剂滴眼或口服碳酸酐酶抑制剂,可减少伤口的渗漏,有利于伤口的愈合。

(2)结膜瓣下渗漏时,可考虑氩激光光凝或冷凝滤过泡,滤过泡自体血注射,必要时重新缝合伤口。

3.睫状体脱离时通过缝合、激光光凝、冷凝和透热治疗,使脱离的睫状体复位。

4.巩膜穿孔:缝合伤口,或进行冷凝治疗。

5.虹膜睫状体炎:滴用糖皮质激素滴眼液和睫状肌麻痹剂,控制眼内炎症。

6.视网膜脱离:手术复位。

7.脉络膜脱离:滴用糖皮质激素滴眼液和睫状肌麻痹剂。当发生接吻式脉络膜脱离时、晶状体与角膜接触时、持续浅前房和无前房时,应及时手术放出脉络膜上腔渗液。

8.药物影响:减少或停用导致低眼压的药物。

9.全身疾病:请内科医师诊治。

【临床路径】

1.询问病史 有眼部手术和外伤史,了解全身状况。

2.体格检查 重点检查有无伤口渗漏。

3.辅助检查 进行眼部超声检查了解前房角、睫状体、视网膜和脉络膜的情况。如为双眼低眼压时,应进行血糖、尿素氮和血肌酐检查。当眼压低,但视力好、前房深浅正常、无伤口渗漏、无视网膜脱离时,无需紧急处理。

4.处理 针对引起低眼压的不同原因进行处理。

5.预防 内眼手术仔细缝合伤口。

(龚 艳)

第十三章　视网膜疾病

第一节　眼球的组织解剖与生理

眼球近似球形。角膜表面的中点称为眼球前极;与前极相对应的,相当于后部巩膜表面的中心点,称为后极。沿着眼球表面连接前后极间的弧线为子午线,各子午线中央(与前后极等距之点)所连成的弧线(即与子午线相垂直的弧线为赤道。眼球前后的直径平均为 24mm,水平方向的直径(宽度)为 23.5mm,垂直径(高度)为 23mm。

眼球位于眼眶前部,借眶筋膜与眶壁联系,周围有眶脂肪垫衬,以减少眼球的震动。眼球前面有眼睑保护。正常眼球向前平视时,突出于外侧眶缘约 12~14mm,由于眶外缘较上、下、内缘稍偏后,使眼球外侧部分暴露在眼眶之外,故易受外伤。

眼球由眼球壁与眼球内容物所组成。

一、眼球壁

眼球壁分为三层,外层为纤维膜,中层为葡萄膜,内层为视网膜。

(一)纤维膜

纤维膜主要由纤维组织构成,形成眼球的外膜。前 1/6 为角膜,后 5/6 为巩膜,二者之间的移行处为角膜缘。

1.角膜　角膜完全透明,约占纤维膜的前 1/6。从后面看角膜为正圆形;从前面看为横椭圆形。成年男性角膜横径平均值为 11.04mm,女性为 10.05mm,竖径平均值男性为 10.13mm,女性为 10.08mm。3 岁以上儿童,其角膜直径已接近成人。中央瞳孔区附近大约 4mm 直径的圆形区内近似球形,其符点的曲率半径基本相等,而中央区以外的中间区和边缘部角膜较为扁平,各点曲率半径也不相等。从角膜前面测量,水平方面曲率半径为 7.8mm,垂直方向为 7.7mm,后部表面的曲率半径为 6.22~6.8mm。角膜厚度各部分不同,中央部最薄,平均为 0.5mm,周边部约为 1mm。角膜的表面积为 1.3cm^2,为眼球总面积的 1/14。

角膜分为五层:由前向后依次为上皮细胞层;前弹力层又称 Bowman 膜;基质层;后弹力层又称 De-scemet 膜;内皮细胞层。

(1)上皮细胞层:厚约 50μm,占整个角膜厚度的 10%,由 5~6 层细胞所组成。角膜周边部上皮增厚,细胞增加到 8~10 层。

上皮细胞层为复层上皮,细胞分为三种:基底细胞;翼状细胞;表层细胞。在基底细胞与翼状细胞层间偶尔可见淋巴细胞及吞噬细胞。

　　1)基底细胞层:基底细胞层为一单层细胞,位置最深,细胞的底部紧接前弹力层,细胞的顶部与翼状细胞连接。每个细胞的大小及形状基本一致。细胞为多角形,高柱状。其高 $18\mu m$,宽 $10\mu m$。

　　2)翼状细胞:翼状细胞为多角形,在角膜中央区有 $2\sim3$ 层,周边部变为 $4\sim5$ 层。翼状细胞的前面呈凸面,其后面呈凹面,它向侧面延伸变细,形似翼状,与其相邻的细胞及基底细胞相连接。当基底细胞进行有丝分裂向前移入翼状细胞层时,仍保持多角形,但逐渐变细。细胞核变为扁平,且与角膜表面平行,细胞浆致密。

　　3)表面细胞:表面细胞分为两层。细胞长而细,细胞长约 $45\mu m$,厚度约 $4\mu m$。其细胞核扁平,长约 $25\mu m$。

　　假若细胞的表面层保护完好,其前面的细胞膜显示出许多小的微皱褶及微绒毛,微绒毛高 $0.5\sim1.0\mu m$,粗约 $0.5\mu m$。微皱褶高 $0.5\mu m$,粗 $0.5\mu m$。微绒毛及微皱褶是表面上皮细胞正常结构的一部分,对角膜前泪膜的滞留起着重要作用。

　　(2)前弹力层:又名 Bowman 膜。过去认为前弹力层是一层特殊的膜,用电镜观察显示该膜主要由胶原纤维所构成。

　　前弹力层厚约 $8\sim14\mu m$,由胶原及基质所构成。除了 Schwanncell 延伸到该层以外,前弹力层没有细胞成分。Schwanncell 的延伸部分沿着神经穿过的隧道到达角膜上皮层。前弹力层的前面是光滑的,与角膜上皮的基底膜相毗邻。其后面与实质层融合在一起。角膜周边部,前弹力层变薄,可出现细胞,甚至毛细血管。

　　(3)基质层:角膜基质层由胶原纤维所构成,厚约 $500\mu m$,占整个角膜厚度的 9/10。实质层共包含有 $200\sim250$ 个板层,板层相互重叠在一起。每个板层厚 $2\mu m$,宽 $9\sim260\mu m$,其长度横跨整个角膜。板层与角膜表面平行,板层与板层之间也平行。角膜板层由胶原纤维组成。胶原纤维集合成扁平的纤维束,纤维束互相连合,形成规则的纤维板,纤维板层层紧密重叠,构成实质层。

　　在板层中,除其主要成分胶原纤维以外,尚有纤维细胞及基质。还可以看到 Schwanncell,并偶见淋巴细胞,神经巨噬细胞及多形核白细胞。

　　(4)后弹力层:又名 Descemet 膜,后弹力层是角膜内皮细胞的基底膜。该膜很容易与相邻的基质层及内皮细胞分离,后弹力层坚固,对化学物质和病理损害的抵抗力强。当整个角膜基质层破溃化脓时,它仍能存留无损,故临床上可见后弹力层膨出。正常角膜,后弹力层可以再生,如有损伤撕裂为裂隙,将为内皮细胞形成新的后弹力层所修复。假若后弹力层被撕裂为大的裂口,则裂口的边缘向后卷曲进入前房,这显示后弹力膜有一定的弹性。

　　在角膜周边部:后弹力层增厚,向前房突起,其表面为内皮细胞所遮盖。这些突起在 1851 年和 1866 年分别由 Hassall 和 Henle 所发现,故称为 Hassall-Henle 小体或疣。这种疣起始于青年时期,随着年龄的增长而逐渐增多。

　　(5)内皮细胞层:角膜内皮为一单层细胞,约由 500000 个六边形细胞所组成。细胞高 $5\mu m$,宽 $18\sim20\mu m$。细胞核位于细胞的中央部,为椭圆形,直径约 $7\mu m$。在婴幼儿,内皮细胞进行有丝分裂,但在成年后不再进行有丝分裂,当内皮细胞损伤后,其缺损区由邻近的内皮细胞增大、扩展和移行滑动来覆盖。

　　1)角膜的血管:角膜之所以透明,其重要因素之一是角膜组织内没有血管,血管终止于角膜缘,形成血管网,营养成分由此扩散入角膜。角膜缘周围的血管网由睫状前血管构成。睫状前动脉自四条直肌肌腱穿出后,在巩膜表层组织中向前,行至距角膜约 4mm 处发出分支穿入巩膜达睫状体,参与虹膜大环的组成。其本支不进入巩膜,继续前行至角膜缘,构成角膜缘周围的血管网。本支在形成血管网之前发出小支至前部球结膜,是为结膜前动脉,与来自眼睑动脉弓的结膜后动脉相吻合。

2)角膜的神经：角膜的感觉神经丰富。主要由三叉神经的眼支经睫状神经到达角膜。睫状神经在角膜缘后不远处，自脉络膜上腔穿出眼球，发出细支向前伸延互相吻合，并与结膜的神经吻合，在巩膜不同深度形成角膜缘神经丛。自神经丛有 60～80 支有髓神经从角膜缘进入角膜，进入角膜后神经鞘消失，构成神经丛分布于角膜各层。浅层的神经丛发出垂直小支穿过前弹力层，并分成细纤维分布于角膜上皮之间，所以角膜知觉特别敏感。

2.前房角　前房角是前房的周边部分，其前壁为角巩膜交界处，后壁为虹膜，介于前壁与后壁之间为前房角的顶部，称为房角隐窝。房角隐窝即为睫状体的底部所构成。所谓前房角，主要由上述三者所组成。

前房角是房水排出的主要通道。前房内的房水通过前房角的小梁网及 Schlemm 管外流。

(1)Schlemm 管：Schlemm 管是围绕着前房角的环形管状腔隙，也称 Schlemm 环管，位于内巩膜沟的基底部。管的外侧壁紧贴角巩膜缘的实质层；管的内侧壁与最深部的角巩膜小梁网毗邻；管的后界为深层巩膜组织；管的前面为角巩膜小梁网。

环形的 Schlemm 管其周径约 36mm，其横切面为圆形、椭圆形或三角形，管腔直径变化很大，大约在 $350～500\mu m$ 之间。Schlemm 管并非一条规则整齐的管道，经过中分出若干分支，如同河流，时而分支，时而合流，但最终汇合归一。

Schlemm 管由一层内皮细胞所衬覆，其周围包绕一薄层结缔组织。

外集合管起始于 Schlemm 管的外侧壁，约 25～35 条，房水由外集合管排出，直接注入巩膜深层静脉丛，经巩膜内静脉丛，再注入上巩膜静脉丛，最后流入睫状前静脉。有少数外集合管穿过巩膜，出现于巩膜表面，管内为房水，直接注入睫状前静脉，是为房水静脉。外集合管相互连接，并且与巩膜深层静脉丛连接，但与邻近的巩膜内动脉没有连接。

外集合管的组织结构与 Schlemm 管相似，外集合管衬覆的内皮及其周围的结缔组织外膜均为Schlemm 管外侧壁的延续。在外集合管与巩膜静脉丛连接处，结缔组织的外膜消失。

内集合管也称 Sondermann 管。

Iwamoto 及 Hogan 等借助电镜观察发现，内集合管起始于 Schlemm 管后部，向前弯曲形成分支，终止于内层的小梁网。内集合管没有贯穿整个小梁网厚度把 Schlemm 管与前房连接起来，也不是 Schlemm 管与小梁内间隙的通道，实际上内集合管为 Schlemm 管的膨大，也增加 Schlemm 管内侧壁的面积。内集合管的结构与 Schlemm 管相似，管腔覆盖一层内皮，其周围包绕着结缔组织。

(2)小梁网：小梁网位于 Schlemm 管以外的内巩膜沟中，介于 Schlemm 管与前房之间。子午线切面呈三角形，三角形的尖端向前，与角膜后弹力层纤维接近，基底部向后，与巩膜突相接。前部小梁网为 3～5层，后部小梁网为 15～20 层。

Virchow 首先将小梁网分为角巩膜部分及色素膜部分，前者占小梁网的大部，后者为一层疏松的网，覆盖于角巩膜小梁网的内表面。

1)角巩膜小梁网：角巩膜小梁网起始于角膜后弹力层终端及深部角膜的实质层，向巩膜、巩膜突及睫状体方向伸展，终止于巩膜突。有部分小梁穿过巩膜突与睫状体的基质及睫状肌的纵行纤维相连接。

角巩膜小梁网由许多扁平的小梁薄片所构成。薄片上带有孔洞并有分枝，薄片的分枝不仅在同一层次相互连接，而且层与层之间也有连接。薄片与薄片之间形成小梁内间隙，薄片上的孔洞与其邻近的小梁内间隙相交通。一层层小梁网重叠着，但小梁薄片上的孔洞并不重叠。房水从前房经沟通小梁内间隙的孔洞流入 Schlemm 管。薄片上的孔洞大小不等，其直径为 $12～20\mu m$，小梁网的最内层至 Schlemm 管部孔洞逐渐变小。Schlemm 管的内侧壁没有孔洞。

光镜观察，每个小梁薄片包括 4 种成分：①中央核心部为结缔组织，其纤维呈环形排列；②围绕结缔组织的核心为致密的弹力组织;③在弹力组织外为来自角膜后弹力层的玻璃膜;④薄片表面画着一层内皮,形成小梁内间隙。

2)葡萄膜小梁网:葡萄膜小梁网的小带起始于睫状体,向前伸延,附着于 Schwalbe 环附近。小梁网小带从睫状体向前延伸发出分支,小带之间的分支相互连接形成网状,并与外侧的角巩膜小梁网连接。小带的直径约 4～6μm,网眼的大小约 30～40μm。葡萄膜小梁网最多不超过 2～3 层。

3)虹膜突(或称梳状纤维):有蹄动物的眼中,从虹膜至角巩膜交界处有跨越前房角的色素小梁,状如梳齿,故名为梳状纤维或梳状韧带。在人类,上述组织仅存在于 6 个月以前的胎儿,此后大部分消失,但用前房角镜检查,大多数成人眼中仍可见到为数不多的梳状韧带残余。由于该组织起源于虹膜,故又名虹膜突。

虹膜突为较大的突起,起始于虹膜,跨越前房角,终止于巩膜突部位,也有一部分终止于小梁网的中部。

(3)巩膜突:巩膜突是眼球内面巩膜最前突出的部分,位于 Schlemm 管的后端,构成内巩膜沟的后凹面,由巩膜纤维所组成,是小梁网后界的标志。角巩膜小梁网附着在巩膜突上,睫状肌的纵行纤维也附着在巩膜突上。所以睫状肌的活动可以通过巩膜突影响小梁的功能,因而可能改变房水的流畅度。

(4)Schwalbe 环:Schwalbe 环位于角膜后弹力层终端的外侧,相当于小梁网的最前端,故也称前界环。主要由胶原纤维构成,胶原纤维的方向呈环形排列。有些教科书描述,Schwalbe 环部位的组织增厚或者隆起突向前房,但组织学证实,这种增厚或隆起并非多见。Allen 等报道仅占 15%,Schwalbe 环这一名词主要用于前房角镜下描述小梁网前部的终末端。

(5)神经:小梁网的神经包括感觉、交感及副交感神经纤维,来自巩膜突附近的睫状神经丛及睫状体上腔神经丛。从上述神经丛发出的轴突向前向外伸延,其分支进入小梁网,分布于小梁网的各个部分。

3.巩膜　巩膜占纤维膜的后 5/6,质地坚韧,不透明,呈瓷白色,由致密相互交错的纤维所组成。其外表面为眼球筋膜所包裹,前面又被球结膜所覆盖,三者于角膜缘附近相连接。巩膜内面邻接脉络膜上腔,内有色素细胞分布,故呈棕色。儿童因巩膜薄,在白色的背景上透出葡萄膜的颜色而呈蓝色。老年人的巩膜可因脂肪物质沉着略呈黄色。巩膜向前与角膜相连,向后至视乳头部。

巩膜的厚度各个部位不同,最厚部分在后极部,约 1mm。从后极部向前逐渐变薄,赤道部约 0.4～0.6mm;在四直肌附着部,巩膜最薄,仅为 0.3mm。直肌腱的厚度,一般也为 0.3mm,附着部之前的厚度是二者厚度之和,约 0.6mm;过此前行,巩膜厚度又稍增加,接近角膜缘增厚为 0.8mm;至角膜缘由于巩膜内、外沟,巩膜再度变薄。

在眼球后极部的鼻侧,有巩膜后孔,又称巩膜管,为视神经的出口,管为漏斗形,内口直径较小,约1.5～2mm,外口直径较大,约 3～3.5mm。形成内口的边缘向视神经方向突出,嵌着视神经,并与脉络膜相连。在这个区域,巩膜外 2/3 的组织沿视神经向后掺合到视神经硬脑膜鞘中;内 1/3 向巩膜后孔的中央扩展,形成薄板,被视神经纤维穿过,构成许多小孔,称为巩膜筛板,此外由于缺少巩膜,是眼球纤维层最薄弱的部分,青光眼病人中若筛板不能支持眼内压的升高而致后退,则形成病理凹陷,当然形成病理性凹陷的原因可能与筛板部位的缺血有关系。

在眼球前部,也有一个大孔,称为巩膜前孔。作为巩膜前孔,即角巩膜交界处,不规则的巩膜纤维掺合到角膜周边部的基质层。从后面看,巩膜前孔为圆形,其直径为 12mm;从前面看,巩膜前孔为横椭圆形,是由于上下方巩膜纤维的伸展多于水平方向之故,孔径为 11～12mm。

在角巩膜交界处,巩膜表面凹陷如沟状,称为外巩膜沟,与其相应的巩膜内侧面有相符的内巩膜沟。内沟的后唇向前突,称为巩膜突,为睫状肌的附着点。Schlemm 管位于内巩膜沟的基底部,在 Schlemm 管的内侧为前房角的小梁网结构。

巩膜被许多血管和神经穿过,但本身血管很少。在眼球后部视神经周围,有睫状后长和睫状后短动脉及睫状神经穿入眼内。睫状后短动脉和睫状短神经一部分直着穿入,另一部分斜着穿入;睫状后长动脉和睫状长神经斜着穿入,从后向前,向内把巩膜凿成小管,管中血管与神经之间有纤维组织分隔。在眼球赤道部之后约4~6mm处,有4~6个涡状静脉穿出眼球,上直肌两侧的一对静脉及F直肌两侧的一对静脉,自眼球内后斜着穿出眼球外壁,把巩膜凿成3~4mm的小管。眼球前节与角膜缘相距约2~4mm,有睫状前动脉和静脉穿入脑神经进入肌组织。胚14mm时已能分辨4条直肌和2条斜肌。胚胎55mm时,自上直肌又分化出上睑提肌。因而上睑提肌和上直肌可同时出现发育异常,如先天性上睑下垂常伴同上直肌功能不良。

二、眼球筋膜的发育

当胚达到80mm时,在眼外肌各附丽处的中胚叶组织密度增加,出现薄膜,逐渐由前向后分化,当胚到第5个月时在眼后部已可看出眼球筋膜。

当胚第4个月时,眶内容物已彼此处于一定的关系。外眼肌已完全形成,视神经鞘已能辨出。视神经加长,且弯曲,向上通过视神经孔,又由于眶轴的改变,稍转向内侧。此后眶内容物随胚胎增长而变大和分化,但彼此间的关系几乎不再发生明显变化。

三、眼眶的发育

由围绕眼球的中胚叶组织所形成。上壁是额骨,为前脑中胚叶囊所发生;外侧壁和下壁是颧骨和上颌骨(不包括额突),为脏层中胚叶的上颌突所发生;内侧壁是上颌骨额突、鼻骨、泪骨和筛骨,为侧鼻突所发生;后壁由颅底蝶骨的前部和眶部发生,视神经由两者之间穿过,蝶骨大翼的发育较晚。眼眶的骨壁,包括蝶骨大翼,都是膜性骨,只有蝶骨的前部和眶部是颅骨,由软骨发育而来。

早期眶为圆形,眶缘也较圆。当眼的附属器生长后,渐渐改变为成人的形状。胚胎在最初几个月时,眼球比眶生长快,胎儿6个月时眶缘仅在眼球的赤道部。眼眶一直生长到青春期。如果在小儿时期把眼球摘出,眼眶不能正常发育。

当胚胎7~9mm时,两眼朝向外侧。两视轴构成160°角。2个月时,两者间为120°角,最后为45°角。

附1.眼各组织的胚胎来源

1.由表面外胚叶发生者　晶状体、角膜上皮、结膜上皮、泪腺、眼睑上皮及其衍化物:睫毛、睑板腺、Moll腺、Zeis腺、泪器上皮。

2.由神经外胚叶发生者　视网膜及其色素上皮层、睫状体及虹膜上皮层、瞳孔括约肌及开大肌、视神经的神经细胞及纤维。

3.由表面外胚叶和神经外胚叶间的黏着物发生者　玻璃体、晶体悬韧带。

4.由相关的轴旁中胚叶发生者　出生前消失的血管:玻璃体血管、晶体囊血管;永存血管:色素膜血管、视网膜中央血管等。此外尚有:巩膜、视神经鞘、虹膜睫状体基质、角膜基质及其内皮细胞、眼外肌、眶内脂肪、筋膜、韧带、各种结缔组织、眶上和眶内壁,上睑结缔组织。

5.由脏壁中胚叶发生者　眶下和眶外壁、下睑结缔组织。

附 2.眼在胚胎时期的发育顺序

由于许多因素,精确地测定胎龄及胚胎长度十分困难。因此,所列的发育时间表只是概括表明发育的先后次序。胚胎长度以顶臀长计。

胚胎期——自第 4 周初到第 8 周末

年龄	长度	发育情况
25 天	2.6mm	出现视凹。
26～28 天	(3.2mm)	视泡由前脑膨出,晶体板开始形成。
5 周	(3.4～8mm)	原始视泡发育完好并内陷,形成视杯及胚裂。视杯外层出现黑色素。
		晶体板处形成晶体凹,并发育成晶体泡。
		视杯周围的中胚叶组织中出现血管。
		玻璃体动脉进入视杯后部,并到达晶体泡的后极部。
6 周	(8～15mm)	晶体泡与表面胚层分离,其后部的细胞开始伸长。晶体后面血管膜形成,继而侧部血管膜形成。
		脉络膜毛细血管层形成,环状血管发育完好。
		角膜内皮细胞开始出现。
		胚裂开始在中部闭合。
		睑褶出现。
		两侧视轴形成 160°～180°角。
7 周	(15～22mm)	胚裂完全闭合。
		视网膜在后极部分化成神经细胞层。神经节细胞开始分化并内移。其轴突已充满视茎。
		晶状体泡的腔消失。前部晶体血管膜形成。两个视轴形成 120°角。
8 周	(22～30mm)	视杯边缘的中胚组织伸入角膜上皮和内皮之间,形成角膜实质层。角膜上皮已有 3 层。
		瞳孔已形成。
		次级晶体纤维开始出现。
		前房开始形成。
		Bruch 膜形成 5 层。

胎儿期——自第 3 个月初至出生

年龄	长度	发育情况
9 周	(30～40mm)	眼球直径达 1.0mm。
		眼球后极部视网膜的层次为:带有小突起的外界膜,锥体细胞核、外成神经细胞层,Chievitz 层。内成神经细胞层,神经节细胞层,神经纤维层,内界膜。
		睫状体逐渐出现。
		次级玻璃体已明显可见。
		眼睑闭合。
		在形成眼外肌的中胚层组织中,出现肌纤维。
		两视轴形成 72°角。
10 周	(40～50mm)	瞳孔括约肌开始从虹膜色素上皮前层分化出肌纤维。
		睫状体在分化。

续表

年龄	长度	发育情况
		巩膜开始形成。
11 周	(50~60mm)	黄斑区开始分化。
		玻璃体血管发育到最盛期。
12 周	(60~70mm)	角膜缘已能辨出。出现 Schlemm 管。
		玻璃体血管系统开始萎缩。
		视网膜后极部分化出：原始锥杆体层,含有锥体核及数层未分化细胞的外核层,Chievitz 层,含有无足细胞及 Muller 细胞核的细胞层,神经节细胞层及神经层,而赤道部仍为内外成神经细胞层及其间的 Chievitz 层。
		视杯的边缘延伸,形成虹膜。瞳孔括约肌出现。
4 月	(70~110mm)	眼球直径达 3~7mm。
		晶体血管膜的侧部及后部消退。
		视网膜后极部在本月末形成外网状层,使锥杆体细胞核与双极细胞核分离,形成的内网状层将内核层与神经节细胞层分离,视网膜内面几层有血管分布。
		脉络膜中层出现。
		两侧视轴形成 65°角。
5 月	(110~150mm)	角膜的弧度明显增加。
		巩膜的形成已达后极部。
		脉络膜的各层已能见到,并在外层出现黑色素细胞。
		睫状突发育完好,子午线部分的睫状肌仍在分化中。
		瞳孔开大肌开始发育。
		晶体悬韧带由睫状体上皮伸向晶体。
		黄斑区的 Chievitz 层仍然存在。
6 月	(150~200mm)	眼睑分开。
		前房角向周边部扩展。
		瞳孔括约肌分化完全。
		睫状肌的斜肌出现。
		黄斑部出现凹陷。
7 月	(150~200mm)	眼球直径达 10~14mm。
		瞳孔膜开始萎缩。
		虹膜的边缘窦消失。
		睫状体扁平部出现,并达到睫状肌的前 1/3 平面处。
		视网膜的杆体细胞分化,黄斑凹陷明显。
8 月	(230~260mm)	视网膜各层次分化及血管分布已达锯齿缘。
		玻璃体血管在本月中消失。

续表

年龄	长度	发育情况
9 月	（265～300mm）	眼球直径达 16～17mm。
		前房角已扩展到小梁周边部。
		瞳孔膜及玻璃体血管已消失。
		视网膜血管分支到达锯齿缘,毛细血管到达内核层,但尚未穿入内核层。视乳头的生理凹陷形成。
足月		角膜上皮已有四层。
		除睫状肌的斜肌外,色素膜已分化完好,锥细胞较成人多。
		视网膜除黄斑部外,均已充分分化。
		视神经纤维的髓鞘已到达筛板。
		泪腺未发育好,无泪液分泌。

附 3.出生后眼的发育

1.出生时的眼　出生时的眼由于眼球后面外侧部分突出,眼球体不如成人的圆,前后径约为 12.5～15.8mm,垂直径约为 14.5～17mm,比较起来为短眼。

角膜比较大,直径约为 10mm。周边部的弯曲度较中央部为大,与成人正相反。

内直肌很靠近角膜。

角膜和巩膜基质内细胞较多。

色素膜和虹膜前层色素较少。

瞳孔小,不能完全开大。

前房浅,房角窄,尚可见少量梳状韧带。

睫状突仍和虹膜接触,突顶端仍有色素。

黄斑中心凹仅能看出,圆锥短而粗。

视网膜锯齿缘也仅能看见,睫状平坦部尚很短,所以视网膜就在睫状肌的后面。

巩膜筛板后的视神经纤维尚无髓鞘。

晶体略较成人的圆,由于前面突出,所以前房浅。

2.出生后眼的生长和改变　出生后第 1 年眼球生长很快,渐成球形。以后生长逐渐迟缓,直到青春期,复又加快,到 20 岁左右则逐渐停止生长。

眼与脑的生长几乎成正比。从出生到成人眼增长 3.25 倍,脑为 3.76 倍,而身体的增长则为 21.36 倍。

大小方面,在生后前几年,眼的前部分即角膜和外眼肌附丽前方的巩膜生长快。故角膜在第 2 年就达到成人的大小。以后主要是后部分生长,但黄斑中心凹和视神经乳头的距离保持不变,仍和出生时相同。

前房角在出生后继续张开,2～4 岁时达到成人的大小。成人时巩膜突和睫状肌的子午纤维络在前房角深部的前方。在睫状体前面形成前房角底。

视神经髓鞘于出生后 3 周内生长完全。

黄斑中心凹于出生后 4 个月内发育完全。

虹膜颜色在前几年因基质内色素增生数量的多少有所不同。

睫状体平坦部变长,7 岁时才达到成人的形状。睫状突后退,出生时睫状肌的环状纤维尚未明显发育,直到 5 岁时整个睫状体才形成三角形,7 岁时发育完全。

晶体在第 1 年生长很快,逐渐变为扁平,晶体一生不断生长。

3.老人眼的特征　老年期角膜变平,垂直径较水平径明显,所以表现为不合例散光。

角膜周边部出现老年环,先在角膜上下部分呈新月形,后在两侧融合成环状。

巩膜变厚而强直,由于脂肪沉着,由白色变为淡黄色。

睫状体结缔组织大量增加,因而睫状体变厚,晶体周围间隙也相应变窄;虹膜结缔组织增生并引起瞳孔强直,发生老年性小瞳孔。

玻璃膜变厚,并易在后弹性膜周边部和 Bruch 膜内发生玻璃疣。

色素上皮有萎缩倾向,在视乳头周围表现明显。

(晏理红)

第二节　先天性和静止性视网膜病

一、色觉异常

正常人具备三原色能够匹配出任意颜色称三色视,只具备三原色中的两种颜色去匹配颜色者称双色视。对具备三原色,但是比例异常称异常三色视。

【色觉异常】

分为两类,先天性和获得性。先天性色觉异常通常是性连锁红绿色觉异常,主要影响男性。后天获得性通常蓝黄色觉异常,男女影响均等。红绿色觉缺陷指原发红敏锥体色素丧失或异常,有红色盲,而绿敏锥体色素丧失或异常发生绿色盲。蓝黄色据缺陷发生蓝色盲。红绿色觉异常影响 5%～8% 的男性和 0.5% 的女性。色盲患者中大部分是色弱,如红色弱,绿色弱。色弱患者轻微的色觉异常,用 lshihara 板可以发现异常,但患者可通过 D-15 彩色棋子,可以顺畅说出颜色。

色盲是色觉分辨力的缺损,有 2 种类型:蓝,锥体全色盲和杆体全色盲。

【症状和体征】

两种类型均合并先天性眼震,视力较差,厌光,杆体全色盲是真正的色盲,常染色体隐性遗传。患者没有锥体功能,整个世界是在灰色中。视力 0.3～1.0,儿童时期有眼震,随着年龄增长改善,眼底色淡,常误诊为眼白化病。

【辅助诊断】

(1)ERG 显示锥体反应的缺失。

(2)暗适应检查暗适应曲线没有锥体平台,没有锥杆体膝。

【鉴别诊断】

(1)白化病正常的 ERG 可鉴别。

(2)蓝-锥体全色盲是性连锁隐性遗传先天锥体功能异常,如果没有家族史和色觉检查,临床上很难和杆体全色盲鉴别。这些患者只有蓝-锥体,男性患者性连锁隐性遗传,先天锥体功能缺失是最好的临床指征。病因是由于 X-染色体上红-绿-锥体色素功能丧失。

二、夜盲症

（一）先天性夜盲症合并正常眼底

先天性静止性夜盲症(CSNB)CSNB 是终生稳定的夜盲症,遗传类型有性连锁、常染色体显性和常染色体隐性,其中性连锁最常见。

【临床症状】

(1)很多患者从无夜盲的主诉。

(2)视力可以从正常到 0.1,多数患者视力下降。

【临床体征】

(1)除合并近视者眼底有相应的变化,其余眼底检查正常。

(2)儿童可以有眼震,或夜盲的行为,视力下降等。

【辅助诊断】

闪光 ERG:Schubert-Bornschein 型显示暗适应下大的 a-波,小的或几乎没有的 b-波;锥体 ERG 异常。极少的患者合并杆体 a-和 b-波的下降。

【遗传诊断】

性连锁 CSNB 的位点在 Xp11,显性遗传发现视紫红质基因突变。

【鉴别诊断】

视网膜色素变性也有夜盲,但是视细胞丢失,所以闪光 ERG 明显下降甚至丢失。尽管 CSNB 的杆体功能较差,但光照后紫红质的产生和频率和量是正常的,视细胞和双级细胞之间交通显示异常,这一点是通过电生理研究锥体和杆体的 on-和 off-反应通道证实的。

【患者教育】

告知患者这种病属于遗传性疾病,但终生稳定,仅影响光线暗时的视功能。

（二）先天性夜盲症合并异常眼底

1.白点状眼底　是指一种特定的病,强光照射后视色素的再生即视紫红质恢复到正常水平在较暗的环境下需要几小时,眼底后极部有明显的黄白色小点。

【症状】

视力和色视力可以正常,也可以稍稍下降。

【体征】

眼底后极部明显的黄白色小点状,较密集排列,从视网膜后极到周边部,但不累及中心凹。

【辅助诊断】

闪光 ERG:常规的 ERG 显示 a-波和 b-波下降,延长几小时暗适应后,a-波和 b-波恢复正常。

【鉴别诊断】

应和点状变白区视网膜炎鉴别,这是视网膜色素变性的一种,眼底显示黄白色斑点,血管变细,闪光 ERG 振幅明显下降,且不随暗适应时间延长恢复。一种较大的斑状黄白点、夜盲不著。

2.Oguchi 病　小口病即先天性夜盲兼眼底灰白变色为特征的遗传性眼病。本病由小口首先描述。临床罕见。表现为隐性遗传,其中有近亲联姻者占 60%。其发病与视网膜色素变性有一定的关系,有的表现为家系中有视网膜色素变性的患者,有的表现为病变远期发生了视网膜色素变性。

【表现】

患者男略多于女,均为双眼发病。视力白昼正常,昏暗中视力明显障碍。在暗环境中停留后视力可逐渐恢复。视野在明室正常,但在照明减弱时,出现向心性收缩。色觉多正常。

【体征】

(1)先天性静止性夜盲;

(2)眼底呈独特的灰白色,似磷光色,黑适应延长后眼底逐渐呈正常状态。此现象称水尾现象患者在黑暗中或用绷带包扎患眼 2～3 小时后,眼底的灰白色调立即消失而呈正常橘红色,称为水尾现象。若回到明处,眼底又变为灰白色。水尾现象为本病特点。但有些病例并非完全具备这一特点。

【辅助诊断】

(1)ERG 检查的反应也是本病的特征,有诊断价值,即长时间暗适应后第 1 次光刺激时可见下降的 b-波,暗适应几小时后 b-波振幅恢复正常。

(2)暗适应曲线无改变。

【诊断与鉴别诊断】

在诊断时应除外其他类似的视网膜变性疾病,如无色素性视网膜色素变性、遗传性黄斑变性等。此病还应与因缺乏维生素 A 而引起的夜盲鉴别。

【治疗与预后】

无特殊治疗。根据临床报告,有的病例经多年随访,病情始终稳定。

3.增强的短波长-锥体综合征(蓝色锥体综合征)　增强的短波长-锥体综合征中的 S-cone 是指蓝锥体或短波长,又称蓝色锥体综合征较罕见的隐性遗传,属于先天性夜盲症。特征性改变是明适应 ERG 反应类似杆体 ERG 反应。患者缺少杆体功能,仅有很弱的红-、绿-锥体功能,ERG 的行为像放大的蓝色锥体信号。

【症状】

夜盲。

【体征】

RPE 的环形变性区常位于血管弓部,可发生黄斑囊性水肿。

【辅助诊断】

明适应 ERG 反应类似杆体 ERG 反应。

【鉴别诊断】

与 Goldmann-Faver 综合征是一个病还是不同的病,目前尚有争议。

4.Goldmann-Favre Syndrome　也有认为是蓝锥综合征。

【症状】

夜盲。

【体征】

(1)蓝光敏感性增加,色素样视网膜变性。

(2)后极血管弓部毯层样反光变性区。

(3)中周到远周视野缺失。

(4)黄斑劈裂。

【辅助诊断】

暗适应 ERG 在弱刺激光无反应,但强刺激光产生很大很慢的振幅,相同的反应也出现在明适应 ERG。

蓝光刺激敏感性增强。

【遗传诊断】

常染色体隐性遗传,NR2E3 基因突变。源于异常细胞的死亡,引发其他视细胞亚型的过量表达。组织学研究报告没有杆体细胞,锥体 2 倍增多,92% 为蓝敏锥体。

(晏理红)

第三节 视网膜血管性病变

一、视网膜动脉阻塞

(一)视网膜中央动脉阻塞

【概述】

视网膜中央动脉阻塞是严重致盲性眼底血管性疾病。发病急,一旦发生阻塞,所供应的视网膜区域发生急性缺血、缺氧,引起不可逆的视力丧失。本病是眼科急症之一,诊治是否及时、正确,直接影响患者的视力预后。

【临床表现】

1.多见于老年人,男性多见。

2.视力突然完全丧失。部分患者有先兆症状,出现无痛性、一过性黑矇,数分钟后可缓解。反复发作数次后视力突然严重下降。

3.瞳孔散大,直接对光反应消失。

4.眼底所见

(1)视神经乳头颜色苍白。

(2)各支视网膜动脉显著细窄,小分支细至几乎不易看见;血柱颜色发暗,反光变窄或消失。视网膜静脉可能稍变窄、略有扩大或正常大小。血柱成节段状。

(3)视网膜呈灰白色,以后极部为显著。黄斑及其周围呈现乳白色。黄斑中心凹反光消失;在中心凹处有圆形暗红色的"樱桃红点"。

(4)如患者有睫状视网膜动脉,在其供应区呈现正常眼底颜色,多为舌形或矩形橘红色区。

5.视野为绝对缺损。根据阻塞的程度和范围有所不同,可保留部分周边视野。黄斑区如有睫网动脉供应,可保留小区中心视力。

6.少数患者出现视网膜出血及新生血管性青光眼。

7.荧光素眼底血管造影

(1)约有 10% 的患者脉络膜充盈时间延长。若脉络膜充盈时间显著延长,应考虑存在眼动脉或睫状动脉阻塞。

(2)视网膜动脉充盈迟缓,臂-视网膜循环时间延长,可＞30 秒。阻塞的动脉内荧光血柱普遍变细,且不均匀,甚至呈节段状或串珠状移动。小动脉呈钝形残端,黄斑周围小动脉呈断支状。

(3)视网膜静脉充盈迟缓。视神经乳头上静脉缓慢逆行充盈,仍限于视神经乳头附近。

(4)视神经乳头荧光:来自睫状动脉小分支的充盈。荧光素由视神经乳头上的毛细血管进入视盘处的中央静脉,于视盘上呈现逆行充盈。异常血管与毛细血管渗漏荧光素,管壁着染。

8.眼电生理检查:视网膜电图(ERG)b 波下降,a 波一般尚正常。除非脉络膜血循环也受累,眼电图一般均正常。

【诊断】

1.根据患眼黑矇,急性无痛性视力下降,相对性瞳孔传入障碍(RAPD)阳性、眼底改变,即可诊断并应立即给予治疗。

2.病情较陈旧者可作荧光素眼底血管造影、视野等其他检查。

【鉴别诊断】

1.眼动脉阻塞　急性视力丧失,无光感。全视网膜水肿严重,黄斑暗浊无樱桃红点。晚期视网膜与色素上皮层均萎缩。荧光素眼底血管造影显示视网膜与脉络膜血流均受阻。ERG 显示 a、b 波均降低或无可记录。

2.先天性黑矇痴呆　眼底后极部乳白色黄斑现樱桃红点,但患者年纪小,出生后即视力低下,且智力弱,发育不良。

【治疗】

1.分秒必争　即刻给予作用快的血管扩张药物,如吸入亚硝酸异戊酯舌下含三硝基甘油。

2.间歇性指压眼球。

3.前房穿刺,迅速降低眼压。

4.静脉滴注血管扩张剂　如葛根素、丹参、前列地尔(凯时)等药物。

5.口服肠溶阿司匹林。

6.药物降低眼压。

7.介入溶栓治疗　经股动脉导管向眼动脉注入纤溶剂,如尿激酶等。

8.激光或手术治疗　激光击碎阻塞的栓子,玻璃体切除术中按摩视乳头使栓子流向远端。

9.相关病因检查和治疗　如治疗高血压、高血脂、糖尿病、自身免疫性等全身疾病;如有炎性疾病,可用抗炎药物与糖皮质激素等。

【临床路径】

1.询问病史　视力丧失是否为突然性、无痛性。

2.体格检查　眼前节检查,注意患眼瞳孔散大,直接对光反应消失。眼底检查,特别关注视神经乳头色泽淡白,后极部视网膜水肿,黄斑樱桃红点。

3.辅助检查　可行荧光素眼底血管造影。

4.处理　治疗原则是分秒必争,争取在视网膜缺血坏死发生不可逆损害前恢复血流。应用血管扩张剂、降低眼压等方法,注意防止再灌注损伤。

5.预防　控制相关全身疾病。

(二)视网膜分支动脉阻塞

【概述】

视网膜分支动脉阻塞较中央动脉阻塞为少见,颞上支发病为多。

【临床表现】

1.视力下降程度与眼底表现取决于视网膜动脉阻塞的部位和程度。

2.患者主诉视力下降、视野缺损。

3.眼底所见

(1)通常在视神经乳头附近或在大的动静脉交叉处,视网膜分支动脉细窄,相应静脉亦略细。

(2)阻塞的视网膜动脉内可见白色或淡黄色发亮的小斑块。

(3)阻塞的动脉供应的区域内,视网膜水肿呈象限形或扇形乳白色混浊。若影响黄斑血循环供应,亦可出现樱桃红点。

4.荧光素眼底血管造影

(1)阻塞的动脉荧光充盈迟缓,动脉荧光充盈时间>17秒。动脉荧光充盈可见进行性前锋现象或荧光充盈不全。

(2)静脉回流慢。

(3)发病2~3周后视网膜水肿消退,阻塞的动脉变细并有白鞘。荧光素血管造影可恢复正常。

5.视野为相应的神经束样或扇形缺损。

6.视网膜电图正常或有轻度异常。

【诊断】

根据视力下降和眼底所见,可以诊断。

【鉴别诊断】

视网膜血管炎:某支动脉炎后管壁呈白线细窄,荧光素眼底血管造影受累动脉充盈迟缓,管壁荧光素染色与渗漏,但仍有灌注。无相应象限视野缺损。

【治疗】

1.治疗相关的全身疾病,如高血压、高血脂、糖尿病或内颈动脉粥样硬化等。

2.应用血管扩张剂,如葛根或丹参注射液,改善微循环药物,口服肠溶阿司匹林、羟苯磺酸钙等。

3.激光直接击碎栓子。

【临床路径】

1.询问病史　视力突然下降,有部分视野丧失。

2.体格检查　注意眼底的改变。

3.辅助检查　进行荧光素眼底血管造影,有助于诊断。视野检查,了解视功能损害程度。

4.处理　主要采用扩张血管治疗。查找病因。

5.预防　治疗高血压、高血脂等全身疾病。

(三)睫状视网膜动脉阻塞

【概述】

供应黄斑及其附近睫状视网膜动脉发生阻塞,而视网膜中央动脉循环正常。多见于年轻患者。

【临床表现】

1.中心视力突然丧失。

2.眼底所见

(1)视神经乳头颞侧缘到黄斑区,于其供应区视网膜呈现一舌形或矩形乳白色混浊,中心可见樱桃红点。

(2)睫状视网膜动脉管径狭窄或限局性狭窄。其他视网膜血管正常。

3.荧光素眼底血管造影脉络膜循环期,阻塞的睫状动脉无充盈,其供应区呈低荧光区。

4.与病变区相应的视野缺损,包括中心注视点的大暗点,而周边视野正常。

【诊断】

根据中心视力突然丧失,周边视力和视野正常,以及眼底表现,可以诊断。

【鉴别诊断】

视网膜振荡:眼球钝挫伤后视网膜水肿,其黄斑中心凹相对红,类似睫状视网膜动脉阻塞后的眼底表现。其眼底虽为灰白色,但不是乳白色,其视力下降程度轻本病轻。荧光素眼底血管造影显示无睫状视网膜动脉阻塞和低荧光区。有眼外伤史。

【治疗】

同视网膜中央动脉阻塞的治疗。

【临床路径】

1.询问病史   中心视力丧失,但周边视野尚好。

2.体格检查   重点注意眼底的改变。

3.辅助检查   荧光素眼底血管造影可助于诊断。

4.处理   主要采用扩血管治疗。查找病因。

5.预防   及时治疗高血压、高血脂等全身病。

(四)视网膜毛细血管前小动脉阻塞

【概述】

毛细血管前小动脉阻塞多为全身疾病,如高血压、糖尿病、胶原血管病、严重贫血、白血病及亚急性心内膜炎等病的眼底表现。也见于外伤性视网膜脉络膜病变。

【临床表现】

1.一般无视力下降的主诉。

2.眼底所见

(1)在毛细血管前小动脉阻塞处视网膜出现小片状混浊,即棉絮斑。一般于数周或数月后消退。

(2)急性期视野有相符的小暗点。由于受损区很小,不易查出并可能完全恢复。

3.荧光素眼底血管造影于毛细血管前小动脉阻塞区呈现斑片状无灌注,邻近毛细血管扩张,晚期荧光素渗漏。

【诊断】

根据眼底所见可以诊断。荧光素眼底血管造影可显示毛细血管前小动脉阻塞区呈现斑片状无灌注,有助于确诊。

【鉴别诊断】

1.有髓神经纤维视网膜出现小片状混浊,多呈羽毛状,但荧光素眼底血管造影无毛细血管前小动脉阻塞,也没有视网膜无灌注区。

2.放射性视网膜病变,头面部癌症经放射线照射治疗后,视网膜出现散在棉絮斑,排列无序,荧光素眼底血管造影呈现斑片状无灌注区,患者有面部癌症经放射线照射治疗病史。

【治疗】

1.主要治疗产生毛细血管前小动脉阻塞的全身病,如高血压、糖尿病、胶原血管病等。

2.针对眼部病变,可给予血管扩张剂等治疗。

【临床路径】

1.询问病史   有无高血压、糖尿病、胶原血管病等全身病。

2.体格检查   重点检查眼底。

3.辅助检查   荧光素眼底血管造影可有助于诊断。

4.处理   主要治疗原发病,给予血管扩张剂。

5.预防　治疗原发病。

（五）眼动脉阻塞

【概述】

一旦眼动脉发生阻塞,其供养的组织急性缺血缺氧,可产生比视网膜中央动脉阻塞更严重的病变。在视网膜中央动脉阻塞病例中,约有5%患者为急性眼动脉阻塞。

【临床表现】

1.急性视力丧失,光感消失,黑矇。

2.全视网膜缺血、缺氧,严重水肿。黄斑部暗浊,无樱桃红点。晚期视网膜与色素上皮层均萎缩。

3.荧光素眼底血管造影显示脉络膜和视网膜血管荧光充盈均迟缓,甚至无荧光充盈。

4.视网膜电图(ERG)a、b波均降低或无波形。

【诊断】

1.根据患眼无痛性急骤失明、眼底出现比视网膜中央动脉阻塞更严重的改变时,可以诊断。

2.荧光素眼底血管造影有助于诊断。

【鉴别诊断】

视网膜中央动脉阻塞:视网膜灰白色水肿以后极部为重,黄斑部可见樱桃红点。荧光素眼底血管造影显示阻塞的视网膜动脉荧光充盈迟缓,呈进行性前锋现象及动脉荧光充盈不全。脉络膜荧光充盈正常。ERG显示b波降低。

【治疗】

同视网膜中央动脉阻塞。

【临床路径】

1.询问病史　有无视力突然丧失、无光感的病史。

2.体格检查　重点注意眼底缺血、缺氧改变较视网膜中央动脉阻塞更为严重。

3.辅助检查　荧光素眼底血管造影显示,脉络膜、视网膜血管均荧光充盈迟缓或无荧光充盈。

4.处理　治疗原则是紧急抢救,分秒必争。应用血管扩张剂、降低眼压等方法,争取阻塞的动脉尽早恢复血流。查找病因。

5.预防　治疗全身病,如有高血压、动脉硬化、自身免疫性疾病等病变。

二、视网膜静脉阻塞

（一）视网膜中央静脉阻塞

【概述】

视网膜中央静脉阻塞是常见的可致盲的视网膜血管疾患。多发生于50岁以上的人群。男女发病无明显差异。

【临床表现】

1.无痛性视力下降,可降至数指或手动。也有于几天内视力逐渐减退者,或一过性视力减退。在安静情况下发生,睡觉后起来发现。

2.周边视野常正常或有不规则的向心性缩小,中心视野常有中心或旁中心暗点。

3.眼底所见

(1)视盘充血,轻度水肿,颜色红,边界模糊。

(2)视网膜静脉血流瘀滞,色紫暗;管径不规则,显著扩张,可呈腊肠状,甚至结节状。

(3)视网膜动脉因反射性功能性收缩或已有动脉硬化而呈现狭窄。

(4)整个眼底满布大小不等的视网膜出血斑。浅层较多,亦有圆形或不规则形的深层出血。较大静脉破裂时可发生视网膜前大片出血甚至进入玻璃体,形成玻璃体积血。视网膜水肿,隆起。视网膜血管好似出没于出血水肿的组织中。当积血开始吸收时,可见积血之间有不规则的灰白色斑块。

(5)黄斑弥漫或囊样水肿、出血。

4.荧光素眼底血管造影:分为缺血型与非缺血型。

视网膜静脉荧光充盈迟缓或缺损;视神经乳头边界不清,其上毛细血管扩张、荧光渗漏。眼底出血遮蔽背景荧光。视网膜静脉显著迂曲、扩张,管壁荧光渗漏、着染。出血稀疏处可透见视网膜静脉渗漏到组织的荧光。发病2～3个月后,出血大多吸收,可见小动脉狭窄,动静脉短路及侧支循环(V-V)建立,微血管瘤或新生血管形成。黄斑周围毛细血管渗漏。黄斑囊样水肿,造影晚期呈现花瓣样荧光积存。

缺血型显示毛细血管无灌注区;非缺血型无毛细血管无灌注区。

5.并发症与后遗症

(1)黄斑水肿:持续的黄斑水肿可发展为囊样变性,甚至局限性视网膜脱离,乃至视网膜破孔形成。出血可侵入囊样变性腔内,有时可见积血形成暗红色的水平面。

(2)新生血管:多见于视网膜中央静脉阻塞缺血型。

(3)新生血管性青光眼,或合并原发性开角型青光眼。

(4)玻璃体积血,增殖性玻璃体视网膜病变。

【诊断】

1.根据视力严重减退和眼底改变,可以诊断。

2.荧光素眼底血管造影可显示为缺血型或非缺血型。

3.OCT可协助黄斑水肿、黄斑前膜等的诊断。

【鉴别诊断】

1.糖尿病性视网膜病变　以视网膜微血管瘤、片状出血、硬性渗出和棉絮斑为主,同时合并有视网膜静脉迂曲充盈,黄斑水肿。患者有高血糖。荧光素眼底血管造影有助鉴别。

2.视神经乳头血管炎　视力较视网膜中央静脉阻塞为好,眼底病变位于视盘附近。荧光素眼底血管造影所见病变主要为视盘毛细血管扩张、渗漏。

【治疗】

1.全身治疗高血压、动脉硬化、高血脂、糖尿病、血液情况和感染病灶等。

2.静脉滴注扩张血管药物,如复方丹参注射液或前列地尔(凯时)。

3.肠溶阿司匹林可抑制血小板聚集,每晚1次,每次25～50mg,可长期服用。

4.尼莫地平、尼达尔或尼莫通30mg(20mg),每日3次。

5.中医中药结合全身辨证施治,以活血化瘀为主的治疗。常用药物为桃红四物汤、血府逐瘀汤加减。单味提纯中药复方丹芎片。

6.激光治疗缺血型视网膜静脉阻塞的毛细血管无灌注区,视病情可行全视网膜光凝术,防止新生血管及新生血管性青光眼。

【临床路径】

1.询问病史　是否视力突然下降。有无高血压、动脉硬化、高血脂、糖尿病等全身病变。

2.体格检查　重点检查眼底。

3.辅助检查　荧光素眼底血管造影可确诊为缺血型或非缺血型,OCT 可协助诊断继发的黄斑病变。

4.治疗　以溶栓和抗凝为主。

5.如有全身病,应积极治疗。

(二)视网膜分支静脉阻塞

【概述】

视网膜分支静脉阻塞较中央静脉阻塞多见。多发生在视网膜颞上分支静脉,在阻塞处可见动静脉交叉压迫征。

【临床表现】

1.视力轻、中度下降或正常。

2.眼底表现

(1)于动静脉交叉处发生阻塞。阻塞的静脉扩张、充血、迂曲,视网膜出血、水肿、渗出等,只限于阻塞静脉引流区域,呈三角形分布,其尖端指示阻塞所在处。阻塞可发生在不同的分支,使视网膜受累范围不等。

(2)与阻塞静脉相伴行的动脉常有硬化。

(3)黄斑受累时,可发生水肿。

(4)阻塞时间较长,有时可见新生血管像架桥样跨过阻塞部位或与邻近静脉支吻合形成侧支循环。

3.荧光素眼底血管造影

(1)早期静脉充盈时间延长。阻塞远端静脉荧光素渗漏,管壁及周围组织着染,受累区域位于黄斑水平分界的上或下半侧,受累的一侧因组织着染呈现一界线分明的强荧光区。

(2)阻塞如未累及黄斑中心凹,则黄斑无水肿或只有很轻的水肿。如中心凹外毛细血管受累,则该侧黄斑呈现囊样水肿。有时受累部位超过水平中线影响另一半侧。

(3)缺血型可出现毛细血管无灌注区。其内或周围可见微血管瘤及毛细血管扩张,造影过程中出现荧光渗漏。晚期可出现侧支循环。

4.视野出现相对或绝对中心暗点。周边视野向心性缩小。若合并视网膜动脉分支阻塞,则产生境界鲜明的扇形视野缺损。

5.阻塞相应区的暗适应可有减退,视网膜电图仍可表现正常。

【诊断】

1.根据患者视力改变和眼底所见,可以诊断。

2.荧光素眼底血管造影可确切了解静脉阻塞部位,明确是缺血型还是非缺血型。视野检查可了解视功能损害程度。

3.OCT 可帮助了解黄斑水肿的情况。

【鉴别诊断】

1.糖尿病性视网膜病变　有视网膜静脉充盈,出血,水肿。但不限于某一分支,且有微血管瘤,硬性渗出,棉絮斑等病变。

2.静脉周围炎　一般好发于视网膜周边部较小支静脉。炎症早期,受累静脉旁有出血、水肿,较晚期,静脉旁有白鞘。荧光素眼底血管造影显示静脉荧光充盈正常,但管壁有明显渗漏和着染。

【治疗】

1.查找病因,溶栓和抗凝药物治疗。

2.缺血型采用激光治疗。

3.合并黄斑水肿,可给予曲安奈德玻璃体注药或格栅样激光光凝。

4.激光光凝后定期随诊。4～6周后仍有渗漏或新生血管不退,再补充激光。以后每3～6个月复查,注意新生血管复发或在其他区域出现新生血管。

【临床路径】

1.询问病史　有无视力下降、视力缺损。

2.体格检查　重点注意眼底的改变。

3.辅助检查　荧光素眼底血管造影可帮助诊断。视野检查可了解视功能损害程度。OCT可了解黄斑水肿的情况。

4.处理　给予溶栓和抗凝治疗。如荧光素眼底血管造影显示为缺血型,出现毛细血管无灌注区,应及时行激光光凝治疗。

5.预防　治疗视网膜动脉硬化等病变。

(三)视网膜黄斑分支静脉阻塞

【概述】

视网膜黄斑分支静脉阻塞较为少见,由于病变邻近或已累及中心凹,视力会受到明显影响。

【临床表现】

1.视物变形,中心视力减退。

2.眼底表现

(1)整个黄斑区水肿、出血及外围环形渗出。

(2)病之初期,阻塞的分支小静脉往往被视网膜出血遮挡,又因位于黄斑,视网膜水肿严重,故不容易被发现。

(3)数月后,黄斑区视网膜组织长期水肿,营养不良和变性,脂性渗出增多,形成环形或弧形的沉积。仔细观察可发现邻近的小支静脉不规则。

3.荧光素眼底血管造影

(1)阻塞的黄斑支小静脉管径不均,管壁着染,其引流区视网膜出血、水肿。

(2)附近毛细血管无灌注,其外围毛细血管扩张、微血管瘤,晚期明显渗漏。

【诊断】

1.根据患者症状和眼底所见,可以诊断。

2.荧光素眼底血管造影有助于诊断。

3.OCT可以了解黄斑水肿的情况。

【鉴别诊断】

1.视网膜动脉硬化　出血一般发生于高血压、动脉硬化后,黄斑水肿不重,且与黄斑分支静脉无关。

2.老年黄斑变性或其他原因的脉络膜新生血管　常位于黄斑中心凹或附近,但不与某支视网膜静脉引流区域吻合。荧光血管造影和OCT有助于鉴别诊断。

3.Coats病　视网膜层间黄白色或灰白色大片渗出,眼底周边部粟粒状或蔓状血管瘤,视网膜毛细血管扩张、管径不规则及新生血管,晚期可出现渗出性视网膜脱离。

4.特发性黄斑中心凹毛细血管扩张症　黄斑中心凹颞侧有迂曲的毛细血管,黄斑有水肿及硬性渗出环。荧光素血管造影显示不同程度的黄斑旁中心凹毛细血管扩张和荧光素渗漏。

【治疗】

1.治疗原则与视网膜分支静脉阻塞相同。

2.视网膜水肿侵犯黄斑,视力受累重时,若予激光光凝应距中心凹500μm以外。

3.黄斑水肿,视力降至0.5以下可给予曲安奈德玻璃体注药。

【临床路径】

1.询问病史　有无中心视力突然下降,高血压和动脉硬化病史。

2.体格检查　重点鉴别病变部位与黄斑小分支静脉的关系。

3.辅助检查　荧光素眼底血管造影可发现黄斑附近黄斑小分支静脉被水肿、出血掩盖,其管壁荧光渗漏,晚期着染。

4.处理　查找病因,对因治疗。可给予抗炎、活血化瘀等治疗。如需激光光凝,应谨慎。

5.预防　治疗高血压、动脉硬化等全身病。

三、视网膜静脉周围炎

【概述】

又称为Eales病,以慢性和复发性静脉炎为主要表现,多见于青年男性,常双眼发病,邻近动脉也会累及。其病因仍不清楚。以往认为结核所致,用链霉素治疗,常导致听神经中毒而发生耳聋。有学者对患者眼球进行病理检查,未发现结核菌感染,因而提出过敏可能是本病的病因,采用糖皮质激素治疗后疗效显著。

【临床表现】

1.视力突然减退至数指、手动,甚至光感。有的在发病前数日先有视力轻度模糊或有眼前飞蚊症状。

2.多数患者只有单眼主诉,但详细检查眼底时可在其对侧眼发现视网膜周边血管病变。

3.眼底所见发病时因玻璃体内大量积血,看不见眼底。当玻璃体积血吸收,能看清眼底时才发现病变:

(1)玻璃体混浊积血:玻璃体积血遗留或多或少的不规则条状、块状或尘状混浊。

(2)视网膜血管:眼底周边部小静脉扩张、迂曲,管径不规则。静脉旁常伴有白鞘。在病变小静脉附近,有小点片状、火焰状视网膜出血、渗出,常形成边缘不清、宽窄不一的白色条带或白色结节,或不规则片块物覆盖于小静脉上或位于其邻近。

(3)开始时病变只限于眼底周边部,侵犯某支或某几支小静脉。以后逐渐增多,波及大支静脉。

4.荧光素眼底血管造影

(1)受累静脉曲张,亦有不规则变细,管壁有荧光素渗漏和组织着染。

(2)可见微血管瘤、毛细血管扩张,造影过程中出现荧光渗漏。

(3)周边眼底有不同程度的毛细血管无灌注区。

(4)黄斑水肿,晚期呈花瓣状荧光素积存。

5.OCT可帮助了解黄斑水肿的情况,眼B超对玻璃体积血、增殖性玻璃体视网膜病变以及牵拉性视网膜脱离有辅助诊断意义。

6.并发症:前、后葡萄膜炎(虹膜睫状体炎,或脉络膜炎);增殖性玻璃体视网膜病变;牵拉性视网膜脱离,如牵拉形成裂孔,可发展为孔源性视网膜脱离。晚期偶见并发性白内障和继发性青光眼。

【诊断】

根据反复性玻璃体积血,发病前数日视力轻度下降,或有眼前飞蚊症状,发病时视力突然减退,以及玻璃体和眼底,特别是周边部视网膜静脉的改变,可以诊断。

【鉴别诊断】

周边部葡萄膜炎:周边小血管边缘也可有出血、渗出,但还有灰白色斑块,玻璃体混浊云雾状。荧光素眼底血管造影显示的病灶不在视网膜静脉,而在深层脉络膜。吲哚青绿血管造影更可助诊断脉络膜炎症。

【治疗】

1.病因治疗。如有活动或陈旧结核病灶,或对旧结核菌素呈阳性反应者,应给予规范的抗结核治疗。

2.糖皮质激素治疗。控制全身病灶的同时,谨慎地加用糖皮质激素,降低机体高敏反应。

3.视网膜激光光凝治疗。激光封闭毛细血管无灌注及微血管瘤。

4.玻璃体积血、增殖性玻璃体视网膜病变或牵拉视网膜脱离,可行玻璃体切除手术联合眼内激光光凝等。

5.中医中药根据辨证,用清热凉血及止血药物,如白茅根、槐花、藕节、生地、山栀、茜草及三七等。待出血稳定后,可适当加用活血化瘀及理气药物,如赤芍、川芎、当归、红花及香附等。

【临床路径】

1.询问病史   有无结核史,有无眼内反复出血史。

2.体格检查   重点检查玻璃体和视网膜,特别是周边部视网膜。

3.辅助检查   荧光素眼底血管造影有助于确诊。OCT 有助于了解黄斑水肿的情况。眼 B 超对玻璃体积血、增殖性玻璃体视网膜病变以及牵拉性视网膜脱离有辅助诊断意义。

4.处理   查找病灶,对因治疗,激光封闭毛细血管无灌注区,如合并增殖性玻璃体视网膜病变牵拉视网膜脱离,可行玻璃体切除手术。

5.预防   及时治疗结核菌感染等。

四、节段状视网膜动脉周围炎

【概述】

节段状视网膜动脉周围炎好发于青年男性,多数为单眼发病,通常伴有活动性葡萄膜炎。

【临床表现】

1.视物模糊,视力轻度或中度减退。伴有眼前黑影,有时视物变形。

2.有视网膜动脉分支阻塞者,在视野中有相应的缺损。

3.合并葡萄膜炎者,眼前节可有睫状充血,角膜后有灰白色点状沉着物,房水闪光阳性,陈旧病变可见虹膜后粘连。

4.眼底所见

(1)有活动性葡萄膜炎时,玻璃体高度混浊,眼底不能看清。

(2)视网膜动脉周围节段状排列指环或串珠样白色、灰色或黄色渗出斑,像指环套在动脉上。

(3)视网膜动脉管径狭窄,小支动脉呈白线。

(4)病变附近视网膜水肿和积血。

(5)少数静脉扩张,或亦受累而出现炎症改变。

(6)后极部眼底也可在其他部位出现急性渗出性脉络膜病灶。

5.荧光素眼底血管造影

(1)视网膜荧光充盈迟缓,视网膜各期循环时间延长。

(2)视网膜动脉管径不规则,充盈迟缓但血流仍通畅,管壁偶有荧光素着染,出现视网膜静脉病变时,管径不规则,可显著扩张,晚期有明显渗漏,管壁着染。

【诊断】

根据视力下降,眼底视网膜动脉节段状白色或黄白色渗出斑、像指环或串珠套在动脉壁上的临床表现,可以诊断。

【鉴别诊断】

1.视网膜血管炎　炎症以静脉为主,动脉上无节段状白色或黄白色渗出。

2.葡萄膜炎　玻璃体混浊,眼底有渗出、水肿,但视网膜动脉没有节段状白色或黄白色渗出。

【治疗】

1.活动期可口服泼尼松或球后注射地塞米松,以减轻视网膜动脉的渗出性反应。

2.查找病因,针对不同病因治疗。如发现结核,应采用正规的抗结核治疗。

3.非特异性抗炎措施如吲哚美辛、布洛芬、碘剂以及中医中药治疗等。

4.如有前葡萄膜炎,眼局部滴用糖皮质激素滴眼液和睫状肌麻痹剂。

【临床路径】

1.询问病史　有无葡萄膜炎史和结核感染等全身病史。

2.体格检查　重点检查眼底。

3.辅助检查　荧光素眼底血管造影有助于诊断。

4.处理　查找病灶,进行针对性抗炎治疗。

5.预防　积极治疗葡萄膜炎等眼病。

五、Coats 病

【概述】

Coats病又称视网膜毛细血管扩张,好发于青少年男性,一般全身健康。多数为单眼发病,左右眼无差异。偶见双眼发病。

【临床表现】

1.症状　早期病变位于眼底周边部时无自觉症状。病变波及黄斑部时出现视力下降。儿童出现斜视或于瞳孔区出现猫眼征。家长发现患儿看电视头位不正或眯眼。

2.眼底所见

(1)玻璃体一般清晰,偶见轻度混浊。

(2)视盘正常或稍充血。

(3)视盘或黄斑附近出现单片或多片白色或黄色不规则视网膜层间渗出。

(4)视网膜血管:早期周边部毛细血管扩张,视网膜小动脉管壁呈囊样扩张,可见蔓状血管瘤,多见于颞侧周边,也可先起于鼻侧。

(5)黄斑常有水肿和渗出,呈星芒状或斑块状,以后可机化成瘢痕。

(6)病程缓慢进行,视网膜渗出加重,可出现视网膜局部或全部脱离。

3.晚期可并发白内障、新生血管性青光眼、虹膜睫状体炎及眼球萎缩等严重并发症。

4.荧光素眼底血管造影

(1)视网膜小动脉管壁呈囊样扩张,有梭形或串珠状动脉瘤、粟粒状动脉瘤、大动脉瘤、微血管瘤,这些异常血管极易渗漏,使病变区被荧光素着染成一片强荧光。

(2)病变区内毛血管扩张、迂曲,动静脉短路及新生血管形成,血流缓慢。如有出血则遮挡背景荧光。

（3）黄斑受损,在其外丛状层沉集大片渗出。内层视网膜荧光素储存呈花瓣状。

【诊断】

1.根据症状和眼底所见,可以诊断。

2.荧光素眼底血管造影有助于诊断。

【鉴别诊断】

1.视网膜小分支静脉阻塞　常为老年患者。视网膜小分支静脉呈白线,其附近动静脉分叉处有动脉压迫静脉的改变。动脉有硬化表现。出血沿阻塞静脉引流区分布。

2.糖尿病性视网膜病变　双眼患病。微血管瘤,硬性渗出,可有新旧不等的棉絮斑,静脉迂曲扩张,很少或无小动脉及动脉不规则扩张。有糖尿病病史。

3.视网膜母细胞瘤　瞳孔区呈"猫眼"状反光,向内生长时表面呈结节状,常合并浆液性视网膜脱离,其上看不到粟粒状动脉瘤等 Coats 病的异常血管,玻璃体内常有白色大小不等的片状或小球形肿瘤种子。

4.早产儿视网膜病变　多为双眼发病,常为早产儿,曾接受氧疗。

5.转移性眼内炎　常继发于全身急性感染性病变,特别是肺部感染。眼前节常有不同程度的炎症反应。

6.急性视网膜坏死　发病急骤。全层视网膜黄白色坏死,从周边部发展至后极部。严重闭塞性动脉炎,视网膜动脉阻塞呈白线。晚期周部多发筛样视网膜破孔,而呈孔源性视网膜脱离。

【治疗】

1.激光光凝:早期用激光光凝粟粒状动脉瘤、微血管瘤及毛细血管扩张,可使异常血管封闭、萎缩,减少、促进视网膜层间渗出吸收、消退。

2.如出现渗出性视网膜脱离,可给予曲安奈德玻璃体注药术,可减轻、促进视网膜下液体吸收,再补充激光。

3.视网膜脱离者并出现 PVR 时,可考虑给予玻璃体切除术。

【临床路径】

1.询问病史　幼儿患者多为家长发现其眼位不正或瞳孔区出现黄白色反光-"猫眼"。

2.体格检查　眼底所见重点注意周边部眼底改变。若看到不规则处有球形或梭形瘤样局部扩张,可确立诊断。幼儿检查眼底不合作时,应在全身麻醉下检查。

3.辅助检查　荧光素眼底血管造影有助于诊断。

4.处理　争取早期行眼底激光光凝治疗。如视网膜下积液太多妨碍激光光凝治疗,给予曲安奈德玻璃体注药术,待视网膜下液体吸收后再补充激光。

六、黄斑旁中心凹毛细血管扩张

【概述】

本病常发生于一些影响微循环的全身及眼底病中,单眼多见,偶有双眼发病。可分为发育性或先天性黄斑旁中心凹毛细血管扩张,及获得性黄斑旁中心凹毛细血管扩张。前者常单眼发病,典型的为男性,年龄在 40 岁左右。后者多见双眼发病,男女均可发病,年龄一般在 50～60 岁。

【临床表现】

1.症状视力轻度减退,或有视物变形。有的无自觉症状。

2.眼底所见黄斑部水肿,视网膜增厚,毛细血管扩张,微血管瘤。偶有小出血斑。在水肿区边缘有黄白色硬性渗出环。病变可围绕中心凹,多见其颞侧。

3.荧光素眼底血管造影

(1)造影早期,病变区视网膜毛细血管扩张和充盈迟缓,邻近的小动脉和小静脉呈囊样扩张,有毛细血管无灌注区及大小不等的血管瘤。黄斑拱环破坏,环缘不规整,环外毛细血管网眼间隙扩大。

(2)造影过程中,病变区异常血管荧光渗漏明显。

(3)造影晚期:持续强荧光。

【诊断】

根据眼底所见和荧光素眼底血管造影结果,可以诊断。

【鉴别诊断】

1.局限性Coats病　早期当视网膜血管异常较轻,病变可局限于黄斑部,甚至只有拱环边缘上一个小区出现毛细血管扩张、微血管瘤及毛细血管无灌注。注意检查周边部视网膜可发现微血管瘤及扩张的毛细血管。

2.视网膜静脉小分支阻塞　黄斑部也会出现毛细血管扩张、微血管瘤和毛细血管无灌注区,但其范围涉及阻塞静脉的引流区域。荧光素眼底血管造影可发现病变沿一小分支静脉分布,该支小静脉迂曲扩张,管壁着染。

3.放射性视网膜病变　可有继发性黄斑毛细血管扩张,但还有多发的视网膜异常,如棉絮斑及视网膜新生血管等,且有接受放射线治疗史。

4.糖尿病性视网膜病变　双眼患病。微血管瘤,硬性渗出,可有新旧不等的棉絮斑,静脉迂曲扩张,很少或无小动脉及动脉不规则扩张。有糖尿病病史。

【治疗】

如持续的黄斑水肿影响视力,发现渗漏的微血管瘤位于黄斑拱环外,可谨慎地进行激光光凝治疗,可选择黄波长的激光,但应注意不伤害拱环。

【临床路径】

1.询问病史　可有视力下降史。询问有无影响微循环的全身和眼部疾病。

2.体格检查　重点注意眼底改变。

3.辅助检查　荧光素眼底血管造影有助于诊断。

4.处理　根据眼底改变,谨慎地选择视网膜激光光凝治疗。

5.预防　治疗影响微循环的全身和眼部疾病。

七、早产儿视网膜病变

【概述】

早产儿视网膜病变是未成熟或低体重出生婴儿的增殖性视网膜病变。轻者遗留发病痕迹,不影响视力。重者双眼发生不可逆增殖性病变,直至完全失明。

【临床表现】

1.急性期　视网膜血管迂曲扩张,静脉更显。周边部有细小的新生毛细血管,动静脉短路交通,视网膜新生血管及微血管瘤。荧光素眼底血管造影显示毛细血管无灌注区及扩张的毛细血管。

2.进行期　新生血管增多,玻璃体积血,周边部视网膜局限性隆起成峭状,轻者局限性增殖仅引起该区局部视网膜脱离,重者可扩展到相当大范围,甚至全视网膜脱离。

3.退行期 急性期病变可在此病程中不同阶段停止进行,所形成的瘢痕轻重不等。

4.瘢痕期 轻者周边视网膜小块不规则的色素斑及玻璃体混浊。重者周边眼底机化团块,视神经乳头移位,视网膜皱褶。更重者,晶状体后充满瘢痕和机化膜,前房浅,虹膜前后粘连。睫状突伸长呈锯齿状。

5.并发症 闭角型青光眼,角膜完全混浊,眼球小且内陷。

【诊断】

1.根据早产、低出生体重及吸氧史,双眼眼底改变,可以诊断。

2.早产儿视网膜病变分类法

(1)部位

Ⅰ区:位于后极部,以视神经乳头为中心,两倍于视神经乳头至黄斑的距离为半径的范围。

Ⅱ区:Ⅰ区以外鼻侧至锯齿缘,颞侧至赤道部的范围。

Ⅲ区:Ⅱ区以外至颞侧锯齿缘。

(2)范围:以时钟位点标出视网膜病变的范围。

(3)程度

1期:扁平的分界线将视网膜周边部无血管区与后极部视网膜血管区分开。

2期:分界线呈嵴状隆起,加宽,体积变大。

3期:嵴状分界线伴有视网膜外纤维血管组织增殖。

4A期:中央凹以外视网膜脱离。

4B期:包括黄斑区在内的次全视网膜脱离。

5期:全视网膜脱离。

【鉴别诊断】

1.家族性渗出性玻璃体视网膜病变 为常染色体显性遗传。新生血管可在出生后数年才出现,常无症状。患儿有家族史,无早产史。

2.Coats病 多为单眼发病,影响视力,出现白瞳症的年龄较本病为晚,常为青年男性,有深层视网膜渗出,血管异常处血管瘤多见。患儿无早产史。

3.视网膜母细胞瘤 常为足月婴儿,1/3~1/4患儿有家族史,虽可双眼发病,但常为一眼重。超声诊断早产儿视网膜病变有多个回声,多在晶状体后或周边视网膜,而视网膜母细胞瘤B超常发现钙化点。

4.永存原始玻璃体增生症 此病为先天异常,常单眼发病,足月产,有小角膜,小眼球,睫状体常扯向瞳孔中央,晶状体后的膜呈灰白色,其上无视网膜血管,无早产史。

5.先天性视网膜发育异常(Norrie's病) 白瞳症于出生后4~6周即可出现。为性连锁隐性遗传病,患儿尚有耳聋及智力迟钝,无早产史。

【治疗】

1.在病变进行期,视病变的不同情况选择激光、冷凝或巩膜缩短、玻璃体切除手术。

2.前房浅者,需注意眼压,如眼压高,则先用药物控制。必要时可考虑抗青光眼手术。

【临床路径】

1.询问病史 早产儿或出生时低体重,并有吸氧史。

2.体格检查 重点检查眼底。

3.辅助检查 荧光素眼底血管造影有助于诊断和了解病情。

4.处理 根据情况选择激光光凝或玻璃体手术治疗。

5.预防 本病的发病与早产儿吸氧有关,因此应当控制吸氧。只有当患儿发绀或有生命危险时才用。

36 周前出生或出生时体重低于 2000g 的早产儿,在出生后一周内即需查眼底,以后每周随诊至 3～6 个月。若眼底仍无异常,才停止随诊。

（姚贤凤）

第四节　黄斑部疾病

一、中心性浆液性脉络膜视网膜病变

中心性浆液性脉络膜视网膜病变简称中浆病,是由于视网膜色素上皮层功能障碍,引起黄斑部视网膜神经上皮局限性浆液性脱离的一种黄斑疾病。发病率较高,是一种自限性疾病,预后较为良好。多见于 25～50 岁的男性青壮年。多单眼发病。

【病因】

确切病因不清。精神紧张和过度劳累可诱发。眼底血管荧光造影证实,基本病理改变在视网膜色素上皮,色素上皮的屏障功能受损是导致本病的原因。脉络膜毛细血管通透性增加,使富含蛋白质的液体漏出,通过受损的色素上皮层进入神经上皮层下,形成后极部的神经上皮层盘状扁平脱离。

【诊断】

（一）临床表现

1.中心视力障碍　一般视力下降至 0.4～0.8,很少低于 0.2。常可出现＋0.50～＋2.50D 的暂时性远视。

2.中心暗点　用小视标或色(蓝色)视标可以较容易地查出与后极部病灶大小、形态大致相当的圆形或椭圆形中心暗点。

3.小视症和视物变形　由于浆液性脱离引起视细胞排列不规则或间隔加宽所致。应用 Amsler 方格表可较容易地查出。

4.色觉障碍　以蓝色最为显著。有些患者可有视物发暗变黄的表现。

5.眼底所见

(1)检眼镜检查:典型病例可见黄斑部有约 1～3PD 大小、边界清楚的盘状视网膜隆起。隆起区色较暗,周围有反光晕,中心凹反光消失。数周后,盘状隆起区可见多个黄白色渗出点。恢复期中心凹反光可恢复,但残留有光泽的陈旧性黄白色小点和轻度色素紊乱。

轻症病例仅见后极部视网膜呈闪烁不定的反光,中心凹光反射略为弥散。

大多数复发病例或隐匿进行的患者,仅表现为黄斑部色素紊乱,或中心凹反射异常,需通过眼底荧光血管造影检查了解病情是复发活跃还是萎缩稳定。

(2)裂隙灯显微镜加前置镜或接触镜检查:以窄光带观察后极部显示神经上皮层与色素上皮层分离,两层之间因浆液性积蓄呈现一个光学空间。在神经上皮层后表面还可见到较多的黄白色小点状沉着物附着。如脱离区内液体较为明亮,边缘呈暗红色环状光晕,形似灯笼现象。

（二）特殊检查

1.荧光素眼底血管造影　荧光素血管造影检查是诊断中浆病最准确的方法,有其独特的表现。

(1)初发病例:从造影早期到后期,因色素上皮层损害所致的渗漏点逐渐扩大增强,形成两种表现,

①墨渍样渗漏(扩散型渗漏)是最常见的表现形式。②烟囱样渗漏(喷出型渗漏)较少见,约 7％～20％病例见到这种渗漏,主要发生在病程短的新鲜病例。渗漏点的部位大多在黄斑周围。

(2)慢性迁延期:主要表现为在造影后期有着色点(荧光点无扩大)及微漏点(荧光点边缘变模糊且境界稍有增大)存在,称之为色素上皮代偿失调(RPED)。

(3)复发病例:可发生色素上皮失代偿,表现为原活动处的渗漏液极少,因慢性渗出使细小局限性色素上皮荧光染色,形成亮度增加、大小不变的荧光着色点。

(4)陈旧性病变:当有色素上皮色素脱失时,可透见荧光,并随脉络膜背景荧光的强弱而变化。其大小、形态在造影过程中始终不变。

2.吲哚菁绿脉络膜血管造影(ICGCA) 是 20 世纪 70 年代开始应用于临床的一种能直接观察脉络膜血循环的动态方法。吲哚菁绿也称靛青绿或福氏绿,在血中 98％与血浆白蛋白结合,故其几乎不从脉络膜毛细血管渗出。能快速从肝中清除。最大吸收光谱 795nm,最大激发波长 835nm,均在近红外光谱范围内。在一些发达国家应用较普遍。其不良反应较荧光素轻。

所有中浆病的患者均见吲哚菁绿从脉络膜毛细血管通过缺损的色素上皮漏入视网膜下间隙。早期在黄斑区可见弱荧光,晚期则有明显的强荧光并包绕渗漏点或在渗漏点附近。

(三)诊断

根据临床表现和荧光血管造影所见即可确诊。

(四)鉴别诊断

1.中心性渗出性脉络膜视网膜 病变视力损害严重,一般低于 0.2,黄斑部有渗出、出血等炎性病灶。荧光血管造影可见视网膜下新生血管。

2.视网膜脱离 视网膜脱离在小瞳孔下检查时,易误诊为中浆病。因此,对有中浆病眼底表现者,应散瞳检查眼底以鉴别之。

3.黄斑囊样水肿 此病荧光素眼底瓶管造影显示典型的花瓣状荧光积存,并有内眼术后低眼压、眼内炎症及脉络膜肿瘤等原发病的体征。

4.老年黄斑变性 发病年龄较大,早期视网膜下新生血管不典型时,荧光血管造影表现与中浆病类似,但常不伴有色素上皮脱离。后期神经上皮脱离、出血和渗出时,则易于鉴别。

【治疗】

(一)保守治疗

1.本病有很大的自限性,80％～90％患者在其自然病程(数月)中都能恢复较好,不需任何药物。

2.降低毛细血管通透性的药物,如维生素 C 和 E、维生素 P(路丁)等对疾病恢复有益。

3.中医中药治疗可选择。

4.镇静药对精神紧张和休息不好者,可给予口服。

5.禁用皮质类固醇药物和烟酸。

(二)光凝治疗

光凝是目前治疗中浆病唯一有效的方法。

1.目的 缩短病程。但不能阻止复发。

2.适应证 渗漏点距黄斑中心凹 250μm 以外。

(1)病程大于 6 个月仍未自愈者。

(2)病情反复发作或病期迁延不愈者。

(3)患者急需缩短病程以应付工作需要。

3.选用氩绿激光或氪红激光,光斑大小 100～200μm,曝光时间 0.1 秒,起始能量 75mW,逐渐增加能量直到在色素上皮层产生 I 级光斑反应(极淡灰色斑)。

4.并发症光凝治疗有诱发视网膜下新生血管膜的可能,导致严重的永久性视力下降。因此,应严格掌握适应证及光斑反应强度。

【预后】

本病具有自限性和复发性。初发病例一般预后较好,但反复发作者,色素上皮可发生继发性改变,导致永久性视力减退。

二、中心性渗出性脉络膜视网膜病变

中心性渗出性脉络膜视网膜病变简称中渗病,是发生于黄斑部孤立的渗出性脉络膜视网膜病变,伴有视网膜下新生血管和出血。多见于 20～50 岁健康人,无明显性别差异。多单眼发病。自然病程数月至数年不等。

【病因】

病因不明。多数学者认为与结核或病毒等感染所致的肉芽肿性炎症有关。

【发病机制】

本病发生、发展的根源是视网膜下来自脉络膜的新生血管。在某些原因如炎症等的作用下,正常的脉络膜和视网膜之间的屏障(脉络膜毛细血管层-Bruch 膜-视网膜色素上皮)受到损害,导致视网膜浆液性脱离和水肿、缺氧等代谢性障碍,从而诱发脉络膜发生新生血管,通过损害的 Bruch 膜进入视网膜色素上皮下,或进一步通过损害的色素上皮进入到神经上皮下;新生血管发生出血、渗出病变,晚期则形成瘢痕机化,造成永久性视力障碍。

【诊断】

(一)临床表现

1.中心视力障碍 一般视力下降明显,常低于 0.2。有中心或旁中心暗点,伴视物变形。

2.眼底所见及病程分期 病变局限于黄斑区。根据症状和眼底表现将病程分为以下三期。

(1)活动期(进行期):此期可数月至 2 年不等,视力变动较大。

检眼镜检查:典型病例初期为黄斑区孤立的圆形或椭圆形深层浸润或渗出灶,大小为 1/4～1 个视神经乳头直径(PD),黄白色或黄灰色,边界清楚,微隆起。不久出现视网膜下渗出形成的神经上皮盘状脱离区(2PD)。以后可表现为病灶边缘视网膜下新月形或轮状出血,其周围可伴有少量黄白色点状硬性脂类渗出或色素沉着。病灶表面浅层视网膜也可发生小出血点。出血可反复发生。玻璃体可因细胞浸润出现微尘状混浊。

荧光素眼底血管造影检查:动脉早期,在相当于黄斑病变区可见来自脉络膜的视网膜下新生血管的斑点状强荧光渗漏,呈网眼状、车轮状、扇形或颗粒状等,并随时间延长而扩大、增强;在造影晚期形成浓密强荧光。病灶周围的出血可部分荧光遮盖。

(2)恢复期(退行期):此期患者视力较稳定。

检眼镜检查:黄斑出血吸收,盘状脱离减轻或消失,边界欠清,渗出灶有所变小。脉络膜新生血管部分萎缩。

荧光血管造影检查:病灶内及周围脱色素区出现透见荧光,荧光渗漏减少,不扩散。

(3)瘢痕期(静止期):患眼病情呈间歇性发作,持续数年后进入此期,此时患眼视力已有不可逆损害。

检眼镜检查:黄斑区渗出灶吸收,形成不规则机化瘢痕,周围有脉络膜萎缩带和色素堆积。

荧光血管造影检查:动脉早期病变区有渐增强的荧光,但无渗漏,不扩大;瘢痕和色素可部分遮挡荧光。晚期可见荧光着染。

(二)诊断标准

1.典型的临床表现。

2.荧光素眼底血管造影检查 对本病的诊断具有重要意义,也是筛选适合激光光凝治疗患者的唯一方法,以便早期处理,延缓中心视力的丧失。

(三)鉴别诊断

1.中浆病 无黄白色渗出斑,无视网膜下新生血管及出血;有其典型的荧光素眼底血管造影表现。

2.老年黄斑变性 渗出型老年黄斑变性(黄斑盘状变性)发病年龄较大(50岁以上);黄斑区病灶多大于1个视神经乳头直径;病灶周围及另眼有玻璃膜疣及色素改变;常累及双眼(可一先一后)。

【治疗】

(一)激光光凝治疗

这是目前治疗本病唯一有效的方法。

1.目的 直接凝固新生血管组织,促其发生萎缩,从而减少出血、渗出,早日形成瘢痕,缩短病程。

2.适应证 位于中心凹外的新生血管。

3.术前准备 在清晰度良好,放大倍数较高的荧光血管造影片上分清新生血管的范围、大小、位置及其与中心凹、毛细血管拱环的关系。

4.激光种类的选择

(1)氩绿激光:适于中心凹无血管区 200～2500μm 范围内、非乳头黄斑束间的新生血管光凝。光斑大小 50～200μm,时间 0.2～0.5 秒。

(2)氪红激光或染料红激光:可用于中心凹无血管区 1～199μm 范围内的新生血管。

(二)药物治疗

效果不确切。

1.一般支持疗法:口服多种维生素、吸氧等可改善视网膜代谢障碍。

2.前列腺素抑制剂:吲哚美辛可能抑制视网膜下新生血管。

3.皮质类固醇药物:炎症反应明显时,可全身应用激素,同时应用抗生素。球后注射对减轻水肿和渗出可能有所帮助,但对病程无影响。

4.怀疑结核可进行试验性抗结核治疗链霉素肌内注射,每日 1g,每日口服异烟肼 300mg,3 周为 1 疗程。见效者(视力改善,病灶缩小)继续用药 3 个月至半年,不见效者则停用药物。怀疑弓形虫感染者,可试用乙胺嘧啶和磺胺嘧啶治疗,3 周为 1 疗程。

5.中药治疗:可选用活血化瘀、清热解毒或利尿渗湿等方剂。

【预后】

本病自然病程最终视力均较差。光凝治疗后 75% 的患者视力提高或不变。

三、老年黄斑变性

老年黄斑变性(SMD)又称年龄相关性黄斑变性(AMD),是一种随年龄增加而发病率增高并导致中心视力下降的黄斑区视网膜组织退行性病变,其病变包括黄斑区脉络膜玻璃膜疣、视网膜色素上皮区域性萎缩、黄斑区脉络膜新生血管(CNVM)、视网膜色素上皮细胞脱离、黄斑区盘状退行性变或盘状瘢痕等。发病年龄一般在 45 岁以后，随年龄增高其发病率可从 1.7% 上升到 44%。多双眼发病。男女性别无明显差异。白种人发病高于黑种人。目前本病是西方国家 60 岁以上老年人低视力和盲目的首要原因，在我国发病也有逐渐增高的趋势。

【病因】

病因不明，可能与年龄的增加、遗传、先天性缺损、光的慢性损害(可见光中尤其是蓝光)、营养不良、中毒、药物作用、免疫异常、呼吸系统疾病、慢性高血压性血管病及饮食因素(高维生素 A、低维生素 C、维生素 E 和胡萝卜素)等有关。总之，本病可能是以上多种因素复合作用的结果。

【发病机制】

确切机制不清。多数认为与视网膜色素上皮的代谢功能衰退密切相关。随着年龄增长，色素上皮细胞吞噬感光细胞外节盘膜后消化不全，不断形成残余物(脂褐质颗粒)排泄至 Bruch 膜(玻璃膜)处，形成弥漫性的基底膜线状沉积，使 Bruch 膜增厚，或局限性堆积在 Bruch 膜形成玻璃膜疣等征候。在可能的多种原因作用下，视网膜色素上皮的以上变化更为明显，其基底膜及 Bruch 膜增生和增厚，液体和代谢物交换障碍，Bruch 膜和色素上皮变性，发生一系列病理变化，进而累及相应的感光细胞并刺激脉络膜新生血管侵入视网膜下，继发邻近组织的损害和萎缩，出现老年黄斑变性。

【诊断】

(一)临床表现

临床上根据眼底的表现将本病分为萎缩型(又称干性或非渗出性)和渗出型(又称湿性或盘状)两种。

1.萎缩性老年黄斑变性其特点是进行性视网膜色素上皮萎缩，导致感光细胞的变性，引起中心视力减退。双眼先后发病。视力下降缓慢，可达数月。一般无视物变形，除非发生色素上皮脱离或色素上皮下新生血管。早期常无自觉症状。萎缩型可转变为渗出型。此型分为两期。

(1)萎缩前期：即第一期。此期中心视力正常或下降。眼底以黄斑部视网膜色素上皮退变为主，以出现多量硬性玻璃膜疣为特征。

1)检眼镜检查：黄斑色素紊乱，呈现色素脱失的浅色斑点和色素沉着小点，似椒盐状外观，并有散在的、不断增多的、大小不等而彼此融合的黄白色视网膜色素上皮玻璃膜疣，以硬性玻璃膜疣为主，伴部分软性玻璃膜疣。中心凹反光可以消失。损害区以中心凹为中心，渐向外延伸并消失，使该期的眼底病变范围界限不太清楚。

硬性玻璃膜疣为分散的、小的圆点状、淡黄色的磷脂沉积物，位于视网膜深层，界限较清楚，可伴有覆盖于其表面的视网膜色素上皮的缺乏和(或)周围视网膜色素上皮的肥大。

软性玻璃膜疣也称弥漫性或融合性或浆液性玻璃膜疣，为形状不规则的、色暗的黄色中性脂肪沉积物，较大，大小不均，边界模糊，位于视网膜深层，常趋于融合。

有时病变发展还会出现色素上皮浆液性脱离，常超过一个视神经乳头直径，圆形或椭圆形，常为单一性。表面有色素颗粒，但色素上皮下无新生血管。脱离区内的液体逐渐吸收，留下界限清楚的视网膜色素上皮萎缩区。

2)裂隙灯后部照明法和检影镜检查：玻璃膜疣位于视网膜色素上皮下，微微隆起，其周围有暗红色光晕(灯笼现象)，表明色素上皮有浅脱离。局部视网膜色素上皮常萎缩变薄，可有色素脱失。视网膜厚度正常。

3)荧光血管造影检查：造影早期可见视网膜色素上皮"窗样"缺损，显示为在玻璃膜疣和色素上皮脱色素斑相应处多发的强荧光点，其形态、大小在整个造影过程中保持不变，其强度在静脉期以后随背景荧光而消长。在色素沉着处可出现荧光遮蔽。少数病例,在背景荧光消退后仍可见到荧光斑点,为玻璃膜疣的染色。

有色素上皮脱离的病例造影早期即可出现类圆形荧光斑,在造影过程中不扩大,说明色素上皮层下无新生血管,或虽有但较纤细而不足以显影(隐蔽的新生血管)。

(2)萎缩期:即第二期。此期中心视力下降明显,有很浓的中心暗点。眼底以视网膜色素上皮萎缩为主。

1)检眼镜检查:黄斑部及其周围可见边界清楚的灰绿色区,其中有散在椒盐小点,或有金箔样反光,系密集融合的玻璃膜疣(呈分散的或不规则的地图形)或大片的视网膜色素上皮脱离区(呈整齐的圆形或椭圆形)内的液体吸收后留下的萎缩区,称为地图状色素上皮萎缩。病程持久后,色素上皮萎缩区内出现继发性脉络膜毛细血管的萎缩、闭塞。

2)荧光血管造影检查:造影早期即可见萎缩区强的透见荧光,边界清楚。此荧光斑在整个造影过程中不扩大,并随背景荧光消长。在有脉络膜毛细血管萎缩和闭塞的病例,萎缩区内同时出现强荧光和弱荧光斑,在弱荧光区内可见残余的粗大脉络膜血管。

2.渗出性老年黄斑变性又称黄斑盘状变性或 Junius-Kuhnt 病。

此型的最大特点是除了色素上皮细胞退变以外,还加上脉络膜新生血管进入视网膜色素上皮下,从而引起一系列的渗出、出血改变。双眼先后发病,视力急剧下降(数日)。此型分为三期。

(1)渗出前期:即第一期。视网膜色素上皮下有隐蔽的脉络膜新生血管存在。眼底以多量软性玻璃膜疣为特征。若患者除视力障碍以外还有轻度的视物变形,提示深部有渗液,可能来自隐蔽的新生血管。凡是具有前期征候的可疑患者,应严密随诊,经常用 Amsler 方格表自行检查,一旦出现视物变形即应做进一步检查。

1)检眼镜检查:玻璃膜疣状物堆积,以软性为主。色素上皮改变显现色素脱失和沉着,中心凹反光可消失。玻璃膜疣将视网膜色素上皮与玻璃膜的紧密连接分开,脉络膜的新生血管可通过玻璃膜进入视网膜色素上皮下。此时的新生血管多微小而静止,临床上查不到,荧光也不显影,只在病理上可见。因此,Gass(1984)称之为隐蔽的新生血管。

2)荧光素眼底血管造影检查:造影早期在玻璃膜疣和色素上皮脱色素区可见透见荧光,其大小和形态在造影过程中保持不变,并随背景荧光消长。较大的渗出性玻璃膜疣可显示出更浓的荧光。少数病例因新生血管有荧光素外渗,在背景荧光消退时仍可呈现出增强的荧光区。荧光血管造影对隐蔽的脉络膜新生血管检出率为30%。

3)吲哚青绿血管造影:与荧光血管造影同时使用可使隐蔽的新生血管检出率从30%上升到37%。

(2)渗出期:即第二期。若渗出前期的视网膜色素上皮下的新生血管不断增大发展,并有液体渗出或出血,即进入渗出期。此期典型征候是黄斑部由于脉络膜新生血管的大量渗出液造成视网膜色素上皮脱离或出血,视力严重下降。

1)检眼镜检查:病变区色素上皮脱离的隆起形态不规则或呈肾形或哑铃形,灰黄色,周围可有散在或大片的出血,后极部有较多的软性玻璃膜疣。液体若进入视网膜神经上皮下则引起神经上皮下盘状脱离。新生血管破裂出血可引起出血性脱离。严重病例出血可进入玻璃体内。

2)荧光素眼底血管造影检查:造影早期新生血管呈颗粒状、花边状或车轮状的强荧光并不断渗漏扩大。脱离腔中荧光强弱不均,近新生血管处强烈。脱离区呈边缘有切迹的各种形态,新生血管常位于切迹内,此处呈强荧光。在新生血管部分机化、部分活跃的病例,活跃的部分隐没在脱离腔中,机化的部分则在一侧的切迹处呈强烈的透见荧光而无染料渗漏。在出血性脱离的造影上,脱离腔呈境界清楚的一片暗区,此时脂质渗出、视网膜内的出血点及出血遮蔽区中个别的荧光点(热点)等均可提示新生血管的存在。

3)吲哚青绿血管造影检查:与荧光血管造影同时使用可使边界清楚的和边界模糊的新生血管检出率分别从50%或20%上升到60%或23%。

(3)结瘢期:即第三期。此期以色素上皮下和(或)神经上皮下的渗液和出血逐渐被吞噬细胞(视网膜色素上皮细胞化生而来)搬运吸收并由成纤维细胞所修复,形成机化瘢痕为特征。此时多数患者病情停止发展。部分病眼(16%)可在原来的瘢痕边缘又出现新的新生血管,重新经历渗出、出血、吸收结瘢的过程。因此,对此期患者必须追踪观察。

1)检眼镜检查:黄斑病变区的灰白色瘢痕形态不规则,瘢痕中散布着不规则的色素团块。

2)荧光素眼底血管造影检查:在瘢痕形成前,早期即可见染色不规则的荧光并逐渐扩大加深,到晚期仍有荧光。瘢痕形成后,早期呈不规则的荧光,色素增生处呈弱荧光。在有新生血管处呈花边状等不规则荧光。

(二)视功能检查

1.视力检查 视力的损害主要与脉络膜新生血管的部位有关。多数脉络膜新生血管位于中心凹以外,并向中心凹生长。因此,早期患者视力虽然正常,也应进行追踪观察和视功能检查。

萎缩性老年黄斑变性:早期视力可正常或轻度下降,晚期中心视力明显损害。

渗出性老年黄斑变性:早期视力明显下降,中期视力急剧下降,甚至仅见手动,晚期视力进一步损害。

2.视野检查

(1)Amsler方格表:可辅助早期发现绝对性中心暗点和视物变形,从而早期发现脉络膜新生血管。在视力正常和检眼镜检查正常时,Amsler表也可显示异常。

(2)中心视野:早期可检出相应的暗点。

(3)黄斑阈值:为敏感的早期诊断指标。黄斑部轻度的视网膜色素上皮损害即有光敏度降低,并随病情的严重性而增加。

3.对比敏感度 早期即有降低。视力正常者对比敏感度也有异常。

4.色觉检查 本病的色觉损害为蓝色觉异常。色调分辨力和颜色明度敏感性在早期就有降低。

5.视觉电生理检查 有助于早期诊断、病情观察和对临床分型的研究。本病早期,PERG表现为振幅降低和峰时延迟,LERG表现为振幅降低,而与峰时关系不大;晚期则均表现为异常。EOG检查多正常,部分表现为光峰电位降低。PVEP早期多正常,当视力明显下降时,其振幅显著降低,峰时延迟。

6.光觉检查 本病早期视功能损害并不限制在黄斑区,视网膜周边也可能发生改变。视杆、视锥细胞的敏感度都有降低。中心$20°$暗适应绝对阈值均增高。采用FP100-色调试验常可查出异常的色调分辨力。

(三)光学相干断层扫描术(OCT)

OCT是近年来检查本病的一种新技术,能定量测出视网膜及神经纤维的厚度,显示本病的黄斑裂孔、黄斑囊样水肿、色素上皮脱离、视神经乳头水肿及视网膜内脂质沉着等光分辨的光学切面,图像非常清晰。

(四)诊断标准

1.萎缩性老年黄斑变性

(1)45岁以上,双眼发生,视力下降缓慢。

(2)眼底检查:早期黄斑区色素脱失,中心凹反光不清或消失,多为散在玻璃膜疣。晚期病变加重,可有金箔样外观,地图状色素上皮萎缩,囊样变性或板层裂孔。

(3)荧光血管造影:黄斑区有透见荧光或弱荧光,无荧光素渗漏。

2.渗出型老年黄斑变性

(1)45 岁以上,双眼先后发病,视力下降较急。

(2)眼底检查:早期黄斑区色素脱失,中心凹反射不清或消失,多为融合玻璃膜疣。中期黄斑区出现浆液性或出血性盘状脱离,重者视网膜下血肿,视网膜内出血,玻璃体积血。晚期瘢痕形成。

(3)荧光素眼底血管造影:黄斑区有脉络膜新生血管,荧光素渗漏。出血病例有荧光遮蔽。

3.附注

(1)有早期眼底改变但视力正常为可疑患者,应定期观察。

(2)注意病史,排除其他黄斑病变。

(3)视力下降者应排除屈光不正和屈光间质混浊。

(五)鉴别诊断

1.老年性黄斑改变及老年性玻璃膜疣　正常的老年性玻璃膜疣不影响视力,数量较少,经年不变,边缘常有深色镶边,境界清楚,反光较强,其间没有脱色素斑和色素斑,也不融合。而当玻璃膜疣数目不断增加、融合增大、色素增加时,则发生老年黄斑变性的危险性增加,应进行全面检查。

2.中心性渗出性脉络膜视网膜病变　此病患眼和另眼无玻璃膜疣,病变范围较小,约 1/4~1/2PD,后部玻璃体中可见炎症细胞性混浊以资鉴别。

3.中心性浆液性脉络膜视网膜病变　青壮年,多单眼发病,眼底仅渗出性改变,没有出血,也没有玻璃膜疣。多数患者另眼正常。

4.脉络膜黑色素瘤　当老年黄斑变性的脉络膜新生血管破裂出血,进入视网膜色素上皮下,形成视网膜下血肿时,呈青灰色,常误诊为脉络膜黑色素瘤。可用荧光血管造影进行鉴别,出血在造影片上呈一片暗区,暗区内可见新生血管渗漏点,且起病急。而肿瘤因瘤体血管不断渗漏荧光素而呈强荧光区。出血进入神经上皮下时多呈暗红色,必要时可做彩色多普勒检查。

【治疗】

(一)药物治疗

1.萎缩型老年黄斑变性目前无特殊的治疗方法

(1)微量元素:葡萄糖酸锌 50mg,每日两次。

(2)抗氧化剂:维生素 C 和维生素 E。

(3)肝素:静脉注射用药。

(4)中医中药:早期,滋补肝肾,补肾明目,气血双补。晚期,有浆液性脱离者,健脾兼以祛湿化痰。大量瘢痕者,健脾兼以滋补肝肾,软坚散结。

2.渗出型老年黄斑变性及新生血管

(1)糖皮质激素:包括曲安奈德和醋酸阿奈可他,通过玻璃体腔注射可抑制血管内皮细胞移行发挥作用。

(2)抗 VEGF 药物:主要用于眼科的有贝伐单抗和兰尼单抗。VEGF 是血管生成的关键成分,玻璃体腔内注入抗 VEGF 药物抑制了新生血管继续形成和渗漏。对于患有高危心血管病患者慎用,避免心血管不良反应。

(二)激光治疗

荧光血管造影证实有脉络膜新生血管者早期采用激光治疗,封闭新生血管,可阻止其进一步发展。

氩绿激光:治疗黄斑中心凹 200μm 以外的新生血管。

氪红激光:治疗黄斑中心凹无血管区的新生血管。

任何光凝都会对组织起破坏作用,因此侵犯中心凹的新生血管的光凝效果较中心凹以外的要差得多。光凝过分本身也可诱发脉络膜新生血管的形成。光凝过分靠近视神经可能损伤神经纤维,且光凝不能防止结瘢区外新生血管的再次发生。

(三)光动力疗法(PDT)

其原理是静脉注入与脉络膜新生血管特异结合的光敏剂后,光敏剂主要积存在靶组织新生血管内,应用特殊波长(690nm)的半导体激光照射病变部位83秒,激活光敏剂,释放出生态氧,破坏新生血管内皮,改变内皮细胞电荷,形成血栓,闭塞血管,使渗漏停止。主要用于治疗典型性CNV。此疗法效果明显,但不能阻止新生血管的复发,且治疗费用昂贵。

(四)经瞳孔温热疗法(TTT)

经瞳孔温热疗法(TTT)是根据红外光穿透力强、选择性损伤等特点,将810nm红外激光通过瞳孔投照到眼底深层病变区,在病变区产生比基础体温高$4\sim9℃$的阈下视网膜光凝技术。它在视网膜色素上皮细胞、视网膜、脉络膜及在不正常的脉络膜新生组织中产生一个长时间的(60秒)、温和的温度升高。低升温可导致细胞凋亡而破坏靶细胞,而长脉冲激光照射可引起血管栓塞。该疗法首先(1995年)应用于脉络膜黑色素瘤外敷贴放疗的补充治疗。目前有些学者将此方法用于治疗黄斑区视网膜下新生血管,尤其是隐匿性新生血管,多数患者视力稳定。近期疗效与光凝相当,远期疗效需进一步观察。该疗法操作简单,无明显不良反应,不影响眼的正常结构,可重复治疗,且费用低,但不能阻止新生血管的复发,且激光能量的选择较困难,需个体化,不能过强,以不可见或刚隐见光斑反应为宜。

(五)玻璃体视网膜手术

1.玻璃体积血的治疗当视网膜下出血进入玻璃体形成大量玻璃体积血时,可采用玻璃体切割治疗。

2.视网膜下出血及新生血管膜的治疗应用玻璃体切割技术,行视网膜切开,取出新生血管膜。

3.黄斑转位行视网膜180°或360°切开,将黄斑向上或向下旋转一定的角度,使黄斑移位至正常的视网膜色素上皮区,并需行相应的眼外肌手术以避免黄斑转位后带来的复像。此方法有一定的效果,但要求高超的手术技术,且可能出现较多的并发症(增殖性玻璃体视网膜病变、低眼压、视网膜脱离等)。

4.瘢痕期的视网膜移植是近年来的研究工作,已开始用于临床。其方法是将黄斑视网膜下的瘢痕和视网膜色素上皮组织切除后,将自体或同种异体黄斑外及周围的视网膜色素上皮连同Bruch膜移植在黄斑下。此方法为本病的治疗带来希望。

(六)低视力助视器

可帮助患者最大限度地使用残余视力,但并不能恢复中心视力。

【预后】

本病的治疗至今还是一个相当棘手的问题。激光治疗仅对黄斑中心凹$200\mu m$以外的新生血管有一定的效果。光动力疗法和抗VEGF药物虽对中心凹下的新生血管效果较好,但复发和昂贵的治疗费用使许多患者无法接受,多数患者仍面临着低视力甚至盲目的威胁。

四、特发性息肉样脉络膜血管病变

特发性息肉样脉络膜血管病变(IPCV)又称复发性出血性色素上皮脱离。临床上以患者眼底出现出血性色素上皮脱离,ICG检查病灶区脉络膜血管网末端呈息肉样膨大为特征。

【病因及流行病学】

有研究者发现,患者脉络膜内层具有较多呈囊样扩张的小动脉和小静脉,以静脉扩张更为明显,因此认为息肉样病灶是脉络膜自身的小静脉扩张所致。也有人推测息肉样扩张的脉络膜血管为另一种类型的脉络膜新生血管,但其发生、发展和转归与其他类型 CNV 存在明显差异,有着较好的预后。男女均可发病,亚裔人群以男性多见。发病年龄 20～85 岁,平均发病年龄＞50 岁。双眼或单眼均可患病。

【诊断】

(一)临床表现

1.症状　如病变不位于黄斑部,可无明显症状。如黄斑区发生血浆渗出,可有明显视力下降或视物变形。如发生玻璃体积血,视力可突然严重下降。

2.眼底检查　黄斑区及视神经乳头周围有一处或数处出血性或浆液性色素上皮脱离,并可见多灶黄白色渗出,血管性病变表现为单个或多个橘红色球性病灶。伴或不伴玻璃体积血。

3.眼底荧光素血管造影(FFA)　结果缺乏特异性。

4.吲哚青绿血管造影(ICGA)　对确诊本病具有重要价值。典型表现为眼底病灶区发现脉络膜异常分支血管网,可呈扇形或放射状,并常查见滋养血管;异常血管网的末端有单个或多个呈血管瘤样扩张的息肉样结构;息肉样病灶边缘常伴有浆液性或出血性视网膜色素上皮脱离。

(二)诊断

1.眼底检查发现橘红色息肉样病灶及多灶浆液性或出血性色素上皮脱离。

2.ICGA 检查显示异常脉络膜分支血管网和血管瘤样扩张的息肉状病变。

(三)鉴别诊断

1.老年黄斑变性　眼底大多可查见硬性或软性玻璃疣,不见橘红色息肉样病灶,可资鉴别。

2.中心性浆液性脉络膜视网膜病变　年轻人多见,眼底无出血,造影检查无脉络膜息肉状的强荧光病灶。

【治疗】

1.激光光凝　若息肉样病灶位于黄斑中心凹 500μm 以外,可选择氪红激光光凝,以Ⅲ～Ⅳ级光斑为宜。

2.光动力治疗(PDT)　若息肉样病灶位于黄斑中心凹下或距黄斑中心凹 500μm 以内,可采用 PDT 治疗。

3.手术治疗　对于合并有大量玻璃体积血和黄斑下出血的患者,可行玻璃体切割术和视网膜切开术以清除玻璃体腔积血和视网膜下积血。

五、黄斑囊样水肿

黄斑囊样水肿(CME 或 CMO)是指黄斑部视网膜神经层内细胞间隙的液体积聚在外丛状层中,尤其在厚而疏松的中心凹周围的 Henle 纤维,当液体量多时,将纤维束推开,形成一个个囊腔,故称为囊样水肿。

【病因】

1.视网膜血管疾病:糖尿病性视网膜病变,视网膜静脉阻塞等。

2.毛细血管扩张症:中心凹旁毛细血管扩张症、Coats 病、Leber 多发性粟粒状动脉瘤病以及反应性毛细血管扩张(继发于视网膜大动脉瘤、视网膜血管瘤等)。

3.内眼手术后:尤多见于白内障术后(又称为 lrvine-Gass 综合征)。其他内眼手术也可发生,但较少见。

4.各种类型的色素膜炎(葡萄膜炎)及眼内炎症、Behcet病、视网膜血管炎(Eales病)。

5.其他包括视网膜色素上皮变性、脉络膜肿瘤、视网膜下新生血管、黄斑部视网膜前膜。某些药物(烟酸、肾上腺素等)偶尔也可诱发。

6.特发性临床上查不出任何局部和全身有关因素。极少见。

【发病机制】

视网膜内屏障(视网膜毛细血管内皮细胞)和外屏障(视网膜色素上皮)在上述原因下受到破坏,加上黄斑部特殊的解剖生理特点,渗出的液体容易在黄斑部视网膜积聚,形成囊样水肿。

【诊断】

(一)临床表现

1.症状　不同程度的视力下降,视物变形,中心暗点,发病时可出现虹视。

2.眼底所见除原发病变的体征外,尚有以下特征

(1)检眼镜检查黄斑区反光增强,中心凹反射消失,黄斑区呈暗红色,伴有黄色深层渗出点。

(2)裂隙灯接触镜检查:黄斑部视网膜增厚,并可见到黄斑囊样结构,呈蜂窝状(后部反光照射)。

(3)荧光素眼底血管造影检查:是确诊黄斑囊样水肿最可靠的方法。造影早期水肿区的脉络膜背景荧光有不同程度的荧光遮蔽。晚期(10～30分钟后)形成典型的花瓣状外观。根据渗漏的严重程度分为三型。

1)Ⅰ型(轻型):渗漏较轻,多为细点状单层半环或环状。

2)Ⅱ型(中型):渗漏液体较Ⅰ型为多,囊样结构逐渐形成多层环花瓣样外观。

3)Ⅲ型(重型):渗漏液体量多,密集的渗漏点融合,形成以中心凹为中心、由多数囊样结构组成、越向中央囊越大、有黑色星状条纹的花瓣状外观。

3.并发症

(1)黄斑囊样变性:当水肿迁延时,可导致神经纤维、视细胞的破坏,色素上皮细胞进行性萎缩,形成黄斑囊样变性,视功能永久性损害。

(2)黄斑板层裂孔和裂孔:若囊样水肿的囊内壁破裂,外壁完整,则形成板层裂孔,视力损害不可逆。有的囊外壁也发生破裂,则形成真正的黄斑裂孔。

(二)诊断标准

1.在上述眼病的病程中视力恢复不佳,有以上临床表现者。

2.荧光素眼底血管造影可确诊。

(三)鉴别诊断

1.中浆病。

2.视网膜中央动脉阻塞。

【治疗】

(一)药物治疗

1.碳酸酐酶抑制药全身应用　用于白内障术后、中间型葡萄膜炎、某些色素性视网膜炎、慢性葡萄膜炎等引起的黄斑囊样水肿。

2.激素全身或球周注射　白内障术后,中间型葡萄膜炎引发的黄斑囊样水肿。

3.前列腺素抑制剂　无晶状体性黄斑囊样水肿。常用者有吲哚美辛、阿司匹林、保泰松等,且吲哚美辛局部应用较全身应用效果好,不良反应少,还能预防黄斑囊样水肿,术前、术后应用对某些病例有益。滴眼液常用0.5%～1%,每日3次;口服25mg,每日3次。

4.导升明　可改善毛细血管通透性。

（二）激光

1.糖尿病性黄斑囊样水肿宜早治疗,用黄斑格栅样光凝。

2.视网膜静脉阻塞性黄斑囊样水肿采用降低黄斑区供养小动脉的灌注区的光凝方法。

3.无晶状体性黄斑囊样水肿 YAG 激光切断玻璃体牵引条索。

（三）玻璃体切割手术

适用于玻璃体牵拉综合征伴严重黄斑囊样水肿。

（四）高压氧治疗

有报道此疗法对黄斑囊样水肿有效,但治疗后有可能复发或加重。

六、黄斑裂孔

黄斑裂孔是黄斑部视网膜组织的全层缺损,它既可作为一种独立的眼病,也可并发于其他眼病,如高度近视、外伤、日灼或激光意外以及引起黄斑囊样水肿的疾病。

七、特发性黄斑裂孔

好发于老年女性,95％以上患者发病在 50 岁以上,占黄斑裂孔的大多数。双眼发病为 3％～20％,屈光度一般不超过 4.00D。

【病因】

1.玻璃体牵拉。

2.黄斑囊肿和变薄:在黄斑区视网膜组织进行性变薄和囊样变性的基础上,玻璃体内存在的牵拉因素可导致黄斑裂孔的发生。

【诊断】

（一）临床表现

1.症状主要为视力逐渐下降,多在 0.05～0.3。其次是视物变形和中心暗点。

2.玻璃体检查:在黄斑裂孔发生中,玻璃体对黄斑部的牵引起着重要的作用,此牵拉与玻璃体后脱离和玻璃体液化有关。

3.眼底所见。

（1）检眼镜检查:黄斑区视网膜缺损呈圆形或椭圆形,约 1/3PD 大小,呈红色,有凿孔样边缘;裂隙光束在此完全中断;孔周有一圈视网膜下积液围绕,称液套;裂孔底部色素上皮层可有大小不一的黄色点状沉着物（由吞噬曙红质堆积而成）。50％～80％患者可检查出盖膜存在。

（2）荧光血管造影检查:典型表现为裂孔区呈透见荧光,显示边界清楚的荧光斑,类圆形。少数患者伴有渗漏。裂孔底部粗大的黄白色点状物可在透见荧光区呈点状荧光遮蔽。

（二）其他检查

可用 OCT 和视网膜厚度分析仪对黄斑裂孔进行逐层检查分析;用氪氖激光光源裂隙灯检查,可以鉴别黄斑裂孔和黄斑囊肿。

（三）鉴别诊断

1.板层黄斑裂孔　指视网膜组织的内层缺损而外层仍保持完好。裂孔呈圆形或椭圆形,周围没有视网膜下积液;边缘不如全层裂孔锐利,底部无黄色点状沉着。荧光血管造影一般无异常影像。

2.黄斑囊样变性　黄斑区呈蜂窝状,裂隙灯窄光带切面下囊肿的前壁轻度向前凸出,光带连续不中断并随光束移动而光带变形。当构成前壁的成分进行性萎缩消失或破裂后,则形成板层裂孔或全层裂孔。

3.黄斑部视网膜前膜和假性黄斑裂孔　视网膜表面不规则的粗糙反光区,放射状的视网膜内界膜皱褶,小血管迂曲。明显的增生膜可见条索状牵引,黄斑区可见类似裂孔样,但边缘不规则,形状不一,无明显凹陷感,无黄色点状渗出物,周围无晕轮,裂隙光带无中断。荧光血管造影无透见荧光。

4.黄斑出血　形态不甚规则,无凹陷感,裂隙光带无中断。荧光血管造影显示荧光遮蔽。

【治疗】

1.由于特发性裂孔很少发生视网膜脱离,且多数患者视力稳定,故一般不需治疗,仅随诊观察。

2.预防性光凝可加重视功能障碍而不主张采用。

3.玻璃体切割手术:应用玻璃体切割手术联合视网膜内界膜剥除、生物辅助剂(β₂-转移生长因子,自体血小板等)注入或气体填充治疗Ⅱ~Ⅳ期特发黄斑裂孔,提高视力或改善视物变形,取得一定疗效。但确切效果尚需临床长期验证。

【预后】

黄斑裂孔患者的视力相对稳定,特发性裂孔极少发生视网膜脱离。最常见的并发症为视网膜前膜形成。少数患者特发性裂孔可自行消失。

八、高度近视眼黄斑裂孔

高度近视眼黄斑裂孔是由于黄斑区视网膜组织变性、萎缩或发生囊样变性所致。女性明显多于男性(7:1)。近视>-8.00D时,裂孔发生率显著增高。

【发病机制】

高度近视常有后巩膜葡萄肿,导致黄斑区视网膜、脉络膜变薄,脉络膜毛细血管减少或消失,组织供氧差,从而加重了黄斑区视网膜退行性变或囊样变性。而近视眼易发生玻璃体液化、变性和后脱离,形成对视网膜的牵引,产生黄斑裂孔。裂孔一旦形成,液化的玻璃体可通过裂孔进入视网膜下,导致视网膜脱离。

【诊断】

(一)临床表现

1.视力障碍是主要症状　但由于高度近视本身视力就差,故患者不易察觉视力的变化,常在进行其他检查时,发现黄斑裂孔已存在。

2.眼底所见

(1)检眼镜检查:近视性黄斑裂孔呈圆形或椭圆形,萎缩而形成的裂孔边缘光滑,一般无盖膜;囊样变性牵引所致的裂孔,边缘呈锯齿状,常有盖膜。当有明显的视网膜、脉络膜组织萎缩时,裂孔失去正常红色而呈灰白色或黄色,此称为"白孔"。

(2)玻璃体检查:玻璃体液化、变性,后脱离。

(3)荧光素眼底血管造影检查:裂孔区呈典型的透见荧光,伴有不同程度脉络膜萎缩等高度近视表现。

(二)鉴别诊断

1.其他部位视网膜裂孔引起的视网膜脱离累及黄斑部时,因中心凹区域组织透明,非常薄,或有囊样变性而使该处看上去似黄斑裂孔,可通过Watzke征进行鉴别。具体操作方法如下:在裂隙灯间接镜或三面镜下检查,将裂隙窄光带通过可疑黄斑裂孔处,让患者描述所见光带,若所见光带中断,可考虑裂孔发生

（板层裂孔或全层裂孔），如光带仅变形、变窄或增粗但无中断，则为黄斑囊样变性。此方法不能区分裂孔是板层裂孔抑或全层裂孔。

2.周边裂孔视网膜脱离累及黄斑区继发引起黄斑裂孔：周边部裂孔引起的脱离首先发生在裂孔周围，后累及黄斑后极部，脱离的视网膜可从周边赤道部延续至后极部，患者有相应部位的视野缺损。而黄斑裂孔引起的视网膜脱离多局限于赤道后部，很少延伸至锯齿缘。因两者处理原则不同，故应仔细检查鉴别。

【治疗】

可行预防性激光封孔，以预防视网膜脱离的发生，但视力损害较大。目前较多学者认为，高度近视黄斑裂孔不宜激光，以观察为主，若发生视网膜脱离，再行单纯玻璃体腔注气或玻璃体切割联合气体或硅油填充。

九、外伤性黄斑裂孔

外伤性黄斑裂孔多见于男性青壮年，占整个黄斑裂孔的 10%。眼球钝挫伤、穿通伤、眶骨挫伤、面部及头部创伤均可引起黄斑裂孔，而以眼球钝挫伤最易发生，发生率为 5%～22%。

【发病机制】

眼球钝挫伤后，脉络膜血管舒缩紊乱，产生浆液性渗出，积存于外丛状层及内颗粒层的组织间隙内，形成水肿，加之黄斑有众多的 Henle 纤维，极易吸收大量液体，而产生黄斑囊样水肿。当囊壁内层或内、外层萎缩变性消失时，则会出现黄斑板层裂孔或全层裂孔。另外，黄斑受到冲击而产生玻璃体对黄斑部视网膜的牵拉形成黄斑穿孔。穿孔可在眼外伤开始就产生，亦可在伤后一定时间内发生。

【诊断】

临床表现与特发性黄斑裂孔基本相同。

【治疗】

1.黄斑穿孔后继发视网膜脱离的可能性小，故不需手术治疗。

2.黄斑穿孔合并视网膜脱离，少量视网膜下液，但无玻璃体视网膜变性改变，可行玻璃体内注气或玻璃体内注气联合黄斑部巩膜外垫压或兜带术。

3.黄斑穿孔合并无晶状体眼、高度近视、玻璃体后脱离、玻璃体液化及浓缩等视网膜脱离的危险因素时，应密切观察，必要时手术治疗。

4.黄斑穿孔合并视网膜脱离及玻璃体内机化条索牵引时，应行玻璃体切割联合气体或硅油填充。

5.黄斑穿孔合并视网膜出血和视网膜水肿时，应进行相应治疗。

【预后】

黄斑裂孔的恢复程度与裂孔大小、视网膜脱离的严重程度及玻璃体视网膜的机化条索密切相关。

十、日食光引起的黄斑裂孔

日食光引起的黄斑裂孔是强烈的太阳光线对视网膜组织造成的严重损伤，多见于无防护下观察日食或直接凝视太阳或水面以及雪地等日光反射。视网膜水肿时可给予激素、血管扩张药、能量合剂等。黄斑裂孔本身无特殊治疗。

十一、激光意外引起的黄斑裂孔

眼组织对多种波长的激光能有效地吸收,且对激光损伤的阈值较其他器官低,黄斑部更为敏感。严重的激光意外损伤可导致黄斑裂孔的发生,称为激光意外引起的黄斑裂孔。Q 开关 Nd:YAG 激光是最常见引起视力损害的激光源。

早期可用激素治疗。裂孔本身无需治疗。

十二、黄斑部视网膜前膜

黄斑部视网膜前膜也称为黄斑前膜,是黄斑区及其附近的视网膜内表面上细胞增生所形成的无血管性纤维组织膜,被认为是增生性玻璃体视网膜病变在黄斑的局部表现。仅引起视网膜内层变形的较薄的视网膜前膜,称为表面皱缩性视网膜病变或玻璃纸样黄斑病变。对引起视网膜全层明显变形的厚膜称为黄斑皱褶,分为原发性黄斑前膜或继发性黄斑前膜两种类型。

(一)原发性黄斑前膜

原发性黄斑前膜又称黄斑前纤维增生或 Jaffe 综合征等,是指发生在一般正常的、没有任何已知的其他眼病或玻璃体视网膜病变眼中的黄斑前膜。在普通人群中发病率为 2%~6%,其中 90% 以上为 50 岁以上的老年人。无性别差异。双眼发病率为 10%~20%,常先后发病。病因不详,一般认为是黄斑变性的特殊表现。

【发病机制】

原发性黄斑前膜的形成主要与玻璃体后脱离和来自视网膜的细胞向黄斑区迁移积聚有关。近年来对手术剥除的膜标本的病理检查表明,视网膜前膜中含有五种细胞:①神经胶质细胞。②视网膜色素上皮细胞。③巨噬细胞。④肌纤维母细胞。⑤纤维细胞。以上细胞通过细胞外基质(来于血浆或由色素上皮合成)相互连接并形成纤维性膜组织。

【诊断】

1.症状 起病缓慢,常在体检时发现。视力多>0.5,若<0.1 则多有视网膜皱褶或水肿,甚至裂孔。多有视物变形,可有复视。视力障碍常导致阅读困难。红绿色觉异常及 VEP 异常。

2.眼底所见

(1)检眼镜检查及分级:病变位于以黄斑区为主的后极部眼底。可分为三级(Gass,1977 年)。

0 级:黄斑区视网膜表面呈箔状反光,组织结构正常。

1 级:表面可见薄膜,视网膜浅表面细小皱纹,血管略扩张迂曲。由于膜沿切线方向收缩,可出现游离缘或膜部分与其下的视网膜分开。

2 级:表面出现半透明膜(灰白色),视网膜出现全层皱褶,血管明显弯曲变形。

当黄斑前膜收缩时,可有小血管扩张,出现点状出血、微血管瘤及硬性渗出。当增厚的前膜向心性收缩时,中心部位可形成环形隆起(缩窄环),中央内陷而形成假性视网膜裂孔。还可有视网膜下新生血管形成。

(2)荧光素眼底血管造影检查:该检查是诊断黄斑前膜的主要依据。表现为,①颞侧上下血管弓靠拢,黄斑无血管区垂直直径缩小、移位。②黄斑附近的血管扭曲扩张,并向前膜收缩中心移位。严重者可有荧光渗漏,形态不规则,不对称,与前膜的遮盖区一致。膜收缩中心可有无灌注区。③严重者造影后期可出现黄斑囊样水肿。

前膜的形态和边界易在蓝光单色眼底照片上显影。

（3）玻璃体改变：80％～95％的患者早期即可出现玻璃体后脱离。可完全性后脱离（可见视神经乳头前环）或部分后脱离（可看到玻璃体与黄斑、玻璃体与视神经乳头之间的粘连）。

【治疗】

1.多数原发性黄斑前膜的患者不需治疗，随诊观察。

2.手术治疗原发性黄斑前膜几乎 100％可剥除。

（二）继发性黄斑前膜

【病因】

该病继发于许多眼部病变。

1.发生于有视网膜裂孔或视网膜脱离术后，发生率可高达 50％。膜的组成以视网膜色素上皮细胞为主。此种膜多致密而厚，黄斑皱褶主要指这种类型。凡术前视网膜条件差、玻璃体有出血、术中手术范围过大、患者年龄较大等均可使发病的危险增加。

2.发生于眼外伤或手术及激光、冷凝术后。

3.伴有其他各种眼病，包括视网膜血管病变、各种类型的眼内炎症、各类血管瘤或其他肿瘤以及其他病变（如视网膜色素变性、玻璃体积血、毛细血管扩张症等）。

【诊断】

1.症状　患者对黄斑前膜所引起的视力障碍由于原发眼病的存在而不敏感。在原发性视网膜脱离者，成功的复位手术后视力改善复又减退，常提示黄斑前膜形成。

2.眼底所见　继发性黄斑前膜的检眼镜检查和荧光血管造影表现较原发者更明显。可清楚见到黄斑部灰白色膜状物及视网膜皱褶和血管扭曲移位。

【治疗】

1.手术治疗　需待原发眼病已治愈或稳定，黄斑前膜是引起视力差和视物变形的主要原因时，才考虑手术。

2.药物治疗　药物对黄斑前膜的防治还有许多问题需进一步研究，且只能辅以在术中减轻手术难度和术后减少黄斑前膜复发。

（1）皮质激素可减轻组织坏死水肿，控制炎症反应，抑制巨噬细胞迁移附着。对眼外伤、眼内炎、玻璃体积血、眼球内异物等引起血-视网膜屏障破坏的眼病，应常规酌情应用皮质激素。

（2）非类固醇类抗炎药物作用机制可能与抑制蛋白质和核酸合成有关。如吲哚美辛、阿司匹林。

（3）其他青霉胺、米诺地尔（长压定）等可抑制胶原纤维交叉连接，氟尿嘧啶、柔红霉素、高三尖杉酯碱等可抑制细胞的增生。

十三、黄斑部视网膜下新生血管

黄斑部视网膜下新生血管也称黄斑下脉络膜新生血管膜（SCNV），是由多种病因所致的脉络膜新生血管穿越 Bruch 膜并在视网膜色素上皮下或上增生形成的纤维血管组织。常伴有视网膜下浆液性渗出和（或）出血，为多种眼底疾病导致视力丧失的最主要原因。

【病因】

1.变性疾病如老年黄斑变性、结节状和弥漫性玻璃疣、病理性高度近视眼、血管样条纹、成骨不全、视网膜脉络膜缺损、Best 病、伴有明显渗出的视网膜色素变性、Sorsby 眼底营养不良、成年中心凹黄斑营养不良等。

2.炎症或感染性疾病如眼拟组织胞浆菌病综合征、弓形虫视网膜脉络膜炎、类肉瘤病、风疹、Vogt-Koyanagi-Harada 病、鸟枪弹样视网膜脉络膜病变、Behcet 病、慢性葡萄膜炎、中心性渗出性脉络膜视网膜炎等。

3.肿瘤如脉络膜痣、脉络膜恶性黑色素瘤、脉络膜血管瘤、脉络膜骨瘤等。

4.外伤如脉络膜破裂、激光治疗后、引流视网膜下液的复杂操作、视网膜冷凝损伤等。

5.其他如匐行性或地图状脉络膜炎、特发于黄斑中心性浆液性视网膜病变样病变、眼底黄色斑点症、内层点状脉络膜病变、长期视网膜脱离、特发性黄斑部裂孔等。

【发病机制】

视网膜下新生血管发生的确切机制不清。一般认为，Bruch 膜破裂是产生新生血管膜的先决条件，局部组织新生血管刺激因子(血管内皮生长因子，酸性、碱性成纤维细胞生长因子，白细胞介素-8，类胰岛素样生长因子，肝细胞生长因子)和抑制因子[转化生长因子和凝血敏感蛋白]动态平衡的失调是产生新生血管膜的关键。

【诊断】

(一)临床表现

1.症状　可有视力下降、视物变形、中心暗点、闪光幻觉(60％为白光)和幻视。

2.眼底改变　早期新生血管膜呈灰蓝或淡黄斑块，晚期因纤维组织增生呈灰白色。周围常有出血。晚期可有视网膜水肿或渗出、继发性视网膜色素上皮或视网膜神经上皮浆液性或出血性脱离。

3.眼底血管造影　这是发现视网膜下新生血管存在和定位的可靠方法。

(1)荧光素眼底血管造影:早期出现海团扇状或车轮状荧光;晚期荧光素渗漏到视网膜下间隙,海团扇状或车轮状荧光消失。对新生血管膜上的出血、渗出或视网膜色素上皮脱离难以显现。

(2)吲哚青绿血管造影:能显示新生血管膜上的出血、渗出或视网膜色素上皮脱离,对诊断隐匿性新生血管膜或复发性新生血管膜更有优势。早期出现扇形、梳状或点状强荧光;晚期渗漏荧光。

(二)鉴别诊断

1.视网膜表层的新生血管通过眼底造影区别。

2.脉络膜恶性黑色素瘤:当有视网膜下血肿时,应与脉络膜黑色素瘤鉴别。荧光血管造影视网膜下血肿显示荧光遮蔽,遮蔽区内可见新生血管的渗漏点;而脉络膜黑色素瘤则由于瘤体不断渗漏显示强荧光。

【治疗】

(一)病因治疗

(二)非病因治疗

1.药物　玻璃体腔注入抗 VEGF 药物,如贝伐单抗和兰尼单抗。

2.激光　激光是治疗新生血管膜,预防严重视力丧失的有效方法。可采用氩、氪或二极管激光,对黄斑中心凹外、近中心凹、中心凹下或复发性新生血管膜均有效,但并不是最佳治疗方法,因为除了可引起视力下降以外,还不能避免新生血管膜复发或残留。

3.光动力学疗法(PDT)　对治疗黄斑中心凹下新生血管效果显著,有组织损伤小、可重复治疗等优点,但不能避免新生血管膜的复发且治疗费用昂贵。

4.手术　可有三种方法。

(1)单纯新生血管膜切除。

（2）新生血管膜与脉络膜离断但不取出。

（3）新生血管膜切除同时行视网膜色素上皮瓣转移或同种异体视网膜色素上皮细胞移植。

【预后】

1.黄斑新生血管膜自然预后差。

2.激光治疗复发率较高。

3.手术治疗对绝大多数患者并不能提高视力,部分患者只是对比敏感度提高、视物变形改善、中心暗点缩小、阅读速度提高。

十四、Stargardt 病

Stargardt 病是一遗传性眼底病,临床上常见为单独的黄斑部萎缩性变性,亦有合并眼底黄色斑点者。

【病因】

多为常染色体隐性遗传,常见近亲联姻的后代,同胞中数人可发病。少数为显性遗传或散发病例。一般 6～20 岁发病,男女均有,且为双眼对称性病变。

【病理】

视网膜深层的黄色斑点是视网膜色素上皮细胞内黏多糖及大量暗褐质的沉积物。

【诊断】

（一）临床表现

1.进行性视力下降（0.1 以下）。

2.有相对性及绝对性中心暗点。

3.轻度色觉障碍。

4.眼底检查疾病初期,视力虽下降而眼底尚无改变。病情进展,中心凹消失,色素紊乱。继之黄斑变性呈椭圆或圆形脱色素区,边清,有金箔样反光,病灶周围有黄色斑点并多加扩展。晚期,后极部神经上皮、色素上皮及脉络膜毛细血管萎缩,仅见脉络膜大血管及白色巩膜。

5.电生理检查:EOG 异常。

6.暗适应:部分人减退。

7.荧光素眼底血管造影:早期为荧光遮蔽点与透见荧光点先后出现。有时可见到脉络膜背景荧光减弱,而视网膜毛细血管相对性荧光清晰,则为所见的"脉络膜淹没"荧光图像。

（二）诊断标准

依据病史、视功能检查、眼底表现及荧光素眼底血管造影特征,对本病可做出诊断。

（三）鉴别诊断

1.中心性晕轮状视网膜脉络膜萎缩。

2.视锥细胞营养不良。

【治疗及预后】

本病无特殊治疗。晚期患者中心视力永久性丧失。视力低下者,可戴助视器。

十五、卵黄状黄斑变性

卵黄状黄斑变性,1905 年由 Best 首次报告,故本病又称 Best 病,因其形态变化大,又称多形黄斑变性,亦称卵黄样黄斑营养不良。通常为儿童期发病,黄斑出现卵黄样病变伴 EOG 异常,但视力改变与病变极不相称。

【病因】

常染色体显性遗传。

【发病机制】

将病变中卵黄物质通过光镜及电镜检查,发现是色素上皮中异常暗褐质颗粒的积聚。有人认为是一种不能由溶解酶分解和不完全分解的非特异性代谢产物。

【诊断】

1.青少年期发病,双眼多为对称性病变,大多为体检时发现。

2.早期视力正常,以后可有中心暗点,重者则中心视力显著下降。

3.黄斑部有典型的卵黄样改变,进而破碎终至色素沉着及萎缩病变。

4.ERG 正常,EOG 异常,暗适应正常,色觉轻度异常。

5.荧光素眼底血管造影卵黄完整时,黄斑荧光遮蔽;卵黄破碎期,可见透见及荧光遮蔽混杂现象;萎缩期,透见荧光及斑状荧光遮蔽;晚期病例合并脉络膜毛细血管闭塞,则弱荧光中可见粗大的脉络膜血管。

【治疗】

无特殊疗法。如有视网膜下新生血管形成,可试用激光封闭,但对中心视力的恢复尚无帮助。

(姚贤凤)

第五节　视网膜营养障碍性疾病

一、弥漫性视细胞营养障碍症

视网膜色素变性(RP)为弥漫性视杆细胞和视锥细胞的营养障碍,RP 是一种广泛影响视细胞和色素上皮功能,导致进行性的视野缺损和 ERG 异常的一组遗传眼病。

【临床症状】

1.多为双眼发病,早期症状为夜盲,部分患者在昏暗光下视力下降。

2.进行性视野缩小。

【临床体征】

1.检眼镜下视网膜骨细胞样色素沉着改变,首先出现在视网膜赤道部,随病程延长范围增大,视盘呈蜡黄色,视网膜血管一致性狭窄。

2.很多 RP 有不同的临床表型,又称非典型改变①无色素性视网膜色素变性的色素较少,其余改变均相同;②单侧性视网膜色素变性;③象限性视网膜色素变性,一般为性连锁;④深部白点呈白点状视网膜炎;⑤无脉络膜症的脉络膜萎缩;⑥RDS-Peripherin 突变导致的黄斑 RPE 萎缩;⑦RP12 表现为视网膜小动脉旁无 RPE;⑧中心性视网膜色素变性,色素改变在黄斑区内,患者畏光,视野表现中央部暗点。

【辅助诊断】

视网膜电图:a 波、b 波下降或消失。视杆细胞 ERG 的 b 波下降超过视锥细胞 ERG 的 b 波下降,诊为杆-锥细胞营养障碍症,反之视锥细胞 ERG 的 b 波下降超过视杆细胞 ERG 的 b 波,则诊为锥-杆细胞营养障碍症。

【遗传考虑】

目前发现 84 种 RP 基因型,至少 12 种类型为常染色体显性遗传,其中 11 种被克隆出。常染色体显性遗传占 RP 的 10%～20%;性连锁在美国占 RP 的 10%,英国达 25%,目前确定了 5 种类型,其中 2 种已克隆;大约 40% 为常染色体隐性遗传,少数为线粒体遗传和性连锁显性遗传。

【鉴别诊断】

1.视网膜脱离自发吸收后继发色素增生,但都是单眼。

2.视网膜脉络膜炎症后继发色素增生,该病多为单眼,玻璃体可见炎性细胞,而 RP 多为双眼,患者夜盲、视力下降和检眼镜下所见可以诊断,电生理诊断有助于判断非典型性改变。

【治疗与预后】

目前尚无有效疗法,可适量补充维生素 A 和维生素 E。

【患者教育】

告知患者该病的性质和目前的治疗发展现状,建议患者适度补充维生素和含维生素 A 的食品。

二、结晶样视网膜变性

又称 Bietti 结晶状营养障碍,约 30 岁发病,结晶样物质多在后极部,有 1/3 患者近角膜缘部角膜实质浅层也可见到沉积的结晶。

【临床症状】

夜盲,视力减退,进行性视野缩小。

【临床体征】

视网膜上较多不规则的黄色结晶样反光点,黄斑和后极部较密集。

【辅助诊断】

ERG 和 EOG 异常。

【诊断要点】

根据患者夜盲和眼底典型改变可以确诊。

【治疗原则】

无有效疗法。

三、Leber 先天性黑矇

Leber 先天黑矇(LCA)是婴幼儿发病的 RP 型,目前已发现 7 个致病基因,其中一些致病基因突变轻将导致发病晚些的视锥、视杆细胞变性,突变重的将导致 LCA。多数患儿智力正常。

【临床症状】

出生后发现视力严重下降。视力变异较大,部分病例可以 0.1,部分病例黑矇。患儿不断按压眼球。

【临床体征】

眼球恍惚震颤,早期眼底改变不明显,后期眼底可见圆形簇状黑色素,可逐渐发展为骨细胞样色素。

【鉴别诊断】

需要排除因白化病,全色盲,先天性静止性夜盲症(CSNB)引起的眼球震颤。CSNB 的闪光 ERG 典型的改变是 b 波下降,而 a 波正常。白化病的皮肤缺少色素,眼底的色泽呈红色。

【辅助诊断】

ERG 几乎记录不到。

【治疗】

无有效药物,转基因治疗目前进入 1 期。

【随诊】

间隔可 1～2 年。

【患者教育】

告知患者该病的性质和目前的治疗发展现状,建议患者适度补充维生素和含维生素 A 的食品。

四、视锥细胞营养障碍症

视锥细胞功能障碍是一种遗传性眼病,可以是常染色体显性遗传、常染色体隐性遗传或性连锁隐性遗传。

【临床表现】

1.10～20 岁发病。

2.患者主诉视力下降,昼盲(不能忍受光),部分病例有色觉障碍,发病进展后可合并眼震。

【临床体征】

1.检眼镜下黄斑萎缩性病变呈牛眼图形。

2.也可见到非典型改变,如斑点状色素或毯层样变。

【辅助诊断】

1.ERG 视锥细胞功能下降　单闪光明适 ERG 振幅下降,30Hz 反应下降或消失。早期视杆细胞反应正常或轻度下降,随病程发展视杆细胞功能也可以受损。

2.周边视野正常。

【诊断要点】

依据主诉、眼底改变和电生理诊断。

【治疗原则】

目前尚无有效治疗。

【鉴别诊断】

1.要和先天性色盲鉴别:色盲是对某种特定的颜色,如红色盲、绿色盲、红绿色盲等,视力正常不合并视网膜变性。

2.进行性视锥细胞营养障碍症是这组疾病的不同类型,发生在青少年或成年人。

3.所有 3 个孟德尔遗传型均存在。

4.周边视野正常可区分 RP。

5.锥-杆细胞营养障碍症临床可有中心暗点,昼盲,晚期同时有夜盲,检眼镜周边有骨细胞样色素。

6.如果中心凹萎缩常误诊为 Stargardt 病,但前者视锥细胞 ERG 振幅下降,而后者常正常。

【基因诊断】

1.显性遗传视锥细胞营养障碍症发生在 6p21.1 的 GUCA1A 突变,这是一个表达在视细胞外段的钙结合蛋白。这个病还发现在 17p13.1 的 GUCY2D 突变。

2.相同基因的等位基因不同的突变可发生常染色体隐性遗传 LCA(RetNet)。

3.性连锁隐性遗传视锥细胞营养障碍症的特点成年发作,黄斑毯样色泽(金属色)和水尾现象(眼底色泽随着暗适应时间发生改变)。但基因尚未确定。

【治疗和预后】

可适当补充维生素 A。

【随诊】

类型不清楚时可嘱咐患者随诊。

五、锥-视杆细胞营养障碍症

锥-视杆细胞营养障碍症是来自于 ERG 检查的名词,视锥细胞 ERG 的振幅下降超过视杆细胞 ERG 的振幅下降,属于视网膜色素变性。

【临床表现】

临床可有视力下降,中央视物不见,昼盲,颜色改变,晚期同时有夜盲。

【临床体征】

检眼镜周边有骨细胞样色素。

【辅助诊断】

1.在 ERG 中:视锥细胞 ERG 的振幅下降超过视杆细胞 ERG 的振幅下降。

2.视野中心暗点,晚期视野收缩。

3.色觉异常。

【基因诊断】

1.近年基因研究发现导致 Leber 先天性黑矇症(LCA)的突变基因如果突变程度轻或者如果 1 个等位基因上有一个显性突变将导致锥-杆细胞营养障碍症。RetNet 上提供了较多的遗传信息。

2.需要重视的是合并锥-杆细胞营养障碍症的基因也是 Stargardt 病(ABCA4),Alstroem 病(ALMSl)和脊髓脑共济失调(SCA7)的基因。

3.显性锥-杆细胞营养障碍症可来自于 GUCY2D 的突变,而隐性突变则造成 LCA。

4.CRX 基因也可造成 RP、LCA 和锥-杆细胞营养障碍症,取决于突变类型。

【治疗和预后】

可适当补充维生素 A。

六、Stargardt 病(黄色斑点状眼底)

Stargardt 病又名黄色斑点状眼底,是一种遗传性眼病,多数为常染色体隐性遗传,少数为显性遗传。眼底可以看到色素上皮层较多细小黄色斑片,如果这些黄色斑点散在整个眼底,称黄色斑点眼底,如果黄色斑点局限在后极部眼底,称 Stargardt 病。

【临床表现】

病变开始于 12 岁以下,由于部分病变较轻,常开始于周边,故无症状,直至病变发展到黄斑部影响视力,因而就诊时年龄可达中年。多数患者至少一只眼视力可维持在 0.4～0.2。

【临床体征】

1.眼底黄色斑点可以开始于周边部,逐渐向后极部发展,诊为黄色斑点眼底,通常黄斑的改变很轻,也可以开始于黄斑周围,黄斑区内呈铜箔色改变,诊为 Stargardt 病。

2.FFA 常常显示低荧光素的脉络膜,和高荧光素的斑点状病变。

【辅助诊断】

多数患者闪光视网膜电图正常,EOG 也正常。

【鉴别诊断】

1.视锥细胞萎缩症以及锥杆细胞变性型视网膜色素变性鉴别。

2.奎宁中毒性视网膜病变、老年黄斑变性、黄斑裂孔。

【治疗原则】

无有效疗法。

七、Best 病

又称卵黄样黄斑营养障碍症。常染色体显性遗传,位于第 11 对染色体长臂的 VMD2 基因突变,这个基因编码 RPE 膜上的 bestrophin 蛋白,导致脂褐素的蓄积。儿童期黄斑病变形态像卵黄,以后病变逐渐瘢痕化。

【临床表现】

典型的黄斑病变出现在 5～15 岁,视力可以维持在 0.8 以上,随着病变进入萎缩期,视力逐渐下降,可发生中等程度视力丧失。

【临床体征】

早期黄斑病变呈卵黄样改变,以后病变吸收、萎缩呈地图样改变。后期改变很难与其他黄斑病鉴别。早期病变视力可以正常。

【电生理诊断】

电生理检查有诊断意义:ERG 正常。EOG 异常:Arden 比低于 1.5。电生理改变可发生在无眼底改变的基因携带者。

【鉴别诊断】

要和 Startgardt 病鉴别,后者电生理早期 ERG 和 EOG 均正常,晚期 ERG 振幅可轻微下降。

【诊断要点】

早期诊断依据眼底和 EOG 的改变。

【治疗与预后】

无有效治疗,约 20％患者一只眼可发生脉络膜新生血管膜,合并脉络膜新生血管可做相应治疗。视力预后总体不是很差。

八、图形样黄斑营养障碍症

描述一组 60 岁上下视力较好,黄斑区出现视网膜色素上皮层面的色素图形、或色素堆积、或网状色素。包括 Sjogren 网格样营养不良和蝴蝶样营养不良,属遗传病。

【临床表现】

视力轻度下降和轻微变形，或无症状。

【临床体征】

1.黄斑部出现色素图形，FFA 显示比眼底像明显。

2.部分病例可发生黄斑下脉络膜新生血管膜。

【辅助诊断】

ERG 一般正常或振幅轻微下降、临界，EOG 与 RPE 损伤范围一致，可以降低。

【诊断和鉴别诊断】

诊断主要依据眼底表现和 FFA。

【治疗与预后】

一般无须治疗，合并脉络膜新生血管膜时可作相应治疗。多数患者可以维持阅读。

九、Sorsby 黄斑营养障碍症

发生在 40 岁上下年龄组，双侧中心凹下脉络膜新生血管膜的显性遗传性眼病。

【临床表现】

明显的视力下降。

【临床体征】

早期黄斑区较多玻璃膜样沉积，或融合的斑片，以后双眼发生脉络膜新生血管膜，晚期双侧眼底黄斑区地图样萎缩，病灶周围围绕色素。

【辅助诊断】

1.OCT 和 FFA 可发现脉络膜新生血管膜。

2.自发荧光可显示地图样萎缩

【基因诊断】

病变基因位于第 22 染色体 TIMP3，编码金属蛋白酶的组织抑制剂，影响细胞外基质的再塑形。

【鉴别诊断】

和脉络膜新生血管膜鉴别，Sorsby 常双眼对称，有家族史。

【治疗原则】

发生脉络膜新生血管膜可做相应治疗。

十、家族性玻璃膜疣

玻璃膜疣发生在年纪较轻，如 40 岁以下，数量较多，形态变异人，1937 年 Tree 首次报告，根据形态特点称 Doyne 蜂巢样营养障碍症和 Malattia Leventinese，部位可以越出黄斑，达视盘鼻侧。

【临床症状】

与玻璃膜疣的位置相关，分散的和中心凹外的中心视力较好，密集在中央部的视力较差。玻璃膜疣可达视盘鼻侧，可越出血管弓。

【临床体征】

玻璃膜疣在眼底表现为黄色的不规则圆点，可以密集呈"蜂巢状"，也可分散，形态大小不一，深度达色素上皮基底膜或基底层。

【基因诊断】

Doyne 蜂巢样营养障碍症和 Malattia Leventinese 两种类型都是染色体 2 上 EFEMP1 基因突变,这个基因编码表皮生长因子(EGF),含纤维样细胞外基质蛋白。

(晏理红)

第六节　视网膜炎症

【概述】

1984 年被首先报道,病因不明,主要发生于年轻女性,多单眼发病,文献中大部分患者于秋冬和初春季节发病,部分患者发病前 3～4 周有上呼吸道感染病史。

【症状】

发病时可有眼前闪光感,视力下降多为轻度,可伴眼前中央或颞侧固定暗影。

【体征】

眼底检查可见多数灰白色圆形斑点,50～500μm 大小,边界不清晰,无隆起,多分布于视盘和上下血管弓附近,越往周边白点越少越大。黄斑区可见橘黄色颗粒状改变。部分患者可伴前房浮游细胞和玻璃体混浊等活动性炎症表现,但不严重。

【辅助诊断】

1.实验室诊断　视野检查存在轻度的生理盲点扩大(常 20°以下)。ERG 检查可有轻度 a、b 波振幅下降和潜伏期延迟,但无特异性,病变较轻者仅有 EOG 异常,提示病变起源于 RPE 层。

2.影像诊断　白点灶位于视网膜深层或 RPE 层,急性期 FFA 显示轻度荧光着染,可伴有轻度血管渗漏和视盘强荧光,部分患者血管有白鞘。急性期 ICG 显示白点灶从早期到晚期均为持续的低荧光。

【鉴别诊断】

和开角型青光眼的区别在于本病有玻璃体细胞、房水细胞,眼压正常,视盘杯盘比无扩大,存在视网膜白点;和视神经炎的区别在于视神经炎 VEP 有改变,视力下降更为显著;和葡萄膜炎的区别在于葡萄膜炎无性别倾向,无闪光感,无典型视野改变,FFA 也可以区别。

【治疗】

该病有自限性,不需特殊治疗,部分学者采用泼尼松口服进行治疗,病程和预后与其他患者相同。

【随诊】

每月随诊,观察半年,眼底出现点状 RPE 色素脱失说明活动性病变消退。

【自然病程和预后】

发病 1～2 周后眼底白点开始减少变小,4～14 周完全退行,黄斑改变退行较白点延迟 2～3 周。

【患者教育】

告知本病的自限性,勿滥用药物。

(晏理红)

第七节　视网膜脱离

视网膜脱离是常见的致盲眼底病之一。视网膜脱离是指视网膜神经上皮层与色素上皮层相互分离的病理状态。在胚胎发生与组织学上,视网膜神经上皮与色素上皮之间存在一潜在间隙,正常状态下,通过一系列生理、生化机制,视网膜神经上皮与色素上皮相互黏附,从而保证视网膜具有正常的生理功能。发生视网膜脱离后,由于感光细胞的营养遭受损伤,如不能及时复位,将使视网膜发生萎缩、变性,视功能遭受严重损害。通常临床上可分为孔源性视网膜脱离、牵拉性视网膜脱离和渗出性视网膜脱离。

一、孔源性视网膜脱离

【概述】

孔源性视网膜脱是因为视网膜先有裂孔而后发生的视网膜脱离。多数患有近视性屈光不正。孔源性视网膜脱离的发病取决于三因素,即视网膜裂孔、玻璃体液化及有足够的牵拉力使视网膜与色素上皮分开,其中视网膜裂孔是关键。发生视网膜裂孔之前,常有视网膜玻璃体退行性变,视网膜周边部格子样变性和囊样变性;玻璃体液化、浓缩引起玻璃体后脱离。视网膜与玻璃体的退行性变与年龄、遗传、近视及外伤有关。

【症状】

1.飞蚊与闪光　出现于视网膜脱离的早期或前期。为玻璃体后脱离的症状。中老年人特别是高度近视眼患者,突然出现大量飞蚊、某一方位持续闪光时,应警惕视网膜脱离的可能。

2.视野缺损　多数视网膜脱离于几小时内发生,患者忽然觉得视野中出现黑幕状暗影,随着视网膜脱离发展而扩大。

3.中心视力下降　后极部的视网膜脱离,或视网膜脱离累及黄斑时,视力急剧下降。

4.视物变形　当周边部视网膜脱离波及后极或发生后极部视网膜脱离时,除中心视力下降外,尚有视物变形。

【体征】

1.玻璃体　表现为玻璃体液化、混浊,玻璃体后脱离,即视盘前可见 Weiss 环,表现为较致密的环型混浊。如伴随视网膜血管破裂时可见玻璃体积血。陈旧性视网膜脱离在裂隙灯下即可见到玻璃体腔内粗大色素颗粒。视网膜脱离晚期,由于发生增殖性玻璃体视网膜病变 PVR),玻璃体后表面及视网膜前、视网膜下可见增殖膜,并形成视网膜皱褶。

2.视网膜　脱离区的视网膜呈灰色或灰白色隆起,当眼球运动时微现震颤。脱离范围扩大时可延及全视网膜,遮盖视盘,或呈漏斗状外观。眼底可发现视网膜裂孔,裂孔多见于颞上象限,次为颞下,鼻侧虽少见,但亦可发生裂孔。锯齿缘部的裂孔多位于颞下或正下方。裂孔亦可发生在黄斑区或尚未脱离的视网膜上。最常见者为圆形和马蹄形裂孔,亦可为不规则裂缝状和半圆形的锯齿缘离断。裂孔大小与数目亦因人而有不同。

3.PVR　PVR 呈视网膜前、下、玻璃体后表面的膜样增殖、收缩,可引起视网膜固定皱褶,是视网膜脱离的主要并发症,也是影响视网膜脱离手术成功的重要原因。此类疾病应根据 PVR 程度和部位,在玻璃体切除术中选用膨胀性气体或硅油填充。严重前 PVR 者或 PVR 形成"漏斗状"视网膜脱离者应作硅油填充。

4.低眼压　视网膜脱离患者通常眼压降低,由于眼内液体通过视网膜裂孔经视网膜色素上皮引流所致,也可能与房水分泌减少有关。

5.视网膜脱离晚期　可发生慢性葡萄膜炎,虹膜后粘连,瞳孔闭锁,白内障形成,最终眼球萎缩。

【辅助诊断】

影像诊断:眼部 B 型超声显示脱离的视网膜呈白色线状光带,悬浮在玻璃体内,与球后壁距离远近不等,视网膜光带后为无回声暗区(系视网膜下液回声)。超声图可提示视网膜脱离范围、部位及程度等。

【诊断与鉴别诊断】

本病的诊断主要依靠临床症状和体征,需要鉴别的疾病主要包括以下几种:

1.视网膜劈裂　视网膜劈裂是指视网膜神经上皮层本身的层间裂开。视网膜脱离则是神经视网膜与色素上皮之间的分离。获得性视网膜劈裂发病位于邻近内核层的外丛状层,通常在年长者视网膜周边部囊样变性基础上发病,故又称为老年性视网膜劈裂症或变性视网膜劈裂症。先天性视网膜裂劈的病变位于视网膜神经纤维层。视网膜劈裂可同时存在视网膜脱离。约 25% 的病例,在劈裂的内或外层均出现裂孔。内层孔通常位于劈裂最隆起处,外层孔常单个存在,如只有外层而无内层孔,仅容易发生局限的视网膜脱离。约 40% 的患眼,在劈裂的内、外层上均出现裂孔时发展为视网膜脱离。

2.脉络膜脱离　根据发病原因分为原发性和继发性脉络膜脱离,原发性者为原因不明的脉络膜自发渗漏所致,继发性者多由于手术、外伤、眼内炎症、葡萄膜肿瘤、视网膜脱离等所致。脉络膜脱离的眼底表现有别于视网膜脱离,色泽较暗,多呈棕色或灰色球型隆起,表面光滑无皱纹,边缘清楚,多位于赤道前。由于受涡静脉限制,脉络膜脱离被分割成数个球型隆起。孔源性视网膜脱离可合并脉络膜脱离,称脉络膜脱离型视网膜脱离,此时眼压很低,葡萄膜反应重,预后不好。

3.脉络膜黑色素瘤　呈实性隆起,周围可合并渗出性视网膜脱离,根据眼底表现、荧光素眼底血管造影、超声、CT 等检查不难与视网膜脱离鉴别。

4.Schwartz 综合征　目前认为由于视细胞外节盘膜脱落,通过玻璃体皮质孔、睫状体上皮孔或邻近前房的锯齿缘附近裂孔进入前房,形成前部葡萄膜炎,阻塞小梁网导致高眼压。房水电镜检查可见外节盘膜及巨噬细胞,不见淋巴细胞及中性粒细胞。临床表现以青年男性多见,单眼发病,可有外伤史。眼压可达 40～60mmHg,睫状充血,前房浮游细胞、无 Kp 或少量色素性 Kp,激素治疗无效。视网膜裂孔多邻近锯齿缘视网膜呈扁平或球形脱离。

治疗应封闭视网膜裂孔,裂孔封闭后症状与体征消失。

5.特发性葡萄膜渗漏综合征　Schepens 首次报道,中年男性多见,多为双眼发病。病因为脉络膜、巩膜肥厚影响涡静脉引流。Forester 实验证明巩膜增厚主要是黏多糖或黏蛋白的过度沉着,因其高度亲水性,导致巩膜肿胀。患者常自觉某一象限视物遮挡感,此时眼底检查可见脉络膜隆起,常位于周边部,随病情进展可延至一个或几个象限,常呈环状。若病情进一步发展至渗出液突破视网膜色素上皮(RPE)细胞层,即出现随体位移动的、半球形或球形、非孔源性视网膜脱离,常位于下方。脱离的视网膜表面光滑,一般无固定皱褶。该病的诊断主要以临床诊断为主。

以下四点为诊断依据:

(1)睫状体和周边脉络膜脱离,为本病最早出现的体征。B 超或 UBM 检查有助于诊断。

(2)渗出性、非孔源性的视网膜脱离,可随体位移动。

(3)眼前节一般无炎症反应。

(4)眼轴长度正常。治疗应注意视网膜复位手术无效,可施行巩膜切除术、巩膜切开术或涡静脉减压术,术后视网膜下液吸收较慢,需长期观察。

【治疗】

目前手术是孔源性视网膜脱离治疗的唯一手段。孔源性视网膜脱离手术的选择,应根据视网膜脱离的范围,裂孔的大小、形态、数目、位置,变性区域的大小及位置,视网膜表面膜形成与否,以及玻璃体情况综合考虑决定。手术目的是封闭裂孔,消除或减轻玻璃体对视网膜的牵引,恢复视网膜活动度,达到视网膜解剖复位。可采用激光光凝、透巩膜光凝或冷凝,使裂孔周围产生炎症反应以闭合裂孔;根据视网膜脱离及玻璃体的情况,选择巩膜扣带术或玻璃体手术联合眼内填充术。

1.巩膜扣带术　包括巩膜外垫压术及巩膜环扎术,是除复杂性视网膜脱离的首选术式,特别是儿童视网膜脱离应尽可能使用巩膜扣带术,儿童的玻璃体手术因术前及术中玻璃体不易后脱离,常常导致术后PVR形成,最终形成视网膜再脱离。

2.玻璃体手术　对于复杂性视网膜脱离在孔源性视网膜脱离中包括:黄斑裂孔视网膜脱离、巨大裂孔视网膜脱离、合并严重PVR视网膜脱离、合并屈光间质混浊的视网膜脱离等,治疗应使用玻璃体手术。手术中根据裂孔位置、大小、PVR的程度决定气体或硅油充填的选择。

【随诊】

视网膜复位术后2个月内仍处于增殖期,应密切观察,防止因PVR导致视网膜再脱离。孔源性视网膜脱离双眼发病率约15%,所以在一眼已发生脱离时,另一眼必须充分散瞳检查眼底,如果发现有视网膜变性、裂孔,而玻璃体无明显变性,裂孔处未见粘连性牵引,应该避免眼部外伤、持重及剧烈运动,必要时行局部视网膜激光光凝;已发现有浅脱离者,需及时采取手术以防止脱离继续扩展。另外,如果存在早期格子样视网膜变性、严重格子样视网膜变性已行光凝及视网膜脱离手术治疗后的患者,建议长期跟踪检查,至少每年一次散瞳详细查眼底,以防视网膜脱离的发生或复发。

【自然病程和预后】

总的来说,视网膜脱离发生时间短、范围小,裂孔数少,裂孔面积小,增殖膜形成轻者,手术成功率亦高,反之则成功率低。手术成功与否以视网膜能否复位为标准。但视网膜复位,并不一定有相应的视功能恢复。例如:超过6个月的陈旧性视网膜脱离,因为视网膜视细胞已发生不可逆性损害,即使视网膜术后复位,视功能亦不能发生较大改善。中心视力的预后,主要看黄斑是否受累,及受累时间的长短。

【患者教育】

高度近视者应避免过于剧烈的运动,出现上述症状时应及时就医。

二、牵拉性视网膜脱离

各种原因引起的玻璃体积血日久机化形成,及各种原因导致的增生性玻璃体视网膜病变最终牵拉视网膜神经上皮使之与色素上皮分开,均可称为牵拉性视网膜脱离。牵拉性视网膜脱离病程缓慢,早期患者可无任何症状,当牵拉达一定程度或一定范围时导致视网膜脱离,患者可出现视力下降或视野缺失。检查可见明确的玻璃体-视网膜牵拉,牵拉可局限也可广泛,但很少波及锯齿缘,牵拉呈垂直或切线方向,在牵拉部位视网膜隆起,血管扭曲变形,视网膜活动度差,一般无视网膜裂孔,可有视网膜下增生及视网膜下沉着物。如牵拉引起视网膜裂孔,眼底表现包括孔源性和牵拉性视网膜脱离两种形态,为混合性视网膜脱离,称牵拉-孔源性视网膜脱离。视网膜血管性疾患引起的牵引性视网膜脱离常常伴随玻璃体积血。一些病例由于严重的玻璃体混浊,术前不能看到眼底,应行超声检查。牵拉性视网膜脱离的治疗,主要是手术解除玻璃体视网膜增殖或机化组织对视网膜的牵拉。包括玻璃体切除术,巩膜环扎术和玻璃体切除联合眼内填充术。

三、渗出性视网膜脱离

渗出性视网膜脱离是一种继发性视网膜脱离,常因视网膜或脉络膜肿瘤、炎症、血管病以及全身血液和血管性疾病引起。其发病机制主要是视网膜毛细血管和色素上皮屏障功能受到破坏、导致血浆和脉络膜大量渗出和积聚在视网膜下形成渗出性视网膜脱离。

视网膜脱离范围常随体位而改变,视网膜下液体总是流向眼底最低处,如坐位时下方视网膜脱离最高,平卧时下方视网膜球形隆起样脱离消失,积液流向后极部,使后极部视网膜隆起脱离,而周边视网膜脱离不明显。脱离的视网膜表面较光滑,无牵拉皱褶。无视网膜裂孔。葡萄膜渗漏是一种特殊渗出性视网膜脱离,好发于男性,其具体原因不清楚,与糖尿病,胶原病、内分泌病有关,但常为特发性,无具体原因可发现。渗出性视网膜脱离的治疗主要是治疗原发病。

(姜　蕾)

第八节　视网膜变性

一、视网膜色素变性

视网膜色素变性为进行性遗传性营养不良性视网膜退行性疾病,以夜盲、进行性视野缺损和眼底色素性视网膜病变为其特征,为常染色体显性遗传、隐性遗传并伴性遗传。

【病因病理】

本病为视网膜色素上皮细胞和光感受器细胞的变性。可能与视网膜色素上皮酶系统发育缺陷,铜、锌及牛磺酸缺乏等有关。还有认为本病可能为自身的免疫性疾病。

早期在视网膜中,有视杆细胞进行性的退行病变,周边有色素细胞增生并聚集在视网膜面及血管旁,视网膜动静脉血管内膜增生变厚致管腔狭小;晚期视网膜层由外向内各层组织不同程度萎缩。视神经乳头上胶质增生形成膜状致视神经乳头为蜡黄外观。

【诊断】

(一)临床表现

1.双眼发病,男性多于女性,儿童期起病。

2.早期有夜盲,暗适应功能下降。

3.视野进行性变小。可有环状暗点,进展呈管状视野,而中心视力尚好(中心视野尚存 5°～10°)。

4.眼部检查:视网膜血管狭细,赤道部网膜色素上皮细胞变性萎缩及不均匀增生,如骨细胞样的色素沉着。继之色素向后极部发展,脉络膜亦萎缩。动脉更细,静脉旁有白鞘,视网膜呈青灰色。黄斑粗糙或有囊样水肿。视神经乳头呈蜡黄色。临床上还见无色素型视网膜色素变性者,除视网膜看不到色素沉着外,其他表现均如前述。

5.眼电生理检查:早期 EOG 波形消失;ERG 波形降低至熄灭。

6.荧光素眼底血管造影:视网膜血管迟缓充盈;视网膜透见荧光及荧光渗漏;视网膜表层血管扩张及渗

漏,脉络膜血管无灌注或延迟灌注。

7.暗适应:早期视网膜视锥细胞功能正常,视杆细胞曲线终末阈值升高。晚期视杆细胞功能丧失而视锥细胞阈值亦升高,形成高位单向曲线(仅代表视锥细胞功能的曲线)。

8.色觉:早期色觉正常,晚期色觉障碍(蓝色盲)。

(二)鉴别诊断

1.梅毒性脉络膜视网膜炎　其视网膜色素沉着斑小,以后极部为多,胡椒盐状改变。夜盲不明显。视野无环形暗点。乳头色略淡,而不是蜡黄色。ERG可有振幅降低。梅毒血清反应阳性。

2.妊娠期麻疹致胎儿视网膜病变　由孕妇在妊娠第3个月时患麻疹所致。患儿生后眼底病变渐进发展,可见视网膜面散在斑点状色素沉着,以后渐有骨细胞样改变。此病少见。

3.病毒性热疹后视网膜色素变性　多在病初一周后双眼视力下降,视野向心性缩小,以后眼底周边出现色素,类似典型视网膜色素变性改变。

【治疗】

1.已诊断视网膜色素变性者,应每年定期复诊,查眼底、视野及眼电生理检查。

2.视力下降至0.2时,或有管状视野者,可试用助视镜。

3.有并发白内障者,需行手术治疗,摘除白内障并植入人工晶状体。

4.目前尚无特殊药物治疗。可试用扩血管药及小剂量维生素 B、C、E 以及锌剂。

5.如合并屈光不正,可用镜片矫正。

二、结晶样视网膜变性

结晶样视网膜变性为少见的视网膜退行性变性眼病。

本病双眼受累,为常染色体隐性遗传性疾病。

【病因】

尚不明确,视网膜面出现黄白色结晶样闪光亮点,其具体成分不明,推测与色素上皮-感光细胞复合体代谢紊乱有关。

【诊断】

(一)临床表现

1.视力下降或伴夜盲。

2.早期眼底视神经乳头血管大致正常。晚期视神经乳头色淡,视网膜动脉细窄,眼底背景略呈青灰色。视网膜面前后有多个黄白色闪光亮点,以后在极部密集而周边部稀疏。黄斑中心凹不易分辨。病变区有暗褐色大小不一形态不规则的斑块,少有类似骨细胞样改变。

3.视野改变:有中心或旁中心暗点、部分或全部环形暗点,周边视野向心性缩小。

4.暗适应检查:暗适应中度异常,病程长者重度夜盲。

5.视觉电生理检查:ERG 早期正常,晚期 B 波下降,EOG 异常,表示色素上皮受损广泛且严重。

(二)鉴别诊断

原发性视网膜色素变性与本病的鉴别为:较早出现视网膜周边有骨细胞样色素沉着,散在无光泽的结晶样黄白色亮点,视神经乳头蜡黄及视网膜血管细窄。

【治疗】

本病尚无特殊疗法。

三、白点状视网膜变性

白点状视网膜变性为罕见的家族遗传性视网膜退行变性。其视网膜广泛散布白色斑点。为静止性夜盲症,因白色斑点及视网膜色素再生缓慢,一般无进行性恶化倾向。

【诊断】

1.幼年发病,可有暗点及视野缩小,中心视力尚好。

2.视网膜遍布小圆形或卵圆形、大小均匀的白点,后极部较密,周边稀疏,偶见有融合成小哑铃形,一般不连接成片状。

3.荧光素眼底血管造影术多见透见荧光,晚期为荧光渗漏。

4.暗适应时间延缓。

5.视觉电生理检查 ERG 正常或降低。EOG 异常。

【治疗】

因其发病机制不明,无特殊疗法。

四、玻璃膜疣

玻璃膜疣为黄白色透明的胶样物沉积于脉络膜的玻璃膜。有家族遗传性趋向。多见中年以后,60 岁以上老年人更为常见。

【病理】

本病的视网膜组织病理检查,发现色素上皮广泛受累,黑色素颗粒在胞质内由密集分布变成分散分布,并有纤维性物质积聚,导致色素上皮细胞受推挤而引起邻近感光细胞变性。因此认为玻璃膜疣为色素上皮细胞不正常的分泌活动。也有人认为疣可能是变性的色素细胞转变而来,因而这些细胞内的透明物质可能是老年的色素上皮细胞,其中含有未消化的感光细胞外节。

【诊断】

1.视力障碍　早期黄斑部多有玻璃膜疣侵犯,其视力尚可正常。有时有视物变形及中心视力下降。

2.眼底检查　玻璃膜疣为小的黄白色发亮圆点,边缘有轻微色素环绕。位于视网膜后,略向前凸,散在或成群分布,亦可融合成大片圆形或地图形的外观,病变区色素变淡或脱失。其边缘有色素增生。脉络膜毛细血管萎缩而露出大而硬化的脉络膜血管。赤道部玻璃膜疣较黄斑部为多。随年龄增大而疣亦增多,呈正相关改变。

3.荧光素眼底血管造影　荧光增强及透见荧光。

4.ERG　一般正常或低于正常。EOG 低于正常。

【治疗】

因疣的病变过程缓慢,目前尚无有效疗法。

如发现玻璃膜疣区色素增生及视力下降而有黄斑变化的可能性时,可用维生素 C 及维生素 E,以增强视网膜对光损害的保护作用。可用硫酸锌制剂,可增强视网膜代谢作用。

五、近视性视网膜脉络膜病变

近视性视网膜脉络膜病变。单纯性近视,眼底改变不明显,视力矫正良好。高度近视,多伴有眼底改变,一般矫正视力欠佳。

【诊断】

1.视力障碍:①远视力差,近视力正常,近点距离近。②进行性视力减退,随屈光度增加而加重。

2.视物变形及中心暗点(为黄斑出血、机化瘢痕所致)。

3.眼前黑影飘动因玻璃体变性、液化、混浊所致,暗适应差。

4.眼底改变:①豹纹状眼底。②近视性弧形斑(视神经乳头颞侧有弧形白色斑或呈环状萎缩斑)。③黄斑有萎缩、出血或灰褐色斑,即 Fuchs 斑。④后巩膜葡萄肿。⑤赤道部及锯齿缘部囊样变性。⑥玻璃体变性液化混浊后脱离。⑦可并发视网膜裂孔及视网膜脱离。

【治疗】

1.对脉络膜新生血管,可行抗 VEGF 药物治疗或 PDT 治疗。

2.黄斑裂孔,不伴视网膜脱离者可观察;如伴视网膜脱离者,手术治疗。

六、视锥细胞营养不良

视锥细胞营养不良是一种极少见的遗传性黄斑部变性疾病之一。

本病主要损害视网膜视锥细胞,也伴有不同程度的视杆细胞损害。因此,早期黄斑受累,辨色力障碍;晚期致视网膜色素上皮变性而致色盲。故又有中心型视网膜色素变性之称。

【病因】

本病为遗传性疾病,亦常见散发病例。遗传方式为常染色体显性或隐性遗传。

【诊断】

(一)临床表现

1.眼底改变

(1)静止型视锥细胞营养不良:主要表现为色觉障碍,视力正常或轻度下降。其中可能有弱视,严重者伴眼球震颤、畏光,黄斑多正常。

(2)进展型视锥细胞营养不良:有进行性色觉障碍及视力减退,晚期有夜盲。病情进展,双眼黄斑有对称性金箔样反光,显示色素上皮萎缩区如靶心状。亦有的为胡椒盐状改变(为色素小点和色素脱失)。晚期病例,见视神经乳头颞侧苍白,动脉变细。除上述病变外,尚有病例见到周边视网膜为弥漫性色素上皮萎缩及骨细胞状色素沉着,此则应归入锥-杆营养不良之列。

2.视野检查有相对性或绝对性中心暗点,亦可有环形暗点。

3.色觉检查 早期红绿色盲,晚期全色盲。

4.荧光素眼底血管造影 黄斑区有强荧光背景,如靶心状改变,围绕一弱荧光中心。

5.视网膜电图 明视反应降低或消失;暗视反应正常或降低。

6.暗适应检查 视锥细胞阈值明显升高;视杆细胞阈值正常或升高。

(二)诊断标准

诊断本病依据为:进行性视力减退,畏光并喜暗光下活动,后天获得性眼球震颤,色觉障碍。眼底检查黄斑区有靶心状色素上皮细胞脱失,则可诊断。

(三)鉴别诊断

1.Stargardt 病及中心晕轮状视网膜脉络膜萎缩性黄斑变性 由荧光血管造影检查可分辨。前者黄斑区椭圆形无背景荧光(脉络膜淹没征),后者病灶边缘为脱色素强荧光环,中央为脉络膜大血管显影。而视锥细胞变性则黄斑部为靶心状透见荧光改变。

2.氯喹性视网膜病变　眼底改变及荧光素眼底血管造影与视锥细胞变性相似,但有服用氯喹病史可以鉴别。

【治疗】

本病为遗传性黄斑变性疾病,无特殊疗法,视力下降随年龄增加而进行性加重,可试用助视器。

七、中心性晕轮状视网膜脉络膜萎缩

中心性晕轮状视网膜脉络膜萎缩是原发性视网膜脉络膜萎缩的一种特殊类型。本病少见,有家族史。

【病因】

本病为家族遗传性疾病,常染色体显性或隐性遗传,为双眼对称性疾病,男女均可发病。

【病理】

黄斑区脉络膜毛细血管为一界限清晰的萎缩斑,病灶内视网膜色素上皮及神经上皮细胞均有萎缩及纤维化,脉络膜血管无硬化现象。

【诊断】

(一)临床表现

1.少年起病,视力为缓进性减退;中年期视力明显降低;近老年期中心视力更差。无夜盲,有中心暗点。

2.眼底检查:早期黄斑部有色素脱失及色素沉着斑,中心凹反射弥散或消失,如金箔样反光。晚期,双眼黄斑部出现对称性环形、卵圆形、边界清晰的病变区,该灶区内色素上皮及脉络膜毛细血管消失,大血管裸露膜上,边缘清晰。

3.荧光素眼底血管造影:早期为黄斑部透见荧光,晚期为病灶中央弱荧光及脉络膜血管显影和其边缘色素脱失后的弱荧光环。

(二)诊断标准

本病仅局限于黄斑区或后极部,边界清楚的黄斑部色素紊乱,中心凹反光消失,有典型的荧光素眼底血管造影图像,临床易于诊断。

(三)鉴别诊断

1.Stargardt 病　多在 6～20 岁发病,双眼黄斑部可见对称性横椭圆形、边界清晰的色素上皮萎缩区,晚期病变区内脉络膜血管萎缩,病灶周围有多个黄色斑点。

2.视锥细胞变性　本病为黄斑部色素上皮轻度萎缩,边界不清,脉络膜无进行性萎缩,患者有典型的畏光及中心视力下降。色觉障碍及全视野 ERG 以及暗适应检查显示视锥细胞功能下降。

3.老年性黄斑变性　多在 45～60 岁发病,无家族史。黄斑病变区边界不清,眼底有散在玻璃膜疣及视网膜下新生血管。

【治疗及预后】

本病为遗传性疾病。病因不明,目前尚无有效疗法,中心视力呈永久性下降。

(姜　蕾)

第九节　周边部视网膜异常

周边部视网膜格子样变性是后天获得性变性,10 岁以上人群患病率 8％,双眼患病率 42％,常发生在近视眼,格子样变性区内合并圆形萎缩孔达 40％,变性区两端和后缘是马蹄形视网膜裂孔的好发部位,我国孔源性视网膜脱离的年发生率为 7.98/100000,尽管视网膜脱离眼常常看到格子样变性,但是预防性治疗格子样变性并不能阻止视网膜脱离的发生。

【临床症状】

格子样变性区无临床症状,发生玻璃体后脱离时可以有相应的症状

【临床体征】

1.检眼镜下格子样变性位于视网膜赤道部,一般为平行向白色网状区,可以有色素。

2.变性区内或两端可以有视网膜糜烂或小圆形裂孔,玻璃体后脱离时变性区后缘或两侧发生马蹄形裂孔。

【辅助诊断】

1.如果眼的屈光间质浑浊,进行 B 超声检查。

2.一般眼底观察周边部推荐间接检眼镜,也可借助三面镜或眼底生物镜观察。

【治疗与预后】

治疗针对有症状的马蹄形裂孔,使用光凝,合并视网膜下液时选择巩膜扣带术和冷凝或光凝。治疗的选择见表 13-1。

表 13-1　治疗的选择

损伤类型	治疗
急性有症状的马蹄形视网膜裂孔	立即治疗
急性有症状的带盖视网膜裂孔	可能不需要治疗
外伤性视网膜裂孔	通常需要治疗
无症状的马蹄形视网膜裂孔	通常可以不治疗而进行随诊
无症状的带盖视网膜裂孔	很少推荐治疗
无症状的萎缩性圆形孔	很少推荐治疗
没有裂孔的无症状的格子样变性	不治疗,除非 PVD 引起马蹄形裂孔
有裂孔的无症状的格子样变性	通常不需要治疗
无症状的锯齿缘离断	在治疗方面尚无共识,没有足够的证据可用于指导治疗
对侧眼出现萎缩孔,格子样变性或无症状马蹄形孔	在治疗方面尚无共识,没有足够的证据可用于指导

【随诊】

1.一般无须随诊,有玻璃体后脱离的患者一定时间内需要复诊。

2.对于玻璃体积血影响视网膜检查,以及 B 超声结果为阴性的患者,应当定期进行 B 超声检查。对于怀疑有视网膜裂孔的眼,4 周后再行 B 超声检查。

【患者教育】

1.间视网膜脱离高危患者告知 PVD 和视网膜脱离的症状,以及定期随诊检查的重要性。

2.指导所有视网膜脱离高危患者,一旦眼前漂浮物明显增加、视野缺损或视力下降,要及时通知他们的眼科医师。

(晏理红)

第十节　视网膜母细胞瘤

【概述】

视网膜母细胞瘤(RB)是婴幼儿最常见的眼内恶性肿瘤。活产儿患病率大约为 1:18000,无种族和性别差异。平均诊断年龄双眼患者为 10 个月,单眼患者为 2 岁,多数(约 90%)在 3 岁前诊断,7 岁以后少见,成年人发病非常罕见。目前已经确定 RB 的发生是由基因突变引起的,人类 RB 基因位于 13 号染色体长臂 1 区 4 带(13q14)。如 RB 基因突变发生在亲代的生殖细胞或早期胚胎,这样由此发育形成的个体中所有的细胞(包括生殖细胞)均有此突变,因此具有遗传性,为常染色体显性遗传;如突变发生于体细胞(视网膜细胞)则不具遗传性。遗传型约占 40%,非遗传型约占 60%。双眼患者一般是由生殖细胞变异引起,具有遗传性;单眼患者之中,约有 15%也是由生殖细胞变异引起。三侧性 RB 是指在双眼发病的基础上,蝶鞍或者松果体出现原发肿瘤,属于双眼发病的一种特殊类型。

【症状】

患儿多因眼外观异常来就诊,瞳孔区发白(白瞳症)和斜视是最主要的就诊原因,部分患儿会出现眼红和眼部不适(揉眼)。较大的患儿会主诉视力下降、眼前黑影等症状。三侧性 RB 可出现头痛、呕吐、发热、癫痫发作。

【体征】

早期病变扁平或隆起于视网膜表面,呈白色或半透明状,表面光滑边界清;随着病情发展,内生型肿瘤向玻璃体腔内突起,肿瘤细胞在玻璃体内播散种植引起玻璃体混浊。外生型肿瘤则在视网膜下形成肿块,常常引起明显的渗出性视网膜脱离;眼内较大的肿瘤会引起虹膜红变、继发青光眼、角膜水肿、玻璃体积血.等;有些坏死性 RB 会引起明显的眼周围炎症,呈眶蜂窝组织炎表现。晚期肿瘤侵犯到眼眶会引起眼球肿胀外突;弥散生长的肿瘤常见于发病年龄较大的患儿,在玻璃体腔和前房出现白色雪球样混浊,形成假性前房积脓,而眼底见不到明确的肿瘤,容易误诊为眼内炎。

【辅助检查】

B 超检查显示眼内占位病变中有因肿瘤钙化形成的斑点状高反射回声,可见到声影;CT 同样可显示眼内占位有钙化斑,并可显示肿瘤是否出现眼外生长以及在的颅内有无三侧性 RB。MRI 的检查意义与 CT 相似,其信号特点为:T_1 加权 RB 为中低信号,相对于玻璃体为高信号;T_2 加权为中等信号,低于玻璃体信号。通过细针穿刺或玻璃体手术取标本进行活检会极大增加肿瘤向眼外扩散的危险性,因而应尽可能避免。

【鉴别诊断】

能引起白瞳症的其他眼病均可与 RB 混淆,常见的有 Coats 病、永存增生性原始玻璃体(PHPV)、早产儿视网膜病变、眼弓蛔虫病、先天性白内障、家族性渗出性玻璃体视网膜病变、混合错构瘤、Norrie 病、脉络膜缺损等。对白瞳症患儿要注意详细询问病史及家族史,常规全身麻醉下散瞳行双眼检查,根据视网膜有占位性病变以及眼部超声波检查肿瘤有明显的钙化现象 RB 诊断不难。

【治疗】

视网膜母细胞瘤的治疗要根据不同的情况制订个性化的治疗方案。早期小肿瘤患者可选择眼局部治疗,如冷冻治疗、激光光凝治疗、经瞳孔温热疗法治疗(TTT)、局部放射治疗等;中期较大的肿瘤以及合并有明显渗出性视网膜脱离的肿瘤选择化学减容治疗联合眼局部治疗;晚期肿瘤患者选择眼球摘除和全身化疗;如果出现肿瘤眼球外生长,则行眼球摘除、全身化疗、放射治疗,出现肿瘤全身转移的患者还需通过强化的全身化疗联合自体干细胞移植的方法来治疗。

【自然病程和预后】

如不治疗 RB 患者几乎无生存可能。眼球摘除手术曾经是治疗 RB 的经典方法并挽救了大部分患者的生命。自 20 世纪后期始,随着医学技术的发展,RB 的治疗理念发生了重大改变,治疗目的不再仅为挽救生命,还要尽可能地保留眼球和保存视力。目前发达国家 RB 患儿的存活率已达到 95% 左右,而在眼球保存率方面,早期和中期肿瘤眼在 90% 以上,小部分晚期肿瘤眼也得以保存。

(贾冠美)

第十一节　合并系统疾病的视网膜病变

一、遗传代谢异常性视网膜营养不良

先天代谢异常多由于体内缺乏某种特异酶,导致全身脂质、碳水化合物、蛋白代谢异常。该组疾病常常累及全身多器官系统,其中很多疾病合并包括视网膜营养不良在内的眼部表现。目前都无有效治疗方法。

(一)黏多糖贮积症(MPS)

【概述】

黏多糖贮积症是由于体内溶酶体水解酶缺陷而导致黏多糖不能正常分解代谢而大量蓄积于体内的一类疾病。不同的酶缺陷所致黏多糖蓄积的部位不同,临床表现也不同。患者中男性多于女性,多见于近亲结婚者的后代,多有家族史。目前至少发现有 7 种主要类型,其中与视网膜营养不良有关者为由 α-左旋艾杜糖醛酸酶缺乏引起的 MPSⅠ型,由艾杜糖醛酸硫酸酯酶缺乏引起的 MPSⅠ型(Hunter 综合征)和 MPSⅢ型(Sanfilippo 综合征)。除第Ⅱ型为性连锁隐性遗传外,其他各型均为常染色体隐性遗传。MPSⅠ型又分为 Hurler 综合征、Scheie 综合征、Hurler-Scheie 综合征。

【临床症状】

1.全身各系统症状　面貌粗陋、骨骼畸形、智力低下、听力丧失、皮肤黑色素沉积、肝脾肿大和心肺功能异常,一般在经历一段时间的正常发育后就出现生理或者精神上的异常,但各亚型的严重程度和预期寿命各不相同。

2.眼部表现　最常见的表现是角膜薄翳,可见于除 MPSⅡ外的大多数亚组,其他表现还有视神经萎缩、青光眼和视杆,视锥细胞性视网膜变性(视杆细胞受累大于视锥细胞)。眼底外观和 ERG 的异常之间无相关性。视网膜血管变细和血管鞘可能存在,但他们往往被眼底色素的变化掩盖。视网膜改变只见于 MPSⅠ、MPSⅡ和 MPSⅢ型。

【辅助检查】

1.ERG 病程早期 ERG 可正常,随病程进展,ERG 出现不同程度异常甚至熄灭。

2.血液检查 末梢血白细胞,淋巴细胞和骨髓血细胞中可见到异染的大小不等、形状不同的深染颗粒,有时呈空泡状,颗粒称 Reilly 颗粒。

3.尿液检查 尿液中含有大量酸性黏多糖可超过 100mg/24 小时(正常为 3～25mg/24h),酶分析可进一步确诊。

4.X 线 骨骼畸形。

【鉴别诊断】

1.呆小症(先天性甲状腺功能减低症)。

2.多发性硫酸酶缺乏症(尿中硫化物和硫化胆固醇增多)。

3.单纯的视网膜色素变性。

【治疗】

对全身疾患尚无有效的治疗方法,眼科可对症治疗,如角膜移植,抗青光眼手术等,对视网膜改变尚缺乏有效治疗措施。

【随访】

定期监测眼底改变,青光眼患者监测眼压。

【患者教育】

对有阳性家族史者,母亲妊娠时可测定羊水中黏多糖含量,对产前诊断具有十分可靠的价值。

(二)黏脂贮积症

黏脂贮积症是一组常染色体隐性遗传的溶酶体贮积症,与黏多糖贮积症具有很多相似的临床特征。这类疾病大致分为四组:Ⅰ型(涎酸贮积症,神经氨酸酶缺乏-黄斑樱桃红点-肌阵挛综合征),Ⅱ型(包涵体细胞病),Ⅲ型(假 Hurler 多形性营养不良)和Ⅳ型。

ML Ⅰ型的症状可以在出生时即存在,也可能在一周岁之内逐步表现出来。很多患儿表现为出生后全身明显的肿胀、五官粗陋和骨骼畸形,常常伴有肌阵挛。还可能合并震颤、共济失调、癫痫、肝脾肿大、严重的腹胀、肌张力低下或精神发育迟滞等症状,这些症状可能逐步加重。大多数患儿于 1 周岁之前死亡。眼部表现为视力障碍,黄斑部樱桃红点。Ⅱ型临床类似于 Hurler 综合征(黏多糖贮积症Ⅰ型)。Ⅲ型通常没有或仅有轻度的智力发育迟缓、骨骼异常、面部粗陋、身材矮小和角膜薄翳。该型患者可以长期生存至 40～50 岁。Ⅳ型出生时即可有角膜混浊。视网膜营养不良,血管变细,视神经萎缩。ERG 和 VEP 可不正常。

(三)岩藻糖苷贮积症

岩藻糖苷贮积症是一种罕见的常染色体隐性遗传病,是由于溶酶体中 α-左旋岩藻糖苷酶缺乏,导致葡萄糖天冬酰胺和低聚糖的蓄积引起。遗传定位于 1 号染色体。根据症状出现的年龄将该病分为Ⅰ、Ⅱ、Ⅲ型Ⅰ、Ⅱ型多于婴幼儿期发病症状重,故也称幼儿型。Ⅲ型在成人发病,症状轻,又称成人型。

幼儿型在 1 岁左右就可出现明显的临床特征,常表现有反复发作的呼吸道感染,全身肌张力低下出汗过多和体态短小。进行性智力和运动发育迟缓可以是其最早的表现。自 2 岁开始,患儿神经症状进行性加重,伴以频发的抽风。有些患儿呈现轻度黏多糖贮积症Ⅰ型面容,肝脾肿大,心脏扩大,皮肤增厚,腰背侧弯。另一些患儿的面容更像黏多糖贮积症Ⅰ型,表现有前额突出,眼间距过宽,鼻梁塌陷,厚嘴唇和伸舌等丑陋面容。神经症状恶化始于出生后 6 个月,多死于 10 岁以内,眼部没有明显的角膜混浊。

成人型临床表现与幼儿型相似但也有所不同。成人型除可出现进行性智力和运动发育障碍、生长迟缓、肌无力和肌张力低下、面容粗笨,无肝脾大、无角膜浑浊之外,其最特征性表现为皮肤有弥漫性血管角质瘤,表现为针尖大小蓝褐色隆起的皮损起初分布于腹背部,以后可扩展至上、下肢。有时可出现皮肤无汗症一旦感染,就可出现高热和抽风。眼部表现包括结膜、视网膜血管扭曲,角膜混浊,斜视、目艮睑蜘蛛痣以及"牛眼"样黄斑病变。

(四)神经鞘磷脂沉积症

此病又称 Niemann-Pick 病,是由于视网膜和中枢神经系统的神经鞘磷脂沉积导致网状内皮系统细胞内鞘磷脂蓄积引起的,为常染色体隐性遗传性疾病。最常见的三种类型被命名为 A、B、C 型。

A 型在婴儿期发病,多见于犹太人后裔。特点为肝脾大、黄疸、神经退行改变,多在 3 岁前死亡。50% 的患者可有角膜基质层混浊、晶状体前表面可见棕色颗粒沉着,眼底可见樱桃红斑。临床表现类似于 Tay-Saches 病,但是视力下降较缓慢。

B 型没有神经病变,患者视力大多正常,黄斑中心凹外围可见白色晕轮,可以存活至成年。

C 型特点是儿童期出现的进展性神经退行病变,累及中枢神经系统,视力正常。黄斑晕轮类似于 B 型,可有视神经萎缩。多在 20 岁时死亡。

(五)神经元蜡样脂褐质沉积症(NCLs)

神经元蜡样脂褐质沉积症是最常见的儿童神经退行性疾病,其特点是复杂的自发荧光物质在溶酶体积聚。患儿神经活动受到严重影响,导致癫痫发作、视力减退、植物人甚至过早死亡。根据遗传缺陷分为4类:

1 型:在婴幼儿发病,表现为共济失调、肌张力降低以及精神运动障碍,最终发展为植物人。通常在8~24 个月时出现严重的心理运动能力退化、小头畸形和失明。眼部表现为血管鞘、视网膜变性和视神经萎缩是本病的突出特点。晚期可见晶状体后极部混浊。病程早期有 ERG 波幅降低,进行性发展,终至熄灭。

2 型:在婴幼儿晚期发病,2~4 岁开始呈现严重的神经症状,如:共济失调、语言能力丧失、癫痫发作,并在几年内出现迅速的视力丧失、昏迷直至死亡。眼部表现为视网膜色素改变,黄斑中心凹周围呈颗粒样或"牛眼"样病损,视神经萎缩。ERG 波幅下降,VEP 异常。荧光素眼底血管造影可见后极部视网膜色素上皮缺损。

3 型:在少年时起病,4~8 岁时出现视觉症状,并在 1~2 年内导致视力丧失,随后逐渐出现痴呆、视力减退、共济失调、癫痫、并在 20 岁之前死亡。眼底表现为青少年型黄斑变性,黄斑区薄金属样外观或表现为"牛眼"样。视网膜类似视网膜色素变性表现,有骨细胞样色素形成和血管细窄,最终全视网膜萎缩。ERG 早期异常,终至熄灭。眼电图严重异常。荧光素眼底血管造影可表现为视网膜色素上皮紊乱和血管渗漏。

4 型(Kufs 病):该型患者在 30~40 岁间发生精神运动功能障碍。癫痫发作不常见,死亡发生较晚。本型患者无视网膜变性,但在正常眼底的视网膜组织病理中发现有节细胞丧失和萎缩,存留的神经元内蜡样质脂褐质颗粒蓄积膨胀。

(六)GM2 神经节苷脂贮积病

1 型 GM2 神经节苷脂贮积病,又称 Tay-Sachs 病,是一种常染色体隐性遗传、进展性神经退行病变,在婴儿期发病,由氨基己糖苷酶 A(HEXA)基因突变导致神经节苷脂 GM2 储积于神经组织,导致细胞破坏。眼部可见黄斑中心凹周围脂质蓄积导致的樱桃红斑,也可见进展性视神经萎缩。婴儿期前 6 个月大多正常,之后出现视力下降至黑矇,同时伴有神经退行性变,2~3 岁时死亡。多见于犹太后裔。

2 型 GM2 神经节苷脂贮积病,又称 Sandhoff 病,是一种罕见的进行性神经退化性疾病,临床表现与 Tay-Sachs 病相似,但发病不限于德裔犹太人,只有通过生化检测才可以区分这两种疾病。Sandhoff 病是一种常染色体隐性遗传疾病,编码氨基己糖苷酶 A 和 B 的 p 亚基的 HEXB 基因的突变导致这些溶酶体酶缺乏而发病。患者的黄斑出现"樱桃红斑",其他器官,包括肝脏、胰腺、肾脏出现类似 Tay-Sachs 病的表现。

(七)Gaucher 病

Gaucher 病是最常见的溶酶体贮积病。它是一种常染色体隐性遗传疾病,由葡糖脑苷脂酶缺乏导致葡糖脑苷脂积聚在脾、肝、肺、骨髓和中枢神经系统。组织病理学可见巨噬细胞含有"皱纸"状细胞浆,这些巨噬细胞被称为"Gaucher 细胞"。主要有三种亚型。Ⅰ型为无神经病变型,最常见,病变最轻,可见肝脾肿大和全血细胞减少症,通常在童年发病,大脑不受累。Ⅱ型为急性神经病变型,多见于 3～6 个月的婴儿,表现为严重的进行性大脑损伤,多在 2 岁前死亡。Ⅲ型为慢性神经病变型,童年或成年发病,表现为肝脾肿大和各种神经系统病变。Gaucher 病的眼部表现包括角膜上皮、前房角、睫状体和瞳孔缘的白色沉积物,眼底后极部散在分布的大小不一的白色斑点沉积于视网膜表面及浅层,特别是下血管弓沿线。黄斑周围可以发灰。

(八)多种硫酸酯酶缺乏症

多种硫酸酯酶缺乏症是一种非常罕见的遗传性溶酶体贮积症,为硫酸酯酶 A、B、C 缺乏而发病。临床表现兼有异染性脑白质营养不良和黏多糖贮积症的特点,表现为面部异常、耳聋、肝脾大、骨骼异常及多个组织中酸性黏多糖增加。神经系统的快速恶化表现为周围神经的髓磷脂异染性变性及进行性发展的痴呆、高肌张力、共济失调、痉挛性四肢瘫痪和过早死亡。眼部表现为角膜混浊,视网膜色素变性,视神经萎缩,中央视网膜呈灰色,可有眼底樱桃红点。ERG 可熄灭。

(九)线粒体肌病

线粒体 A3243G 突变可引起一系列综合征,从 MELAS(线粒体脑肌病伴乳酸血症和脑卒中发作)到 MIDD(母系遗传糖尿病伴耳聋),以及 Kearns-Sayre 综合征。携带 A3243G 变异的个体,在不同组织及家族成员中的突变有广泛差异,有些个体可能除了眼底改变以外没有其他症状。

Kearns-Sayre 综合征为线粒体脑肌病的一类分型,患者多在 10 岁以前发病,其临床三联症为:儿童期发病、进行性眼肌麻痹和色素性视网膜炎。另一个三联症是完全性心脏传导阻滞、脑脊液蛋白升高(通常 >1g/L)和脑综合征。多数患儿智力落后,还可有发作性昏迷、身材矮小、听力丧失、糖尿病、甲状腺功能低下及其他激素缺乏引起的内分泌紊乱。

(十)胱氨酸病

胱氨酸病由位于 17p13 染色体的编码溶酶体膜蛋白的 cystinosin 基因突变引起的遗传性疾病,由于溶酶体胱氨酸转运缺陷导致细胞内胱氨酸蓄积。目前至少发现有三种类型,均为常染色体隐性遗传。青少年型临床表现与婴儿型相似,但症状较轻。成人型一般无症状。青少年型和成人型仅有角膜和结膜的结晶沉着,眼底表现正常。婴儿型最为严重,出生时正常,以后发生发热、脱水、发育迟缓、佝偻病;患者通常智力正常,皮肤毛发脱色;可有肾小管性酸中毒以及氨基酸尿,一般在 10 岁以内发生肾功能衰竭而死亡。所有眼部组织均可受累,由于胱氨酸结晶沉着于角膜,患者可表现为畏光。在裂隙灯显微镜下,很容易在角膜、结膜以及虹膜内发现此种结晶。疾病早期视网膜周边部见色素异常,包括色素沉着和色素脱失,晚期累及包括色素上皮在内的全部视网膜组织。视野、暗适应、ERG 以及 EOG 可表现正常,在视锥、视杆细胞功能下降时 ERG 亦可异常。荧光素眼底血管造影表现为窗样透见荧光。

(十一)原发性高尿酸血症

原发性高尿酸血症是一种罕见的先天性乙醛酸代谢障碍,可以分为Ⅰ型和Ⅱ型。该病临床表现为持续高草酸尿,伴进行性双侧草酸尿路结石、肾钙质沉积、慢性肾衰竭,以及在儿童期及成年早期死于肾衰竭。Ⅱ型临床症状较轻,且绝大多数仅累及肾脏而没有眼部表现。Ⅰ型病变晚期,可出现包括眼部的肾外草酸结晶沉积。大约 30％患者发展为结晶样视网膜病变,眼底可见大量离散黄色斑点广泛散布于视网膜各层及 RPE。黄斑区可见密度不均的丛状 RPE 肥厚增生,纤维化,从小环状到大片状地图样萎缩。黄斑病变晚期仍可保持较好视力。视力丧失患者可出现视神经萎缩、动脉变细以及脉络膜新生血管。

(十二)无 β-脂蛋白血症

无 β-脂蛋白血症又称 Bassen-Kornzweig 综合征,为常染色体隐性遗传病。主要特点为是脂肪肠道吸收障碍,伴低胆固醇血症,维生素 A 和 E 缺乏,血浆内无 β-脂蛋白,表现为棘红细胞增多,脂肪吸收障碍,脂肪痢,小脑功能失调,进行性周围神经病变,心血管异常及视网膜色素变性。本病于儿童期起病,可生存至青年期。眼部首发症状通常为夜盲,以后发生视力进行性减退。眼底表现为色素性视网膜病变,色素颗粒由黄斑区向周边部发展。有些患者的眼底类似于原发性视网膜色素变性,个别患者表现为中周部色素性视网膜病变、白点状视网膜变性以及血管样条纹合并视网膜下新生血管膜。常有眼球震颤和内直肌不全麻痹。ERG 异常直至熄灭。

(十三)植烷酸贮积症

植烷酸贮积症又称 Refsum 病,属于遗传性脑白质营养不良的一种,呈常染色体隐性遗传,为植烷酸氧化酶减少或缺乏导致体内血液和组织中植烷酸蓄积。多数患者于 20 岁以前发病,婴儿型患者可于儿童期发病。

最常见的眼部初始症状为夜盲。眼底表现为色素性视网膜病变,视网膜血管细窄,视神经萎缩。其他眼部表现还有瞳孔缩小,瞳孔反应减弱,眼肌麻痹及眼球震颤。ERG 异常或熄灭,视野进行性缩小,环形暗点;暗适应阈值升高。

全身表现为周围神经病变和小脑性共济失调。脑脊液检查蛋白增高,但细胞数不增加。患者可有非特异性心电图异常,鱼磷癣,骨骼发育不良,神经性耳聋和嗅觉丧失。

(十四)Zellweger 综合征

Zellweger 综合征又名脑-肝-肾综合征,系常染色体隐性遗传病,主要生化缺陷可能是过氧化物酶体和甘油醚脂质缺乏。

临床表现主要有前额高,肌张力减退,肾皮质囊肿,肝大。眼部异常表现为内眦赘襞,小眼球,角膜混浊,先天性白内障,先天性青光眼,眼球震颤。视网膜营养不良,表现为黄斑区色素沉着,周边部视网膜有色素沉着与脱色素,视网膜血管变细,视神经萎缩,视神经发育不全。ERG 与 VEP 均异常。

(十五)肾上腺脑白质营养不良

肾上腺脑白质营养不良为胆固醇酯与长链脂肪酸聚积引起的神经脱髓鞘和肾上腺功能异常。本病分为两种类型,新生儿型为常染色体隐性遗传,儿童型为性连锁遗传。新生儿型在婴儿期即有癫痫发作,发育迟缓,颅面畸形,常在 6 岁前因反复呼吸道感染死亡。儿童型患者在 5～10 岁间肾上腺和中枢神经系统功能异常进行性发展,最后发生痴呆、盲目、四肢麻痹、肾上腺皮质功能衰竭,直至死亡。两种类型的眼部共同特点为视力下降,注视性眼球震颤,皮质性视力损害,视神经萎缩。在新生儿型,可有前极白内障,视网膜色素上皮改变;儿童型则有白内障和视神经发育不全,虽然视力下降,但 ERG 和 EOG 可正常。

(十六)强直性肌营养不良

强直性肌营养不良又称为 Steinert 病,为常染色体显性遗传病,多系统受累,主要表现为肌肉强直、进行性肌肉消耗、心动过缓、心脏传导阻滞、性功能低下、内分泌功能障碍、秃发和眼部异常。

眼部表现主要有白内障、上睑下垂、眼压降低和视网膜营养不良。眼外肌麻痹和斜视少见。视网膜营养不良表现为黄斑区色素沉着或脱色素,周边部视网膜色素聚集,但视网膜血管变细和视神经萎缩不常见。患者色觉和视野正常,ERG、VEP 和暗适应可异常。

(十七)Cockayne 综合征

Cockayne 综合征又名侏儒-视网膜萎缩-耳聋综合征,为常染色体隐性遗传,常在婴儿或儿童期发病。主要表现为侏儒、神经系统发育受损,消化不良、老人面容、耳聋、皮肤光敏感,智力低下及眼部异常。眼部异常常见暴露性角膜病变,瞳孔缩小,对散瞳药缺乏反应,白内障,进行性视网膜营养不良。视网膜呈椒盐状变性,黄斑区更为显著。此外,尚有骨细胞样色素沉着,视网膜血管变细,视盘色泽呈灰色或蜡黄色萎缩。病程早期 ERG 即可熄灭。

(十八)Sjogren-Larsson 综合征

Sjogren-Larsson 综合征又名鱼鳞癣样红皮病-痉挛性双侧瘫痪-智力发育不全综合征,为常染色体隐性遗传。临床表现包括常发于出生时的鱼鳞病、轻微或中度智力缺陷,以及包含下肢的对称性局部痉挛麻痹。多数患者合并视网膜营养不良,表现为黄斑区和黄斑周围色素沉着,视网膜内有闪光点。可见非典型性视网膜色素变性。视神经、视网膜血管以及视网膜周边部可表现正常。另外,可有角膜混浊、点状角膜炎和睑结膜炎。ERG 正常,荧光素眼底血管造影可显示脉络膜血管透见。

(十九)Alport 综合征

Alport 综合征义名眼-耳-肾综合征。主要表现为肾炎和神经性耳聋。全身表现主要为血尿、肾功能不全和感觉神经性耳聋,耳聋以双侧高频率消失明显。前锥状晶状体为本病的独特表现,具有诊断意义。锥状晶状体可引起高度近视,但视力可以矫正。可发生后囊下白内障。眼底可见黄斑区和周边部视网膜色素颗粒和玻璃膜疣状沉着物,视神经、血管正常。ERG、EOG 可异常。视野与色觉正常,荧光素眼底血管造影可表现为外周的窗样缺损。

(二十)橄榄体脑桥小脑萎缩合并视网膜营养不良

橄榄体脑桥小脑萎缩合并视网膜营养不良为一组常染色体显性遗传病,其Ⅲ型与视网膜营养不良有关。本病的全身表现主要为共济失调、辨距障碍合并锥体、脑干以及锥体外系体征。眼部症状为视力进行性下降。发病较早者有弥漫性视网膜营养不良,晚发病例则表现为黄斑部视网膜营养不良。患者可有眼球震颤、核间性和核上性眼肌麻痹、上睑下垂、眼球突出。成人视网膜营养不良始于黄斑,表现为细颗粒样色素沉着,黄斑受损可发展至视网膜色素上皮萎缩,表现为"牛眼"样外观,随病程进展,发生视神经萎缩和视网膜血管变细。ERG、EOG、VEP 均为异常,一些患者表现为色觉障碍和中心暗点。

(二十一)动脉肝发育不良综合征

动脉肝发育不良综合征又名 Alagille 综合征,为罕见的常染色体显性遗传病,表现为胆汁郁积,肝脾肿大,特殊面容,先天性心脏病,外周动脉狭窄,骨骼异常,性腺功能减退,患者通常由于心脏病和肝脏并发症在 5 岁之前死亡。眼部表现为虹膜前基质发育不全,Schwalbe 线前向移位,瞳孔异位,白内障,角膜带状病变,角膜后胚胎环,近视,圆锥角膜,斜视以及视网膜轻度营养不良。周边视网膜色素沉着、脱色素以及脉络膜视网膜萎缩。还可表现为脉络膜皱褶,黄斑部色素聚集,视网膜血管迂曲,视盘隆起、苍白。ERG、EOG 均可异常,暗适应正常,可有色觉异常,荧光素眼底血管造影显示视网膜色素上皮和脉络膜毛细血管萎缩。

(二十二)苍白球色素变性综合征(Hallervorden-Spatz 综合征,苍白球色素变性综合征)

Hallervorden-Spatz 综合征呈常染色体隐性遗传。主要特征为锥体外系运动体征、构音障碍、僵硬、舞蹈徐动症、癫痫和早发的痴呆,其迅速进展导致成年早期死亡。临床上该病分为三类:典型性、非典型性和中间性。典型性,病变在 10 岁以前发作且进展迅速;非典型性则在 10~20 岁发作,进展缓慢且 15 年后仍维持独立行走;中间性患者包括发病较早但进展缓慢,或是发病较晚但进展迅速。患者智力低下,一些患者发生视网膜营养不良,一般在成年早期死亡。

所有综合征患者磁共振下苍白球均出现特征性改变,由 T_2-加权图像中的低信号组成,与铁沉积物相容,并在内部存在～小片高密度区域("虎眼"信号)。大约25％的患者发生视网膜变性,表现为最初呈斑驳的视网膜色素上皮细胞和视网膜斑点,随后呈骨刺样和"牛眼"环状黄斑病变,最终视网膜血管变细,视神经萎缩。患者2岁前 ERG 即可熄灭。伴视网膜病变的患者发病趋于早期(典型性),进展较为迅速并导致儿童期晚期的死亡。

(二十三)Bardet-Biedl 综合征

Bardet-Biedl 综合征即视网膜色素变性、生殖器发育低下、先天性肥胖、多指(趾)及智能缺陷。本综合征为常染色体隐性遗传,出现于发育早期,通常在10～15岁间即有显著症状。有时并非五个症状全部出现,而缺少一个或数个,构成不完全型综合征。全部患者中,40％～50％的患者为不完全型,90％～93％有视网膜色素变性,85％～87％智力低下,75％多指(趾),几乎全部患者均有肥胖倾向,15岁以上患者约50％有生殖器发育低下,约5％的患者伴有耳聋。全身表现还可有侏儒、并指(趾)、水脑、尖头畸形、驼背、膝外翻、平跖足、聋哑病、先天性心脏病、肾病及肝纤维化等。眼底改变常不典型,色素沉着可致晚期才出现。视力及色觉异常出现较早。黄斑受累可表现为黄斑皱褶及前膜形成,荧光造影可有旁中心毛细血管荧光素渗漏。全部患者均表现为 ERG 异常。其他眼部表现可有眼球震颤、视神经萎缩、视网膜脉络膜萎缩、斜视及婴儿性青光眼等。

二、癌症相关性视网膜病变

【概述】

癌症相关性视网膜病变(CAR)是一种与癌症有关的视网膜变性疾病,其发病机制是肿瘤抗原诱导机体产生抗视网膜蛋白的抗体而引起的自身免疫性疾病,而非眼部原发肿瘤的占位压迫或全身其他部位肿瘤转移所引起。很多癌症都与 CAR 相关,最常见的是小细胞肺癌、乳腺癌和妇科癌症。

【临床症状】

1.几周或几个月内双眼视力无痛性下降,但也可双眼先后发生且不对称,多发生在癌症确诊之前。

2.闪光感、畏光。

3.视网膜受累的细胞不同可以出现夜盲、视野缩小、色觉受损等不同表现。

【临床体征】

1.如果双眼视力受损不对称,可有 RAPD。

2.眼底通常正常,或仅有视网膜动脉变细等轻度异常。随着病情进展最终可以出现视网膜变性改变,比如:RPE 变薄,视神经萎缩,小动脉闭锁等。玻璃体混浊和黄斑水肿也偶见报道。

【辅助检查】

1.视野:中心、旁中心暗点。

2.荧光素眼底血管造影通常正常,偶尔可见血管炎表现和黄斑水肿。

3.OCT 可见视网膜变薄。

4.ERG:振幅下降甚至熄灭。如果仅锥细胞受累,全网膜 ERG 可以正常,但多焦 ERG 可以异常。

5.影像学检查可以帮助诊断全身肿瘤。

【鉴别诊断】

1.视网膜色素细胞变性。

2.视锥细胞变性。

3.中毒性视网膜变性。

4.急性区域性外层隐匿性视网膜病变。

【治疗】

激素和免疫抑制剂可能能够暂时提高视力、改善视野,但是对于长期预后都没有确定的效果。针对癌症的治疗也并不能改善视力。

【随访】

针对全身肿瘤制订相应的随访计划。

【自然病程和预后】

视力预后差。全身预后取决于肿瘤的病情轻重。

【患者教育】

低视力辅助。

（贾冠美）

第十二节　药物及化学制剂所致毒性眼底病变

详细询问病史对药物及化学制剂所致毒性眼底病变的诊断极为重要。应详细询问曾用药名、剂量及时间,计算患者用药的总量。

氯喹和羟氯喹小剂量用于治疗疟疾,大剂量用于治疗胶原血管病,可引起与累积剂量相关的色素性视网膜病变。氯喹和羟氯喹的毒性与总剂量与总的治疗时间有关,停药后视网膜毒性多可改善,但由于其排泄率低,眼底病变还可进展。一般认为,羟氯喹的毒性较氯喹小。氯喹通常安全剂量不超过 4mg/(kg·d),羟氯喹不超过 6.5mg/(kg·d)。氯喹和羟氯喹的毒性反应包括角膜轮状沉淀,白发,多发等,但最典型的是眼底呈现"牛眼状"黄斑病变。起初表现为黄斑区的色素变动,后逐渐发展为旁中心呈水平卵圆形的色素环。可有周边色素性视网膜病变并伴有周边视野缺损。常误诊为视网膜色素变性或视锥、视杆细胞变性。视力下降与黄斑病变的程度有关。静态阈值视野检查的发现比眼底检查及荧光血管造影为早。普通视野、暗适应、ERG、EOG 变化较小,有变化也是在较晚期。用药期间,应每 6～12 个月行眼底检查及视野检查。

口服避孕药引起的眼部表现与血管阻塞有关,尤其是有全身疾病的人。眼部并发症主要有下列几个表现:

1.视网膜脉络膜病变:眼底上有无数灰白或灰黄色小点,境界清晰,位于视网膜血管之下,其位深在组织中,在眼底呈"水磨石地"一样隐约可见的斑点,这些小斑点较密地分布于后极部到赤道或更往周边部。相应部位视网膜血管可伴有白鞘;视网膜上还可见散在的色素斑块,及色素紊乱。

2.视网膜中央静脉阻塞。

3.视网膜水肿:病例中有孤立的黄斑水肿,或孤立的一团渗出,或深层视网膜水肿,停服药后水肿可消失,再服药后水肿可在原来的部位重新出现。

4.视盘水肿也较多见。

5.视网膜血管炎及葡萄膜炎合并散在视网膜的出血斑及硬性渗出。

6.视网膜中央动脉阻塞:多发生于患有高血压等病者。

7.其他眼部并发症:晶状体混浊点,角膜上皮点状染色甚至上皮"脱落";有人合并偏头痛、偏盲、眼肌麻痹及上睑下垂等。

吩噻嗪是一类安定剂和止吐剂药物。其包括哌啶类、二甲胺类及哌嗪类。三者均可引起眼部的中毒性损害。但二甲胺类及哌嗪类主要造成角膜的上皮、后弹力层及晶状体前囊的色素沉着和晶状体的混浊。哌啶类药物可引起视网膜的色素变性，导致夜盲，色觉障碍等。哌啶类引起中毒性的视网膜病变的代表药物是甲硫哒嗪及 KP-207，后者由于对视网膜的毒性作用太大，未能上市使用。甲硫哒嗪的中毒剂量在 $700\sim3900\,mg/d$，但通常大于 $1000\,mg/d$，总剂量在 $40\sim1045\,g$ 的用药量才引起视网膜的毒性损害，造成视网膜毒性损害的时间在用药后 15 天到 3 年不等。视网膜毒性反应的临床表现有视物模糊、夜盲、辨色力差等。眼底最初可正常，慢慢有色素的变动，从后极部向周边部发展。随病程进展，色素可堆积，也可有脱色素。最终在后极部及赤道部之间可见多灶性的融合的色素堆积区，视盘和视神经仍可不受累。色觉、视野、暗适应和 ERG 均可有改变。及时停药后，视力和眼底改变常可恢复。也有报道虽然已经停药，但是眼底和视力的损害继续加剧。

洋地黄为强心药。中毒症状可出现在治疗后数周及数年，短至 1 天。视网膜毒性的临床表现为：色觉紊乱，如黄视，绿视症，闪辉样暗点，视物模糊，旁中心暗点。眼底大致正常。ERG 显示视锥细胞反应振幅降低，b 波潜时延长。一般在停药后，视力，色觉及 ERG 检查均能恢复正常。

烟酸常用于治疗高血脂和很多缺血性及营养不良性疾病。一般认为其剂量在 $3.0\,gm/d$ 或以上时可引起中毒作用。受累患者常见的症状是视物模糊，尤其在起床后更加明显。其他的发现包括旁中心暗点，视物变形，与囊样黄斑水肿和黄斑皱缩有关。认为其引起囊样黄斑水肿的机制是该药直接损伤了视网膜的 Muller 细胞，导致细胞内的水肿，最终发生了囊样黄斑水肿。一般在停药后 $1\sim2$ 个月内视力及眼底改变恢复。

甲醇中毒常见于误以甲醇为饮料或误吸高浓度的甲醇蒸气。其机制为甲醇在体内产生大量的有机酸而引起中毒。它在眼部主要是损伤视网膜的节细胞层和视神经。视力可明显下降，严重者可致失明。检眼镜检查，可见视网膜和视盘水肿，血管迂曲。中毒后 $30\sim60$ 天可见视神经萎缩，血管变细。视野检查可有中心和旁中心的暗点。治疗包括纠正酸中毒，可用碳酸氢钠洗胃或给予泻药，纠正 pH 到 7。同时可给予维生素口服，还可给予维生素 B_1、B_{12} 肌注。

铊是一种极毒的重金属。主要损伤神经系统及肾脏和消化系统。其可致有多发性的神经损害。眼部表现主要为视神经视网膜病变及眼外肌麻痹等。视野检查可有绝对性中心暗点。治疗可用二巯基丙醇及支持疗法。

苯全身中毒时可有视网膜出血、视盘水肿或视神经视网膜炎及球后视神经炎。治疗主要是预防为主，加强防护。如有苯中毒发生，首先要脱离苯污染环境，同时给予高蛋白营养、维生素 C、维生素 B_1 等药物治疗。

一氧化碳中毒可出现一系列以神经系统为主的临床表现。视力可模糊。眼底检查视盘充血，静脉扩张迂曲，有时可见较细小的出血点。视野检查，生理盲点扩大及视野缩小。治疗主要是通风、给氧。

苯丁酸氮芥，又名瘤可宁，是一有免疫抑制作用的烷化剂药物。用于治疗慢性淋巴细胞性白血病，类风湿关节炎的血管炎等。眼部的副作用有出血性视网膜病变及视盘水肿，但较少见。

顺铂为一重金属烷化剂，用于治疗卵巢癌、淋巴癌、胃肠道肿瘤和肺癌等。全身副作用有恶心呕吐、骨髓抑制等。颈内动脉一次注射顺铂 $60\sim120\,mg/m$，$15\%\sim60\%$ 的患者发生了视网膜（或）视神经缺血，还可发生视网膜的色素变性改变。顺铂引起眼部的中毒主要为神经视网膜性的，视盘水肿及球后视神经炎。患者视力下降。色觉、ERG、视野和对比敏感度异常。但停药后视力多能恢复。

亚硝基脲类药物主要用于治疗中枢神经系统的肿瘤和霍奇金淋巴瘤等。可引起玻璃体混浊、视网膜病变、视神经炎及视神经萎缩。检眼镜下可见视网膜动脉狭窄、神经纤维层坏死、视网膜血管炎和视盘水肿。ERG 检查可异常。但引起严重的视力下降较少见。

他莫西芬为一用于乳腺癌治疗的非甾体类的抗雌激素药物。其视网膜毒性的发生率为 1.5%～6.3%。停药后病变可逐渐减轻，视力也能慢慢恢复。眼底表现特征是视网膜内层可见的细小可反光的结晶样的病变，并可有黄斑水肿，视网膜色素上皮病变及角膜轮状病变。视野和色觉检查一般无明显异常。荧光素眼底血管造影可表现为旁黄斑区窗样缺损及黄斑轻度水肿。

（贾冠美）

第十四章 视神经与视路疾病

第一节 视盘水肿

【概述】

视盘水肿是特指由颅内压增高引起的视盘肿胀。颅高压的原因可以为颅内肿瘤、特发性颅高压（假性脑瘤）、硬脑膜外或硬脑膜下血肿、蛛网膜下腔出血、颅内炎症、颅内静脉窦血栓形成、颅内动静脉畸形、中脑导水管狭窄等。

【临床症状】

1.短暂性视力丧失，持续数秒钟，双侧多见，常由姿势变化而突然引发。

2.伴有颅压高症状比如头痛、恶心、呕吐。可以伴有复视。

3.急性期视力可正常或轻度下降，晚期可出现视野缺损和视力严重丧失。

【临床体征】

1.急性期双侧视盘充血水肿，边界不清，隆起度一般超过3个屈光度，可达8～10个屈光度，血管往往被遮蔽。慢性期视神经萎缩色泽灰白。当额叶肿瘤、嗅沟或蝶骨嵴脑膜瘤压迫视交叉及其附近组织时，由于压力往往偏于一侧视神经而导致视神经萎缩，以后因肿瘤继续生长出现颅高压，使得原来健侧的视神经水肿，而已经萎缩的视神经不能发生水肿改变，形成一眼视神经萎缩，对侧眼视盘水肿的变现，称为Foster-Kennedy综合征。

2.急性期视盘或视盘周围可见线状或火焰状出血。

3.急性期视网膜静脉可有迂曲扩张，慢性期可见视网膜血管变细及血管鞘。

4.急性期视盘周围视网膜神经纤维层水肿，黄斑部可有不完全的星芒状渗出，可见棉絮斑。

5.急性期瞳孔大小、对光反射正常，色觉正常。

【辅助检查】

1.急诊行头颅或眶部CT、MRI及磁共振静脉造影（MRV）以明确病因。

2.视野检查：急性期视野可见生理盲点扩大，与视盘水肿的程度平行。若有视盘水肿所致的视网膜水肿累及黄斑时，可同时存在相对性中心暗点；慢性期发展至视神经萎缩时，可有周边视野缩窄，特别是鼻下方。存在颅内占位时还同时具有相应的视野缺损表现。

3.荧光素眼底血管造影（FFA）：视盘表面及周围荧光渗漏，晚期高荧光可持续数小时。

4.CT、MRI、MRV不能明确病因时应作腰椎穿刺检查。

5.必要时作甲状腺、糖尿病或贫血等方面的检查，以排除引起视盘水肿的其他病因。

【鉴别诊断】

1.视神经炎 多见于年轻人,常为单眼,视力下降明显,可伴有眼球转动痛,多伴有色觉减退和相对性瞳孔传入阻滞(RAPD)。

2.缺血性视神经病变 单眼多见,视盘水肿呈苍白色,隆起度不高,无充血,参见缺血性视神经病变。

3.高血压性视神经病变 恶性高血压,小动脉狭窄,可伴有黄斑部星形硬渗。

4.假性视盘水肿 如视盘玻璃膜疣或视盘先天异常。视盘无充血,血管未被遮蔽,视盘周围神经纤维层正常。B超有助于发现视盘埋藏性玻璃膜疣。

5.视盘浸润 单眼多见,如结节病、结核性肉芽肿、白血病、转移瘤等。

6.Leber 视神经病变 好发于 10～30 岁青年男性,单眼发病后迅速累及双眼,呈急性进行性视力丧失,最终视神经萎缩。

7.Graves 眼病 甲状腺功能减退病史,可伴有眼睑退缩或迟落、眼位偏斜、眼球突出、眼压升高。

8.葡萄膜炎 如梅毒、结节病或原田病。可有葡萄膜炎体征。

9.胺碘酮中毒 可有亚急性视力丧失和视盘水肿。

【治疗】

1.请相关科室会诊,尤其请神经科会诊,针对导致视盘水肿的原发病因积极治疗。

2.支持疗法:可给予维生素 B 类和肌苷等营养性药物辅助治疗。

【随诊】

开始时可以每周检查,根据对治疗的反应后期可以每个月检查一次。直至眼部病变稳定。

【自然病程和预后】

颅内压下降后通常还需要 6～10 周视盘水肿才能消退。长期视盘水肿造成继发性视神经萎缩可导致严重的功能障碍。

【患者教育】

定期随诊。特发性颅高压患者应当控制体重。

(向其元)

第二节 脱髓鞘性视神经病变

一、多发性硬化

【概述】

本病是主要侵犯中枢神经系统白质的脱髓鞘性疾病,以多发病灶和复发为特点,视神经、脊髓和脑干等为好发部位。病因不明,可能与家族易感性、自身免疫反应和病毒感染有关。本病常发生于 25～40 岁,以女性多见。

【临床表现】

1.多数患者呈急性或亚急性起病,少数患者起病缓慢。

2.可出现双眼或单眼视力进行性下降,或突然降至无光感。

3.可有眼球后运动性疼痛。

4.多数患者发生急性球后视神经炎或急性视神经乳头炎,眼部病变可以是多发性硬化的首发症状,也可以在其病程中发生,并且可以反复发作,最终导致永久性视力减退。

5.眼部发病及临床表现特点。

6.视野:可出现中心暗点、旁中心暗点、中盲暗点、水平性缺损、普通性缩小等。

7.全身有神经系统阳性体征,出现感觉和运动障碍,如四肢刺痛、麻木无力,尿潴留,小脑共济失调等。

【诊断】

1.临床确诊标准为

(1)临床上有两个或两个以上中枢神经系统白质内好发部位的病灶,如视神经、脊髓、脑干等损害的客观体征。

(2)病程呈缓解复发,两次发作间隔至少 1 个月,每次持续 24 小时以上,或阶段性进展病程超过半年。

(3)起病年龄在 10～50 岁。

(4)能排除引起这些神经损害的各种其他原因,如脑瘤、脑血管性疾病、颈椎病等。

以上 4 项标准均具备者可诊断为"临床确诊",如(1)、(2)缺少一项者,则诊断为"临床可能是多发性硬化"。如仅有一个好发部位首次发作,则只能作为"临床可疑"。

2.根据患者的眼部和全身改变,可以诊断。

3.辅助检查:如视觉诱发电位、磁共振(MRI)、脑电图及脑脊液检查等,有助于诊断。

【鉴别诊断】

眼部鉴别诊断同急性视神经乳头炎。

【治疗】

1.神经内科会诊。

2.急性期或复发期应用糖皮质激素或硫唑嘌呤等治疗,可改善症状。

3.要注意防止继发感染。

4.支持疗法:可给予维生素 B 类、甲钴胺等营养神经的辅助治疗。

【临床路径】

1.询问病史　重点询问眼部和全身的症状。

2.体格检查　注意检查眼部异常和全身神经系统相关体征。

3.辅助检查　视野、MRI 和脑脊液等检查对本病确诊具有重要价值。

4.处理　主要是全身给予糖皮质激素或免疫抑制剂治疗。

二、视神经脊髓炎

【概述】

视神经脊髓炎又名 Devic 病,是一种主要侵犯视神经和脊髓的脱髓鞘性疾病。急性或亚急性起病,80％的患者先后发生视神经炎,视神经炎与脊髓症状出现的间隔期长短不一,多在两个月内,也可长达数年。以青壮年多见,有反复发作的倾向。目前多认为本病是多发性硬化的一个亚型。

【临床表现】

1.起病前可有头痛、咽痛、低热、周身不适等上呼吸道感染症状,或有腹痛、腹泻等消化道症状,或有疫苗接种史。

2.同时或先后出现脊髓病变导致的相关肢体感觉和运动障碍。

【诊断】

1.患者为青壮年,病情反复发作且逐渐加重,具有视神经乳头炎或球后视神经炎的临床表现;脊髓损害的症状和体征,可以初步诊断。

2.脑脊液、CT 和 MRI 检查发现异常,有助于诊断。

【治疗】

1.神经内科协助诊断治疗。

2.如果有眼部急性病变,参照前述急性视神经炎的治疗。

3.可给予维生素 B 类、甲钴胺等营养神经的辅助治疗。

【临床路径】

1.询问病史　重点询问眼部和全身的症状。

2.体格检查　注意检查眼部异常和全身神经系统异常的体征。

3.辅助检查　视野、CT、MRI 以及脑脊液等检查有助于确诊本病。

4.处理　主要是全身给予糖皮质激素治疗。

三、弥漫性轴周性脑炎

【概述】

本病又称为 Schilder 病,是一种脑白质弥漫性脱髓鞘性疾病。多自一侧枕叶白质开始,随后扩展至顶、颞、额叶以及对侧半球,也可累及内囊和胼胝体。病程呈进行性,终致痴呆。急性者 1~3 个月死亡,少数存活 3 年以上,偶有患者病情暂时发生缓解。

【临床表现】

1.眼部最突出的症状是视力减退。

2.若瞳孔反射通路受到损害,可出现瞳孔对光反射异常。

3.根据病变程度和病情发展,眼底可有视神经乳头水肿、视神经乳头炎或视神经萎缩等表现。

4.在脑干的病变若累及眼运动神经通路时,可有眼球震颤和眼外肌麻痹。

5.根据病变累及的范围不同,视野亦有不同改变,如中心暗点、同向偏盲、皮质盲等。

6.同时伴有相应的全身症状和体征,如性格改变、情绪不安、癫痫发作、痉挛性偏瘫、偏侧感觉障碍等。

【诊断】

1.根据患者为儿童和青年人,病情进行性地发展,视力和视野受到损害,并有相应的全身症状和体征时,可以诊断。

2.辅助检查:视野、脑脊液、CT 以及 MRI 等检查多有异常,可有助于诊断。

【鉴别诊断】

1.散发性脑炎　弥漫性轴周性脑炎急性起病时应与散发性脑炎相鉴别,前者是大脑半球白质有界限分明的广泛脱髓鞘。

2.脑瘤　当弥漫性轴周性脑炎引起颅内压升高时,应与脑瘤相鉴别。CT、MRI 检查可资鉴别。

【治疗】

1.请神经内科协助治疗。

2.全身应用糖皮质激素。

3.注意预防感染。

4.支持疗法可给予维生素 B 类、甲钴胺、能量合剂等营养神经和扩张血管药物。

【临床路径】

1.询问病史　注意发病年龄、病情进展情况、眼部及全身的症状。

2.体格检查　注意检查眼部及躯体感觉、运动等方面的改变。

3.辅助检查　视野、脑脊液、CT 以及 MRI 等方面的检查对确诊本病具有重要价值。

4.处理　主要是全身给予糖皮质激素治疗。

5.预防　一般无特殊的预防措施。

四、遗传性视神经萎缩

【概述】

遗传性视神经萎缩是指与遗传因素有关的一类特发性视神经萎缩。总体可分为两大类，单纯性视神经萎缩和伴有精神神经症状及全身症状的视神经萎缩。其中后者又分为先天性视神经萎缩、婴儿型视神经萎缩和家族性视神经萎缩合并感音性耳聋和糖尿病等 3 种类型。单纯性视神经萎缩遗传方式为性连锁隐性遗传，婴儿型视神经萎缩为常染色体显性遗传，先天性视神经萎缩和家族性视神经萎缩合并感音性耳聋和糖尿病等的遗传方式为常染色体隐性遗传。

【临床表现】

1.单纯性视神经萎缩，又称为 Leber 病

(1)发病年龄多在 20 岁左右，可有阳性家族史。

(2)起病多为双眼视力急剧下降，然后缓慢进展，一般在两个月内停止发展，病情很少有 6 个月后仍进行性进展者。

(3)本病早期眼底可正常或轻度视神经乳头充血，但无出血和渗出；晚期视神经乳头颞侧苍白或全部苍白。

(4)特征性视野改变为较大(可达到或超过 15°)的中心暗点，暗点内有缺损更深的绝对性暗点核，极少见其他形态的视野缺损，如部分或扇形视野缺损等。

(5)视觉诱发电位(VEP)P100 潜伏期延长和振幅降低。

2.先天性视神经萎缩

(1)出生后不久即被发现有视觉障碍。

(2)瞳孔对光反射消失。

(3)眼底视神经乳头色淡或苍白，赤道部及周边部有黑色素沉积，并逐渐扩大。

(4)眼球震颤明显。

(5)可伴有圆锥角膜、白内障或虹膜缺损等。

(6)患儿可有弱智、运动障碍、共济失调，以及脑电图异常等。

(7)视网膜电图(ERG)波形微小。视觉诱发电位(VEP)P100 潜伏期延长、振幅降低，甚至消失。

3.婴儿型视神经萎缩

(1)出生后不久或 2～4 岁视力开始严重减退，色觉缺陷。

(2)眼底视神经乳头苍白萎缩，赤道部及后极部有黑色粉末状色素，中心凹反射消失。

(3)有眼球震颤和夜盲。

(4)婴儿期智力出现迟钝,少数伴有锥体外系运动障碍和共济失调,有的伴有尿潴留或尿失禁。

(5)ERG波形微小,VEP检查P100潜伏期延长、振幅降低,甚至消失。

4.家族性视神经萎缩合并感音性耳聋和糖尿病

(1)多在10岁内发病。

(2)视神经萎缩进展快,类似Leber病。

(3)同时伴有感音性耳聋和糖尿病。

(4)常伴有癫痫发作、智力低下及神经源性膀胱等。

【诊断】

根据患儿的发病年龄、家族史、双眼眼底改变、视觉电生理检查以及全身相应的伴随症状,可以诊断。

【鉴别诊断】

各种原因导致的视神经萎缩:多为单眼后天获得性发病,有明确诱发视神经萎缩的病因,无遗传倾向。

【治疗】

目前多无有效疗法。

【临床路径】

1.询问病史　重点询问有无家族史、视功能障碍出现的时间以及有无全身伴随症状。

2.体格检查　注意检查眼底改变和全身可能的伴随体征。

3.辅助检查　眶部、蝶鞍区CT及MRI等影像学检查以协助鉴别诊断。

4.处理　无特殊治疗。

5.预防　进行有关遗传基因方面的检测。

五、中毒性视神经病变

(一)烟中毒性弱视

【概述】

烟中毒性弱视是由于吸烟过度或吸入含烟粉尘过多所引起的一种弱视。尤其见于吸旱烟、雪茄、咀嚼烟叶,或有晨起空腹吸烟习惯者。患者年龄一般偏大,常有饮食不良史,尤其缺乏维生素B类及蛋白质等食物。患者常有嗜酒习惯。烟酒中毒可同时存在。患者常患有胃酸缺乏、舌炎、周围神经炎等。病变主要部位是视神经乳头黄斑束,其病理改变为视网膜神经节细胞变性,特别是黄斑区的细胞呈空泡样变性及视神经乳头黄斑束变性。烟叶中含有氰,烟中毒是一种慢性氰中毒,而不是"烟碱"中毒。"氰"在体内被变成毒性较小的"硫氰化合物",由小便排出。如果这一过程发生障碍,则氰在体内潴留较多,发生中毒。

【临床表现】

1.发病缓慢,偶有突然发生者。

2.双眼视力逐渐减退,在傍晚或暗光线时明显,尤其对红色。大部分患者有色觉异常。因为有中心暗点,患者常感到在强光下视力更差。

3.用无赤光检查眼底可见乳头黄斑束神经纤维模糊不清,中心凹反射消失。

4.病程长久者,可见颞侧视神经乳头色泽苍白。

5.烟中毒性弱视患者的典型视野改变为中心注视点与生理盲点相连接的暗点,该暗点呈哑铃状,暗点中常有1~2个地区,视功能减退更严重,称为暗点中的"核"。患者就诊时常已患病日久,表现双眼不平衡的视野缺损,一眼较重。

【诊断】

1.根据有明确长期大量吸烟或饮酒史,病情渐进性发展,中心视力下降和视野呈哑铃状缺损,可以初步诊断。

2.视觉诱发电位(VEP)P100 潜伏期延长和振幅下降。

【鉴别诊断】

1.其他中毒性弱视根据致病原因不同,可助鉴别。

2.屈光不正视力下降可用镜片矫正,视野无改变。

【治疗】

1.一旦确诊,尽早开始治疗。

2.病因治疗,严格禁烟、酒。

3.给予甲钴胺治疗,可同时给予维生素 B_6 和维生素 B_1。

4.静脉注射 5% 硫代硫酸钠 30~40ml,每日 1 次,共 12~20 次。

5.口服胱氨酸每日 4g,用药 4~6 个月。

6.可同时给以复方樟柳碱或多贝斯等扩张血管、改善微循环治疗。

7.改善饮食,多食蛋白质及维生素较多的食物。忌食含氰的食品,如苦杏仁等。

8.如有其他疾病,如胃酸缺乏、舌炎、贫血等,应予治疗。有肝病者,应予保肝治疗。

【临床路径】

1.询问病史　重点注意有无长期吸烟史和病情进展情况。

2.体格检查　特别注意检查色觉,注意眼底改变。

3.辅助检查　视野和 VEP 对本病诊断具有重要价值。

4.处　理　主要是全身给予甲钴胺及硫代硫酸钠治疗。

5.预　防　严格禁止吸烟。

(二)药物中毒性弱视

【概述】

本病是指一次用量过大或长期较大剂量应用某些药物导致的弱视。常见引起中毒性弱视的药物有奎宁类、水杨酸类、麦角类、异烟肼、乙胺丁醇等,尤其以乙胺丁醇和奎宁类药物为多见。

【临床表现】

1.双眼视力减退。

2.可有色觉改变和夜盲。

3.可有瞳孔大小和对光反射异常。如奎宁中毒,发病时瞳孔缩小,不久瞳孔很快扩大,对光反射迟钝或消失。

4.不同的药物中毒,视野改变不同。如奎宁中毒视野改变为明显的向心性缩小,尤以蓝色视野改变明显。而乙胺丁醇中毒则表现为球后视神经炎。

5.眼底可有视神经乳头水肿、视网膜水肿、视网膜血管或色素改变。

6.不同药物所产生相应的全身伴随症状,如奎宁中毒常有头晕、耳鸣、耳聋等。

【诊断】

1.有明确的应用某些药物历史。

2.中心视力下降和视野改变。

3.视觉诱发电位(VEP)P100 潜伏期延长和振幅下降。

【鉴别诊断】

1.屈光不正　视力下降可用镜片矫正,视野、色觉一般无改变。

2.其他种类中毒性弱视　有明确的中毒原因。

【治疗】

1.请内科协助治疗。

2.针对病因治疗,立即停止应用引起中毒性弱视的药物。

3.急性期应洗胃排除药物,24 小时内应大量饮水或服用腹泻剂,以加速排泄药物。

4.应用大剂量维生素 B 类、甲钴胺、复方樟柳碱等营养神经和扩张血管的辅助治疗。

【临床路径】

1.询问病史　重点注意询问有无相关药物的应用史。

2.体格检查　注意眼部改变和全身可能出现的阳性体征。

3.辅助检查　视野和 VEP 检查对本病诊断具有一定价值。

4.处理　主要是停用诱发药物和对症治疗。

5.预防　尽量限制或避免使用某些导致中毒性弱视的药物。

(三)化学制剂中毒性弱视

【概述】

本病是指某些化学制剂通过呼吸道、消化道、皮肤等不同途径进入体内所导致的中毒性弱视。常见化学制剂有铅、汞及其化合物等。

【临床表现】

1.双眼急性或亚急性视力减退。

2.视野缺损可呈现中心暗点或向心性缩小。

3.可有瞳孔不同程度散大和对光反射的异常。

4.眼底早期可有视神经乳头充血水肿、视网膜出血渗出、视网膜血管痉挛以及晚期有视神经萎缩等改变。

5.可有眼球运动障碍、上睑下垂或眼球震颤等的发生。

6.不同化学制剂中毒所产生相应的全身伴随症状。如铅及其化合物中毒出现消化道紊乱,牙龈蓝线,口炎等;汞及其化合物中毒产生的性格改变、失语、听力障碍等。

【诊断】

1.有密切化学制剂接触史。

2.中心视力下降和视野改变。

3.VEP 检查 P100 潜伏期延长和振幅下降。

4.不同化学制剂中毒产生的特征性全身症状。

【鉴别诊断】

1.屈光不正　视力下降可用镜片矫正,视野、色觉一般无改变。

2.其他种类中毒性弱视　有明确的中毒原因,以此可以鉴别。

【治疗】

1.请职业病科协助治疗。

2.针对病因积极治疗,停止接触某些化学制剂。

3.应用促进排泄或中和相应化学制剂的药物。

4.应用甲钴胺和维生素 B 类以及复方樟柳碱或羟苯磺酸钙(多贝斯)等扩张血管、改善微循环治疗。

5.在视神经乳头充血水肿明显的急性期,可以适量全身应用糖皮质激素,有利于水肿的消退和视力的恢复。

【临床路径】

1.询问病史　重点注意有无相关化学制剂密切接触史。

2.体格检查　注意眼部改变和全身可能出现的阳性体征。

3.辅助检查　检查视野和 VEP 检查对本病诊断具有一定价值。

4.处理　主要是停用接触某些化学制剂和促进其排出。

5.预防　尽量避免接触某些化学制剂,如必须接触,作好职业病防护工作。

(向其元)

第三节　缺血性视神经病变

缺血性视神经病变按照病因可以分为动脉炎性和非动脉炎性。按照部位可以分为前部缺血性视神经病变(AION)和后部缺血性视神经病变(PION),前者累及视盘筛板前区、筛板区及筛板后区,后者累及视神经眶内段、管内段和颅内段。

一、动脉炎性缺血性视神经病变

【概述】

动脉炎性缺血性视神经病变约占全部缺血性视神经病变的 5%,常见的病因包括巨细胞动脉炎(也称颞动脉炎)、结节性多动脉炎、Wegner 肉芽肿、系统性红斑狼疮(SLE)、类风湿性关节炎、复发性多软骨炎等,本节中主要介绍其中最常见的巨细胞动脉炎(GCA)。GCA 是一种原因不明的系统性坏死性血管炎,主要累及主动脉弓起始部的动脉分支(如椎动脉、颈内动脉、颈外动脉、锁骨下动脉),亦可累及主动脉的远端动脉(如腹主动脉)及中小动脉(颞动脉、颅内动脉、眼动脉、睫状后动脉、视网膜中央动脉等),可引起眼部前部或后部缺血性视神经病变、脉络膜缺血、视网膜动脉阻塞而造成视力下降。本病见于 50～90 岁人群,平均发病年龄 70 岁,女性更见,白人更常见。

【临床症状】

1.全身症状　乏力、体重下降、发热。

2.眼部症状　突发无痛性视力下降,一半以上视力低于 0.1,通常为手动甚至更差。多为单侧起病,可迅速发展至双侧。

3.头部受累症状　偏侧或双侧或枕后部剧烈头痛、头皮触痛、颞动脉及其周围皮肤触痛、颞部皮肤水疱或坏死。

4.间歇性运动障碍　咀嚼疼痛、停顿、下颌偏斜、吞咽困难、味觉迟钝、吐字不清、间歇性跛行、上肢活动不良。

5.神经系统受累症状　发作性脑缺血、卒中、偏瘫或脑血栓、运动失调、谵妄、听力丧失。

6.其他　可出现心血管系统和呼吸系统受累的症状。

【临床体征】

1.眼部　累及前部视神经者,发病早期视盘苍白肿胀,有时可见视盘表面线形出血。累及后部视神经者,发病早期眼底无异常发现。可能合并视网膜棉絮斑、视网膜动脉阻塞(10%)、PION、脉络膜缺血(10%)。视盘水肿一般1～2个月消退,出现视盘萎缩和视杯扩大。

如病变为单眼或双眼病变程度不一则病变侧或病变相对较重一侧眼存在相对性瞳孔传入障碍。可以出现上睑下垂、复视等体征。

2.全身　颞动脉搏动减弱、僵硬或结节化、可出现神经系统、心血管系统、呼吸系统受累的相应体征。

【辅助检查】

1.视野　可表现为多种类型,多见与生理盲点相连的大片视野缺损,有时呈水平或垂直偏盲、中心暗点、视神经纤维束状缺损或不规则周边缺损等。

2.荧光素眼底血管造影　累及前部视神经者可见视盘缺血区呈局限性弱荧光表现,未缺血区荧光正常;或者缺血区因有表层毛细血管代偿性扩张渗漏导致强荧光,而未缺血区荧光相对较弱。累及后部视神经者可仅表现为臂-视网膜循环时间延长。

3.VEP异常。

4.血沉(ESR)和c反应蛋白(CRP)显著增高　血沉与年龄有关,血沉正常值的标准可以采用以下简易方法来判断:男性正常上限为年龄/2,女性正常上限为(年龄+10)/2。ESR与CRP联合可提高诊断的特异性。

5.血常规检查　可存在轻到中度正细胞正色素性贫血、血小板增加、白细胞增加等改变。

6.颞动脉活检　标本长度应至少2～3cm,病理可见血管病变常呈节段性、多灶性,以血管内层弹性蛋白为中心的坏死性全层动脉炎,伴肉芽肿形成,可有巨细胞,一般无纤维素样坏死。活检阳性可确定诊断,但阴性不能排除此诊断。

【鉴别诊断】

1.非动脉炎性缺血性视神经病变　详见后。

2.视神经炎　年轻人多见、眼球运动时有疼痛,起病不如动脉炎性缺血性视神经病变急骤,视盘肿胀、出血较多。

【治疗】

1.糖皮质激素　甲泼尼龙静脉注射,1g/d,每日1次,连续3人,然后改为每日早8点顿服泼尼松,1mg/(kg·d),连续4～6周,直至症状消失,血沉正常,然后逐渐减量,通常每周减5～10mg,至20mg/d改为每周减2.5mg,减到10mg/d之后减量更慢,一般维持量为5～10mg/d,病情稳定后1～2年(或更长时间)可停药观察。如在减量过程中血沉升高应增加激素用量。总疗程应持续6～12个月。

2.支持疗法　可给予维生素B类神经营养药物。

3.免疫抑制剂　首选环磷酰胺(CYC),CYC 800～1000mg,静点,3～4周一次;或CYC 200mg,静脉注射,隔日1次;或CYC 100mg,口服,每日1次。疗程和剂量依据病情反应而定。

也可选甲氨蝶呤(MTX)7.5～25mg,每周一次,口服或深部肌内注射或静脉注射,或硫唑嘌呤100～150mg/d口服。

【随诊】

早期每周一次,监测血沉及激素相关的可能并发症,直至血沉正常。激素减量过程中每次改变激素剂量都要监测血沉,如果血沉增快,应当适当增加激素用量。

【自然病程和预后】

视力和视野都有改善的可能性,但总体预后差。可能会复发。

【患者教育】

控制全身相关疾病。

二、非动脉炎性缺血性视神经病变

【概述】

非动脉炎性缺血性视神经病变(NAION)的危险因素包括两个方面,一方面为视神经本身的危险因素,包括高危视盘(小而拥挤的视神经)、其他原因引起的视盘水肿、视盘玻璃膜疣、高眼压等。另一方面为全身的危险因素,包括动脉硬化、高血压、糖尿病、高血脂、颈内动脉狭窄、血液高凝状态、高同型半胱氨酸血症、睡眠呼吸暂停、急性低血压或急性贫血等。也有报道药物如胺碘酮、干扰素、血管收缩剂、西地那非等引起的缺血性视神经病变。本病多见于 50 岁以上人群,平均发病年龄为 60 岁。

【临床症状】

1.突发性无痛性视力减退,视力下降的程度不一。累及前部视神经者视力下降多为中度,60%～70% 左右视力好于 0.1,50% 左右视力好于 0.3。累及后部视神经者视力丧失更为严重,可以无光感。

2.开始多为单眼,数周或数年后,另眼也可发生。

3.与视力下降程度相应的色觉减退。

【临床体征】

1.累及前部视神经者,发病早期视盘轻度肿胀呈淡红色,多有节段性灰白水肿,视盘水肿相应部位视盘旁可见线形出血;后期出现视网膜神经纤维层缺损和继发性视盘局限性萎缩。

2.累及后部视神经者,发病早期眼底无异常发现,发病 4～8 周后可见视神经色泽淡白,血管变细等视神经萎缩改变。

3-如病变为单眼或双眼病变程度不一则病变侧或病变相对较重一侧眼存在相对性瞳孔传入障碍。

4.典型病例对侧眼视盘直径小且视杯小或缺失(高危视盘)。

【辅助检查】

1.视野　可表现为多种类型,以下方水平性视野缺损最为常见,有时呈上方水平性视野缺损或中心暗点、视神经纤维束状缺损、象限性视野缺损或不规则周边缺损等。

2.眼底荧光素血管造影　累及前部视神经者可见视盘缺血区呈局限性弱荧光表现,未缺血区荧光正常;或者缺血区因有表层毛细血管代偿性扩张渗漏导致强荧光,而未缺血区荧光相对较弱。累及后部视神经者可仅表现为臂-视网膜循环时间延长。

3.视网膜神经纤维层分析　晚期视神经萎缩后可见与视野缺损区对应的神经纤维层变薄。

4.VEP 异常。

5.血沉正常。

【鉴别诊断】

1.视神经炎　非动脉炎性缺血性视神经病变发病年龄较大,多有心血管疾病病史,眼球运动时无疼痛,单眼多见,视盘水肿呈苍白色,常见水平性视野缺损或象限性视野缺损。视神经炎年轻人多见、眼球运动时有疼痛,起病不如动脉炎性缺血性视神经病变急骤,视盘肿胀、出血较多。非动脉炎性 PION 容易误诊为球后视神经炎,鉴别点在于前者年龄较大且无眼球转动痛。

2.浸润性视神经病变　MRI 有助于鉴别。

3.眶前部病变导致的压迫性视神经病变　MRI 有助于鉴别。

4.癔病或伪盲　非动脉炎性 PION 需要与伪盲鉴别。癔病引起的视力下降发病急,多有精神方面诱因,视力与行动不符,视力不稳定,易受暗示影响,瞳孔无改变,视野高度向心性缩小,可呈螺旋状。

5.伪盲　非动脉炎性 PION 需要和伪盲鉴别。

【治疗】

1.针对病因进行治疗。

2.口服糖皮质激素:急性期(2 周以内)给予口服泼尼松有助于患者晚期视力和视野的恢复。建议泼尼松 80mg 每天早上顿服,连续 2 周后减为 70mg 每日一次,1 周后减为 60mg 每日一次,然后每周减 5mg 至 40mg 每日一次,然后每 5 天减 10mg 至停药。

3.支持疗法:可给予维生素 B 类、能量合剂等营养神经和扩张血管性药物辅助治疗。

4.降低眼压,以相对提高眼的灌注压,如口服乙酰唑胺。

【随访】

每个月复查 1 次,直至病情稳定,之后可以每半年一次。

【自然病程和预后】

40％左右的患者在发病 3～6 个月内视力有不同程度的改善,视野也有改善的可能性,但总体预后差。同一只眼复发的可能性比较小。

【患者教育】

控制全身相关疾病。

（向其元）

第四节　遗传性视神经病变

遗传性视神经病变是指与遗传因素有关的一类视神经病变。由于其家族内部和不同家系之间同一疾病的临床表现多样,使得其识别和分类较为困难。总体可分为两大类,一类是仅有视神经功能受损的遗传性视神经病变,如:Leber 遗传性视神经病变(LHON)、常染色体显性遗传性视神经萎缩(DOA)、先天性隐性视神经萎缩、性连锁视神经萎缩。另一类为同时存在全身多系统受累的遗传性视神经病变,这类疾病除了视神经萎缩的表现外同时存在青少年糖尿病、尿崩症和耳聋(Wolfram 综合征)或共济失调、多神经病、脑瘫、肌肉萎缩、痉挛性麻痹、痴呆、脑水肿、坏死性脑炎、心动过速等表现。

一、Leber 遗传性视神经病变

【概述】

Leber 遗传性视神经病变为线粒体遗传,目前已经证实的原发突变位点为线粒体 DNA11778、14484 及 3460 位点。女性皆为携带者,子女中有 50％～70％的男性和 10％～15％的女性为显性,男性不会传递本病。发病年龄多在 15～35 岁。

【临床症状】

1.开始时多单眼视力无痛性急剧下降,通常在数天至数月内累及对侧眼,而后缓慢进展,一般在 3～4 个月内停止发展,很少有 6 个月后仍进行发展者。偶有患者在发病数年后出现自发的视力恢复。视力可介于无光感和 1.0 之间,多数为 0.1 至数指。

2.可存在 Uhthoff(活动或遇热后视力损害加重)现象。

3.色觉受损严重。

【临床体征】

1.早期眼底可正常,其后可有视盘表面或者视盘周围毛细血管扩张,视盘周围神经纤维层水肿,但无出血和渗出;晚期视盘颞侧苍白或全部苍白。

2.瞳孔对光反应可以正常。

3.有些伴有心脏传导异常。

4.偶有神经系统异常表现。如果一个家系中多个成员表现出 LHON 的临床特征同时伴有较严重的神经系统异常,比如:运动系统异常、肌痉挛、精神异常、骨骼异常、脑性癫痫等,称为 Leber 叠加综合征。

【辅助检查】

1.视野　典型改变为中心暗点内的注视点部位有更加浓密的绝对性暗点核,另外可有部分或扇形视野缺损。

2.荧光素眼底血管造影　视盘无荧光渗漏。

3.VEP　轻者振幅下降,潜伏期延长,重者呈熄灭型。

【鉴别诊断】

1.视神经炎　视神经炎年轻人多见、眼球运动时有疼痛,起病不如动脉炎性缺血性视神经病变急骤,视盘肿胀、出血较多。

2.缺血性视神经病变　发病年龄较大,多有心血管疾病病史,眼球运动时无疼痛,单眼多见,视盘水肿呈苍白色,常见水平性视野缺损或象限性视野缺损。

【治疗】

目前多无有效疗法。

【随诊】

开始时可以每周一次,3 个月之后可以每年一次。

【自然病程和预后】

开始时多单眼视力下降,通常在数天至数月内累及对侧眼,而后缓慢进展,一般在 3～4 个月内停止发展,很少有 6 个月后仍进行发展者。总体预后差。偶有患者在发病数年后出现自发的视力恢复。

【患者教育】

给予患者基因遗传方面的指导。教育其戒烟戒酒,避免可能造成视神经进一步损伤的因素。

二、常染色体显性遗传性视神经萎缩(DOA)

【概述】

常染色体显性遗传性视神经萎缩(DOA)也称为 Kjer 或青少年视神经萎缩。由常染色体上的 OPA1 基因突变引起。发病一般在 10 岁之前,多数在 4～6 岁发病。多数没有其他神经系统的异常。

【临床症状】

1.双眼对称性视力下降。视力介于 0.02 到 1.0 之间,大部分好于 0.1。

2.色觉异常,严重程度与视力下降程度关系不大。

【临床体征】

1.视盘颞侧或全部变白,萎缩。

2.还可见视杯扩大、视盘周围萎缩、视网膜中心反光消失、轻度色素改变、动脉变细等。

【辅助检查】

1.视野　典型表现为中心暗点、旁中心暗点,也可出现双颞侧偏盲。

2.VEP　轻者振幅下降,潜伏期延长,重者呈熄灭型。

【鉴别诊断】

其他任何可以导致视神经萎缩的病变。

【治疗】

目前多无有效疗法。

【随诊】

开始时可以每周一次,3 个月之后可以每年一次。

【自然病程和预后】

视力预后差。

【患者教育】

给予患者基因遗传方面的指导。教育其戒烟戒酒,避免可能造成视神经进一步损伤的因素。

三、Wolfram 综合征(又名 DIDMOAD 综合征)

【概述】

Wolfram 综合征的特征是伴有视神经萎缩的进行性视力下降伴青少年糖尿病,通常还伴有尿崩症和神经性耳聋,故命名为 DIDMOAD 综合征,即尿崩症、糖尿病、视神经萎缩和耳聋。

【临床症状】

1.多在 6~7 岁开始出现视力减退,常于 1 型糖尿病诊断后 2~3 年出现。

2.同时伴有感音性耳聋、糖尿病、尿崩症。

3.可伴有其他神经系统异常,如:共济失调、癫痫、肌阵挛、呼吸暂停等。

4.可伴有内分泌失调、精神异常等。

【临床体征】

1.视神经萎缩,视杯扩大。

2.可伴有上睑下垂、白内障、虹膜炎、强直性瞳孔、色素性视网膜炎、眼肌麻痹和眼球震颤。

3.其他多系统受累的相应体征。

【辅助检查】

1.视野　双眼广泛的视野缩窄和中心暗点。

2.视觉诱发电位(VEP)　均可见 P_{100} 潜伏期延长和振幅降低。

【鉴别诊断】

其他任何可以导致视神经萎缩的病变。

【治疗】

目前多无有效疗法。

【随诊】

开始时可以每周一次,3个月之后可以每年一次。

【自然病程和预后】

视力预后差。死亡的平均年龄是30岁,多数死于脑干萎缩。

【患者教育】

给予患者基因遗传方面的指导。控制全身情况。

(向其元)

第五节　中毒性及代谢性视神经病变

【概述】

中毒性及代谢性视神经病变的病因可有以下几类:

1.过度吸烟　尤其见于吸旱烟、雪茄、咀嚼烟叶或有晨起空腹吸烟习惯者。实质上是慢性的氰化物中毒。病变主要部位是视盘黄斑束,其病理改变为视网膜神经节细胞变性,特别是黄斑区的细胞呈空泡样变性及视盘黄斑束变性。

2.过度饮酒

3.严重营养不良　导致维生素B_1或维生素B_{12}缺乏。

4.药物　一次用量过大或长期较大剂量应用某些药物导致。常见的有乙胺丁醇、异烟肼、氯喹、水杨酸类、麦角类、氯霉素、洋地黄、链霉素、氯磺丙脲、乙氯唯诺。

5.重金属中毒　如铅或铊。

6.化学制剂中毒　如汞。

【临床症状】

1.双眼视力无痛性逐渐减退。

2.大部分患者有色觉异常。

【临床体征】

1.可见颞侧视盘色泽苍白。药物或化学制剂中毒性视神经病变可有视盘水肿、视网膜水肿、视网膜血管或色素等的改变。

2.有时可见眼外肌麻痹、眼球震颤等。

3.药物或化学药物中毒性视神经病变可有瞳孔大小和对光反射异常。如奎宁中毒,发病时瞳孔缩小,不久瞳孔很快扩大,对光反射迟钝或消失。

4.药物或化学药物中毒性视神经病变可产生相应的全身伴随症状。如奎宁中毒常有头晕、耳鸣、耳聋等。铅及其化合物中毒可出现消化道紊乱,牙龈蓝线,口炎等。汞及其化合物中毒可产生性格改变、失语、听力障碍等。

【辅助检查】

1.视野:烟中毒性视神经病变患者的典型视野改变为中心注视点至生理盲点之间的哑铃状暗点。奎宁中毒的典型视野改变为明显的向心性缩小。铅中毒可见中心暗点及周边视野缩小。

2.视觉诱发电位(VEP):P_{100}潜伏期延长和振幅下降。

3.全血细胞计数:恶性贫血患者有相应异常。

4.血清维生素 B_1、B_{12}、叶酸水平检测可有异常。

5.血重金属(铅、铊)筛查可有异常。

【鉴别诊断】

球后视神经炎多为单眼发病,起病急,除视力减退外还有眼球转动痛,视野表现为不同程度的中心暗点,少数为哑铃形暗点。

【治疗】

1.病因治疗:对于烟酒中毒性视神经病变应尽早禁止吸烟或饮酒。改善饮食,多食蛋白质及维生素较多的食物。

药物或重金属中毒性视神经病变应立即停止应用引起中毒性的药物并应用中和相应化学制剂的药物。急性中毒期应洗胃排除药物,24小时内应大量饮水或服用腹泻剂,以加速排泄药物。

2.给予维生素 B_{12}(腺苷钴胺)和维生素 B_1 治疗。

3.烟中毒性视神经病变静脉注射硫代硫酸钠 30～40ml,每日一次,共 10～20 天。

4.奎宁中毒时同时给予血管扩张剂。如:舌下含服硝酸甘油、球后注射妥拉苏林、静脉点滴低分子右旋糖酐等。

5.可同时给予能量合剂、威氏克、胞二磷胆碱等营养神经药物辅助治疗。

【随访】

起初每个月复查1次,之后每6～12个月复查1次。

【自然病程和预后】

中毒性视神经病变在停止接触毒物并接受治疗后视力通常可在几天到几个月内明显改善,但视野改变往往难以完全恢复。奎宁、铅中毒在发病后数日或数周内恢复,视野可扩大,但常不能恢复正常,视网膜动脉永久变细。

【患者教育】

对于烟酒中毒性视神经病变禁止吸烟或饮酒。改善饮食,多食蛋白质及维生素较多的食物。

(向其元)

第十五章　眼眶病

第一节　眼球突出

眼球突出是指眼球突出度超出正常范围内,人正常眼球突出度在 12～14mm,平均 13mm,两眼差值不超过 2mm。眼眶的炎症、水肿、肿瘤、海绵窦血栓形成或眼球增大皆可引起,可为眼病征象,也可为全身病的病征。

一、炎性眼球突出

【病因】

1.眼眶急性炎症　常见为眼眶后部骨膜炎、眼眶蜂窝组织炎以及眼球筋膜炎等。

2.眼眶慢性炎症　常见为眼眶假瘤。

【临床表现】

1.眼眶急性炎症所致的眼球突出　在眼球突出之前或同时伴有眼眶的明显炎症,所以容易作出诊断。

2.眼眶慢性炎症所致的眼球突出　常见为眼眶假瘤。眼眶假瘤是一种非特异性慢性增殖性炎性病变,病理改变可为炎性细胞、胶原组织增生、脂肪坏死、肌肉血管炎。这是眼球突出的常见原因之一,常被误诊为真性眼眶内肿瘤,需加以鉴别。

其他如眼眶结核、梅毒、寄生虫引起的眼眶炎症,眼球突出较为少见。

二、外伤性眼球突出

【病因和临床表现】

由于头部外伤,颅底、眼眶骨折,眶内出血,组织肿胀,引起的急性或亚急性外伤性眼球突出。严重者可使眼球脱出于眼眶外,但较少见。也有的是由于手术或治疗时球后注射造成的眶内大量出血而引起眼球突出。

【治疗原则】

1.外伤所致眼球脱出者,应将眼球复位并用消炎眼膏同时加压包扎。

2.眶内组织出血、肿胀者,用消炎眼膏并加压包扎患眼。

三、搏动性眼球突出

【概述】

搏动性眼球突出是由于颈内动脉破裂,血液流入海绵窦,使静脉压显著增高,大量血液流入眼静脉,当动脉收缩时,引起冲动性眼球突出和杂音。

【病因】

1.多为头部外伤,颅底骨折所致。

2.少数由梅毒或动脉硬化引起。

3.先天性眼眶顶骨缺陷伴有脑膜突出者,也可出现搏动性眼球突出。

【临床表现】

1.眼球突出。

2.眼睑和球结膜水肿,血管扩张如"海蛇头"样。

3.眼眶部可闻隆隆声、搏动性杂音,当压迫同侧颈内动脉时,杂音可以完全被制止。

4.视网膜静脉怒张、出血。

5.视力下降当有视盘水肿或黄斑部水肿时可引起视力下降。

6.展神经、动眼神经和滑车神经有麻痹者提示为颈动脉海绵窦瘘。

7.三叉神经(第一支)麻痹者提示为床突下动脉瘤。

【辅助检查】

X线血管造影。

【治疗】

1.轻的观察不需治疗。

2.手术治疗。

【随诊】

密切观察。

【自然病程和预后】

有自发愈合或终生不变者。有逐渐恶化者,可引起颈内动脉破裂而死亡。

【患者教育】

避免受外伤。头颅外伤后要及时和定期到医院检查随访。

四、间歇性眼球突出

【病因】

间歇性眼球突出较少见,多由先天性或后天性眶内静脉曲张、血管瘤引起。

【临床表现】

1.眼球突出,时轻时重,有时消失。

2.多为单侧性。

3.低头、弯腰或压迫颈静脉时,可加重眼球突出;直立时眼球突出可以减轻或消失。

【治疗】

轻者可观察,重者可考虑手术治疗。

五、内分泌性眼球突出

【概述】

内分泌性眼球突出为一种慢性进行性眼眶炎症,由于本病的病因不明,所使用的诊断名称、分类也不一致。合并甲状腺功能异常者称为 Graves 眼病,而甲状腺功能正常者称为眼型 Graves 病。

Graves 病分为轻症和重症两型。

1.轻症内分泌性眼球突出(非浸润性)　女多于男,在青春期至更年期内发病、起病缓慢。食欲增加、乏力、消瘦、出汗多。甲状腺肿大,心动过速。

【症状】

眼球突出多为双侧,但也可为单侧。

(1)上睑退缩(Dalrymple 征)又称凝视现象,眼球向正前方注视时,上睑不能遮盖角膜上方而露出长条巩膜。

(2)上睑下落困难(VonGraefe 征),正常人眼球向下旋转时,上睑随着下落,而本病患者上睑下落不足或不能。

(3)眼睑丰满(Enroth 征),眼睑浮肿,尤以上睑明显。

(4)睑裂痉挛性开大(Kocher 征),当患者注视东西时睑裂痉挛性开大,可露出角膜上、下方巩膜。

(5)眼睑震颤(Rosenbach 征),当眼睑轻轻闭合时有震颤。

(6)集合不足(Mobius 征),双眼集合运动减弱。

(7)眼肌麻痹(Ballet 征),部分或全部眼外肌麻痹,但不合并眼内肌麻痹。

(8)瞬目反射减少(stellwag 征)

(9)瞳孔间接对光反应异常(cowen 征)。以上症状中前五项最为常见。

【辅助检查】

(1)实验室检查:基础代谢增高,碘-131 吸收率增高,血清 T_3、T_4 含量增多,T_3 抑制率降低。

(2)眼眶 CT:不同程度眼肌肥大,眼睑组织肥厚。

2.重症内分泌性眼球突出(浸润性)　无性别差异,多在 40 岁以上。

【病因】

(1)由轻症发展而来。

(2)开始即为本型,但甲亢被药物或手术控制。

(3)经药物或手术治疗后变为黏液水肿(钾低)。

【症状】

本型为眼眶浸润性病变,故眼部症状重。

(1)眼球突出明显加重。

(2)眼肌麻痹、眼球运动障碍加重,下直肌、内直肌首先受累,其次是上直肌和外直肌。

(3)眼睑及球结膜充血水肿加重。当眶静脉压增高时可并发开角型青光眼。

【辅助检查】

实验室检查。

按甲状腺功能而有所不同：①甲状腺功能亢进者，基础代谢率增高、碘-131 吸收率增高、T_3 和 T_4 增高、T_3 抑制率降低。②甲状腺功能正常者，基础代谢率及碘-131 吸收率均正常，T_3 和 T_4 正常或略高，而 T_3 抑制率降低。

【内分泌性眼球突出的治疗】

1.药物或手术治疗病因。

2.对角膜暴露者行眼部包扎或睑缘缝合术。

3.对眶压高、视盘和视神经有水肿者应作眼眶减压术。

4.合并有开角型青光眼者，应给以青光眼药物或手术治疗。

5.激素治疗球后注射曲安奈德 $20\sim40$mg。

【随诊】

1 个月检查一次。

【自然病程和预后】

预后较差。

【患者教育】

发现眼球突出应及时到内分泌科室检查甲状腺功能。已经患有甲亢的患者要积极治疗减少眼球突出的发生。

（侯爱萍）

第二节　眼眶炎症

由于眼眶与鼻窦、口腔和颅内密切相关，眼眶附近组织和全身的炎症，都可引起眼眶的急性和慢性炎症。

一、急性眼眶炎症

（一）眶骨膜炎

【病因】

1.常由眶部附近炎症病灶蔓延所致，成人多由鼻窦炎，婴、幼儿多由上颌牙槽脓肿引起。

2.少数可由全身急性传染病转移蔓延所致，如猩红热、百日咳或病灶感染等。

【临床表现】

1.眶前部骨膜炎

(1)眼睑和结膜高度充血、水肿。

(2)眶缘局部组织肿胀、发硬并有明显压痛。

(3)眼球被推向病灶对侧，向病灶侧运动受限。

(4)轻者炎症吸收，不留后遗症。

(5)重者经排脓引流后炎症消退。

2.眶后部骨膜炎

(1)炎症位于眼眶深部、症状较前者为重。

（2）眼睑和结膜高度水肿,眼球呈轴向突出。

（3）重者可出现眶尖综合征:因第Ⅲ、Ⅳ、Ⅵ脑神经麻痹,而引起上睑下垂,眼球各方向运动受限,瞳孔开大,瞳孔的对光反应和集合反应消失,视力下降(因视神经炎症、水肿或萎缩所致)。

（4）第Ⅴ对脑神经第一分支(也可同时包括第二分支)麻痹,引起上睑、鼻、额、颞部,结膜和角膜知觉减退或消失。

（5）如果炎症向颅内蔓延,可引起脑膜炎或脓肿而危及生命。

【治疗原则】

1.找病因,应作耳鼻喉科、口腔科和内科全面检查。

2.针对病因,给予足量的全身抗生素。

3.局部热敷。

4.手术:切开引流。

（二）眶蜂窝组织炎

【病因】

1.鼻窦炎是引起眶蜂窝组织炎最主要的原因,其中最常见者为筛窦炎,其次为额窦炎、上颌窦炎和蝶窦炎。

2.颜面部丹毒、脓肿、睑脓肿、急性泪囊炎、牙槽感染以及口腔和咽部的化脓性炎症引起眶蜂窝组织炎。

3.猩红热、水痘、流行性感冒、菌血症、败血症等全身急性传染病,也可引起本病。

【临床表现】

眶蜂窝组织炎是眼眶软组织炎症中最严重的一种,主要的临床表现如下:

1.眼睑、结膜高度充血、水肿。

2.眼球高度突出,开始有明显的眼球转动痛,继则眼球固定不能转动。

3.暴露性角膜炎,因眼球突出,眼睑不能遮盖角膜所致。

4.眶压增高,因眶内组织炎性肿胀引起。

5.视神经早期为水肿、炎症;晚期可引起萎缩。这是由于炎症直接侵犯视神经所致。

6.视网膜动脉或静脉可发生阻塞,严重者可发生色素膜炎、全眼球炎。

7.全身常伴有发热、头痛、恶心呕吐,白细胞增高等症状。当炎症扩散引起海绵窦血栓、脑膜炎或脑脓肿时,可引起死亡。

【治疗原则】

检查病因并给予适当处理。全身应用大量抗生素及磺胺制剂。如已形成脓肿,应切开引流,防止炎症向颅内扩散,局部热敷。

（三）眼球筋膜炎

【病因】

眼球筋膜炎为眼球筋膜内的炎症,分为浆液性和化脓性两种。

1.浆液性眼球筋膜炎多由风湿或过敏性反应引起。

2.化脓性眼球筋膜炎多由流感、白喉、败血症、外伤、手术感染或眼眶周围化脓性炎症所致。

【临床表现】

1.起病急,炎症常开始于眼外肌的肌腱处,可引起眼外肌麻痹、眼球运动受限。

2.球结膜水肿、眼球压痛和转动痛。

3.炎症消退后常引起球筋膜和眼球广泛粘连。

4.浆液性眼球筋膜炎多为双侧性,症状较轻,有复发趋势。

5.化脓性眼球筋膜炎多为单侧,但也可为双侧,症状较重,球结膜下可有黄色积脓区,严重者炎症向外扩散到眶内组织,而引起眶内脓肿、眼球突出,炎症向内蔓延,可引起巩膜穿孔、全眼球炎。

【治疗】

针对病因,可用抗生素、激素、碘剂等药物。

【随诊】

密切观察,积极治疗。

【自然病程和预后】

急性眼眶炎症,它不仅危害视力,有时扩敞到全身发生败血症可造成对生命的威胁。预后较差。因此对于眶部炎症应及时作出正确诊断,早期彻底给予治疗。

【患者教育】

眼部疼应及时就诊治疗。

二、慢性眼眶炎症

（一）非特异性眼眶慢性炎症（眼眶假瘤）

【病因】

1.病因不清楚,但与感染,鼻窦炎有关。

2.炎症后眼眶内脂肪组织破坏、分解引起的增殖性反应。

3.病毒的组织核蛋白的改变引起的自身免疫反应。

4.病理检查:慢性炎症、无瘤细胞,故称假瘤。

【临床表现】

假瘤与真性肿瘤的临床表现有如下区别:

1.假瘤可为双侧,而真瘤多为单侧。

2.假瘤在眼球突出前常有眼睑、结膜的炎症阶段;而真瘤为无症状的眼球逐渐突出。

3.眼底检查,当真瘤较大压迫眼球时,可引起眼底局部受压的表现,不影响视力;而假瘤炎症阶段,可引起视网膜炎、视神经炎和视力损害。

4.X线照相、超声波、CT、MRI检查,有利于鉴别假性和真性肿瘤。

5.抗炎药物、激素治疗对假瘤有效,而对真瘤无效。

【治疗原则】

1.去除病因。

2.用抗炎药物、皮质类固醇和碘剂治疗。

（二）特异性眼眶慢性炎症

【病因】

多为结核,梅毒较为少见。

【临床表现】

1.眼眶结核

(1)以眶前部骨膜炎为主。

(2)青少年多见。

(3)常有外伤史。

(4)一般形成冷脓肿、骨疡和骨坏死,脓肿穿破形成瘘管。

(5)病程经过缓慢。

(6)可见睑外翻和兔眼并发症。

2.眼眶梅毒 较眼眶结核少见,多见于三期梅毒,常见为梅毒性骨膜炎。

【治疗】

病因治疗,抗结核或驱梅治疗。

(侯爱萍)

第三节 眶内囊肿和眼眶肿瘤

一、泪腺混合瘤

【概述】

泪腺混合瘤在眶原发性肿瘤中发病率最高,来源于泪腺管或腺泡,也可以起源于副泪腺及先天性胚胎组织残留(泪腺原基)发病年龄多为30～50岁,多为良性,生长缓慢,少数为恶性。

【症状】

早期无任何自觉症状。晚期由于暴露性角膜炎、视神经和黄斑部水肿、视神经萎缩,而引起视力下降。

【体征】

1.眼睑外侧皮下摸到肿块,边界较清楚、表面呈结节状、质较韧,可推动。

2.早期眼球无突出、运动也无障碍,晚期眼球向下方突出,向颞上方运动受限。

3.上睑下垂。

4.当肿块与眼眶广泛粘连或有压痛者,提示肿物已侵犯眶骨,有恶变的可能。

【辅助检查】

眼眶X线片、超声波、CT检查有助于诊断。良性者为泪腺窝扩大及骨质增生,恶性者则为骨质破坏。

【治疗】

1.放疗不敏感。

2.手术切除。

手术时尽可能将肿瘤连同包膜一起完整切除,以防止瘤细胞种植引起复发。

【随诊】

1～3个月复诊。

【自然病程和预后】

预后较好。

【患者教育】

发现眼皮肿胀或复视及时检查除外眼眶肿瘤。

二、眼眶血管瘤

【概述】

眼眶血管瘤是由血管组织的错构、瘤样增生而形成的常见原发眶内肿瘤,是一种常见的良性中胚叶眶肿瘤,占眶内占位性病变的第二位,为10％～15％。其中海绵状血管瘤最常见,多见于青壮年,占眶血管瘤的50％～96.3％。其次为毛细血管瘤,多发生于婴幼儿,约占18％。病程缓慢。

【分类】

1.海绵状血管瘤。

2.蔓状血管瘤。

3.血管内皮瘤。

4.血管外皮瘤。

5.毛细血管瘤和血管肉瘤。

【症状】

1.单眼发病,缓慢进展的无痛性眼球突出。

2.视力减退。早期视力不受影响,肿瘤增大到一定程度可引起屈光不正或眼球后极部受压而引起视力下降。

3.复视。

【体征】

眼球突出,一般无眼球运动障碍。

【辅助检查】

1.B超表现　眶内类圆形中等透声占位,边界清楚,内部回声均匀、较强,可有无回声晕,压迫可有变形。

2.X线平片　肿瘤较大时可见患侧眶密度增高,可有局限性眶腔扩大,但眶壁骨质无破坏。偶见浅淡钙化斑或囊状钙化影。

3.CT表现　眼肌圆锥内圆或卵圆形软组织密度占位,边缘光滑清晰,中度至明显增强。可有静脉石或钙化。大肿瘤可有眶扩大,无骨壁破坏。眶尖常保持正常。

4.MRI表现　肿瘤边界清楚,光滑,T_1加权像中-低信号,T_2加权像高信号,信号强度均匀。巨大肿瘤可占据眼球后间隙大部,但眶尖仍可见脂肪信号。病理检查明确诊断。

【治疗】

1.对婴幼儿和儿童患者可随访观察,不必急于手术。

2.对年龄较大、肿瘤发生较快、眼球突出明显并压迫眼球引起视力损害者,则应考虑手术。

【手术方法】

1.经眶缘切开　肿瘤位置较浅者。

2.外眦切开合并下穹隆结膜切口。

3.外侧眶骨瓣切开术　肿瘤较大、位置较深、与周围组织粘连较多者。

【随诊】

定期随访,密切观察以免延误治疗。

【自然病程和预后】

眼眶血管瘤是发育性肿瘤,有自行萎缩、缩小的可能。视力预后一般良好。

【患者教育】

眼球突出应及时到眼科就诊治疗以免漏诊误诊。

三、眼眶囊肿

【概述】

眶内发生囊肿样占位病变,统称为眼眶囊肿,根据囊肿的性质,可以具体区分为眼眶皮样囊肿、黏液囊肿等,多数属于良性。共同的特征为眶内肿瘤样病变中,包含有囊腔,内含有各种液体。

(一)眼眶皮样囊肿

【临床表现】

1.无自觉症状,发展缓慢。

2.常发生于眼眶的边缘部,尤其是外上或内上方眶缘。

3.囊肿呈圆形或椭圆形、表面光滑、边界清楚,与皮肤不粘连、可移动,其蒂固定在骨缝上。

4.囊内有软骨、毛发、牙齿和腺体。

【鉴别诊断】

脑膜膨出

(1)较为少见。

(2)多由眶内上角鼻根处的额骨、筛骨、泪骨、上颌骨之骨缝中间脱出。

(3)固定于眶骨处不能移动。

(4)压迫肿块时,可使其缩小并有与脉搏一致的搏动感。

(二)黏液囊肿

【病因】

黏液囊肿是由鼻窦长期慢性炎症、外伤,使鼻窦内黏液分泌物不能排出而潴留造成的。

【临床表现】

1.眼球突出、移位。

2.眼球向外下方移位——额窦囊肿。

3.眼球向外侧移位——前筛窦囊肿。

4.眼球向正前方突出——后筛窦及蝶窦囊肿。

【诊断】

超声波、CT 和 X 线平片检查即能做出明确诊断。

【治疗】

手术治疗。

【随诊】

1 个月复查。

【自然病程和预后】

一般视力预后良好。晚期发生的视力丧失和眼肌麻痹较难恢复,通常全身预后良好,但有复发倾向。

【患者教育】

慢性鼻窦炎要积极治疗。预防发生眼眶黏液囊肿。

四、眼眶神经瘤

(一)神经纤维瘤

【临床表现】

1.良性肿瘤。

2.从小发病。

3.发展缓慢,病程长达数年至数十年。

4.孤立神经纤维瘤,在眼眶的为圆形、灰色、质较硬、有囊膜包绕的神经纤维瘤,生长缓慢,较为少见。

5.弥漫型眼眶神经纤维瘤,又称 VonReckinghausen 病,是全身神经纤维瘤在眼眶的表现。

(1)从眼睑和颞额部开始发病,然后向眶部蔓延。

(2)肿瘤组织柔软肥厚、增大、有弹性,境界清楚但无包膜。

(3)颜色与正常皮肤一致,肿瘤缓慢增大。

(4)眼球突出,因瘤组织充满全眼眶。

(5)早期骨质增生,晚期眶骨破坏。

(6)眼球搏动,与脉搏一致,但无杂音。

(7)全身除有神经纤维瘤外,还有皮肤咖啡色斑及乳头状软疣。

【辅助检查】

CT 可清楚显示病变,尤其对眶壁及邻近骨质显示最佳,MRI 可准确显示病变的范围。

【治疗】

手术治疗。

【随诊】

密切观察,1 个月复查一次。

【自然病程和预后】

1.眼眶神经纤维瘤因类型不同预后也有区别。局限性肿瘤切除后很少复发。

2.弥漫性肿瘤,侵犯范围广,缺乏明显边界,手术难以完全切除,术后往往继续增长,易复发。

3.个别病例可恶变为恶性神经鞘瘤。

【患者教育】

发现眼眶占位应该早诊断,早治疗。

(二)神经鞘瘤

【概述】

为神经外胚叶性肿瘤,多为良性,生长缓慢。成年人好发。

【临床表现】

1.可发生在眼睑和眼眶,而以眼眶为多见。

2.眼球突出、复视。

3.在眶缘可扪到肿块,为圆形或椭圆形、质地软硬不一,有囊腔者较软。

4.肿物大多起于肌圆锥内。

【治疗】

手术切除。肿瘤有完整包膜,尽量切除干净,防止复发,防止恶变。

肿瘤与周围组织粘连紧密,术中注意保护视神经、眼外肌等重要结构。如分离困难,可采用囊内切除法。

(三)视神经胶质瘤(视神经肿瘤部分)

【概述】

起源于视神经的神经胶质成分,为良性或低度恶性肿瘤。本病多起自视神经孔附近,向眶内或颅内发展。一般不引起血行转移。

【症状】

1.视力减退早于眼球突出。

2.头痛、恶心、呕吐——提示肿物向颅内发展。

【体征】

1.眼球突出。

2.常发生于 10 岁以下儿童。

3.多为单侧。

4.进展较缓慢。

5.眼球运动障碍

6.眼底可见视盘水肿,视神经萎缩。视网膜放射状条纹。

【影像学检查】

X 线头颅片,可见视神经孔扩大。

【治疗】

1.手术治疗　应尽早切除肿瘤。根据肿瘤的位置不同决定不同术式。

(1)肿瘤位于眼眶中段,则可行眶侧壁开眶术将肿瘤取出,保留眼球。

(2)肿瘤已突入眼球内者,则需将肿瘤连同眼球一并摘出。

(3)肿瘤位于眶尖或颅内者,则需行开颅术将肿瘤彻底切除。

2.放射治疗。

(四)视神经脑膜瘤

【概述】

视神经脑膜瘤是起源于蛛网膜成纤维细胞或硬脑膜内面的内皮细胞的一种中胚叶性肿瘤。属于良性肿瘤,但也可恶变。

一般生长缓慢,多见于青年人,以女性为多。

【症状】

1.眼球突出先于视力减退。

2.起源于不同部位的脑膜瘤可出现不同的症状①起源于颅内者,有头痛、呕吐等颅压高的症状;②起源于视神经管者,常先有视野向心性缩小和视神经孔扩大;③起源于眶内者,向前进入眼球,向后进入颅内。

【体征】

1.眼球运动障碍　位于眶尖部的肿瘤早期出现。

2.眼底　可出现视盘水肿、血管扩张、出血、黄斑部放射状条纹,晚期出现视神经萎缩。

【辅助检查】

1.视野检查　视野缺损。

2.X 线头颅片　可见视神经孔扩大、眼眶扩大。

【治疗】

1.手术治疗　早期单纯肿瘤切除。

2.眶内容摘除术　患者眶内充满肿瘤组织,视力完全丧失者。

五、眼眶肉瘤

【概述】

眼眶肉瘤较常见,发病率居第四位,可原发于眼眶内肌肉、骨膜和筋膜,以横纹肌肉瘤最为多见,淋巴肉瘤、脂肪肉瘤、纤维肉瘤、滑膜肉瘤和平滑肌瘤等都较少见。

(一)横纹肌肉瘤

横纹肌肉瘤发病年龄较小,大多在 10 岁以内。起病急,发展快。

【症状】

1.早期有眼胀不适感。

2.眼疼、流泪。

3.视力下降。

【体征】

1.早期轻度眼球突出,但很快呈现眼眶炎症的外观及眼球突出明显加重。

2.眼睑和结膜高度水肿,肿瘤可扩散到结膜下呈息肉样外观。

3.上睑下垂。

4.眼球运动受限。

5.眶缘可扪到肿物,质软无包膜。

6.眼底后极部可见受压现象,视盘充血、水肿,黄斑部放射条纹。

【辅助检查】

X 线检查早期眼眶骨正常,晚期骨质破坏,瘤体向鼻窦、颅内蔓延。

【治疗】

1.眶内容摘出术　此瘤恶性程度高,一经确诊,立即行眶内容摘出,辅以放疗。

2.放射治疗　此瘤对放射线比较敏感,术后用量(^{60}钴)为 40～60Gy。

3.化疗　不宜手术者可试用长春新碱及环磷酰胺等治疗。持续治疗 1 年,可提高治愈率。

(二)淋巴肉瘤

淋巴肉瘤恶性度极高,肿瘤无被膜,发展迅速,临床症状较横纹肌肉瘤更为严重。预后极差,早期即可向邻近组织扩散,并转移至全身。

(三)纤维肉瘤

纤维肉瘤的恶性程度较横纹肌肉瘤和淋巴肉瘤为低,转移较晚或不发生转移。大多发生在 2 岁以内,10 岁以后少见,预后较好。

【临床特点】

1.发病年龄较小。

2.眼球疼痛多发生于眼球突出之前。

3.眼球突出速度较快。

4.早期眼球运动障碍。

【体征】

1.眼睑、结膜水肿。

2.眶缘常可扪到肿物。

3.肿物生长快。

【辅助检查】

CT:眼眶扩大,骨质破坏,眶上裂或视神经孔扩大。

【转移方式】

1.直接浸润转移　短期内即可破坏眶骨壁和视神经孔而使肿瘤向鼻窦或颅内转移。

2.主要为血行转移。

【随诊】

密切观察。

【自然病程和预后】

恶性程度高,预后差。

（侯爱萍）

第四节　特发性眼眶炎症假瘤

本病为原发于眶内的慢性非特异性炎性反应。因其临床症状类似肿瘤,组织病理学改变属于特殊炎症,因此称为炎性假瘤。可累及眶内各种软组织,如眼外肌、泪腺、巩膜球筋膜、视神经鞘及其周围的结缔组织。目前认为本病是一种免疫反应性疾病。

【临床表现】

1.好发于中老年,多侵犯单眼,但可双眼发病,可同时或间隔数年发病。

2.组织学上,炎性假瘤分为淋巴细胞浸润型、纤维增生型和中间型。影像学检查则根据病变部位和形态分为泪腺型、肿块型、弥漫型和眼肌型。

3.主要症状和体征为疼痛、水肿,眼球突出和移位,眼部肿块隆起,视力下降,复视,眼球运动障碍,视乳头水肿和萎缩。

4.淋巴细胞浸润型和中间型的病程进展较快,多有疼痛、复视、视力下降,早期就发生眼球突出、移位,眼球运动障碍,眼睑和结膜水肿和充血。部分患者中,从眶缘可扪及圆形或椭圆形肿物。累及眼外肌时,肌肉附着点处水肿充血明显。

5.纤维增生型少有炎症现象,眼球突出较轻,正常甚或内陷。眶深部可扪及缺乏明显边界的硬性肿物,眼球不能后退,眼球各方向活动受限。可发生视神经萎缩,最后视力丧失,眼球固定。

【诊断】

1.主要根据临床表现诊断。

2.超声扫描、CT 或 MRI 检查有助于诊断。

3.活体组织病理学检查可以确诊。

【治疗原则】

1.全身应用糖皮质激素治疗,如口服泼尼松。因本病易复发,小剂量用药应延续 3 个月或更长。

2.眼局部滴用糖皮质激素滴眼液,有助于控制浅表炎症和前房内炎症反应。

3.对于不能使用糖皮质激素的患者,可用环磷酰胺等免疫抑制剂。

4.当不能使用糖皮质激素时,可进行放射治疗。

5.对于局限性肿块,可行手术切除。

6.对于疼痛不止、视力丧失、眼球高度突出及角膜暴露者,可采用眶内容部分切除或眶内容物摘除术。

【治疗目标】

抗炎治疗为主,解除症状和体征。

(李　玲)

第五节　甲状腺相关性疾病

【病因】

是最常见的眼眶病,自身免疫性疾病的一种。双眼患病者多伴有甲状腺功能异常,女性多见;单眼患病者,多无甲状腺功能障碍,无明显性别差异。

【诊断】

1.眼眶肿胀,上睑退缩伴迟落,眼球前突,睑裂扩大,成凝视状。

2.瞬目次数减少。

3.眼外肌受累,出现斜视、复视。

4.影像学检查见眼外肌肌腹肥大。

【治疗】

1.有甲亢者,先行内科治疗。

2.对进行性突眼者,应以大剂量激素治疗,控制其发展。

3.出现压迫性视神经病变或暴露性角膜溃疡时,在甲状腺功能控制的情况下,行眼眶减压手术。目前国外亦有为美容目的而行减压术的,但应慎之。

4.眼睑退缩稳定后应行矫正手术。

5.复视病例保守无效可考虑手术治疗。

(李　玲)

第六节　眼眶循环障碍和血管异常

一、眶水肿

由于眼眶本身的原因,或颅内、头面部的病变,可导致眶循环障碍。眼眶水肿是眼眶循环障碍的表现之一。它可分为:①炎性水肿:多系眶内组织炎症,如眼球筋膜炎、眶骨膜炎、眶蜂窝织炎、栓塞性静脉炎等引起。急性鼻窦炎时也可引起眶水肿。②非炎性水肿：包括由于眶静脉回流受阻产生的淤滞性水肿；由于中毒因素，如肾病产生的内毒素或其他的外毒素引起的中毒性水肿；由于血管神经性因素产生的血管神经性水肿。

【临床表现】

1.眶压增高。

2.眼球突出。

3.球结膜和眼睑水肿。

4.可发生暴露性角膜炎。

5.程度不等的眼球运动障碍。

6.如长期眶水肿，使视神经长期受压，可导致萎缩。

【诊断】

根据临床表现可以诊断。

【治疗原则】

1.炎性水肿　控制感染，局部热敷。

2.非炎性水肿　针对病因进行治疗。治疗的目标是降低眶压，保护眼球和视神经。一般不采用手术。如果眶压甚高，一般治疗无效时，可考虑手术减压。

【治疗目标】

根据炎性和非炎性眶水肿进行不同的处理，解除眼部症状和体征。

二、眶淤血及血栓形成

眼眶的炎症和肿瘤压迫均可引起静脉淤血及血栓形成。由于眶静脉的联系较广泛，单纯的眶内静脉淤血及血栓形成较少见。

【临床表现】

1.特发性眼眶静脉血栓形成

(1)眼睑、结膜及浅层巩膜静脉充盈。

(2)程度不一的眼球突出。

(3)视网膜静脉充血及出血，常并发青光眼。

(4)眶静脉造影可见眼上静脉阻塞。

2.特发性海绵窦血栓形成

(1)多发生于体弱清瘦的老人或儿童。三叉神经痛、患重病后较易发生。贫血、血液凝固性增加。脱水及低血压时血流淤滞，可导致海绵窦血栓形成，栓塞可蔓延至眶静脉。

(2)一般为单眼，有时为双眼。

(3)眼球突出，可有搏动。

(4)眼球运动受限，完全性眼内和眼外肌麻痹，Ⅲ、Ⅳ、Ⅵ颅神经受累。

(5)剧裂疼痛。

(6)视力减退。

(7)视网膜静脉充盈，易并发青光眼。

【诊断】

根据病史和临床表现可以诊断。对于特发性眼眶静脉血栓形成可行眶静脉造影。

【治疗原则】

1.特发性眼眶静脉血栓形成　给予抗凝剂和糖皮质激素治疗。如发生青光眼应做降眼压治疗。

2.特发性海绵窦血栓形成　发病早期可用抗凝药物治疗。

【治疗目标】

促进血流通畅,解除眼部症状和体征。

三、眶出血

眶内出血可因下列情况而发生:①自发性出血:有出血素质、周身或局部动脉疾病或血管舒缩功能不稳定时。②淤血性出血:当胸部受挤压、痉挛性咳嗽、举重、分娩等情况下眶内静脉极度充盈时。③外伤性出血:当眼眶及周围组织的外伤、球后注射时。

【临床表现】

1.眼球突出,发生快,并且逐渐加重。当眶内组织出血时,眼球向正前方突出。当眶骨膜下出血时眼突可偏斜。

2.可有恶心、呕吐和疼痛。

3.严重时眼球固定,眼睑闭合不全,角膜暴露,视力下降。

4.眼睑浮肿,皮下淤血,结膜下出血。

5.有时伴有外伤性瞳孔散大、视乳头水肿、视网膜出血,也有发生眼压升高。

【诊断】

根据突然发生的眼球突出、临床表现可以诊断。

【治疗原则】

1.休息、冷敷、压力绷带包扎。

2.治疗全身疾病。

3.少数严重影响视力、眼压明显升高、血肿较大者,可考虑手术减压。

【治疗目标】

促进眶内出血吸收,减少并发症的发生。

四、眼眶动脉瘤

眼眶动脉瘤分为原发和继发两种。原发于视神经管内或眶尖部的眼动脉瘤少见。颅内动脉和眼动脉管壁较薄弱,如某处有先天性中层或外层缺失,可形成动脉瘤。身体其他部分感染灶脓毒栓子栓塞于动脉内,动脉壁感染,管壁坏死,因血管内压力而膨出形成动脉瘤。高血压、动脉粥样硬化的管壁发生粥样斑,局部脆弱,也可形成动脉瘤。继发者多为颅内动脉瘤经眶上裂扩展到眶内。

【临床表现】

1.原发于视神经管和眶尖部的动脉瘤

(1)压迫视神经可导致早期视力减退、色觉障碍、视野中盲点和幻视,最终视力完全丧失。眼底可见视乳头水肿或原发性视神经萎缩。肿物较大时,视神经管可因受压扩张、管壁变薄。

(2)眶尖部动脉瘤压迫可引起眶尖综合征,表现为视力下降,眼球运动障碍,眼神经分布区痛觉消失,搏动性眼球突出,压迫颈内动脉搏动消失。

(3)动脉瘤破裂可引起眶内大出血。

2.继发于颅内的动脉瘤

(1)多发生于颈动脉海绵窦前段和前床突下段,向眶上裂方向发展,延伸入眶尖部。

(2)原发部位的肿物可引起头痛和眼球运动神经的麻痹。破裂出血引起剧烈头痛、呕吐、意识丧失甚至死亡。

(3)蛛网膜下隙出血或颈动脉-海绵窦瘘时,动脉瘤延伸至眶内,首先引起眶上裂综合征,继而眶尖综合征及搏动性眼突。肿瘤破裂于眶内罕见。

3.影像学检查　X线及CT扫描显示视神经管扩张或眶上裂扩大。可见高密度肿物,强化非常显著。并可见骨压迫征。超声检查可见眶尖囊性搏动性肿物。血管造影可以特异性地显示血管瘤的动、静脉属性,供血情况和受累范围。

【诊断】

根据临床表现和影像学检查结果,可以诊断。

【治疗原则】

1.颈内动脉结扎:如果发生在眼动脉,可用银夹闭锁眼动脉起始段。

2.动脉瘤蒂结扎和切除。

3.介入治疗:安全性相对较高,选择性强,微创,但价格较贵。

【治疗目标】

根据肿物部位选择治疗方案,解除症状和体征。

五、动静脉血管瘤

动静脉血管瘤由动脉和静脉两种成分构成。发病部位多在四肢、头颈和颅内,局限于眶内者少见,多由扩张的眼动脉和眶下动脉双重供血,输入动脉和输出动脉一般均有数支,管径较一般血管粗。两种血管间为异常的小动脉、小静脉和动、静脉直接交通而成的血管团。

【临床表现】

1.肿物位于球后者,引起搏动性眼球突出和血管杂音。开始时眼突较轻,逐渐进展,严重时眼球脱出于睑裂之外。

2.肿物位于眼眶前部或波及眼睑时,可扪及搏动性或震颤性肿物,皮下静脉迂曲扩张,压迫后肿物体积缩小。

3.眼球表面血管扩张,常伴有结膜水肿,严重时突出于睑裂外,睑裂闭合不全,引起暴露性角膜炎。

4.多数患者眼底正常。可发生视乳头水肿或萎缩。如伴有视网膜动静脉血客畸形的,可见血管高度迂曲扩张和异常吻合,视网膜水肿、渗出和出血。

5.伴有颅内动静脉血管瘤者可有头痛、癫痫、偏瘫、失语、蛛网膜下隙出血等。病变延伸至翼腭窝及颞窝时,颞部隆起,伴有面额部血管畸形,局部可见搏动性肿物。

6.影像学检查

(1)超声扫描:显示肿物内回声较多,及波动的血管腔。彩色多普勒可示眶内动脉血流入静脉内。频谱多普勒表现为静脉内血流呈低阻型动脉化频谱,供血支眼动脉呈较低阻力频谱,血流速度明显加快。

(2)CT扫描:显示眶内及邻近结构可见形状不规则的高密度块影,增强后显示血管粗大的高密度条影,之间有不强化的间隔影。

(3)MRI检查:受流空效应影响,T_1加权像及T_2加权像均可见眶内多数盘曲的条状或团状低信号影,周围可见较粗大的血管流空影。

(4)血管造影:可显示颈内、颈外动脉系统的血管畸形。

【诊断】

病变位于眼眶表浅部位,因搏动性肿物、皮下粗大血管和皮肤热感,即可诊断。

【治疗原则】

1.手术结扎、栓塞供血血管,切除肿物。

2.介入治疗。

【治疗目标】

需手术治疗,解除症状和体征。

六、眼眶静脉曲张

静脉曲张是常见的眶内血管畸形。其畸形血管由大小不等的静脉构成,输入和输出血管均为静脉。畸形血管间缺乏或很少有增生的纤维组织联系。临床以体位性眼球突出为特征。

【临床表现】

1.虽为先天性血管异常,但一般在青少年时期才出现症状。

2.常在低头、弯腰、咳嗽和憋气等颈内静脉压增高时发生体位性眼球突出。多为轴性突出。眼球突出后出现眶压增高的症状,如眶区疼痛、恶心、呕吐、视力减退、复视、眼球运动障碍和眼睑遮盖眼球等。直立后这些症状消失。

3.由于长期眶内静脉充血,压迫脂肪组织,使之吸收,体积减少,直立时发生眼球内陷。

4.曲张的静脉压迫眶上裂,使之扩大,脑搏动通过眶上裂传递至眼眶,引起眼搏动。

5.曲张的静脉可破裂出血,眼球突出。出血可弥散至结膜下或皮下吸收。

6.部分病例可发生视力丧失和视神经萎缩。

7.结膜下穹窿部或内侧可有结膜血管团。眼睑、额部可见粗大静脉呈紫蓝色网状或条状,直立时凹陷,低头时充血扩张,延长至发际内与颅内异常血管沟通。硬腭、颊黏膜和颏面部也可见紫蓝色血管性肿物。

8.影像学检查

(1)超声扫描:可确定异常血管位置。在颈部加压后,眼球向前突出同时,球后脂肪内出现圆形、管状或形状不规则,大小不等之声学空腔。去除加压,眼球复位同时,声腔消失。

彩色多普勒尚可对血流作频谱分析,表现为连续的非搏动性静脉波形。颈部加压后,眶内充血过程可见大片红色血流,去除压力后,见蓝色血流。

(2)X线检查:多数正常,有时能发现静脉石。

(3)CT扫描:当眼球未突出时,可为正常表现。对于静脉石的显示敏感。

(4)MRI检查:显示曲张的静脉。其信号强度视曲张静脉的血流状况和有无血栓而异。交替使用脉冲序列可帮助确定病灶性质。增强扫描也可较好地揭示这种与血流相关的信号。

【诊断】

根据临床表现和影像学检查结果可以确诊。

【治疗原则】

1.目前尚无标准的治疗方法。

2.较轻的病例可以随诊观察。

3.对于进展较快、症状明显、影响正常生活和工作时,则应予以处理。浅部病灶,适用于硬化剂注射治疗。手术治疗是可行的有效的方法。可采用前路或外侧开眶,切除,破坏、填塞和压迫异常血管的综合处理。

【治疗目标】

根据病变范围和受累程度采用保守或手术治疗,解除眼球突出。

七、颈动脉-海绵窦瘘

本病为颈动脉与海绵窦之间发生异常交通,可因颅底骨折或头部轻微外伤,颈内动脉及其分支或颈外动脉硬化及动脉瘤或其他动脉壁疾病自发形成裂隙或破裂,颈内动脉分支与海绵窦间存在先天性交通畸形、或先天性动脉壁薄而后破裂等所引起。如果形成的瘘口大,血液流量大,称为高流量瘘。如果形成的瘘口小,血液流量小,称为低流量瘘。虽然颈动脉-海绵窦瘘的原发部位在颅内,但由于眶、颅静脉的特殊关系,其症状和体征几乎均表现在眼部。

【临床表现】

1.多见于中老年人,开始多发生于一侧眼。

2.搏动性眼球突出:高流量瘘均有此征。眼突方向为轴性或稍向下移位。眼突伴有与脉搏同步的搏动。眼眶可闻吹风样杂音。压迫同侧颈动脉搏动与杂音均消失。低流量瘘时搏动性眼球突出与血管性杂音均不明显。

3.眼球表面血管扩张:高流量瘘形成后,即刻出现明显结膜水肿和静脉扩张,低流量瘘则逐渐缓慢产生。血管高度迂曲扩张,呈螺丝状,为深色,呈"红眼"样。血管排列以角膜为中心,从角膜缘开始,向四周放射,直至穹窿部消失。

4.眼睑肿胀。

5.复视及眼外肌麻痹。外展神经不全麻痹最多见。

6.眼底改变:视乳头充血,视网膜静脉扩张,眼静脉压增高。压迫眼球可见视网膜中央静脉搏动。视网膜常有小量出血。

7.巩膜静脉窦充血和眼内压增高。

8.视力下降:可由视网膜出血或眼压升高而引起。在高流瘘,眼动脉中血流可逆流,长期眼球缺血缺氧,可导致视神经萎缩、白内障和角膜变性,视力丧失。

9.约一半的患者有头痛主诉。

10.影像学特征

(1)超声扫描:可显示眼上静脉扩张与搏动、静脉血倒流(应用彩色多普勒超声)和眶内软组织结节样肿胀三种特征。

(2)CT和MRI检查:可见眼上静脉扩张,海绵窦扩大和眼外肌轻度增厚,视神经增宽。MRI尚可准确地显示血流速度、血管内血栓。

（3）动脉造影：可显示破裂的动脉位置和血流量，但低流量瘘一般颈动脉造影难以显示，数字减影血管造影术（DSA）可清晰显示各级血管及其相互联系。

【诊断】

根据外伤史、临床表现可以诊断。影像学检查有助于诊断。根据动脉造影结果可以确诊。

【治疗原则】

1.低流量瘘

（1）有自发形成血栓倾向，可反复压迫颈内动脉，促进痊愈过程。

（2）部分患者病情轻微，可自然缓解，因此只需随诊观察。

2.高流量瘘

（1）颈部动脉结扎。

（2）介入性栓塞治疗。

（3）海绵窦孤立术。

3.继发青光眼的治疗　以药物降低眼压，必要时行眼外滤过手术。

【治疗目标】

对于高流量瘘应进行介入或手术栓塞治疗，解除眼部体征。

（李　玲）

第七节　眼眶先天性异常

眶壁的先天畸形可以由于颅骨骨缝过早愈合而发生的尖头畸形或颅面骨发育不全症；或由于眶壁本身发育障碍形成眶壁缺损。

一、尖头畸形

多由额缝闭合过早所致。

【诊断】

1.头颅的高度超过正常，前后径短，两侧较宽。

2.由于眼眶狭窄引起突眼、外斜、视乳头水肿、视神经萎缩。

二、颅骨、面骨发育不全症

又名 Crouzon 病，为颅骨骨缝过早愈合的结果。

【诊断】

1.睑裂向下倾斜，颊部扁平、大嘴、下颌小而后移的面部特征。

2.眼部有突眼、外斜、视神经萎缩等。

【治疗】

手术治疗。

三、眶壁缺损

可致脑膜和脑组织经眶壁缺损部位突入眶内。

【诊断】

1.搏动性单眼突出,与脉搏不一致,是脑搏动传导至眶的表现。

2.对突出组织施加压力,可以引起颅高压增高的征象。

3.影像检查可见眶骨缺损。

【治疗】

人工骨修复缺损部位。

(李　玲)

第八节　眼球内陷

【概述】

眼球内陷指眼球向眶内陷入的一种状态。可能双侧发生,也可能单侧发生。

【临床表现及原因】

1.双侧眼球内陷与消瘦和脱水有关,常为全身消耗性疾病或严重失水的后果。

2.眼眶外伤,如眶暴力性骨折时,眼球及眶内组织往往下沉进入上颌窦腔,眼球明显内陷,而且向下移位,合并复视。

3.眶内肿瘤长期压迫,使眶脂肪萎缩,当眶内肿瘤切除后,会发生眼球内陷。

4.眶内慢性炎症或出血后的机化组织,日后发生收缩,会导致眼球内陷和运动障碍。

5.颈部交感神经损害所致的 Horner 综合征的典型表现之一是眼球内陷,此外还有瞳孔缩小和睑裂缩小。

【诊断】

根据病史、眼部和全身检查,一般可以做出诊断。

【鉴别诊断】

小眼球和眼球痨等眼球缩小性病变,和同时发生睑裂缩小时,可造成眼球内陷的假象。

【治疗】

1.针对眼球内陷的不同原因进行治疗。

2.去除原因之后仍不能恢复者,可根据具体情况考虑修复整形手术。

【临床路径】

1.询问病史　注意发生眼球内陷的时间,有无外伤、手术等。

2.体格检查　注意眼球位置,眼球运动情况。

3.辅助检查　必要时进行眼部超声、CT 和 MRI 等影像学检查。

4.处理　针对不同的原因分别进行针对性治疗。

5.预防　预防炎症、外伤,可避免一些眼球内陷的发生。

(李　玲)

第十六章 眼屈光不正

第一节 三棱镜与镜片

一、三棱镜

（一）三棱镜的构成

三棱镜是由透明物质（如玻璃）构成的一个三棱柱体，由五个面组成，与棱边垂直的截面称为棱镜的主截面，呈三角形。三棱镜两光学面的夹角称为尖或顶角（屈光角），对着尖的面称为底，由三棱镜顶或尖的中心到底面中心的直线为底尖线。入射光线与经三棱镜折射后的折射光线的反向延长线之间的夹角称为偏向角（δ 角）。

（二）三棱镜的光学性质

1.物像移位　入射光线 I 投向三棱镜的一个光学面上后发生折射，因为是由光疏质进入光密质，因而折射后靠近法线，而当三棱镜内的折射线遇到另一个光学面时，则发生第二次折射，由光密质进入光疏质，因而折射远离法线，而向三棱镜的基底方向偏折。当我们通过三棱镜观察来自入射线方向 I 的一个物体时，则感觉物体位于沿折射线 R 延伸线 I' 的方向。偏向角度 $\delta = a_1 + b_1$。因此，光线通过三棱镜后向基底偏折，向尖端投射，即通过三棱镜观察物体时，感觉三棱镜后方的物体向三棱镜的顶角方向移位。

在临床上，常利用这一原理进行复视的矫正、隐斜的测量及斜视的检查与训练等。

2.色散作用　经过三棱镜的白色光在经历了两次折射后被分解为红、橙、黄、绿、青、蓝、紫的连续光谱，这种现象称为三棱镜的色散作用或称分光作用即光的分解。这是由于棱镜的介质对不同波长的光线具有不同的折射率，因此，不同波长（颜色）的光，虽然入射角相同，但各波长的光各按其固有的折射角折射，出射的光线按波长（颜色）分离开。因此，三棱镜也被称为色散棱镜。屈光介质的折射率是随波长的增加而减少的，因此，色散棱镜使可见光中的紫色光偏折最大，红色光偏折最小。

（三）三棱镜的定度

三棱镜的屈光力取决于两个因素：屈光角及屈光指数。屈光角及屈光指数越大，三棱镜的屈光力也越大。

1.顶角定度法　根据三棱镜顶角角度的大小而确定其屈光力的强弱。如：顶角为 5°，则称为 5°三棱镜。因此法未考虑三棱镜构成材料对光的折射率，所以实用价值不大。

2.狄氏法也称为厘弧度　为使入射光线经三棱镜折射后在以 1 米为半径的圆弧上移位 1 米弧的百分之一圆弧度来表示，即厘米弧度，称为 1 个三棱镜度，代表符号为"▽"，即可表示为 $1^{\triangledown}$。1 米圆弧度所对应

的角为 $57.32°(360°/2\pi R)$，因此，$1^{\triangledown}$ 可使光线移位 $0.57°$。

3.裴氏法 为国际标准三棱镜单位，目前眼科常使用此单位，其定义为：通过三棱镜观察 1m 处的物体，如物体向棱镜尖端移位 1cm，则称为 1 个三棱镜度，用符号 △ 表示，即 1△。在眼科临床中，常用的三棱镜均在 20△ 以内，狄氏法及裴氏法相差甚微。

（四）三棱镜的辨认与测量

将欲测的镜片放在一直线前，假如直线断开，即表示为三棱镜。按照三棱镜的屈光作用，被看物体向尖端移位，由此可知三棱镜尖所在的位置。在临床中，常用三棱镜的底表示其方向，可根据需要将三棱镜的底置于任何方向上，与柱镜轴位的表达完全相同。

对于三棱镜屈光力的测量，则可用已知屈光力的三棱镜片，将其底与一欲测量的三棱镜的尖相对合在一起，假如所见的断线成为一直线，则所测定镜片的屈光力与已知镜片的屈光力相同。

（五）三棱镜在眼科的应用

1.消除由于眼外肌麻痹而造成的复视。如患者右眼外直肌麻痹，当看一个光点时，在黄斑（M）成焦点，而右眼因外直肌麻痹转向鼻侧，光线便落在黄斑的鼻侧视网膜上，因而向外右侧投射光线，并在右侧构成一个虚影。假如将一片力量合适的三棱镜放在右眼前面，底向颞侧，则由光点来的光线可以落在黄斑上，复视即可消除。

2.测试眼外肌的力量。让患者双眼注视远处的一个光点，于任一眼前放置一 6△ 的三棱镜，使底向内，患者即看到两个并列的光点（复视）；假如改用 5.5△ 的三棱镜即不发生复视，则可知外直肌的力量是 5.5△。如果将三棱镜的底向外、向下或向上，也可分别测知内、上、下直肌的力量。

3.训练或矫正眼外肌功能不足。

4.检查或矫正隐斜。

5.检查一眼伪盲的患者，即复视试验法。用一个 7△ 的三棱镜，底向上或向下，与一遮眼片同时放在伪盲眼前的试镜架上，健眼不放镜片，安放时勿让患者发现。戴后先试看视力表，然后突然将遮眼片取下，假如患者此时看见二个视力表或视标成双行，即可诊断为伪盲。

二、镜片（透镜）

镜片（透镜）由玻璃或其他透明物质制成，其中至少有一个面是球面，其特点是可以使光线成焦。透镜分为球面透镜（球镜）和圆柱面透镜（柱镜）两种。

（一）球面透镜

球面透镜相当于在一个球形实体上切取下一部分而形成的屈光体。

因此，球面透镜上各径线的弯曲度相同，也即其各径线上的屈光力相等。球面透镜又分为凸、凹球面透镜，凸球面透镜（凸透镜）中间厚两边薄，凹球面透镜（凹透镜）中间薄两边厚。根据球面透镜两面形状的不同组合，每种球镜又分为三种。

凸球镜分为：双凸球镜、平凸球镜、凹凸球镜。

凹球镜分为：双凹球镜、平凹球镜、凸凹球镜。

凸球面透镜相当于由许多基底向中心的三棱镜所组成。平行光线经凸球面透镜折射后向中心集合形成焦点（F），凸透镜用"＋"表示。

凹球面透镜相当于由许多尖端向中心的三棱镜所组成。平行光线经凹球面透镜后光线散开，不能成成实性焦点，沿散开光线向后延长，可结为虚焦点（F），凹透镜用"－"表示。

1.球面透镜的屈光力　　透镜的屈光能力用屈光度(D)来表示,如平行光线经某一透镜后在离透镜 1m 远处聚焦,则该透镜的屈光力为一个屈光度(1D)。如在 2m 处成焦则为 0.5D。如用 f 代表焦距,则透镜的屈光力＝1/焦距,即 D＝1/f,其中 f 以米为单位。凸透镜的屈光度代表集合光的能力,凹透镜则代表对光的散开能力。

2.球面透镜的成像　　透镜成像的公式:1/u＋1/v＝1/f。其中 u 代表物距,v 代表像距,f 代表焦距。

在此,无论凸透镜还是凹透镜,实物及实像的距离用正号"－";虚物及虚像的距离用负号"－";凸透镜的焦距为 f,凹透镜的焦距为－f。

透镜成像作图法原则:某一物点,经一球面透镜而成像,那么该物点所发出的光线中:①与主光轴平行的光线,经折射后,过主焦点;②经过光学中心(结点)的光线方向不变;③经第一主焦点的光线,经折射后平行于主光轴。

在以上这三条线中任取两条线的交点即为这一物点的像点,依此可以求出整个物体的像。

凸透镜所成的像,则根据物体所在位置不同而各异:①物体位于焦点外,为倒立的实像;②物体位于焦点上,不能成像(平行光线);③物体位于焦点内,为直立放大虚像。

凹透镜所成的像,总是为直立缩小的虚像。

3.透镜的棱镜力　　对于一个透镜而言,相当于由多个棱镜构成的屈光体,越近周边部其棱镜效应越强。一束平行光线经＋1D 凸透镜后会聚于 1m 处的焦点 F 上,B 光线具有 $1^\triangle$ 的棱镜力,而 E 线则具有 $4^\triangle$ 的棱镜力。透镜上某点的三棱镜效应 $P^\triangle$ 等于透镜的屈光度 D 与距光学中心的距离 d(以 cm 为单位)的乘积,即:

$$P^\triangle = d \times D$$

例如屈光度为 1D 的凸透镜,距光学中心 4cm 处的三棱镜效应为

$$P^\triangle = 4 \times 1 = 4^\triangle$$

因此在配镜时,应强调光学中心与视轴的重合,以免产生三棱镜效应,使戴镜后出现视疲劳及彩色边的感觉。

(二)柱面透镜

简称为柱镜,是从圆柱形的屈光介质实体上纵切下来的一部分(凸柱镜);或如同塑成圆柱体的外模型的一部分(凹柱镜)。

其剖面与圆柱体轴 y 的方向一致,因此柱镜的轴与圆柱体轴方向相同,由于柱镜在轴的方向上不是曲面,所以沿柱镜轴方向入射的光线,不发生光的屈折;而与轴垂直的方向,其表面为曲面,所以沿此方向入射的光线则发生折射,凸面者使光线会聚,凹面者使光线发散。以上可以看出柱镜仅一个轴向对光线有折射作用,因此通过柱镜的光线不是形成一个焦点,而是形成一条焦线,焦线的方向与轴平行。

在眼科临床上,柱镜即为散光镜片,其中含轴的径线称为弱主径线,即轴的位置;与轴直交的径线称为强主径线,通常以强主径线的球面屈光力表示柱镜的度数。

(三)球面圆柱透镜

是球柱联合的光学系统,由球面透镜与柱面透镜结合而成,一般此种透镜的一面为球面透镜,而另一面为柱面透镜。其屈光情况为:在互相垂直的弱主径线与强主径线上均有屈光能力,但其能力的大小不同,与光学中的 Sturm 光锥的屈光情况相同。

在这一屈光系统中,x 为水平子午线,其弯曲度较大,y 为垂直子午线,弯曲度较小,当一束平行光线经过这一屈光系后,因水平子午线的屈光力较强,经折射后先成交于 b(F1)处,此时垂直子午线上由其屈光力较弱还未能成焦,因而形成一缩小的垂直焦线;然后,水平光线继续向前行而散开,而垂直光线仍在集

合过程中,当水平光线的散开力量与垂直光线的集合力量相当时即 d 处,则形成一个很小的圆形光斑,此圆形斑称为 Sturm 光锥中的最小弥散斑;当光继续前行时,垂直光线则在 f(F2)处形成一水平的焦线。b 与 f 间的距离为焦间距,在以上光学圆锥中没有一处能形成焦点,故所形成的像均不清晰。

在临床上,复性散光的成像与上述成像过程相同,但如视网膜位于以上光锥的不同位置上其屈光性质有所不同,若视网膜位于 a 处,则为复性远视散光;位于 b 处为单纯远视散光;位于 f 处为单纯近视散光;位于 g 处为复性近视散光;位于焦间距内,即 b 与 f 之间为混合性散光。

光学中上将两个主要子午线具有不同弯曲度的光学面称为复曲面或托力克面,其形状犹如鼓的侧面。在配制眼镜时,可以做成一面为复曲面,另一面为球面的透镜即复曲面透镜,也称为托力克镜片,其优点为可以消除透镜的像差。

(向其元)

第二节 光学系统的像差

光学系统本身存在着某种缺陷,导致实际成像与理想成像之间的差距,称为像差。

一、色像差

当一束混合光(白光)射向透镜的边缘,相当于射向一棱镜,经棱镜折射后,可使不同波长的光射出时呈分离状态,形成色散;因透镜边缘对波长较短的紫色光线的折射指数较大,因此对紫光的折射程度较强,其焦点距透镜最近;而红色光的波长较长,折射指数较小,其焦点距透镜较远,而其余颜色光的焦点则依次位于紫色光与红色光之间,这一现象称为色像差。

在临床上,无晶状体眼配戴高度凸透镜时,患者常诉戴镜后看物体都有彩色边,就是由于透镜的色像差所致。

二、球面像差

通过透镜周边的光线(远轴光线),因其入射角较大,其折射作用也较强,因此,经过透镜周边折射的光线较近轴光线更接近于透镜形成焦点,这种现象称为透镜的球面像差。其中 F$_1$ 为近轴光线通过透镜后所形成的焦点,F$_2$ 为远轴光线通过透镜后所形成的焦点,F$_1$ 与 F$_2$ 之间的距离表明此透镜存在球面像差。

三、彗形像差

当入射光线不与主光轴平行,而是成一定角度时,则通过透镜边缘的光线与通过透镜中心的光线所成像的位置不同,因此在像平面上得到的不是清晰的像点,而是形成一系列交错叠加着的光斑,其形状好像带尾巴的彗星,其尖端亮度较大,这种像差即称为彗形像差。

四、斜光束散光——像散现象

当一束斜行光线射向透镜,并通过不含光心的透镜部分所发生的折射现象,其情形恰如 sturm 光锥一样,平行光线所成的像并不成焦于一点,而是形成两个互相垂直的焦线与程度不同、方向不一的许多椭圆形像,这样的像差称为像散现象。

五、像畸变(扭曲)

当通过一高度凸透镜看一方格形物体时,则方格的边缘成凹形内陷;而通过高度凹透镜时,则方格的四边成凸形向外隆起,这种现象称为透镜的像畸变。与其他像差不同,像畸变与焦点的锐利度无关,而是和像的形状有关。如果透镜的放大率在所有部分都相同的话,这个物的像才是真实的。但是光线愈近透镜的周边部则折射后的偏向愈明显。因此,放大率不是恒定的,从而产生像畸变。

（向其元）

第三节　波阵面像差及其表达

波阵面像差是物理光学领域中早已被描述的概念,用来表示光学系统所存在的缺陷。从波阵面像差的角度,研究影响视觉质量的问题和改善视觉质量的方法,已成为当前角膜屈光手术、晶状体屈光手术等领域所关注的热点和前沿。

一、波阵面像差的概念

光是传导中的电磁波,波阵面是距光源的光程为常数的表面或与点光源发出的所有光线垂直的表面,即连续的等相位面,它的形状被直接用于表征光学系统的像差。波阵面与光的传播方向垂直,如果光束通过光学系统折射后相交于一点,那么波阵面将是球面;反之,波阵面是球面的光线通过光学系统后相交于一点。这样,点的理想成像就有两个等效定义,即所有成像光线相交于一点,或所有的波阵面是球面,而平行光线所形成的波阵面为平面。

偏离这些条件就意味着出现像差,因此可以用波阵面来描述光学系统所存在的像差。所谓的波阵面像差就是实际的波阵面与理想波阵面之间的偏差。

对于人眼,像面在视网膜的准确聚焦并不能保证视网膜成像的高度清晰,其像差主要来源于眼光学系统的缺陷:角膜和晶状体表面不理想,其表面存在局部偏差;角膜与晶状体不同轴;角膜和晶状体的内含物不均匀,以致折射率有局部偏差,从而使经过偏差部位的光线偏离了理想光路。假如物体上一点在视网膜的对应点不是一个理想的像点,而是一个发散的光斑,其结果是整个视网膜对比度下降,视觉模糊,这种成像偏差就是人眼的像差。用光线的矩阵形成波阵面并和理想的波阵面比较,可以发现两者存在偏差即人眼的波阵面像差。

二、波阵面像差的表达方法

目前最常用的定量表达波阵面像差的方法是 Zernike 多项式和波阵面像差图。

（一）Zernike 多项式

为一组正交于单位圆上的序列函数,可将波阵面像差分解定量,来观察每一阶像差的大小。其常用表达形式为：

1.双指数（极坐标）表达式　为 $Z_n^m(\rho,\theta)=N_n^m R_n^m(\rho)\cos m\theta$（当 $m\geqslant0$ 时）；或 $Z_n^m(\rho,\theta)=-N_n^m R_n^m(\rho)\sin m\theta$（当 $m<0$ 时）。其中 ρ 为径向坐标范围从 0 至 1；θ 为方位角向量范围从 0 至 2π。n 为径向阶，m 为方位角频率。当 n 值确定时（$n=0$、1、2、3、4……），m 值为 $-n,-n+2,-n+4,\cdots,n$。

单指数表达式：可以将 Zernike 多项式（0 至 5 阶）用金字塔形式表示如下（表 16-1）：

表 16-1　单指数表达式

n/m	−5	−4	−3	−2	−1	0	+1	+2	+3	+4	+5
0						j=0					
1					1		2				
2				3		4		5			
3			6		7		8		9		
4		10		11		12		13		14	
5	15		16		17		18		19		20

此单项指数 j 从金字塔顶端为 0 开始，从上到下、从左到右依次递增，其与上述 n、m 值的关系为：$j=\dfrac{n(n+2)+m}{2}$。

2.常用的 Zernike 多项式　为 7 阶 36 项。0 阶为无像差；1～2 阶为低阶像差；3 阶及以上为高阶像差。低阶像差与传统的像差即近视、远视、散光相对应，而高阶像差则对应于一些非经典的像差。如 Z1 表示 x 轴的倾斜，Z2 表示 y 轴的倾斜，Z3 表示 0 度方向上的散光，Z4 表示离焦（近视、远视），Z5 表示 45 度方向上的散光，Z7 表示 x 轴上的三阶像差，Z8 表示 y 轴上的三阶像差，Z12 表示四阶球差。

每一阶中的单个 Zernike 系数值有正值也有负值，在计算每一阶的总体像差或眼整体像差时，需引入均方根（RMS）的概念。RMS 值是每一像差 Zernike 系数值的平方和的 2 次开方，因此不受正值或负值的影响，能反映眼的整体像差。

3.坐标系统表达式　在入瞳平面计算人眼的波阵面像蕈，将两眼用一坐标系统进行表示。坐标中心位于入瞳平面中心，x 轴为水平轴，箭头向右；y 轴为垂直轴，箭头向上；z 轴为 Cartesian 轴（为入瞳平面中心与黄斑中心凹的联连线），箭头向外。$r=\sqrt{x^2+y^2}$；$x=r\cos\theta$；$y=r\sin\theta$。

$W(x,y)=\sum\limits_{n,m\pi} A_{n,m}^\pi \times Z_{n,m}^\pi(x,y)$。$W(x,y)$ 为入瞳平面的波阵面像差函数，计算单位为微米（μm），在此平面上，理想眼波阵而为平面，因此以此平面为参照面计算眼的波阵面像差。Z 代表 Zernike 多项式，A 代表系数。系数的值代表了相应的像差量，某些可以转换为屈光度单位。

（二）波阵面像差图

Zernike 多项式是眼波阵面像差的数字表达形式，在临床上便于医师观察的更直接的表达是将 Zernike 函数重建成在瞳孔平面二维的眼波阵面像差图，其表述方法类似于角膜地形图。角膜地形图用米表示角膜表面的曲率，而波阵面像差图则反映实际光波阵面与理想参照波阵面的差异。常用的眼像差图分析是通过光线经过屈光介质后其光学路径长度（OPL）的差异得出。

OPL 的概念为光在穿过某一介质时，从出发点至目标点之间其波长必须振荡的次数，它是由物理光径长度及屈光介质所决定的。若所有的光线有同样的 OPL，则在每条光线末端有同样的位相，这种带有共同位相点的轨迹组成了光的波阵面。为了确定光学系统的像差，在眼入瞳处设置了坐标系统，在入瞳平面上经过任何点 (x,y) 光线的 OPL 和通过瞳孔中心 $(0,0)$ 的光线比较，其结果被称为光学路径差异（OPD），即

$W(x,y) = -\mathrm{OPD}(x,y)$。于是,眼光学系统的像差结构被二维的图形表示为像差图。

无像差的理想眼,其 OPD 值在入瞳平面任何点上均为 0。而实际上人眼的光学系统是存在像差的,光线经过不同的瞳孔点时,其 OPL 不同,即光线经过瞳孔不同位点后产生不同的位相,因此在瞳孔平面所获得像产生变形。

（向其元）

第四节　调节与集合

一、调节作用

当正视眼不用调节时,平行光线入眼后,成焦点在视网膜 R 上。假如物体在无限远之内,例如 A 点,则成像在联合焦点 A',即在视网膜的后面,因此在视网膜上不能形成清晰的像。但假如眼的屈光力增加,则可成焦点在视网膜上,这种自动改变眼的屈光力,使近距离物体仍能在视网膜上成焦点的能力,称为眼的调节作用。调节作用只能将不同距离的光线,在不同的时间点分别成焦点在视网膜上,而不能把不同距离的光线在同一时间点成焦点在视网膜上。

二、调节作用的机制

关于调节作用形成的真正机制,至今仍有不同的学说,比较公认的学说为:

眼球在不用调节时,晶状体是由紧张的悬韧带所固定。悬韧带主要附着于睫状突上,注视近处的物体时,睫状肌收缩,睫状突形成的环缩小,悬韧带的张力松弛,晶状体变凸,因而屈光力加大。当晶状体变凸后,其前面的凸度增加较大,因此距角膜较近;而后面凸度稍增,后极部不离原位,总体积不变。

三、物理性调节与生理性调节

调节作用的发生必须依靠两个因素:一种是晶状体变凸,一种是睫状肌的收缩,只有两者同时作用,才能产生适当的调节作用。假如睫状肌的收缩力减少或消失,或晶状体因年老而硬化,均不能产生适当的调节作用。调节作用又分为物理性调节与生理性调节,前者表示在调节作用时因晶状体凸度的变化而产生的屈光力,是以屈光度为单位来表示其大小;而后者则表示在调节作用时所需要的睫状肌的肌张力,以肌度为单位,1 肌度是指能产生 1 个屈光度调节力所需要的肌张力。

四、调节近点与调节远点

眼在不用调节时,能看清的最远点称为调节远点;能看清的最近点为调节近点,此时所产生的调节力最强。

五、调节范围与调节幅度

调节远点与调节近点之间的距离称为调节范围;在该范围内,眼可以利用不同程度的调节看清不同距离的物体。眼睛看远时的屈光度(静态屈光)与看近点所产生最大调节时的屈光度之差,即表示眼可以使用的全部调节力,称为调节幅度。

在 Donders 调节公式 A＝P－R 中,P 为看近点时所用屈光度,R 为看远点时所用屈光度,A 为调节幅度。正视眼 R 为零,如果近点在 10cm,则 P 为 10D(距离以米为单位的倒数),A 亦为 10D。远视眼远点在眼后方,远点屈光度 R 为负值,因此调节幅度为近点屈光度与 R 绝对值之和。例如 2D 远视眼,其调节近点在 25cm,则调节幅度为 A＝4＋2＝6D。当眼注视远点与近点之间的某一点时,所需调节为 A＝V－R,其中 V 为注视该点时的屈光度。

从年幼到年老,人眼逐渐失去其调节力,其原因为晶状体纤维硬化失去弹性、睫状肌力量减弱,或两者兼而有之。表 16-2 是年龄在 10~70 岁之间,以每 5 岁为一组,各组正常的调节近点与调节幅度。

表 16-2　不同年龄正视眼的屈光度调节表

年龄	近点(cm)	调节幅度(D)
10	7.0	14.00
15	8.5	12.00
20	10.0	10.00
25	12.0	8.50
30	14.0	7.00
35	18.0	5.50
40	22.0	4.50
45	28.0	3.50
50	40.0	2.50
55	55.0	1.75
60	100.0	1.00
65	133.0	0.75
70	400.0	0.25
75	∞	0.00

表 16-2 所列均为正视眼或者是已经矫正的非正视眼。非正视眼的屈光度虽然不同,但其调节幅度在相应的年龄段则基本相同。为了临床工作方便,可以重点记忆几个年龄段的数据,例如 10、20、30、40、50 及 60 岁各个年龄段的调节近点及调节幅度。

年龄是影响调节力的一个最主要的因素,Hofstentter 通过统计学的研究,得出以下公式:最大调节幅度＝25－0.4×年龄,平均调节幅度＝18.5－0.3×年龄,最小调节幅度＝15－0.25×年龄。

(一)正视眼的调节

正视眼的远点位于无限远,其静态屈光为零,故无须调节即能看清远处物体。而当其注视位于近点处物体时,则需用全部调节力,故其调节幅度等于其近点屈光度,而其调节范围包括由近点至无限远的全部范围。

正常情况下两眼调节同时发生,且彼此相等,两眼调节的差别极少超过 0.12D。调节时眼的屈折力增强,因此主焦距缩短,视网膜像缩小。

(二)远视眼的调节

由于远视眼的远点位于眼的后方,为虚焦点,因此其远点屈光度(远点距离的倒数)是负的。所以在 Douders 的调节公式 A=P-R 中,R 是负值,相当于在数值上 A=P+R,即远视者看近时所用调节,总是大于正视或近视者。首先,为了看清远处物体,远视眼需利用调节以增加眼的屈折力,使之成为正视,此时所用调节即为远视屈光度。此外,为了使其眼适应其近点,也需另加所需调节。例如:2D 的远视者,近点在 10cm(0.1m),则首先需要用 2D 的调节以矫正其远视,另外再加上 10D(1/0.1)的调节以看清近点物体,因此其全部调节 A=10+2=12D。在不戴眼镜矫正的情况下假如远视屈光度超过眼的全部调节力,则不能看清楚任何距离的物体。

(三)近视眼的调节

近视患者如无其他眼病,则其平均调节力应与同年龄正视眼者相同,但其调节范围比较小,例如-10D 的近视眼,其远点距眼前仅 10cm,假如其近点在 5cm,则调节范围也是 5cm,即其清晰视力仅存在于 5~10cm 之间,而其调节力则为 20D-10D=10D。如此小的调节区域在日常生活中几乎没有作用,但假如用适当的镜片矫正近视,其调节区域即与同年龄正视眼者无异。中度以上的近视眼,如不矫正,则在看近时通常无须任何调节,但不论近视程度如何,其所用调节总是比正视或远视眼为少。假如近视眼的远点恰好等于看近的距离,则一般感觉不到老视的发生。

六、调节异常

(一)调节过强

多发生在儿童及青少年,由于睫状肌收缩力量过强,常导致"假性近视"。此外,在远视性屈光不正中,为了看清远、近目标,时常需用调节,假如远视度数较高,则可发生调节过强现象,其症状是:头痛、眼球压迫感、眉弓部疼痛,重者可有恶心、远视力下降等。

(二)调节麻痹

一般是指睫状肌收缩作用麻痹(多在使用睫状肌麻痹剂后),常合并麻痹性瞳孔散大及其他动眼神经麻痹现象、眼球运动受限。其原因可为神经系统疾病所致,如第Ⅲ对脑神经麻痹,也可为药物性、中毒性、外伤性或先天性等。

(三)调节不足

常见于近视性屈光不正,也可见于老年人,为睫状肌肌力不足所致,是老视的原因之一。此外,在青光眼、睫状体炎及全身衰弱时也可发生。

七、调节幅度的测定

眼的调节幅度可以用客观的或主观的方法测定,客观测定法即动态视网膜检影,主观测定法是检查者使用大于被检者调节幅度的调节刺激而使其自觉视标变模糊的一些方法。但不论用何种方法测定,其结果均难于达到精确的程度,有时甚至可有很大出入,这是由于影响测定的因素极多,其中重要的有照明、瞳孔大小、视标、对比度等。

　　调节幅度的临床测定通常采用主观的方法,有推进法和负镜法两种。无论哪种方法,测量非正视眼的调节幅度时,都要先戴镜充分矫正其静态屈光不正,将远点移至无限远后再进行。

(一)推进法

　　利用测量近点的距离,再转换成屈光度,因为远点屈光度为零,所以近点距离的倒数就是被检查者的调节幅度。粗略的检查法是将阅读用字体或近视力表向被检查者移近,当字体开始变模糊时就是近点距离。更为准确的方法是在测量中使用特制的视标。DUANE 所设计的调节卡片使用方便,卡片上有一粗 0.2mm、长 3mm 的线,卡片背景为白色,将卡片从被检者前约 50cm 的距离开始逐渐沿双眼中间向被检眼移近,速度约为 5cm/s,嘱患者双眼注视该线,当线开始变模糊时,即为近点。

　　例如:-4.00D 近视患者,在完全矫正其屈光不正后,移动 DUANE 所设计的调节卡片,其自述在距离镜框平面 8cm 处,直线变模糊,则其调节幅度=100÷8=12.5D。

　　当调节力过弱,如老视眼,不易测定近点时,为方便榆查,可在矫正静态屈光不正后再在眼前加适当的正镜,再在此基础上进行调节幅度的检查,得出的数值再减去所事先增加的正镜,便是被检者的最终调节幅度。

(二)负镜法

　　此方法主要适用于非老视者,尤其当推进法显示调节幅度减少时,使用负镜法进行确认。将调节视标放在被检眼前一定距离(通常是 40cm),逐渐增加负镜,从而使被检眼为了维持视标清晰,就必须增加眼的调节力,这样便可测量出调节幅度。

　　具体方法是被检查者通过综合验光仪注视视近卡上最佳矫正近视力上 1~2 行视标,对于大多数非老视者,选择 20/30 视标比较合适。遮盖其中一眼,在另一眼前依次增加负镜。每次加镜都需要给被检查者 5~10 秒看清视标,加至被检者觉得视标初次变模糊为止。则所加的负镜度数绝对值再加上 2.50D(视近卡置于 40cm 处的调节需求)作为该眼调节幅度的量。然后遮盖另一眼,重复以上检查,测量出另外一眼的调节幅度。

　　例如:+3.00D 远视眼,在完全矫正其屈光不正后,令其注视视标,并在眼前逐渐增加负镜。当增加了 4.00D 的负镜后,患者觉得视标没有开始那么清晰了,则该眼的调节幅度为 4.00D+2.50D=6.50D。

八、集合作用

　　当要看清近处物体时,眼不但要调节,而且两眼球也必须同时转向被注视物体,这样才能使两眼物像落在视网膜黄斑中心凹,经过视中枢合二为一,形成双眼单视,这种运动称为集合。在一定范围内,物体距离越近,眼球内转的程度也越大。

(一)集合的远点和近点

　　眼球的内转,是内直肌收缩的结果。当注视远物时,无须集合作用,因此当集合作用完全静止时,物体所在之点称为集合远点。当集合作用达到一定程度,物体再离近时即发生复视,此时物体所在之处,则为集合近点。

(二)集合范围与集合广度

　　集合远点与集合近点间的距离称为集合范围。集合远点与集合近点所产生的眼球内转程度的差异,称为集合广度。

(三)集合角

　　当两眼同时注视位于中线上的一个物体时,眼的视轴与中线成一角度,称为集合角。集合角的单位为米角,即当两眼注视中线上 1m 远时的集合角等于 1 米角,而每只眼的集合量则为总量的一半。在数值上,为位于双眼中点平面与双眼旋转中心连线中央的距离的倒数。例如视轴在 50cm 处与中线相遇,就是 2 米角;在 25cm 处相遇就是 4 米角。米角的大小因两眼瞳孔距离的大小而有所不同,瞳距越大,使用的集合就越多,其集合角也就相对较大。

九、调节与集合的关系

正常眼看 1m 处物体,其调节力为 1D,其集合为 1 米角;当视线移近注视 33cm 处的物体时,其调节力为 3D,集合角为 3 米角,由此可见调节作用与集合作用是有密切关系的,是协调的。但有时候这两种作用也可不协调,甚至出现有调节无集合或有集合无调节的状态。例如:当注视一固定距离的物体时,在眼前加低度的凹球镜片或凸球镜片,借助调节作用的增减,仍可以看清所注视的物体,此时便是集合作用固定而调节作用发生增减变化。又比如在眼前加三棱镜,也仍然能够看清所注视的物体,即是调节作用固定而集合作用发生增减变化。在老视眼中,调节作用逐渐消失,但集合作用仍可保持不变;在眼内直肌麻痹时,集合作用丧失而调节作用可以独立存在。

在屈光不正患者中,两者不协调的情形也很显著。例如一正视眼者,在注视 33cm 处物体时,需用 3D 的调节力和 3 米角的集合;但是一个具有 2D 远视的患者,在注视 33cm 处物体时,则需要 5D 的调节力和 3 米角的集合,其调节作用强于集合作用;而一个具有 -2D 近视的患者则仅需 1D 的调节力和 3 米角的集合,其调节作用弱于集合作用。以上在屈光不正中调节与集合不协调的情形,有一定的适应限度,超过此限度,患者即发生不适,甚至发生内斜视或外斜视。

远视眼因调节作用强于集合作用而容易发生内斜视。假如一只眼的远视程度比另一只眼更为严重,其集合与调节作用更不容易协调。例如:远视眼者右眼为 +3D,左眼为 +4D,假如两眼用 6D 注视 33cm 处物体,那么左眼必然会比右眼多用 1D 的调节,才能使视网膜成像与右眼同样清晰。多用调节的结果,造成内直肌过度兴奋,因此左眼即向内斜,久而久之便形成内斜视。临床上常见内斜视眼的屈光度大于对侧眼。

相反,近视眼因调节作用弱于集合作用而容易发生外斜视。例如:一患者双眼为近视 -8D,在注视眼前 12cm 处物体时,需用 8 米角的集合,但无须任何调节。此时,内直肌必须使用很强的力量,假如持续时间太久会产牛眼疼症状,结果导致集合松弛,一只眼保持注视,而另一只眼向外转。假如一只眼的近视程度远大于对侧眼,则更容易出现外斜视。

十、相对调节与相对集合

(一)相对调节

在固定的集合作用下所能运用的调节作用,称为相对调节。超过集合作用的部分,称为正相对调节;低于集合作用的部分称为负相对调节。例如:正视眼者注视 33cm 处物体时,所需调节力为 3D,集合作用为 3 米角。此时在双眼前同时加凹球镜片直至不能看清目标为止,假如所用镜片为 -3D,即表示所运用的调节作用由 3D 增加至 6D,额外使用 3D 的调节力。去掉凹球镜片后改用凸球镜片试验,直至增加到 +2D 时视力开始模糊,即表示其调节作用松弛 2D,由 3D 变为 1D。在此例中,双眼的注视点一直没有改变位置,即集合量没有改变,始终为 3 米角,理论上在 33cm 处使用的调节应为 3.00D,但实际上其能在 1.00D 至 6.00D 的范围内保持物像清晰。则其相对性调节的幅度范围为 5.00D(即 6.00D-1.00D),其中 -3.00D 为正相对性调节,+2.00D 为负相对性调节。由此可见,物体愈近眼球,正相对性调节愈小,负相对性调节愈大。

检查相对调节正负两部分的目的,主要在于尽量保持多余的正相对调节,以使患者在看近时无不适感,最低限度也应使正负相对调节大致相等,因为只有尽量保持多余的正相对调节,才不会使调节作用完全丧失。假如正相对调节作用过低,则表示看近时睫状肌几乎使用了全部肌力,此时如果患者看近处过久,必然出现视疲劳症状。因此,必须保留三分之一的调节,才能在阅读时感觉舒适而能持久。

(二)相对集合

在固定的调节作用下,也可使集合单独改变,可以超过或可以放松的集合力称为相对集合。当双眼注视一近处目标时,有一定程度的调节与集合。倘若在眼前放置三棱镜仍能使被检查者注视原目标,即可改变眼的集合。假如用一片三棱镜底向外置于眼前,由于光线向三棱镜的底屈折,被检查者必须多用集合。当使用最高度底向外的三棱镜仍不发生复视时,即为正相对集合,它说明被检查眼在调节固定时所能再增加的一部分集合作用。然后再将三棱镜底向内放置眼前,由于光线向底屈折,被检查者为注视目标必须放松集合。当使用最高度底向内的三棱镜仍不发生复视时,即为负相对集合,它说明被检眼在调节固定时所能放松的一部分集合作用。

检查相对集合的目的,是观察多余正相对集合的程度,尤其是对需要长时间近距离工作者,需尽量保持多余的正相对集合。必要时,应当在近距离工作中于眼前加上适度的三棱镜,以协助集合作用,否则在多用正相对集合的情况下,近距离工作时间稍长,则会感觉视疲劳。

十一、老视

(一)老视的发生

随着年龄的增长,晶状体逐渐硬化、弹性降低,此外睫状肌的收缩力量也因年长而变弱,以上因素均使调节作用减退,造成看近困难,这种状况称为老视,俗称"老花眼"。因原来的屈光状态不同,出现老视症状的年龄也不同:正视眼者一般从40～45岁开始;远视者出现较早;而近视者老视症状出现较晚或不出现。例如:一位4D远视患者,看近时应再加3D的调节,共7D,相当于30岁的调节幅度,因此该患者在30岁时即可出现老视症状。又如-3D未矫正的近视患者,其远点就在33cm处,因此看33cm处的物体时,无须调节即能看清。

(二)老视的症状

早期患者感觉看近不清楚,必须将物体向远处移动才能看清。往后即使放在稍远处也看不清,需戴凸透镜才能看清。

(三)老视的治疗

1.非手术治疗　是目前主要的治疗方法,即给予凸透镜,但在给镜前需了解双眼的屈光状态,正视眼给镜度数与年龄的关系大致如下:40～45岁为+1.00～+2.00D;50～60岁为+2.25～+3.50D;60岁以上+4D左右。此外还应了解患者平时近处工作的距离及调节幅度等,以便给予合适的镜片。该镜片不仅要补足其减退的调节功能,还需有剩余调节,一般情况下,老视眼应保留1/3调节,这样可减轻视疲劳,使近距离工作更加持久。老视眼镜可单独在看近时配戴,也可配双焦点(双光)眼镜或渐变焦眼镜,此外也可配单焦点或双焦点角膜接触镜。

2.手术治疗　目前多数尚处于临床验证阶段,又分为非调节性手术与调节性手术两大类。非调节性手术包括单眼视设计,比如主要用于看近眼在屈光手术矫正时保留-0.50D至-1.50D的近视,而对侧眼(通常为主眼)则完全矫正。此外,非调节性手术还包括传导性角膜成形术(CK)、双焦点人工晶状体植入以及多焦点准分子激光角膜消融技术等。而调节性手术主要为巩膜扩张手术以及可调节性人工晶状体植入术。

(向其元)

第十七章　近视眼

第一节　近视眼的病因

一、概述

（一）后天性近视眼的形成机制

后天性近视眼一般指中低度近视眼，不包括属于继发性的后天性高度近视眼。主要是发育期近视眼，极少数为迟发的成年期近视眼。其性质为轴性近视眼或屈光性近视眼。关于其发生、发展的过程即发病机制的学说有多种。

1.眼内肌的作用　眼内肌包括 3 组睫状肌：放射状纤维、环形纤维与 Brucke 肌（纵形纤维）；2 组虹膜肌：瞳孔括约肌与瞳孔开大肌。已知，人眼之所以能够明视远近不同距离的物体，是通过调节机制来实现的。眼内肌即是保证这一功能的结构基础，其中主要是睫状肌，瞳孔括约肌与瞳孔扩大肌也参与人眼的生理性调节过程。睫状肌的主要功能是参与晶状体的屈光调节，但对眼内压的调节亦有作用。其神经支配来自第Ⅲ对脑神经（动眼神经）的睫状神经，同睫状体的运动、感觉、血管舒缩及本体感觉。睫状肌功能异常可能诱发近视眼。

（1）眼内肌作用过强：长时间近距离用眼时，为了明视物体，视近调节不断加强，睫状肌持续收缩，引起紧张或痉挛而诱发近视眼。据此，Brown 曾提出"过度用眼"学说。调节学说提出以下意见：过度近业→睫状肌张力增加→持续调节→晶状体屈折力增加而形成近视。关于调节可以引发眼球器质性改变的理论，很早以前，Iwanoff 及 Homner 即提出，长期过度调节的结果可牵拉脉络膜，使其与视乳头分离，而导致眼底出现近视性特征等等。

（2）眼内肌功能不全：Plamondon 提出，近视眼形成伊始，调节力即处于低下状态，为看清目标而靠近物体，于是睫状肌功能更趋降低，如此恶性循环使近视眼又进一步发展。还有一些学者支持这一观点。

2.眼外肌的作用　眼外肌包括 4 条直肌（内直肌、外直肌、上直肌和下直肌）及 2 条斜肌（上斜肌、下斜肌），对称地贴附在两只眼球上。眼外肌同眼球运动，对眼球有机械性牵引与压迫作用。

Von Graefe 曾提出，当双眼集合时，在内直肌的收缩压力作用下，可引发近视眼。Donder 认为，眼球后壁扩张是因为集合时眼外肌压迫眼球所致。Hasner 提出，集合运动时，眼球转动，视神经牵拉眼球而使后极部巩膜伸展。K$_{OJIOCOB}$ 设想近距离工作时，眼球发生集合作用，外直肌可施压于眼球，从而促使眼球前后轴延长。还有很多学者支持这一观点。另外，一些学者则提出了斜肌的牵引力作用，并指出斜肌作用大于直肌。

一些学者设想,眼外肌活动可阻碍涡状静脉回流,致眼球充血;眼外肌紧张收缩致玻璃体腔压力升高,由此对眼球壁施以扩张力,对近视眼形成有一定作用。

3.眼内压的作用   Donder 首先提出了眼压升高可使巩膜伸展从而导致近视眼。Plamondon 观察到近视眼的前后房压力不平衡,因此认为房水的动力学改变可影响晶状体及玻璃体的正常功能。所敬通过对 6 例近视眼儿童 6 年随访均见眼压升高,近视发展较快。Hестеров亦通过测定发现,进行性近视眼的眼压偏高。有学者认为,近视眼就是由于睫状肌紧张、组织充血、眼压较高所致。Rehm 指出,近距离用眼引发的近视眼是由于睫状肌收缩、眼压升高,升高的眼压作用于巩膜而使眼轴延长。

眼压升高的原因及其引发近视眼的机制,另有以下几种设想:

(1)调节痉挛学说:Dobrowosky 认为,视近工作时间久时,持续性的调节可使睫状肌痉挛、脉络膜受到牵引、前房深度改变、血管受压、眼球充血,导致眼压升高。小山绫夫认为,在眼调节过程中,Brucke 肌(睫状肌纵形纤维)收缩,睫状体张力增加,眼压直接作用于巩膜使其不断伸展,从而导致眼轴延长。

(2)集合过度学说:在双眼长时间视近作业、集合加强过程中可伴随眼压升高。

(3)眼部充血学说:眼压升高是血液循环障碍、眼部充血的直接结果。

(4)头位重力学说:头部前倾时,平均眼压可升高 0.13～0.27kPa(1～2mmHg)。Young 以猴低头位实验证实,其所形成的近视眼便是由于玻璃体腔内压力升高所致。

(5)其他:从生物工程学的观点来分析,Arciniegas 认为眼内存在一种力的作用。当这种力超过一定程度时,便成为一种可使近视眼发生、发展的力。

4.眼球充血的作用   有人提出,当眼在注视物体时的视觉活动中,可伴随眼组织充血及眼内容积增加,而在一些因素作用下可使眼轴延长,其说法有多种。Cohn 曾指出,眶内血液回流障碍可引起眼球淤血、调节及集合功能降低而发生近视眼。Donder 亦认为,由于淤血,眼组织变软,眼压升高,使后极脉络膜伸展而致近视眼。Arlt 认为,近距离工作时,低头位可引起眼充血,眼外肌活动可阻碍涡状静脉血液回流,尤其集合时更加明显。通过猴实验发现,头前屈可诱发近视眼。人头部前屈时,可使眼压升高 1～12mmHg (0.13～1.6kPa)。有研究表明,近视眼睫状前动脉的巩膜贯穿支数量较少,右眼更少于左眼,故右眼较易充血,从而近视眼发生机会亦较多。White 观察兔眼实验性屈光状态发现,其中结扎涡状静脉可使眼的血容积增加而引起屈光改变。

5.角膜散光的作用   视网膜影像模糊可诱发近视眼,其中角膜散光可能是重要内因之一。汪芳润通过 151 例 10～18 岁近视眼学生的检查,经分组比较和远期随访复查发现,散光>0.75D 者平均矫正视力较差,近视多进行性加深,而经合理光学矫正后,近视发展变慢。由于存在散光,视网膜难以清晰成像,无论注视远近物体,眼的负荷明显增加,包括调节等功能都有可能发生异常。如此长期适应的结果,眼结构相应改变,从而使近视发生、发展。

6.其他因素的作用

(1)眼的某些结构特点:①Sfilling 认为眼窝系数较小易引起近视;②视神经较短:当视近时眼球向下向前,由于视神经较短,视乳头受到明显牵引;③眶距较宽,瞳距较大,易引起过度集合。

(2)体质因素:①体形瘦弱、无力型及身残者;②身材高、体重者;③生长发育较早、较快及月经初潮早者。

(3)自主神经系统功能失调:Dobson 通过实验证明,交感神经兴奋易致远视眼;副交感神经兴奋易致近视眼。小山绫夫及 Fushs 等的研究工作进一步支持自主神经对近视眼形成的作用。

也有人根据长期观察分析认为,以上因素是否具有特异性尚难断言。

(4)营养因素:营养与近视的关系多属于猜测和想象,并没有严格的实验给以证实。有人认为是因为维生素缺乏(如维生素 A、D);有人认为蛋白质缺乏会导致近视;还有人认为营养过剩也容易形成近视;也有人认为现代人多食精细的碳水化合物是近视形成的原因,等等。

(二)先天性近视眼的发病机制

先天性近视眼(先天性轴性近视眼)的发病机制有多种学说,主要起因于遗传,亦可起因于胚胎发育异常,最终多发展为高度近视眼。性质上属于轴性,一般都表现有典型的变性病变,主要病变包括眼组织(脉络膜、视网膜、玻璃体及后巩膜)进行性变性、巩膜弹性及硬度下降。早在 1632 年,Plempius 通过尸体解剖发现近视眼的眼轴延长,提出眼轴延长是近视眼的病理解剖学基础,这个观点不久便被大家所认同。

先天性(胚胎期)近视眼的主要病理改变过程是在巩膜。近视性病理变化发生于出生前,发展在出生后,随着年龄增加,病理过程一直在进行,或快或慢、或重或轻。其发病机制有多种学说,主要有感染、营养紊乱、血液循环障碍、免疫异常、眼压作用。孕期有害因素的影响很早即受到注意,如风疹病毒、烟、酒中毒、药物反应等均可影响胎儿视觉器官的发育。妊娠高血压综合征(高血压、高蛋白尿等)对胎儿眼的发育亦有影响,均可诱发近视眼。

从胚胎期开始到出生后的人眼发育全过程中,若生长速度异常,各个结构成分间的比例失调或代偿功能障碍,均可破坏人眼的正常发育,导致眼轴延长而发生近视眼。在遗传或某些外界因素作用下,眼轴发生过度生长延伸,此时可通过角膜及晶状体的相应改变来抵消眼球的异常屈光,而当代偿机制丧失时,则形成近视眼。另有一种说法是,在胚胎发育中期,若眼压与巩膜硬度不协调时,眼球后极部可发生暂时性膨胀,但在出生前这种膨胀力可为后极部巩膜紧缩所补偿,若此过程障碍则可引起不同程度的先天性轴性近视眼。

高度近视眼,除巩膜微原纤维分解外,亲和胶原和胶原纤维完全分解,使巩膜变薄,这便是高度近视眼的发展特点。

有人认为,钙磷代谢障碍可能与近视眼发病有关,而钙磷代谢在很大程度上取决于身体酸碱平衡状态。

一般认为,先天性近视眼的病因与机制是复杂的,其真正原因不明,可能为以下两种因素共同作用的结果:①眼球进行性伸长、牵引及眼组织萎缩变薄;②视网膜及脉络膜先天性或遗传性变性萎缩。有人提出,仅从病理解剖学与生理学所见来认识与讨论先天性近视眼的发病机制是远远不够的,根据现代技术与基础医学的发展,有必要从分子生物学角度来探讨先天性近视眼的真正发病机制,即把近视眼看作是发生于细胞内的各种生物分子(如基因、酶素)异常,特别是生物大分子的异常,可能包括有基因突变等病理过程。

Duke-Elder 综述早年资料,提出近视眼病因的生物学说与机械学说不同,生物学说认为先天性轴性近视眼是由遗传所决定,表现为后极部巩膜明显变薄、视网膜变性、脉络膜萎缩,而且随轴长增加而发展。眼球的每层结构(视网膜、脉络膜及巩膜)各有其自身的生长特点,神经外胚层决定了眼的胚胎发育,其中视网膜组织占主要地位,通常各个组织充分协调而使眼保持正视状态。但若视网膜过度生长,亦可使眼球发生异常生长状态,由于视网膜扩张增大,推向后极部,巩膜为适应性变薄,由此形成了近视眼眼球不同的解剖学特性;脉络膜易受牵引而引起先天性变化,如表现有萎缩性变性。因视网膜的营养来自脉络膜,故视网膜变性是继发的。

另一方面,Waardenburg 强调了中胚层组织的影响作用。视网膜周围的中胚层组织可能是正常的,但受到牵引而发育不良。

先天性近视眼除有明显遗传特点外,还可能有其他影响因素,包括前面所提及的营养、锻炼、机体平衡状态、内分泌作用及体格与疾病等。至于日后的视近工作及视疲劳等的影响,亦可能起到一定的作用。

综上所述,我们可以发现,可能主要是因为近视眼的原始病因不尽相同,遗传与环境因素交叉重叠,临床表现又千差万别,难以理清近视眼的来龙去脉,使近视眼的病因机制学说杂乱繁多,各种意见存在明显差异甚至完全相反,弄得人们如坠云雾之中,难辨真假对错。

二、目前占主导地位的发病机制学说

长期以来,在世界很多国家和地区,尤其是在我国,屈光性近视学说与假性近视学说一直占据临床防治工作的主导地位。虽然有很多人提出异议,但由于没有提出有说服力的系统性理论,没有更加充分的研究资料来进行论证,仍然没有对屈光性近视学说与假性近视学说进行有力的批判,更没有从理论上彻底否定屈光性近视学说与假性近视学说。

虽然近视眼的轴性学说从一开始就被解剖学研究证实,但早期就有人持不同意见,他们承认在高度近视眼中眼轴延长的作用,但又提出人眼有多种屈光成分,轴长只是因素之一,应考虑各屈光成分的关系组合、结构形态变化,并特别提出晶状体屈光力的作用。又如 Steiger 就认为,轴性近视学说不能解释所有近视眼,每一屈光成分的屈光力都有可变的范围,如角膜屈光力可在 38.00～48.00D 之间。确实有一些研究资料指出,并非所有近视眼的轴长都超过正常平均值,这样的情况成为屈光性近视学说的有力支持。

屈光性学说的核心是调节,即睫状肌紧张、痉挛和晶状体屈光力增加。虽然有人提出异议,如 Frawceschetti 根据超声波诊断资料分析指出,晶状体在人眼正视化及近视化过程中所起的作用很小;施殿雄通过记录的观察资料分析,也提出晶状体的调节力在近视眼无大的意义;另外,还有很多研究资料证明,在所有屈光状态眼睛中,晶状体在形质上并无明显差异。但是,依然未能撼动屈光性近视的主导地位,并且从屈光性学说又派生出了假性近视这样一个错误概念。

从 20 世纪 60 年代开始,在我国流行起来的假性近视学说,其主要内容是:在视力下降的青少年中主要是假性近视,假性近视是真性近视的早期阶段,假性近视视力下降快、恢复也快,近视的变化是可逆的,可以治疗,也可以预防。假性近视学说的根据是:青少年由于长时间近距离用眼,引起睫状肌紧张或痉挛,睫状肌疲劳、灵活性减退,视远时不能充分松弛,因而远视力减退,出现假性近视,时间一久,眼轴延长,变成真性近视。两者之间还有一个移行阶段,其过程为:假性近视→半真半假性近视→真性近视。

有人还作了进一步解释:假性近视本质上不是近视眼,而是远视眼视近活动导致了调节痉挛,出现了远视力下降、近视力正常的一种现象,是远视眼的一种一时性临床表现。强梅则认为假性近视是"悄然而过"、难以发现的阶段。上述意见的有些内容在世界其他国家也很有影响。

这种学说作为我国对近视眼认识的主流,至今仍广泛地影响着我们对近视眼的正确认识和有效的防治工作。即使运用这种学说进行的长期防治工作实践并未获得预期效果的情况下,也没有引起大家的认真反思,只是有人提出假性近视说法不科学,不宜再分真、假性近视,但却没有系统的理论来说服大家,也没有大声疾呼,促使眼科学界广泛参与,尽快进行专题讨论,以便使大家尽快达成共识。笔者认为,关键在于人们至今也没有认识到屈光性近视学说也是一种错误的理论和分类,没有对屈光性近视学说(假性近视之源)正确与否产生丝毫的怀疑,导致屈光性近视学说与假性近视学说占主导地位的状态依然如故,难以得到根本性转变。

三、近视眼的病理解剖学研究成果

(一)近视眼的解剖学特征

1.眼位　常见眼球饱满、较大,多向前突(前后轴伸长所致)。大多数高度近视眼患者,在眼球极度内转时,赤道部可出现于睑裂区。

2.角膜　正常角膜中心区厚度约为 0.52mm,周边厚度为(0.59±0.06)mm。近视眼薄于正视眼及远视眼,平均值分别为 0.487mm、0.536mm 及 0.532mm。近视眼极薄的角膜与巩膜厚度变薄是一致的。各种屈光状态眼的角膜厚度测定,我国与日本学者所测的结果是基本一样的。

近视眼角膜的水平径、垂直径均大于正视眼与远视眼,呈现角膜向外膨隆、扩张的现象。冯葆华、刘萍、孙成甲等测得近视眼的角膜屈光力均大于正视眼,还指出高度近视眼角膜屈光力明显大于中低度近视眼。资料中还显示,近视眼多伴有循规性散光。

有学者研究发现,高度近视眼的角膜内皮细胞密度下降、形态改变。另有资料表明,近视眼的角膜可见有 Krukenberg 纺锤形色素沉着;高度近视眼的角膜后弹力层容易发生破裂,也呈现角膜向外膨隆、扩张的征象。

3.巩膜　近视眼的巩膜变薄。在高度近视眼中,眼球变大、巩膜壁变薄最为显著,并且以眼球后半部为甚。巩膜硬度系数(E 值)降低,这与很多学者测定的结果是一致的。

通过组织学检查,很早即肯定近视眼的巩膜结构异常,主要特点是厚度变薄。Vena 根据形态学所见,确认近视眼的主要病变在巩膜。变薄等巩膜组织异常的改变,主要发生在眼外肌附着点的后部。Curtin 进一步观察发现,变薄的后部巩膜纤维分离,条纹模糊或消失,横行纤维甚至缺如。

4.前房　前房正常平均深度的报道数值不一,一般为 2.2mm。近视眼前房一般较深,远视眼较浅。诸多学者如申遵茂、王中均、神吉祥和男等均报道近视眼前房加深,周边前房深度亦加深,这种情况显示近视眼的眼球前极部(角膜)也向前突出。徐善卿测定记录的近视屈光度与前房深度的关系,可供参考。由于前房中心及周边深度均加深,近视眼的前房角变宽者亦明显多于正视眼及远视眼。Ceprue$_{HKO}$检查发现,房水滤过区的中胚层发育不全,超过了整个房角周长的一半,且多见于眼压在正常值上限的近视眼患者,这表明房角发育不良是高度近视眼的病理解剖学基础,由此产生的高眼压以及高眼压的膨胀性压力作用是高度近视眼的直接发病原因。

5.瞳孔　近视眼的瞳孔一般较正视眼及远视眼为大,这种现象已经得到大多数学者的肯定,即近视眼的瞳孔直径都较正视眼为大,较远视眼的瞳孔直径增大更为明显。另外,解剖学研究还发现,近视眼的虹膜大都比正视眼及远视眼的虹膜为薄。

6.晶状体　近视眼的晶状体,在大小、形态上与正视眼及远视眼无明显差别,凸度不仅没有增加,而且通过 CT、超声等活体检测发现,在一些高度近视眼中,晶状体的凸度反而较正视眼减小,屈光力下降。所不同的是晶状体可出现混浊,但混浊度进展非常缓慢,并且以晶状体核最为明显,颜色略呈棕黄色。

7.睫状体　Аветисов 观察发现,低度近视眼比正视眼的睫状肌体积小,其肌肉可呈现萎缩现象,萎缩现象在放射状纤维显著一些,环形纤维虽也有萎缩但不显著。高度近视的睫状肌体积与儿童相似或者完全被结缔组织所替代,多数病例的环形肌纤维结构不清。很多学者与 Аветисов 的观察结果是一致的。

8.脉络膜　有学者观察发现,低度近视眼的脉络膜亦见萎缩,高度近视眼脉络膜萎缩更为明显。近视眼的虹膜较正视眼及远视眼明显变薄。

9.玻璃体　玻璃体变化是近视眼的特点之一,可见于各类近视眼,分别表现为程度不同的液化、变性、空泡增加、混浊、玻璃体腔变长及玻璃体后部脱离等。Beandt、Munich 等学者均证实了这些改变。

Berman 检测尸体的眼内容物发现:玻璃体内蛋白质浓度在玻璃体外层中,近视眼与正视眼相同,但在玻璃体中心则显著降低,显示玻璃体随眼球及玻璃体腔增大及延长,玻璃体体积也出现被动性增大,但其中心的内在质量表现为下降的征象。虽然玻璃体体积较正视眼大 25%,但蛋白质总量与正常玻璃体相等。胶原组织总量近视眼略低,浓度大约低 35%。透析氨基己糖浓度在玻璃体外层明显降低,中层降低 30%。

玻璃体体积虽然随近视度加深而增加,但是其总体质量与正视眼差别不明显。

近视眼(特别是病理性近视眼)的玻璃体,不仅随眼球容积的增大,体积、形态也发生了相应改变,其质量也随之发生了很大变化。又因为眼组织通过房水进行的正常营养代谢受到影响,而进一步发生了近视眼特征性的玻璃体异常。吉田晃敏采用玻璃体荧光光度测定法及计算机模拟法来研究,发现玻璃体腔延长呈卵圆形,随近视屈光度加深,玻璃体中心部出现液化,玻璃体弹力膜出现断裂。

10.视网膜　近视眼可出现广泛的视网膜退行性改变,赤道部及周边区容易发生萎缩及囊样变性,其中以颞上象限多见。高中度近视可出现视网膜脱离,发生率是总体人群的 10 倍以上。在原发性或孔源性视网膜脱离者中,近视眼所占比例,有学者分别报道为＞70％、77％及 78.1％。视网膜裂孔多见于眼底颞上方。

11.眼球轴长　绝大多数的近视眼显示为眼轴延长的轴性近视。Clayman 指出,轴长＞25.0mm 均可定义为近视眼。王伸均指出,高度近视眼的眼轴 100％均延长。

眼球轴长不仅与近视屈光的轻重程度有关,而且也与近视眼患者的眼压情况以及眼底改变的出现和严重程度直接相关。

有学者采用 CT 活体眼球检查,分别测定了眼球前后径及横径,并由此提出球径比值的概念,为探讨近视眼的性质与形成机制,提供了又一新的途径和重要的参考依据。

从眼球前后径的绝对值或者是从前后径与横径比值多项比较的相对数来看,近视眼明显大于正视眼,正视眼明显大于远视眼。而在近视眼中,眼球的前后径与横径长度均为:高度＞中度＞低度近视眼。在排除极个别的屈光间质质量增加性近视屈光不正后,进一步支持了近视性屈光不正的轴性学说。

虽然很多研究和观察结果都表明:在轴性近视眼中,除前后轴径伸长外,横径也增大,同时还存在角膜变薄、前突、曲率半径增加及前房加深(而角膜前突、变薄、曲率半径加大及前房加深,实质上是眼球前极部也存在向前膨隆、伸长及横径扩大的情况),但这些研究报道,在讨论分析眼球球径变化时,主要考虑的依然只是眼球前后轴径的伸长,未能同时考虑并深入分析眼球横径也增大的情况。由于眼球后极部伸长明显,在讨论分析眼球前后轴径伸长时,又往往只是讨论眼球后节的变化,却完全忽略了眼球前极部(角膜)也同时存在向前伸长、扩展的情况,以及由于眼球前节的变化所产生的眼球前极部向前凸出伸长将直接或间接导致角膜屈光力明显增大的情况。

部分学者为了证明或强调近视眼的轴性学说,作了眼球横径测定,并对眼球前后径及横径比值进行了研究和对比性分析,但仍然没有深入研究分析眼球前极部也存在向前膨隆、伸长的倾向,而前极部伸长恰恰能产生角膜突度增大、屈光力明显增加的趋势。而且,晶状体的位置也会因此发生前移,并由此进一步增加近视屈光度。

根据以上的研究资料已经可以证明,原发性近视眼眼球壁的扩张变薄是全方位性的,只是在不同方位上眼球壁扩张变薄的病理性改变并非是均等性的。因此,考虑近视眼眼轴伸长时,不仅要考虑后极部伸长,也要同时考虑前极部伸长的情况。在测量眼球长轴时,不仅要测量全距,还应分别测量眼球前节长度及后节长度,并划定其正常比值。将轴性近视眼限定在后极部伸长这一概念中,是十分片面和错误的,这样不仅忽略了角膜前凸延长眼轴的作用,更忽略了眼球横径也增大的情况。更准确些,应把原发性轴性近视眼定义为眼球扩大性近视眼,而且应把轴性近视眼包含在眼球增大性近视眼的范畴之内,才更合乎逻辑性,才能更全面、准确地反映出原发性近视眼整体的实质性改变。

(二)近视眼眼底病理改变

眼底改变在前面已经提到,在这里综述一下,近视眼眼底改变主要有:豹纹状眼底、视乳头形态及视乳头周围组织改变、黄斑病变、漆裂纹样病变、脉络膜-视网膜病变、周边眼底改变、后巩膜葡萄肿等。

随眼轴延长以及近视度数加深,眼底病变也相应加重。据统计,低度近视眼中,眼底已有异常改变者占47.7%;在高度近视眼中,很多学者的统计报道显示,眼底异常改变发生率高达100%。如吉原正晴的记录资料显示,100%的变性近视眼眼底有弧形斑及脉络膜-视网膜萎缩性改变。

一些学者指出,引起眼底病变的基础因素主要是源于眼轴延长。通过测定高度近视眼32例62眼(6.00～24.00D)发现,随着眼轴的延长,眼底病变范围也相应扩大,病变程度也相应加重。

1.豹纹状眼底 中低度近视眼即可见到,高度近视眼发生率很高。吉原正晴记录变性近视眼,豹纹状眼底可达100%。

人们是这样解释产生豹纹状眼底之原因的:豹纹状眼底是由于眼轴伸长,后极部巩膜向后伸展,视网膜血管离开视乳头即变直变细,脉络膜血管亦相应变直、变细;同时,由于色素上皮层营养障碍、浅层色素消失,使脉络膜血管更加暴露的一种病理性图像。

2.视乳头 典型近视眼的视神经轴斜向颞侧,即视神经偏斜进入眼球内。近视眼的视乳头扩大,多呈与长轴垂直的卵圆形,且随屈光度的增加而变的更长、更大,多超过正常眼$1mm^2$,可稍倾斜,鼻侧隆起,颞侧平坦,边界不清,可与弧形斑相连。生理凹陷倾斜并扩大或如青光眼似的深凹。近视眼杯盘比多数较正视眼及远视眼为大,随眼轴长度增加及屈光度加深有增加趋势。视乳头及其旁边的血管管径变细、脉络膜与视网膜萎缩的面积均呈增加的情况。

3.白色弧形斑与脉络膜弧形斑 由于眼球轴径向后伸长,脉络膜、视网膜因受牵引而从视乳头旁脱开,相应处巩膜暴露,形成白色弧形斑,弧形斑多居颞侧(约80%)。随眼球继续向后伸长,白色弧形斑也继续扩展到接近黄斑以及视乳头四周,形成环形斑。郭志刚认为弧形斑可分为先天性及后天性两种,后天性主要见于近视眼,并指出弧形斑明显随眼轴延长及屈光度的增加而增多(轻度近视为42.01%,中度近视为59.75%,高度近视为65.34%)。白色弧形斑又被一些人称作近视牵引弧,近视牵引弧比白色弧形斑这一名称,应该更能直接地反映出白色弧形斑的主要起源和病理变化的本质。另外,也可出现脉络膜弧形斑。

有学者观察统计报道也表明弧形斑面积大小与近视屈光度呈正相关关系。

4.黄斑 Schweizer观察了2910例近视眼患者眼底黄斑区情况,病变率占6.3%,其中,近视在>3.00D者中占14%;在−20.00D以上者中占100%。在病变的主要表现形式上,据Dalkowska报道为:变性占20.6%;萎缩占10.6%;出血占4.7%;Fuchs斑占3%;浆液性病变占1.2%;裂孔占0.6%。Fuchs斑是因玻璃膜破裂而形成的黄斑盘状病变。另外,还有黄斑红变、黄斑色素紊乱、黄斑新生血管、后巩膜葡萄肿等变化。黄斑红变系扩张的毛细血管丛透过变薄的组织所表现的征象。

5.漆裂纹样病变 为玻璃体膜出现网状或枝状裂隙,又称为玻璃体膜裂纹,发生率报道不一,高者达38%左右。主要发生于黄斑区,有的与弧形斑相连。有人认为漆裂纹样病变可能为玻璃膜破裂和色素上皮萎缩所致,并认为其发生机制可能与生物力学异常、眼球伸长的机械性作用(眼轴延长、眼压升高、眼内层变形及Bruch膜牵引撕裂)有关。

6.脉络膜-视网膜病变 一般认为,近视眼引起脉络膜-视网膜病变的直接原因是眼轴延长、神经血管结构异常及眼部代谢障碍。

脉络膜-视网膜病变主要表现为近视性退行性变,表现形式有变性、铺路石样变性、格子样变性以及无压力白斑等。

(1)变性:即色素增多呈点状或斑状。眼轴长者表现明显。

(2)铺路石样变性:表现为白色小圆形或椭圆形、边界清晰的脉络膜-视网膜萎缩灶,可伴有块状色素斑。

(3)格子样变性:多发生在赤道部。细长的变性带与锯齿缘平行,边界清晰。变性灶内视网膜菲薄,血管出现白鞘,可伴有色素沉着及圆形裂孔。病灶边缘玻璃体常发生黏着。眼轴明显延长,近视屈光度高者,格子样变性出现率也高。

(4)无压力白斑:见于眼底周边部,呈灰白或白色不透明带,边界清楚。主要为视网膜与玻璃体粘连所致,色素细胞层亦有异常,并与眼轴延长程度一致。此外,还可以见到囊样变性及蜂窝囊样变性等。

(5)其他周边眼底病变:一般认为属于眼轴延长的结果。发生率较高,有学者报道发生率为50%;有学者报道发生率为68%,且可见于中、低度近视眼。变性常可导致视网膜发生裂孔和脱离。

眼底周边病变主要有:①弥漫性脉络膜退行性病灶;②带状脉络膜退行性病灶;③视网膜囊样变性。Karlin及Curtin检查1437例高度近视眼证实,随眼轴延长,周边病变增多。郭希让观察高度近视眼的周边眼底,发现视网膜退行性变的发生率为38.7%。

四、眼压与近视眼

(一)近视眼眼压及其特点

正常人眼压为(15.5±2.5)mmHg(1.50~3.00kPa)。通过测定近视眼134例(7~22岁)268眼的眼压均值为(23.9552±0.3213)mmHg[(3.186±0.043)kPa]。

另外,还有一些研究报道指出,近视眼(尤其是高度近视眼)眼压均较正常眼为高。其中,以Tomlinson的研究具有代表性,他在测定不同屈光状态眼的眼压时发现:近视眼高于正视眼,正视眼高于远视眼,轴长也随眼压升高而变长。

当然,还有一些学者所测眼压与以上研究相反,其中的一些研究结论是与事实相矛盾的。如Friedman认为,体积大而球壁薄的眼球(即近视眼)在眼压相同的情况下,球壁对压力的承受力比正常眼要大,使用压平式眼压计测眼压时,需要较大的外加力,所以测得的眼压读数较高。从物理学常识讲,大而薄的球状物体所能承受的压力应该小于厚而小的球状物体,因此说Friedman的推论是不能成立的。

青少年近视眼主要是因为在视近调节过程中发生了调节性瞳孔阻滞而导致房水循环排泄不畅所引起。在停止用眼后,视近调节消退,房水循环排泄畅通了,眼压随之会很快恢复到正常水平,如果这时测眼压,大多可能是正常的。同时,在测眼压时,患者紧张闭眼及眼压计反复压迫,又会进一步促使眼压快速下降至正常,眼压测定结果可能是正常甚或偏低的。

由于人眼巩膜具有一定弹性,不同屈光状态的眼球的弹性程度不一,故压陷式眼压计所测眼压并不完全代表实际眼压,必须考虑不同巩膜硬度系数(即E值),应对眼压读数进行校正。绝大多数研究报道均表明,近视眼的巩膜硬度系数均偏低,所以实际眼压水平应高于眼压计读数。在高度近视眼,E值会更低,所测眼压会大大低于实际数值。

如低眼压性青光眼,不能因为其眼压不高而不作出青光眼的诊断。同样,也不能因为测量时眼压不高,就忽视眼压在近视眼发生、发展中的作用。

低眼压性青光眼可能与以下因素有关:①伴有高度近视眼,因为眼球巩膜膨胀变薄,E值降低较大;②由于巩膜变薄,眼球壁的通透性增加,房水通过直接渗透或另外形成的侧支循环得以代偿性排出,使眼压尚能维持在正常水平;③"定量阀门"形成。"定量阀门"可以理解为一种间断的、定量性的房水侧支循环,即在眼压上升到一定程度时或者在眼压测定过程中对眼球施加压力时,"阀门"开放,房水迅速通过开放的"阀门"及时排出眼外,所测眼压可以是正常的。

(二)眼压与轴性近视眼的关系

笔者认为,病理性近视眼和先天性青光眼都是由于房水排出道流畅系数低于正常,导致了房水淤滞、眼压增高,只是由于房水排泄通道狭窄的程度不同,作用于青少年和成年这两个不同年龄段,产生了不同的临床表现而已,在青少年时期则主要表现为眼球增大、眼轴延长。

1.眼压与轴长　Dunphy 曾提出,近视眼与青光眼之间有一定联系,若青光眼出现于婴儿期,则眼球向各个方向发展,而形成牛眼;若出现在前部巩膜基本发育成熟后,则后部巩膜易受压力作用而膨胀,从而引起眼轴延长。Friedman 实验发现,当眼压从 1.3kPa 升高到 2.7kPa 时,可使巩膜张力增加 8 倍。

Tomlinson 对眼压与轴长的关系做了详细的研究,发现眼压与轴长呈正相关的关系,即眼压越高,眼轴愈长。近视眼眼压明显高于远视眼。另外,比较屈光参差的双眼轴长及眼压发现,眼轴及玻璃体腔长的这只眼的眼压明显高于另一只。Rehm 发现睫状肌收缩可致眼压升高,认为眼压作用于巩膜而使眼轴延长。眼压较高,除眼轴相应加长外,角膜曲率半径也较大。

2.眼压在近视眼发生与发展中的作用　正常眼内压首先在房水生成与排泄系统的相对平衡状态中形成,并且要在房水生成与排泄系统的相对平衡状态中得以维持。正常眼内压对于保持眼球形态、大小、功能和正常发育是十分重要的,这是眼球解剖生理学的基本内容之一。如此,是否也可以换句话说,眼压不正常将会使眼球的大小、形态发生异常改变。

眼压在近视眼形成与发展中的作用早已为人们所注意。Aelt 就曾提出近业用眼使眼压升高引起近视的学说。如日本的今井晴一和德国的 Frunert 也都认为近视眼的巩膜伸展系眼压作用所致。

高度近视眼与眼压的关系更为明显。眼压较高的近视眼发展都比较快,所以在高眼压可加速巩膜膨胀这一点上,已基本得到多数人的肯定。

近视眼伴生的晶状体扁平、房角扩大、前房加深和角膜较薄等,很多学者分析认为也与眼压较高有关。

有学者也发现并指出,眼压与近视眼存在一定关系,近视眼的眼压均较高。Tomlinson 观察到开角型青光眼多伴有近视眼。

另外,一些学者还提出了眼压升高的其他解释:视近调节时,眼外肌收缩压迫涡状静脉,可使房水静脉回流受阻,产生眼球淤血、眼压升高。

以上所罗列的观察报道均表明了眼压在近视眼发生、发展中起重要作用。另外,很多学者的实验研究结果证明了低头阅读可使眼压升高。以前常用的临床诊断青光眼的阅读激发试验,也已充分证明了阅读可使眼压升高。据 Levingohn 报道,低头阅读可使眼压升高 0.13～1.6kPa。有学者证明,低头视近时引起一时性眼压升高并与眼轴延长有关。以上这些观察和报道,又从另一方面证明高眼压作用是近视眼发生的重要因素。另外,还有一种情况应该考虑,即睫状肌环形纤维收缩,将牵拉睫状体使其体积发生暂时性增大,这样就会挤占眼房空间,助推眼压升高。

目前,轴性近视眼的概念主要指的是以后极部伸长、视网膜远离了焦点而形成的近视眼。而这种轴性近视眼学说完全忽略了前极部伸长的情况,未考虑到角膜前突、变薄和前房加深的情况,实为眼球前半部也向前扩张、伸长、突出的表现。前极部主要为眼球的屈光部分,前极部伸长(角膜凸出),屈光力必然增加,如同时出现晶状体前移(随眼球前节延长),又会进一步增加眼球的屈光能力,但其实质仍然源于眼轴延长。汪芳润对轴性近视眼所做的球径测定资料显示:其不仅前后轴径伸长,横径也相应增大,只是横径增大没有前后轴径伸长明显罢了,从这一点来看,轴性近视眼本质上属于眼球增大性近视眼。眼球整体增大的这种态势,毫无疑义地反映出眼球内部整体性膨胀性压力作用的结果。眼球各个方位扩张的程度不同,只是因为眼球壁各部的硬度不同以及眼球周围组织的阻力或者说抵抗力存在差异的缘故,这两方面的原因使得眼球壁受到同样的眼内压力时,在变薄扩张的程度上产生了差别。

3.近视眼与青光眼　近视眼与青光眼的相关性已经在前面提到。实际上,近视眼与青光眼同时存在的现象早就为人们所注意,有很多学者对两者之间的关系进行了详细地观察和研究。Netteship 记录青年青光眼患者中,近视眼占 2/3。Perkins 报道,在 205 例单纯性青光眼中,＞55 岁有近视眼的人占 22%;＜50 岁者近视眼占 37.8%(而同期人群中估计近视率为 13%～17%＞,而且近视屈光度一半以上患者超过 4.00D。Lacroix 报道,在＞9.00D 的近视眼 45 例中,有 6 例(13%)被确诊为青光眼。Lotufo 报道,在青年型(10～30 岁)青光眼中,近视眼占 59%～73%,其中 39% 的近视眼＞6.00D。那么,根据逻辑学推理判断,在低眼压性青光眼中,近视眼发病率会更高。还有很多关于青少年时期的青光眼中近视眼发病率明显偏高的报道,不必一一列举。

以上报道又进一步佐证了眼压升高是导致近视眼的直接原因。以下列表说明高度近视眼与青光眼的相似之处供参考,见表 17-1。

表 17-1   高度近视眼与青光眼的相似之处

项目	高度近视眼	青光眼
自觉症状	视疲劳、眼胀、眼疼	视疲劳、眼胀痛、头痛
瞳孔	增大	增大
视野	部分缩小	均缩小
晶状体	部分有轻度混浊	多有混浊
眼底改变	视乳头面积扩大、生理凹陷扩大、弧形斑、全眼底退行性改变等	视乳头凹陷扩大甚成杯状,组织变性坏死,青年者可出现高度近视样眼底
眼轴	均明显延长	青年型多延长
眼压	大部分高于正常或在正常值上限	绝大多数均升高,有极少数患者可在正常范围
房角	多有房角发育不全及房水-血屏障通透性下降	均有房角发育不全及房水-血屏障透通性下降

高度近视眼与青光眼症状及体征比较分析中,可以看出它们有很多相似之处,说明两者之间有某种内在联系,这种联系主要表现在眼压方面。高度近视眼是眼压偏高,而青光眼是眼压绝对值高,这也可以说是由于眼压的量变引起了不同程度的病理改变,并由此出现了不同的临床表现形式。有学者研究指出:高度近视眼多有房角发育不全、小梁网结构异常以及血-房水屏障通透性降低。从此病理学改变上看,高度近视眼与开角型青光眼(主要是先天性青光眼)应属同性质病变。Stilling 及 Elschning 曾认为高度近视在本质上是一种慢性潜行性青光眼。这种意见只适用于高度近视眼,并不适用于主要因环境因素而形成的中低度近视眼。

如果说近视眼和青光眼属于同性质疾病,它们的病理改变、症状和最终发展结果为什么相距甚远?

从眼压升高的程度和时间上来分析:近距离用眼时眼压升高是暂时性和有限度的.Levingohn 研究报道,低头阅读可使眼压升高 1～12mmHg(0.13～1.60kPa)。开角型青光眼眼压可高达 50mmHg 以上。调节性眼压升高是一时性的,只是在阅读或近距离用眼时眼压才升高。非近距离用眼时,这些低中度近视眼患者的眼压将是正常的。部分高度近视眼,由于其房角及小梁网发育有一定缺陷,眼压是持续性偏高的,或只有在睡眠时或长时间完全不进行近距离用眼时,眼压才恢复到正常水平。而青光眼则不然,眼压升高的程度严重并且是持续性的。在高度近视眼患者中,由于其房角、小梁网发育缺陷较青光眼轻微,所以,推测它的眼压大多是波动在眼压平均正常值的上限,但增加近距离用眼时,眼压会升的更高一些。

青光眼眼压绝对值高并呈持续性,眼组织细胞正常代谢发生障碍,眼内组织细胞首先出现变性或坏死,在没有导致眼球壁扩张前或眼球壁扩张不明显的情况下,远近视功能均呈进行性下降的趋势。青光眼的其他临床症状常常成为患者的主诉,即便同时出现眼球扩大、眼轴延长的近视性改变,往往被忽视。事实上,青光眼的视神经乳头凹陷扩大,也属于眼球壁后极部扩大的一种临床表现形式。

（四）高眼压试验性近视眼

1.**手术及物理性升眼压试验**　　所有高眼压动物试验性近视眼研究,均可导致不同程度的轴性近视。Maurice采用插入套管法来升高兔眼眼压5.3kPa以上,同时使体温升高,12天后可形成1.00D的永久性近视眼。所敬通过采用升高体温及在眼球前极部放置吸杯的办法,以此使兔的眼压提高到大于5.3kPa,同时用阿托品溶液滴眼,到第8天后出现1.00D的近视眼,若眼压升高更多则变化更为明显。从另外一些实验中也证实:通过改变温度与眼压,观察新鲜离体兔眼,当温度从26℃升至48℃,眼压从2kPa提高到13.3kPa时,后巩膜延伸率每小时为0.04%～15.0%,相当于近视屈光度每小时增加了0.015～0.60D;若保持37℃及20kPa的实验条件,兔眼巩膜延伸率则每小时为0.06%,即每小时相当于增加0.50D的近视。这一现象虽与活体上的实验有所不同,但也完全可以作为参考指标。Mohan采用提高体温、升高眼压的方法也产生了不同程度的近视屈光性改变。其方法是选取出生5～6周、体重600～800g的家兔23只,进行了以下实验:①提高体温:将兔置入通风的50℃恒温箱中20分钟,保持>40℃的体温,历时30分钟;②升高眼压:用腰子形吸杯置于双眼外侧角膜缘处,使杯内产生33.3kPa的负压,眼压可提高5.3kPa,接着杯内负压回到零,持续1.5分钟,如此反复4次。观测指标有屈光度、角膜曲率、前房深度、晶状体位置等。以上操作完成后1小时作眼部检查,以后2周内隔天1次,6周内每周1次,6个月内每2周1次,最后摘下眼球作病理检查。显示与组Ⅰ出现了远视屈光隋况不同,组Ⅱ、Ⅲ、Ⅳ及Ⅴ的实际屈光度分别为近视1.95D、1.21D、2.48D及2.58D。组Ⅴ头朝下体位倾斜60°,随眼压及体温升高,可产生更明显的近视。

有学者曾设想近视者前房水排出障碍,特给一组兔行虹膜切除或巩膜灼瘘术,发现产生近视眼的机会很少。Houmural亦观察对兔眼行虹膜周边切除术后的屈光变化,18个月后远视眼比对照组增多。

2.**药物升眼压试验**　　药物升压产生试验性近视眼,一般都首选阿托品,因阿托品有明显的升眼压作用。Brown最早观察到长期用阿托品滴眼对人眼屈光的影响并产生近视眼。有学者也有同样的报道,长期滴用或结膜下注射阿托品,出现睫状体肌肉、组织萎缩,巩膜变薄,眼轴延长,屈光趋向近视。有学者给3只幼猴右眼滴2%阿托品,历时2年。结果呈现1.00～3.50D近视,睫状体变得扁平,面积缩小、变薄,色素上皮萎缩,视乳头颞侧缘及后极部Bruch纤维断裂,色素游离或消失。所敬发表的研究资料进一步佐证了以上结果。Sieroslawska观察兔眼用阿托品滴眼,出现瞳孔散大、睑裂变宽、眼球突出、虹膜表面血管网扩张和眼轴延长,增大用药剂量,反应出现的时间缩短。

以上通过药物升高眼压进行的动物实验研究,均导致了不同程度的近视眼,也表明了眼压在近视眼形成中的决定性作用。

（五）降眼压治疗近视眼的效果分析

除了用虹膜切除术以及其他物理等降眼压措施在预防近视眼方面取得一定效果外,在用降眼压方法治疗近视眼方面也取得了良好效果,这两方面的临床性试验也显示了眼压在近视眼发生、发展中的作用。如Cepr$_{He}$HKO考虑到眼压在近视眼发生、发展中的作用,特别对巩膜加固术后近视仍明显加深的7例患者行降低眼压手术(包括睫状体剥离、小梁切除、窦小梁切除),术后眼压明显降低,近视均停止发展,视力提高0.06～0.2,眼轴缩短2.3mm,比术前3个月平均眼压下降1～2.3kPa。

睫状体分离术后能使房水吸收增加,眼压下降到<3.3kPa,从而防止近视眼的进一步加深及视力下降。Friede报道,10年中共手术35例,年龄大多小于20岁,随访10例,8例近视静止,2例稍有加深;手术造成低眼压1.7～3.3kPa,并维持数月。

（六）眼内肌的视近调节过程与眼压变化的实验报道

关于调节对眼压的影响,有3种不同的观察报道,如Schmerl用电刺激兔睫状神经节时眼压升高,而当烧灼破坏眼睫状神经节后眼压降低。另外,有刺激离体及活体睫状神经节的实验也表明对眼压有影响,多数表现为眼压升高。Johnson 的"水压学说"指出,当调节时,晶状体向前膨隆,其前面曲率增加,房水流径改变,故认为眼内液的水压作用是眼压变化的基础。但据 Armely 及 Mauge 的观察报道称,调节时眼压是降低的。Hess 却反复强调指出,调节时眼压无变化。

从以上这些报道可以看出,多数学者认为眼内肌的调节作用对眼压有影响,只是在调节是降低或升高眼压的问题上,产生了两种截然不同的观点。笔者在此重复这样一个实际情况,就是人们长期以来都在使用、现在仍在使用的用于青光眼临床辅助诊断的有效方法——阅读激发试验,应该可以使大家对视近调节是引起眼压升高或者降低作出正确的判断。

有学者采用阅读试验法观察 11～18 岁一组学生的眼压变化情况,证明阅读后眼压均表现为升高,阅读前后的眼压差比较显示,远视眼组＞正视眼组＞近视眼组,远视眼在调节时引起眼压升高最明显。从研究结果可以完全证明,视近调节不仅能影响眼内压,而且都是引起眼压升高,并且需要调节力更强的远视眼眼压升高幅度最大。之后,又对这组学生进行了随访观察,根据他的随访结果,阅读后眼压升高明显的学生近视化过程加快,这又进一步证明了调节作用能引起眼压升高以及高眼压作用促进了近视眼形成和发展的观点是正确的。

阅读导致眼压升高主要是视近调节的作用,但也不能排除低头位导致房水、眼静脉回流阻力增加以及眼球供血、房水分泌增加而提高眼内压的作用。但还要考虑晶状体因重力作用下沉而加重调节性瞳孔阻滞。

为什么视近调节升高眼压的作用是远视眼大于正视眼、正视眼大于近视眼?首先是因为远视眼在视近阅读时所用的调节力大于正视眼、正视眼又大于近视眼的缘故。近视眼视近清楚,不需太大的调节力,形成调节性瞳孔阻滞的程度要轻,升高眼压的作用也就弱。学生近视眼之所以停留在轻、中度近视眼(单纯性),而不再继续发展加重,主要原因可能是:随着近视度的加深,读写作业时需要的视近调节力降低,调节性瞳孔阻滞的程度也随之减轻。

还有这样的问题,既然远视眼视近调节力及由此引起眼压升高的作用力大,导致眼球增大、眼轴延长的作用力也应相应增大。为什么一些远视眼并没有随年龄的增长而向正视及近视眼转化,仍然停留在远视眼状态?笔者认为,远视眼是一个疾病名称,和少年儿童生理性远视不同,远视眼有先天发育异常的病理解剖学基础(主要可能是房水排出通道相对比较宽大,房水排出的阻力较正常偏低)。一般来说,远视眼的眼压较正视眼及近视眼都要低,视近调节时升高眼压虽然可能较明显,但没有超过眼压正常值或超过不多,不产生导致眼球增大的作用力。另外,中、高度远视眼在使用最大调节力时仍不能清晰地视近作业,不得不配镜或尽量避免近距离读写,以此减轻了视近调节力,从而也就避免了向近视化方向发展。另外,可能由于远视眼的房水排出通道相对比较宽大,房水排出阻力较正常低,停止阅读后,眼压很快下降,在没有产生眼球扩张作用力之前,眼压已经下降到正常水平以下了。

(侯爱萍)

第二节　近视眼的性质与分类

一、近视眼的基本性质

（一）概述

首先应该明白，人类眼睛正常发育的结果应该正好达到正视屈光状态或者接近正视屈光状态，这种正视屈光状态或者说正视眼可以满足人们看清不同远近距离物体的视觉功能需要，这是人类在适应自然、改造自然、争取自身生存和发展的长期历史过程中（数以十万年计）不断地、逐渐性进化到最理想的结果和状态。正视化是人眼在长期进化后形成的最适合人眼功能需要的一种正常的自然生理状态。把正视化理解为人眼的一种适应性改变，如果从几万年甚或十几万年的进化概念去认识，是可以理解和接受的，也可以说是正确的。如果从个人在一个时期内的近业学习、劳动、生活环境需要去认识，肯定是错误的。如果把近几十年来近视眼发病率快速攀升的情况，也看作是人眼的一种适应性改变或进化，那肯定更是错误的。任何进化方面的科学论述和考古发现都不支持这样的观点。

现代人眼睛的多方位、近远程视觉功能，仍是现在自然环境及各种工作所需要的，不可能仅仅为了视近工作需要而迅速适应性改变屈光状态，况且，正视眼并不影响人的视近工作需要。所以，近视眼应该属于非生理性的异常改变，应将其划分到疾病范畴。如果把近视眼分为生理性与病理性，就容易使人们对近视眼的性质产生错误的认识，觉得近视眼是一种正常的生理性现象，是人眼的一种适应性改变，这样就把人们引入不需要对近视眼进行深入研究和开展积极防治的歧途。

人类眼睛要明视物像须依靠光的屈折，要依靠眼球的屈光系统，正视眼和各种屈光异常都离不开眼球的屈光系统。近视眼本身就是眼睛屈光异常中的一种类型，再把近视眼冠名为屈光性近视，实属多余之举，就像把正视眼冠名为屈光性正视、把散光眼冠名为屈光性散光一样，这样无助于甚至干扰了对不同屈光异常类型（如不同散光类型）进行准确的定位和分类。像屈光性近视这样的冠名，同样干扰了近视眼的准确定性及分类。如果一定要坚持屈光性近视这样的命名，那么与此相对应，眼球后壁延长所形成的近视眼应命名为感光性近视眼，这样才合乎对应命名的常识和基本分类法则，才不至于混淆概念，影响到近视眼的准确分类。

要给近视眼一个正确的定性，首先要弄清近视眼的病因以及由病因所造成的结果。如果病因暂时无法弄清，我们只能退一步从未知病因所造成的结果中来加以定性（或者说限定）。比如，因锥形角膜形成的近视，就称它为锥形角膜性近视；因晶状体凸度增大形成的近视，就称它为晶状体凸度增大性近视；因眼球后极部延长形成的近视，就称它为眼球后壁延长性近视，等等。这样才能有助于人们从直观上了解和认识近视眼的本质，正确指导人们做好防治。

为了区分有明确眼病的并发性与继发性近视，通常把找不准原始病因或原发病灶的近视眼定性为原发性近视眼，这种定性在目前来说属于无奈之举。假如近视眼的原始病因弄清楚了，原发性近视眼的命名也就应该让它退出教科书，成为历史记录。

总之，首先要用唯物的、辩证的方法深入讨论并确定近视眼的不同性质，只有确定了近视眼的性质，才能将近视眼正确分类；只有将近视眼正确分类，才能做到有的放矢，有效开展近视眼的防治。

（二）近视眼就是一种眼病

在眼的正常发育学说中，比较一致和肯定的意见是：在人眼结构的形成与生长发育过程中以及最终形成的屈光状态中，遗传是重要因素。如果没有遗传，人类就不能发生进化；如果没有进化，人类就不可能成为主宰世界的高级动物，人眼也不会成为一种结构如此精致巧妙、近于完美的视觉器官。一般来说，如果没有不良外界因素影响，具备良好的遗传基因就保障了眼球组织结构正常协调的生长发育，并在最终形成良好屈光状态时停止发育，即达到正视化。我们如果把接近正视即在临床上经睫状肌麻痹后的屈光状态为＋0.75D 左右的正常眼而又非理想的正视状态个体称为非标准正视眼或准正视眼（正常眼），人眼的正常发育应停止在正视眼或非标准正视眼（正常眼）的屈光状态。但人类的遗传基因存在个体差异，和世界万类物种本身也同样存在个体差异、良莠不齐一样，都可能会出现个体的遗传基因缺陷和差异，并因此发生相应的遗传性疾病。如果因遗传基因的缺陷使眼球发育脱离了这种正常的正视屈光状态，就应该属于非正常情况或者说就属于遗传性眼病。环境因素所造成的非正视屈光状态，自然也属于非正常情况。这些非正常屈光情况理应归类于病理性变化，不应将其排除在眼病之外。从这一点来说，把近视眼分为生理性与病理性，从根本上来说就是错误的。临床上这样分类也是有问题的，这样会给人这样一种错觉：生理性近视眼不需要预防和治疗。另外，用单纯性近视眼对应病理性近视眼进行分类，也是错误的，因为这样并不符合对应分类的原则标准。单纯性只能对应复杂性，病理性只能对应生理性，所以用单纯性近视眼区别伴有散光等其他屈光异常类型的近视眼，才比较合理。

完全可以这样下结论，即不管是环境因素或是遗传因素造成的非正视屈光状态，都是病理性状态。远离正视屈光状态的远视眼或近视眼，不应认为是眼正常发育的程度不同，不能认为远视眼为生理性发育不足而近视眼为生理性过度发育。也就是说，不管是远视眼或是近视眼、散光眼，它不是环境性眼睛病变，就是基因型眼睛病变。从近视眼的解剖学改变方面，也不支持所谓过度发育或生理性之说。从广义上讲，近视眼就是一种疾病。把未伴有眼球组织明显病理变化的近视性屈光不正看作是人眼的一种过度发育状态，原本就是错误的、不科学的。而把近视眼的前面冠之以病理性或在近视眼后面加一个病字，则属于重复定性，如此分类，妨碍了人们对近视眼本质的正确认识。

一些学者，把近视眼的快速发展，归因于肾上腺及其他内分泌腺的活性增强，归因于生长激素、因子的增加，也是不科学的。因为内分泌整体性增加不仅影响眼球发育，同时也会促进全身组织器官及眼周围组织相应的过度生长发育。眼球的同类组织结构生长性增生也应该是相一致的，眼球壁各部分及眼内组织应该是同时增生增厚。随眼球壁的生长性扩展，眼球壁的厚度也应该相应增加或者不变，其细胞、组织的数量也应相应增多，局部及整体质量应基本正常或稍有增加，但决不会呈现萎缩下降的情况。假如因某一种激素的增加导致巩膜过度发育而增大，同属间叶组织的脉络膜也应同时增厚。把近视眼的形成归因于生长激素、因子的减少，也无法圆满解释近视眼眼球形态和眼球组织病理变化的情况。

二、各类近视眼的本质

近视眼是指表现为远视力下降、近视力良好的一类屈光不正。

人们通常把因为屈光间质质量与解剖结构的异常改变而造成光线焦点前移所形成的近视眼划归到屈光性近视眼范畴，并形成了屈光性近视学说；把眼球后极部延长而造成视网膜远离光线焦点所形成的近视眼划归到轴性近视眼范畴；把以上两种情况都存在而共同形成的近视眼称为混合性近视眼。这种定性和分类看似合理，但只要稍加推敲就会发现存在明显错误。比如，病变明确的锥形角膜是一种罕见的角膜解剖形态异常（畸形），也是因为屈光间质（角膜）异常而形成的近视眼，理应属于屈光性近视眼的范畴。但我们却没有这样做,这是因为如果把它划分到屈光性近视眼范畴,就影响了屈光性近视眼的概念,因为我们已经把一般意义上的屈光性近视眼归类到了原发性近视眼的名下。

(一)屈光性近视眼

虽然原发性近视眼的大多数为轴性近视眼,轴性近视学说又有解剖学基础,强调近视屈光性的学者们尽管也承认轴长在形成近视中的重要作用,但又指出人眼有多种屈光成分,轴长只是因素之一,还应考虑屈光性能的变化。从目前来说,屈光性近视学说的核心是晶状体的屈光力,其作用机制是调节。严格说来,屈光性(或光折性)近视眼应指眼球轴长不变(一般指的是眼轴在平均正常值的范围内)而由晶状体等屈光因素改变所引起的近视眼。但从目前的所有解剖学研究资料中,都未能发现并证实近视眼的晶状体与远视眼、正视眼的晶状体在解剖学上有明显不同。屈光性近视眼的提倡者又很少用其他屈光间质的异常来论证其学说。可以说,屈光性近视学说的主要依据或病理基础并不存在。

另外,屈光性近视学说没有明确区分并准确诊断是角膜、房水、晶状体、玻璃体这些屈光间质的哪一部位发生病变以及何种病理改变形成了近视眼,没有这样一个完整的解释和系统性的理论依据。实际上,晶状体内在质量的轻度增加(非调节性)引起极轻度近视性屈光状态,基本没有多大临床意义,因为透光体屈光力的大小主要与透光体界面的凸度有关,而受其内部质量的影响则比较小;从瞳孔进入眼内的光线,经晶状体曲折后,已经不经过玻璃体的凸性外缘,玻璃体对进入眼内的光线基本上没有集中性折射的作用,也可以说玻璃体是不承担屈光功能的光学物质,本身的光学性能没有形成近视的作用。主要能支持屈光性近视学说的,只有角膜的异常改变,而实际上,角膜前凸的异常改变,除了个别情况外,大都与眼球前极部延长有关。总之,屈光性近视学说的概念是笼统模糊的,分类是含糊不清的,不能做到将近视眼准确分类与定性,所以应该从近视眼分类中给予剔除。

(二)轴性近视眼

前面已经根据近视眼的解剖学研究资料得出这样一个概念:传统的轴性近视学说并没有完全反映出近视眼的本质特征,在原发性近视眼,并不是单纯的后极部眼球壁的扩张和延长。实际上,近视眼的眼球是全方位性扩大,只是由于眼球后极部扩大比较明显,使人们忽略了眼球前极部的扩大和延长(角膜前凸),更忽略了赤道部向外扩展(横径增大)的情况。所以,首先应该把原发性近视眼定性为眼球扩大性近视眼。由于眼轴延长才会增加近视屈光度,赤道部的扩展(横径增大)并不增加近视屈光度,将实质上为眼球扩大性的近视眼定性成为轴性近视眼,还可以认为是接近正确。但必须要清楚并且不能忘记,眼球整体性扩大才是原发性近视眼的本质所在。

目前的轴性学说强调指出,眼轴延长是近视眼的本质,近视眼的发生与发展便是眼轴延长的过程。轴性学说的依据是:①活体及离体近视眼眼球轴长测定几乎都是延长的;②眼底可见近视牵引弧(弧形斑)等眼组织的器质性改变;③屈光度加深及视力下降一般均呈进行性发展;④动物实验结果;⑤调节功能的变化在近视眼(包括早期阶段)形成过程中的作用不明显,等等。但是,虽然要证明轴性近视学说的证据很多,却由于没有系统性的、说服力强的旁证去证明少部分近视眼的眼轴并不大于眼球长轴平均正常值这样一些个别现象,又说不清引起眼轴延长的原始起因和直接致病因素,再加上轴性近视学说也存在上面提到的局限性和片面性,所以,轴性近视学说不但未能有力地否认和推翻屈光性近视学说,却还让屈光性近视学说长期占领了主导地位。

轴性近视眼定性比较准确,而且认为眼轴延长是原发性近视眼最明显的基本病理变化。但是,更应该清楚,这种近视性屈光不正不仅要包括后极部伸长所引起的视网膜远离焦点所形成的近视屈光度,还应包括眼球前极伸长(角膜前凸)以及因眼球前极部凸出、延长所导致的角膜屈光力增强,同时还可能存在晶状体位置前移(眼球前半部延长)所形成的近视屈光度。决不能把因眼球前极部延长而出现的角膜屈光力增加划入屈光性近视的范畴。这是因为：①角膜前凸、变薄、曲率增大及前房加深,同时前部眼轴也发生了向前的伸长性改变;②前极部伸长,角膜必然前凸、屈光力增大;③眼球内部的膨胀性压力将同时作用于眼球壁的各个部位,只是因为不同方位眼球壁的坚韧性及眼球周围组织的抵抗力不同,从而导致了眼球在各个不同的方位上不是均等性增大扩张,这才使眼球出现了前后眼轴延长比横径扩大显著的情况,使眼球由圆球形变成卵圆形状态。

可以旁证轴性近视学说的其他有关因素有：

1.小眼球　正如人体身高不同一样,人的眼球大小也会不一样,甚至差别悬殊。人为设置的眼球轴长正常值,能适用于群体的大多数,但绝不会适用于每个个体。应考虑眼球纵轴与横径的长度比,以此来确定眼球的真实轴长。因为如果是小眼球个体,在正常情况下,眼轴低于平均正常值才能成为正视眼,其眼球前后径延长时,不一定超过正常值就已经可以产生轴性近视了。

2.眼轴延长集中在眼球前极　因为眼球后极部延长明显,几乎所有研究轴长改变的报道,大都是主要讨论眼球后极部的延长以及因为后极部眼球轴径延长使光线焦点不能投在视网膜之上而受到重视。虽然有解剖学研究报道,发现眼球前极部也向前延长的情况,但却没有留意和进行分析。我们测定眼球轴长时,采用的是从前极到后极的全距,而在讨论分析眼轴时,却只取后极部进行分析论证,顾此失彼,难免错误。前面章节中罗列的解剖学研究资料清楚地表明：近视眼角膜较正视眼及远视眼薄,曲率半径大,前房较正视眼及远视眼深,角膜内皮细胞连接性差,这些应该是毫无疑问地证明了近视眼眼轴同时也向前伸长的情况。考虑眼球轴长时,除了应同时考虑眼球前后极均延长的情况,而且要特别注意考虑眼球前极部伸长比后极部延长产生近视性屈光不正的作用力要大,因为屈光成分主要在眼球前半部。

此外,还应特别注意的是,在个别情况下,后极部眼轴不延长或延长不明显,而只是眼球前极部伸长。虽然眼球前后轴径延长并不明显,轴长并没有超过正常值的上限,但近视屈光的程度已经比较高了,如果再加上这一个体又是小眼球,更掩盖了眼轴延长的实质。

眼球前极部伸长时,除了因前房加深、角膜屈光力增加外,由于眼球前半部扩大延长、前房空虚,很可能出现晶状体前移,这将会使眼球屈光力进一步增加。因此,眼球前极部伸长形成近视屈光度的能量要大于后极部伸长形成近视屈光度的能量。

（三）其他不同性质近视眼的确定

一般来说,确诊近视眼不应只看近视现象,主要依据调节静息态时的屈光性状与程度来划分近视眼的类别。近视和近视眼含义不同,近视是视力概念,而近视眼主要是一种屈光异常的概念。严格说来,近视眼均应以眼的屈光学诊断,即以调节静息态时的屈光度为准,但同时要充分考虑青少年的晶状体调节力较强的特点,排除由此影响所测静息态屈光度的准确性。

1.根据起因

(1)原发性近视眼:运用现有的诊断技术尚不能确定病因的一类近视眼;没有发现与其发生发展过程密切相关或者有规律性的全身及局部致病因素。①调节源性近视眼:因长时间视近调节而引发的;②解剖结构性近视眼:因遗传、胚胎发育异常等而引发;③其他不明原因。

(2)继发性近视眼:有明显或可以肯定与近视眼的形成有关(因果关系)的全身或局部病变因素。除有近视性屈光不正外,还有特征性的原发性眼组织病变。

2.根据病因(病变)出现的时间

(1)先天性近视眼:生来俱有的近视眼,早年发生发展,伴随人的一生。可以起因于遗传,亦可由于内外因素引发的胚胎发育异常。绝大多数为高度近视眼,亦可合并有全身或眼部其他先天性异常。

遗传性近视眼属先天性近视眼,但先天性不等于遗传性。要确定遗传性近视眼,首先应该具有明确的阳性家庭史(隐性或显性)。但最重要的是,要发现典型的近视遗传基因缺陷,要通过遗传基因的诊断分析等方法进行最后确诊。

(2)后天性近视眼:出生后,在内外因素作用下而形成的近视眼,早发或迟发。大多数属原发性,部分为继发性。

3.根据病程

(1)静止性近视眼:近视眼进展速度缓慢,生长发育期后相对静止,多属后天原发性近视眼。

(2)进展性近视眼:进展快,尤其在生长发育期。多属先天性,可原发或继发。近视屈光度大多是高度的,常有并发症。

4.根据严重性

(1)良性近视眼:主要指低、中度近视眼。

(2)恶性近视眼:近视屈光度一般为高度,发展快,多有并发症。可能与青光眼的临床症状同时存在。

三、轴性近视眼的不同性质

我们把轴性近视眼的主要直接致病因素归因于高眼压,把导致眼压升高的各种原因称为间接因素(原始因素)。间接因素实际上主要有两种,一种即近距离长时间用眼时的视近调节作用;另一种是影响房水排泄系统通透性的解剖结构上的先天及后天病变或异常,或者(极少部分)可能存在眼球壁发育软弱等情况。由于间接因素或者说原发病因的不同、产生高眼压的程度不同、作用于眼球壁的时间长短不同以及发生于年龄段的不同,导致了眼轴伸长程度及近视屈光度的差别,是否伴有其他眼组织病理改变以及病变的程度也与此明显相关。

(一)病理性近视眼

目前的眼科教科书,都把合并有其他眼内组织病理改变的中高度近视眼称作近视眼病或病理性近视眼,这是不准确、不科学的。因为近视眼本来就不是眼睛正常发育的结果。人眼正常发育的结果应该是接近正视状态的正常眼,基本正常的视力应该达到以下水平:用国际标准视力表检测,远视力应达到1.0;用标准对数视力表检测,远视力应达到5.0。否则,那就是非正常眼,就是一种由遗传因素或环境因素引起的眼科疾病。很多低度近视已经出现其他眼组织的病理改变,只是程度较轻而已,绝不能将轻度近视眼看作是一种生理性变化。也就是说,不能把近视眼不当作病看待。如果说近视眼不是病,也就等于基本否定了预防近视眼的重要意义。近视眼应该属于疾病的范畴,在近视眼前面加一个病理性或者在后面加一个病字,都属于给近视眼重复定性,严重干扰了人们对近视眼本质全面的、准确的认识。另外,其他的眼组织病变是随着近视程度的加深而逐渐相应加重,并没有截然变化的分界线,无法严格、准确地将它们区分开来。实际上,也没有人能够清楚地解释这种眼组织病变,到什么程度是病理性的,不到什么程度是生理性的。

如果将病理性近视眼称作合并器质病变性近视眼,还比较接近它的本质。高度近视眼均合并眼组织病理改变,病理性近视眼亦均为高度近视眼。

病理性近视眼的发病原因至今仍存在争论。很多病理解剖学研究表明,高度近视眼多有房角发育不全、小梁网结构异常及血-房水通透性降低。从病理学观点看,高度近视眼和先天性开角型青光眼在性质上均属于胶原组织病变,只是可能在房角、小梁网等组织结构异常的程度、部位上存在差异而已。病理性近视眼的血-房水通透性应该是高于青光眼,低于正常眼;房角、小梁网等狭窄性异常改变轻于先天性青光眼。从这一方面讲,病理性近视眼的实质或者说原发病因,是房水排出通道狭窄而产生了房水淤滞,使眼压经常处在较高的水平上,较高眼压的膨胀性压力作用逐渐导致眼球增大、眼轴延长,并伴随了眼组织的一系列病理改变。笔者认为,其直接因素是较高眼内压的作用,根本原因是房水生成量正常而房水流出通道相对狭窄,是高眼压导致了巩膜扩张变薄、眼球增大、眼轴延长。巩膜硬度及抗力下降多与以上情况的观点有关,完全可以从物理机械作用原理及生物力学原理去获得解释和论证。近视眼巩膜的解剖学改变也支持这样的论点。

有学者对近视眼巩膜应用超微切片法观察,巩膜结构的初期变化主要是胶原纤维的直径发生变化,有时可见胶原纤维分裂,发生梳子现象,少部分胶原纤维受损,晚期可破坏全部胶原纤维;中度近视,胶原纤维的数量随着微原纤维的分裂而增加,呈毛刷状,有时还见纵向微原纤维分裂或出现钩状和环状弯曲的异常胶原纤维;高度近视眼,巩膜变得较薄,主要为内层细胞破坏所致,胶原纤维分裂更为明显,微原纤维已无分裂现象。因而,整个胶原结构变得更加稀疏。

除一般形态的成纤维细胞外,还发现有细状成纤维细胞。其认为成纤维细胞的超微结构变化显然是巩膜的一种代偿性反应。巩膜的弹力纤维在各种近视眼中未见有特殊的超微结构改变。

以上结果表明:胶原纤维超微结构异常随近视度的加深而加重,并表现为规律性的变化。在胶原纤维改变的基础上发生相应的微原纤维分解。

这项研究只是显示出巩膜组织是随着眼轴延长而出现相应规律性的变化,而不是先有巩膜组织细胞病理改变而后导致眼轴延长,更不是由于巩膜组织自身扩张性生长导致眼轴伸长。即使是低度近视眼,巩膜组织也常常出现相应的病理性改变,只是程度较轻而已,这说明了巩膜是由于被动性扩张而出现了相应的组织病理改变。

血液循环障碍之说难以说明巩膜组织的改变。有学者提出,激肽可能是眼血液循环障碍的原因。激肽系统失调应同时影响全身系统的微循环,不会只单独影响巩膜、脉络膜及视网膜,此项资料没有指出全身系统微循环的变化以及与眼部微循环的对比研究,不能说明问题。巩膜组织微循环异常能使巩膜改变的趋势,离不开增生或者萎缩,但应该没有使巩膜扩张的作用力。而巩膜被动性扩张的牵拉作用,完全可以导致巩膜本身及脉络膜、视网膜血流动力学发生改变。

免疫异常也是如此。目前为止,并没有关于对近视眼直接有关的免疫系统异常的资料。全身系统的免疫功能缺陷,应首先出现全身功能的改变,间接或同时影响眼组织微结构改变,这种眼组织微结构的改变也只能是在物理作用或者是在生物力学、生物化学作用下,才有可能发生巩膜扩张、眼轴延长。

营养紊乱也是病理性近视眼的病因学说之一。事实上,因为营养导致巩膜组织细胞质量下降或病理改变的学说并没有在实验或解剖学研究中得到证实。营养不良包括维生素和微量元素缺乏、电解质代谢紊乱,除了可以造成全身组织细胞水肿之外,眼组织细胞也会产生水肿,但这并非就能导致巩膜扩张及眼轴延长。如果房水排出通道出现水肿,那将会使房水排出受阻,导致眼压升高,进而引起巩膜扩张及眼轴伸长。营养不良只是可能和近视眼的发生、发展有关,但并没有科研工作者通过缜密的研究加以证实。所以,不能在没有充分理论根据的前提下,提出近视眼的营养因素学说,以免使人们误入歧途。

感染能引起眼球壁扩张、眼轴延长的话,也只能是导致房水排泄不畅而起作用。

总之,病理性近视眼(包括先天或后天因素)主要有以下实质性病变:①巩膜扩张变薄和因扩张变薄而出现的巩膜质量下降性改变;②眼轴延长(同时横径也增大);③视网膜、脉络膜及玻璃体病变。其中,巩膜的病理改变是形成近视眼的其他眼组织病理改变的基础。

(二)生理性近视眼

生理性近视眼是相对于病理性近视眼而命名的。生理性近视眼通常指的是不伴有玻璃体、眼底组织等明显病理改变的中低度近视眼。事实上,很大一部分低度近视眼的眼底、玻璃体等眼内组织已经可以见到异常改变,只是程度轻微而已。很多低度近视眼已出现飞蚊征,说明低度近视眼已经有玻璃体混浊等眼组织病理改变。低度近视眼患者的眼底弧形斑也较正视眼及远视眼为多,也说明了这一点。

人们之所以提出生理性近视眼这一命名,主要是针对仅存在轻度近视性屈光不正,这应该不是对伴随的其他眼组织轻度改变视而不见,而是由于伴随的其他眼组织病理改变比较轻微,一般不需要进行临床治疗,所以忽略了它的存在,这才使人们出现了认知上的偏差。

生理性近视眼的命名不科学。生理性应指机体为适应环境而主动性改建有关组织器官的过程以及使某一部分组织或某一器官发生均质性增生或退缩而出现了细胞代谢及功能的转变。而在所谓生理性近视眼中间,并没有发现眼组织的均质性增生或退缩,巩膜虽扩张延伸,但厚度变薄、质量下降;随玻璃体腔扩大,玻璃体形态延长、体积增大,但玻璃体内在质量也相应下降,没有任何生理性改建现象。眼轴延长实际上是一种器质性改变,何谈生理性。将原有意义上的生理性近视眼称为无并发症近视眼更为准确。

另外,也不能用单纯性近视眼去区别病理性近视眼,两者之间这样的对应命名是不符合逻辑的错误分类方法,单纯性只能对应复杂性,而不能对应病理性。用单纯性近视眼去区别伴有不同程度散光等屈光异常的近视眼,会更合乎逻辑、更适合、更准确。

前节已对调节源性轻度近视眼或者说生理性近视眼(即无并发症近视眼)的主要病因机制进行了详述,指出在视近调节过程中,发生瞳孔阻滞(调节性)导致了房水淤滞加上头低位等因素的协同作用,导致眼压升高,最后引起眼球壁(巩膜)扩张变薄、眼球增大、眼轴延长。

如果一个人前房角的房水流畅系数高,近距离用眼、视近调节作用虽多,可能只会导致低度近视眼;或者原本根据遗传基因,应发生远视眼的个体(房水排出通道较宽大),只能产生正视眼或低度近视眼。如房水流畅系数低,根据低的程度不同,可能产生中度近视眼,甚至还有可能产生高度近视眼。

四、假性近视的性质

假性近视起源于屈光性近视学说。一般认为,假性近视本质上不是近视眼,而是因远视眼或正视眼过度视近活动导致调节紧张、睫状肌痉挛从而出现了远视力下降、近视力正常的一种现象,是远视眼、正视眼在近距离用眼多的情况下出现的一时性临床表现。大概从20世纪60年代开始,假性近视之说在我国流行起来。其主要内容是:在视力下降的青少年中主要是假性近视;假性近视是真性近视的早期阶段;假性近视视力下降快,恢复也快;假性近视是可逆的,可以治疗,也可以预防。假性近视学说的根据是:青少年由于长时间近距离用眼,引起调节紧张或睫状肌痉挛,睫状肌疲劳、灵活性减退,视远时不能充分松弛,因而远视力减退,出现假性近视,时间一久,眼轴延长,变成真性近视眼。两者之间还有一个移行发展的过程:假性近视—半真半假性近视—真性近视。上述理论的有些内容还见于国外的介绍,但这种演变是如何发生、发展的,并没有人给予科学的、认真的解释。目前,这种理论依然是我国对近视眼认识的主流内容之一,仍然存在很大影响,很大一部分防治技术和措施都是针对假性近视开展的。

臆想的"假性近视→半真半假性近视→真性近视"这样一个近视眼发生、发展的程序,是十分错误的。首先,它不符合逻辑学的基本原理,脱离了科学的逻辑性思维方法,根本不符合事物发展变化的基本规律。假的就是假的,任何假的东西不可能变成真的东西,真假之间是不可能互相演变的,就像假人不能变成真人一样。任何疾病的发展过程都是用初期、中期、后期来描述的,从来没有用假期、半真半假期和真期来记录。世间任何事物的发展变化过程,通常也是被分为早期、中期和晚期,也没有用假期、半真半假期和真期来描述。另外,既然确定为假性的、不是实质性的,就可以理解为是一种暂时的、功能性的变化,也就不需要进行防治,更谈不上假的可以防治的问题。

近视眼形成的直接原因是较高眼压,高眼压来源于调节性瞳孔阻滞及睫状肌纵形纤维松弛、巩膜突下落、小梁网眼变小、房水排泄阻力增加。其是高眼压的膨胀性压力作用于眼球壁而逐渐使眼球增大、眼轴延长所致,决不是假性近视继续发展而最后形成真性近视的。假性近视不会与真性近视有任何因果和演变关系,也不可能有任何因果关系。

青少年(中小学生)正常多为远视屈光状态,生理上最适宜看远距离物体,但过重的课业负担又偏偏要求青少年学生长时间的伏案读写,必然持续性加强视近调节功能。睫状肌环形肌纤维在读写作业时,肯定将处于紧张状态,但在停止读写作业后,如果立即进行视远活动或闭眼休息,睫状肌环形肌纤维应反射性放松,睫状肌放射状肌纤维将反射性加强收缩,一般能立即或在短时间内解除调节紧张状态。视近作业停止后,只要瞳孔能够立即复原,眼睛很快就可以看到远距离物体的情况下,就可以说明不存在睫状肌痉挛的情况。那么,睫状肌环形纤维处于持续性痉挛状态而不能自行放松之说,应该属于人们的主观推测,实际上,并没有客观的科学观察、准确的实验资料对此加以证实。另外,睫状肌环形纤维收缩的方向与晶状体回弹是同向性的,并不需要过大的紧张度,也就不存在痉挛性收缩的前提条件。

所谓假性近视很可能是,在发现近视症状后进行散瞳验光时,阿托品彻底麻痹了睫状肌环形纤维,反过来加大了放射状肌纤维的力量,将晶状体拉扁并超过了调节静息态,使原本为正视眼者呈现为轻度远视屈光状态,使原本为轻度近视眼者呈现为正视眼或轻度远视眼的屈光状态。假性近视这一现象可能出现在或者说主要反映的是已经存在初期轻度近视性屈光不正者,如果把它称之为隐性近视,才比较符合实际情况,才比较准确。大家不要忘记,生理解剖学明确指出,10 岁少年晶状体的调节幅度可以高达 14.00D。也就是说,如果睫状肌环形纤维被彻底麻醉,根据少年晶状体的可调节或者说可变动的范围,完全可以掩盖已经存在的轻度近视屈光状态,呈现出的却是正视眼或轻度远视眼的屈光状态。而实际上,这是一种假象,就是这样一种假象使人产生了错误的判断。

眼球的解剖生理学指出,调节静止点不是在无限远处,而是在眼前某一点,即相当于 $-0.05 \sim -1.50D$ 的位于眼前 $0.7 \sim 2m$ 处,只有在这一点上,才能被称作为调节静息态。调节静息态实际上应该是睫状肌的环形肌纤维与放射状肌纤维均处于不张不弛的对应平衡的休息状态。也就是说,用阿托品麻痹睫状肌环形纤维后的情况,眼睛并不是处在生理性的调节静息状态。为了排除用阿托品麻痹睫状肌环形纤维后掩盖已存在低度近视眼的情况,可以通过依靠矫枉过正的原理使用物理性放松调节的方法,使视近调节彻底放松后再检查矫正视力,就能帮助鉴别诊断。笔者前面已经指出,所谓睫状肌痉挛、视近调节不能及时放松之说,属于人们的推测,实际上,应该并不存在这种现象。睫状肌环形纤维收缩的方向与晶状体生理性回弹的方向是一致的,用不着过分强力的收缩和过高的紧张度,何以会出现痉挛?!

另外,所谓的假性近视可防可治应该说成是初期(隐性)近视可防可治,这是很有可能实现的,但也只能是在彻底去除原始病因后,使眼压能够稳定在正常范围或者至正常水平以下,依靠青少年眼组织快速发育期、生理性修复能力强的优势,使初期近视患者在获得正确的医疗帮助的前提下,发挥自我调整和修复性转变的效能。一些学生在较长假期或体育集训后,远视力有轻度好转,应该属于这种自我修复的情况。

总之,假性近视完全应该或者说必须从近视眼的诊断及分类中分离出去,以免影响大家对近视眼全面准确的了解,影响近视眼的正确诊断和有针对性的有效防治。

五、从眼球光学系统进一步分析近视眼的性质

眼球的光学结构主要包括两个系统,即屈光系统和感光系统。屈光系统为立体形、多层重叠的复合结构,而感光系统仅为简单的平面结构。屈光系统正常,平行光线经眼屈光系统屈折后应结焦于视网膜上。

屈光系统任何一部分质和形的改变以及位置的前后移动,都可导致眼球屈光力的异常改变,发生焦点前移或后移,产生近视眼或远视眼;感光系统只存在解剖位置的前移或后移,使焦点落在视网膜后或视网膜前,同样也形成远视眼和近视眼。仅从这一方面来讲,近视眼可存在屈光间质性近视眼和感光性近视眼。因感光系统解剖位置的前移或后移,与眼轴的改变明显一致,所以感光性近视自然应归类到轴性近视。

但屈光性近视只是一个总体的、笼统的命名,还不能完全反映出屈光系统中哪一种屈光体存在质量上的变化,应进一步详细分类。应区分是哪一种屈光间质的异常,是角膜、晶状体或者是房水、玻璃体,并根据不同情况将屈光性近视细分为角膜性近视、晶状体性近视和双重性近视,等等;应区别屈光力增强是因为屈光物质的质量改变即屈光指数上升,或是因为屈光体均质性体积改变,或者只是某一屈光体位置的前移。仅一个屈光性近视不能说明各种不同性质的屈光间质病变。也就是说,屈光性近视不是一个清晰的、定位明确的最后诊断,只是一个模糊的判断和概念。

真正因屈光间质发生质量上增加、形体性增大而产生的近视眼应该属于继发性或并发性近视眼,已经不能归类到原发性近视眼的名下了。

还必须明确的一点是,把轴性近视眼完全等同于感光性近视眼(即远焦性近视眼)是不全面的,没有充分反映轴性近视眼的实质,只是强调了眼球壁后极部伸长,却忽视了近视眼几乎都表现有角膜前突变薄、曲率半径增大和前房加深的情况,而这种情况实际反映了前极部伸长前突的本质特征。

眼球前极部伸长与后极部伸长不同,主要影响眼球光学系统的屈光部分。按光学原理将近视眼分为屈光性及感光性是对应的命名,是合理的。如果把原发性近视眼按发病原因分为屈光性及轴性,就不是对应的命名,也不能反映原发性近视眼的实质性变化。轴性近视眼既包括屈光性近视,也包括感光性近视,多数情况可能是两种近视屈光度同时存在。

眼球后极部伸长影响眼的感光系统,所形成的近视屈光度与眼轴长度呈平行性改变,而前极部伸长主要影响眼的屈光部分,眼球前部轴径延长所形成的近视屈光度可以呈几何性改变。

为了更准确地给轴性近视眼定性,在进行眼轴测量时,不仅要测量眼球从前极到后极的全距,还应分别测量眼球前半球与后半球的轴径比值以及长轴与横径的比值,才能准确发现原发性近视眼的实质性改变所在。

六、关于近视眼分类的意见

近视眼的分类是否正确合理,对于正确了解近视眼的性质、发病机制,对于研究制定或选择有针对性、更科学有效的防治方法都是至关重要的。同时,近视眼的正确分类又源于对近视眼发病原因和形成机制的正确认识以及对近视眼实质的了解。

分类原则和分类方法:①应根据病因进行分类,这样才能根据病因进行针对性的防治,但对于发病率极低、原发病因又不十分清楚的高度近视眼(遗传性与胚胎发育异常性等因素),也应统筹考虑在内;②根据近视屈光的程度进行分类,因为近视屈光程度不同,矫治方法肯定有别;③根据是否伴有其他眼组织病理改变进行分类,在矫治近视屈光不正的同时,又考虑对一些伴随的病理改变进行对症处理;④根据眼球整体性增大、眼轴延长和导致眼轴延长的主要部位(前极或后极)或者说导致近视性屈光改变的主导因素,即是光线焦点前移或是视网膜远离光线焦点进行分类;⑤按近视眼的表现形式或者说是否伴有其他屈光不正类型进行分类;⑥按两眼屈光度是否相等进行分类;⑦按近视屈光度是否发展及发展快慢进行分类;⑧屈光间质性近视眼按具体是哪一种屈光间质病变以及是何种病变进行分类和命名,以免混淆不同质的问题,影响人们正确的诊断和进行针对性的防治。

近视眼主要有两大类,即原发性与继发性(并发性)近视眼。笔者在本书的分类中,主要以原发性近视眼的类别为主,因为过多叙述继发性(并发性)近视眼,易忽略主要矛盾。

(一)目前近视眼分类中存在的问题

由于近视眼的性质至今未能弄清并形成统一意见,使近视眼分类出现多样化和意见不一致的局面。在国外,多因角度不同、认知各异而出现了各种各样的分类法。在国内,却因为近视眼的单纯性调节作用学说占主导地位而产生了比较一致的分类方法,长期以来一直在大力推行真性、假性近视的分类方法。一方面,由于对近视眼的本质认识不清,使近视眼的分类问题难以正确解决;另一方面,由于近视眼分类不准确,又影响到对近视眼本质的正确认识。

1.近视眼问题的复杂性使得近视眼难以准确分类。如先天性近视眼存在有遗传性及胚胎发育性两种不同的发病原因,由于遗传学研究未能获得突破,很难严格区分这两种不同原因引起的先天性近视眼,定性就难以准确。

后天性近视眼多因为视近调节作用而引发,但也存在其他一些可能的致病因素。由于目前的研究手段还不能明确将两方面严格区分定性,但考虑到后天性近视眼大多与长时间视近工作即调节性因素有关,分类时只能主要考虑视近调节的作用。

2.不应将近视眼分生理性和病理性。根据正常遗传特征及良好的胚胎发育,如果没有后天各种不良因素的作用,眼球发育应停止在标准正视眼或非标准正视眼,不再向近视化倾向发展,在此范围内才属生理性。既不能用进化论观点将近视眼解释为适应性生理改变,也不能依据近视眼是否伴随有其他眼球组织的病理改变将近视眼分为生理性和病理性,两种提法都缺乏科学性。以单纯性或病理性来区分是否伴有其他眼组织病理改变的近视眼,也缺乏对应标准和逻辑性,单纯性不能对应病理性,只能对应复杂性。所以,以单纯性近视眼区分是否伴有散光等其他屈光异常则较为合理。

3.屈光性近视眼这种命名应该取消,应将不同屈光间质异常形成的近视眼分别以不同屈光间质的名称来冠名比较合适,如角膜性近视眼、晶状体性近视眼。也就是说,屈光间质异常引起的近视眼应完全限定在解剖学改变的基础上。

4.所谓轴性近视眼实质上是眼球增大性近视眼。近视眼的解剖学研究表明,近视眼的眼球呈整体性增大,只是前后轴向增大比较明显而已,从本质上来说,将其称为眼球增大性近视眼才准确。目前.所谓轴性近视眼的概念没有反映出原发性近视眼的实质,是片面的、不准确的。不过,由于眼球横径增大对屈光力影响不明显,将眼球增大性近视眼称为轴性近视眼也不算明显错误,但离开了眼球增大性近视眼这个前提,就容易误导大家对近视眼本质的全面认识。

5.有学者将先天性近视眼与获得性近视眼对应分类,亦不十分准确,因先天性近视眼多与遗传因素有关,但也有是因为母体健康因素而为获得性(环境因素)近视眼。先天性只能与后天性近视眼相对应,后天性主要为获得性,而先天性有遗传性,也有胚胎发育性即获得性。

(二)根据近视眼病因分类

1.调节源性近视眼　指的是因近距离长时间用眼、因视近调节产生了调节性瞳孔阻滞与暂时性的小梁通透性下降,使房水循环排泄不畅、房水淤滞、眼压升高而导致的近视眼。

2.器质源性近视眼　主要指的是房水排出通道发育不良或病理性阻塞使房水流畅系数下降以及可能存在巩膜发育薄弱所产生的近视眼。①根据房水循环排泄通道病变的部位不同可分为房角、小梁性近视眼和 Schlemm 管、房水静脉性近视眼;②角膜形态性近视眼(如锥形角膜)等;③屈光指数性近视眼(见于各种屈光间质质量的增加)。

3.根据先天或后天因素不同又可分为　①遗传性(胚胎发育异常)近视眼;②胚胎发育性(环境因素)近

视眼;③后天继发性近视眼;④后天原发性近视眼。

第一、第二指的是因为遗传与环境性胚胎发育异常,而出现的房角小梁网、Schlemm 管、房水静脉狭窄、弯曲引起的房水流出系数下降而引起的近视。第三是指后天各种原因导致了房角,小梁网及 Schlemm 管狭窄等因素而导致的近视眼。第四主要指的是视近调节所引起近视眼。

(三)根据近视屈光度的高低分类

1.低度近视眼　儿童≤2.00D;成人≤3.00D。

2.中度近视眼　儿童 2.25D;成人 3.25~6.00D。

3.高度近视眼　儿童 4.25~6.00D;成人 6.25~10.00D。

4.极高度近视眼　儿童>6.00D;成人>10.00D。

(四)根据是否伴有其他眼组织病理改变及改变的程度分类

1.无并发症近视眼。

2.有并发症近视眼:①轻度并发症近视眼;②重度并发症近视眼。

(五)根据眼球整体增大的实质性改变及眼轴延长的主要部位分类

1.后极性近视眼(远焦性近视眼)。

2.前极性近视眼(焦点前移性近视眼)。

3.全轴性近视眼(远焦性+焦点前移性近视眼)。

以上均属于眼球增大性近视眼。

(六)根据近视眼的表现形式分类

1.近视眼(单纯性近视眼)。

2.近视散光(单纯性近视眼散光、复性近视眼散光)。

3.近视性屈光参差:①单纯近视性屈光参差:一眼正视,另一眼为近视;②复性近视性屈光参差:双眼均为近视,但近视屈光度不等;③混合性屈光参差:一眼近视,另一眼为远视;④仅表现为一侧近视,另一侧散光的屈光参差,等等。

(七)根据屈光度是否发展及进展速度分类

1.静止性近视眼。

2.进展性近视眼:包括暂时进行性近视眼和持续进行性近视眼。

(八)继发性近视眼

1.眼病。

2.外伤、手术。

3.继发于人工晶状体植入等等。

原发性近视眼主要包括两方面的直接致病因素:①因解剖学因素引起的眼压持续性偏高所引起的近视眼;②因长时间近距离用眼时的视近调节作用产生的间断性眼压升高所引起的近视眼。

这在根据病因分类及其他分类中未能表现出来,是因为按眼压作用无法进行详细准确的分类。眼压作用又不是原始病因,根据原始病因分类并不否认眼压高是最主要的直接作用。

把以前各种分类中用角膜屈光力增加来论证屈光性近视眼的部分内容划入了前极轴性近视眼的范畴。这是因为原发性近视眼本质上均是眼球增大、眼轴延长所形成,不是角膜或晶状体自身质量的改变使屈光力增强所致,而是角膜前突、前房加深、晶状体前移而使屈光力增大、光线焦点前移所致。从根本上来说,角膜屈光力增加,源于眼球前极延长而出现的角膜前突变薄、前房加深、晶状体前移,理应把这种情况所形成的近视屈光度划入到眼球增大性即轴性近视眼范畴。至于其他原因使角膜厚度及曲率改变和晶状体厚度、曲率增加引起的屈光性近视,应直接命名为角膜曲率或厚度增加性近视眼或晶状体性近视眼,并把这种情况归类于继发性或并发性近视眼之列。屈光性近视眼如果表述为屈光间质性近视眼,虽然也是笼统的,但起码可以排除假性近视这样虚拟的命名,也能比较接近实质问题。屈光间质性近视眼只应出现在角膜、晶状体质量增加的基础上或极个别的原发性角膜曲率增加的情况。

由于笔者对继发性与并发性近视眼的发病原因没有进行深入的学习和研究,本书主要针对青少年的所谓原发性近视眼而著述,因此,这种分类未能在本书中详述。

(侯爱萍)

第三节　近视眼的治疗

因为近视眼是眼球增大、眼轴延长的器质性病变,除了始发的初期近视,到目前为止,没有任何缩短眼球轴长、恢复生理状态的治愈办法。即使是最新的近视眼治疗方法,主要目的依然是:①矫正近视屈光度,提高远视力;②防止近视发展;③治疗或预防近视并发症。如今,在近视眼预防工作不到位的情况下,近视眼的治疗依然是近视眼研究工作的重点之一。随着科学技术水平的不断进步,矫治近视眼的方法日渐增多,不断得到改进。但任何治疗方法都不是完美无缺的,都有局限性,都存在一定的副作用。如何正确选择适合每个近视个体的最佳治疗办法,也是需要认真考虑的。

通过总结近视眼治疗的历史可以发现,从早先的缓解调节紧张等方面的药物治疗到五花八门的物理疗法;从普通的光学矫正到角膜接触镜,再到角膜塑形镜矫正;从原始的手术治疗到现代的电脑数字化控制下的角膜激光手术治疗,近视眼的治疗方法不断创新和发展,为近视眼患者提供了更多的治疗方法。实际上,在市场经济大潮的冲击下,在近视眼的治疗方面,本该属于医疗、防疫、科研等医学部门的工作,却让位于商业的经营活动。即使一些医学专家,为了短期利益,也做了一些违背医学科学常理的事情。如今,近视眼矫治的商业活动远远超前于严谨的临床治疗与学术性研究。比如,一些在实践应用中已经证明没有治疗效果的各类近视治疗仪,不断改头换面,被重新推向市场。

一、近视眼的光学矫正

(一)普通眼镜

普通眼镜是指带有框架的眼镜,一般被称为框架眼镜。虽然近视眼的矫治技术种类繁多,但在目前,框架眼镜仍然是最主要、最简单、最实用甚至可以说是最安全的矫治办法。

以前,一般眼镜片大都系用光学玻璃制成。近年来,光学性能好、耐磨损、质轻的合成树脂镜片已经广泛使用,大有代替玻璃镜片的趋势。眼镜架质量也有了快速提高,变得非常轻巧、美观。眼镜可以弥补近视眼的光学缺陷,凡属近视眼均可通过选配相应度数凹透镜,使眼睛的远视力达到或接近正常水平。据近些年统计,我国眼镜市场年需要量在10000万副以上。已知近视眼能适应自远点发出的分散光线,故可选择凹透镜置于眼前,若其焦点距离刚好和该眼的远点距离一致(镜片与角膜之间的距离省略不计),则平行光线经凹透镜分散后,再经眼球屈光系统屈折,从而使其形成的焦点向后移.正好落在视网膜上。

1.配镜前均需验光。各种验光方法均可采用,但应以他觉的检影验光为准,辅助以主觉验光(插片法),尽可能做到合理矫正。

2.儿童一般应在睫状肌麻痹下(阿托品散瞳)进行验光检查,青年亦应酌情散瞳验光,尤其有明显散光者更需如此。一般来说,一个人在其配镜史中,应至少有过一次散瞳验光记录。

3.在处方近视眼眼镜时,应注意以下几点:

(1)以他觉验光结果为基础,按主觉验光结果进行调整,但两种方法所得结果不应相差过大。

(2)合理矫正不等于视力要达到最高水平。若矫正视力与屈光度有矛盾时,应以屈光度为基础,适中选定。

(3)双眼屈光度相差不应＞3.00D(包括球镜与等效球镜度数)。武国恩认为对＜6.00D 的屈光参差者,应积极进行完全矫正或尽量接近全矫正,而不必受不超过 2.00D 的限制。

(4)低度矫正:即处方时给予能被接受的最低度数镜片。如给一近视眼患者选试 1.50D、2.00D 及 2.50D 的近视镜片,均可使视力矫正到 1.0,则应选用 1.50D 镜片。还有人主张青少年近视眼矫正视力取 0.8～1.0 即可。

(5)眼镜试戴:插片及小瞳验光者可当即进行;散瞳验光者需待瞳孔恢复正常后(一般为 2～3 周)复验试戴,并参考前后度数变化进行适应性调整,然后再写出眼镜处方。

(6)准确测定瞳孔距离:两眼瞳孔中心的距离称作瞳距,实际上等于从一眼的角膜缘外侧至另一眼角膜缘内侧的距离。测量时要注视正前方,并注意考虑注视近距离目标所表现的瞳孔距离要比注视远距离目标时小 2mm 左右。为准确测量瞳距可用瞳孔测距尺。

镜片后面与角膜间的距离,对镜片矫正屈光不正的作用有一定的影响。低屈光度的镜片一般影响不大,但＞±5.00D 时则影响明显。通常眼的远点与镜片的后主焦点应相一致,故在试戴或戴眼镜时,应将角膜顶点与镜片间距离定好,否则会发生镜片矫正过量或不足现象,镜片与角膜间距以 12～15mm 为宜。

(7)青少年最好测出隐斜、调节幅度及 AC/A,以决定给低度矫正镜片还是给充分矫正镜片。由于调节与集合关系密切,故近视眼矫正时要注意两者间的平衡,既要取得好的矫正视力,又要保证戴镜无副作用。

(8)高度近视眼初配眼镜时屈光度可适当降低。

(9)参考职业(近业为主者,应给低度矫正)及年龄(成年人首次配镜,屈光度可适当予以降低)等情况。

4.选择合适镜片及镜架:眼镜框大小不一,形态多种多样。但无论采取哪一种,都必须使镜片的光学中心与瞳孔一致,以减少棱镜效应,也就是两镜片光学中心的距离要等于瞳孔距离,保证双眼视线能平等地通过镜片光学中心,镜片光学中心与视线必须一致,才能更好发挥镜片的光学效果。镜框过大时,可使戴镜者有意识地偏移光学中心以适应瞳位,或利用偏移中心产生棱镜作用以适应隐斜。

5.经济条件允许的情况下,最好能配两副眼镜(度数有别,以适应远用和近用两种情况的需要)。

6.平时要注意镜片保护及戴镜防护。

7.合理、充分矫正近视散光,准确散光轴向。散光度数较浅亦应予以全部矫正;眼镜常戴,散光度数过高时,可先给低度矫正镜片试戴,适应之后再逐渐加深。

我国目前的眼镜市场主要为商业公司经营,商业验光配镜存在不少问题。国外也同样如此,如日本曾对眼镜店验光结果鉴定发现,近视眼多数矫正过度。Abethcob 提出的近视眼配镜原则为:①一般应配制能获得最好视力的最低度数的眼镜;②有内隐斜者应配双焦镜或仅戴近用镜;③年龄较大者可予充分矫正。

高度近视眼或变性近视眼矫正视力多不理想,主要为并发症所致,故配镜时要小心处方,应建议患者到医院检查。

8.配戴近视眼镜后的注意事项:近视眼是近视力良好、远视力差的一类屈光不正。配戴近视眼镜,目的只是为了提高远视力,不是用于读写等近距离作业。因此,给轻、中度青少年近视眼患者配镜后,应明确告诉近视患者,在读写作业时不要戴近视镜。因为近视眼的近视力良好,一般不戴近视镜阅读文字,眼睛不必使用视近调节就看得很清晰,视近调节就可以放松,这样就能减轻或消除近视成因,使近视屈光度不再继续加深或减缓其发展。如果戴上近视镜读写作业,眼睛又要重新使用视近调节,那样势必又会促使近视继续发展,使近视屈光度进一步加深。另外,近业用眼时伴随的集合反射会使两瞳距缩小,导致两眼瞳孔偏离镜片的光学中心,出现轻度棱镜效应,反而会降低近视力和诱发近视的作用。有人通过动物实验发现,长时间给动物戴凹透镜(近视镜),就会使动物产生近视眼。因此,认为凹透镜(近视镜)可以使动物的眼睛出现持续性的视近调节反应,从而产生了形成近视眼的作用。

青少年在读写作业时一般不要戴近视镜。为了照顾远近不同的视觉需要,可以考虑配戴上面是近视镜面、下面是平光镜面的双焦镜;如果是高度近视,上面配高度近视镜面,下面配低度近视镜面。

(二)双焦镜

双焦镜或称双光眼镜,指同一镜片上有两种不同的屈光度。用以矫正近视时,镜片上部近视屈光度较高,用以看远;镜片下部近视屈光度较低或使用平光镜,用以看近。一般双焦镜用于近视眼的机会较少,临床上主要用于老视眼及远视眼。但出于以下考虑,对近视眼者亦可选择配用,减轻视近调节的不利影响,以控制或预防近视的发展。

(三)角膜接触镜

角膜接触镜属于专业术语,商品名称被称作隐形眼镜或无形眼镜。早期的隐形眼镜系用高分子聚合物(甲基丙烯酸甲酯)制成的硬质镜片。硬质隐形眼镜开辟了光学矫正视力的新途径,可以说是有里程碑意义的进展。但硬质隐形眼镜也有不少缺点,比如眼睛需要一个适应过程、摘戴更需小心、戴着有不舒服的感觉。但这还不是主要问题,最大的问题是这种镜片不透气,影响角膜对氧气的需求,所以使配戴的时间受到很大限制,并容易发生角膜损害。

随着水凝胶材料的诞生,到了20世纪70年代,美国人研制出了软性角膜接触镜并推向市场。由于水凝胶隐形眼镜配戴舒适,透气性较好,对角膜氧气、营养的需要妨碍不大,价格又便宜,很快打开了隐形眼镜的市场。软性角膜接触镜也有它的缺点,如不易清洗消毒、容易老化、还不能完全达到透氧性要求。如果戴的时间过长,不及时清洗消毒和更换老化的镜片,也容易造成角膜感染等并发症。

有人通过严谨的研究发现,水凝胶隐形眼镜并不能满足角膜需要的所有氧气,配戴水凝胶隐形眼镜后,即使在睁眼的状态下,角膜就已经存在轻度缺氧情况了。睡觉的时侯(闭眼状态下),隔断了角膜与空气的接触,这时角膜所能获得的氧气只是正常所需氧气的五分之一。如此角膜将发生水肿,并极易发生损害,时间长了,还能发生角膜永久性损害。所以,决不能戴着水凝胶隐形眼镜过夜。角膜接触镜的含水量决定其透氧性,为了克服水凝胶隐形眼镜的上述缺点,科学家又研究开发出含水量达70%以上的软性接触镜镜片材料,使软性接触镜又向前进了一步。为了解决镜片的污染与 7 不易清洗的问题,人们又不断创新,开发出了一系列一次性镜片,但问题依然存在。

当软性接触镜存在的问题无法根本解决的情况下,一些人又想起了硬性角膜接触镜操作简便、光学性能好、容易清洁的长处,开始着手改造发展硬性角膜接触镜。经过不懈努力,研发出了高透氧性的半硬性角膜接触镜片,其名字的英文缩写是 RGP 镜片。RGP 镜片的舒适性虽然比软性接触镜差一些,但明显优于硬性角膜接触镜,特别是它的光学性能非常好,尤其适合矫正散光;透氧性非常高,不必担心角膜的缺氧问题;经久耐用,可以长期使用;不容易污染,又非常容易清洗,一般不致造成角膜感染。人们还发现,戴RGP 镜片有使近视发展减缓的作用。因此,尽管这种镜片价格高昂,依然作为一种比较有价值的选择,受到人们的青睐。

国外有人统计,大概有5%～10%的人配戴过角膜接触镜。近年来,我国配戴角膜接触镜者也在迅速增加,到目前为止,估计配戴各类角膜接触镜的人至少已有1000万以上。

1.角膜接触镜的光学特点   角膜接触镜直接置于角膜表面,两者之间充填薄层泪液,这层泪液便形成液体透镜。接触镜镜片、液体透镜及眼球屈光成分便组合成一个完整的光学系统,接触镜矫正屈光的作用是接触镜与液体透镜的作用总和。由于透镜紧贴角膜,可随眼球移动,基本上保持同一光学中心,故无普通眼镜镜片的三棱镜效应及斜向散光效应。此外,接触镜的视网膜成像较普通镜片成像要大,故可克服近视框架眼镜缩小影像的不足,明显提高矫正视力,有利于减小双眼视网膜像差,保证双眼的同视功能。

2.角膜接触镜的适应证　①适用于各种年龄组,可以说从儿童到老年均可配戴;②中、高度近视眼;③近视性屈光参差及单眼近视;④近视散光(选配半硬性接触镜比较好);⑤手术后无晶状体的近视眼;⑥发展快的近视眼(宜选配半硬性接触镜)。⑦不适应戴普通眼镜及职业需要等。

3.角膜接触镜的禁忌证　当伴有结膜、角膜及泪器炎症、过敏体质或处于环境不良情况下不宜配用。未成年人配角膜接触镜要注意在家长协助下戴用,并经常到医院复查,以免出现并发症。

4.角膜接触镜的优点

(1)角膜接触镜由于可获得最大的视网膜成像,视力改善明显。早期配用角膜接触镜能促进视力提高,特别适合于高度近视眼。Tzanena报道近视眼>15.00D者,戴角膜接触镜1.5～10年者,有57%的眼睛视力比戴镜前增加0.1～0.4,近视程度都保持稳定,还有助书视野扩大。

(2)长期观察还发现戴角膜接触镜有防止近视加深的效果。接触镜有助于阻止近视眼发展的原因,一般多认为主要是接触镜对角膜的直接作用。Morrison曾发现戴接触镜后角膜曲率改变。Elie通过220只近视眼分组观察,3年后见接触镜可使角膜中心逐渐变平,此效应大小取决于戴镜的时间长短,每天超过13小时者,可产生较好作用,戴用数月后才明显表现出来,其最大效应发生在两年之后。此期眼轴仍逐渐延长,故角膜屈光度的变化可起到有益的平衡作用。Stone发现,发育期的儿童戴接触镜两年后近视度数稳定,屈光度变化为+0.90D,而对照组为-1.86D,认为这可能由于接触镜对角膜前表面的作用,但对眼球轴长似无影响。此现象是否为角膜的变化所代偿,尚需进一步研究。通过设计一种较小的接触镜试用发现,对阻止近视度发展可能更有影响作用。高山博子观察发现了这样一种情况,即由于接触镜矫正了角膜散光,可能是使近视眼发展停止的重要因素,从而认为通过接触镜矫正角膜散光,可以使近视眼发展停止。从Mobilia报道的病例来看,长期戴用接触镜可使角膜明显变形。分析引起角膜变形的原因,可能有机械因素与生理性改建因素。另有人认为,接触镜可以改善近视眼的调节功能,从而防止屈光度加深。Young认为接触镜可缓解调节,使近视发展变慢。Kelly指出,由于接触镜能减弱对调节的刺激,而使其放松,同时成像增大,因此有利于晶状体功能改善,亦有可能与眼压改变有关。Volckman观察4～15岁的进行性近视眼200例,戴接触镜3年前后近视变化情况,发现多数作用良好,认为无论是硬性接触镜还是软性接触镜均起到绷带样作用,使局部血流动力学改善,这可能是近视眼停止发展的一个原因。对于接触镜可阻止近视眼进展的真正原因,Bailey曾分析可能因素有:①接触镜多用于年龄较大的人,其近视本身已趋稳定;②接触镜多为过度矫正;③接触镜有可能使角膜变平,从而降低屈光度。有学者统计15～30岁的近视稳定率,戴普通眼镜为28%,戴接触镜为58%。分析出现明显差别的原因在于,接触镜可以使角膜变平、阻止眼轴延长、改善调节功能、镜片移动及对角膜的轻度加压作用,有利房水静脉引流,降低眼压。

也有人报道,接触镜并无阻止近视眼发展的作用。中岛章分组观察接触镜对近视眼发展的影响,戴用半年后随访381例,发现接触镜并无阻止近视眼加深的作用。Baldwin介绍7～17岁近视眼者戴接触镜后,虽角膜变平,但眼轴延长,故近视眼屈光度仍比对照组高。Balalcco-Gabrieli根据202例高度近视眼的比较结果,认为接触镜虽有其优点,但持续戴镜并未见对阻止近视眼的发展有作用。Fonda研究指出,接触镜也不能明显提高近视眼的视力,主要为美容性作用,而且某些人戴用后近距离阅读受到影响,这点在戴普通眼镜者却可因脱戴方便而易解决。Heumann根据实验结果认为已有内斜视的近视者戴接触镜无益。至于何种类型近视眼应配接触镜,Arruga认为不决定于近视眼本身,而主要考虑眼的功能状态。河原哲夫经对比敏感性功能测定认为,普通眼镜对低度与中度近视眼矫正效果最好,优于软性或硬性接触镜。

二、角膜塑形术

角膜塑形术并非是外科手术,而主要是利用硬性角膜接触镜的压迫等物理作用来降低角膜的凸度、减低角膜的屈光力从而获得良好远视力的近视矫治方法。角膜塑形术是完全依靠角膜塑形镜来实现的。角膜塑形镜是一种晚上睡眠时配戴的高透氧性硬质角膜接触镜,晨起时摘下,可以保障 4.00D 以下的近视眼患者在一天时间内获得 5.0 以上的远视力。角膜塑形镜的英文名称是 ortho-keratolagy,ortho 是矫正、矫形的意思,keratolagy 是角膜学的意思,取两者第一个字母就简称为 OK 镜。

由于商家对角膜塑形镜效果的无限夸大,使人们对角膜塑形镜需要科学使用以及可能存在的风险了解不足,使得角膜塑形镜的推广速度之快真可谓空前绝后。但是,由于没有严格的市场管理加以规范,没有相应的专家进行必要的监督和指导,制作质量和后期服务跟不上,以及隐形眼镜共有的并发症很快暴露出来,其中最主要的是感染性角膜炎。特别是那些特殊的、耐药性病菌感染的角膜炎,非常难以治疗,给部分配戴角膜塑形镜的近视眼患者造成了难以挽回的严重后果,甚至导致失明。由此引起大家关注,招致媒体对角膜塑形镜的负面作用进行了夸张性宣传报道,并促使政府强力介入,对角膜塑形镜进行了全面封杀。在一个相当长的时间内,在人们的心目中,OK 镜从近视眼患者的救星一下子变成了损害眼睛健康的瘟神。OK 镜很快似流星一样迅速退出中国的眼镜市场。

但是,任何科学的东西都有强大的生命力,一些成功的实践经验最终又使 OK 镜逐渐兴起,近几年在全国各地又陆续推广开来,但其常用名称重新回归到角膜塑形镜,很少再提 OK 镜这一通俗名称了。为了让大家全面了解角膜塑形镜的矫正原理、矫治效果、禁忌事项和可能的副作用,下面进行详细介绍。

(一)角膜塑形镜的产生

角膜塑形镜源于硬质角膜接触镜。为了在配戴透氧差的硬质角膜接触镜后不至于使角膜缺氧,视光师将隐形眼镜镜片的弧度设计得比角膜弧度低很多,随着眨眼动作,镜片可以在角膜上自由滑动,这样,镜片与角膜之间的泪水可以更快地流动,方便镜片下的泪水与镜片外的泪水交换。随着配戴这种隐形眼镜的人数增加,人们发现一些低度近视眼在摘下镜片后,裸眼视力有所提高,配戴这种隐形眼镜时间越长,裸眼视力提高越明显。临床检查发现,这些人的角膜弧度变平、近视度数下降,使一些专家意识到设计这种弧度比角膜弧度低的硬质角膜接触镜对角膜还有一定塑形作用。于是,一名美国的视光学专家首先对这一现象进行了系统性研究,并在 1962 年的第七届国际角膜接触镜学术会议上,报道了他的研究成果:这种方法可以有效降低近视屈光度,提高远视力。它采用的方法是利用一系列弧度不断降低的镜片。

由于高透氧性的镜片材料当时还没有诞生,他的研究成果难以推广开来。直到 20 世纪 90 年代,随着高透氧性硬质角膜接触镜片材料的成熟,视光科学家相继推出了可以准确定位在角膜上并具有 3～5 个弧度的夜戴镜片。这个在夜间配戴的高透氧性硬质角膜接触镜片,可通过直接的机械性压迫和利用泪液的静水压作用,快速地改变角膜的形状,将原来长达数月的治疗过程缩短到 1～2 周甚至几天时间。这一研究成果随即申请获得了技术专利,并很快推向了市场。为了保障角膜塑形镜的精确度,同时又开发出了角膜形态检测仪器,商品名称被称作角膜地形图仪。通过角膜地形图仪可以检测角膜形状的细微变化,能够精确设计、及时修改矫正镜片,进一步确保矫正镜片的准确无误和矫治过程的安全性,极大地提高了角膜塑形镜技术上的可操作性以及矫治效果的可预测性。

(二)角膜塑形镜的原理

眼睛屈光学指出,角膜的屈光力主要依靠角膜前表面的弧度(凸度),弧度越大屈光力越大,弧度越小屈光力越小。正常情况下,角膜的屈光力约占眼球总屈光力的70%,只要稍微降低角膜的弧度,就可以明显降低眼睛的近视屈光度。角膜塑形镜就是为了降低角膜屈光度而在角膜接触镜的基础上研究开发出来的矫正眼睛屈光的新技术。其作用原理大致如下:角膜塑形镜罩在角膜上之后,通过镜片的机械性压迫、按摩及眼泪的静水压作用,使角膜中心区暂时性变平,凸度与屈光力下降,使眼的裸眼远视力在一定的时间内获得改善。如果停止使用,裸眼远视力将很快恢复到治疗前水平。这是因为睑板内面的弧度并没有随角膜前表面的弧度(凸度)下降而改变,不戴角膜塑形镜之后,角膜与睑板之间存在真空,角膜将在眼内压及自身的回复性弹力作用下,很快恢复原来的凸度和屈光力。所以,角膜塑形镜需要坚持在每晚睡觉时配戴。

(三)角膜塑形镜的适应证与禁忌证

1.适应证　原则上,角膜塑形镜适用于6～40岁人群,无任何饮食及用眼禁忌。4.00D以内的近视患者,夜间配戴角膜塑形镜一周时间后,就能使白天裸眼视力达到5.0以上;10.00D以下的近视眼可以达到4.8左右的远视力,从而消除了配戴框架眼镜的各种烦恼。因角膜塑形镜是压在角膜前面的,可防止角膜继续前凸,因此,角膜塑形镜有减慢近视度数加深的效果,青少年最适合配戴角膜塑形镜。由于角膜塑形镜使用不当会对角膜造成损伤,学龄前儿童不宜装配。25岁以上的成年人通过激光手术基本可以获得永久性矫正,为了避免每天晚上配戴角膜塑形镜的麻烦,可以选择手术矫治。

2.禁忌证　角膜、结膜、虹膜有明显炎症等疾患者。

3.注意事项　角膜塑形镜具有高度的透氧性,似乎彻底解决了角膜的缺氧问题,实际上并非完全如此。隐形眼镜依靠镜片的滑动和泪液的流动为角膜提供足量氧气的同时,还能带走角膜新陈代谢产生的废物。角膜塑形镜则不然,角膜塑形镜是在晚上睡眠时配戴,睡眠时没有了眨眼运动,眼球也基本停止了转动。角膜塑形镜镜片贴在角膜上不能移动:①使角膜不能吸收到空气中的氧气。②在泪液分泌减少、流动性下降和角膜正常的新陈代谢明显下降的情况下,角膜塑形镜会对角膜上皮造成损伤。由于角膜上皮修复很快,轻微的损伤不易被发现。但是,如果不注意护理清洁镜片,造成镜片与角膜上皮粘连,就可能导致角膜上皮细胞撕脱,那就要停止配戴几天并进行治疗,使角膜很好康复,否则很可能对角膜造成永久性损害。③角膜塑形镜是依靠机械性压迫来改变角膜形状的。由于角膜上皮比较脆弱,容易受到损伤,所以,要特别注意角膜的保护。

三、近视眼的药物治疗

试图采用药物来治疗近视眼至少已有约200年的历史。药物治疗作用的主要设想有:改善调节功能;增强巩膜力量;减轻眼压作用。尽管所作努力甚多,但皆因能确定其治疗效果的证据不那么充足有力,迄今仍没有一致肯定的结论。效果不明显的根本原因还是在于近视眼的实质是眼球增大、眼轴延长的病理解剖学异常,目前没有能够使眼球回缩复原的办法,药物更没有这种作用。所以,可以说用药物来治疗初发近视眼,虽然可能有一点效果,但效果也是非常有限的,没有多大临床实际意义。

(一)阿托品

阿托品为最早用来治疗近视眼的药物,Donder、Junge曾作过详细介绍,至今仍是用得最多、研究时间最长的疗法。之所以选中阿托品,原因是基于近视眼形成的调节作用学说。

1.给药方法　通常多取硫酸阿托品滴剂(1%溶液),亦有不少使用油膏者。用药方式有多种,现介绍如下:

(1)长期疗法:连续用药数月或数年。白文斗观察的对象有用药达7年之久者。

(2)短期疗法:连续数周(月),采用这种短期治疗方法的比较普遍。

(3)间隙疗法:亦多采用。如童蟾素(1988)介绍每天点药数次,15 天为 1 个疗程,间隙 1 个月,1 年共 8个疗程。

(4)交替疗法:双眼交替用药。如康勋伦所作设计:左右眼交替点药 1 周,历时半月,目的是为避开双眼同时散瞳及限制调节的副作用。Bedrosaian 介绍的方法为:用 1%的溶液,每天滴眼 1 次,第 1 年只点右眼,第 2 年改点左眼。

(5)低量疗法:为小剂量、低浓度用药。如配制 0.01%的溶液代替 1%的制剂,以求避免副作用。

(6)复方疗法:采用复方制剂,即选取某一药物,其中含有少量阿托品。

2.阿托品疗效的机制　作为一类阻断 M 胆碱受体的抗胆碱药,阿托品具有对抗胆碱能神经对睫状肌和瞳孔括约肌的支配作用,麻痹睫状肌、瞳孔括约肌,从而可放松或麻痹调节功能,散大瞳孔,由此防止近视眼的发生、发展,这一理论被不少人所理解与接受。

段昌敏从用药 1 年后出现调节幅度增大而集合近点、水平向隐斜度及 AC/A 无变化的结果分析指出,间断使用阿托品可使睫状肌处于松弛、紧张交替状态,致使调节幅度增大,调节功能增加。故认为阿托品防治近视眼的机制主要是作用于眼内肌。

Wilson 分析指出,过度近距离作业,晶状体凸度持续增大、玻璃体压力增加、眼轴继发性延长,阿托品可解除这种作用。McBroen 认为阿托品的效果是与改变视网膜的代谢有关。

近年来,通过实验性近视眼的研究发现,多种神经介质(如多巴胺、乙酰胆碱等)与巩膜的主动生长有关,通过阿托品抑制儿童近视眼及动物形觉剥夺实验性近视眼的观察,指出乙酰胆碱等有这样的作用。Chew 报道,在培养基中毒蕈碱拮抗剂可减少新生儿巩膜成纤维细胞的增生;阿托品可抑制体内与体外巩膜成纤维细胞的生长;球后注射阿托品可防止巩膜变薄及眼轴延长。由此认为,阿托品的疗效机制主要是直接作用于巩膜。

3.对阿托品作用的不同意见　有学者统计一组近视眼用药后,2 周视力由原先 0.4 提高到 0.69,2 个月后为 0.47;4 周时有 37%的眼近视屈光度由原先的 1.60D 下降到 1.00D,但不久均都恢复原状。丸尾敏夫治疗 7～17 岁的 50 例 100 只眼(近视≤3.50D),眼底无明显变化,分别于停药 2 周及 2 个月后检查,结果见视力为 0.42(治疗前为 0.36),有 96 只眼屈光度平均下降 0.50D,停药 2 个月后全部恢复到治疗前的情况,认为这些波动是在药物作用下引起睫状肌的生理性张力变化所致。Curtin 认为阿托品对进行性近视眼无明显作用。有报道用 1%阿托品溶液点眼 3～10 天,近视眼屈光度可降低 0.25～3.00D(83.6%～92.6%降低 0.50～1.00D),停药 3～4 周后,大多数患者屈光度恢复原状,甚至加深。另据报道,将近视的学生分 3～10 天(150 例 300 只眼)、30 天(12 例 24 只眼)及 45 天(29 例 56 只眼)疗程三组,1%阿托品溶液点眼 2～4周后,大多数视力无进步。Nauberman 认为,阿托品虽然可以降低睫状体张力,但不能阻止近视眼的发展;并指出,不少人为减轻调节而给睫状肌松弛剂治疗,如用阿托品及类似药物滴眼或戴雾视镜,经长期观察,有可能于开始时近视屈光发展变慢,甚有可能减轻,但以后很快进展,最终导致比未用阿托品治疗近视眼的近视屈光度发展更快。有学者甚至指出长期点用睫状肌麻痹剂有可能诱发近视眼。Moore 曾广泛使用阿托品治疗,但因其有很大缺点或副作用,故无法实施下去。Wilson 认为,阿托品治疗法仅适用于初始发生近视眼的青少年,但治疗要持续至发育成熟期,病理性近视眼不宜使用。

调节麻痹及瞳孔散大是阿托品最大的缺点,浓度高了容易增加局部(泪道)吸收,可发生毒性反应,甚至出现近视加快发展的情况,从而限制了临床应用。近年来,人们又作了一些努力,试图使用其他药物来代替阿托品,如环戊酮、托吡卡胺、噻马洛尔及拉贝洛尔等,但观察效果不一,作用尚难肯定。更为重要的是,因为近视眼本身的复杂性,阿托品作用于近视眼的确切机制及对近视眼是有益还是有害,一时尚难作出定论。

Whitmore 认为,阿托品即使治疗近视眼有效,这种方法亦不宜采用。理由是:①瞳孔散大可使视网膜上的光量明显增加(光线经散大的瞳孔到达视网膜的量增加为正常瞳孔的 25 倍),从而存在无法预知的危险性;②不经光学矫正,通过散大的瞳孔使进入眼内的影像模糊,影响正常视觉功能;③可能引起长期全身性药物副作用,其中包括情绪与精神上的影响,特别是儿童;④对大多数近视眼来说,阿托品防治近视的作用微小,但副作用比较多,即使无危险性,亦不值得一试。

(二)后马托品

为拟胆碱药,与阿托品相似,但作用及毒性较弱。

(三)托吡卡胺

托吡卡胺为短效睫状肌麻痹剂,可使调节放松,并有散瞳作用。

(四)噻马洛尔

为非选择性长效 β-肾上腺素受体阻滞剂,可抑制房水生成而使眼压下降,作用可维持 12 小时以上。由于具有明显的降眼压作用,故 Kelly 及 Hosaka 曾用来治疗近视眼(有效率仅为 28%)。

(五)毛果芸香碱

为拟胆碱药,与阿托品作用完全相反,可直接作用于睫状肌环形纤维及瞳孔括约肌,使睫状肌环形纤维及瞳孔括约肌收缩、瞳孔缩小、晶状体变凸,能提高房水流畅系数,并可使睫状动脉收缩、脉络膜静脉扩张、房角开放,而使眼压降低。Dianorx 及 Gruner 较早用来治疗近视眼。土歧达雄用 1% 溶液滴眼,每天 2次,共 4 周,最好效果的记录为:视力可增加 0.16,近视屈光度下降 0.42D,3 个月后有效率为 50%。山地良一报道,晨起时点 1% 溶液,晚睡前点 1% 托吡卡胺,共治疗 50 例,历时 3 个月,视力增加者有 89.4%,屈光度降低者占 93.6%,无副作用,3 个月后眼压在正常范围。

(六)去氧肾上腺素

去氧肾上腺素为作用很强的 α 受体兴奋剂,并具有微弱的 β 受体兴奋作用,可使血管收缩、短暂散瞳,具有轻度降低眼压、麻痹睫状肌的作用。

(七)其他局部用药

山莨菪碱、环戊酮、异丙肾上腺素、麻黄碱、拉贝洛尔等。

药物治疗近视的主要作用设想大概有以下几种:第一种是出于消除睫状肌痉挛、限制视近调节功能的设想,主要是睫状肌麻痹剂,如阿托品及与其药理相类同的药物;第二种为拟胆碱类药物如毛果芸香碱,是出于提高房水排泄通道的通透性、降低眼压的设想;第三种是肾上腺素类药物,是出于轻度限制视近调节功能以及同时减少房水分泌、降低眼压的设想。分析以上药物,可以看出,药理作用完全相反的药物竟然都用于治疗近视,说明了药物治疗近视方面存在很大问题。实际上用这些药物治疗近视,大多没有令人信服的长期的明显疗效。即便有效,根据以上有关报道,作用也是非常有限的。比较以上报道的药物治疗效果,药理作用与视近调节作用趋向一致的毛果芸香碱似乎效果更好一些。由于以上药物都在一定程度上影响了正常视觉功能,又有一定的毒副作用,目前在临床上已较少使用。

四、近视眼的手术治疗

长期以来,人们期待着能长久地提高近视眼的远视力,手术一直被认为有可能成为近视眼的有效治疗措施。随着现代科学的发展及外科技术的进步,目前进展最快、采用最多的是角膜准分子激光手术,即在计算机精密计算设计的基础上,使用精确度极高的准分子激光把角膜前极部切去很薄的一层组织,使角膜前表面的弧度降低、屈光力下降,以此来矫治近视眼。角膜准分子激光手术在本质上仍属于光学矫正。准分子激光手术发展很快,手术的安全性越来越高,并发症逐渐减少,手术效果更加可靠。准分子激光是波长 193nm 的紫外激光。由于每个光子的能量很高,可以在瞬间打断角膜分子内部的连接,使组织气化消散,达到切削角膜的目的。同时,由于准分子激光的穿透力极小、作用时间极短,因而不会损伤周围的角膜组织,通过计算机程序精确控制的光束可以做到精准无误的切削。最早采用的角膜手术方法是角膜周边放射状切开术,但随着 PRK 术式的推广,角膜周边放射状切开的手术方式现在已较少使用。

(一)PRK 术式

PRK 准分子激光手术是直接对角膜表面进行切削以降低角膜表面弯曲度,操作简单、安全性高,效果预测性好,费用比较低廉,适合中低度近视眼的矫治。PRK 术式的英文名称为"examerlaser photorefractive keratectomy",直译为准分子激光屈光性角膜光学切除术,现在多取"photo refractive kera-tectomy"一词,缩写为 PRK,中文则简称为准分子激光角膜切削术。

由于 PRK 术式有十分显著的矫治效果,在世界范围内发展很快。但随着手术数量的增加,PRK 术式的一些并发症逐渐暴露出来,最严重的手术并发症是因切削深度超过了角膜上皮层而导致角膜瘢痕形成,严重影响患者术后的视力。为了克服 PRK 术式的缺陷,眼科专家通过动物实验又推出了新的手术方法,即 LASIK 术式。LASIK 术式的中文名称为层间切削技术。后来又有人对 LASIK 术式进行了改进,设计了 LASEK 术式。

(二)LASIK 术式

1.LASIK 的手术方法　LASIK 术式是在 PRK 术式的基础上发展而来。其方法是:先用板层刀片薄薄地削开一层角膜上皮组织,但并不使这一层角膜上皮组织完全游离,而是不完全切断组织瓣与一侧角膜上皮组织的连接,形成一个带蒂的角膜上皮组织瓣;然后,把角膜上皮组织瓣翻开反转放在一边,再用激光切削深一层的角膜组织;最后再将角膜上皮组织瓣复位。

2.LASIK 的手术效果　虽然 LASIK 术式克服了 PRK 术式容易形成瘢痕的最大缺陷,前进了一大步。但随着病例的增加、观察时间的延长,发现 LASIK 术式也不是完美无缺的。首先,用板层刀片准确均匀地削开一层角膜上皮组织并不是易事,容易出现偏差,影响手术效果;其次,LASIK 术式切削的是韧性大的角膜纤维层,会使角膜的强度明显降低,减弱了角膜对眼压的抵抗力,容易导致近视复发,如切削过多角膜纤维层,使角膜的坚韧度严重下降,甚至会发生角膜局部膨出(葡萄肿)的严重后果。另外,如果不注意术后护理,还会出现角膜上皮组织瓣愈合不好而发生脱离的情况。最近,人们又选择更为精确的飞秒激光技术用于 LASIK 激光手术,在一定程度上降低了上述缺点,减少了并发症的出现。

3.激光手术的不足及副作用

(1)屈光矫正不足:角膜激光成形手术普遍存在的问题是手术效果难以达到理想的预期目标。

(2)屈光回退现象:术后常出现屈光度回退或复原现象。

(3)视力变化:虽有不少术后提高视力效果良好的报道资料,但也存在有进行性视力下降的病例。尤其引人注意的是,有为数不少的术后视力未能达到正常水平者,原先可通过配戴框架眼镜的光学矫正方法来获得最佳矫正视力,术后却难以达到原先可矫正的视力水平。

(4)晕光现象:术后常有一些患者出现晕光现象(光源周围出现光环)。这种反应可能是由于角膜切削不均匀或者切削区角膜均质性改变而使部分光线发生散射所致,由此影响术后视力。

(5)夜晚视力障碍:由于术后角膜未形成生理性弧度或表面不够光滑,常易引起光学像差,且昼夜变化常呈不稳定状态。夜晚瞳孔散大时,角膜变形区更多进入瞳孔领域,使中心视觉与周边视觉像差加大,这是造成夜晚视力障碍的主要因素。已知角膜激光术后出现的光学像差,对夜晚视力的损害大于对白天视力的损害,而且是不可逆的。

(6)角膜混浊与瘢痕形成。

关于角膜激光治疗近视的年龄选择,国外一般主张 25 岁以后,而在国内,由于担心影响升学就业的社会性因素,年龄提前到了 18 岁。由于 18 岁时眼球发育可能还没有完全稳定,容易出现近视复发的情况。

(三)巩膜手术

通过巩膜手术来矫治近视眼是最早想到的办法。巩膜缩短术是巩膜手术治疗的办法之一,设想简单、明确。由于近视眼表现为眼轴延长,将巩膜在赤道部或赤道前部切除 2mm 宽的巩膜,然后对接缝合,达到缩短眼轴的目的,以期实现减低近视屈光度的目的,但由于手术复杂、危险及创伤性大、收效甚微,原本问津者不多,随着角膜激光手术的开展,这种手术方式基本上已成为历史。巩膜加固术是通过对巩膜后部缝补筋膜条等办法来加固巩膜后极部,避免巩膜后部继续延长。用手术来加固巩膜后极部以阻止近视眼发展的办法,操作起来相当复杂,并且是舍本求末的办法。根据近视眼的眼压直接作用学说,最恰当的方法是疏而不堵,巩膜加固术用的就是堵的办法。滤过性手术肯定比巩膜手术要简单得多,效果要强得多。巩膜手术大概有以下几种:巩膜透热凝固术、巩膜缩短术和巩膜加固术。

(四)其他手术

在矫正近视眼的长期努力中,人们多将希望寄托在手术上。除了前面介绍的多种途径外,基于对近视眼形成机制的多种考虑,又作了一些其他手术方法的设计与实验。尽管效果不能肯定、不理想或者多局限(难度与危险性等),但目的是通过以下情况的介绍,以表明人们在手术治疗近视方面确实动了很多脑筋,作出了巨大努力,从某种意义上说,对于新一代的近视眼研究工作可能具有一定的启发和借鉴意义。现简单介绍几种方法,谨供大家参考。

1.睫状体分离术   对进行性近视眼,行半圆周(180°)睫状体及虹膜根部分离术,目的为缓和整个颞侧视网膜及脉络膜的张力,特别是对黄斑区的牵张;术后房水吸收增加,眼压下降到<3.3kPa,从而防止近视眼的进一步加深及视力下降。

2.小梁切除、窦小梁手术   考虑到眼压在近视眼发生、发展中的可能作用,小梁切除、窦小梁手术也成为一种选择。术后眼压明显降低,近视均停止发展,视力提高 0.06~0.2,眼轴缩短 2.3mm,术后 3 个月眼压平均下降 1~2.3kPa。并发症主要有前房出血。另有行虹膜切除术或反复行前房穿刺术者(Dransart、Grunert 等)。

3.颞浅动脉结扎法   目的是出于减少眼球血液供应、降低眼压的设想。

五、近视眼的其他疗法

(一)瞬目加用力闭眼法及眼球压迫法

为预防近视设计的瞬目加用力闭眼法及眼球压迫法这两种方法,只要坚持使用,在预防近视中将发挥显著效果。但能否起到一定程度的治疗作用,可以从以下几方面加以分析讨论:

1.需要早期介入   自出生后,人眼即开始经历一个长时间的生长发育过程,其中眼屈光也随之发展变化。幼儿(1~8 岁)绝大多数为生理性远视屈光状态(平均约 90%);9 岁以后远视眼逐渐减少;一般来说,到 18 岁屈光发育应达到正视眼或正常眼(非标准正视眼)。在眼球及屈光的快速发育期,对高眼压作用非常敏感,容易诱发近视性改变。但是另一方面,眼组织的自我康复能力也比较强,如果能及时解除病因,使眼压维持在正常或较低的水平,就有可能依靠眼组织的自我康复能力,促使已经存在的初期近视获得自行恢复。

在中小学生阶段甚至在学龄前,不管什么时候,只要出现初期(隐形)近视性屈光改变,就应及时应用这两种方法进行预防性治疗。如此,才能很好发挥这两种方法的治疗作用。如果是眼轴延长超过一定限度的轻、中度近视眼,应用本法也不可能取得期望的显著疗效。因此,本法仅适用青少年初期近视。

2.保持眼压在较低水平　除了读写作业时,坚持每20分钟操作一次(两种方法的任何一种)外,并且要求做到比用于预防近视眼时的操作时间延长。另外,还应在其他生活、娱乐的间歇时间,坚持每间隔20分钟或30分钟交替使用这两种方法一次,除睡眠时间外,使眼压在1天内保持在较低水平,从而阻止眼轴的进一步延长,并在眼球生理发育过程的调整和改建作用下,有可能使眼轴出现有限缩短的趋势,达到治疗目的。

(二)视觉功能训练、缓解睫状肌痉挛法

在近视眼的病因机制学说中,调节作用较易为人们理解与接受,因此,为了防治近视眼,从调节着手所设计的方法最多,应用时间最长。但由于忽略了眼压的直接作用,以下这些方法不可能有明显可见的真实效果。

视觉功能训练法源于睫状肌功能不良说,原理大概如此:对于一个正常眼来说,相对调节储备是一个很重要的功能指标,因其可用来衡量完成各种视功能和补偿必要调节所需的能力,调节测定其正常均值为0.50~6.00D。近视眼的视觉训练疗法尽管五花八门、多种多样,但多是基于以上认识而采取不同方法、不同途径增加睫状肌肌力、扩大调节储备,以期使眼睛发生与近视方向相反的适应性改变,以此提高近视眼的视力或降低近视眼的屈光度,但实际效果并不像人们所期望的那样理想。

缓解睫状肌痉挛的方法源于屈光性近视、假性近视学说,主要采用光学及物理学原理放松睫状肌来治疗近视。

上面介绍的两方面的治疗办法,在实际运用及长期的临床实践中,并没有显示出预期的效果,这是为什么呢?道理很简单,是因为这些方法只考虑调节问题、仅仅围绕调节作用做文章,而没有考虑在引发近视眼中非常关键的直接因素——调节性瞳孔阻滞所引起的眼压升高以及高眼压的膨胀性压力作用问题。睫状肌痉挛说也只是人们的想象,并没有通过检测和实验来进行验证。那些放松调节的方法,是在眼睛调节已经自动放松一段时间的情况下进行,没有考虑调节性眼压升高的问题,实际上是放马后炮、无的放矢的行为。要使放松调节产生效果,关键要在读写作业中间进行或读写作业后立即进行,而不是一天只做1~2次。退一步说,这些方法用于预防近视还可能有一点效果,但远不如定时的体育活动效果好。在治疗方面是不可能有明显效果的,因为它没有使眼球增大、眼轴延长回退的作用。原先的近视眼成因中的睫状肌功能低下之说,不是真实的科学的研究结论,通过增强睫状肌功能来降低晶状体屈光度的方法,可以说是南辕北辙,效果如何是可以想象的。

现在不妨将视觉功能训练与缓解睫状肌痉挛的一些具体方法介绍如下:

1.远眺法　为简单的调节放松方法。如远方凝视法,操作简单,可以在任何时候、任何场所进行,方法为裸眼注视远方目标或交替注视远近物像(如窗外景色或室内远距离目标),时间不限,次数不限。

2.雾视法　方法是双眼戴上凸透镜后看远距离目标,好比雾中视物,模糊不清,所以叫雾视疗法。其作用原理的设想是,通过凸透镜促使睫状肌尽量放松,缓解睫状肌紧张。在一个很长的时期内,颇受推崇与肯定,认为经常采用者可以解除调节紧张、增加调节功能,是防治近视眼的有效方法,甚至有人认为采用这种方法可使低度近视眼恢复正常。

3.视力训练法　长期以来,人们依据人眼的视力特点,曾试图直接通过视力训练法来矫治近视眼,认为睫状肌受大脑的新皮质和边缘皮质区的支配,故近视者可依靠自己的主观意识来支配睫状肌。只要睫状肌功能改善,就可以使视力恢复正常,如同运动员可以靠体育运动来锻炼身体一样。有人介绍一种视力锻炼操,方法为:看书45分钟后,抬头向上仰视几分钟,再反复注视远处及近处的静物等等。

4.睫状肌锻炼法　在近视眼的形成过程中,已知睫状肌具有重要作用,特别是自睫状肌功能衰弱学说提出以来,如何通过锻炼以增加睫状肌功能,被认为亦是防治近视眼的一个可行途径。

目前,依然有通过睫状肌功能锻炼来治疗近视眼的方法和仪器。如中国科学院上海生理研究所设计的一种睫状肌功能锻炼装置(商品名称为 YP-9 视力保健仪),根据人眼视觉生理机制,利用光学彩色成像原理,将一组彩色视觉目标在远近距离上实现连续而平稳的移动,使患者眼睛调节进行有规律的往返变化,从 2~10cm 距离对焦调节运动,锻炼睫状肌和内直肌,增加调节功能,以防治近视,提高视力。其中引入了空间频率谐调理论,使不同视力的近视眼患者,各自得到最为有效的视觉刺激,可选用与其视力相对应的、不同空间频率的光栅和棋盘格作视标,期望这样能获得疗效。

另有一种训练法被称之为晶状体操,也是一种睫状肌锻炼法。通常采用的方法为交替注视远点与近点,每天 3 次。

5.调节-集合训练法　调节与集合密切相关,恢复两者正常的平衡状态,亦是近视眼治疗的一种措施。

6.闪光眼肌锻炼法　即双眼合像法。根据两眼的调节与集合之间具有密切的联合运动关系,以近处的合像视标为对象,通过双眼合像训练,把两眼视轴引向无限远处,由于两眼视轴散开,不自主性调节亦随之放松,而起到防治近视眼的作用。

(三)物理疗法

物理方法用来治疗近视眼为时已久,近年来方法更多,已采用的如超声波、激光、电、磁等疗法。基本作用原理是:通过扩张眼球血管,增加视网膜、脉络膜的血流量,或称有缓解睫状肌的异常紧张性的作用,以求改善视力。近视眼的发生不是因为眼睛供血不足、房水分泌减少或者眼疲劳,而是房水排泄不畅、眼压升高,这些物理疗法不对症,不可能有防治效果。机械疗法在预防近视方面还有可借鉴之处,但治疗方面不可能有明显效果:①按摩法:如用手反复按摩或用器械(眼睛按摩器)按摩双眼;②加压法:如用绷带压迫、成形胶固定、手指加压眼睑等方法;③运动法:考虑眼充血对近视眼的影响,有人采取眼球旋转运动的方法,以减轻眼球充血。前些年,我国还有一种称作明目器治疗仪,通过气体变压装置,使眼球在眶内前后运动,以求改善功能、提高视力。

(侯爱萍)

第十八章 斜视与弱视

第一节 斜视

一、共同性斜视

【内斜视】

(一)调节性内斜视

1.定义　调节性内斜视,可以分为两类,其一是完全调节性内斜视,其二是部分调节性内斜视。

当远视性屈光不正矫正之后,双眼恢复正位,无论是看远或是看近,无论是向哪个诊断眼位注视,皆正位,这种内斜视称为完全调节性内斜视。调节性内斜视患者不存在眼外肌麻痹,也不存在先天性的神经支配、内眼和眼眶疾患。

尽管全部远视性屈光不正得到矫正,弱视也得到治疗,只是内斜视的度数变小了,仍然残余部分内斜视,这类内斜视称为部分调节性内斜视。

还有完全调节性内斜视失代偿之后,可能转变为部分调节性内斜视,高 AC/A 型内斜视失代偿之后,容易形成部分调节性内斜视,纯调节性内斜视比容易失代偿。也有儿童先天性内斜视后来出现调节成分,也转变为部分调节性内斜视。

总之,这一类斜视的调节功能没有正常行使,其病因是尚未矫正的远视引起患者过度动用调节功能,进而引起过度的集合。

2.病因　在正常人的调节和集合之间存在相对稳定的比例关系,远视性屈光不正未得到矫正或是未得到合适的矫正,为了获得视网膜上清晰的物像,必然动用过度的调节,过度的调节带来过度的集合,一旦融合性外展功能不足,或融合功能受到损害,没有足以对抗过度集合的能力,就出现内斜视。总之,远视性屈光不正是导致内斜视的主要病因。

3.临床特征

(1)发病年龄:调节性内斜视的发病年龄,通常是 2~3 岁,少数人发病年龄可以推迟到青春期,甚至成年。国内任华明报告,发病年龄是 4 个月~7 岁,平均(2.45＋1.22)岁。

婴幼儿期的调节功低下,多数学者也不再坚持这一个观点了,在 6 个月龄之前,婴儿的调节功可能达到成人水平。这一点说明,调节性内斜视的发病年龄可能比预想的早。

(2)斜视度:一般情况下,调节性内斜视的斜视度往往属于中度,$20^\triangle \sim 30^\triangle$,看远与看近的斜视度相等。临床上也能够经常遇到斜视度比较大的调节性内斜视。

（3）屈光状态：调节性内斜视患者多为中度远视，平均远视度数为＋4.00D（＋3.00～＋10.00D）。国内任华明报告调节性内斜视患者的屈光状态，注视眼的远视度数平均为＋5.46D＋1.80D，非注视眼远视的度数平均为＋6.30D±1.84D。

（4）眼位变化：在发病初期，多为间歇性内斜视，斜视度不稳定。当患者集中精力观察目标，特别是观察近处，比较精细的目标，这时候，内斜视可能出现，或是斜视度变大。

有的作者观察完全调节性内斜视的转归过程，屈光矫正之后，1个月之内正位者占46％；2～3个月之后，正位者占40％，3个月以上正位者占14％，有学者报告的与上述作者不同，戴上眼镜后1个月之内正位者占33％，2～3个月正位者占35％，3个月以上正位者占32％。

有少数病例，开始戴上屈光完全矫正的眼镜之后，内斜视也得到矫正。经过数年之后，完全调节性内斜视转变为部分调节性内斜视，这种现象称为完全调节性内斜视蜕变或称为失代偿。

4.治疗方法　在发病之前，曾经双眼正位一段长的时间。说明患者已经获得双眼视觉。在发病之后，能够及时就诊、恰当治疗，多数调节性内斜视患者的双眼视觉能够得到一定程度的恢复。

（1）屈光矫正：在睫状肌充分麻痹下，检影验光，确定全部远视的度数。把远视性屈光不正全部矫正。使屈光正视化、调节正常化，最终调节性集合正常化。完全调节性内斜视患者戴镜之后，斜视得到完全矫正。患者发病之后，应该争取早期治疗。如果推迟治疗时间，可能使调节性内斜视蜕变，转变为部分调节性内斜视，屈光矫正之后，仍然保留部分内斜视不能得到矫正。

初次散瞳检影，远视≥1.50D，第一次配镜，远视全部矫正是非常重要的。美国基础与临床教程中指出：第一次戴镜2个月之后，重复散瞳验光，把进一步发现的远视性屈光不正给充分矫正，以期消除过度的调节，使调节功能正常化，使调节性内斜视得到恢复。

（2）弱视治疗：调节性内斜视发病比较晚，而且开始为间歇性内斜视，所以多为轻中度弱视，一旦确诊为弱视，应该按照常规，积极治疗弱视，使视力恢复到最佳水平，待弱视治愈之后，再考虑矫正非调节性内斜视。

（3）手术治疗：如上所述，弱视治愈之后，对内斜视的非调节成分，即戴眼镜后残留的内斜视，这一部分非调节性内斜视需要手术矫正。

让患者的远视全部矫正之后，按照非调节部分的斜视度设计手术是合理的。如果手术后出现轻度过矫，适当降低远视眼镜的度数，也是一个比较理想的补救措施。不应该通过手术矫正调节性内斜视，矫正得越多，术后远视眼镜的度数降低得越多，偏离生理状态越远。患者动用过度的调节，容易引起视疲劳，一旦放弃调节，不能稳定保持眼球正位，最终，可能导致继发性外斜视。还应该向家长和患者交代清楚，手术是按照戴镜的斜视度矫正的，术后仍然需要戴镜。

（二）非调节性内斜视

1.定义　非调节性内斜视不伴有调节成分，患者没有明显的远视性屈光不正，屈光矫正对斜视没有明显的影响，看远与看近的斜视度基本相等，称为非调节性内斜视。非调节性内斜视有两大类：婴儿型（先天性）内斜视和基本型（后天性）内斜视，两者的发病年龄不同，前者6个月龄之前发病，后者6个月龄之后发病，其临床表现也存在一些不同之处。

2.病因　非调节性内斜视和调节性内斜视不同，其病因至今不明。有以下几个不同的学说，推测本病是神经支配因素或眼外肌异常引起的。关于先天性内斜视的病因有知觉缺陷学说，据推测大脑融合中枢存在缺陷。前庭和眼球运动中枢之间的协调关系发生障碍，也可能是婴儿型内斜视的病因之一。与之相反的是机械因素学说。但是，全麻下的眼球能够正位，甚至出现外斜视。被动牵拉试验显示阴性，各个方向都没有机械性的限制因素。有的患者有家族史，全身情况往往都是正常的。

3.临床表现 患者没有明显的远视性屈光不正,多数为轻度远视,屈光矫正对斜视没有明显的影响,看远与看近的斜视度基本相等。通常斜视度比较大,可达 $30^\triangle \sim 70^\triangle$,斜视角的大小比较稳定。

患者可能存在假性展神经麻痹,观察看远、看近和侧向注视的斜视角,如果看远或侧向注视的时候,内斜视度数变大,应该警惕展神经麻痹。

对后天性基本型内斜视患者一定要检查眼底,观察是否存在视盘水肿以及视神经萎缩。还应该警惕中枢神经系统是否存在隐性损伤,包括颅内肿瘤、中枢神经系统畸形以及其他威胁生命的疾患。

对于先天性内斜视患者应该做眼球运动检查,观察是否合并下斜肌功能亢进、分离性垂直斜视和眼球震颤。

4.诊断和鉴别诊断 经过眼科全面检查,包括视力、眼球运动和斜视度的检查,这类斜视属于共同性斜视,参照患者的临床表现,诊断不会遇到困难。如果患者的远视性屈光不正≥1.50D,应该全部矫正。观察戴镜后的斜视度变化,如果内斜视的度数没有变化或减小不足 $10^\triangle$,则属于非调节性内斜视。屈光矫正是鉴别非调节性内斜视和调节性内斜视的重要手段。

5.治疗 应该尽早开始检查和治疗。检查主要包括屈光、眼球运动以及眼科其他检查。主要治疗包括弱视治疗和手术矫正眼位。如果患者存在远视性屈光不正也应该给予适当的矫正,近视患者应该低度矫正,远视和散光给予全部矫正矫正,这些治疗措施对弱视治疗具有重要的意义,按照规范的治疗方法,积极治疗弱视。这些措施能够促进手术后融合功能的恢复。

非调节性内斜视需要早期手术治疗,多数学者认为,如果估计双眼视力正常(在除外其他眼病的情况下,检查屈光状态和交替注视的状态,以此估计两只眼的视力),就应该安排手术治疗。如果是先天性内斜视,在 2 岁安排手术矫正。

(三)高 AC/A 型内斜视

1.定义和病因 高 AC/A 型内斜视(高 AC/A)是一种显性内斜视,其看近内斜视的度数比看远的大,调节性集合与调节之比过高,即等量的调节引起过度的调节性集合集合,再加上融合功能不足,则导致内斜视。内斜视与未矫正的屈光不正没有关系,患者的屈光状态可能是高度远视、中低度远视,也可能是正视或近视。患者的屈光不正平均+2.50D,其调节功能和调节行使过程都是正常的。确切地说,这类内斜视不属于调节性内斜视。

2.临床特征 发病年龄多在出生后 8 个月~7 岁,平均 2.5 岁。患者的屈光状态可能是远视、正视,甚至是近视。最常见的是中度远视。其发病原因与屈光不正没有关系。

这些患者与同龄人相比,调节近点是正常的,也没有动用过度的调节。其发病原因是调节和调节性集合之间的比率失调,一定量的调节诱发出过度的调节性集合。如果运动性融合功能足以对抗过度的集合,则看近的时候,维持内隐斜状态。如果运动性融合功能不足,则看近表现为显性内斜视,看远的时候,双眼正位。

高 AC/A 型内斜视可能合并非调节性内斜视,这样看远与看近的斜视度不同,看近的斜视度大(两者之差≥ $10^\triangle$)。也可能合并完全调节性内斜视和部分调节性内斜视,其临床表现会有相应的变化。

3.诊断和鉴别诊断 在诊断高 AC/A 内斜视之前,必须充分散瞳,把远视性屈光不正给予全部矫正,使患者不再动用过度的调节。在检查斜视角的时候,按照不同的检查距离,使用调节视标,使调节行使过程也正常化。Japolsky 特别强调,如果患者存在 3~4 个屈光度的远视尚未矫正,在观察近处目标的时候,比正常人动用的调节要多,容易出现假性高 AC/A。

经过三棱镜遮盖法检查,第一种是看远的时候,双眼正位,在近的时候,才出现内斜视,内斜视的度数 ≥ $10^\triangle$。第二种是看远与看近的内斜视度不同,看近内斜视的度数人,两者之差≥ $10^\triangle$。

　　在临床上用三棱镜遮盖法检查看远与看近的斜视度,如果两者相等,说明患者的 AC/A 是正常的。如果看近的斜视度大,说明内斜视属于集合过强性内斜视。这时候需要对集合过强进行鉴别,究竟属于高 AC/A 集合过强型或是非高 AC/A 集合过强型内斜视,只要在原来的镜片上再加+3.00D 的球镜,重新检查看近的斜视度。如果患者看近的时候,内斜视的到矫正,或是内斜视的度数减小,看远与看近的斜视度相同或两者之差<10$^\triangle$,说明集合过强型内斜视属于高 AC/A 的。如果加+3.00D 的球镜,看近的内斜视没有变化,说明属于非调节性集合过强型内斜视。

　　患者的屈光状态往往是正常的,即使存在远视,内斜视的出现与远视也没有关系,并非尚未矫正的远视引起过度的调节,属于高 AC/A 引起的,正常的调节引起过度的集合,这类内斜视属于非调节性内斜视。

　　从检查机制上看,梯度法最符合 AC/A 的定义,所以用梯度法检查 AC/A 的比值比较准确。用隐斜法进行检查,两种集合过强型内斜视容易混淆。

　　4.治疗

　　(1)屈光矫正:远视性屈光不正以及其他类型的屈光不正都应该给予矫正,使调节功能恢复正常,使完全调节性内斜视完全得到矫正。

　　如果患者只有单纯型高 AC/A 型内斜视,也就是说,只有看近出现内斜视,看远双眼正位。

　　(2)双光镜:在原来远视眼镜上下加一定度数的正球镜,让患者配戴双光镜。在配双光镜之前,需要进行实验,开始增加+1.00D,逐渐增加度数,每次增加 0.50D,最多增加度数是+3.00D。在不断增加度数的过程中,观察看近的眼位,直至看近时的内斜视得到矫正,也就是融合性外展功能能够控制眼球正位。这时候,下加这个度数,让患者戴上双光眼镜。使患者看远看近都恢复正位,恢复融合功能。观察数年之后,双光镜也可能摘掉。

　　两副眼镜,一副看远用,眼镜的度数等于睫状肌麻痹后,检影得到的度数,矫正全部远视性屈光不正;另外一副眼镜,用于阅读,远视度数比第一副眼镜高 1~3D。

　　如果患儿为近视性屈光不正,则降低近视眼镜的度数,借以达到看近不出现内斜视为准。如果降低度数之后,看远的视力太差,可用双光镜或渐进多焦眼镜,增加看远的近视度数。

　　(3)缩瞳剂:常用的缩瞳剂有四种:第一种是 0.06%~0.125%碘磷灵(依可碘酯,碘化二乙氧膦酰硫胆碱)。第二种是 1%或 0.5%溴化双斯的明(溴化双吡乙胺)。第三种是 0.025%~0.0125%异丙氟磷(DFP)。第四种是 4%匹罗卡品凝胶。

　　用药方法为每日早晨滴用一次。药物作用机制为使睫状肌紧张,周边神经冲动增大,借以减少中枢的调节作用,随之也减少中枢的集合性神经冲动;瞳孔缩小,利用小孔成像的原理,增加景深,使视网膜上的物像清晰,借以减少调节作用。

　　缩瞳剂有两类副作用,全身和局部副作用。碘磷灵应用之后,血液红细胞中的胆碱酯酶的浓度降低,停药几周之后,即能够恢复到用药前的水平。在全身代谢过程中,胆碱酯酶参与琥珀酰胆碱的水解过程。如果行全身麻醉,在 6 周之前,就应该停止应用碘磷灵。否则会延长呼吸麻痹的时间。用碘磷灵药物治疗的患者可能出现浅前房、闭角型青光眼、心脏暂停、白内障、瞬间视力模糊、瞳孔缘虹膜囊肿等。

　　一般用药后 2~40 周,可能出现虹膜囊肿,为了防止虹膜囊肿的形成,可以用 2.5%的去氧肾上腺素和异丙氟磷(DFP)或碘磷灵联合用药。即使虹膜囊肿出现,停止用药之后,囊肿也能够自然消失。

　　注意事项只要能够维持瞳孔缩小,尽量减少用药次数,用药期间定期复诊,注意局部和全身的副作用。

　　(4)弱视治疗:如果患者伴有弱视,应该按照规范积极治疗弱视。使双眼视力得到恢复。

　　(5)手术治疗:当看近的内斜视的度数(10$^\triangle$~12$^\triangle$)比较小,用保守治疗的方法或不予处理。后固定缝线术也适合高 AC/A 的内斜视的矫正。有的作者指出,这种术式只适用于看近才出现内斜视的患者。

如果叠加非调节性内斜视,看近的斜视度≥20△~30△,看远也存在一定度数的内斜视,应该考虑手术治疗。可以选择双眼内直肌后徙术。

患者戴上足矫的远视眼镜之后,看远、看近都存在比较大的斜视度,比如,看近内斜视 50△~70△,看远内斜视 40△。按照看远的斜视度设计手术量,双眼内直肌后徙各 5mm,手术后,看远看近都可能得到满意的矫正效果。

【外斜视】

(一)定义

外斜视属于分开性斜视,可能是隐性的,融合功能不能控制眼球正位,也可能出现显性外斜视或间歇性外斜视。外斜视多在儿童时期发病,在发病初期,多处于间歇阶段,其双眼知觉状态基本正常,眼外肌正常,眼球运动的范围正常或基本正常。

(二)患病率

外斜视的发病率与早产、出生低体重、围生期的疾患、遗传性疾患、滥用药物、吸烟等围生期的不利因素有关。神经发育受损和外斜视的家族史都是儿童发病的危险因素。外斜视与内斜视的比例约 1∶3。约占斜视的 40%。

(三)病因

外斜视确切病因目前不清楚。多数学者综合 Bielschowsky 的机械因素理论和 Duane 的神经支配理论,来说明其发病机制,并进行分类,设计手术。

外斜视可以分为两部分:第一部分是基本外斜视,也称为静态部分,由解剖因素和机械因素决定的;第二部分是动态部分,由神经支配因素决定的。

基本外斜视指的是在没有融合性刺激的情况下,屈光不正得到完全矫正,在双眼状态下,患者的优势眼注视远处的目标,位于原在位,而一只视眼处于外斜的状态,这种就是基本外斜视。

各种集合性神经冲动行使作用的时候,把各种集合叠加到基本外斜视之上,比如:紧张性集合、融合性集合、调节性集合以及接近性集合等,表现出不稳定的斜视状态(看远与看近斜视度也可能不同),这一部分斜视属于动态部分。

高 AC/A 引起看近的外斜视度数变小,手术矫正看远的外斜视之后,看近可能残存内斜视,戴不合适的阅读眼镜(+1.00D 到+3.00D),内斜视就能得到矫正。随着时间的推移,内斜视也可能自然恢复。

患者伴有近视,阅读的时候,可能减少调节,调节性集合也随之较少。这种持续的调节性集合不足,可能发生外斜视。比如患者患有-3.00D 以上的近视,他们阅读的时候无须调节,调节性集合也随之消失,可能出现外斜视。

患者伴有高度远视、屈光参差和屈光间质混浊等,一定会引起融合功能障碍,也可能引起外斜视。

如果是中度远视,戴上矫正眼镜之后,调节和调节性集合恢复正常,原来潜在的外斜视可能暴露出来。

遗传因素也是外斜视发病重要因素,遗传方式尚不清楚,包括常染色体显性遗传、隐性遗传以及多因子遗传。

(四)临床特征

发病年龄与性别:在发病初期,多为隐性外斜视,后来逐渐变为间歇性的,再从间歇性发展到恒定性斜视。这是一个比较漫长的过程。从出生 6 个月出现恒定性斜视者称为先天性外斜视,6 个月之后转变为恒定性外斜视的称为基本型外斜视。在外斜视患者之中,女性患者占 61%~70%。女性的患病率高于男性。

外斜视的发展是从隐性外斜视、间歇性外斜视到显性外斜视,一般分为四个阶段:第一个阶段,看远外隐斜,看近正位,无隐斜视;第二个阶段,看远出现间歇性外斜视,看近表现隐斜视;第二个阶段,看远出现显性外斜视,看近表现出隐斜视或间歇性外斜视;第四个时期,看远与看近皆表现显性外斜视。

关于外斜视变化的自然过程,所有外斜视的自然发展过程不尽相同,未必都要经过上述几个阶段,也可能停留在某一个阶段,不再继续发展。

当融合功能发生变化的时候,间歇性外斜视的斜视度不稳定。患者也可能出现调节性近视,临床表现是患者单眼视力正常,当双眼控制正位的时候,双眼处于近视状态,视力低下,也容易出现视疲劳。在室外眺望远处目标的时候,常常一只眼闭合。

在视觉系统分化发育的过程中,鼻侧视网膜与颞侧视网膜相比,在功能上占有相对的优势。一定强度的光刺激能够触发"颞侧视网膜抑制",这是间歇性外斜视的一个特点。

在看近的时候,患者的正常双眼视觉是非常巩固的,知觉适应比较少见,即使存在,也是表浅的,不牢固的。只有单眼恒定性外斜视才出现抑制,间歇性外斜视的一只眼偏斜的时候,后像法检查显示异常视网膜对应,当双眼正位的时候,表现正常视网膜对应。

（五）治疗方法

有些外斜视患者观察多年也没有变化,少部分患者也可能逐渐改善,无须手术矫正。但是多数外斜视的病情会有逐渐发展,不断加重的趋势,间歇性外斜视,一般需要行手术治疗。

1.非手术治疗　有明显的屈光不正,特别是散光和屈光参差给予矫正。近视性屈光不正,应全部矫正,借以恢复正常的调节和调节性集合功能。对于远视性屈光不正,根据每一个患者的具体情况,给予全部矫正、部分矫正或不予矫正,既照顾到外斜视,也要考虑患者的调节力,照顾成年人的调节力降低,避免视疲劳出现。

配戴负镜片也是一个外斜视保守治疗方法,这种方法只适用于儿童、年轻人或是间歇性外斜视。戴负镜片不能根本矫正外斜视。

正位视训练,经过正位视训练,可以脱掉抑制、消除异常视网膜对应,最后扩大融合范围。使斜视得到控制。也可以结合戴负镜片和手术治疗,使治疗效果更为可靠。

2.手术治疗　当隐性外斜视逐渐转变为恒定性外斜视,显性斜视出现的时间越来越多,超过 50%,控制正位的时间越来越少。在间歇期,5~7 岁之前手术矫正,双眼视觉能够恢复得很好。

小度数外斜视可以选择一只眼外直肌后徙术。斜视度比较大的适合,可以选择双眼外直肌后徙。单眼水平直肌截一退术也是可以选择的,特别是基本型间歇性外斜视更为适合。

外斜视的预后与发病年龄、治疗年龄和手术前双眼视觉功能的状况以及手术后视觉功能是否重建等因素有密切关系。

在婴儿期发病的恒定性外斜视或是没有间歇期的、发病早的恒定性外斜视,其预后很差,很难达到完全功能治愈。发病比较晚的成年人外斜视,手术矫正斜视之前,在相当长的时间内,患者往往存在隐斜期或者间歇期,年幼的时候,可能获得过正常的或比较好的双眼视觉,这类患者手术之前,用同时机检查,即使"视网膜对应缺如","到处同侧复视"。用各种立体视觉检查方法的检查结果都显示,单眼深度抑制。手术后大多数患者也能够恢复融合功能,甚至正常的立体视觉也能够恢复。

虽然有的患者获得双眼融合功能,但是斜视眼的黄斑中心凹抑制不能完全解除,在检查 5m 远距离眼位的时候,表现出小度数斜视和中心凹抑制。

【A-V 型斜视】

（一）定义

A-V 型斜视是水平斜视的一个亚型,属于非共同性斜视,向上方和向下方注视的时候,水平斜视的幅度发生改变者,称为 A-V 型斜视。如果向上方 25°注视与向下方 25°注视相比,双眼视轴集合的幅度比较大

(分开的幅度比较小),称为 A 型斜视;双眼视轴分开的幅度比较大(集合的幅度比较小),称为 V 型斜视。两个注视眼位上水平斜视度之差≥15$^\triangle$,诊断 V 型斜视。而至之差≥10$^\triangle$,诊断 A 型斜视。

(二)病因

A-V 征的病因牵涉到多种因素:第一是斜肌功能异常,下斜肌功能亢进伴随 V 型斜视;上斜肌功能亢进伴随 A 型斜视。水平直肌功能异常,比如:外直肌的功能增强或内直肌的功能增强,则出现 V 型斜视。当水平直肌的功能减弱,可能产生 A 型斜视。垂直直肌功能异常,比如:如果上直肌原发性的功能不足,在眼球上转的时候,其内转作用减弱,可能产生 V 型斜视。以此类推,如果下直肌的功能减弱,则可能出现 A 型斜视。患者的面部发育异常也可能伴有 A-V 型斜视,比如:蒙古人脸型的患者也往往伴有 A-V 型斜视。还有一些头颅发育畸形,比如:颅面部发育不全,尖头畸形等患者往往伴有 A-V 型斜视。

(三)临床表现

A-V 型斜视占斜视人群的 15%～25%。用三棱镜遮盖法检查水平斜视,患者表现出垂直方向的非共同性。患者可能同时伴有斜肌、垂直直肌和水平直肌的功能异常。患者面部和颅骨发育异常,也可能是伴随的体征。

如果患者向上方注视或向下方注视存在融合功能,就可能出现下颌上举或内收。比如:V 型外斜视,向上方注视,表现外斜视,向下方注视,双眼正位,具有融合功能,患者患者选择下颌上举的姿势。

(四)诊断

经过屈光学检查,必要的时候,让患者戴上合适的矫正眼镜。用三棱镜遮盖法检查水平斜视的度数。让患者注视 6m 远的调节视标,注视上方 25°、原在位和下方 25°(可以让患者下颌内收或是上举,改变注视方向)。按照 A-V 型斜视的诊断标准进行诊断。

(五)治疗

按照水平斜视矫正屈光不正的原则给予合适的矫正。如果患者存在弱视,按照规范的方法治疗弱视。

多数情况下,患者伴随一定度数的水平斜视(原在位)。在设计手术方案的时候,这一部分水平斜视独立设计,A-V 型斜视的手术另行设计,最后两者结合起来。

如果患者存在斜肌功能的异常,特别是下斜肌功能亢进,首先选择斜肌手术。如果不存在明显的斜肌功能亢进,则考虑选择水平直肌附着点垂直移位术。

一般情况下,双眼下斜肌减弱手术后,V 征上方开口闭合的幅度为 15$^\triangle$～25$^\triangle$。下斜肌亢进越明显,手术效果越明显,手术后往往不会出现过矫。下斜肌减弱对原在位的水平斜视影响很小。

水平直肌垂直移位术,内直肌向 A-V 的尖端移位,外直肌向开口的方向移位。根据 A-V 型斜视的大小,垂直移位的幅度为半个或一个直肌附着点的宽度,为 5～10mm。

在遇到双眼上斜肌功能亢进导致的 A 型斜视的时候,可以选择双眼上斜肌断腱术,手术矫正 A 型斜视 35$^\triangle$～45$^\triangle$。

二、非共同性斜视

【麻痹性斜视】

(一)定义

中枢神经系统发出的神经冲动,经过皮层下中枢传递到脑干内的眼球运动神经核,然后经过眼球运动神经传递到肌肉。最后引起眼球运动。从神经核以下,各个环节的病变都可能引起眼外肌麻痹。由于一条或多条眼外肌麻痹使眼球运动失去平衡,原在位或其他诊断眼位出现斜视,这种斜视称为麻痹性斜视。

(二)病因

这类斜视的病因有先天性和后天性两大类别。支配眼球运动的神经核、神经或眼外肌发生病变,比如先天性神经核发育异常等属于先天性病因,另外还有后天性的病因,常见的有内分泌异常、代谢异常、中毒、重症肌无力、颅内肿瘤、外伤、血管性病变、脑膜炎、脑炎等,病变部位有核性、传导束性、大脑角海绵窦病变、眼眶病变、颌面部组织炎症、鼻窦炎、鼻窦手术等。所以说麻痹性斜视多为全身疾病,眼部病变仅仅是其中的一个部分。常见的麻痹性斜视有展神经麻痹、上斜肌麻痹、动眼神经麻痹、重症肌无力引起的眼外肌麻痹等。

(三)临床表现

1.眼球运动异常　麻痹性斜视的损害是从运动功能开始的,最突出的临床特点是眼球运动异常。例如:右眼急性展神经麻痹,外直肌力量减弱。观察右眼内转、外转时运动幅度变化,就能够发现右眼外转不足。对于轻微的麻痹性斜视,只要检查原在位、第二眼位和第三眼球上的斜视度,分析斜视变化的规律,就很容易发现力量不足的肌肉,这条肌肉往往就是麻痹的肌肉。

2.眼位偏斜　当眼外肌发生麻痹之后,则出现眼位偏斜,麻痹的程度不同,眼位偏斜的分布不同,斜视度也不同。轻度麻痹者,只有在麻痹肌的诊断眼位上,才出现轻度斜视,原在位可能不出现斜视;比较重者,麻痹肌的作用范围内斜视度比较大,原在位可能斜视度比较小;重度麻痹者,原在位以及各个诊断眼位斜视度都会很大。例如:右眼展神经麻痹,轻度者,原在位可能正位,只有向右侧注视的时候,才出现内斜视;如果是重度麻痹,眼球向颞侧注视,麻痹肌收缩,由于收缩力丧失,眼球不能超过中线。不仅原在位出现内斜视、向右侧注视出现内斜视,向左侧注视,也表现为内斜视,即向各个诊断眼位注视,两只眼的视轴都不能平行。

第一斜视角和第二斜视角不等,第二斜视角大于第一斜视角。所谓第一斜视角又称为原发偏斜,指的是健眼注视时,麻痹眼出现的偏斜;如果是麻痹眼注视,健眼出现偏斜,则称为继发偏斜,也称为第二斜视角。

一个患者右眼上直肌麻痹,当左眼(健眼)注视的时候,正常的神经冲动使左眼维持在原在位。而下达到麻痹眼的正常神经冲动,不足以使眼球上转达到中线,所以,右眼出现下斜视。如果用右眼(麻痹眼)注视,则需要过量的神经冲动,才能使右眼达到原在位,过量的神经冲动下达到左眼的配偶肌,即左眼的上直肌,左眼的上直肌是正常的,则引起左眼过度的上转,表现为上斜视。前者为原发偏斜,后者为继发偏斜,后者的斜视度大于前者。

3.复视和混淆视　在发病初期,主诉往往是"重影","视物成双",即"复视"。把一个目标看成两个。当遮盖任何一只眼的时候,上述症状立即消失,说明上述症状是复视引起的。

由于视轴出现偏斜,一个注视目标不能同时在两只眼视网膜的对应点上成像。比如:这个目标落在注视眼视网膜的中心凹,同时落在斜视眼中心凹之外的视网膜上。非对应点具有不同的主观视觉方向,在中枢不能融合为一个物像。主观感觉是来自两个不同方向有两个目标,这就是复视。当视轴偏斜之后,两只眼的视轴指向不同的方法,如果在视轴所指的方法上有两个物体,这两个物体同时在两只眼的黄斑成像,两只眼的黄斑的主观视觉方向都指向正前方,患者主观感觉两个物体重叠在一起,相互混淆,这种视觉现象称为混淆视。

4.代偿头位　在正常情况下,人们的头位是正直的。麻痹性斜视患者常常伴有异常头位,借以代偿麻痹肌的力量减弱,消除或减小眼位偏斜,维持双眼单视。所以这种异常头位称为代偿头位。当一条水平直肌麻痹的时候,面部转向麻痹肌作用方向。比如:右眼外直肌麻痹,面部转向右侧。如果是垂直肌肉麻痹,比如上转肌麻痹,下颏上举或是内收。如果是斜肌麻痹,代偿头位也符合上述原则,还可能涉及头部的倾斜,比如:右眼上斜肌麻痹,上斜肌属于下转肌,内旋肌和外转肌,患者的头部向左肩倾斜,下颌内收,面部转向同侧。

5.眼球运动速度   一条眼外肌肌麻痹之后,该肌肉的收缩力量减弱。当眼球向麻痹肌作用方法运动的时候,扫视运动的速度降低。

(四)各种类型的麻痹性斜视

1.上斜肌麻痹   上斜肌麻痹有先天性的和后天性两类,有单眼发病,也有双眼同时发病。先天性多为滑车神经核、滑车神经或上斜肌发育异常。后天性多数是颅脑病变引起的。比如:脑外伤、脑血管病变或颅内肿痛等。患者表现出麻痹眼上斜视或 V 型斜视。急性患者出现垂直旋转复视,患者向下方注视的时候,复视更为明显。头部向对侧(非麻痹侧)肩头倾斜,下颌内收,面部转向同侧。Bielschowsky 歪头实验阳性。一只眼上斜肌麻痹、两只眼对称性的麻痹或非对称性麻痹,原在位垂直斜视或存在代偿头位,往往需要手术矫正。如果是单眼上斜肌麻痹,患眼下斜肌功能亢进,原在位垂直斜视<10$^\triangle$,下斜肌减弱术是一种非常好的选择。如果上斜肌力量减弱为主,则做麻痹肌折叠术。如果垂直斜视 15$^\triangle$ 左右,可以选择对侧眼下直肌减弱,如果垂直斜视 20$^\triangle$～25$^\triangle$ 同侧下斜肌减弱联合对侧下直肌减弱。如果是双眼上斜肌麻痹是对称性的,表现出 V 型斜视,如果以下斜肌功能亢进为主,可以选择双眼 F 斜肌减弱术;如果以上斜肌力量减弱为主,则做单独上斜肌折叠术或联合下斜肌减弱术。如果是非对称性的生斜肌麻痹,手术设计应该照顾原在位垂直斜视,也要矫正 V 型斜视。

如果患者属于急性上斜肌麻痹,以旋转复视为主,原在位不存在垂直斜视,可以选择一只眼或双眼上斜肌加强术,比如 Harada-Ito 术式。

2.展神经麻痹   展神经在颅内的行程比较长,从脑干、颅底,经过岩骨尖和海绵窦,穿过眶上裂,再进入眼眶内。在神经核之下的路径上,各个部位的病变都可能累及展神经,引起外直肌麻痹。急性患者的表现的内斜视、眼球运动受限和复视。展神经麻痹的患者常常伴有代偿头位,其面部转向麻痹肌的作用方向。通常急性患者在发病 6 个月之后,待病情稳定,原在位仍然存在内斜视,正前方存在复视,代偿头位存在,则考虑手术矫正。如果是不全麻痹,可考虑内直肌减弱联合外直肌缩短。如果完全麻痹,则做上下直肌移位或直肌连扎术。

3.动眼神经麻痹   动眼神经支配眼外肌最多,不仅支配内直肌、上直肌、下直肌、下斜肌、提上睑肌,还有瞳孔括约肌。

当动眼神经完全麻痹之后,麻痹眼的体征有以下几个:第一是上睑下垂;第二是眼球处于外斜位,同时伴有轻微下斜视和内旋斜视,眼球内转不能超过中线;第三是也可能累及眼内肌,导致瞳孔散大、对光反应消失和调节麻痹;第四是三眼球轻度突出,也可能是不全麻痹,眼睑或瞳孔受累可能影响一条或多条眼外肌,或上支或下支单独受累。

对于先天性动眼神经麻痹,主要的治疗方法是手术矫正眼位。如果患儿年幼,应该警惕斜视性弱视,一旦发现,就应该及时治疗。

后天性动眼神经麻痹,除去病因治疗之外,手术治疗的目的是尽可能的改善外观,但是,获得双眼融合功能是非常困难的。

手术将麻痹眼的外直肌做超常量的后徙,通常后徙到赤道后,把断端固定在距离原附着点 12mm 处的巩膜上。同时行内直肌最大量的缩短 12～14mm。也有的作者报告,行外直肌超常量后徙 10mm,内直肌做鼻侧眶缘固定术。

如果下斜视超过 20$^\triangle$,表示上斜肌功能尚存,可做上斜肌肌腱转位术,或者将上斜肌从滑车分离下来,拉紧上斜肌,切除多余的肌腱,将肌腱固定到内直肌附着点上缘,加强麻痹的内直肌。既可矫正下斜视,也可以矫正外斜视。如果只是存在轻度下斜视，可做上斜肌的肌腱切断或切除术。

在手术结束的时候，眼位呈现内斜 $15^{\triangle} \sim 20^{\triangle}$，内斜视不久能够消失，一般手术后两个月，就能稳定手术矫正的效果。如果回退到 $15^{\triangle}$ 的外斜视，也是非常满意的美容效果。

在眼位矫正之后，可进行上睑下垂的矫正手术，额肌筋膜悬吊是一个较好的选择。由于上直肌功能不足或者完全麻痹，应该慎重考虑上睑下垂的矫正以及手术量。有的作者指出，如果手术后，仍然存在下斜视，上睑下垂的矫正是禁忌的。

4.单眼上转不足（双上转肌麻痹）　同一只眼的上直肌和下斜肌同时麻痹，表现出患眼下斜视。其实一只眼上转不足，其病因有以下几种：其一是双上转肌麻痹，其次是下直肌限制眼球上转，最后是两者兼而有之。不仅存在下直肌的限制因素，同时存在一条或两条上转肌不全麻痹。所以应该改为单眼上转不足。如果诊断成立，再进一步划分不同的病因。

临床表现：单眼上转不足，患眼在内转位、原在位和外转位都表现出上转受限。无论是单眼运动或是双眼运动的时候，患眼都存在上转受限。

患眼上转的时候，垂直斜视度变大，下转的时候，垂直斜视度变小，或是垂直斜视消失，具有融合功能。如果患者不出现代偿头位，下斜眼可能伴有弱视。如果双眼处在原在位，患眼表现出假性上睑下垂。大约半数患者同时存在真性上睑下垂。这类患者中有高达三分之一存在下颌瞬目综合征。

如果是上转肌麻痹，主动收缩试验显示眼球上转力量不足，而被动牵拉试验阴性。如果存在下直肌的限制因素，被动牵拉实验阳性。

原在位存在比较大的垂直斜视，伴有患眼上睑下垂和代偿头位，多为下颌上举。应该选择手术矫正。如果患眼存在下直肌限制眼球上转，选择下直肌后徙。如果没有限制因素存在，则选择内外直肌转位，加强上直肌（Knapp 术式）。原在位垂直斜视矫正，假性上睑下垂恢复之前，不应该做上睑下垂矫正术。

三、特殊类型的斜视

（一）眼球后退综合征

1.定义　眼球后退综合征是一种先天病变引起的眼球运动异常，又称为 Stilling-Turk-Duane 眼球后退综合征或 Duane 眼球后退综合征。患病率占斜视的 1%。常于单眼发病，多见于左眼，左右眼患病率之比为 3：1。好发于女性，男女患病率之比为 1：3。

2.病因和发病机制　确切病因不明，可能与先天性眼外肌解剖异常、神经支配异常和遗传因素有关。①先天性眼外肌解剖异常可能是本病的主要病因。外直肌纤维化、失去弹性，不仅收缩无力，而且眼球内转的时候，不能放松，均可导致眼球外转受限，内转的时候，眼球后退。②水平直肌神经支配异常，当眼球内转的时候，外直肌也同时收缩，致使内转的时候眼球后退，睑裂变小，眼球急速上转或急速下转。③许多患者有遗传倾向，有明显的家族史，单卵双胎中发病，染色体异常。

3.临床表现　绝大多数是先天病变，眼球外转重度受限，内转轻度受限，内转时眼球后退、睑裂变小，内转时伴有眼球急速上转或下转，外转的时候，睑裂变大。

本病可分为三种类型：Ⅰ型，外转重度受限或完全不能外转；内转轻度受限，内转时睑裂变小，眼球后退，患眼多为内斜视；外转时睑裂变大。Ⅱ型，内转重度受限或完全不能内转；外转正常或轻度受限；内转时睑裂变小，眼球后退；患眼多为外斜。Ⅲ型，内、外转均不能或明显受限；内转时睑裂变小，眼球后退；多不伴有斜视。其中Ⅰ型患病率最高，占 78%～91%，依次是Ⅱ型和Ⅲ型，Ⅲ型只占 5%～7%。

4.诊断和鉴别诊断　按照患者的病史和典型的临床表现，就能做出诊断。主要与展神经麻痹相鉴别，后者没有眼球后退和睑裂的变化,牵拉实验也能够证实后者的眼球运动没有限制因素。

5.治疗　手术治疗旨在通过减弱水平直肌或垂直直肌的功能,矫正原在位斜视,改善或消除代偿头位,减轻眼球后退和内转时的急速垂直运动。通常禁忌行水平直肌缩短术,以防加重眼球后退。如原在位不存在斜视或斜视度很小,不存在代偿头位或只是轻微的代偿头位,则无须治疗。手术后眼球运动不会有明显改善。

眼球后退综合征 Ⅰ 型,原在位呈内斜视,则减弱内直肌,内斜 20$^\triangle$ 时,可行内直肌后徙术 5mm;内斜视度数＞20$^\triangle$,则行双眼内直肌后徙术。

眼球后退综合征 Ⅱ 型,伴外斜视或内转不足时,如外斜视度数较小,行患眼外直肌后徙;如外斜视度数较大,则行双眼外直肌后徙。伴有明显的眼球后退,内转时出现急速垂直运动时,可行患眼内、外直肌同时后徙术,借以减轻眼球后退。将外直肌劈开呈"Y"字形,行后徙术,或行后固定缝线术也能改善眼球的急速垂直运动。

眼球后退综合征 Ⅲ 型,如果双眼正位附近双眼正位,只有轻微的代偿头位,无须手术。如果眼球后退比较明显,则选择水平直肌同时后徙术。

(二)上斜肌腱鞘综合征

1.定义　上斜肌腱鞘综合征或称为 Brownsyndrome。由于先天性或是后天性的病冈,使上斜肌的肌腱在滑车部位的肌鞘内滑动发生异常,导致眼球内转的时候,上转受到限制。Brown 于 1950 年第一次报道该病,故称之为 Brown 综合征。

2.病因和发病机制　Brown 综合征的病因有先天性的和后天性的两种。后天性的病因有滑车局部外伤、全身性炎症或手术导致上斜肌的肌腱和肌鞘之间出现炎症,最后导致肌鞘增厚或粘连,肌腱在滑车内滑动受到限制。后天性的患者可能治愈或自然痊愈,表现为一过性的眼球运动受限,类似间歇性的发病。这一特点和先天性的患者明显不同。

3.临床表现　发病率约占恒定性斜视的 0.2%。常为单眼发病,约 10% 为双眼发病。

当患眼内转的时候,上转受到限制。在外转的时候,眼球上转受到轻微的限制或不再受到限制。有的作者还发现患眼内转的时候,睑裂增宽,也常常见到眼球急速下转。这一点与上斜肌功能亢进的临床表现不同,上斜肌功能亢进的时候,眼球内转的时候,睑裂不会变宽,眼球下转的速度也不会如此之快。

当患眼试图向正上方运动的时候,也可能出现双眼分开运动。这一点是与下斜肌麻痹的临床表现完全不同,以此可以把两者鉴别开来。

按照轻重可以分为三级:轻度、中度和重度。轻度者,原在位不存在下斜视,内转的时候,也不出现急速下转;中度者,原在位不存在下斜视,只有眼球内转的时候,出现急速下转现象;重度者,原在位存在下斜视,在眼球内转的时候,眼球急速下转。由于原在位存在下斜视,患者常常出现代偿头位,即下颏上举。有时候,患者的面部转向对侧(患眼的对侧)。

4.诊断和鉴别诊断　眼球内转的时候,上转受限。外转的时候,上转改善,或基本正常。如果被动牵拉实验显示,在眼球内上转的时候,阻力很大,或眼球不能上转。这一点是 Brown 综合征的关键诊断依据。

5.鉴别诊断　如果 Brown 综合征属于急性发作的,可以做眼眶与鼻腔周围的 CT 扫描,观察患者是否存在炎症,这些部位的炎症也可能是急性 Brown 综合征的病因。

Brown 综合征和下斜肌麻痹容易混淆。如果是下斜肌麻痹,被动牵拉眼球内转,再上转,没有明显的阻力。

6.治疗　Brown 综合征的患者约三分之二属于轻度或中度,这些患者无须手术治疗,只需要临床观察。后天性上斜腱鞘综合征应该积极寻找病因。当患者伴随类风湿关节炎、鼻窦炎、脊柱炎和其他全身性炎症,应该进行抗炎治疗。

对于重度患者,即原在位存在下斜视或伴有代偿头位,依靠自然恢复或非手术治疗无望恢复者,才考虑手术治疗方法。

目前上斜肌断腱术广泛应用。为了减轻手术并发症,术中保留肌间膜或同时做同侧下斜肌减弱术。

(三)甲状腺相关性眼病

1.定义　甲状腺相关性眼病(TAO)也称为 Graves 眼病,是一种多器官受累的自身免疫性疾病,与其说甲状腺功能异常引起眼外肌病,不如说两者有一个共同的病因,即自身免疫性疾病,多数学者认为是一种细胞介导的自身免疫性疾病。常常引起单眼和双眼的眼球突出和斜视。

2.病因和发病机制　甲状腺相关性眼病是一种自身免疫性疾患,可能同时存在全身免疫系统失调、眼眶炎症和甲状腺功能异常。眼眶内的组织、眼外肌纤维和甲状腺是受累的组织。病理改变主要是眼外肌水肿,淋巴细胞浸润,肌肉变性坏死及纤维化,眶内球后脂肪和结缔组织内的成纤维细胞活跃,黏多糖沉积和水肿。当提上睑肌受到损害,致使上睑下垂或上睑退缩、瞬目反射减少、眼球突出,可能继发暴露性角膜炎。影像学显示肥大的肌肉影响眼球运动,特别是内直肌压迫眶尖部,引起视神经充血、轴突死亡和视力下降,也可能伴有眼压升高。

眼外肌水肿和纤维化导致眼球运动受限。20 世纪 60 年代中期,组织学证实病变过程中,下直肌肌炎、纤维化,最后丧失弹性,这才是导致眼球上转受限的直接原因。

3.临床表现　主要临床表现是眼球运动受限。按照受累程度和受累概率的高低排序,依次是下直肌、内直肌、上直肌和外直肌,一旦出现斜视,复视是一个突出的症状,视觉混淆使患者行动困难。往往伴有不同程度的眼球突出。

4.诊断与鉴别诊断　上述典型的眼部表现,结合影像学检查,比如:超声和 CT 扫描,显示眼外肌肥大。MRI 能够更清晰地显示眼外肌水肿和纤维化,也能够显示出受挤压的视神经。通过冠状面的断层,MRI 还能够鉴别肥大的上、下直肌和其他眶内病变,比如:眶内肿瘤。

测定血清 T_3(三碘甲状腺原氨酸)、T_4(甲状腺素)、TSH(促甲状腺激素),T_3 抑制试验和 TRH 兴奋试验。如果存在异常,及时进行内科治疗。

选用被动牵拉试验,用于鉴别眼球运动受限和麻痹性斜视是非常有效的。

5.治疗　在病变的活动期,主要是内科治疗,包括应用皮质类固醇、免疫抑制剂治疗、眶部放疗或减压手术等。

一旦确诊为内分泌性眼外肌病,经过全身治疗,甲状腺功能恢复正常,待病情稳定之后 3 个月,如果原在位仍然存在斜视、复视和代偿头位,就考虑手术矫正。手术的目的是恢复双眼眼球正位,不能使眼球运动恢复正常。

在观察期间,小度数的斜视,无论是垂直或是水平斜视都可以选择三棱镜矫正。借以消除正前方和阅读眼位的复视。如果斜视度过大,可以改为单眼遮盖,目的是消除复视的干扰。

由于本病易复发,病情也多变,术后眼位可能发生变化,疗效多为暂时性的。同侧的其他肌肉和对侧眼也可能相继受累,常常需再次手术。

(四)先天性眼外肌纤维化综合征

1.定义　先天性眼外肌纤维化综合征(CFEOM)是一组先天性的罕见的眼外肌异常,其病变是眼外肌被纤维组织替代,从一条肌肉受累,到两只眼多条肌肉,甚至所有的眼外肌包括提上睑肌都受累,使眼球运动受到不同程度的限制,受累眼上睑下垂,称为先天性眼外肌纤维化综合征。

2.病因和发病机制　先天性纤维化综合征的确切病因不明。从临床观察可以看到该病具有遗传倾向,其遗传规律尚不清楚。只有广泛的眼外肌纤维化可能属于常染色体显性遗传,也可能是隐性遗传。

这些患者的原发病理改变位于第Ⅲ和Ⅳ对脑神经的神经核、脑神经以及其支配的肌肉。组织学研究显示,眼外肌的肌纤维被纤维组织代替。CT显示下直肌明显萎缩。这些组织结构的异常可能继发于神经支配紊乱,也可能存在核上性病变。

3.临床表现　第一类最为严重,称为广泛的眼外肌纤维化往往累及所有眼外肌(双眼),也包括提上睑肌。患者表现双眼眼球运动严重受限,同时伴有上睑下垂。这一类型属于常染色体显性遗传,但是也可能是常染色体隐性遗传。也可能表现为单眼受累,甚至一只眼所有眼外肌皆受累,而且眼球下陷,还伴有上睑下垂,这些患者往往没有家族史。

第二类先天性眼外肌纤维化,仅仅累及一条下直肌,可能累及单眼,也可能累及双眼。这类患者可能散在发病,也可能有家族史,通常是常染色体显性遗传,其遗传基因的位点已经研究清楚。

第三类固定性斜视仅仅累及水平直肌,最常见的是累及内直肌,表现为固定性内斜视,表现为严重的内斜视。偶尔也可能累及外直肌。这类病例多为散在发病,也常常见到高度近视患者出现固定性内斜视。

最后一类称为垂直眼球后退综合征,受累的眼外肌是上直肌,眼球下转受限,或是不能下转,眼球下转的时候,眼球后退,睑裂变小。

4.诊断和鉴别诊断　本病是先天发病,这一点与眶底骨折、内分泌性眼外肌病和进行性眼外肌麻痹等存在明显区别。被动牵拉试验是证实眼球运动存在机械性的受限因素,也是鉴别麻痹性斜视的重要方法。

5.治疗　主要是手术治疗,目的是把限制眼球运动的肌肉和眶内组织进行松解,类似眼外肌减弱术。手术的最佳效果是恢复眼球正位,改善或消除代偿头位。眼球运动完全恢复是不可能的。

(五)慢性进行性眼外肌麻痹

1.定义和发病机制　慢性进行性眼外肌麻痹(CPEO)是一种罕见的眼病。多数在30岁之前发病,有的在儿童时期发病,开始累及部分眼外肌,双眼受累,病情缓慢地进行性加重,最后累及所有的眼外肌,包括提上睑肌。致使眼球向各个方向运动受限以及上睑下垂。虽然没有真正意义上的视网膜色素变性,但是患者的视野缩小,肌电图异常。至今病因不明,患者可能是散的,也可能有家族史。

近来分子遗传学研究证明,某些CPEO患者的线粒体DNA存在缺陷。患者的好发部位是耗氧量高的组织,比如:肌肉、脑和心脏。视网膜色素变性、进行性眼外肌麻痹和心肌病(心脏传导阻滞)并存。其病因仍然是一个有争议的问题。

2.临床表现　开始眼球运动受限,只是在某一些方法上,后来眼球向各个方向运动都受限。最后双眼眼球固定。如果上睑下垂是完全性的,则患者出现代偿头位,表现出下颌上举。除提上睑肌、眼外肌和眼轮匝肌之外,面部其他肌肉也可能受累,特别是咀嚼肌受累比较明显,表现出咬合无力,进食困难。有一个三联征:视网膜色素异常、慢性进行性眼外肌麻痹和心肌病,称之为Kearns-Sayre综合征。

3.诊断和鉴别诊断　参照特殊的临床表现,往往比较容易诊断。最常见的需要鉴别诊断的是重症肌无力,后者引起的眼外肌麻痹经过治疗之后,可以缓解。慢性进行性眼外肌麻痹则不同,没有特殊的治疗方法。眼外肌的损害不能恢复,病情不能缓解,只能进行性加重。CT扫描显示,眼外肌萎缩,肌肉变得菲薄。

4.治疗　如果上睑下垂非常明显,影响患者视物,可以使用上睑下垂支撑器,把上睑支撑起来,便于注视前方目标。

夜间睡眠的时候,包扎双眼,使眼睑闭合,以防发生暴露。严重上睑下垂,患者的代偿头位非常明显,也可以行上睑下垂矫正术,手术设计应该保守,避免产生暴露性角膜炎症。

(六)重症肌无力

1.定义　重症肌无力是一种以骨骼肌神经肌肉接头处传递功能障碍为主的疾病。表现为受累骨骼肌极易疲劳,而出现肌无力,症状晨轻暮重,休息后可以减轻,应用抗胆碱酯酶药物后症状可迅速缓解。也可能只累及眼部,称为眼型重症肌无力。

2.病因和发病机制 重症肌无力是一种自身免疫性疾病,由于体内产生了自身抗体,即乙酰胆碱受体(AChR)的抗体。破坏了神经肌肉接头处突触后膜上的 AChR,使突触传递发生障碍,不能引起骨骼肌充分收缩,从而导致肌无力。

3.临床特征 本病多见于女性,男女之比为 1:2~1:5,一般在 20~40 岁之间出现症状,但是,也有儿童和老人发病。多数(90%)为双眼发病,两侧可能不对称的。累及所有眼外肌,主要的眼部表现是提上睑肌和其他眼外肌无力,非常罕见的也可能仅仅累及一条下直肌,但是,瞳孔括约肌不受影响。患眼上睑下垂和眼球运动障碍,眼球运动障碍可能是轻度的,也可能完全瘫痪,也可能出现斜视和复视。

受累的肌肉非常容易疲劳,只要让患者向上方注视 30 秒钟,上睑下垂会明显加重。如果患者在暗室内闭眼睡觉休息 20~30 分钟,上睑下垂能够完全消失。还可以看到 Cogan Twitch 现象,即当患眼向下方注视数分钟之后,在转向原在位的时候,提上睑肌出现过度收缩,使上睑抬起过度,也称为上睑抽搐。

4.诊断 根据典型的临床表现,重症肌无力并不难诊断。再结合以下试验,就能够进一步明确诊断。滕喜龙(依酚氯胺)试验阳性,静脉注视 0.2ml,眼球运动和上睑下垂明显改善。如果没有改善,患者也没有不良反应,最多可以追加至 1.0ml,继续观察。如果出现不良反应,可以用阿托品作为解毒剂静脉注射。也可以选用新斯的明试验进一步诊断本病。

如果用冰冷敷眼部 2~5 分钟,提上睑肌和其他眼外肌的功能能够得到改善。这也是快速诊断重症肌无力的方法。

5.治疗 当病情稳定之后,可以考虑做斜视矫正术。即使不能完全矫正,在某一个注视眼位双眼视轴平行也是不错的效果。偶尔也可能需要做上睑下垂矫正术。

(七)周期性内斜视

1.定义 周期性内斜视属于一种罕见的斜视,主要临床特点是按照生物钟的节律,正位与斜视交替出现。而且周期比较稳定。最早报告的是周期性内斜视,这类内斜视属于非调节性斜视。

2.病因和发病机制 发病率占斜视病的 1/3000~1/50000。多数在儿童时期发病。偶尔也有成年人的突发病例。最多见的是周期性内斜视,周期性外斜视也有报告。

本病的病因不明。有学者认为与生物钟机制有关。眼位变化以 48 小时和 96 小时为一个周期的多见,24 小时一个周期者比较少见,偶而也能见到 72 小时为一个周期的。48 小时为一个周期者,即 24 小时保持正位,具有正常双眼视觉,随之 24 小时斜视。斜视的周期性可持续 4 个月到数年,然后周期可能被打破,发展成为恒定性内斜。

3.临床表现 除去斜视周期性出现之外,患者一般无明显的屈光不正,戴镜与否与眼位变化无关。

在斜视日,斜视度可达 $40^\triangle$~$50^\triangle$,度数恒定,在斜视日很少见到复视,同视机检查发现患者的融合范围异常或无融合功能。

虽然周期性内斜视也属于间歇性斜视,但是与其他一般的间歇性斜视不同。在非斜视日,周期性斜视患者没出现明显的隐斜视,而且斜视的出现与否,和疲劳、调节异常或打破融合功能无关。

4.治疗 手术治疗是一个很好的选择,按照斜视日,最大的斜视度进行手术。术后双眼视觉能够恢复。按照斜视日的斜视度设计手术,术后不会过矫,也不会出现周期性外斜视。

(八)分离性垂直斜视

1.定义 分离性垂直斜视(DVD):是一种不遵守 Hering 法则的垂直性斜视。50%~90%的先天性斜视患者伴有DVD,其他类型的斜视中也能够出现。当上斜眼下转的时候,对侧眼不出现下斜视。

2.病因和发病机制　至今本病的病因不明。直到目前为止,我们认识的所有共同性斜视和非共同性斜视患者的眼球运动都遵守 Hering 法则,只有分离性垂直斜视是个例外。

在视觉发育早期双眼视觉被打破,后来出现分离性垂直斜视。曾经有不同学说,比如:患者的皮层下两个独立的眼球垂直运动中枢;两只眼的双眼下转肌群不全麻痹等。新近的研究显示,分离性垂直斜视可能是隐性眼球震颤的代偿机制,也可能是一种返祖现象,类似鱼类的眼睛,当来自背部光线刺激出现之后,反射性地引起一只眼上转或两只眼分别上转。

3.临床表现　分离性斜视有两种形式:如果垂直分离运动为占优势,主要表现是垂直分离性上斜视,称为 DVD;如果水平分离性眼球运动占优势,主要表现是外斜视,也称为分离性水平斜视(简称 DHD)。DHD 往往伴随 DVD 出现,单独出现者非常少见。

特殊的运动形式,在遮盖一只眼或患者精力不集中(没有遮盖)的时候,分离性眼球运动出现,一只眼慢慢地上转,还合并外转,同时伴随外旋。由于上转得比较慢,而且还合并其他运动形式,好像漂浮一样,有人称之为上漂。

当原来的注视眼遮盖之后,上斜眼下转,经过再注视运动,变为注视眼。但是,原来的注视眼不出现一个平行的下转运动和下斜视,这一点和普通的上斜视明显不同。这种双眼运动不遵守 Hering 法则。

这种分离性斜视多数表现为双眼上斜视,但是两只眼往往是不对称的。一只眼上斜视的幅度比较大,另一只眼上斜视的幅度比较小。对称性垂直分离性上斜视比较少见。

有的患者两只眼自然地出现交替性上斜视(显性 DVD),有的需要交替遮盖,两只眼才出现交替性上斜视(隐性 DVD)。多数患者都有先天性内斜视的病史。同时伴有隐性眼球震颤。有的患者头部向低位眼一侧肩头倾斜,借以控制眼球垂直分离,减小斜视的幅度。

常用的斜视度测量方法有三种,第一是三棱镜,遮盖去遮盖法。第二是马氏杆加三棱镜法。第三是三棱镜照影法(改良的 Krimskytest)。因为准确测量斜视是很困难的,也可以按照轻重简单地划分为 4 级,从最轻到最重,用+1 到+4 来表示。

4.诊断和鉴别诊断　DVD 与双眼下斜肌功能亢进的鉴别诊断,DVD 患者的眼球无论处在外转位、内转位或是其他眼位,被盖眼总是出现上转运动。

5.治疗　只有垂直斜视经常自然出现,明显影响美容,才需要治疗。第一是非手术治疗方法,对于单眼或非对称性 DVD,如果非注视眼上斜视的度数比较大,可以采用压抑疗法,在注视眼前加正球镜。从低度开始试验,逐渐增肌度数,一般<+2.00D,或者在注视眼前的镜片上加半透明的塑料薄膜,使注视眼的视力低于非注视眼,一旦改变注视眼,上斜视就会不再出现货出现小度数的上斜视,不再影响美容。

单眼 DVD 或是双眼非对称性的 DVD 患者两只眼的视力往往不等,注视眼的视力比较好,上斜眼的视力比较差。用正球镜(+2D)压抑注视眼,使之视力低于注视眼,患者就会改变注视眼,DVD 不再出现。

通常选择的术式是双眼上直肌超长量后徙 7~14mm,双眼上直肌后固定缝线术和双眼上直肌常规后徙术加后固定缝线术。如果 DVD 属于对称性的,则选择对称性手术,如果属于非对称性的,适当调整手术量,选择非对称性手术。

(九)眶底骨折

1.定义和病因　当面部受到暴力性外伤,使眶内的压力骤然升高,引起眼眶薄弱部位的骨壁骨折,称为眶底骨折,也称为爆裂性眶壁骨折。由于眶缘的骨骼厚实,通常发生在眶底靠近鼻侧的薄弱部位,也可能发生在眶内壁,眶顶骨骨壁比较厚,骨折非常少见。这种骨折多见于车祸和球类运动引起的外伤。

如果眶底骨折的范围比较大,眶内组织,包括下直肌和下斜肌可能嵌顿到上颌窦。如果眶内壁骨折,内直肌也可能嵌顿到筛窦内。眶内组织嵌入鼻窦之后,引起眼球下陷。眼外肌嵌顿之后,眼球运动会受到影响,可能产生斜视和复视。

外伤引起下直肌的力量减弱有两个原因:其一是对肌肉的直接损伤;其二是损伤支配下直肌的神经。这些损伤可能发生在外伤的时候,也可能发生在手术修复眶底的过程中。

2.临床特点　由于眶底骨折居多,下直肌和下斜肌嵌顿到上颌窦,眼球向上方运动受限非常多见,同时眼球向下方运动也受限。如果眶内壁骨折导致内直肌嵌顿,就会出现眼球水平运动受限,外转受限更为明显。

当眼外肌受到累及之后,原在位会出现斜视,也可能斜视度很小。如果是眶底骨折,下直肌和下斜肌嵌顿,眼球上转受阻是下方限制性因素引起的。向下方运动不足是下直肌麻痹引起。还出现一个现象,当双眼上转的时候,患眼下斜视,斜视度比较大;当双眼向下方注视的时候,患眼上斜视,斜视度比较小。当内直肌受累的时候,可能出现水平斜视。特别是外转的时候,内斜视的度数更大。

眼球内陷或早或晚都可能出现,当眶壁骨折的早期,眶内容嵌入上颌窦,眼球可能出现内陷。在眶壁骨折的远期,由于眶内组织受到挫伤,甚至疝入鼻窦,眶内出血,致使眶内组织受到压迫,随之而来的炎症反应使眶内组织萎缩,坏死。最终导致眼球内陷。

在外伤之后或眼睑水肿消失之后,患者会感觉到一个非常重要的症状是复视,向某些注视眼位转动的时候,则出现复视,多为垂直复视。

眶骨折之后,眶下沟骨折损害眶下神经,在眶下神经支配的区域,皮肤的感觉异常或感觉减退。如果出现上述症状,在肿胀开始消退的时候,特别明显。

3.诊断　根据眼眶爆裂上的病史和临床所见,再结合影响学检查,可以发现眶底骨折、眶内壁骨折的部位,眶壁骨质影像的连续性中断、粉碎以及骨片移位。也能够显示眼外肌肿胀增粗、移位或嵌顿。眶内血肿和眶内容疝入上颌窦或筛窦。经过被动牵拉试验也能够显示,眼球向上方运动受到限制。

临床上显示,在没有眼外伤,单根下斜肌麻痹是非常罕见的,在眼眶爆裂伤之后,如果发现下直肌麻痹,多为外伤所致。如果是下直肌不全麻痹,也没有嵌顿到上颌窦,常常见到的是原在位患眼上斜视。如果下直肌麻痹合并嵌顿,患眼可能出现轻微的下斜视,向下方注视的时候,斜视度变小。这也是分析下直肌麻痹和下直肌嵌顿的正确思路。

4.治疗

(1)于术时机:目前眶底骨折后的手术时机有几种不同的观点,有些医师提议手术一旦明确诊断,无论被动牵拉实验结果阳性与否,每一个病例都要做手术探查。他们认为只要影像学检查显示眶底损坏范围比较大,眶内容就会逐渐疝入上颌窦,这样会导致眼球内陷,对容貌影响很大。也有些医师提议等待眶内出血和肿胀消退,往往需要5~15天,如果眼球运动受限,再选择手术探查和修复术。少数眼科医师既不处理眶壁骨折,也不处理骨折引起的斜视。他们认为手术近期复视是难以避免的,这也不是紧急手术的适应证。如果原在位持续存在下斜视,等3~6个月手术探查。

(2)手术方法:如果下直肌完全麻痹,就要选择内外直肌移位,加强下直肌的手术,如果眶内组织没有疝入上颌窦,随着时间的推移,下直肌的力量可能自然恢复,观察6个月之后,下直肌的力量部分恢复,只有中度减弱,原在位只有小度数下斜视,可以选择同侧上直肌后徙,矫正原在位的下斜视。如果上直肌后徙,再加上调整缝线术,可能收到更好效果。另外一个选择是对侧眼下直肌后徙加后固定缝线术,这样就能够使双眼同步下转,指向阅读眼位,避免复视。

如果原在位没有下斜视,仅仅阅读眼位出现复视,也可以选择对侧眼下直肌后固定缝线术。目的也是消除阅读眼位的复视。

（十）伴有高度近视的内斜视

1.定义　伴有高度近视的内斜视呈现一个慢性进展性的过程,患眼的内斜视和下斜视逐渐加重,严重损害患眼的视力。最终眼球固定于内下斜位,瞳孔可被完全遮挡。

2.病因　本病的病因不明,学者们有多种不同的观点:有的认为是眼球的体积扩大,眼轴延长和眼眶的容积失衡,眼球各个方向运动受限。也有的认为眼球体积增大,眼球壁与眶尖、眶壁接触引起眼球运动受限。患者的眼外直肌均发生位移,外直肌的走行路径下移最为显著,这样使外直肌的生理外转作用转变为下转作用。当外直肌下移,增强眼球下转的力量,上直肌向鼻侧移位,加强眼球内转的力量,致使眼球外展和上转受限,表现出内斜,伴有下斜。眼外肌的病变与内分泌性眼外肌病的病理变化非常相似。

3.临床特征　患者高度近视,视力低下,多为双眼发病。首先发病的是视力较差眼。多数在40岁以后发病。近视度数不断增大,病变呈进展型。病程比较缓慢,斜视角由小到大,逐渐加重,最后固定于内下斜位。角膜暴露越来越少,严重影响患者的视力。眼部有牵扯性疼痛感,个别患者有复视。牵拉实验显示,外上转的抵抗力很大。

4.治疗方法　内直肌大幅度后徙,联合外直肌切除加上移。也可以转移上斜肌,加强眼球上转力量。

（十一）特殊原因产生的斜视

特殊的医源性原因产生的一类斜视,在临床上有几种手术带来一类特殊的斜视,比如:角膜屈光手术、视网膜脱离复位术、视网膜转位术、筛窦肿物切除术以及球后麻醉等。

角膜屈光手术之后,在不戴眼镜的情况下,提高了远、近视力。近视全部矫正后,据推测可能出现以下变化:两只眼视网膜上物像的大小发生改变,两只眼调节幅度发生变化以及注视眼发生改变等。这样,可能引起双眼视觉输入的变化,一些调节力降低的成年人融合功能可能被打破,引起斜视和复视。有的患者斜视度很小,有的只有看远或看近才出现复视,可以试戴三棱镜消除复视的干扰。

视网膜复位术可能引起比较广泛的瘢痕组织,使眼球周围的筋膜粘连到眼球表面,甚至眼外肌也粘连到巩膜表面,从而导致眼球运动受到限制。如果引起的斜视或复视给患者的日常生活带来诸多的不便,在手术矫正的时候,有视网膜复位医师的指导,对手术会有很大的帮助,因为这类手术的操作非常艰难。

视网膜转位术的目的是矫正旋转斜视,同时也带来度数不等的垂直斜视和水平斜视。术后复视可能影响患者的生活。这时候需要做患眼旋转斜视矫正术,往往需要上斜肌断腱,下斜视加强(附着点上移)以及水平直肌转位。

在做青光眼引流阀的时候,也可能引起周围筋膜组织与巩膜粘连,形成瘢痕,使眼球运动受限。这种情况往往需要取出、移位或更换新的引流阀。如果引流阀的效果特别好,权衡利弊之后,再做决定。

在眼科手术的时候,往往需要球后注射麻醉药物,这样可能直接伤及眼外肌,也可能药物的毒性损伤眼外肌。由于颞下位置注射比较多见,所以下直肌受到损害的机会也比较多,最后引起患眼上斜视。在眼睑部位注射肉毒素之后,毒素扩散,也可能引起眼外肌麻痹。

在鼻窦手术的时候,特别是近些年用内镜做鼻窦手术的时候,由于粗心大意,穿过眶内壁,最严重的时候,不仅完全切断内直肌,还可能伤及视神经。致使眼球外斜视,视力受到损害,甚至失明。

（姜　蕾）

第二节　弱视

一、弱视定义

在视觉发育期内,由于屈光不正、屈光参差、斜视或形觉剥夺等异常视觉经验引起视路和视觉中枢发育异常,导致最佳矫正视力低下者,均列为弱视。

二、弱视病因和发病危险因素

(一)斜视

在视觉发育期内,斜视是弱视发病最常见的病因之一。患者存在恒定性、非交替性斜视(最常见的是内斜视),或者曾经患过斜视。

双眼的视轴不能同时指向一个目标,两眼视网膜的对应点上的物像不同,甚至毫不相干。注视目标在注视眼的黄斑区成像,在非注视眼黄斑区以外的视网膜成像。通过调节,注视眼视网膜接受的物像往往比较清晰,斜视眼视网膜上的物像模糊。这种无关的、模糊的、非融合性视觉信息输入到视皮层之后,导致竞争性抑制。在视皮层,注视眼逐渐占据优势,非注视眼的视觉输入到达视皮层之后,引起的反应逐渐降低。经过长期抑制,斜视眼出现弱视;即使是交替性斜视,两只眼的注视优势不同,非优势眼也可能产生弱视。

斜视患者也可能伴有屈光参差,屈光不正度数比较大的一只眼往往是斜视眼,斜视眼产生弱视。两只眼的视力之差往往≥2行。

(二)屈光参差

屈光参差也是弱视发病的病因之一。在视觉发育期内,屈光参差的度数达到一定程度,一只眼的视网膜上物像模糊,往往导致弱视。例如,远视性屈光参差,患儿注视目标的时候,调节性神经冲动是按照屈光不正度数比较小的一只眼的需求发出的。这样,远视度数较高的一眼视网膜上的物像模糊。

这类弱视形成的原因有两个,一个是来自视网膜上的物像模糊,另一个与斜视性弱视的病因一样,在视皮层水平竞争的过程中,竞争性抑制出现,物像清晰的眼逐渐变成优势眼,物像模糊的一只眼竞争失利,最终沦为弱视眼。

这里说的屈光参差,主要指的是远视性屈光参差,两只眼屈光不正的度数不等,最佳矫正视力也不等,往往两只眼视力之差≥2行。

高度近视性屈光参差或是单眼高度近视,也能够引起弱视。这些患者的视网膜黄斑中心凹有些没有器质性病变,有些经过治疗,获得满意的效果。还有一些患者,虽然经过规范的弱视治疗,弱视眼的视力没有任何改善也是常见的。

屈光参差性弱视和屈光不正性弱视的界限并非十分清楚。这个界限是人为划定的,按照弱视的诊断标准,即使诊断为屈光不正性弱视,患者两只眼的最佳矫正视力之差也可能≥2行,也可能第一次矫正的时候,两只眼的视力相等,在治疗过程中,逐渐超过两行,临床表现近似屈光参差性弱视,必要的时候,也要选择遮盖或压抑疗法进行治疗。反之亦然,有些屈光参差性弱视患者未必需要遮盖疗法和压抑疗法,经过屈光矫正之后,两只眼的视力能够自然恢复到满意的程度。

两只眼屈光参差的大小不同,弱视的发病率不同,弱视的深度也不同。屈光参差度数越大,弱视患病率越高,弱视的程度越重。

我国学会弱视分类标准中指出,远视性屈光参差≥1.50D,才能诱发轻度弱视。美国的教科书中指出,轻度远视性屈光参差或是散光性参差,只有1.00~2.00D也可能引起轻度弱视。轻度近视性屈光参差<-3.00D,常常不引起弱视;单眼高度近视(≥-6.00D)常常引起重度弱视。

美国眼科临床指南中提出:双眼有+4DS以上的远视性屈光参差患者,100%患弱视;两眼有6D以上的近视性屈光参差者,100%患弱视;4D以上的近视性屈光参差者,50%发生弱视。

如果患者存在远视性散光参差,比如超过1.00D,往往引起屈光参差性弱视,也称为子午线性弱视,散光的度数越大,两只眼的参差度数越大,弱视的程度也越深。

先天性上睑下垂、眼睑血管瘤、角膜形状不规则、晶状体半脱位和先天性青光眼等情况也可能引起屈光参差,导致屈光参差性弱视。

斜视性弱视患者也可能伴有屈光参差,特别是内斜视患者常伴有远视性屈光参差。这类弱视,国外有的学者称为混合性弱视,也就是屈光参差和斜视两个病因混合形成的弱视,我国学会规定,把这类弱视一律划归斜视性弱视。

应当注意,在视觉发育关键期,患儿存在比较低的屈光参差,随年龄的增长,屈光参差也可能逐渐消失。当患儿就诊的时候,虽然经过阿托品充分麻痹睫状肌,经过正规的验光,也许不能发现屈光参差,但是屈光参差带来的弱视可能继续存在。

(三)屈光不正

在婴幼儿期,尚未矫正的屈光不正,其度数达到一定程度之后,就能引起弱视,这类弱视称为屈光不正性弱视。

患者两只眼屈光不正的度数相等或是相近,视网膜上的物像模糊的程度相近。轻度或中度的形觉剥夺是弱视发病的唯一原因。两只眼不存在异常的交互作用,最佳矫正视力低于该年龄段的正常标准。

如果散光的度数比较大,>2.00D,在一个方向上,视网膜上的构成物像的线条模糊,幼年的时候,没有及时矫正,也能够导致视觉发育异常。

在临床上最多见的是复性远视散光和混合散光导致的弱视。临床经验指出,散光对视觉发育的影响和同等度数的远视或近视相比,前者出现弱视的概率高,而且治疗过程也比较长。

(四)形觉剥夺

在婴幼儿期,先天性的或是后天性的,屈光间质浑浊遮挡瞳孔,引起视力发育异常者称为剥夺性弱视。

先天性高密度的白内障、角膜浑浊以及视轴周围的屈光间质的浑浊、先天性上睑下垂完全遮挡瞳孔、未经矫正的无晶状体眼等都是弱视发病的原因。视网膜不能形成清晰物像或根本不能形成物像,导致外侧膝状体和视皮层等部位的神经元发育异常,形成形觉剥夺性弱视。一般地说,这类患者的视觉的损害非常严重,治疗效果不理想。

形觉剥夺性弱视的严重程度与下列因素有关:形觉剥夺的程度、形觉剥夺发生的年龄、持续时间的长短以及单眼或是双眼形觉剥夺。形觉剥夺的程度越重,弱视也越重,如果是高密度先天性白内障,混浊占位于晶状体的中央部,直径≥3mm,往往导致重度弱视,而先天性轻度核性白内障、局限性皮质浑浊(小于一个象限)、轻度的小面积的后囊混浊,用检眼镜能够清晰地看到眼底,可能引起的重度、中度或轻度弱视,可能对视觉发育产生严重影响,也可能没有多大的影响,往往无须手术治疗。

形觉剥夺发生的年龄越小,弱视发病的可能性越大,弱视的程度越深。临床研究显示,在3岁前婴幼儿发生形觉剥夺,后果比较严重。6岁之后发生的白内障,对视力发育的影响比较小。

单眼剥夺与双眼剥夺的后果不同,所形成的弱视程度也不一。当双眼形觉剥夺的程度相同的时候,两只眼弱视的程度也非常接近,恢复也比较容易。单眼剥夺后果相当严重,治愈非常困难,即使能够治愈,也要连续治疗到 9 岁以上。

(五)眼球震颤

先天性眼球震颤使婴幼儿视觉环境发生异常,视觉发育受到不同程度的影响,也可能形成弱视。

在注视目标的时候,患者视网膜上的物像快速摆动,不能形成稳定物像刺激。这是弱视产生的原因。然而在生理范围之内,眼球总是处于轻微的运动状态,运动形式包括:轻微的震颤(频率<30~70 次/秒,幅度<20")、轻微的扫视运动(频率<1c/sec,幅度<数分视角)和漂移运动(振幅约 6')。眼球震颤的幅度和频率比较大,视网膜上的物像运动幅度和频率超过一定范围,也就是说超出生理范围,带来类似物像模糊的后果,视觉发育就会受到影响,可能形成弱视。

(六)弱视发病的其他危险因素

妊娠期间,孕妇应用某些药物或是患风疹。新生儿早产、低体重、缺氧史、发育迟缓、先天性青光眼等。斜视弱视和其他眼病的家族史等。

弱视是一种发育性眼病,不涉及遗传的问题。但是弱视的发病原因和危险因素具有遗传倾向,比如:斜视、先天性白内障、高度远视和高度近视等都具有遗传倾向。这些因素与弱视的发病相关联,属于弱视发病的危险因素。

三、临床特征

弱视的类型不同伴有不同的体征和症状,比如:斜视、屈光不正、屈光参差、先天性白内障、视轴周围的屈光间质浑浊以及上睑下垂等。除此之外,还有其他一些重要的临床特征。

(一)视力低下

视力低下是最主要的临床特征。这里所指的视力是最佳矫正视力,还应该特别指出年龄段不同,最佳矫正视力也存在差别。

两只眼视力不等,如视力之差≥2 行,也是弱视的临床特征。比如斜视性弱视,注视眼的视力达到 1.0,即使斜视眼视力达到 0.8,仍然视为是弱视。

(二)拥挤现象

弱视眼对单个视标的识别能力比较高,对排列成行的视标,辨别能力比较差。这种现象叫作拥挤现象。每一行只有一个字母者,称为单字母视力表,每一行有多个字母者,比如 5 个字母,这种视力表称为行视力表。在检查弱视眼的时候,应该选用行视力表进行检查。

(三)注视优势和注视性质

注视优势指的是两只眼的注视能力存在差别,一只眼处于优势状态,另一只眼处于劣势状态。正常人两只眼的注视能力也不完全相同,一只眼为主眼,另一只眼为非主眼。主眼的注视优势高于非主眼,不过两者的差别甚微。单眼弱视患者,或是两只眼的视力相差两行以上的弱视患者两只眼的注视能力差别比较大,两只眼的注视优势也存在明显的差别。

比较两只眼注视能力,注视能力比较好的一只眼称之为优势眼,另一只眼称之为非优势眼。如果患者的眼球运动基本正常,注视能力的优劣,就能够直接反应两只眼视力的差异,视力低的眼可能存在弱视。

有些弱视眼是旁中心注视,视力越低,旁中心注视越明显。重度弱视往往都是旁中心注视,视力低于 0.3 的弱视眼也往往是旁中心注视,一旦视力超过 0.3,旁中心注视就比较少见。

（四）立体视力降低

立体视觉建立在融合功能基础上，任何一只眼的视力降低，融合功能都会受到影响，立体视觉也会受到不同程度的影响。斜视性弱视患者的一只眼出现抑制，立体视觉发育会受到严重影响；屈光参差性弱视患者的立体视觉也会受到不同程度的影响；屈光不正性弱视患者的立体视觉受到的影响比较小。

（五）调节功能异常

弱视眼的调节功能异常包括调节幅度降低、调节潜伏时间延长、调节性集合异常等。有人发现最佳矫正视力低于 0.3 的弱视眼，如果给予＋1.00D 的刺激，弱视眼只有三分之一调节反应，最佳矫正视力越低，调节力越差。

（六）对比敏感度

弱视眼的对比敏感度下降，特别是高空间频率一端，表现得更为突出。视力表只是检测高对比度情况下视觉系统的分辨能力，对比敏感度检查法是检测视觉系统对不同亮度、不同对比度、不同空间频率情况下的分辨能力，这种检查方法更容易显示弱视眼的知觉缺陷。

四、弱视的诊断

（一）视力

在诊断弱视的时候，视力是一个最重要的一个指标，但是，并非唯一的指标。除视力低下之外，肯定伴随弱视的发病原因（比如斜视）以及危险因素。只有发现弱视的发病的相关原因，把视力和病因结合起来，才能做出弱视的诊断。

最佳矫正视力≤0.8，或是两只眼的视力相差 2 行以上。学龄前儿童处于视觉发育期，视力发育尚未达到成人的水平。根据我国流行病学研究的结果显示，我国 3～5 岁的儿童正常视力≥0.5，6～7 岁的视力≥0.7。7 岁以上儿童的视力已经达到成人水平。

（二）屈光不正的度数

屈光不正是弱视发病的重要因素，屈光不正的度数达到一定程度，就能导致弱视。我国学会和国内外有关教科书中都指出诊断屈光不正性弱视的参考度数。在诊断屈光不正性弱视和屈光参差性弱视的时候，屈光不正是一个不可缺少的参考指标。

患者两只眼屈光不正必须达到一定度数，远视超过 3.00D，近视超过 6.00D，散光超过 2.00D，才能导致弱视。也有的教科书中提出不同的标准，双眼远视性屈光不正超过＋5.00D，近视超过 10.00D，散光超过 2.00D，才能引起弱视。这些指标的大小与年龄有关联，年龄变化，远视和近视的度数也随之变化。

我国学会指出，远视性屈光参差≥1.50D，就能诱发轻度弱视；美国基础与临床教程中指出，轻度远视性屈光参差或是散光参差达到 1.00～2.00D，可能引起轻度弱视。轻度近视性屈光参差＜－3.00D，常常不引起弱视；单眼高度近视（≥－6.00D）常常存在重度弱视。

美国眼科临床指南中提出：双眼有 4.00D 以上的远视性屈光参差患者，100%患弱视；两眼有 6.00D 以上的近视性屈光参差者，100%存在弱视；4.00D 以上的近视性屈光参差者，50%存在弱视。

患者存在远视性散光参差，如果超过 1.00D 或 2.00D，往往引起屈光参差性弱视，也称为子午线性弱视。散光的度数越大，两只眼的参差度数越大，弱视的程度也越深。

一般地说，屈光参差达到一定度数，比如，球镜之差≥1.50D，柱镜之差≥1.00D，屈光不正度数比较高的一只眼可能存在弱视。

屈光不正是弱视诊断的重要体征之一，所有在诊断屈光不正性弱视和屈光参差性弱视的时候，一定要有屈光不正的指标。

（三）斜视

在斜视性弱视的诊断依据之中，斜视是一个关键的诊断依据。患者伴有斜视，或是婴幼儿期曾经存在过斜视，而且优势眼多处于注视状态，非优势眼多处于偏斜状态，或是曾经长期处于偏斜状态。

这里说的斜视主要指的是内斜视，无论斜视的度数大小，只要是婴幼儿期出现的恒定性内斜视，而且总是某一只眼偏斜，这只偏斜眼会产生弱视。在外斜视发病初期，往往存在间歇性期，引起斜视性弱视的概率比较低；垂直斜视往往是非共同性斜视，在各个诊断眼位上，斜视度不等，有的诊断眼位上视轴也可能平行，通过代偿头位，患者两只眼的视力也可能得到良好的发育，弱视的发病率也比较低。

（四）注视行为和注视性质

如果患者存在斜视，两只眼能够自由交替注视，说明两只眼的视力相同或相近。如果总是一只眼注视，另一只眼处于斜视状态，斜视眼可能存在弱视。

如果儿童不会用语言表达视力，必须观察儿童的注视能力，借以估计视力的高低。注视能力正常的标志：第一个是角膜映光点位于角膜的中央。在遮盖对侧眼的时候，这只眼注视点光源，角膜映光点应该位于瞳孔的中央。在两只眼注视点光源的时候，两只眼的角膜映光点应该是对称的。第二个是单眼能够稳定注视电光源，视标慢慢地运动，注视眼能够慢慢地、稳定地追随点光源。第三个是两只眼都能够保持正位，稳定注视目标。如果是斜视患者，遮盖任何一只眼，另一只眼都能够稳定注视目标。在打开遮盖的时候，原来的非遮盖眼能够维持正位、稳定地注视目标。经过检查患者符合上述三个标准，两只眼可能不存在弱视。否则，就可能存在弱视。

如果一只眼试图注视点光源的时候，角膜映光点不能位于角膜的中央，眼球出现震颤样运动，这只眼肯定不是中心注视，也可能注视稳定，或者根本不能注视。这只眼的视力往往是低下的。

对于没有斜视的儿童，可以在一只眼前垂直放置一块 $10^{\triangle} \sim 15^{\triangle}$ 的三棱镜，诱发垂直斜视。再重复上述实验。

如果两只眼的注视行为，比如注视优势、注视的稳定性、追随运动存在明显的差别，通过屈光矫正也不能消除，注视能力比较差的一只眼可能视力低下。

旁中心注视是弱视眼一个重要的临床特征。所以，在诊断弱视的时候，一定要注意注视性质是否存在异常。对于年幼的弱视儿童应该重复检查注视性质，注视性质异常对弱视的诊断具有重要的价值。

（五）眼底

注意视盘的大小、边界清晰度、颜色和杯盘比等。也要注意周边视网膜的结构和黄斑中心凹是否存在异常。在诊断弱视之前，应该除外视盘、视神经和视网膜器质性病变。

（六）其他视觉特征

比如，双眼眼底红光反射不同，色觉、对比敏感度、双眼视觉、立体视觉、调节功能以及各项电生理检查指标都可能存在异常。

（七）病史

注意询问病史，应该特别注意患者是否存在弱视发病的危险因素。家族中是否有弱视和斜视患者，特别是直系家属，更应该关注。

五、鉴别诊断

一定要参照弱视的症状和体征进行诊断，其中不能缺少的一个重要的症状是视力低下，第二个不可缺少的体征是引起弱视的病因。如果两者缺一,弱视的诊断就不能成立。有些眼病能够引起视力降低,但是,发现病因是一件非常困难的事情。即使进行规范的检查,按照标准进行诊断,进行积极的治疗,也可能得到不理想的效果。我们估计患者的视路和视皮层也可能存在尚未发现的病变。还有一些容易和弱视混淆的疾患需要进一步鉴别诊断。

(一)病理性近视

病理性近视指的是脉络膜毛细血管.玻璃膜-视网膜色素上皮复合体变性,即 CBRC 变性。这类疾患近视的度数往往很高,最佳矫正视力低下,有家族史,而且随年龄增长,眼轴不断延长,近视度数快速加深,弱视治疗无效,最佳矫正视力也可能逐渐降低。

通过检眼镜检查,高度近视的儿童患者的黄斑部是否存在病理性改变是很难确定的。有的患者经过及时、规范的治疗,视力仍然不能恢复正常,这些患者的黄斑部可能存在器质性病变。

(二)轻度视神经萎缩

无论是先天性视神经发育异常或是其他原因引起的视神经萎缩,都是视力降低的病因。仅仅依靠眼底所见,即视盘颜色,诊断视神经萎缩可能存在困难。如果患者存在弱视发病的危险因素,比如:中、高度远视,散光等,也应该考虑是否同时伴有弱视。

(三)其他眼病伴有弱视

有的患者视力低下,同时存在其他眼病,比如,先天性青光眼,患者眼压升高的时候,角膜混浊,眼压降低之后,患者也可能发生弱视。在敏感期之内,按照弱视进行规范和及时的治疗,视力可能得到部分恢复。

六、弱视的分类

1.按照弱视发病的不同原因,把弱视分为 4 类。

(1)斜视性弱视。

(2)屈光参差性弱视。

(3)屈光不正性弱视。

(4)刺激剥夺性弱视。

2.按照弱视的轻重不同,把弱视分为轻、中、重 3 个等级。

(1)轻度弱视:最佳矫正视力为 0.8～0.6。

(2)中度弱视:最佳矫正视力为 0.5～0.2。

(3)重度弱视:最佳矫正视力≤0.1。

按照弱视的轻重程度划分为不同的等级,有利于选择合适的治疗方法和合适的随访间隔,比较准确地选择合适的遮盖或压抑的强度,比较准确地估计弱视疗程和预后。在弱视治疗随访过程中,有利于观察治疗效果,及时调整治疗方案,以期获得最佳的治疗效果。

七、弱视治疗

弱视的发病原因可以归纳为两类,一类是形觉剥夺,另一类是两只眼异常的相互作用。所以,弱视主要的治疗方法也有两类,第一类是消除形觉剥夺,临床上最多见的是矫正远视性屈光不正,其次是清除视轴周围屈光间质的混浊;第二类是消除两只眼异常的交互作用,消除优势眼对弱视眼的抑制。常用的方法是遮盖疗法和压抑疗法,另外还有一类治疗方法,属于辅助治疗的方法。

弱视治疗效果与以下因素有关:初诊年龄、初诊视力、弱视类型、屈光状态、弱视的深度、注视性质等。其中初诊年龄、初诊视力与注视性质对治疗效果影响最大。

(一)消除形觉剥夺

在临床上,解除形觉剥夺也称为主动治疗方法。其中最常见是矫正屈光不正。

1.矫正屈光不正　绝大多数弱视患者都伴有轻重不等的屈光不正。其中多数为中、高度的远视,少数为高度近视,还有为数不少的单纯散光、复性散光和混合散光。屈光不正性弱视和屈光参差性弱视占全部弱视的 50%～70%。多数斜视性弱视患者也伴有不同程度的屈光不正。屈光不正是弱视发病的原因,只有给予合理的矫正,才能获得满意的治疗效果。

弱视眼的调节功能往往下降,弱视越深,调节功能越差,弱视眼缺乏代偿能力。所以,弱视患者远视性屈光不正的矫正原则与视力正常的儿童不同,一般地说,按照睫状肌麻痹下检影的结果,把远视性屈光不正给予全部矫正。为了让弱视儿童尽快接受远视眼镜,也可以对称性地适当降低远视眼镜的度数。比如,重度弱视患者的远视性屈光不正给予全部矫正;中度弱视患者可以适当欠矫;轻度弱视患者,可以参照视力正常儿童的处理原则,远视给予适当欠矫。

先天性白内障手术后,远视的给镜原则:0～12 个月龄的婴儿,应该过矫＋3.00D;12～24 个月龄的幼儿,过矫＋2.00D;24 个月龄之后直至 6 岁,过矫＋1.00D。学龄儿童的远视给予足矫,如果远视力比较差,也可以适当过矫。为了阅读方便,还可以佩戴双光镜,下加适当度数的远视,借以弥补调节功能的缺陷。

散光的矫正原则,与视力正常的儿童相同。如果患者视力不降低,也没有视觉疲劳和视觉干扰症状,轻度散光也可以不予矫正。如果出现上述两个症状之一,散光应该给予矫正。高度散光矫正之后,患者可能感觉物像变形和倾斜。这时候,可以适当降低散光的度数,给予欠矫。比如:＋4.00DC 的散光,可以减掉＋1.00～＋1.50DC,待患者适应之后,也可以给予矫正。逆规散光和斜轴散光应该给予全部矫正。

矫正屈光不正有多种方式,其中最常用的框架眼镜。这种戴镜方式既安全又方便,是有效的治疗方法。

另外,还有角膜接触镜,先天性白内障术后,可以选择角膜接触镜,每月清洗消毒一次。但是,这种特殊的接触镜还没有广泛应用于临床工作。

2.预防性屈光矫正　中高度远视、高度近视和散光是弱视最常见的发病原因,所以预防性屈光矫正是一项非常重要的预防措施。1～3 岁的婴幼儿存在屈光不正,如果屈光不正的度数超过下列指标,应该给予预防性矫正。

3.手术消除形觉剥夺　如果先天性白内障的密度很高,大部瞳孔被遮挡者需要早期手术治疗。先天性白内障的最佳手术时机仍然是一个具有争议的问题。多数学者认为 2～3 个月龄之内是手术的最佳时机。半岁之内手术也能获得比较满意的治疗效果。半岁之后手术效果不如早期手术更好。

白内障的手术治疗仅仅是弱视治疗一个非常重要的步骤,手术后弱视治疗是一个漫长的过程,眼科医师对光学治疗和遮盖疗法给予规范的指导,定期复诊,才能获得良好的治疗效果。单眼先天性白内障患者手术后,通常需要治疗到 9 岁,甚至更长时间。在治疗过程中,家长和医师的配合是治疗成功的关键。

对于先天性上睑下垂的治疗,多数患者伴有代偿头位,下颏上举,瞳孔能够暴露三分之一这些患者经常合并散光,单眼患者经常出现屈光参差性弱视。往往需要矫正屈光不正,积极治疗弱视。待弱视治愈之后,再考虑矫正上睑下垂。提上睑肌完全丧失功能,也不存在代偿头位,瞳孔完全被遮挡,这种情况是非常少见的,如果遇到这种重度上睑下垂应该尽早手术治疗。

生后早期治疗先天性完全型上睑下垂或是其他眼病,比如眼睑血管瘤,术后采用眼睑缝合或不适当的遮盖,均是引起形觉剥夺性弱视的重要因素,应该警惕,尽量避免。

手术治疗上睑下垂和眼睑血管瘤之后,散光会减轻。如果仅仅为了减轻散光而进行手术,这种手术的代价太大,往往不予选择。如果患者的代偿头位(下颌上举的姿势)非常明显,上睑下垂可以择期进行手术治疗。眼睑血管瘤也可以选用药物治疗。

角膜混浊引起的弱视,必要时,也可行穿通性角膜移植术。但是,手术的风险很高,术后针对排斥反应的治疗也非常复杂,婴幼儿视觉检测和护理困难很多。对于视轴周围小范围的角膜混浊或白内障,可以选择充分散瞳,也可以考虑做虹膜光学切除术。

对于斜视性弱视,第一步应该考虑治疗弱视,待弱视治愈或是两只眼的视力基本正常,具备手术条件,再考虑手术矫正。眼球恢复正位之后,还能够减少抑制的发生,巩固弱视的疗效,促进融合功能的完善。

（二）消除两只眼的异常相互作用

1.遮盖疗法　de Buffon 开始使用遮盖疗法,至今已经 200 多年的历史。实际上最早阐述遮盖疗法的是美索不达米亚的科学家 Ourrah(出生年月不详,卒于公元 900 年)。至今已经 1200 多年的历史了。他认为斜视性弱视应该用遮盖疗法进行治疗。遮盖正常眼,经过治疗之后,斜视眼的视力能够恢复到正常水平。

1743 年,植物学家和博物学家 de Buffon(1707—1788 年)认为弱视眼视力低下是产生斜视的原因,遮盖注视眼可恢复斜视眼的视力。当时认为,弱视眼视力降低的原因是斜视,遮盖注视眼,斜视眼注视目标,视力能够逐渐恢复。

遮盖疗法有三种不同的形式:传统遮盖疗法、反传统遮盖疗法和交替遮盖疗法。所谓传统遮盖,指的是遮盖优势眼,也是临床上应用最广泛的、治疗效果最好的方法。本文所称遮盖疗法指的是传统遮盖法。

反传统遮盖疗法指的是遮盖弱视眼,与后像疗法结合起来,用于治疗旁中心注视。这种反传统遮盖疗法应用范围很窄。

交替遮盖疗法的应用范围也很窄,只适用于婴幼儿,他们不能配合医师检查视力,医师也很难准确判断治疗效果,为了避免发生遮盖性弱视,才选择交替遮盖疗法。一旦患儿超过 3 岁,如果能够配合医师检查视力,不再选择交替遮盖疗法,选用传统遮盖疗法,只遮盖视力比较好的优势眼,才能获得最好的治疗效果。

【适应证】

遮盖疗法适用于斜视性弱视、屈光参差性弱视或者是双眼视力相差两行以上的单眼或双眼弱视。为了尽快提高弱视眼的视力,学者们共同的观点是遮盖优势眼。

屈光不正性弱视患者两只眼的视力相同或近似,多数无须使用遮盖疗法。如果在治疗过程中,发现两只眼的视力之差超过两行,可以选择统遮盖疗法,遮盖优势眼。待视力相等之后,停止遮盖或减少遮盖时间,保持两只眼视力继续、同步改善。

无论是斜视性弱视或屈光参差性弱视患者,如果弱视眼属于旁中心注视,也可以选用传统遮盖疗法,遮盖优势眼。与中心注视性弱视一样,也能获得满意的治疗效果。在治疗过程中,随着视力的改善,注视性质也随之改善,旁中心注视不会越来越巩固,弱视眼的视力不会停留在原有的水平上。

遮盖疗法也适用于伴有隐性眼球震颤的弱视患者。原来认为遮盖一只眼,隐性眼球震颤会明显加重,不利于弱视眼视力的改善。Von Noorden 等报告一组病例,经过遮盖疗法治疗之后,多数(11 例或 12 例)弱视眼的视力能够明显进步,他们认为遮盖疗法比压抑疗法更为简便有效。

具体操作方法:按照每天遮盖时间的长短,遮盖疗法可以分为:全天遮盖和部分时间遮盖。美国眼科学会制订的"眼科诊疗指南"中指出:每日遮盖时间占非睡眠时间的 70%～100% 称为全天遮盖,每天遮盖优势眼 10～14 小时;如果遮盖时间<70%,称为部分时间遮盖。部分时间遮盖至少每日遮盖 2 小时。

另外一个非常实用的计算遮盖时间的方法,就是每周遮盖天数。比如:每周遮盖 7 天、遮盖 6 天、遮盖 5 天、4 天或 3 天。在遮盖日,全天遮盖优势眼。非遮盖日,放开双眼。

在选择不同遮盖时间的时候,主要参考患者的年龄和两只眼视力的差别。年龄越大,遮盖的时间越长;两只眼视力相差越多,遮盖时间越长。反之,年龄越小,两只眼的视力差异越小,遮盖优势眼的时间越短。

婴幼儿不能用语言表达视力,可以根据两只眼屈光参差的大小、注视优势、注视行为的差别等因素估计两只眼视力的差别,决定遮盖优势眼的时间。在随访的时候,根据遮盖疗法的效果,调整遮盖时间。

婴幼儿对遮盖比较敏感,最常用的是部分时间遮盖。开始遮盖的时候,可以从少量开始,复诊的时候,观察疗效,随时调整遮盖时间。比如:开始每天遮盖优势眼 2～3 小时。随访的时候,如果两只眼的优势状态与遮盖治疗前相比没有改变,弱视眼的注视行为没有改善,就应该增加遮盖时间,每天增至 4 小时;如果两只眼的注视优势发生改变,注视行为明显改善,可以按照原方案继续遮盖治疗。如果两只眼的注视优势明显改善,达到自由交替注视的水平,或是两只眼注视行为的差别消失,应该停止遮盖或每天减少遮盖时间,巩固治疗效果。

3～6 岁的儿童,特别是 3 岁半以上的儿童,往往能够用语言表达视力,如果两只眼的视力相差悬殊,比如,优势眼的视力正常,弱视眼的视力只有 0.1,可以选择全天遮盖优势眼,或者每天遮盖的时间超过清醒时间的 70％。使用弱视眼的时间越长越好,弱视眼视力恢复得越快,借以缩短疗程。

随着年龄的增长,学龄儿童每天需要遮盖的时间延长,如果两只眼的视力也相差很多,往往需要全天遮盖。如果两只眼的视力相差 4～5 行,也可以改为课余时间遮盖优势眼,上课的时候,放开双眼。

每一个患者对遮盖疗法的敏感程度也不尽相同,比较敏感者,弱视眼的视力提高得比较快,或是两只眼视力的差别缩小得比较快。这种情况,可以适当减少每天遮盖的时间。弱视眼的视力提高比较慢,优势眼的视力也没有明显降低,可以适当延长每天遮盖的时间。

【复诊时间】

复诊的时间可以这样安排,比如:0～1 岁,1～4 周复诊一次;1～2 岁左右,2～4 周复诊;3～4 岁,3～12 周复诊;5～6 岁,4～16 周复诊一次。随年龄增长,复诊时间可以适当延长。如果患者选择的是全天遮盖,复诊时间可以适当缩短。

遮盖形式多种多样,一般都是选用眼罩遮盖优势眼。把眼罩固定到镜架上,眼罩的材质可以是棉布的,也可以是化纤的。眼罩一定要足够大,下缘与镜框的下缘对齐,上缘与眉弓对齐,颞侧弯向眼镜腿,长度为 2～3cm。如果眼罩比较小,患儿能够从眼罩的上方、侧方注视目标,就不能达到遮盖治疗的目的。还有一种眼罩称为眼贴,直接贴到皮肤上,这样可以完全遮住光线,遮盖效果比较好,这种眼罩也有不足之处,可能引起皮肤的过敏反应。

【依从性】

所谓依从性,指的是患者是否能够按照医师的嘱咐佩戴眼镜和遮盖优势眼。如果能够执行医嘱,称为依从性好,否则,称为依从性差。这也是影响弱视治疗效果重要因素。因为依从性差,大量弱视患者拖延疗程,或是失去治疗的良机。

在弱视确诊之后,医师需要与家长交谈以下内容:弱视的危害性、治疗的急迫性、预后、治疗效果的可预测性、具体治疗方法以及如何配合医师进行治疗。只有获得家长的信任和密切配合,才能改善患儿的依从性,得到事半功倍的效果。

患儿开始戴镜的时候,视力未必明显改善,也许戴镜视力不如裸眼视力,还存在视物变形、地面不平的错觉,甚至患儿感觉不如摘掉眼镜更为舒服。但是,在弱视治疗过程中,几乎所有的患者都要戴远视眼镜,戴镜是必不可少的治疗方法。医师一定要向家长交代清楚,远视眼镜与普通近视眼镜不同,不能立即提高视力,让家长接受眼镜治疗,再通过家长的监护,使患儿遵照医嘱佩戴眼镜。

遮盖优势眼之后,患儿只能使用弱视眼,即使轻、中度弱视,患儿感觉视力也会"明显降低",使他们的生活和学习会遇到很多困难,所以他们会极力反抗,拒绝遮盖。这些后果一定要向家长指明,让家长协助儿童克服心理压力,克服生活和学习遇到的困难,获得家长的合作,督促患儿遮盖优势眼,提高依从性。

【副作用】

(1)遮盖治疗导致斜视:在遮盖治疗过程中,患者的融合功能被打破,注视眼发生改变,如果眼外肌存在一定程度的不平衡,就可能引起斜视。原来存在的间歇性斜视,可能转变为恒定性斜视。屈光参差性弱视患者可能出现内斜视。随之,患者可能出现复视。

如果出现内斜视,应该麻痹睫状肌,重新检影验光。如果远视性屈光不正没有全部矫正,应该按照检影的结果给予全部矫正,避免出现内斜视。也可以改用压抑疗法,避免出现内斜视。

如果看近的时候出现内斜,认真检查患者的 AC/A 是否正常,如果 AC/A 偏高,可以佩戴双光眼镜。

如果患者出现外斜视,也可以适当降低远视眼镜的度数,增加调节,增加调节性集合,控制眼位,避免外斜视的出现。

经过上述方法治疗之后,有些患者仍然出现斜视,对于部分调节性内斜视和间歇性外斜视的患儿,原则是待弱视治愈之后,必要的时候,及时安排手术矫正眼位。

(2)遮盖性弱视:在弱视治疗过程中,患者的年龄比较小,特别是婴幼儿,全天遮盖之后,遮盖性弱视出现的危险性比较大。为了避免发生遮盖性弱视,可以改为交替遮盖的方法,缩短复诊时间,密切观察治疗效果,避免遮盖性弱视发生。

在遮盖治疗过程中,无论哪一种遮盖方法都可能引起优势眼的视力降低,这说明视觉系统的可塑性比较好,弱视眼视力也会恢复得比较快。特别是选用全天遮盖疗法,可能会发生优势眼视力降低。多数情况下,在停止遮盖之后数天,优势眼的视力会迅速恢复。必要的时候,采取短期"翻转遮盖"(即遮盖弱视眼)也是可行的。

在婴幼儿期,即使短暂的遮盖,比如 1 周或更短时间的遮盖,斜视眼和注视眼的优势状态可能发生实质性颠倒。这时候,应该停止遮盖,观察 1 周或 2 周,优势状态可能恢复。必要的时候,也可以选用"翻转遮盖"的方法,使原有的优势状态恢复或保持双眼交替注视状态。3～5 岁之后,经过遮盖两只眼的优势状态发生颠倒是非常罕见的,所以遮盖疗法是非常安全的。

【停止遮盖疗法的参考指标】

第一个标志:两只眼的视力相等或相似(两只眼视力的差别不超过 2 行)的时候,就停止遮盖或者逐渐减少每天遮盖的时间,巩固治疗效果。

第二个最常用的停止遮盖疗法的标志:当两只眼能自由交替注视的时候,往往弱视眼的视力恢复到优势眼的水平。就可以停止遮盖或是减少遮盖时间,巩固治疗效果。在停止遮盖的时候,原来的优势眼可能继续存在一定程度的优势。但是,用行视力表检查视力,两只眼的视力差异不会超过 1 行或 2 行。

第三个停止遮盖疗法的标志:如果患者的依从性良好,连续遮盖优势眼 3～6 个月,弱视眼的视力没有任何改善,可以停止遮盖。经过规范的遮盖治疗,两只眼的注视优势很快发生颠倒,也应该停止遮盖治疗。

2.压抑疗法   所谓压抑疗法,指的是利用光学、药物或半透明的塑料膜降低优势眼的远视力或近视力,在双眼竞争的过程中,压抑优势眼,使原来的优势状态发生颠倒,限制优势眼,迫使弱视眼使用,比如:如果患者存在斜视性弱视,原来右眼注视,左眼内斜视,经过压抑之后,改为注视眼,右眼不再注视。

这种治疗方法的本质是使优势眼视网膜上的物像清晰度下降,非优势眼视网膜上的物像保持清晰,使优势眼的视力低于弱视眼的视力至少2行,消除优势眼对弱视眼的抑制,迫使弱视眼注视目标。

1903年Worth等首先提出压抑疗法,开始用于拒绝遮盖疗法的弱视儿童。当时优势眼用阿托品麻痹睫状肌,弱视眼用缩瞳剂,使优势眼的视力下降,弱视眼的视力提高。压抑疗法获得了满意的治疗效果。后来,压抑疗法演变为光学压抑和药物压抑,或是光学与药物联合压抑。

【适应证】

压抑疗法适应证与遮盖疗法的适应证基本相同,只是压抑疗法不适用于重度弱视。

为了照顾学龄儿童的学习,如果是轻、中度弱视,也可以修改压抑疗法,在每天放学之后和周末两天用短效睫状肌麻痹剂,比如用复方托品卡胺压抑优势眼看近。

伴有隐性眼球震颤的弱视患者或是巩固治疗效果的弱视患者,以及拒绝遮盖疗法的患者,可以选择压抑疗法。

【压抑疗法的优点】

压抑疗法不影响美容,患儿容易接受。与遮盖疗法也不同,药物压抑之后,患儿不能够随意"摘掉"。在治疗期间,保持周边融合功能,不容易出现斜视,特别适用于隐性眼球震颤患者。

【压抑疗法分类】

一般分为药物压抑、光学压抑、光学和药物联合压抑以及半透明塑料薄膜压抑。

(1)药物压抑:压抑优势眼看近,这是最常用的压抑疗法。两只眼戴上合适的眼镜。优势眼用睫状肌麻痹剂,比如,1%阿托品眼膏,隔日晚上1次,使优势眼近视力降低,优势眼不能看清近处目标,弱视眼既能看清远处的目标,也能够看清近处的目标。

(2)光学压抑:优势眼戴上过矫+3.00D的球镜,降低优势眼的远视视力,弱视眼戴上合适的眼镜,既能看清远处目标,也能看清近处目标。

(3)光学药物压抑疗法:全压抑比较常用,即抑制优势眼看远,也抑制优势眼看近。通过降低优势远视眼镜片的度数(+3.00D～+5.00D),同时用阿托品,降低优势眼的远视力和近视力。弱视眼戴上合适的眼镜,迫使弱视眼注视远近的目标,承担全部视觉任务。

(4)选择性压抑疗法:适用于高AC/A的患者,优势眼用阿托品,弱视眼戴上双光镜,不仅减轻或消除看近的内斜视,也能够提高弱视眼的近视力。

在选择各种压抑疗法的时候,根据患者两只眼视力的差别,差别大者,比如,中度弱视,可以选择全压抑;两只眼的视力差别比较小,比如,轻度弱视,或是巩固治疗效果,常用的方法是压抑优势眼看近,即双眼戴上合适的眼镜,优势眼用阿托品麻痹睫状肌。

关于阿托品眼药膏的用量,每晚睡觉之前用药1次,或是隔日晚上用药1次,也可以周六和周日每晚1次。长期使用阿托品也可能引起"遮盖性弱视",因此,婴幼儿长期使用阿托品,应该密切观察。

(5)半透明塑料薄膜压抑:在优势眼的镜片贴上半透明的塑料薄膜,使优势眼的视力降低。可以选择不同透明度的薄膜,使优势眼的视力减低到不同的水平,借以强迫弱视眼注视目标。

(三)辅助治疗方法

这类治疗方法的本质是进行正常的视觉的刺激,提高弱视眼的视力,也包括特殊的视觉刺激,改善注视性质。这类治疗方法也称为主动治疗方法。

1.旁中心注视的治疗方法

(1)红色滤光片疗法:1963年Brinker和Katz首先报道了红色滤光片治疗旁中心注视性弱视。这种治疗方法是根据视网膜的解剖生理学特点设计的。黄斑中心凹只有视锥细胞,从中心凹到周边视网膜,锥细胞的密度急剧下降,杆细胞逐渐增多。锥细胞对红光敏感,然而,杆细胞对红光不敏感。普通光线经过红色滤光片之后,一定波长的红光照射到视网膜上,只有黄斑中心凹的锥细胞最敏感,而中心凹之外的区域没有多大反应,在刺激过程中,不断提高中心凹的功能,改善中心凹的分辨力,最终达到改善注视性质的目的。

选用的红色滤光片,其过滤掉波长小于 640nm 的光线,只保留波长 640~660nm 的红光。

【适应证】

适用于旁中心注视性弱视,这种患者的矫正视力相当低,多数患者的视力在 0.3 以下,这种治疗方法应用范围很窄,只适用于比较重的弱视和少数中、轻度弱视患者。注视性质转变之后,遮盖疗法是首选的治疗方法。

(2)海丁格刷:这是一种视觉刺激仪,利用特殊的光学原理和视网膜内视现象产生一个光刷,用光刷刺激视网膜黄斑中心凹,提高黄斑中心凹的分辨力,改善注视性质。

【适应证】

旁中心注视性弱视患者。经过治疗之后,注视性质发生转变,由旁中心注视转变为中心凹注视,立即改为传统遮盖疗法继续治疗。

(3)后像疗法:用强光刺激旁中心注视点,使之产生后像,处于抑制状态,同时训练中心凹的功能。后像镜能够投射一个直径比较大的圆形光环,在圆形光环的中央是一个直径比较小的圆形阴影,或者称为圆形黑斑,圆形阴影大小不同,直径的分别为 1°、3°、5°。

医师把光环投射到弱视眼的眼底,圆形的阴影覆盖黄斑中心凹部位,把黄斑中心凹保护起来,免受强光刺激。一般强光照射眼底 20~30 秒。就能形成环形后像。

在治疗室内,安装一个照明灯,这个灯光可以规律地点灭,其灯泡为 60~100W。点灭的周期约 5 秒。在明亮不断变化的视觉环境中,后像维持的时间比较长,这样能够延长治疗时间。

患者面对一个镜框,镜框内的背景是白色,中央有一个黑色"十"字形视标或是 E 字形视标。当后像形成之后,患者注视"十"字视标。用手中的细木棍,指点黑色的十字。

操作方法:在治疗之前,医师检查弱视眼的注视性质,观察视网膜上旁中心注视点在黄斑中心凹外哪个方位(例如:鼻上方或鼻下方)、与中心凹的距离多远,位于几环的位置。

通过后像镜,医师能够直接看到后像镜投射的光环和中央部的黑色阴影在眼底的位置。让中央黑色阴影"瞄准"黄斑中心凹部位,再调整电位器的旋钮,提高后像镜的亮度,使用强光照射周边视网膜,

经过照射之后,重复照射 2~3 次。每天做一次,连续 10 次为一个疗程。

2.中心凹注视性弱视的治疗方法

(1)精细目力工作,也称为近距离视觉活动或称为家庭作业:这种作业属于形觉刺激,刺激图案包含不同方向的线条,条纹的空间频率高低也各不相同。根据弱视的深度和患儿的年龄,选用不同的刺激图案。视力低者,选择粗线条的、低密度的图案。待视力提高之后,再选择比较复杂的图案。复杂图案中的线条比较细,密度也比较高。

其他精细目力训练的方法,比如:用细线穿珠子、穿针、描绘儿童简笔画、刺绣、剪纸、计算机游戏、阅读、拼图等,上述作业训练眼和手的协调动作。可以根据孩子的年龄、兴趣和弱视眼视力等因素,选择他们喜欢的、适合的训练方式。

每天完成一定量的家庭精细工作,至少 1 小时,中间休息 10 分钟,继续训练。

(2)视觉刺激疗法(CAM 视觉刺激仪):CAM 视觉刺激仪,实际上是一个光栅刺激仪,这些光栅是黑白相间的、不同空间频率的方波条栅,光栅不断旋转,改变方向。视网膜黄斑中心凹的 P 细胞系统对不同方向的、高空间频率、高对比度的条栅比较敏感。使弱视眼黄斑中心凹各个子午线上的视网膜都能收到

刺激。

【原理】

条栅的方向不断转动，视网膜接受视觉刺激之后，神经冲动传入视皮层的神经元，这些神经元接受不同空间朝向、不同空间频率的条栅刺激，使弱视眼驱动更多的皮层神经元，提高弱视眼的分辨能力。

【适应证】

中心注视性弱视。在临床上多用于屈光不正性弱视，也能治疗斜视性和屈光参差性弱视。

（四）疗效评价标准

弱视治疗效果评定分为四个等级：

1. 无效　弱视眼的视力不变、退步或提高 1 行。

2. 进步　视力提高两行或两行以上。

3. 基本痊愈　视力提高到 0.9 或以上。

4. 治愈　经过 3 年随访，视力保持正常。如果是弱视完全功能治愈，还应该包括双眼视觉和立体视觉恢复正常。

八、预后和复发

（一）弱视预后

在视觉发育的敏感期内，早期诊断，及时治疗，方法得当，绝大多数患者预后是很好的。弱视眼视力提高的过程是视觉发育的过程，所以，弱视治疗是一个漫长的过程，不可能一蹴而就。

年龄越小，治疗效果越好。轻、中度弱视患者的视力比较容易恢复，重度弱视患者的视力恢复比较慢，治疗失败的比例也高。注视性质比较好者，比如：中心凹注视，患者的视力比较容易恢复。旁中心注视或周边注视，则视力恢复比较困难。患者的依从性好，预后也好，多数治疗失败者，皆因依从性差，或是根本不能遵照医嘱进行治疗。

在各种类型的弱视中，屈光不正性弱视的治疗效果比较好，其次是斜视性弱视和屈光参差性弱视。单眼高度近视引起的弱视比单眼高度远视者更难恢复，黄斑中心凹是否存在器质性病变，也是一个值得探讨的问题。

先天性高密度白内障导致的形觉剥夺性弱视往往属于重度弱视，特别是单眼患者，治疗效果比较差。

（二）弱视复发

弱视眼的视力达到正常水平之后，一个重要的问题就是巩固治疗效果和防止弱视复发。除屈光不正性弱视之外，斜视性弱视和屈光参差性弱视治愈后复发率是很高的。也可以说，只要在敏感期内，也就是在视觉发育成熟之前，停止治疗，弱视都可能复发。

弱视治疗完全成功或部分成功，停止治疗之后，有四分之一的表现出视力下降，国外作者报告弱视的复发率达到三分之一。

1. 复发的原因　弱视复发的原因是什么呢？一句话，就是弱视发病的原因依然存在，视觉系统的可塑性依然存在，原来的弱视眼视力减退，再次沦为弱视。

屈光参差性弱视和斜视性弱视比较容易复发，而屈光不正性弱视不容易复发。因为前者与形觉剥夺相关联，而且与异常交互抑制相关联。初诊时两只眼的视力差别比较大者，弱视复发的概率比较高。停止治疗之后，两只眼的视力之差＞2 行者，也比较容易复发。

复发的第一个原因是过早摘掉眼镜，另外一个原因是两只眼的视力没有达到平衡或者平衡之后，没有得到巩固,过早地停止遮盖疗法或压抑疗法。有的患者为了美容,或是医师急于手术矫斜视,手术后存在残余性斜视,虽然斜视度比较小,单眼抑制没有解除,也是弱视复发的一个原因。

2.预防复发的措施　患者的年龄在12岁以下,弱视治愈之后,应该巩固治疗效果。具体方法是减少遮盖时间,巩固治疗效果。在巩固疗效期间,每月复诊1次,第一个月,每周遮盖6天,减少遮盖1天;第二个月,每周遮盖5天,减少2天;最后,第三个月,每周遮盖4天,打开3天。第四个月全日撤掉遮盖。

另外一种方法是逐渐减少每天遮盖的时间,从全天遮盖,改为部分时间遮盖,每天遮盖时间逐渐减少,第一个月每天遮盖优势眼8小时;第二个月每天遮盖6小时;第三个月每天遮盖4小时。第四个月停止遮盖。

为了巩固疗效,也可以选择压抑疗法,原来的优势眼用睫状肌麻痹剂,比如:阿托品。也可以用光学压抑或塑料薄膜压抑疗法,使优势眼的视力低于弱视眼2行或稍多一些,借以巩固治疗效果。

如果是中、高度远视患者,弱视治愈后,一定要继续戴镜,特别是屈光参差性弱视和斜视性弱视治愈之后,一定要坚持戴镜。

掌握斜视手术矫正的时机,多数学者主张,弱视治愈或是两只眼的视力相同之后,才是斜视矫正的最佳时间。

3.规范随访期　关于弱视治愈之后,应该随访多长时间,各家报告的期限不同,有的主张随访2年,有的主张弱视治疗随访5年,有的主张随访到视觉发育成熟,也就是敏感期结束(9～12岁)。刘家琦主张随访3年,她发现随诊3年以上者没有复发的。所以,弱视治愈之后,坚持随访也是预防弱视复发的重要条件。

随访间隔的时间:弱视治愈之后,巩固治疗效果3个月。在以后的随访期内,前6个月,每月复诊一次,以后,每半年复诊一次,直至3年或敏感期过后。在随诊期间,弱视复发者,继续治疗,选用传统遮盖疗法或压抑疗法。如果屈光不正属于中、高度远视,一定要恢复戴镜。

(刘亚峰)

第十九章　儿童眼科疾病

第一节　眼睑疾病

一、上睑下垂

【病因】

先天发育异常或上睑炎症、外伤、肿瘤、神经麻痹、重症肌无力等后天原因所致。

【诊断】

1.临床表现

(1)单眼或双眼提上睑肌功能不全或丧失:自然睁眼平视时,轻者上睑缘遮盖角膜上缘超过 3mm,中等程度下垂遮盖角膜 1/2,重度下垂者超过角膜 1/2 或遮盖全部角膜。

(2)双眼上视时,下垂侧眉毛高竖,以额肌皱缩来补偿提上睑肌功能的不足,患侧额部皮肤有明显横行皱纹。双侧下垂者常需仰头视物。先天性上睑下垂有的可合并上直肌功能不全或麻痹。

(3)重症肌无力引起的肌原性上睑下垂可以是单侧性,但多为双侧性的,伴有或不伴有眼外肌运动障碍。晨起时症状较轻,渐之症状加重,肌肉运动越多上睑下垂越明显。

2.检查

(1)检查双眼视力及矫正视力,判断有无屈光不正及弱视。

(2)检查双眼眼外肌运动有无障碍,有无 Bell 现象,让患者咀嚼观察有无瞬目反射。

(3)测量原位时睑裂高度及眼睑下垂量,判断上睑下垂的程度。

(4)指压眉弓测试提上睑肌功能。睑缘活动度 4mm 以下者表示肌力很差,5～7mm 为中等,8mm 以上为良好。

(5)新斯的明试验,排除重症肌无力。

(6)胸部 X 线透视或摄片,心电图。

3.诊断标准

(1)先天性上睑下垂:

1)自然平视时上睑缘遮盖角膜上缘超过 3mm。

2)上视时下垂侧眉毛高竖,额部皮肤起皱。

3)指压眉毛测试眼睑不能睁开、睁大。

4)部分患者伴有眼球上直肌及其他眼外肌麻痹。

5）鉴别 Macus-Gunn 征。

（2）后天性上睑下垂：

1）重症肌无力者新斯的明试验阳性。

2）机械性上睑下垂，眼睑有淀粉样变性、严重沙眼或肿瘤，外伤，炎症等因素存在。

3）神经麻痹性上睑下垂，有动眼神经或交感神经麻痹一系列症状及体征。

【治疗】

（一）先天性上睑下垂

1.应采用手术治疗　提上睑肌肌力中等以上者宜行提上睑肌缩短术。

提上睑肌肌力差者或完全肌无力者可行额肌瓣悬吊术。

2.手术时机的选择

（1）先天性上睑下垂一般以 3～5 岁以后手术为宜。严重的双眼上睑下垂，可提早至 1 岁左右在全麻下手术，以避免日后产生头向后仰畸形。

（2）单侧先天性上睑下垂如不伴有斜视、屈光不正或屈光参差，一般很少会发生弱视，也可在入学前手术。

（3）先天性上睑下垂伴有 Macus-Gunn 征者，一般随年龄增大而减轻。如青春发育期后症状仍无减轻和消失才考虑手术。

（二）后天性上睑下垂

针对病因进行相应的治疗。

二、眼睑闭合不全

【病因】

面神经麻痹最为常见，其次为瘢痕性睑外翻，眼眶容积与眼球大小比例失调，全身麻醉或重度昏迷时亦可发生眼睑闭合不全。少数正常人睡眠时，睑裂也有一缝隙，但角膜不会暴露，称为生理性兔眼。

【诊断】

1.临床表现

（1）轻度：大部分人闭眼时眼球反射性上转（Bell 现象），只有下方球结膜暴露，引起相应结膜充血、干燥、肥厚和过度角化。

（2）重度：角膜暴露，因表面无泪液湿润而干燥，导致暴露性角膜炎或角膜溃疡。有些患者的眼睑不能紧贴眼球，泪点不能与泪湖密切接触，引起溢泪。

2.检查

（1）裂隙灯检查眼前节，观察眼睑闭合不全程度及眼表情况。

（2）荧光素钠染色，根据着染情况了解结膜或角膜损伤范围与程度。

3.诊断标准　根据眼部临床表现，可以明确确诊。

【治疗】

1.首先应针对病因进行治疗。对于面神经麻痹采用激素、B 族维生素和理疗、针灸等方法治疗。瘢痕性睑外翻者应手术矫正。甲状腺相关眼病眼球突出时可考虑对垂体及眼眶组织行紧急放射治疗，减轻组织水肿，制止眼球突出；否则可考虑眶减压术。

2.在病因未去除前，应及早采取有效措施保护角膜。

(1)对轻度患者,结膜囊内可涂用抗生素眼膏及生长因子眼用凝胶,以防治感染、促进修复,然后牵引上下睑使之互相靠拢,再用眼垫遮盖。或用"湿房"保护角膜(用透明塑料片或胶片做成锥形空罩,覆盖于眼上,周围以粘膏固定密封,利用泪液蒸发保持眼球表面湿润)。

(2)重症者可选择行睑缘缝合术。由于引起眼睑闭合不全的原因复杂多样,故手术方法各异,需根据患者的发病原因正确地选择手术方式,并且严密手术操作,以制定个性化的治疗方案。

三、睑内翻

【病因】

1.先天性睑内翻 大多由于内眦赘皮、睑缘部轮匝肌过度发育或睑板发育不全所引起。如果婴幼儿较胖,鼻梁发育欠饱满,也可引起下睑内翻。为常染色体显性遗传病。其他如无眼球或小眼球,眼睑失去正常依附,在眼轮匝肌作用下可形成先天性睑内翻。

2.痉挛性睑内翻 儿童多为结膜炎、角膜炎、睑缘炎等炎症刺激,引起睑轮匝肌、特别是近睑缘的轮匝肌反射性痉挛,导致睑缘向内倒卷形成睑内翻,称为急性痉挛性睑内翻。另外,眼部长期过紧包扎、小眼球、无眼球等都可引起眼轮匝肌痉挛收缩,造成睑内翻。

3.瘢痕性睑内翻 由睑结膜及睑板瘢痕性收缩所致。沙眼引起者常见。此外结膜烧伤、结膜天疱疮、白喉性结膜炎等病之后也可发生。

【诊断】

1.临床表现 先天性睑内翻多为下睑,常为双侧,近内眦部睑缘内翻多见,痉挛性和瘢痕性睑内翻可为单侧。睑内翻临床症状往往比倒睫更为明显,患儿有畏光、流泪、下方球结膜充血、异物感、刺痛、眼睑痉挛、摩擦感等症状。患儿瞬目增多,常用手挠揉患眼。检查可见睑板、尤其是睑缘部向眼球方向卷曲,整排的睫毛一致或局部分地段的睫毛一致地倒向眼球,睫毛乱生,睑缘后唇变钝。摩擦角膜,角膜上皮可脱落,荧光素弥漫性着染。如继发感染,可发展为角膜溃疡。如长期不愈,则角膜有新生血管,并失去透明性,引起视力下降。

2.检查

(1)观察眼睑的位置,有无炎症、瘢痕等,以及有无内眦赘皮等先天异常。

(2)角膜荧光素染色、泪膜破裂时间、泪液分泌试验,观察角膜有无溃疡,角膜上皮的情况。以及有无角膜水肿、角膜新生血管等。

(3)检查有无沙眼、结膜炎等,以及结膜充血的部位、性质、程度。

(4)检查双眼视力及矫正视力,判断对视力的影响。

3.诊断标准

(1)先天性睑内翻:黄种人多见,多见于婴幼儿,女性多于男性,可见内眦赘皮、睑缘部轮匝肌过度发育或睑板发育不全等。如果婴幼儿较胖,鼻梁发育欠饱满,也可引起下睑内翻。其他如无眼球或小眼球,眼睑失去正常依附,在眼轮匝肌作用下可形成先天性睑内翻。

(2)痉挛性睑内翻:儿童多为结膜炎、角膜炎、睑缘炎等炎症刺激,引起睑轮匝肌、特别是近睑缘的轮匝肌反射性痉挛,导致睑缘向内倒卷形成睑内翻,称为急性痉挛性睑内翻。另外,眼部长期过紧包扎、小眼球、无眼球等都可引起眼轮匝肌痉挛收缩,造成睑内翻。多发生于下睑。

(3)瘢痕性睑内翻:上下睑均可发生。由睑结膜及睑板瘢痕性收缩所致。沙眼引起者常见。此外结膜烧伤、结膜天疱疮、白喉性结膜炎等病之后也可发生。

【治疗】

1.先天性睑内翻   出生初期的患者,由于睫毛很软,即使睫毛接触角膜也不会对角膜造成损伤,部分患者随年龄增长可自行消失,因此2~3岁前不必急于手术治疗。如果患儿2~3岁以后,睫毛仍然内翻,会刺激角膜造成流泪、畏光等刺激症状,则需要手术治疗,可行睑内翻矫正术。

2.痉挛性睑内翻   应及时治疗结膜炎、角膜炎。一般炎症消除后,睑内翻即消除。包扎过紧应解除包扎。眼球摘除后无眼球者可通过装置义眼进行治疗。

3.瘢痕性睑内翻   必须手术治疗,可采用睑板楔形切除术、睑板切断术或睑结膜瘢痕松解唇黏膜移植术。对于多次术后复发者,常因眼睑缘间组织缺损,需要做睑缘间再造以矫正之。

四、睑外翻

【病因】

1.先天性睑外翻   单独存在的先天性睑外翻少见,多同时伴有睑垂直径短、小睑裂、双行睑等先天异常,为常染色体显性遗传病。

2.瘢痕性睑外翻   眼睑皮肤面瘢痕性收缩所致,较为常见。为小儿睑部创伤、烧伤、化学伤,以及眼睑炎症、溃疡、坏疽、眼部手术等致眼睑瘢痕性收缩,导致睑外翻。

3.痉挛性睑外翻   较少见。小儿皮肤紧张且富有弹性,急性炎症可导致眼轮匝肌周围部分痉挛,致眼睑向外翻转。

4.麻痹性睑外翻   小儿少见。仅限于下睑。由于面神经麻痹,眼轮匝肌收缩功能丧失,又因下睑重量使之下坠而发生。

【诊断】

1.临床表现

(1)轻度:仅有睑缘离开眼球,但由于破坏了眼睑与眼球之间的毛细管作用而导致溢泪。

(2)重度:睑缘外翻,部分或全部睑结膜暴露在外,使睑结膜失去泪液的湿润,最初局部充血,分泌物增加,久之干燥粗糙,高度肥厚,呈现角化。下睑外翻可使泪点离开泪湖,引起溢泪。更严重时,睑外翻常有眼睑闭合不全,使角膜失去保护,角膜上皮干燥脱落,易引起暴露性角膜炎或溃疡。

2.检查

(1)观察眼睑的位置,有无炎症、溃疡、瘢痕等,以及有无小睑裂等先天异常。

(2)角膜荧光素染色、泪膜破裂时间、泪液分泌试验,观察角膜有无溃疡,角膜上皮的干燥情况。

(3)检查结膜充血的部位、性质、程度。

(4)检查有无面神经麻痹。

(5)检查双眼视力及矫正视力,判断对视力的影响。

3.诊断标准   睑缘离开眼球,向外翻转的异常状态即可诊断为睑外翻。较轻者仅睑缘后唇稍离开眼球、睑结膜并向外暴露。较重者则睑缘向外翻转,泪点及部分甚至全部睑结膜暴露于外。病因诊断如下:

(1)先天性睑外翻:极为少见,先天性睑外翻多同时伴有睑垂直径短、小睑裂、双行睑等先天异常。往往有结膜水肿,水肿的结膜甚至可以脱垂于睑裂外。

(2)瘢痕性睑外翻:小儿有睑部创伤、烧伤、化学伤以及眼睑炎症、溃疡、坏疽、眼部手术等病史,眼睑有瘢痕形成。

(3)痉挛性睑外翻:有眼轮匝肌痉挛病史,可有角膜结膜病变、高度眼球突出、结膜水肿或肥厚变性等。

(4)麻痹性睑外翻:仅限于下睑。有面神经麻痹,眼轮匝肌收缩功能丧失等病史。小儿少见。

【治疗】

1.先天性睑外翻 少数病例生后3～4周内自行消失。合并睑裂闭合不全者,结膜囊内应经常滴抗炎眼水,睡前应涂多量眼膏,以防角膜、结膜干燥,避免感染。

2.痉挛性睑外翻者 应去除病因,眼睑复位,并绷带加压包扎至痊愈。

3.麻痹性睑外翻 关键在于积极治疗原发病。可用眼膏、牵拉眼睑保护角膜和结膜,或作暂时性睑缘缝合术。

4.瘢痕性睑外翻 应行手术治疗,原则是增加眼睑前层的垂直长度,消除眼睑垂直方向的牵引力。对外翻较严重,影响睑裂闭合者,应将瘢痕组织切除,眼睑复位,皮瓣移植修复皮肤缺损创面。对外翻较轻,不影响睑裂闭合者,可行单纯睑皮肤瘢痕切除术,尤其适合于眼睑疖肿或外伤后遗留的眼睑瘢痕。将皮肤表面的乳头状、索条样瘢痕组织逐个剪除。桥状或盲囊样瘢痕皮肤皱襞内可沉积较多皮质污垢,应一并剪除。间断剪除较厚且硬的瘢痕组织,使其边缘露出正常皮肤。皮下组织不必触动,剪除区域不必缝合,邻近上皮长入可自行修复。正常皮肤不宜剪除过多,以免修复过程中瘢痕收缩,加重睑外翻。手术隔日换药,5天即可痊愈。

五、先天性睑裂狭小综合征

【病因】

先天性睑裂狭小综合征的特征为睑裂较小为常染色体显性遗传,可能为胚胎3个月前后,由于上颌突起发育抑制因子量的增加,与外鼻突起发育促进因子间平衡失调,因此,还有两眼内眦间距扩大,下泪点外方偏位,日本人中较多见。

【诊断】

1.临床表现 与正常相比,双眼睑裂左右径及上下径明显变小,有的横径仅为13mm,上下径仅为1mm,合并上睑下垂、逆向内眦赘皮、内眦距离过远、鼻梁低平、下睑外翻、上眶缘发育不良等一系列眼睑和颜面发育异常,面容十分特殊。

2.检查

(1)检查睑裂大小、高度、内眦间距。

(2)检查双眼眼外肌运动有无障碍,有无Bell现象,观察患者咀嚼时有无瞬目联动反射。

(3)测量额肌肌力及提上睑肌功能。

3.诊断标准 同时具备上睑下垂、逆向内眦赘皮、内眦距离过远、鼻梁低平、下睑外翻、睑裂缩小等一系列眼睑和颜面部发育异常的特殊面容者。

【治疗】

可分期进行整形手术。手术矫正应分2次完成,分步解决4联畸形,即先做内外眦成形术,再做上睑下垂矫正术,2次手术间隔时间不低于3～6个月。

六、倒睫与乱睫

【病因】

能引起睑内翻的各种原因均能导致倒睫,如沙眼、睑缘炎、睑腺炎、睑外伤或睑烧伤,由于睑缘部或眼睑瘢痕形成,睫毛倒向眼球。乱睫也可由先天畸形引起。

【诊断】

1.临床表现　倒睫多少不一,有时仅1～2根,有时一部分或全部睫毛向后摩擦角膜。患儿常有眼痛、流泪和异物感。由于睫毛长期摩擦眼球,导致结膜充血,角膜浅层混浊、血管新生,角膜上皮角化,角膜溃疡。

2.检查　肉眼下即可发现倒睫或乱睫。检查下睑时,应嘱患者向下视,方能发现睫毛是否触及角膜。

3.诊断标准

(1)上睑或下睑倒睫,数量不一。

(2)一部分或全部睫毛向后摩擦角膜。

【治疗】

如仅有1～2根倒睫,可用拔睫镊拔除,重新生长时可予以再拔;较彻底的方法可在显微镜下切开倒睫部位除去毛囊,或行电解法破坏倒睫的毛囊;如倒睫较多,应手术矫正,方法与睑内翻矫正术相同。

七、双行睫

【病因】

是先天性睫毛发育异常,为显性遗传病。

【诊断】

1.临床表现　在正常睫毛后方另发生一行睫毛,此睫毛由睑板腺口内长出。数目少者3～5根,多者20余根。多见于双眼上下睑,亦有只发生双眼下睑或单眼者。双行睫毛细软短小,色素少,排列规则,直立或向内倾斜,常引起角膜刺激症状。

2.检查　裂隙灯检查可见角膜下半部染色阳性。

3.诊断标准　根据典型临床表现即可诊断。

【治疗】

可将睫毛用冷冻、电解破坏其毛囊,或在显微镜下切开缘间进行分离,暴露出双行睫毛的毛囊,连同睫毛一块摘除,将切口的前后唇对合复位。

八、单纯疱疹性睑皮炎

【病因】

眼睑单纯疱疹系因1型单纯疱疹病毒感染所引起。这种病毒通常存在于人体内,当身体发热或抵抗力降低时,便趋于活跃。

【诊断】

1.临床表现　初发时眼睑皮肤出现丘疹,常成簇出现,很快形成半透明水疱,周围有红晕。自觉刺痛、灼烧感。水疱易破,渗出黄色黏稠液体,一般不化脓,约在一周内干涸,逐渐结痂,脱痂后不留瘢痕。但可复发。本病多发生于下眼睑,并与三叉神经眶下支支配范围符合,同时在唇部及鼻前庭也可有同样损害,如发生在近眼睑缘部位,有可能蔓延至角膜,出现角膜点状浸润或呈树枝状角膜炎,通常不合并结膜炎。

2.检查　参考临床表现。

3.诊断标准 根据病史和典型的眼部表现可以诊断。

【治疗】

眼部保持清洁,防止继发感染,不能揉眼;眼睑疱疹无角膜炎并发症时,10～14日自愈。早期涂0.5碘苷,3%阿昔洛韦眼膏。病变蔓延至角膜,可用阿昔洛韦、利巴韦林眼药水滴眼,或注射丙种球蛋白。

九、接触性睑皮炎

【病因】

引起皮炎的原因有原发性刺激与过敏反应两种。原发性刺激者多由与眼睑接触的某些化学物质或药物引起,如眼镜架、染发剂、洗涤剂、化妆品、磺胺类药物、抗生素、汞剂、碘剂、气雾剂、高浓度的酸或碱等。过敏反应者多为第Ⅵ型变态反应刺激因子作用于皮肤后,使具有特异性过敏体质的人发病。一般初次接触并不立即发病,而需要一至数日的潜伏期,或反复接触后才发生皮炎。

【诊断】

1.临床表现 腺病质及营养不良的儿童容易发生,患儿自觉眼痒和烧灼感。急性期来势急,轻者局部仅有充血、有鲜红色斑。重者在红斑的基础上发生丘疹、水疱、糜烂并伴有微黄黏稠的渗出液,易因摩擦或手抓继发感染而化脓或形成溃疡。可继发结膜炎、角膜浸润等并发症,有畏光、流泪等刺激症状。急性期过后,渗出液减少,红肿减轻,但皮肤表面变得粗糙,有痂皮及脱屑,有时结膜也显得肥厚。偶尔也发生于长期用阿托品或毛果芸香碱滴眼液患者。

2.诊断标准 根据接触致敏原的病史和眼睑皮肤湿疹的临床表现可以诊断。

【治疗】

立即停止接触致敏原。除去病因、避免刺激、禁止搔抓。局部用3%硼酸湿敷,清洁创面,涂5%氧化锌软膏。口服抗组胺药物如氯苯那敏(扑尔敏)、阿司咪唑(息斯敏)等。病情严重时可静脉注射葡萄糖酸钙、地塞米松、抗生素等。

十、睑缘炎

睑缘炎是睑缘表面、睫毛毛囊及其腺组织的亚急性或慢性炎症。

【病因】

其病因十分复杂。睑缘富于腺体组织和脂肪性分泌物,常暴露在空气中,易沾上尘垢和病菌,从而导致感染。

关于睑缘炎的分类,目前尚无统一标准。

国外将睑缘炎分为3类:①前部睑缘炎:因葡萄球菌感染引起,或脂溢性皮炎引起,或二者兼有。②后部睑缘炎:可伴随前部睑缘炎存在,也可单独发生。其两个主要类型是睑板腺功能失常(睑板腺皮脂溢)和睑板腺炎。前者以睑板腺的旺盛分泌为特征。后者以炎症和腺体分泌受阻为特征。③混合性睑缘炎:前部及后部兼有的睑缘炎。

国内则习惯将睑缘炎分为鳞屑性、溃疡性、眦部睑缘炎三种。其中鳞屑性睑缘炎多为卵圆皮屑芽胞菌感染;溃疡性睑缘炎以葡萄球菌为主;眦部睑缘炎则是莫-阿双杆菌感染引起。其他如风沙、烟尘、热和化学因素等刺激,屈光不正、视疲劳、睡眠不足、全身抵抗力降低、营养不良如B族维生素的缺乏等都是引起三种类型睑缘炎的共同诱因。

【诊断】

(一)临床表现

1.鳞屑性睑缘炎

(1)患儿症状轻微,睑缘局部有刺痒感或无症状,家长可发现孩子频繁眨眼,反复用手搓揉眼睛。

(2)睑缘充血、红肿,睫毛根部及睑缘表面覆有白色鳞屑或黄色蜡样干痂,去除鳞屑和干痂后露出充血的睑缘。

(3)无溃疡及脓点,睫毛脱落后可再生。

(4)长期不愈者睑缘肥厚,泪小点外翻而溢泪。

(5)对葡萄球菌敏感者还可发生周边部上皮角膜炎。

2.溃疡性睑缘炎

(1)症状较前者重,为三型中最严重者,分泌物多,睫毛根部有黄痂黏着,将睫毛粘成束,去痂皮后可见出血的溃疡面及小脓疱。

(2)由于睫毛毛囊的破坏和溃疡愈合后瘢痕收缩,引起秃睫、睫毛乱生及倒睫。

(3)长期患此病可引起睑缘圆钝、肥厚,泪小点外翻甚至下睑外翻溢泪,下睑湿疹形成。

(4)葡萄球菌感染蔓延引起内外睑腺炎及复发性睑板腺囊肿。

(5)结膜轻度充血及慢性乳头状结膜炎。葡萄球菌性睑缘炎的角膜并发症主要累及下 1/3 角膜,包括毒性点状上皮性角膜炎,周边角膜新生血管形成、周边上皮下混浊及 Salzmann 结节变性。

3.眦部睑缘炎

(1)患儿自觉眦部痒感、烧灼感、畏光、流泪,多为双侧病变,以外眦部多见。家长可发现孩子频繁眨眼,用手搓揉眼角,视物时眯眼或不愿睁眼。

(2)内、外眦部睑缘及附近皮肤充血、糜烂。伴有结膜炎时结膜充血、肥厚,有黏液性分泌物。

(二)检查

1.鳞屑性睑缘炎　睫毛根部及睑缘表面附有头皮样鳞屑,局部无溃疡面。

2.溃疡性睑缘炎　睫毛根部有出血的溃疡面和小脓疱,溃疡愈合后形成瘢痕,泪小点闭塞。

3.眦部睑缘炎　内、外眦部皮肤发红、糜烂,有黏稠性分泌物。

【治疗】

1.去除病因　避免一切刺激因素,讲究用眼卫生,矫正屈光不正,加强营养,锻炼身体,治疗全身其他慢性病,提高机体素质。

2.鳞屑性睑缘炎

(1)保持眼部清洁,用无刺激性肥皂水或 2%碳酸氢钠溶液清洗后除去痂皮。伴有的结膜炎、睑板腺炎和睑板腺囊肿也应予相应治疗。

(2)局部抗生素眼药水点眼,1~2%黄降汞或抗生素激素复合眼膏涂搽睑缘,每日 2~3 次,愈后继续用药两周,以防复发。

(3)症状较重者可以全身应用抗生素治疗,包括口服四环素、红霉素、多西环素,这些亲脂性抗生素通过减少细菌产生脂肪酶及降低脂肪成分的毒性来发挥作用。服用数周后起效,持续应用数月。但四环素类药物可引起儿童牙釉质异常,因此妊娠期妇女、儿童慎用。

(4)睑缘炎控制后,由于角膜表面泪膜不稳定,伴发的干眼症状明显,可使用不含防腐剂的人工泪液支持治疗,以减轻患者不适感。

3.溃疡性睑缘炎

(1)同上清洁眼部,每日局部热敷2～4次,以松解眼睑上碎屑及溶化睑板腺分泌物,清除痂皮,挑开脓疱,拔去患处睫毛。

(2)眼睑涂以抗生素眼膏,局部抗生素首次治疗宜选择杆菌肽和红霉素,长期治疗推荐使用新霉素及氨基糖苷类药物。

(3)局部使用糖皮质激素仅适合治疗角膜过敏性浸润或新生血管生成的病例。

(4)此病较顽固,治疗应力求彻底,不可中断。治疗持续2～8周,直至患者症状消失,以防复发。屡犯和长期不愈的病例应作细菌培养和药物敏感试验,以选择有效药物,并可采取自身疫苗或葡萄球菌类毒素疗法。

(三)眦部睑缘炎

1.清洁眼部,用0.5%的硫酸锌液点眼,此药能阻止莫-阿双杆菌所产生的蛋白溶解酶侵蚀组织。

2.局部应用抗生素眼膏或黄降汞眼膏。

3.慢性病例可口服四环素、多西环素或红霉素,但妊娠期妇女、儿童慎用四环素。

4.服用维生素 B_2 或复合维生素 B 对病情恢复有所帮助。

十一、睑腺炎

睑腺炎是一种眼睑腺体的急性、痛性、化脓性、结节性炎症病变,又称"麦粒肿"。睑板腺(Meibomian腺)受累时形成较大的肿胀区,称之为内睑腺炎;眼睑皮脂腺(Zeis 腺)或汗腺(Moll 腺)感染则肿胀范围小而表浅,称之为外睑腺炎。

【病因】

多为葡萄球菌感染,其中金黄色葡萄球菌感染最为常见。健康人眼睑有防御外界病菌侵袭的能力,小儿常哭闹,经常用接触了许多不洁物品的脏手揉眼,细菌就会乘虚而入。此外,在患儿患有眼睑缘炎,过度疲劳、营养不良等身体不适的状况下(如学习负担过重、体力消耗大、消化不良、糖尿病等),身体抵抗力减弱,细菌就会乘虚而入,容易反复发作。另外,患有近视、远视、用眼过度、屈光不正也为该病的诱因。

【诊断】

1.临床表现

(1)眼睑有红、肿、热、痛的急性表现。

(2)外睑腺炎多位于睫毛根部的睑缘处,起病初红肿范围较弥散,疼痛剧烈,可触及压痛性结节,可伴同侧耳前淋巴结肿大和压痛。感染部位靠近外眦部时,可引起反应性球结膜水肿。数日后局部出现脓点,可自行破溃,破溃方向朝向皮肤面。

(3)内睑腺炎位于睑板腺内,局部疼痛明显,可触及硬结。形成脓点后,多向结膜面自行破溃。

(4)睑腺炎破溃后炎症明显减轻,1～2天内逐渐消退。

(5)若致病菌毒性强烈,或者小儿抵抗力低下者,炎症可扩散为眼睑蜂窝织炎。此时整个眼睑红肿,波及同侧颜面部。眼睑睁开困难,触之坚硬,压痛明显,球结膜反应性水肿剧烈者脱出于睑裂外。多伴有全身症状,如发热、畏寒、头痛等。处理不及时还可能引起败血症或海绵窦脓毒血栓,甚至危及生命。

2.辅助检查 细菌培养和药物敏感实验可协助致病菌诊断和选择敏感药物进行治疗。

3.诊断标准 眼睑皮肤局限性红、肿、热、痛,触之有硬结。睫毛根部,近睑缘皮肤或睑结膜面出现脓点。细菌培养和药物敏感实验可协助致病菌诊断和选择敏感药物进行治疗。

【治疗】

局部初期冷敷,24小时后硬结未软化时可辅以温水热敷。热敷能扩张血管,改善局部的血液循环,对促进炎症吸收、缩短病程很有帮助。具体的做法是,用清洁毛巾浸热水后稍拧干直接敷在患眼皮肤上,每日3～4次,每次15分钟,热毛巾的温度约45℃左右,家长可先用手背或自己的眼睑皮肤试温,以患儿能接受为度。

局部抗生素眼液滴眼,结膜囊内涂抗生素眼膏有助于感染的控制。症状较重者或发展为眼睑蜂窝织炎者需口服或肌注抗生素。

超短波理疗或清热解毒中药内服也有一定疗效。

脓肿形成后考虑切开排脓。当脓肿尚未形成时不宜切开,更切忌用手挤压,因眼睑及面部静脉无静脉瓣,挤压致病菌进入血管可引起海绵窦血栓或败血症,导致生命危险。一旦发生这种情况,尽早全身给予足量敏感抗生素,并按败血症治疗原则处理。

顽固复发病例可用自身疫苗注射,应检查有无糖尿病可能。治疗相关睑缘炎可减少复发率。

【注意事项】

治疗期间注意休息,避免进食辛辣刺激性食物,多饮水,多吃新鲜的蔬菜水果,保持大便通畅。

有些家长认为睑腺炎形成脓肿后会自行破溃,不用去医院。可实际情况是,常见这样的病例——由于脓液引流不畅,形成肉芽组织,致使睑腺炎经久不愈,最后在皮肤上留下瘢痕,影响孩子的外貌,严重的还会造成眼睑畸形。所以要在病情初期及时到医院检查。

家长要教育孩子不要用脏手揉眼睛,注意用眼卫生,避免将细菌带入眼内,引起感染。多带孩子到户外活动,增强抗病能力。孩子若有近视、远视,应避免长时间用眼,若有屈光不正,应及时到医院进行矫正。

做足治疗措施为何还不见病情好转?

可能一:如果孩子睑腺炎久治不愈应小心孩子患上其他眼部疾病。

可能二:由于平时大部分时间家长要上班,无法时刻看管孩子,孩子眼睛一有不适,便用不干净的手揉眼睛,这样又使好转的眼睛再度感染。因此用药后家长要尽量避免孩子揉眼睛。

可能三:孩子抵抗力较差,营养不良,饮食过于辛辣所致。可给孩子补充适量维生素,积极锻炼身体,提高身体抵抗力。

如果反复发生或出现多发性睑腺炎(也就是一只眼睛上有2～3处睑腺炎病损的情况),应当到医院做全面检查,尽快查明病因以便根治。因为结膜炎、睑缘炎都可成为睑腺炎的重要诱因。此外,患有糖尿病或消化道疾病时,因血糖升高或身体抵抗力弱,细菌在人体内容易繁殖,这也是易引起眼部化脓性感染的因素。

十二、睑板腺囊肿

【病因】

睑板腺囊肿,又称霰粒肿,是睑板腺排出管道阻塞、分泌物潴留形成的睑板腺慢性肉芽肿。

【诊断】

1.临床表现　睑板上可触及单个或多个无红痛之结节样硬性肿块,肿块可大小不等,大如樱桃,小如绿豆。病程进行缓慢,小型肿块者可自行吸收,但一般情况下肿块长期不变或逐渐长大变软,可自行破溃,排出胶样内容物,在睑结膜面呈肉芽组织生长,亦可在皮下形成暗红色肉芽肿经久不愈,甚至瘢痕收缩致下睑外翻。

2.检查

（1）睑板上可触及境界清楚的坚硬肿块，不红不痛，表面皮肤隆起，但与肿块无粘连。在正对肿块的睑结膜面呈紫红色或灰红色。

（2）囊肿自结膜面穿破可露出肉芽组织。

（3）反复发作者应行病理检查，以便与睑板腺癌鉴别。

3.诊断标准

（1）无自觉症状，眼睑皮下有无痛性结节，与皮肤无粘连。

（2）正对囊肿处之结膜面呈局限性灰红，暗红色，或有肉芽露出。

【治疗】

1.小型睑板腺囊肿一般无需治疗，可任其自行吸收。较大的睑板腺囊肿则须手术。

2.对于单发睑板腺囊肿，预计手术时间较短，患儿可配合情况下，可采取局部麻醉下手术。用睑板腺囊肿镊子夹住囊肿部位的眼睑，垂直切开睑结膜并向两侧分离，将囊肿完整摘除或用刮匙刮除内容物并剪除纤维化囊壁。术毕注意加压止血，结膜囊内涂抗生素眼膏，无菌眼垫遮盖，次日除去。

3.对于多发性睑板腺囊肿，预计手术难度大，手术时间较长，患儿不配合情况，可采取全身麻醉下手术。术前再次仔细检查双眼，明确肿块部位及数量，确定最终的手术方式。为避免多次全麻手术带来的手术风险，对于发现的已成熟的睑板腺囊肿，争取一次性刮除。手术方法同上述局麻。

十三、眼睑毛细血管瘤

【病因】

血管组织先天性发育异常。

【诊断】

1.临床表现　多见于婴幼儿，无痛，质软，生长迅速，有自行消退趋势。表浅者受累皮肤鲜红色，扁平或稍隆起，部位深在者呈紫蓝色。深在的血管瘤可能累及眼眶，导致眼眶扩大。患眼可因血管瘤压迫产生散光，导致屈光参差、弱视或斜视。

2.组织病理学　表现为增生的毛细血管和内皮细胞组成，位于表皮下真皮内，可见多数毛细血管和内皮细胞构成条索状或实体状。

3.鉴别诊断　毛细血管瘤要注意与炎性色素痣鉴别，后者颜色更深，由扩张的窦状血管组成，出生后就存在，静止状态既不增大也不消退，常伴有 Sturge-Weber 综合征，皮质激素治疗无效。

【治疗】

眼睑毛细血管瘤有自行退缩的趋势，因此可观察一段时间，一般到 5 岁以后治疗。但因肿瘤引起眼睑不能睁开，阻挡瞳孔，则不能等待，以免造成弱视。瘤体小者可用瘤体内注射糖皮质激素或博来霉素、冷冻疗法，如无效，可手术切除，瘤体大者则应手术切除。

十四、先天性眼睑缺损

【病因】

可能为多种原因导致的胚胎发育期内，角膜上下方的外胚叶发育不良所致。亦可能为遗传性疾病，患儿可伴有染色体异常。

【诊断】

1.临床表现 一睑可有多个缺损,缺损也可以表现为双眼上眼睑缺损或者单眼的上下眼睑都缺损。发生于上睑者较多。缺损部位以中央偏内侧者占绝大多数。缺损的形状多为三角形,基底位于睑缘。但也有成梯形或横椭圆形者。如缺损较大,可使角膜失去保护而发生干燥或感染。还可有角膜混浊,圆锥角膜,结膜下脂肪瘤,永存性瞳孔膜,瞳孔异位,虹膜缺损,前极性白内障,晶状体脱位,泪阜畸形和眼外展功能不全等。

2.诊断标准 根据病史及临床表现可做出诊断。

【治疗】

手术修补,以保护角膜或改善面容。缺损横径小于眼睑全长 1/4 应争取全层直接缝合修复;缺损横径大于眼睑全长 1/4 小于 1/2 者多可利用周围组织形成旋转,推进皮瓣结合睑板、结膜瓣移植等方法修复;缺损横径大于眼睑全长 1/2 者多累及全层,需分为前层重建和后层重建,只能有一层为游离组织移植,另一层只能选择皮肤组织瓣来修复。

(苏　娱)

第二节　结膜疾病

一、急性细菌性结膜炎

【病因】

常见致病菌为肺炎球菌、埃及嗜血菌(Koch-Weeks 杆菌)、流行性感冒杆菌、葡萄球菌、链球菌等。通过接触传染。

【诊断】

1.临床表现

(1)发病急,多为双眼,可先后发病。

(2)眼红、异物感、烧灼感、畏光、分泌物。

2.检查

(1)结膜充血,以穹隆部和睑结膜最为显著。

(2)中等量的脓性或黏液脓性分泌物。

(3)角膜点状上皮病变。

(4)严重感染者可在结膜表面形成伪膜。

(5)常无耳前淋巴结肿大。

3.诊断标准 严重病例可做结膜刮片染色检查、细菌培养和药物敏感试验。

【治疗】

按经验应用抗生素局部滴用广谱抗生素滴眼液如氧氟沙星、妥布霉素滴眼液等,每日 4 次;睡前涂抗生素眼膏,保持结膜囊内的药物浓度。当抗生素药物敏感结果得出后给予特异的抗生素治疗。

二、淋菌性结膜炎

【病因】

病原菌为淋病奈瑟菌。新生儿通过患有淋菌性阴道炎的母体产道分泌物感染。

【诊断】

1.临床表现

(1)潜伏期短 10 小时至 2～3 天,发病急剧。

(2)眼红痛、畏光、流泪、分泌物。

2.检查

(1)眼睑肿胀、结膜充血、球结膜水肿。

(2)大量脓性分泌物常带血,可有伪膜形成。

(3)治疗不及时,可出现角膜并发症,角膜浸润,中央部发生溃疡穿孔。

(4)常伴有耳前淋巴结肿大。

3.诊断标准　结膜刮片染色检查、细菌培养和药物敏感试验。革兰染色检查示革兰阴性细胞内双球菌,则可确诊。

【治疗】

局部生理盐水或 1∶10000 高锰酸钾溶液冲洗结膜囊,清除脓性分泌物。眼局部用 5000～10000 单位/ml青霉素滴眼液或左氧氟沙星等强效抗生素滴眼液频繁滴眼,1 次/小时。病情缓解后可逐渐延长滴药间隔时间。

全身治疗:如没有侵犯到角膜,全身应用 1 次头孢曲松 1g 肌内注射即可。如有侵犯到角膜,需要每天给予头孢曲松 1～2g 静脉滴注,5 天为 1 疗程。

三、慢性卡他性结膜炎

【病因】

多种原因引起的结膜慢性炎症,可分为感染性、非感染性和继发性三类。

1.感染性　为毒力不强的细菌感染所致,致病菌如葡萄球菌、卡他球菌、大肠埃希菌、Morax-Axenfeld双杆菌等。也可为急性细菌性结膜炎未愈而转为慢性者。

2.非感染性　不良环境因素如粉尘、烟雾、有害气体等刺激,眼部长期应用刺激性药物。

3.继发性　继发于其他疾病如倒睫、睑缘炎、慢性泪囊炎、干眼病、屈光不正等,有的与睡眠不足、刺激性饮食有关。

【诊断】

1.临床表现　自觉症状轻重不一,因人而异,主要症状有眼痒、异物感、视疲劳等。

2.检查

(1)结膜充血、睑结膜可有少量滤泡增生。

(2)眼分泌药物不多,为黏液性,黄色或白色泡沫状,聚集在眦部。

【治疗】

去除病因,根据不同病因进行适当治疗。

四、流行性出血性结膜炎

【病因】

病原体为肠道病毒 70 型,偶可由柯萨奇病毒 A24 型引起。通过接触传染。

【诊断】

1.临床表现

(1)潜伏期短(8~48 小时),发病急,传染性强、刺激症状重。

(2)眼剧烈疼痛、异物感、畏光、流泪、水样分泌物。

(3)可伴有发热、乏力、咽痛等病毒性上呼吸道感染症状。

2.检查

(1)眼睑红肿、睑及球结膜高度充血、水肿。

(2)睑及穹隆结膜有大量大小不等的滤泡增生、尤以下睑及穹隆最多。

(3)结膜下细小点状出血,可扩大成点、片状,从上方球球结膜开始向下方球结膜蔓延。

(4)角膜损害一过性点状上皮型角膜炎,重症病例可发生角膜上皮下及基质浅层混浊。

(5)耳前或颌下淋巴结肿大。

【治疗】

1.局部滴用抗病毒滴眼液,常用的有 0.1%阿昔洛韦、0.2%阿糖胞苷、环胞苷等。

2.抗生素滴眼液滴眼,预防混合感染。

3.病情严重者可配合全身抗病毒治疗。

五、流行性角结膜炎

【病因】

腺病毒为主要的病原体。目前已经分离出的腺病毒数型之多,其中以腺病毒Ⅷ最多见,常造成暴发流行。其他型腺病毒多为散发病例,如 7、19、29、37 型。本病为双眼发病,通过接触传染,是一种传染性较强的眼病.在家庭,学校,公共场所容易流行。

【诊断】

1.临床表现

(1)发病急骤,潜伏期一般为 5~12 天,以 8 天为最常见。

(2)双眼先后发病。

(3)初起时眼睑水肿,眼球结膜充血水肿,半月皱襞处尤为明显。结膜可形成大量滤泡。

(4)分泌物为水样、较少。1/3 的患者可见伪膜。

(5)有异物感,刺痒,烧灼感,畏光和流泪。

(6)小儿可伴有发热,咽痛等,耳前淋巴结肿大并有胀痛。

(7)病程一周左右渐好转,约半数以上症状加重并出现角膜损害,有畏光流泪等。

2.检查

(1)睑结膜充血,水肿,分泌物多为水样。

(2)耳前淋巴结肿大和压痛。

（3）涂片检查可见单核细胞增多。

（4）并发浅层角膜炎角膜染色阳性。

3.诊断标准

（1）有与患者接触史。

（2）典型的眼部症状和体征及耳前淋巴结肿大。

（3）分泌物涂片单核细胞多。

（4）分泌物或刮片用聚合酶链反应技术检查致病原。

【治疗】

局部治疗抗病毒眼水 0.1％碘苷（疱疹净），更昔洛韦眼用凝胶。配合抗生素眼液防止继续感染。支持疗法、清热解毒、局部冷敷。

（苏　娱）

第三节　泪器疾病

一、新生儿泪囊炎

【病因】

1.新生儿泪囊炎是由于先天性泪道发育障碍,鼻泪管下段的胚胎性残膜,也称为 Hsaner 瓣没有退化,管腔被上皮细胞残屑阻塞,阻塞鼻泪管下端而引起的继发感染。

2.少数以泪道及鼻泪管骨部狭窄或鼻部畸形所造成,特别是鼻低平或面部狭窄者,黏膜稍有肿胀即可导致阻塞,若发育时期鼻泪管管道不全或黏膜皱褶形成,宫腔内径会太小,黏膜肿胀可使之完全阻塞而引起继发感染。

3.一旦分泌物在泪囊内积聚形成囊肿,泪囊壁会失去张力而扩张,分泌物在泪囊内积聚形成囊肿。在内眦韧带下方有一波动的突起,挤压时有分泌物从泪小管回流或压入鼻腔,一旦因为炎症上下泪小管闭塞,囊肿将继续扩张,在皮下形成囊性肿块。

4.泪液分泌过多和滞留可使泪囊张力减弱,同时又是慢性激惹,泪囊壁抵抗力降低,易受细菌侵袭而发炎。

5.异物:如从泪小点进入的睫毛或从鼻腔进入鼻泪管的异物亦可引起泪囊炎。

6.新生儿泪囊炎的主要致病菌是葡萄球菌,而其他的慢性泪囊炎以肺炎球菌为主,其次才为葡萄球菌及大肠埃希菌。

【诊断】

1.症状　新生儿泪囊炎的主要症状为溢泪,或伴有分泌物多,检查压迫泪囊即可见有黏液性或脓性分泌物溢出。

2.体征　溢泪使泪囊部皮肤潮红、糜烂,出现慢性湿疹表现。挤压泪囊区有黏液或粘脓性分泌物自泪小点溢出,鼻侧球结膜充血,如泪囊内分泌物长期引流不畅,则泪囊可逐渐增大形成泪囊黏液囊肿。

3.实验室检查　分泌物行革兰染色,血琼脂培养以确定感染细菌类型。

4.鉴别诊断

(1)累及内眦部的面部蜂窝织炎:挤压泪囊区无分泌物自泪小点溢出。

(2)急性筛窦炎:鼻骨表面疼痛、肿胀,发红区可蔓延至内眦部。

(3)急性额窦炎:炎症主要累及上睑,前额部有触痛。

【治疗】

1.早期发现即应施行泪囊按摩治疗,用示指自泪囊上方向下方(鼻泪管方向)挤压,同时压住泪小管,使分泌物向下冲破先天残膜,观察泪小点是否狭小、膜闭、畸形等。

2.冲洗泪道的目的是为了彻底清除脓性或黏液性分泌物,加强药物疗效。

3.选择毒性低、浓度低的适宜新生儿应用的抗生素眼水,如妥布霉素滴眼液,每次 1～2 滴,每日 3～4 次,泪囊区挤压按摩后、泪道冲洗前后和泪道探通前后均需点药治疗。

4.对于保守治疗 2 周以上无效者,应该积极尽早选择泪道探通手术。其中 2～4 个月新生儿泪囊炎行泪道探通手术效果最佳,泪道组织若没有长期炎症造成的多发性粘连和狭窄,手术一次探通成功率较高。

5.对于鼻泪管下端为骨性阻塞,大泪囊,患儿年龄若较大,应采用传统的鼻腔泪囊吻合术。

6.少数以泪道及鼻泪管骨部狭窄或鼻部畸形所造成的泪道阻塞而引起的新生儿泪囊炎,经过多次探通效果不佳者需采用泪道置管术,目前国内已经有相关报道,早期行泪道探通手术治疗泪道阻塞已为大家所公认。

二、急性泪囊炎

【病因】

急性泪囊炎在小儿多由先天性鼻泪管下端残膜阻塞引起,也有由于局部外伤所致鼻泪管阻塞导致,也可以由于结膜炎,炎性分泌物阻塞鼻泪管,也有由慢性泪囊炎引起的急性发作。

常见致病菌为葡萄球菌、链球菌、假白喉杆菌等。

【诊断】

(一)症状

1.局部症状

(1)出生后数日或数周发现患儿溢泪。

(2)患眼内眦以下泪囊区有红肿及压痛,可伴睑结膜充血水肿、流泪,分泌物多等局部不适,压迫泪囊即可见有黏液脓性或脓性分泌物溢出。

(3)局部红、肿、热、痛,重者肿胀可蔓延到下眼睑、鼻根部及面颊部,加重可形成脓肿,疼痛可向额部放射,数日后红肿局限,极少数可并发眼眶及颜面部的蜂窝织炎。

(4)严重患儿脓肿形成,穿破皮肤可形成泪囊瘘。

2.全身症状

(1)耳前和颌下淋巴结肿大、压痛。

(2)白细胞增高,伴随体温升高等全身不适。

(二)体征

(1)患眼内眦以下泪囊区皮肤红肿有压痛,向下睑、鼻根部及颊部蔓延。

(2)轻压泪囊区可见脓液由泪小点反流。

(3)行血常规检查,白细胞多增高。

（4）分泌物多抗生素不敏感时可行分泌物革兰染色,血琼脂培养以确定感染细菌类型培养及药敏试验。

（三）实验室检查

分泌物或脓液行革兰染色,血琼脂培养以确定感染细菌类型。

【治疗】

泪道阻塞应该早期积极治疗,不要等到形成泪囊脓肿了再治疗,这样会对孩子造成终身损伤。

1.泪囊按摩治疗　用示指自泪囊上方向下方挤压,使分泌物向下冲破先天残膜,挤压后滴入抗生素眼药水,妥布霉素滴眼液,4 次/日,滴药水前应用棉签将脓液擦拭干净。并全身应用抗生素药物控制感染。

2.泪道冲洗　反复进行泪道冲洗引流出泪囊脓液,对于急性泪囊炎的孩子不要行泪囊切开。

3.全身和局部抗感染　一旦炎症控制,应针对病因手术治疗泪道阻塞。

（1）如保守治疗无效,2～4 个月大时,可局麻下行泪道探通术。

（2）泪道探通失败的患者应行泪道插管手术,否则可能引起泪囊周围组织感染,或形成泪囊瘘。

三、慢性泪囊炎

【病因】

慢性泪囊炎常因鼻泪管阻塞所致。鼻泪管阻塞可发生在先天性鼻泪道阻塞、沙眼或慢性鼻炎、鼻黏膜、鼻黏膜肥厚、鼻中隔偏曲和鼻息肉等病。泪液的滞留继而引起细菌感染,以肺炎双球菌多见。

【诊断】

1.临床表现

（1）溢泪,眼分泌物增多,外观皮肤正常或者内眼角部位的皮肤湿疹,泪阜、半月瓣及内眦部结膜充血,泪囊部位无压痛,挤压泪囊有黏液性、黏液脓性或脓性分泌物自泪小点溢出。

（2）有时由于分泌物的聚集、泪囊失去张力,在皮肤表面可看到泪囊部有一半球形隆起,触之较硬用力挤压后有大量黏液性分泌物溢出称为泪囊黏液囊肿。

（3）慢性泪囊炎作为眼部的感染病灶,对眼球构成潜在威胁。如果眼球外伤或施行内眼手术,容易引起化脓性感染,发生细菌性角膜溃疡或化脓性眼内炎。

2.检查

（1）观察外观皮肤有无湿疹,结膜充血情况,泪囊部位有无压痛,挤压泪囊有无分泌物自泪小点溢出。

（2）冲洗泪囊时,可以见到分泌物反流。

（3）CT 检查:慢性泪囊炎形成囊肿时,表现为圆形或类圆形囊状水样密度影。CT 泪囊造影可发现鼻泪管阻塞、狭窄及扩张的部位及程度,并可显示泪道系统及眶周结构和鼻部的病变。

3.诊断标准

（1）溢泪,眼分泌物增多,挤压泪囊有黏液性、黏液脓性或脓性分泌物自泪小点溢出。

（2）冲洗泪囊时,可以见到分泌物反流。

（3）CT 检查示圆形或类圆形囊状水样密度影。CT 泪囊造影显示鼻泪管阻塞、狭窄及扩张。

【治疗】

1.保守治疗　各种抗生素眼药水频滴患眼,并将泪囊脓液挤压干净。

2.泪道冲洗　用生理盐水加抗生素冲洗。

3.手术疗法　经过一个时期冲洗,待分泌物消失时方可采用。泪道探通术操作简单,但易复发;泪道插管术,适当延长置管时间,成功率较高,可作为首选,以上无效者可考虑以泪囊鼻腔吻合术。

四、泪道狭窄或阻塞

【病因】

由于泪道系统胚胎发育异常或创伤、烧伤、炎症粘连、异物、肿瘤、结石、药物毒性或手术后瘢痕等造成的泪道狭窄或阻塞,使泪液不能进入泪道。可发生在泪点、泪小管、泪囊与鼻泪管交界处以及鼻泪管下口等泪道系统。

【诊断】

1.临床表现

(1)单眼或双眼持续性溢泪,结膜囊可见新月形的泪湖形成,部分患儿由于长期溢泪可出现下睑皮肤浸渍或粗糙及颜面部湿疹。

(2)伴发感染时出现反复的结膜囊黏液脓性分泌物,结膜充血,指压泪囊区有脓性分泌物从泪小点溢出。可有急慢性泪囊炎发生,该病可同时并发耳炎或咽炎。

2.检查

(1)泪道冲洗不通或不畅

冲洗液全部或部分反流,甚至可见黏液或脓性分泌物。

(2)荧光染料消失试验(FDDT)

阳性:观察患儿结膜囊荧光素染色后 5 分钟后荧光素排泄的情况,分为四级(0~1 级为 FDDT 阴性,2~3 级为 FDDT 阳性):

0 级:荧光素排泄干净结膜囊内无荧光素染色;

1 级:结膜囊内边缘处仅见较窄的荧光素着染的泪液条带;

2 级:介于 1 级与 3 级之间;

3 级:结膜囊内可见宽厚明亮的荧光素着染的泪液条带。

(3)泪道造影:直观显示泪道狭窄或阻塞的情况及部位。

3.诊断标准

(1)具有单眼或双眼的持续性的溢泪、眼睑湿疹、反复的结膜囊黏液脓性分泌物等临床表现。

(2)泪道冲洗不畅或不通,FDDT 试验阳性,泪道造影可见狭窄或阻塞。

【治疗】

(一)非手术治疗

大部分先天性 Hasner 阻塞可自行开放或通过按摩和局部应用抗生素眼药水治愈,但随年龄增长自愈率降低。

(二)手术治疗

适用于非手术治疗无效的先天性泪道阻塞患儿或其他原因引起的泪道阻塞。

1.泪道探通术　简单易行,适用于年龄较小的先天性泪道阻塞患儿,常作为非手术治疗失败后的首选手术方式。但随着治疗年龄的增加,治愈率明显下降,且对于较为复杂的泪道阻塞,手术成功率又有明显的下降。

2.泪道置管术　与传统的泪道探通术比较,泪道置管术具有更高的一次成功率。目前应用的治疗方式有 Ritleng 泪道插管术、Crawford 泪道插管术、记忆导丝引导 Y 型泪道插管术及双泪小管鼻插硅胶管术等。对于泪道探通失败或者较为复杂的泪道阻塞患儿可使用泪道插管术。

3.**球囊扩张术** 是目前国际上较为先进的一种泪道微创手术,在儿童泪道阻塞的治疗当中可以很好的在狭窄的局部起到扩张泪道的作用,避免单纯的泪道探通术后因为泪道狭窄而再次阻塞,特别是对于曾经进行过泪道探通术失败或者年龄比较大的患儿,手术的成功率远远高于普通的泪道探通术。但器械材料较昂贵。

4.**泪道内镜** 是近年来开展的一项新技术。其能够在窥镜引导直视下对病变部位、类型和程度进行直观的观察,并可同时进行相应治疗,对于阻塞部位可联合采用激光或微型骨钻处理,并可在直视下引导硅胶管的植入,使手术更为方便、安全和微创。对于一些难治性泪道阻塞性疾病、特殊病因引起的泪道阻塞(如异物、肿瘤、结石等),特别是一些合并骨性狭窄或多处泪道狭窄的泪道阻塞患儿的诊治具有更多的优势。

5.**鼻窦内镜** 对于有过探通失败,假道史和鼻泪道低位狭窄阻塞的复杂病例,鼻窦内镜下行泪道探通、鼻腔泪囊吻合、鼻腔泪囊造孔术是一种安全、准确、高效的辅助方法。特别是对于一些少见的先天异常,如泪囊突出,面部畸形和呼吸道缺陷等,及耳鼻喉科相关疾病如腭垂分支畸形、分泌性中耳炎等引起或伴发的泪道阻塞能够很好地协助诊断治疗。

五、泪道瘘

【病因】

先天性泪道瘘也称泪道瘘,是一种泪道附属器的发育的异常,可为单侧或双侧。瘘管与泪囊相通,为近泪囊上端外侧发出的芽突发育而来,或系皮肤内陷发育而来。

【诊断】

(一)临床表现

1.面颊区皮肤可见凹陷或瘘管瘘口,开口位置常在鼻外侧,低于内眦韧带,也可位于两泪小管之间,瘘管开口可有单侧或双侧、也有两个瘘管者。因液体排出量少,出生时常不被觉察。患儿哭闹时可见泪液自瘘管溢出,晨起可见瘘管口有分泌物结痂,部分堵塞瘘口。泪液常引起漏口周围皮肤湿疹或脱屑。感染时有脓液排出。

2.合并泪道及全身的各种遗传性发育疾病,多见于双侧先天性泪囊瘘。如:下泪小点和下泪小管缺如、斜视、Down 综合征、Charge 综合征、EEC 综合征、尿道裂、眼距过宽症、鼻眶筛区脑膜膨出等。

(二)检查

1.**内侧瘘** 瘘管从泪囊直接开口于鼻腔者,临床上不易被察觉。

2.**外侧瘘** 瘘管开口于面颊,瘘管周围皮肤与正常皮肤一样,此型较易发现。外侧瘘又可分为单侧或双侧,也可在一侧有两个瘘管。瘘管开口位置通常在鼻外侧稍低于内眦韧带或略高于上、下泪小管之间。挤压瘘口有清液或黏液脓性分泌物溢出。若瘘口小,常被忽视。有些瘘口较大,周围皮肤可见淡褐色色素斑,囊腔容积较大,裂隙灯下可见囊腔内壁的红色黏膜组织。

3.**泪道探针** 使用 Bowman 探针,注意操作轻巧,遇有阻力切勿强行推进,以免造成假道。

4.**泪道造影** 在常规冲洗泪道以后,注入碘油,然后做 X 线摄片检查,对于内侧瘘及盲端在皮下的瘘管是很好的检测手段。

(三)诊断标准

根据泪囊区皮肤瘘管不断流出清亮液,可做出诊断。泪道冲洗大量液体自瘘管开口溢出,可以明确有无感染及泪道阻塞。

先天性泪囊瘘需与后天性泪囊瘘相鉴别。前者瘘口小,边界整齐,无炎性肉芽组织;后者瘘口是因泪囊炎症破溃后形成,瘘口周围多数有炎性肉芽组织增生。

【治疗】

发现先天性泪囊瘘,要寻找与之有关的眼部及身体的异常并进行处理。

对于单纯的泪囊瘘管,如果泪道冲洗通畅,治疗目的在于封闭其在皮肤表面的开口或手术切除瘘管。

如果伴有泪道阻塞或泪囊炎,可以置入泪道引流管,泪道通畅后建议切除瘘管,部分患者泪道通畅后窦道可以封闭。

1.非药物治疗　常规行泪道冲洗必不可少,一是清洁泪道,预防伤口感染;二是检查泪道是否通畅。泪道冲洗时需用纱布及手指压住瘘管开口,以免冲洗液自瘘口分流出后冲洗压力降低,在泪道通畅的情况下无鼻腔流水及吞水动作,而作出鼻泪管阻塞的错误判断。

2.药物治疗　若瘘管有急性感染,瘘口周围皮肤红肿,应用抗生素控制感染后及时手术。

3.手术治疗　先天性泪囊瘘手术的治疗方法很多,一般认为无临床症状者无需处理。对有症状患者的治疗,临床常见有以下几种:①缝合瘘管。②热烙或硝酸银烧灼。③瘘管搔刮术。④手术切除瘘管。⑤泪囊鼻腔吻合术联合瘘管切除术及鼻泪道插管术。

随着内镜技术的发展,在内路直视下进行鼻腔泪囊吻合术并瘘管切除术被认为是较为有效的手术方式。在鼻内镜下操作,可直接观察骨孔大小、位置及开口情况,准确切开泪囊,不损伤肌肉及内眦韧带,保持泪囊的导泪作用。由于不切开皮肤,面部无瘢痕,不影响美观。一些新的创伤小的治疗方法相继被报道:采用 Nd:YAG 激光、KTP 泪道激光治疗泪囊瘘管,均取得了良好疗效。但上述方法仍需要特殊的设备,在一定程度上限制了其在临床上的应用。

(苏　娱)

第四节　晶体状疾病

一、球形晶状体

【病因】

晶状体先天发育异常,多有家族史。

【诊断】

1.临床表现

(1)高度近视、弱视、非轴性近视,角膜曲率,眼球长度正常,是由于晶状体增厚所致,并且不能调节。

(2)晶状体呈球形,直径较正常晶状体为小,前后径较长,前极甚至可触及角膜。正常晶状体厚度在无调节时为 3.6mm,极度调节时增至 4.0mm。

(3)充分散瞳后,可以看到晶状体的赤道部和悬韧带或悬韧带缺如。

(4)可发生青光眼,房角异常,又因晶状体增厚,点缩瞳药可发生瞳孔阻滞,眼压不降反升,称倒转性青光眼,睫状肌麻痹剂又可加重晶状体脱位,因此首选用抑制房水生成药物降低眼压。

(5)Marchesani 综合征,又名短指—球形晶状体综合征,多有家族史,有常染色体显性和隐性遗传两种方式,分单纯眼部异常和眼及全身异常两类,除球形晶状体外,尚有晶状体脱位或半脱位,白内障,继发性青光眼,玻璃体液化,视网膜脱离等。全身主要表现为身材矮小、皮下组织丰满、肌肉发育良好、指趾短粗;其次为头、颈短,胸宽,手指腕运动受限,智力低下,头尖畸形,心脏病。

2.检查

(1)视力及矫正视力,散瞳验光确定屈光不正的性质。

(2)裂隙灯显微镜检查晶状体形状。

(3)超声测量晶状体厚度,眼球长度,排除轴性近视。

(4)测角膜曲率排除角膜曲率引起的近视。

(5)心电图、胸部 X 线。

(6)超声生物显微镜(UBM)检查晶状体的位置和形态。

【治疗】

1.配镜矫正屈光不正。

2.弱视治疗。

3.针对眼部并发症进行对症治疗。

4.手术摘除晶状体,植入人工晶状体。

二、圆锥形晶状体

【病因】

晶状体先天发育异常,多发生于胎儿后期或出生后。

【诊断】

1.临床表现

(1)单眼或双眼发生,常伴有高度近视、弱视。

(2)裂隙灯显微镜可见晶状体前或后极呈圆锥形或球形突出,通常是皮质突出。

2.检查

(1)超声测量晶状体厚度。

(2)晶状体图像检查系统测量晶状体前后面曲率。

【治疗】

1.配镜矫正屈光不正。

2.弱视治疗。

3.手术摘除晶状体,植入人工晶状,尤其是单眼者。

三、先天性晶状体脱位

【病因】

晶状体悬韧带先天发育异常。

【诊断】

(一)临床表现

1.晶状体不全脱位　晶状体不全脱位产生的症状取决于晶状体移位的程度,可表现为晶状体性近视

(悬韧带松弛,晶状体弯曲度增加),难以矫正的严重散光(晶状体轴发生倾斜),单眼复视(晶状体移位)。眼部裂隙灯检查可见前房变深,虹膜震颤,晶状体呈灰色,可见赤道部,断裂的悬韧带,玻璃体疝脱入前房,表面有色素,检眼镜下可见新月形的眼底反光和双眼底像。

2.晶状体全脱位　晶状体完全离开了瞳孔区,表现为无晶状体眼视力。前房变深,虹膜震颤,晶状体脱入瞳孔区产生瞳孔嵌顿,引起急性吉光眼;晶状体脱入前房,多位于前房下方,晶状体透明呈油滴状,边缘带金色光泽,晶状体混浊者呈一白色盘状物,可引起角膜混浊。晶状体脱入玻璃体腔,浮在玻璃体上或沉入玻璃体内。晶状体脱位可引起严重的虹膜睫状体炎,视网膜脱离等。

(二)检查

1.视力及矫正视力,有无单眼复视,屈光状态。

2.眼部裂隙灯检查,眼底检查。

3.超声生物显微镜(UBM)检查前房深度,晶状体脱位的范围。

4.心电图、心脏彩超、胸部 X 线。

5.实验室检查:查血、尿同型胱氨酸。

(三)诊断标准

1.单纯性晶状体异位　常为双眼对称性。

2.伴有晶状体形态和眼部异常　常见有小球形晶状体,晶状体伴缺损,无虹膜症等。

3.伴有先天性全身异常

(1)Marfan 综合征:是一种不规则的常染色体显性遗传病,以眼、心血管和骨骼系统异常为特征。眼部表现为晶状体脱位,多为部分性向鼻上方脱位,或脱入前房或玻璃体内,晶状体混浊,少数患者的晶状体呈球形,前房角发育异常引起青光眼,虹膜扩瞳肌发育不良,瞳孔不容易扩大,近视,先天性大角膜,先天性小角膜及无虹膜等异常。全身表现为手指和脚趾细长,形如蜘蛛状,四肢骨细长,容易骨折,鸡胸或桶状胸,约 35% 患者有心血管异常,主要为主动脉夹层动脉瘤,主动脉狭窄,心脏卵圆孔闭合不全等。

(2)Marchesani 综合征。

(3)同型胱氨酸尿症:为常染色体隐性遗传病,以骨质疏松和有全身血栓形成趋势为特征。晶状体多向鼻下脱位,晶状体易于脱入前房和玻璃体腔,部分患者有先天性白内障,视网膜脱落和无虹膜等异常。全身表现为智力低下,四肢骨细长,蜘蛛(指/趾),颜面血管扩张和潮红,血小板黏滞度高,实验室检查可检出血,尿中含有同型胱氨酸。

【治疗】

1.配镜矫正屈光不正　适用于没有并发症的晶状体不全脱位,用眼镜矫正有晶状体区或无晶状体区的屈光不正,恢复适当视力。

2.手术　手术摘除晶状体以及人工晶状体植入术。根据脱位程度选用晶状体囊内摘除术、囊外摘除术及超声乳化术。

四、先天性白内障

出生时已存在或出生后第一年发生、发展的晶状体混浊称为先天性白内障。

【病因】

遗传性与特发性(不明原因)各占一半,遗传方式主要有三种,即常染色体显性(AD)、常染色体隐性(AR)和 X 染色体连锁遗传,以 AD 最为常见。

多种遗传病或系统性疾病也可伴发先天性白内障,常见合并有肾、中枢神经系统、骨骼肌肉、皮肤等系统先天性异常,代谢性疾病如半乳糖血症、染色体病变。

孕期母体受风疹病毒、麻疹病毒、巨细胞病毒、单纯疱疹病毒、水痘-带状疱疹病毒感染,患系统疾病(糖尿病、心脏病、肾炎、贫血、甲亢、手足抽搐症、钙代谢紊乱等)、盆腔受放射线照射或服用某些药物(如大剂量四环素、激素、水杨酸制剂、抗凝剂等),也可能致病。

【诊断】

(一)临床表现

1.先天性白内障可以是家族性的,或是散发的,可以单眼或者双眼发病。

2.多数患儿被发现"白瞳"或婴幼儿视物反应差就诊,双眼患者可表现为眼球震颤(呈钟摆样或搜索状),斜视往往是单眼患者的最初表现;少数患儿由于例行的新生儿体检发现,或儿童视力检查发现视力差。术前伴发眼球震颤或斜视是视力预后差的指征。

3。晶状体混浊表现形态多样,可单一类型或多种类型合并,多双眼对称性,也可双侧不对称或单侧发病,多数保持静止状态,有的呈不同速度进展。常见类型有核性白内障、全白内障、前极性白内障、后极性白内障、绕核性或板层白内障,还有粉尘状、点状、缝状、盘状、冠状等特征性形态相对少见,按白内障形态分类有助于判断手术适应证和预后。

4.可能合并小角膜或小眼球、虹膜和(或)脉络膜缺损、永存玻璃体动脉等其他眼部异常。

(二)临床诊断

1.详细询问相关病史 何时发现"白瞳"、视物差、眼球震颤或斜视等症状,是否早产及围生期异常,母孕期疾病诊疗史,家族史,手术史。

2.专科检查

(1)3岁以下患儿检查视物反应力(追光能力、眼球跟随性),4岁以上检查视力表视力。

(2)视觉固视反射(眼球震颤程度),眼位检查。

(3)充分散瞳,台式或手持裂隙灯检查眼前节,重点记录晶状体混浊形态及有无脱位、是否合并小角膜或虹膜缺损等其他异常,二期手术患儿须注意囊膜完整程度和粘连情况。

(4)直接或间接检眼镜检查眼底,不能窥入眼底者注意有无红光反射。

(5)眼压检测。

(6)B型超声检查玻璃体及视网膜情况,需要植入人工晶状体者测量角膜曲率及A型超声测量双眼眼轴。

(7)有条件时,用视觉电生理辅助评估视力预后,Ⅱ期IOL植入术前UBM检查评估周边部囊膜残留及粘连情况。检查不合作的患儿可根据公斤体重给予10%水合氯醛口服睡眠后检查。

3.儿科全身检查 有无其他系统病变或综合征,必要时需行血生化、尿液、免疫等针对性的实验室检查。

4.鉴别诊断 排除永存原始玻璃体增生、早产儿视网膜病变、视网膜母细胞瘤等眼部病变。

【治疗】

1.治疗原则 对于明确影响视觉发育的先天性白内障必须争取尽早治疗,早期安全的手术、及时准确的屈光矫正、坚持有效的弱视治疗是治疗的主要原则,三者缺一不可。

2.手术时机 在小瞳孔下没有遮挡视轴的不完全性白内障可观察其动态发展,较小的中央区部分性混浊可暂行扩瞳保守治疗,根据白内障对视力的影响程度决定是否手术。全白内障、位于视轴上混浊大于3mm的核性或绕核白内障、致密的后囊下性白内障,一旦确诊应在全身条件允许的情况下尽快手术。双眼全白内障患者应在生后 2 个月以内进行手术,单眼患者应更早手术。

3.手术方案　对于双眼手术患儿,1 岁以内者先行"白内障囊外摘除术",待 2 岁行"Ⅱ期人工晶状体植入";2 岁以上者行"白内障囊外摘除联合Ⅰ期人工晶状体植入术"。对于单眼手术患儿,可在 6 个月~1 岁时即植入人工晶状体。对于小于 7 岁的手术患儿,需联合"一期后囊膜切开及前段玻璃体切除",大于 8 岁患儿可根据需要后期行激光后囊膜切开。

4.视功能康复治疗

(1)屈光矫正:术后必须尽早进行准确的光学矫正,尤其对于单眼无晶状体眼。验光配镜多在术后 1 个月,常用散瞳检影验光后配戴框架眼镜,给予完全矫正,此后每 6 个月根据验光情况调整。鉴于 IOL 眼的无调节性,必要时可采用配双光镜(下加光+1.0+2.0D)或近用、远用两副眼镜以获得良好的视近视远视力。

(2)弱视训练:包括遮盖治疗、弱视仪器辅助治疗、药物治疗,以及同时视、融合力、立体视等功能训练,可酌情综合治疗。对于单眼患者,一般术后 1 周即可开始遮盖治疗,1 岁以前每天遮盖健眼 90%~70%的清醒时间,1 岁以后遮盖 50%的清醒时间,根据视力差异程度和年龄适当调整遮盖与去除遮盖的比例,良好的依从性是决定疗效的关键。配镜及 IOL 植入后仍须继续弱视训练,一般持续到 10 岁左右。

五、外伤性白内障

眼球钝挫伤、穿通伤、化学伤、电击伤和辐射性损伤等外伤因素引起的晶状体部分或完全混浊称为外伤性白内障。

【病因】

1.眼球钝挫伤导致　常见玩具枪、玩具珠、小石子等打伤,多单眼;外力直接或间接损伤晶状体上皮层、扰乱晶状体纤维排列、改变囊膜渗透性,引起皮质局限或完全混浊;挫伤引起葡萄膜炎症反应,影响细胞代谢也可形成皮质混浊。

2.穿通伤导致　常见刀剪针、玩具棍箭、金属玻璃碎片等锐物击中,多单眼;晶状体囊膜破裂后房水进入晶状体引起皮质局限或完全混浊;金属异物进入眼内可在前囊下形成铜质沉着症或铁锈沉着症。

3.其他　较少见的有爆炸伤导致,触电或雷电导致。

【诊断】

(一)临床表现

1.详细询问相关病史　受伤时间及特点,致伤力大小,损伤物性质,眼内异物及眼内炎可能,受伤前视力如何,有否其他疾病,受伤后经何急诊处置。要考虑儿童提供病史的可靠性。

2.体征　不同致伤原因表现不同,常合并多组织复合损伤。

(1)钝挫伤白内障:晶状体挫伤多表现放射状或花瓣样混浊,前囊膜 Vossius 环伴或不伴囊膜下局限性浅层皮质混浊,后期可发展为绕核白内障;严重时也可囊膜破裂尤其后囊膜破裂,晶状体迅速完全混浊;可伴晶状体脱位或半脱位、前房积血、虹膜根部离断、房角后退、继发性青光眼,严重时合并玻璃体积血、视网膜脱离、视神经挫伤,远期可形成虹膜后粘连。

(2)穿通伤白内障:晶状体囊膜破裂,皮质溢出,混浊发展迅速且完全,可继发葡萄膜炎反应或青光眼;囊膜破口小,可自闭形成局限性混浊。

(3)爆炸伤白内障:多类似钝挫伤,也可有穿通伤或化学伤,累及双眼或单眼。

(4)电击伤白内障:前囊或后囊及囊下皮质局限性或完全性混浊,多静止,可发展,多伤后 1~6 个月发病。

（二）专科检查

根据病史有目的地进行检查，避免二次损伤，严重穿通伤不能强行开睑，可在术中详细检查。评估视力，尤其有无光感及光定位，瞳孔是否有传入性损害；裂隙灯显微镜或手持裂隙灯检查眼前节，重点检查伤口大小及位置、眼内出血、虹膜损伤及嵌顿、晶状体混浊及脱位程度、前后囊膜完整性等情况；间接检眼镜检查眼底或红光反射。

（三）辅助检查

测眼压，若眼压很低时应警惕巩膜裂伤；穿通伤者，常规 X 平片筛查眼内金属异物；眼内情况不清时，无开放伤口或伤口缝合后，B 超检查晶状体、玻璃体、视网膜、球内异物；UBM 检查房角、虹膜根部、晶状体悬韧带；需要植入人工晶状体者测量角膜曲率、A 超测量眼轴。

【治疗】

（一）治疗原则

挽救眼球，保存视力，预防弱视，促进融合。

（二）手术治疗

1.手术指征　晶状体混浊影响视力或视功能发育；晶状体皮质膨张或溢出；影响检查和治疗眼后段病变；诱发葡萄膜炎或继发青光眼；合并明显晶状体脱位。

2.手术时机　综合考虑白内障程度、年龄、外伤程度、前期处理、葡萄膜炎反应、并发症。

（1）白内障手术时机：晶状体混浊较局限者，未明显影响视力时定期观察，或急诊手术仅行眼球修补，术后根据混浊进展及对视功能的影响决定Ⅱ期白内障手术的时机；晶状体囊膜破裂伴皮质明显溢出、晶状体内异物伴混浊、晶状体皮质与玻璃体混合、药物无法控制的高眼压，应一期行白内障摘除术；眼球破裂伤及眼内容物外流，而晶状体囊膜破裂口自闭或皮质溢出不严重，先行角巩膜伤口清创缝合后 1～2 周再行白内障摘除联合或不联合人工晶状体植入术；无晶状体破裂，合并严重眼内出血、葡萄膜炎反应重、眼内感染可能，宜延期手术，出血稳定 4～6 周、眼内炎症控制后尽快行白内障手术，一般不超过 3 个月。

（2）人工晶状体植入时机：尚有争议。2 岁后患儿，伤眼损伤程度轻或无明显炎症反应时，白内障摘除联合一期人工晶状体植入；多数情况建议Ⅱ期人工晶状体植入术；需急诊手术但术前眼内炎症反应重或继发青光眼，损伤重估计术后炎症反应重、眼前段损伤严重、后囊破裂较大或悬韧带离断较多时，先白内障摘除，尽快控制炎症及眼压后再行人工晶状体植入；合并外伤性眼内炎时，先用玻璃体切除联合晶状体切除，眼内炎控制 3 个月后再考虑植入人工晶状体。

3.手术方案　眼前段伤为主、后囊膜完整或破裂不严重、晶状体无明显移位或前脱位，选择经角巩缘切口行白内障注吸术；术中玻璃体脱入前房，联合晶状体抽吸和玻璃体切除术；7 岁以下患儿，一期后囊膜切开联合前段玻切。合并需要处理的眼后段病变、后囊膜破裂严重、玻璃体大量脱出、晶状体脱位明显，可选择经睫状体平坦部切口行白内障摘除联合前段玻璃体切除术。

（三）视觉康复训练

术后坚持遮盖及弱视治疗，屈光矫正。

六、并发性白内障

并发性白内障是指由于炎症或退行性病变的其他眼内疾病引起的晶状体混浊。

【病因】

由于眼部炎症或退行性变，使晶状体局部上皮或内部发生营养或代谢的障碍，导致晶状体不同位置和形态的混浊。常见于葡萄膜炎、视网膜色素变性、青光眼、视网膜脱离、眼内肿瘤、高度近视、玻璃体切除术后及青光眼滤过术后等。

【诊断】

(一)临床表现

1.患眼有原发病的特征表现。

2.白内障多为单眼,亦可为双眼。多于原发病的中晚期发生,发展取决于眼部原发病的进展过程。典型的混浊最早发生在囊膜下,囊下皮质出现颗粒、网状、条状或弥漫性混浊,有时伴有彩色结晶、空泡、钙化灶,逐渐向周围和深部皮质及核扩散,可形成玫瑰花样或放射状混浊,长期可导致完全性白内障。'

3.由于原发病因不同,临床体征也不尽相同。

(1)由眼前段疾病引起的多由前皮质开始混浊,常伴囊膜增厚皱缩并有钙化等变化;前葡萄膜炎所致者为局限性前囊下混浊,可发展为全白混浊,伴瞳孔变形或闭锁、虹膜后粘连;青光眼及滤过术后引起者多晶状体前囊下、前皮质或核性混浊,伴虹膜缺乏弹性;严重角膜炎可引起瞳孔区前极部混浊。

(2)由眼后段疾病先出现后极部囊膜及后囊下混浊,早期即可影响视力;视网膜色素变性并发为特征性的后囊下颗粒状混浊或后极皮质内星状混浊;慢性葡萄膜炎多后囊下皮质混浊,青少年类风湿病易引起核性白内障;陈旧性视网膜脱离多核性混浊,玻璃体术后以后囊下混浊及核性混浊为主;高度近视多核性和后囊下混浊。眼内肿瘤的毒性作用和机械性损伤也能造成晶状体迅速混浊。

(二)临床诊断

1.相关病史　原发病病史,用药史,手术史等。

2.专科检查　视力检查或视功能评估,色觉,眼压,裂隙灯检查,晶状体未完全混浊前可详查眼底;B超;必要时检查视觉电生理,视野,角膜内皮,人工晶状体生物测量等。

【治疗】

治疗原则:

1.首先需个体化系统化治疗原发病,晶状体混浊早期密切观察并使用白内障药物治疗。

2.晶状体明显混浊时,择期手术摘除;酌情慎重考虑植入人工晶状体。

3.积极应对不同类型原发病引起的不同术后并发症及视觉康复。

七、后发性白内障

白内障囊外摘除术后残留的或新生的晶状体上皮细胞移行增殖而引起的后囊膜混浊称为后发性白内障,是白内障术后最常见的并发症,在儿童发病率几乎为100%。

【病因】

后囊膜混浊的组织病理学基础是残留的前囊膜或赤道部晶状体上皮细胞增生并向后囊膜移行,形成多细胞纤维层覆盖后囊和视轴,纤维化生并皱缩,进一步降低视力,目前已知有多种分子生物学机制参与其发病,如各种生长因子、细胞外基质以及细胞凋亡等;术后炎症反应促进晶状体后囊混浊的发生发展。

儿童白内障手术后葡萄膜炎反应较成人更强,残留晶状体细胞增殖能力更强,且术后用药及随访依从性较差,因而年龄越小后囊膜混浊发生率越高。

【诊断】

1.临床表现

(1)症状:白内障术后,无痛性慢性视力再次下降且无法矫正,婴幼儿视物反应改善不明显。

(2)体征：后囊膜混浊形态多样，常见的有后囊膜皱褶、混浊、纤维化，前囊膜混浊、开口皱缩、Soemmering 环；常合并虹膜后粘连、瞳孔移位或变形、人工晶状体异位或夹持等。

2.专科检查

(1)常规检查：婴幼儿检查追物能力、固视反应、选择性观看或遮盖厌恶试验、视觉诱发电位，4 岁以上检查视力表视力。充分散瞳后裂隙灯检查眼前节，重点是前后囊膜混浊形态及纤维化程度、虹膜粘连、人工晶状体情况。直接或间接检眼镜检查眼底。

(2)辅助检查：眼压检测；B 型超声检查玻璃体及视网膜；需要植入人工晶状体者测量角膜曲率、A 型超声测量眼轴；UBM 检查房角、虹膜、囊膜、睫状体。不合作的患儿服用 10% 水合氯醛口服液镇静后详细检查。

【治疗】

1.治疗原则　对于明确影响视功能的后囊膜混浊必须早期发现，早期治疗，术后密切随访和详细检查是决定预后的关键。

2.手术治疗

(1)手术指征：后囊混浊遮挡瞳孔区，患眼视力下降与后囊混浊程度相关。

(2)手术方案：早期混浊较薄且残余易吸收，用掺钕钇铝石榴石（Nd：YAG）激光治疗，操作简便；混浊膜致密或纤维化严重、与人工晶状体紧密相贴、较多晶状体皮质残留，考虑激光手术难度大、并发症多、疗效不佳且复发率高，用经角巩缘或扁平部行后囊膜切开联合前段玻璃体切除术治疗。

八、代谢性白内障

因内分泌障碍引起的晶状体混浊称为代谢性白内障，是系统性疾病的表现之一。

【病因】

由于内环境生化异常，导致晶状体营养代谢或渗透压的改变，形成多种形态性状的晶状体混浊，可随着病情变化而迅速发展或消失。常见的系统性疾病有糖尿病、半乳糖血症、低钙、低血糖，其他较少见的代谢疾病有氨基酸尿症、高胱氨酸尿症、肝豆状核变性、Fabry 病（先天性半乳糖苷酶缺乏症）、6-磷酸葡萄糖脱氢酶缺乏症、Hurler 病（黏多糖病第 Ⅱ 型）、Lesch-Nyhan 综合征（先天性次黄嘌呤-鸟嘌呤磷核酰转化酶 HGPRT 缺乏症）、Fanconi 综合征（胱氨酸贮积病）、Lowe 综合征（眼-脑-肾综合征）等。

【诊断】

(一)临床表现

1.真性糖尿病性白内障　多见于青少年病情严重的 1 型糖尿病患者，多双眼发病。早期在前后囊下出现小空泡，继而在浅层皮质出现分散的灰色雪花样或点状混浊，可在数天、数周或数月内发展为完全性混浊。随着血糖波动可伴有屈光变化，常伴视网膜病变。

2.半乳糖性白内障　常染色体隐性遗传，患儿缺乏半乳糖-1-磷酸尿苷转移酶或半乳糖激酶，伴或不伴全身表现，双眼发病。可在生后数日或数周内发生不同形态晶状体混浊，早期为前皮质油滴样混浊，多发展为绕核性混浊。病情控制后白内障多数可逆转。

3.手足搐搦性白内障　又称低钙性白内障，由于先天性甲状旁腺功能不足或营养障碍，使血清钙过低引起，合并肌肉痉挛、骨质软化的表现，双眼发病。典型表现为绕核性白内障，血钙波动则混浊呈多层，有些表现为前后皮质内条纹状混浊或结晶微粒，重者可能发展为全白内障。

4.低血糖性白内障　妊娠妇女或新生儿严重低血糖引起，出生时或 2 岁内逐渐加重，多为板层混浊，常合并智力低下。

5.其他　同型半胱氨酸尿症多先天性白内障伴晶状体脱位,Lowe综合征多双眼全白内障伴后圆锥、角膜瘢痕、先天性青光眼等,肝豆状核变性多葵花状皮质混浊伴角膜 KF 环。

(二)临床诊断

1.相关病史　全身病史及治疗史,各系统的病变表现及并发症,目前用药情况等。

2.专科检查　视力及视功能评估,裂隙灯检查,眼部 B 超等。

3.辅助检查　相关的血、尿生化检查,相关专科的检查。

(三)鉴别诊断

婴幼儿期发病者,与先天性白内障鉴别;青少年期发病者,与发育性白内障、并发性白内障或药物性白内障鉴别。一般可通过全身表现和实验室检查结果加以区别。

【治疗】

(一)治疗原则

1.发病早期积极治疗原发病,如胰岛素用药、无乳糖和半乳糖饮食、足量维生素 D 和钙剂用药等,滴用治疗白内障滴眼液,混浊可能部分消退。

2.晶状体明显混浊且不呈现可逆性,择期行白内障手术。

3.术后注意预防感染和出血,积极视觉康复治疗。

(二)手术治疗

1.手术指征　不可逆性晶状体混浊明显影响视力和视功能发育。

2.手术时机　全身病情控制后且可耐受手术,血糖、血钙等生化指标基本正常。

3.手术方案　同先天性白内障,酌情行一期或二期人工晶状体植入。

(王百祥)

第五节　青光眼

发育性青光眼,也称先天性青光眼,是指由于胚胎期发育异常,房角结构先天异常而致房水排除障碍所引起的青光眼。可分为原发性先天性婴幼儿型青光眼、青少年型青光眼、合并其他先天异常的青光眼 3 个类型。继发性青光眼则包括眼底病、肿瘤、炎症、外伤及药物引起的青光眼。因此,儿童期的青光眼应包括发育性青光眼及继发性青光眼两大类。

一、原发性先天性婴幼儿型青光眼

原发性先天性婴幼儿型青光眼是指发生在 3 岁以前的先天性青光眼,是一种先天性遗传性小梁网和前房角发育异常,阻碍房水排除,表现为眼压升高,角膜增大和水肿,视神经病理性缺陷的疾病。

【诊断】

(一)临床表现

1.眼球增大　俗称"牛眼"。由于婴幼儿时期眼球的结缔组织弹性比较大,患儿发病早期即有眼球增大的表现,单眼发病者表现更为明显,很多家长因发现患儿双眼眼球大小不对称而就诊。

2.畏光、流泪和眼睑痉挛　是原发性先天性婴幼儿型青光眼的主要症状。其产生的原因主要是眼压升高引起角膜水肿,刺激了角膜上皮内丰富的感觉神经。该症状不但是诊断青光眼的一个重要依据,而且也是一个判断青光眼治疗效果的重要指标。因此,婴幼儿在出现不能解释的角膜刺激症状时,首先应该做排除先天性青光眼的检查。

3.角膜增大、水肿混浊和后弹力层破裂　由于眼球增大主要发生在角膜和巩膜连接处,所以,角膜也增大。初始角膜云雾状混浊,随着角膜和巩膜缘的不断增大,Descemet 膜和内皮细胞层被拉伸,最终导致后弹层破裂(形成 Haab 纹)。在高眼压的作用下,房水通过破裂孔进入实质层和上皮层,角膜水肿混浊进一步加重,导致角膜云翳样瘢痕,上皮缺损甚至溃疡;角膜或角巩膜缘葡萄肿;晶状体悬韧带被牵拉而断裂发生晶状体半脱位。

4.眼压增高　眼压测量对原发性先天性婴幼儿型青光眼来讲,同样是必需的检查项目。压平式眼压计因不受角膜水肿,眼球因素的影响而相对可靠。患儿不合作,可给予镇静剂如 10% 水合氯醛口服(50mg/kg体重),或全身麻醉后测量。使用不同类型的麻醉剂、用药后不同时期测量眼压,以及在一天中不同的时间测量眼压等几个因素都会影响眼压的测量值。但 2.8kPa(21mmHg)仍被认为是其上限值。

5.眼底改变　正常婴幼儿的 C/D 值极少大于 0.3,若发现大于此值者或双眼对称差值超过 0.2 者,应怀疑有青光眼的可能。婴幼儿期青光眼凹陷的特点是较深、圆、居中、视杯大小随眼压改变而波动。定期对视乳头进行照相检查,如实的记录凹陷的扩大或缩小,对该病的诊断及观察疗效有客观的依据。

6.其他　轴性近视、前方加深等。

(二)检查

1.检查方法　检查体位同儿童眼科常规检查体位,必要时使用镇静剂或全身麻醉。

2.眼压测量　如前所述,手持压平式眼压计测量较可靠。2.8kPa(21mmHg)被认为是其上限值。需结合其他检查做出判断,单凭眼压不能确诊早期病变。压陷式眼压计或气动眼压计等也是常用的眼压测量仪,关键是要用同一种眼压计持续测量对比和眼压值的修正。

3.角膜横径测量　正确的测量方法是在角膜的水平径线上,用一只两脚规,其一固定于 3:00 方位的角巩膜缘处,另一只脚位于 9:00 方位的相同位置上,两点间的距离即为角膜横径。我国小儿 3 岁后角膜横径即接近成人水平(11.8mm)。大于同龄组正常婴幼儿的角膜横径,即应怀疑青光眼,通常青光眼患儿在一岁以前角膜横径即大于 12mm。

4.前房角镜检查　原发性先天性婴幼儿型青光眼的房角结构与正常者相似,不同点有:

(1)虹膜附着点靠前,周边虹膜基质发育不全,无色素、几乎透明,虹膜血管充盈迂曲。

(2)看不到房角隐窝和睫状体。

(3)巩膜突发育不全。

(4)小梁网表面呈半透明外观,无色素。

(5)Schlemm 管位于虹膜根部之上,当前房角压迫角膜缘时通过半透明的小梁网能看到血流反流入 Schlemm 管。

5.UBM 检查　对眼前段的组织结构可获得直观的图像资料。UBM 图像上可观察到小梁网、Schlemms 管、虹膜角膜角的宽窄以及虹膜根部的厚度、形态和虹膜根部附着位置,角膜水肿及后弹力层异常也可做出正确的判断。

6.眼轴　眼轴的长度不受 24 小时时间的变化而改变,也不因麻醉的影响,且能够反映一段时间内眼压的高低。因此,较眼压的测量更有助于诊断。使用 A 超测量。正常儿童 3 个月~3 岁时眼轴长在 18.4~23.5mm 之间。

7.屈光状态　该病患眼较同龄正常眼屈光度为 2D 的球面镜或 1.5D 的柱镜,多为近视。

（三）诊断标准

1.眼压升高,不明原因畏光、流泪等角膜刺激症状。

2.角膜横径大于同龄儿童 0.5mm,有诊断意义。同时伴有角膜水肿、混浊、Haab 线更具诊断价值。

3.房角检查见厚实的深棕色带覆盖在从整个小梁网到周边虹膜的区域,虹膜根部累及的宽窄不一。

4.眼底 C/D 比值增大。

5.眼轴长度较同龄组增加如上述检查不能明确时,可间隔 4 周复诊,观察角膜、眼压、眼底的变化来明确诊断。

6.尚需与以下孩童常见眼部异常鉴别:

(1)其他原因造成的大角膜和角膜混浊:

1)先天性大角膜;

2)巩角膜;

3)代谢性疾病;

4)角膜后部多形性营养不良;

5)先天性遗传性角膜内皮营养不良;

6)产伤。

(2)其他引起畏光流泪的原因:

1)先天性泪道阻塞;

2)角膜上皮擦伤;

3)Meesman 角膜营养不良;

4)Rei-Buckler 营养不良;

(3)其他原因造成的视神经异常:

1)先天性视乳头小坑;

2)先天性视乳头缺损;

3)先天性视乳头大凹陷;

【治疗】

1.治疗原则

(1)原发性先天性婴幼儿型青光眼的治疗以手术治疗为主,药物治疗仅用于术前的准备阶段。不能长期依靠药物来控制眼压。

(2)小儿长期用药会对全身造成一系列不良影响,医务工作者要熟悉各种抗青光眼药物的性能及副作用。用药浓度尽量偏低,尽可能用最小的有效剂量。点药后应注意压迫泪小管防止其流入鼻腔吸收带来的副作用。

2.药物治疗

(1)胆碱能药物:如 0.25%～4% 的毛果芸香碱盐酸盐或硝酸盐溶液,每日 4 次。

(2)β-肾上腺素能受体阻滞剂:如 0.25%～0.5% 的噻吗洛尔,每日 1～2 次。

(3)拟肾上腺素药物:如双特戊酰肾上腺素,每日 2 次。联合 β-肾上腺素能受体阻滞剂使用效果更好。

3.手术治疗

(1)小梁切除术。

(2)房角切开术。

(3)小梁切开术。

二、青少年型青光眼

青少年型青光眼(JOAG)是一种较少见但病情严重的青光眼类型。患者表现为常染色体显性遗传,有较高的外显率,约 80%～96%。可在各种年龄(3～45岁)发病。但多在 3～20岁之间。因病情较重,药物难以奏效,常需进行手术治疗。

【诊断】

(一)临床表现

与原发性开角型青光眼(POAG)比较,JOAG 患者除发病年轻、眼压较高及明显的常染色体显性遗传现象外,其余均与 POAG 一致。

1.早期可出现近视进行性加深、常有视疲劳;病变发展到一定程度患者有视物模糊、眼胀和头痛的感觉。

2.裂隙灯房角镜检查有时可见较多的虹膜突(梳状韧带)、虹膜根部附着偏前、小梁网色素较多等。

3.视乳头凹陷进行性扩大和加深,C/D 值增加;早期即有视网膜神经纤维层缺损。

4.眼压≥2.79kPa(21mmHg),波动幅度较大。

5.视野损害和缺损。

(二)检查

1.裂隙灯、前房角镜检查。

2.眼压测量   压平式眼压计较准确可靠。

3.眼底检查   除了检眼镜下直接观察外,有条件者可借助视神经乳头立体照相或计算机辅助的眼底视乳头影像分析仪器如偏振光或激光共焦扫描等定量分析,判断细微的形态结构变化。

4.视功能   视力、视野检查。

(三)诊断标准

1.家族史,发病年龄小于 35岁。

2.眼压>2.79kPa(21mmHg)。

3.具有青光眼视乳头改变和视神经纤维层缺损。

4.具有青光眼性视野缺损。

5.前房角为开角。

【治疗】

治疗的手段为降低眼压达到靶眼压、改善视网膜视神经血液循环以及直接视网膜神经节细胞保护,主要方法有药物治疗、激光治疗和手术治疗,可以联合使用。对已有的神经和视野损害的病例主张积极地手术治疗,并给予相应的神经保护治疗。

(一)药物降眼压治疗

若局部滴用 1～2种药物即可使眼压控制在安全水平,视野和眼底改变不再进展,患者能耐受,并配合定期复查,则可长期选用药物治疗。

1.局部应用的降眼压药物   目前应用的眼局部青光眼降眼压药物作用机制有三方面:增加小梁网途径的房水引流;减少睫状体的房水产生;增加葡萄膜巩膜途径的房水引流。

(1)拟胆碱作用药物:常用毛果芸香碱,多为 β 受体阻滞剂不能较好控制眼压时的一种联合用药。

(2)β 肾上腺素受体激动剂:常用肾上腺素及其前体药地匹福林,利用其 β_2 受体兴奋作用使小梁网房水流出阻力降低以及增加葡萄膜巩膜途径房水外流,可单独和联合使用。

(3)β肾上腺素受体阻滞剂:最常用的降眼压滴眼液,噻吗洛尔、倍他洛尔等滴眼液,通过阻断位于睫状体非色素上皮的 β_2-肾上腺素受体来减少房水的生成。对有较严重心血管疾病及呼吸系统疾病者应避免使用此类药物。

(4)碳酸酐酶抑制剂:通过抑制睫状体非色素上皮内的碳酸酐酶来减少房水的生成,有杜塞酰胺和布林佐胺。

(5)α肾上腺素受体激动剂:临床应用的选择性 α_2 受体激动剂有对氨基可乐定和溴莫尼定,其降眼压作用除了直接抑制房水生成外,还与其作用于球结膜和表层巩膜血流、静脉压,和增强了葡萄膜巩膜途径房水外流有关。

(6)前列腺素衍生物:是通过降解睫状体肌间隙的胶原结缔组织来增加

葡萄膜巩膜途径房水引流,有拉坦前列素、乌诺前列素、曲伏前列素和贝美前列素,是目前最有效的眼局部降眼压药。

2.全身应用的降眼压药 多作为局部用药不能良好控制眼压时的补充,或术前用药,剂量和时间均不能过大过长,以避免引起全身更多的不良反应。目前主要有两大类。

(1)碳酸酐酶抑制剂:如乙酰唑胺(醋氮酰胺),口服,每次 $125\sim250mg$,每日 $1\sim3$ 次。

(2)高渗脱水剂:如 20%甘露醇,快速静滴,$1g/(kg \cdot d)$。

(二)激光降眼压治疗

有氩激光小梁成形术(ALT)和选择性激光小梁成形术(SLT),是利用激光在房角小梁网上产生的生物效应改善房水流出易度,降低眼压。可以延缓手术时间和减少青光眼药物的使用,目前多作为药物与手术治疗之间的过渡。

(三)手术降眼压治疗

由于少儿组织修复能力强,少儿型青光眼的任何方式手术降压效果均较差。3 岁以上及伴角膜混浊影响房角观察的病例适于小梁切开术。小梁切开术和房角切开术可多次施行,如仍失败则选择小梁切除术等其他滤过手术。

三、合并眼部或全身发育异常的先天性青光眼

(一)Axenfeld-Rieger 综合征

Axenfeld-Rieger 综合征是指双眼发育性缺陷,伴有或不伴有全身发育异常的一组发育性疾病,其特点是:①双眼发育缺陷;②可伴有全身发育异常;③继发性青光眼;④常染色体显性遗传,多有家族史;⑤男女发病相同。事实上本病包括三种临床变异:①Axenfeld 异常:指局限于眼前段周边部的缺陷;②Rieger 异常:为眼前段周边部的异常合并虹膜改变;③Rieger 综合征:具有眼部异常和除眼部以外的全身发育缺陷。

【临床表现】

1.一般特征 本病为先天性疾病,主要表现为角膜后胚胎环、虹膜异常、青光眼及视力减退和全身异常。患者确诊的年龄一般在 5～30 岁,青少年期患者居多。多数患者是在发现有家族史后,行常规检查时确诊。本病无明显种族和性别因素。遗传方式多为常染色体显性遗传,也有散发病例的报道。

2.眼部异常 一般双眼发病,主要表现为角膜周边部、前房角和虹膜异常。

(1)角膜:角膜后胚胎环的存在是最典型的体征之一。其表现为 Schwalbe 线增殖突出和前移,裂隙灯检查可见到靠近角膜缘处的角膜后面有一条环形白线,此线可 360°都出现,但也可仅局限于某一部位。

（2）前房角：典型的改变是粗大的线样条带组织自虹膜周边部跨越房角并附着在突出的 Schwalbe 线上。组织条带的多少与房水流出通道受阻有直接关系。

（3）虹膜：虹膜结构的缺陷在此病很常见。主要表现为虹膜基质发育不良，虹膜基质变薄，失去正常纹理，色素上皮层外翻，萎缩，基质缺损导致虹膜裂形成，瞳孔移位变形、多瞳孔或瞳孔膜闭等。

（4）眼部其他异常。

（5）青光眼：约 50％ 的本综合征患者合并青光眼。

（6）全身异常：全身异常主要表现为牙齿和面骨的发育性缺陷。

【诊断】

根据本病的临床特点诊断并不困难。主要根据如下：

1.角膜后胚胎环的存在　是本病的典型特征，其表现为 Schwalbe 线的增厚突出和前移。但本征并非在每个患者都表现出来。个别患者可无此角膜后胚胎环，但具有其他眼部和全身的典型表现。值得注意的是此角膜后胚胎环也可出现在正常眼中，其发生率为 8％.15％，表现为孤立的 Schwalbe 线突出前移，而不伴有其他的眼部改变。此外，角膜后胚胎环偶尔可见于原发性先天性青光眼和虹膜角膜内皮综合征的患者。

2.前房角异常　其主要的特点是粗大的组织条带自周边虹膜跨越房角隐窝，与突出的 Schwalbe 线相连接，而房角是开放的，但虹膜根部附着高位，巩膜嵴往往被掩盖，虹膜根部附于小梁网后面。

3.虹膜异常　主要表现为虹膜变薄、失去正常纹理、色素上皮层外翻、瞳孔变形和瞳孔膜闭等。

4.可伴有全身异常　主要为牙齿和面部发育缺陷；如牙齿缺损、小牙、无牙；面中部扁平、上颌骨发育不全。此外，还可有其他全身异常。

5.继发性青光眼　50％ 以上的患者有继发性青光眼，以儿童期和青年期发病多见，但也有在婴幼儿期或中年期发病者。

6.双眼发病　绝大多数是双眼发病，极个别为单眼发病。

7.无性别差异

8.本病有家族史　根据以上特点可诊断本病。但要注意并不是每一种变异都在一个人身上充分表现出来。即使在一个家族中同时有几个成员患病，每个患者的眼部和全身异常的表现也可各不相同。因此在作出诊断前应该注意与其他疾病鉴别。

（二）先天性无虹膜

先天性无虹膜是一种以虹膜发育不良为主要特征，累及全眼球的先天性眼部疾病，可伴有全身性缺陷，包括智力低下、泌尿生殖器先天异常和 Wilm 瘤。本病为双眼发病，极个别为单眼，其发病率约为十万分之一。男、女两性发病相同，常有家族史，为常染色体显性遗传，也有散发病例的报道。

【临床表现】

1.眼部表现

（1）症状：视力减退是本病的主要症状，黄斑中心发育不良可能是其主要原因。部分患者可能是因过量照射损伤视网膜所致。进行性视力减退与角膜混浊、白内障、青光眼及屈光不正等有关。大部分患者一只眼有较好的视力。此外，还有畏光、皱眉及眯眼等表现。

（2）虹膜改变：虹膜形态异常的变异性很大，可表现为几乎完全缺如到轻度发育不良，如仅仅是虹膜变薄等。但即使是完全缺如，用房角镜或组织学检查仍可见残留的虹膜组织。凡肉眼能在周边部察看到小的虹膜组织者，称为部分性无虹膜；如需前房角镜检查才能发现虹膜残留者临床上称之为无虹膜。

（3）房角发育异常：无虹膜患者的房角结构可发生进行性改变，虹膜基质延伸形成虹膜前粘连，似一层膜覆盖于小梁网的滤过区，一部分患者的前房角小梁组织结构异常。此外，还见中胚叶组织残留，可发生婴幼儿性或青年性青光眼。

（4）晶状体异常：①白内障：大部分患者出现晶状体混浊。出生时表现为晶状体前、后极的混浊，呈进行性发展成为核性。也可有皮质性囊下或绕核白内障。若影响视力者需行白内障摘除术。行摘除手术时必须注意晶状体有否脱位，以防手术中晶状体沉入玻璃体腔；②晶状体缺损：曾有报道晶状体混浊的同时伴有晶状体部分缺损；③晶状体脱位：无虹膜合并晶状体脱位的发生率为 56%，从轻度半脱位到全脱位，表现各异。

（5）青光眼：一般发生在婴幼儿期或青少年期。

（6）角膜异常：角膜异常多见为角膜混浊、角膜血管翳及小角膜等。

（7）眼底异常：大多数患者存在视神经发育不良。但轻度的发育不良通常较难以确诊。

（8）眼球震颤：大部分患者合并眼球震颤，多呈钟摆样，这与黄斑发育不良有关。

（9）其他：无虹膜患者还可伴有斜视，以内斜多见。

2.无虹膜与全身性疾病

（1）无虹膜 Wilm 瘤综合征：Francois（1982）的调查表明，约有 25%～33% 先天性散发无虹膜患者在 3 岁前发生 Wilm 瘤。除肾脏 Wilm 瘤外，并有智力迟钝、泌尿生殖系异常或颅面部畸形、低耳位等。Fraumeni 等指出无虹膜合并 Wilm 瘤与一般的无虹膜主要有两点不同：①无虹膜情况较重并伴有其他系统的先天异常；②家族性者罕见。腹部肿物是其中一个重要特征，双侧性约占 5%～10%。40%Wilm 瘤具有遗传性。

（2）其他全身异常：Francoist 还将散发性无虹膜、泌尿生殖系统先天异常和智力低下的综合征称为 ARG 三联症。其认为此征与 11 号染色体短臂的中间缺失有关。此外，全身异常可见于腺母细胞瘤、小脑共济失调、半侧身体肥大畸形、隐睾及小头和唇裂。

本病的表现比较复杂且呈多样化，同一病在不同患者的表现可有很大差异。因此，目前临床上还没有较明确的分型标准。Maumenee 根据临床表现将其分 4 型。Ⅰ型：无虹膜并有黄斑发育不良，眼球震颤，角膜新生血管，继发性青光眼；Ⅱ型：以虹膜缺损为主，视力较好；Ⅲ型：智力迟滞为明显特征；Ⅳ型：散发性无虹膜，合并 Wilm 病和其他泌尿生殖系统异常。

【治疗】

绝大多数无虹膜患者，其主要致育原因是青光眼或青光眼手术并发症、白内障和角膜病。只要及早给予合理治疗，可以保持有用视力。

青光眼的治疗，可先试用药物。若已采用最大耐受量的药物治疗，眼压仍不能控制，且发生进行性视神经损害者应采用手术治疗。成年人无虹膜、房角开放的患者可试用氩激光小梁成形术。如果出现明显的虹膜隆起或继发性房角闭塞，应施行房角切开术或小梁切开术。据报道，对这类患者小梁切除术的成功率较房角切开术和小梁切开术高。如果小梁切除术失败，可考虑行睫状体冷凝术。

晶状体混浊对视力造成影响者，应行白内障摘除术。由于本病患者的晶状体悬韧带脆弱，手术时应注意。角膜混浊重而影响视力者，可考虑行穿透性角膜移植术。

所有病例都应给予适合屈光矫正，防止弱视的发生。已经有弱视者应根据不同原因给予治疗。戴深色接触镜可能有助于减少光线对黄斑的损害和改善眼球震颤，但需要在婴儿时期戴才有意义。然而角膜混浊常出现在早期，戴接触镜有一定的危险性。

对于小儿散发性无虹膜者，应注意全身情况的追踪检查，特别是泌尿系统。在 5 岁以前通常每半年检查一次。

（三）小眼球

小眼球属于一种先天性发育异常。其在原始视泡发育后，因各种原因导致眼球的发育停滞，均可成为小眼球。根据不同的临床表现，小眼球可分为三种类型：完全不伴其他异常、仅眼球体积较正常小者称为单纯性小眼球；因胚裂闭合不全，合并各种先天畸形者，称为缺损性小眼球；继发于其他先天畸形而与胚裂闭合不全无关者，称为并发性小眼球。这三种类型中，主要是真性小眼球多并发青光眼，故在此重点介绍。

1. 真性小眼球　真性小眼球是指胚裂闭合后，眼球发育停滞、眼球体积较正常者小而无其他先天畸形的一类少见的先天性异常。临床表现主要有三个特征：眼球小、高度远视或伴有黄斑变性及晚期出现青光眼。单眼发病者伴有同侧面部发育不良，甚至同侧躯体也发育不良；双侧发病可出现身体短小，形成全身侏儒的一部分。真性小眼球以散发多见，少数有家族遗传性，遗传方式可为常染色体隐性或显性遗传。其临床表现如下：

(1) 眼球小：通常眼裂较小，眼球的体积约为正常眼的 2/3，眼球的矢状径为 16～18.5mm，垂直径为 14～17.1mm；角膜直径也小，通常在 10mm 以下。前房极浅，房角窄，视网膜发育不良，血管细而屈曲，可伴有视网膜囊肿或黄斑异常，视乳头隆起，呈假性视乳头炎外观。

(2) 屈光不正：屈光状态通常为高度远视，可高达 +11+21D，但也有报道高度近视者。屈光不正可能由于角膜或晶状体形态变异，也有轴性屈光不正且呈进行性改变。大多数患者视力低面又矫正不良，这与视网膜发育不良有关。一些患者还伴有斜视和眼球震颤。

(3) 青光眼：真性小眼球并发青光眼较常见，这与眼前段小而晶状体相对过大或前房角存在胚胎组织等因素有关。这类青光眼多在中年人发病，但也有儿童发病的报道。其临床特点：

1) 呈慢性闭角型青光眼特点，没有疼痛，眼压进行性缓慢升高；

2) 缩瞳药物治疗呈反象性反应；

3) 传统的抗青光眼手术往往都失败，且术后易发生眼后段的并发症，如严重脉络膜渗漏、玻璃出血及继发性视网膜脱离等。

青光眼宜先用药物治疗，但用缩瞳剂往往反应不良。如眼压无法控制或出现进行性视神经乳头损害时才考虑手术，施行晶状体摘除加滤过手术是较为常选的术式。早期选用激光房角成形术加虹膜切除术是一种安全又有效的办法。

2. 缺损性小眼球　这种疾病为显性遗传，临床表现各异，在同一家族的成员中可表现不同，有的表现为小眼球，有的仅有眼组织缺损。由于胚裂闭合不全，可出现各种先天性异常，如虹膜、脉络膜及视神经缺损，先天性无虹膜。

3. 并发性小眼球　并发性小眼球的发生可能有各种遗传因素，多与 13～15 号常染色体异常有关，也可能由于各种环境致畸因素的作用。重症者表现为临床无眼球，原始视泡未发育，在眶内仅有外胚叶小结节。如果原始视泡已生长发育，但发育过程异常，未能正常生长，则可出现各种异常，如角膜混浊或葡萄肿、白内障、无虹膜、瞳孔异位及玻璃体视网膜异常等。

（四）小角膜

小角膜是指角膜横径小于 10mm，而眼的其他结构基本正常。但小角膜眼的前段也较小，眼直肌附着点靠前，角膜曲度多增强，呈远视状态，高度远视者可能与眼后段也较短有关，由于眼前段较短，患者前房浅，房角窄，易发生闭角型青光眼。其青光眼的临床表现与原发性闭角型青光眼相似。个别小角膜患者也可伴有其他眼部缺损，前房角中胚叶组织残留，小晶状体、白内障、小眼睑、小眼眶等眼部异常。除此之外还可伴有全身先天性异常，如躯体短小肥胖、并手足掌宽大、指（趾）短小等。

这类青光眼的治疗与原发性闭角型青光眼的方法大致相同。

（五）Sturge-Weber 综合征

本病又称为颜面血管瘤综合征或脑三叉神经血管瘤病，或眼-神经-皮肤血管瘤病。本征是唯一无遗传倾向的斑痣性错构瘤病，是一种头面部血管畸形的发育性疾病。特别是三叉神经分布的颜面区域有皮肤黏膜毛细血管瘤，有时合并颅内血管瘤或侵犯眼部。病变均在同侧，出生时即可出现，双侧性病变较少。

【临床表现】

1.颜面皮肤毛细血管瘤　Sturge-Weber 综合征在面部皮肤呈现的血管瘤为毛细血管瘤，多位于真皮及皮下组织内，大小不等，由薄壁、疏松排列的扩张毛细血管所组成。位于三叉神经第一或第二支分布的区域，常为单侧性，约10％为双侧性。单侧时，以面部中线为分界。个别病例的血管瘤跨越面部中线，面部受累区增生肥大。血管瘤呈红葡萄酒色状，出生时即出现，初起时色浅而不明显，而后随年龄增长而变黑和明显，且终生残留。有时因深黑色素的存在可使部分患者的皮肤颜色改变模糊而使医生难于识别。眶上区域几乎经常受累，少数患者的舌、腭、唇、齿龈、面颊或鼻腔内也有血管瘤侵及，偶有个别病例，血管瘤仅侵犯眼睑和结膜。

2.中枢神经系统的血管瘤　在颜面部血管瘤的同侧，常伴有脑膜葡萄状血管瘤，由位于蛛网膜下扩张的静脉组成，常累及大脑的枕叶或颞叶。头颅平片的 X 线检查（CT 或磁共振成像则更佳）显示出在血管下的脑皮质常有进行性钙化改变，呈珊瑚状，此钙化征多在一岁以后患儿才出现，提示中枢神经系统已受累。脑的损害常表现为癫痫大发作（占80％病例）、皮质性癫痫发作或对侧轻度偏瘫，甚至半身不遂和同侧偏盲。多于60％的病例由于邻近大脑皮质的萎缩而有不同程度的精神障碍。

3.眼部表现　眼部受血管瘤侵犯的情况常见，如视网膜、结膜、浅层巩膜、睫状体及眼睑等均可受累，虹膜有异色及增生改变。

（1）脉络膜血管瘤：约半数患者有此征，为孤立，橘黄色，中度隆起的块状，位于眼底后极部。如受累范围较广，则眼底呈弥漫红色，称为"番茄酱"，眼底，脉络膜血管瘤上可见视网膜囊样变性、视网膜水肿或继发渗出性视网膜脱离。荧光素眼底血管造影显示脉络膜呈大量屈曲扩张小血管形成的异常高荧光。

（2）青光眼：30％的病例伴有青光眼。当血管瘤累及眼睑或结膜，尤其是上睑时，通常同侧眼有青光眼。当颜面血管瘤为单侧时青光眼多为同侧眼发生，但也有例外。皮肤血管瘤为双侧面部者，青光眼可为单侧或双侧眼。颜面血管瘤伴有脉络膜血管瘤者，大都并发青光眼。但不伴有 Sturge-Weber 综合征的脉络膜血管瘤患者，则很少发生青光眼。多数青光眼在婴儿期已发生，但到儿童及青少年期才发展，如早期即发展则眼球会增大，表现与其他先天性青光眼相似，后期才发展者则角膜直径保持正常。

【治疗】

对于疑有 Sturge-Weber 综合征的患者，应作详细检查。对患者家属的检查可帮助诊断。在全麻下检查此种婴儿的眼睛时，麻醉师应高度警惕，因为这种患者常常会发生癫痫。神经科、小儿科、头颅 X 线检查均是必要的。若这类青光眼患者发生于婴幼儿时期，则可先行房角切开术，如眼压仍不能控制，再考虑小梁切除术。发生于儿童期以后的患者可先用药物治疗，如果眼压不能控制再考虑行小梁切开术或小梁切除术。房角切开术的成功率较低，但多作为首选的手术；滤过性手术的成功性虽然较高，但往往会发生较严重的并发症。所以对本综合征拟施行滤过性手术时，要高度警惕手术并发症的问题。如切开前房后眼压突然下降，可发生脉络膜血管扩张、渗出、出血及视网膜脱离，而且术后常会发生浅前房或无前房。如果发生这种情况，则药物治疗及再次手术均较难使前房恢复，所以术前要用高渗剂尽量降低眼压，术中可先作后巩膜切开，放出少量玻璃体，以便减少或减轻这些并发症。

滤过性手术及药物治疗均不能控制眼压时，可试行睫状体冷凝术，总的来说，这类青光眼对药物或手术治疗的效果往往都比较差。

（六）神经纤维瘤病

神经纤维瘤病又称为 vonRecklinghausen 病,是一种遗传性疾患,原发生于神经外胚叶组织的生长发育障碍。特征是周围神经增殖而形成肿瘤样结节,侵及皮肤、内脏、神经系统,伴有咖啡样斑,有阳性家族史。

分型:主要分为三种类型:①周围型,最常见;②中枢型,双侧听神经瘤及少许皮肤受累损害;③部分型,病变损害局限于体表的某部分。

【临床表现】

1.全身表现

(1)皮肤咖啡样色素斑:又称为 CafeauLait 斑,其呈多发性,大小不等(数毫米至数厘米),边缘不规则的淡棕色斑,多位于躯干部,这是本病最常见的体征。只要发现一处,就应考虑到神经纤维瘤病。如有 5 个直径大于 1.5cm 的棕色斑,就有诊断意义。此斑在出生时或出生后不久即已出现,在儿童期比斑的大小和数量会增多。

(2)皮肤神经纤维瘤:周围神经鞘细胞增生而形成的弥漫性丛状神经瘤。其在青春期出现,在一生中瘤体的数量会增多。因为瘤所在的表面皮肤变厚、起褶,触诊时感觉似一个虫袋,所以又称为神经瘤性象皮病。有的表现为纤维软疣,为具有色素和带蒂的、松软的瘤结节,由结缔组织、增生的神经鞘细胞和增大的皮神经组成。这些皮下肿物为多发性,严重病例可有数百个,遍布全身,大小不一,小如豌豆,大如鸡蛋,多沿神经干分布,呈念珠状,大多数突出体表,有的在皮下。

(3)骨骼系统的改变:约有 29% 的患者有先天性骨骼缺陷,表现为骨质肥大及侵蚀,X 线及显微镜下所见同囊性纤维性骨炎相似,常累及蝶骨和眼眶,脊柱和肢体也可受累。

(4)神经系统改变:中枢神经系统受累的同时,常有颅内肿物,如脑膜瘤、胶质瘤等。肿瘤可引起颅内高压、眩晕、运动或知觉障碍、视野缺损。双侧听神经瘤较多见,产生脑桥角症状。另外,脊髓、脑神经、周围神经、交感神经和肾上腺(嗜铬细胞瘤)等均可累及。

(5)其他:部分患者有半侧面部萎缩,少数可有智力低下、精神障碍、隐睾等。

2.眼部表现　眼部易累及的部位依次为眼睑、眼眶、葡萄膜、视神经、角膜、结膜、巩膜,晶状体和玻璃体一般不受累。

(1)眼睑是最常受累的部位,上睑多见,常为单侧性。上眼睑的丛状神经纤维瘤会引起机械性上睑下垂,呈特征性的 S 状上眼睑畸形。也可有双上睑及双下睑发病。此丛状或局部带蒂的纤维瘤多伴有色素斑,眶上及颞侧皮肤受累。

(2)眼眶内结节状或丛状神经纤维瘤可使眼球突出、眶壁缺损、脑膜突出而产生搏动性眼球突出,因系由颈动脉搏动,通过颅内传导而来,故无血管杂音,触诊也无震颤。

(3)虹膜错构瘤(Lisch 结节)常见于双侧性,呈半球形白色或黄棕色、境界清楚的胶样结节,隆起于虹膜面。常从 16 岁开始生长,随年龄增大而继续发展。另外还可以有先天性葡萄膜外翻、虹膜异色的存在。

(4)脉络膜错构瘤的发生率为 30%,其呈棕黑色扁平状或轻度隆起,散在性地分布于多色素的区域。

(5)视神经可发生胶质瘤或错构瘤,也可以是真性肿瘤。瘤体常在蛛网膜下隙内增殖,4~8 岁时起病,表现为单侧眼球进行性突出和视力丧失、视乳头水肿或萎缩。90% 的病例肿瘤会累及视神经管的前段而引起视神经孔扩大,B 型超声波或 CT 检查可见视神经肿大,X 线显示视神经孔扩大。

(6)视网膜亦可发生胶质错构瘤,角膜神经粗大,结膜、浅层巩膜偶有纤维增生或肿物,巩膜可有色素沉着,有时可引起眼球增大呈牛眼状,但眼压并不高。

(7)神经纤维瘤合并青光眼。当肿物累及同侧上眼睑或眼球本身时则应注意可能已经合并有青光眼,其发病率可高达 50%。青光眼常在出生时或出生后不久发生,也偶有晚发者。临床上多为开角型,单眼居多。如青光眼较早发生,则出现先天性青光眼的各种病变,如发生较晚则与成年人的开角型青光眼相似。

关于青光眼的发病机制,一般认为房水流出受阻的主要机制是神经纤维瘤直接侵犯房角,可见一层无血管的透明的致密组织从周边虹膜向前扩展覆盖在房角壁上。另一种因素为睫状体与脉络膜受神经纤维瘤的累及而变肥厚,向前推移使房角关闭。部分病例有前房角发育不良、房角胚胎组织残留、房角分裂不全、Schlemm 管畸形或残缺等。房角及虹膜根部直接被神经纤维瘤侵犯时可导致虹膜广泛前粘连,形成纤维血管膜覆盖房角引起新生血性青光眼。

【治疗】

本病并发青光眼时,可根据青光眼的严重程度、发病年龄及不同的发病机制,采取相应措施,儿童早期发病的开角型青光眼可行房角切开术或小梁切开术,儿童后期发病者可先用药物治疗,如疗效不佳,再采用小梁切开术或小梁切除术。对房角已经关闭的青光眼,则只好施行小梁切除术,若不成功者可试行睫状体冷凝术。此种继发性青光眼的手术成功率是较低的。

(七)球形晶状体短指综合征

球形晶状体短指综合征又称为 Marchesani 综合征。Hartrdge 在 1886 年首次报告,我国于 1982 年曾报告一个家系。此病是一种常染色体隐性或显性遗传病,可表现为单纯眼异常或眼与全身的异常。

本病的主要特征:侏儒、短指(趾)、球形晶状体。

【临床表现】

1.全身表现　身体矮小,四肢、手指、脚趾粗短,头短,颈短,胸宽,手指及腕活动明显受限,皮下脂肪丰富,肌肉发育良好,心脏病,耳前漏管等。另外,有智力低下或尖头畸形。

2.眼部表现

(1)球形晶状体:这是本病最主要和最明显的眼部异常,晶状体呈球形或晶状体比正常小,其前后径长,赤道径短,有人曾将本症的球形晶状体与正常晶状体相比较,球形晶状体的赤道径为 7.8mm,前后径为 5.5mm,而正常晶状体的赤道径为 10.5mm,前后径为 4mm。所以在中度散瞳时便可以看到晶状体的整个赤道边缘,小晶状体位于瞳孔中央。

(2)晶状体脱位:这种情况比较常见,多在 10～20 岁发生,常可在散瞳后脱入前房中,并在前房中浮动。

(3)青光眼:这也是本病的常见并发症。其青光眼的发病机制是晶状体悬韧带松弛,晶状体前移,使得晶状体与虹膜的贴着较紧,造成瞳孔阻滞从而发生青光眼,另外,晶状体前后径的增加使前房变浅,房角较窄,虹膜突常横跨小梁上,若青光眼的发作未得到及时的治疗或反复发作则可形成虹膜周边前粘连和小梁功能的损害,从而形成永久性高眼压,当然,晶状体的全脱位或半脱位也可引起青光眼。此外,有少数的青光眼病例是由于房角的先天发育异常所致。

在瞳孔阻滞性青光眼发生时,若用缩瞳剂则可加重病情,眼压不能下降,原因是缩瞳剂兴奋睫状肌,悬韧带更加松弛,晶状体更前移而加重瞳孔阻滞。在青光眼病情缓解后,再次应用缩瞳剂又可再次诱发青光眼的发作,这种情况人们称之为逆药性青光眼或反向性青光眼。正确的治疗是应用睫状肌麻痹剂,松弛睫状肌,拉紧悬韧带使晶状体后退而缓解瞳孔阻滞,常用的睫状肌麻痹剂有乙酰戊环苯、托吡卡胺等。

【治疗】

1.戴镜矫正视力。

2.青光眼的治疗对于急性发作的病例需用睫状肌麻痹剂扩瞳使眼压下降,也可手术或激光切除虹膜,必要时摘除晶状体来解除瞳孔阻滞;对于慢性型的病例,须并用滤过性手术来治疗;房角中胚叶组织残留,发育异常的病例可做房角切开术。

（八）同型胱氨酸尿症

本综合征是一种常染色体隐性遗传病。此病与 Marfan 综合征或 Marchesani 综合征相似,直至 1962 年认识本病之前,许多同型胱氨酸尿症都被误诊为上述两种综合征。

本病是由于胱硫醚合成酶的缺陷导致蛋氨酸代谢障碍而成为仅次于白化病的较常见的氨基酸代谢疾病。患者血浆中的同型胱氨酸、蛋氨酸增多,并从尿中排出,但血中的胱氨酸和半胱氨酸却是减少的。直到目前为止,生化代谢异常如何引起本病的临床改变,两者的关系如何,其机制仍然未明白。

【临床表现】

1.全身异常　表现患者出生时正常,1～2 岁才出现症状。

(1)骨骼改变:这种改变比较常见,多数患者高大、细长,上下肢比例失调,有蜘蛛指(趾)(不如 Marfan 综合征明显),几乎都有骨质疏松、膝关节肿大、膝外翻,此外还有脊柱侧弯或后凸、胸部凹陷或前凸(鸡胸)、扁平足、高腭弓等。

(2)精神症状:2/3 患者有精神发育迟钝,10%～15%患者有癫痫,偶有脑电图异常、肌肉痉挛、深反射亢进等。

(3)心血管变化:主要为血管内血栓形成。5%患者查见静脉及中等动脉血栓或栓塞形成,其中最常见者为脑血栓、心肌梗死、肺栓塞及间歇性跛行。血栓易形成的原因可能是血小板的黏滞性增加。在手术、全麻、动脉或静脉造影时最易发生血栓。心血管疾患是本症死亡的主要原因,约 50%病例在 20 岁前死亡。

(4)其他:由于末梢循环障碍可表现为面颊部潮红,皮肤较薄,头发粗大、稀疏、色浅、易断。

2.眼部表现

(1)晶状体脱位:这是本综合征的主要眼部体征(90%)、晶状体脱位为双侧性,常向下方脱出,尤以鼻下方为最多。一般 3 岁开始出现,70%在 8 岁以前出现,40 岁时 95%以上的病例均已发生晶状体脱位。晶状体脱位的程度随悬韧带变性的发展而加重,部分病例由于悬韧带全部断裂而发生晶状体的全脱位,脱入前房或玻璃腔内。

(2)青光眼:约有 25%的病例发生青光眼,主要是由于晶状体脱位所致的瞳孔阻滞性青光眼,另外,血液黏稠度增高引起的闭塞性血管病变可出现类似低眼压性青光眼的视乳头凹陷及视神经萎缩。

(3)近视:较为常见,部分病例为高度近视。

(4)其他:偶有视网膜脱离(5%)、先天性白内障、视网膜劈裂、视网膜动脉闭塞、视网膜血管鞘形成、周边视网膜色素变性、视神经萎缩。

【诊断与鉴别诊断】

1.临床鉴别要点　见下表,同型胱氨酸尿症与 Marfan 综合征的鉴别(表 19-1)。

表 19-1　同型胱氨酸尿症与 Madan 综合征的鉴别

	同型胱氨酸尿症	Marfan 综合征
遗传方式	常染色体隐性遗传	常染色体显性遗传
骨骼异常	骨质疏松、骨折、偶有细长指(趾)	细长指(趾)、关节松弛明显
智力低下	常见(60%)	无
心血管异常	血栓形成	主动脉病、二尖瓣病
皮肤	面颊潮红、网状青斑	膨胀性条纹
尿同型胱氨酸测定	(＋)	(－)

续表

	同型胱氨酸尿症	Marfan 综合征
晶状体脱位	多向鼻下方脱位	多向鼻上方脱位
	1/3 全脱位	全脱位少见
青光眼	25％发生于晶状体脱位患者	8％发生于晶状体脱位患者,15％发生于术后无晶状体患者
前房角	一般正常	常见房角异常

2.实验室检查

(1)尿定性检查:硝普钠试验:把 5ml 患者尿液与 2ml 氰化钠相混合,2 分钟后再加入 5％硝普钠 2~4 滴,若尿液中有胱氨酸或同型胱氨酸,则呈鲜红色。本法有假阳性或假阴性,但操作简单。

(2)血液氨基酸自动测定仪测定患者血浆中同型胱氨酸浓度可达到 5.4mg/100ml(正常人为 0.45mg/100ml),而胱氨酸浓度则明显减小。

(3)皮肤成纤维细胞组织培养测定胱氨酸硫醚合成酶活力,是最确切的方法。

【治疗】

1.维生素 B_6　早期大量(0.5~1g/d)口服数周,血尿生化指标转正常后改为维持量(20~50mg/d)口服。

2.低氨基酸饮食(20~40mg/d)

3.L-胱氨酸饮食(100~200mg/d)　如芽胚、麦芽糖食品。上述饮食疗法要长期应用,若在出生后 6 周内开始治疗,则可显著减少眼部等处并发症发生的危险。如延缓晶状体脱位的发生,使婴儿的骨骼和精神正常发育,预防血栓形成等。

4.青光眼的治疗　对瞳孔阻滞性青光眼,可用药物扩大瞳孔或行虹膜切除术(激光或外科手术),如果晶状体脱入前房则须做晶状体摘除术。但要特别注意,全身麻醉会诱发血栓的发生,要在做好防止血栓形成的措施下进行手术。

(九)Marfan 综合征

Marfan 综合征是一种结缔组织广泛异常的遗传性疾病,为常染色体显性遗传,外显率较高,有 15％的病例为散发性。高龄双亲的小孩本综合征的发生率明显增多。本综合征的主要特征是双侧性晶状体脱位、细长指(趾)和细长体型,可有心脏异常和青光眼。

【临床表现】

1.全身表现

(1)骨骼和肌肉的异常:患者呈细长体型,四肢骨骼增长,两手臂之间的距离大于身高,手指(趾)呈蜘蛛脚样指(趾)。但要注意,并不是每个患者的细长指(趾)和细长体型都很典型。关节囊韧带、肌腱、筋膜先天性薄弱,患者可以过度伸展关节(尤为髋部),而不担心会脱位。脊柱后侧弯、扁平足和肠疝是很常见的体征。肋骨、面骨和头颅骨骼的过度增生而引起胸廓畸形(漏斗胸或鸡胸)、长头畸形和高腭弓。肌肉发育不良,张力过低,皮下脂肪稀少,皮肤皱襞,尤其在肩部、胸部、腿部、臀部更为明显。

此外,检查患者时不要忽略了可能存在的镰刀形细胞贫血和骨性充血。

肺的囊性病变可引起自发性气胸,颈部皮肤有小丘疹(Miescher 弹性瘤)。

(2)心血管异常:心血管损害占 40％~60％,包括主动脉瓣关闭不全、主动脉弓扩张、主动脉缩窄、二尖瓣及主动脉瓣口反流、分割性主动脉瘤。在妊娠期其发生率会增加。80％的 Marfan 综合征患者的死亡与心血管并发症有关。

细菌性心内膜炎即使在轻度心脏异常的病例也可发生。

2.眼部表现

(1)双眼晶状体的脱位是本综合征的重要体征,占70%的病例,常向上移位,呈非进行性。晶状体悬韧带较长,有些悬韧带撕裂而退缩到晶状体赤道部,韧带在晶状体囊上的附着区较窄。脱位多发生在5~6岁之间,占50%~60%。有时晶状体会全脱位到前房引起瞳孔阻滞性青光眼。有许多患者其终生仍可保留良好的视力。也有部分病例伴有小晶状体、球形晶状体。

(2)虹膜震颤,虹膜后色素上皮缺乏使周边部虹膜易于透照,虹膜基质及瞳孔散大肌发育不全,后者可引起瞳孔缩小,且用扩瞳剂难以扩大瞳孔。有时可见虹膜异色。此外,尚有睫状肌发育不全引起的睫状体冠部长而窄,睫状上皮囊样变性。

(3)蓝色巩膜、高度近视,扁平角膜,视网膜全脱离、视网膜萎缩、色素变性等。

(4)青光眼:大部分病例是由晶状体脱位引起瞳孔阻滞而致,少数病例则是因为前房角的先天性发育异常引起。

【诊断】

一般来说有典型表现的Marfan综合征患者诊断并不困难,但对于那些仅有晶状体脱位而缺乏全身其他典型症状的患者,则应注意和眼外伤、同型胱氨酸尿症、球形晶状体短指综合征、亚硫酸盐氧化酶不足症等疾病的晶状体脱位加以鉴别。

【治疗】

1.对于因晶状体脱位引起的瞳孔阻滞性青光眼,可先用药物扩瞳治疗,以便解除瞳孔阻滞,降低眼压。必要时可做周边虹膜切除(激光或外科手术)或晶状体摘除。但要注意,这种病的白内障摘除有高达50%以上的患者会出现并发症,如晶状体囊膜撕裂、玻璃体脱出和视网膜脱离等。

2.对于Marfan综合征的开角型青光眼发生于早期者,可考虑做房角切开术或小梁切除术;发生于儿童后期者,因手术效果不好,故应该先药物治疗,如不能控制眼压才考虑做小梁切开术或小梁切除术。

3.该类患者常因心脏的病变死亡,有报道在一组72例的追踪患者中,平均死亡年龄仅为32岁,因此,在处理此类患者时需要眼科、心血管病学、遗传学、矫形专家等共同会诊,采取措施来对待所发生的问题。

(王百祥)

第六节 眼外肌病及弱视

一、儿童内斜视

(一)婴幼儿内斜视

婴幼儿内斜视是生后6个月以内m现的内斜视,其主要有4种类型:婴幼儿微小内斜视、先天性内斜视、Ciancia综合征、婴幼儿调节性内斜视。

(二)婴幼儿微小内斜视

【病因】

尚不明确。

【诊断】

1.内斜度数 15～35PD,斜视度数不稳定,有时呈间歇性。

2.多发生在生后 2 个月大。

3.约 30％在生后 6 个月大时眼位自行正位。

4.相关检查

(1)弱视:该病眼位有时呈间歇性内斜视,具有双眼视觉发育的机会,因此通常不会出现斜视性弱视,也多数不需遮盖治疗。如斜视眼注视不良,可遮盖优势眼 2～4 小时/天,每 1～2 周复查一次,直至斜视眼可同视物体,通常经过 2 周的遮盖治疗可以使斜视眼注视能力大大提高。

(2)眼部检查:检查屈光状态、屈光介质、眼底,主要为了排除由于其他眼病引起的知觉性内斜视,如先天性白内障、视网膜母细胞瘤、先天性视神经发育不良等。

【治疗】

相关研究表明,该类型斜视有 1/3 会在 6 个月大之前自愈,因此该斜视患儿需观察至 6～9 个月,如斜视仍未自愈,可考虑手术治疗,手术方式多为双眼内直肌后退术,如存在明显弱视,亦可在弱视眼行内直肌后退＋外直肌缩短术。如果屈光检查发现远视＞＋3.0D,给予远视足矫眼镜。

(三)先天性内斜视

【病因】

存在多种理论假说。

【诊断】

1.临床特征

(1)内斜度数大,通常＞40PD;

(2)生后 6 个月内出现;

(3)通常伴有斜视性弱视,几率＞50％;

(4)多合并有眼球运动异常(通常在 2 岁以后出现):①下斜肌功能亢进(约 60％);②分离性垂直性斜视(约 40％);③隐性眼球震颤(约 40％)。

2.临床检查

(1)单眼运动:可见轻度的外转不足,但不表示外直肌麻痹;可以使用娃娃头试验检查眼肌是否存在真性麻痹。

(2)双眼运动:检查是否存在下斜肌功能亢进或 V 征。

(3)弱视:检查斜视眼注视功能,以及是否为交替注视。如斜视眼注视不佳或非交替性斜视,则提示斜视眼存在弱视。

(4)斜视角度测量:多使用三棱镜交替遮盖检查测量斜视角度,KrimskyTest 可用于对三棱镜交替遮盖检查结果的再次确认,或在三棱镜交替遮盖检查不配合时使用,但传统的斜视角度测量方法用于测量婴幼儿斜视角度均非常困难。近年来,有学者使用计算机辅助下儿童斜视角度客观测量系统对婴幼儿及儿童斜视角度测量,取得了良好的临床效果,解决了婴幼儿不配合检查等难点。

(5)眼部检查:检查屈光状态、屈光介质、眼底。

(6)婴幼儿内斜视合并外转功能不足的鉴别诊断(发病率由高到低排列)

1)Ciancia 综合征;

2)Duane 综合征;

3)先天性眼外肌纤维化;

4）先天性展神经麻痹；

5）婴幼儿重症肌无力。

【治疗】

1.先天性内斜视需要行斜视手术治疗,早期行斜视矫正术且术后双眼正位,对患儿的双眼视功能发育至关重要。

2.对于远视＞＋3.0DS 的患儿,应首先给予远视足矫眼镜,观察 4～6 周,如残余斜视度数大于 10～15$^\triangle$,需行斜视矫正术(详见婴幼儿调节性内斜视)。

3.弱视治疗:需在手术前治疗斜视性弱视。治疗方法:遮盖注视眼每天 4～6 小时,每 1～2 周复诊 1 次,直至斜视眼能够良好的单眼注视或出现交替性斜视,亦可通过 P-VEP 衡量双眼视力是否存在明显差异,治疗周期通常 2～4 周。需要注意的是,部分先天性内斜视患儿会表现出交叉注视现象,即斜视眼亦可在斜视眼位注视物体,如右眼内斜的同时可在斜视眼位注视左侧的物体,交叉注视现象的存在,提示双眼均可注视,因此出现斜视性弱视的可能性非常小。

4.手术时机:有些学者建议对于先天性内斜视应该在 6～12 个月进行手术,部分术后患儿获得周边融合功能及粗略的立体视功能,个别学者对先天性内斜视 3～4 个月大进行手术,发现部分患儿发育出较好的立体视功能。总体上,先天性内斜视应该在 2 岁以内进行斜视矫正术。手术前需满足以下条件:①斜视角度测量准确;②斜视角度稳定(间隔时间 2 周以上,测量 2 次以上)。

5.手术方式:首选手术方式为双眼内直肌后退术。如果手术对象为婴幼儿,部分患儿术后短期会出现轻微过矫,但由于婴幼儿逐渐发育出的集合功能,术后远期眼位正位;对儿童(2 岁以上)或成人手术,术后短期会出现轻微欠矫,但远期眼位亦可达到正位,这是由于这些患儿长期内斜视,融合功能极差,如术后眼位立即正位,日后有外斜视倾向。对于单眼重度弱视患儿,需考虑行单眼手术(如内直肌后退术＋外直肌缩短术),目的是为了保护健眼。

6.手术目标:对于婴幼儿,术后眼位应为 8～10$^\triangle$ 外斜或者正位,如出现内斜视,即使度数很小(8～10$^\triangle$),发育出融合功能的可能性也很小,这是因为正常人的分开性融合功能约为 8n,集合性融合功能约为 30$^\triangle$。

7.术后残余性内斜视的处理:首先给予散瞳验光,配戴远视足矫眼镜(即使远视度数仅为＋1.50DS),以期戴镜后内斜度数＜10$^\triangle$。如配戴远视足矫眼镜后内斜仍大于 15$^\triangle$,考虑再次行斜视矫正术。

手术设计:

(1)如首次手术内直肌后退量≤5mm,可再行内直肌后退术,双眼内直肌后退 2.5mm(每眼)可矫正 25$^\triangle$ 内斜视;

(2)如首次手术内直肌后退量＞5mm,则考虑行双眼外直肌缩短术。需要注意的是,此时的手术设计应在标准手术量的基础上减去 1～2mm,这是因为之前曾行大度数的内直肌后退术。

8.术后外斜视的处理:10～15$^\triangle$ 的外斜视并不需要处理,多数经过数天或数周可以自行矫正。如果术后外斜视大于 15$^\triangle$ 并且经过 2～3 个月的观察没有自行矫正,则需要再次行手术治疗。如大度数继发性外斜视伴有内转不足,术中检查内直肌是否脱位。

9.手术预后:如果 2 岁之前眼位获得正位或者残余斜视度＜8$^\triangle$,60％～80％患儿将获得周边融合功能及粗略的立体视功能,只有一小部分患儿会获得高级立体视功能,极早期手术(如 3～4 个月大),获得高级立体视功能的可能性较大。如果 2 岁以后眼位仍未获得正位,那么患儿手术后发育双眼视觉的可能性非常小。

（四）Ciancia 综合征

【病因】

有可能是双眼内直肌纤维化所致。

Ciancia 综合征是一种先天性大度数内斜视（斜视度＞70$^\triangle$）同时伴有紧张的内直肌为特征的疾病。由于紧张的内直肌导致外展功能不足，从而出现双眼同时处于内转位。患儿为了适应这种眼位状态，出现交叉注视，即当患儿想注视左侧视野物体时，头转向右侧，用右眼注视。当患儿尝试外转时可能会出现眼球震颤，但当眼位处于内转位时，眼球震颤消失。

【诊断】

1.临床特征

(1)先天出现的大度数内斜视，斜视度＞70$^\triangle$；

(2)内直肌紧张，外转功能不足；

(3)当内斜眼注视物体时，出现代偿头位；

(4)眼球尝试外转时出现眼球震颤。

2.临床检查

(1)临床检查内容同先天性内斜视；

(2)需特别行娃娃头试验；

(3)弱视评估：如果面部经常只往一侧偏转，提示斜视性弱视的存在；

(4)斜视角度测量：非常困难，但并不需要精确测量斜视角度，因为手术需行双眼内直肌后退最大量手术。

【治疗】

1.需要手术治疗

2.手术时机　可选择在 2 岁之前手术。如果存在固定斜视，即一眼处于极度内转位，视野被鼻梁挡住，即使使用代偿头位亦不能注视物体，这种情况可引起严重的弱视，应考虑尽早手术，术后辅以遮盖治疗以矫正弱视。

3.手术方式　可考虑双眼行内直肌最大量后退术，术后有可能会欠矫，如果术后残余斜视度在 8～10$^\triangle$，则不需再次手术。

4.残余性内斜视　如果术后内斜度数大于 15$^\triangle$，则需要进一步手术。通常情况下此时行被动牵拉试验仍会发现外转受限，手术选择双眼内直肌再后退术。双眼内直肌各后退 2.5～3.5mm 将会矫正 20～30$^\triangle$。手术方案：如肌止端距原肌止端距离≥7mm，即距角膜缘≥12.5mm，内直肌再后退 2.5mm；如肌止端距原肌止端＜7mm，内直肌再后退 3.5mm。手术还需考虑内直肌紧张度，内直肌越紧张，手术量就需越大。多方面的因素造成此手术难度很大，可考虑角膜缘切口，行吊线术。

5.继发性外斜视　术后出现外斜非常少见，如果外斜斜视度＜10$^\triangle$，不需处理。如外斜度数较大，可再次手术。

6.预后　多数病例会残留有内斜视，很难获得较好的双眼视觉。

（五）婴幼儿调节性内斜视

【病因】

高度远视导致大量的调节，大量的调节导致过度的集合，从而出现内斜视。

【诊断】

1.临床特征

(1)发病多数在 2 个月～1 岁。

（2）远视度通常大于+2.5DS，多数在+3.0+6.0DS。

（3）发病早期可呈间歇性，斜视度数不稳定。

2.临床检查

（1）散瞳验光：使用阿托品散瞳，获得准确的屈光度；如在检影时发现屈光度不稳定，再次散瞳验光。

（2）弱视评估：首先佩戴远视足矫眼镜4～6周，然后评估是否存在斜视性弱视。如存在弱视，给予遮盖健眼4～6小时/天，1～2周复诊一次，直至斜视眼中心注视能力良好。

（3）斜视角度测定：使用调节视标结合三棱镜交替遮盖试验测量斜视角度。调节视标可选近视力表或卡通图案，而非点光源。如检查不配合，可考虑使用计算机辅助儿童斜视角度客观测量系统，或 Krimsky Test。

【治疗】

1.早期佩戴远视足矫眼镜 眼位早期获得正位，患儿将发育出良好的双眼融合功能及高级立体视觉。

2.眼镜矫正 首先需进行彻底的散瞳验光以获得完整的远视度数，根据检影结果给予远视足矫眼镜或远视过矫+0.5DS，斜视出现后越早佩戴眼镜，治疗效果越好，最早可在患儿2～3个月大时佩戴眼镜。

3.手术治疗 如果佩戴远视足矫眼镜6～8周，戴镜后斜视度仍大于10～15$^\triangle$，在弱视治疗的基础上（即斜视眼拥有良好的中心注视能力），应尽早行斜视手术治疗，以期获得双眼视觉的发育。

4.手术设计 由于婴幼儿视远斜视度并不容易获得，标准手术量是根据戴镜下视近斜视度制定的，但根据此手术量术后往往欠矫。改进手术量是根据视近戴镜斜视度与裸眼斜视度平均值来制定，术后正位率高。需特别提出的是，术后仍需佩戴远视足矫眼镜用于控制调节。术后眼位正位或斜视度在10$^\triangle$以内，则不需再次手术。

5.术后残余性内斜视 如术后戴镜下斜视度超过10～15$^\triangle$，首先给予散瞳验光，检影如发现远视度数增多，给予重新佩戴远视足矫眼镜。如内斜无好转，考虑再次行斜视手术。

6.术后继发性外斜视 术后第1天出现的10～15$^\triangle$外斜并不需要处理，多数将在数天或数周自行消失。如外斜视持续存在，可适当降低眼镜远视度数（但减幅不要超过+2.0DS）。如上述方法都无效，且外斜持续存在2～3个月，考虑再次手术治疗。再次手术前检查，如患儿存在内转功能不足，需术中检查内直肌是否脱位。

7.预后 多数婴幼儿调节性内斜视经过积极的戴镜及手术治疗会获得良好的治疗效果，多数可获得双眼融合功能和高级立体视觉。

（六）儿童后天获得性内斜视

儿童后天获得性内斜视主要包括以下几种类型：调节性内斜视、非调节性获得性内斜视、周期性内斜视、知觉性内斜视。

1.调节性内斜视

【病因】

高度远视引起大量调节，从而引起过度集合，当分开性融合功能不足以控制眼位，导致调节性内斜视的出现。

【诊断】

（1）临床特征

1）发病年龄多在1～3岁，但也可以发生在1岁以内（参考婴幼儿调节性内斜视）。

2）斜视度数多为20～50A。

3）远视度数多为+2.0+6.0DS。

4)发病初期可为间歇性,之后发展为持续性内斜。

(2)临床检查

1)散瞳验光:使用阿托品眼膏,需行彻底散瞳,获得完整的远视度数。

2)弱视评估:首先佩戴远视足矫眼镜4～6周,然后评估有无斜视性弱视存在,如有弱视,给予遮盖健眼4～6小时/天,观察弱视治疗情况。

3)斜视度测量:使用三棱镜交替遮盖试验检查斜视度,包括戴镜及裸眼、视远及视近4个斜视度,注意使用调节视标;如检查不配合,也可使用儿童斜视角度客观测量系统及Krimsky Test。

【治疗】

(1)总体治疗原则是尽早使眼位恢复正位,避免斜视性弱视的产生,使双眼视觉功能重新发育。

(2)眼镜佩戴:给予远视足矫眼镜,多数孩子可以接受,如部分患儿抗拒戴镜,可使用阿托品眼膏2～3天涂双眼,帮助其适应眼镜。随年龄增长,当尝试调低眼镜度数时,需特别慎重,因为微小度数的内斜视都可严重妨碍双眼视觉功能的发育。

(3)戴镜后的处理:眼镜通常需要佩戴4～6周后评估眼位情况,有以下3种情况:

1)戴镜视近及视远眼位均正位:戴镜时视远及视近眼位正位,或者内斜度数<8$^\triangle$,继续戴镜治疗,不需手术。

2)戴镜视远正位,视近时存在明显内斜:这种情况称为高AC/A调节性内斜视。例如,一患儿视远戴镜下内斜2PD,视近内斜35PD,视近增加+3.0DS后,内斜为SPD,则AC/A=(35-5)/3=10,通常该值为3～5。这种情况需要佩戴双光眼镜,用于控制视近时眼位。初始双光镜片要求附加镜片高度达到瞳孔中线,度数+2.5～3.0DS。

3)戴镜视近及视远眼位均内斜:这种情况称为部分调节性内斜视,即戴镜后视远及视近内斜均大于10～15PD。需要行斜视手术。手术首选双眼内直肌后退术,手术量的设计有多种方案。手术量可根据戴镜视远斜视角制定,但术后欠矫率约为25%～30%,改进后的手术量根据戴镜视远斜视度与裸眼视近斜视度的平均值而制定,术后正位率超过90%。

(4)残余性部分调节性内斜视:如部分调节性内斜视在术后仍存在内斜,视远及视近斜视度数均>10～15PD,重新验光配镜,如斜视无改善,考虑再次手术。手术方案:①如首次内直肌后退量≤5mm,行双眼内直肌再后退术,双眼各后退2mm可矫正20PD;②如首次内直肌后退量>5mm,行双眼外直肌缩短术,手术量应适当减少1～2mm,这是因为内直肌已经大幅度的后退。

(5)继发性外斜视:术后出现外斜8～10PD,多可在数周自行消失,如持续存在,考虑适当降低远视度数以刺激调节,如大度数继发性外斜视伴有内转不足,需再次手术,术中检查内直肌是否脱位。

2.周期性内斜视　周期性内斜视的病因不清楚,是一种少见的后天获得性内斜视,可在任何年龄发病,多发病在2～6岁,其特征是正常眼位与内斜眼位呈周期性出现,但周期间隔并不总是固定,在眼位正位时,多数具有双眼视觉,当处于斜视眼位时,并不出现复视而是单眼抑制。周期性内斜视病情会不断进展,经过数月或数年后发展成恒定性内斜视。

周期性内斜视的治疗:如果验光发现远视大于+1.5DS,可先佩戴远视足矫眼镜。如眼镜不能矫正眼位,则考虑行手术治疗,手术量的制定参考斜视周期时的内斜度数。

3.知觉性内斜视　知觉性内斜视往往是由于单眼低视力引起的,患眼视力经常低于0.2,可由多种疾病引起,如单眼先天性白内障(晶状体非致密性混浊)、角膜先天混浊(轻、中度)等。由于单眼视力极差,因此斜视角度测量不能使用三棱镜交替遮盖检查,可使用儿童斜视角客观测量系统,也可使用传统的Krimsky Test,方法如下:①如斜视眼单眼运动无异常,让患儿注视5m远目标,放置三棱镜在注视眼前,由于

Hering法则的作用,内斜眼将外转,更换棱镜度数直至内斜眼呈基本正位(从外观判断);②如斜视眼单眼运动异常(外转不足),让患儿注视33cm点光源,放置三棱镜于斜视眼前,更换棱镜度数直至角膜映光点位于角膜中央。手术设计可参考附录,手术方式首选在斜视眼实施内直肌后退+外直肌缩短术。

二、儿童外斜视

(一)间歇性外斜视

【病因】

目前仍未确定,外斜的间歇发作可以用集合性融合功能较强(通常25~30PD)来解释,也就是说,集合性融合功能强于分开性融合功能(通常6~8PD)解释了临床上为什么会出现间歇性外斜视而不是间歇性内斜视。

【诊断】

1.临床特征 最常见的外斜视类型,通常在1岁以后发病,眼位有时正位,有时外斜,斜视度数和持续时间随年龄增长逐渐加重,最后可发展成为恒定性外斜视,斜视多在疲劳、发呆和生病时出现,病程较短的患者通常拥有良好的双眼融合功能及高级立体视觉,发病初期当眼位偏斜时可出现复视,部分患者伴有高度远视(比较少见)。

2.临床检查

(1)眼球运动:单眼运动无异常;双眼运动应着重检查斜肌功能(尤其是下斜肌),需检查有无A、V征;

(2)弱视评估:由间歇性外斜视引起的弱视非常少见,如患儿存在弱视,需进一步明确病因,如是否存在屈光参差,是否存在单眼视神经疾病等;

(3)斜视角测量:可使用三棱镜交替遮盖检查测量斜视角,注视5m处点光源或视标测量视远斜视角,注视33cm调节视标测量视近斜视角,测量时需适当延长遮盖时间,并始终保持单眼注视,防止融合对测量结果造成影响;

(4)屈光状态检查:需行散瞳验光,如果存在中、高度近视,需佩戴近视全矫眼镜4~6周,观察眼位变化。

【治疗】

1.非手术治疗 非手术治疗对间歇性外斜视并非总是有效,以下几类间歇性外斜视可尝试非手术治疗的方法:集合不足、小度数外斜以及伴有高度远视的间歇性外斜视。

非手术治疗的方法:

(1)部分遮盖疗法:每天遮盖优势眼(注视眼)3~4小时,从而刺激被抑制眼(斜视眼);对于双眼视力均衡、交替外斜的患儿,可交替遮盖一眼/天;4周后观察治疗效果。

(2)配戴近视过矫眼镜:对于合并有近视的间歇性外斜视,同时外斜度数不大,可尝试在散瞳验光的基础上配戴近视过矫-1.5~-2.5DS的眼镜,用于刺激调节性集合。但长期配戴近视过矫眼镜有加深近视的风险。

(3)集合功能训练:注视细小物体(如笔尖)由远及近,或配戴底向外的三棱镜,训练集合功能,对集合不足型外斜视有疗效。需说明的是,集合功能训练仅能改善视近时外斜眼位,对于视远外斜并无改善作用。

(4)间歇性外斜合并高度远视:部分高度远视患儿(>+4.0DS)会表现出小度数外斜视,这类患儿存在双眼调节功能低下以及双眼屈光性弱视,调节功能低下以及调节性集合的不足导致眼位出现小度数外斜视,对于此类患儿,应该给予远视全矫眼镜佩戴,通过佩戴眼镜,视网膜成像清晰,弱视得以治疗,调节功能及调节性集合随之改善,外斜视得以控制。如果佩戴远视足矫眼镜4~6周后眼位仍存在明显外斜,考虑手术治疗。

2.手术治疗

(1)手术指征

1)双眼视觉功能异常;

2)斜视眼位时间超过眼位正位时间;

3)斜视度数＞15PD。

(2)手术时机:4岁以前手术会面临术后继发性内斜视及弱视的风险,建议4岁以后手术,同时根据具体情况综合分析。

(3)手术方式的选择:对于所有类型的间歇性外斜视(具体分型将在下面详述),都应选择双眼外直肌后退(双眼同等手术量),这是因为间歇性外斜视属于共同性斜视。如采用非对称性手术,例如单眼外直肌后退＋内直肌缩短术,将导致术后出现非共同性眼球运动,当眼位转向术眼方向时,出现内斜视及复视。

(4)手术设计:间隙性外斜视根据视远与视近斜视度的不同,可分为三种类型:基本型、分开过强型(又分为真性和假性两种)、集合不足型。

1)基本型间歇性外斜视:视远及视近斜视角一致,或相差不超过10PD,手术设计需根据视远斜视角度来制定。

2)分开过强型间歇性外斜视:视远斜视角＞视近斜视角,相差超过10PD。此类型又分为真性及假性两种类型,需要用遮盖检查来鉴别。经过遮盖检查视远及视近斜视角无明显变化,为真性分开过强;经过遮盖检查视近斜视角度增加,从而与视远斜视角度相差不大,为假性分开过强。临床上分开过强型间歇性外斜视多为假性,鉴别真性及假性分开过强对手术设计有指导意义。遮盖检查:持续遮盖一眼30~60分钟,然后使用三棱镜交替遮盖检查测量斜视角度,在检查过程中始终保持单眼注视。

①假性分开过强型间歇性外斜视:视远斜视度大于视近斜视度,但经过遮盖检查后,视近斜视度增加,与视远斜视度一致或相差不超过10PD,手术量根据视远斜视度来制定。

②真性分开过强型间歇性外斜视:视远斜视度大于视近斜视度,即使经过遮盖检查后亦无变化。这种类型非常少见,事实上,该类型间歇性外斜视存在有高AC/A值,视近时给予＋3.0DS可发现外斜度数增加,准确地说,应该称为高AC/A间歇性外斜视,手术应该行双眼外直肌后退术,术后高AC/A值仍然存在,部分患儿会出现视近时内斜,需要佩戴双光镜。手术量应根据视远斜视角与视近斜视角平均值来制定。

3)集合不足型间歇性外斜视:如果视近斜视度大于视远斜视度,差异超过10PD,为集合不足型间歇性外斜视,这种类型斜视通常表现为视远正位,视近出现外斜视,此时治疗首选集合训练;部分学者建议行双眼内直肌缩短术,但事实上,行内直肌缩短术并不能加强内直肌的功能,也就不能改善集合功能,反而术后容易出现视远时内斜及复视。集合不足型间歇性外斜视如果视远斜视度大于15PD,则需考虑手术治疗。但需要指出的是,手术仅用于矫正视远时眼位,术后仍需集合训练,以期集合功能改善,视近时眼位得以维持正位。

4)间歇性外斜视合并V征的处理:如果间歇性外斜视合并V征,同时合并有双眼下斜肌功能亢进＋＋,在行水平肌肉手术的同时,需要行下斜肌部分切除术(经常行双眼手术)。如果间歇性外斜视合并V征,但没有下斜肌功能亢进,则将双眼外直肌向上移位1/2肌肉宽度(同时行双眼外直肌后退术)。需要指出的是,一些间歇性外斜视在上转位时由于肌肉控制的作用,表现出假性V征,此时并不需要手术处理。

区别假性 V 征和真性 V 征的方法是分别在上转位、第一眼位、下转位行三棱镜交替遮盖检查,根据三棱镜交替遮盖检查结果判断 V 征为真性还是假性。

5)间歇性外斜视合并 A 征的处理:如果 A 征为中轻度,双眼上斜肌功能轻度亢进,仅需行双眼外直肌向下移位 1/2 肌肉宽度(同时行双眼外直肌后退术)。如果 A 征非常明显,双眼上斜肌功能亢进＋＋＋＋＋＋＋,就需在外直肌移位的同时,行双眼上斜肌减弱术,但需避免行双眼上斜肌断腱术,可行上斜肌肌腱延长术(如植入 4～5mm Wright 硅胶条)。

6)间歇性外斜视术后处理:间歇性外斜视术后短期有时会出现约 8～15PD 微小度数的内斜视,4 岁以下的孩子容易因为这种暂时性的内斜视出现弱视,因此交替遮盖一眼直至内斜视消失可以避免弱视的产生。对于大龄儿童,则需要告知术后会出现暂时性的复视。有学者建议术后短期给予佩戴三棱镜用于中和内斜视,并且此时的棱镜度不需足矫内斜,而是轻微欠矫,保留一部分内斜刺激分开性融合功能。

7)继发性内斜视:如果术后内斜视持续超过 1 周,建议佩戴三棱镜,棱镜度为达到融合的最低棱镜度,并保留一部分内斜视刺激分开性融合功能。如果术后视远正位,视近内斜,这种情况很可能是真性分开过强型间歇性外斜视(即高 AC/A 型间歇性外斜视),需要佩戴双光镜。如果内斜视超过 6 周都还存在,并且通过保守的方法不能矫正,则考虑行 2 次手术,手术首选双眼内直肌后退术,如果术前内斜度数明显同时外转功能不佳,术中需探查外直肌是否滑脱。

8)残余性外斜视:间歇性外斜视术后出现残余性外斜视比较常见,有时会在术后数月或 1 年后才出现。残余性外斜视的手术指征同间歇性外斜视。如果初次手术外直肌后退不超过 6mm,可考虑行外直肌再后退术(双眼外直肌退 3mm 将矫正 20PD)。如果初次手术外直肌后退超过 6mm,可考虑行双眼内直肌缩短或折叠术,此时手术量应该比参考手术量减少 1～1.5mm。

(二)知觉性外斜视

儿童单眼视力极差容易导致知觉性外斜视,手术的目的仅为美容性。手术设计应该是单眼手术(患眼),可选择外直肌后退＋内直肌缩短术。

(三)先天性外斜视

先天性外斜视比较少见,生后几周即可发病,常伴随一些神经性、系统性疾病,如关节弯曲、白化病、颅缝早闭等,斜视度通常＞40PD,双眼视觉极差。治疗上首先治疗斜视性弱视,6 个月大后可考虑行斜视手术,手术首选双眼外直肌后退术。

三、麻痹性斜视

由于神经核、神经或眼外肌不同程度的麻痹,眼外肌的功能完全或部分丧失,表现出眼位偏斜,称为麻痹性斜视。

【病因】

先天因素,如先天滑车神经核发育不良或上斜肌先天发育异常,导致先天性上斜肌麻痹。后天因素,如头颅外伤、血管疾病、炎症或颅内占位性病变,均可导致麻痹性斜视的出现。

【诊断】

1.临床表现

(1)眼球运动受限。

(2)斜视角度变化:第二斜视角(麻痹眼注视)大于第一斜视角(健眼注视);另外,当眼球向麻痹肌作用方向运动,斜视度变大,向相反方向运动,斜视度变小。

（3）代偿头位：通过头位的变化，使视轴避开麻痹肌的作用方向。例如，左眼外直肌麻痹，患者代偿头位为转向左侧，避免左眼外直肌的作用。

（4）复视及视混淆。

2.临床检查

（1）使用同视机或三棱镜遮盖法测量 9 个方位的斜视角度，用于判断麻痹眼及麻痹肌。

（2）眼球运动：包括单眼运动及双眼运动。

（3）Parks 三步法：首先确定哪只眼上斜视，哪只眼下斜视；再确定双眼右转或是左转时，垂直斜视角度增大；最后进行歪头试验，观察患者头部向右肩倾斜还是向左肩倾斜时垂直斜视度数增大。

（4）Hess 屏及红玻璃试验均需患儿理解检查方法并配合，在儿童斜视患者中较少使用。

【治疗】

确定病因，确定麻痹眼及麻痹肌肉，制定合适的手术方案。

四、A-V 综合征

指水平位斜视当向正上方及正下方注视时，斜视度有一定的增加或者减少，由于眼球运动的轨迹类似英文字母 A、V，因此被命名为 A-V 综合征。产生 A-V 综合征的病因很多，大致与肌肉异常、解剖的缺陷、神经支配异常以及融合功能异常有关。

【诊断】

1.临床特征 根据向上注视 25°、水平注视以及向下注视 25° 的斜视角度，分为以下类型。

（1）内斜 A 征：第一眼位内斜视，向上注视时内斜度数大于向下注视时 $10^\triangle$ 以上。

（2）内斜 V 征：第一眼位内斜视，向下注视时内斜度数大于向上注视时 $10^\triangle$ 以上。

（3）外斜 V 征：第一眼位外斜视，向上注视时外斜度数大于向下注视时 $15^\triangle$ 以上。

（4）外斜 A 征：第一眼位外斜视，向下注视时外斜度数大于向上注视时 $15^\triangle$ 以上。

2.临床检查

（1）眼球运动：着重检查是否存在斜肌功能异常。

（2）弱视：检查斜视眼注视功能，以及是否为交替注视。如斜视眼注视不佳或非交替性斜视，则提示斜视眼存在弱视。

（3）斜视角度测量：多使用同视机测量上转 25°，水平注视以及下转 25°的斜视角度，帮助诊断。

【治疗】

1.手术指征：正前方或向下注视时存在明显斜视；有明显的代偿头位；明显外观不正常。

2.对于没有合并明显斜肌功能异常的病例，通常采用水平肌肉移位手术。内直肌通常向 A、V 字母的尖端移位，外直肌通常向 A、V 字母的宽端移位。例如内斜 A 征，可以将双眼内直肌后退，同时将内直肌向上移位。

3.对于合并有明显斜肌功能异常的病例，可以选择斜肌手术。例如合并有明显下斜肌功能亢进的外斜 V 征，可以再行外直肌后退的同时，进行下斜肌减弱术。

五、眼球后退综合征

【病因】

本征是一种先天性眼球运动障碍性疾病，但确切病因不明，无论何类型均不能用单一原因来解释。

【诊断】

(一)临床表现

Duane综合征有3个主要体征,即患眼外转障碍、内转时眼球后退并睑裂缩小。亦有眼球后退同时有内转障碍者,亦有轻度外转障碍者,亦有内转时垂直偏斜者。主要临床表现为眼球偏斜、眼球运动障碍和并发症等。视功能障碍一般不严重。

1.视功能　绝大多数患者视力良好,不论在第一眼位或采取异常头位均有良好的双眼单视。有10%~20%的患者有不同程度的弱视,且2/3为屈光参差性弱视,另有7%左右为斜视性弱视。仅少数患者主诉复视。

2.眼位偏斜　第一眼位可为正位、内斜或外斜。一般内斜最多见。当垂直注视时,单眼患者伴有A、V和X征者大部分为V征。

3.眼球运动异常　典型的Duane后退综合征表现为外转明显受限或完全不能外转;内转时有不同程度的急速上转和(或)下转。外转时几乎都有睑裂增宽,但也有以外转正常而内转受限为主的变异类型(Ⅱ型)。

4.睑裂缩窄及眼球后退　睑裂变化是眼球后退综合征的特点之一,睑裂变窄可表现为上下睑的变化。当患眼内转时眼球后退是本综合征的另一特点。患眼外转时眼球复位,睑裂开大。

5.代偿头位　几乎全部内斜或外斜的眼球后退综合征患者有代偿头位。

6.临床分类　目前在临床上广泛应用的分类方式是1974年Huber提出的,共分为3型,主要特征是:

Ⅰ型:外转明显受限或完全不能外转;内转正常或轻度受限;内转时眼球后退,睑裂变小。试图外转时睑裂变大。

Ⅱ型:内转受限或完全不能内转;外转正常或轻度受限。试图内转时,眼球后退睑裂变小。患眼通常是外斜视。

Ⅲ型:内转外转均受限或完全不能水平转动。试图内转时眼球后退,睑裂变小。

3种类型的眼球后退综合征中,最常见的是Ⅰ型,若不存在代偿头位,则存在斜视,内斜视居多,斜视度往往很小;其次是Ⅲ型,原在位正位居多,或者存在外斜视;Ⅱ型最少见,原在位上外斜视居多。

(二)临床检查

1.常规检查视力,外眼、眼底和单、双眼运动。

2.1%阿托品散瞳验光,以矫正屈光不正如有弱视者则先行弱视治疗。

3.三棱镜加遮盖法测量斜视角,并检查代偿头位偏斜的角度。

4.同视机检查,立体视检查。Bagolini线状镜检查,再结合眼位确定视网膜对应正常与否。

5.牵拉试验。

6.EMG检查。

(三)诊断标准

诊断要点有以下7点:

1.眼位偏斜　观察第一眼位有无内斜视、内隐斜视、外斜视和外隐斜视。内转时有无上下偏斜现象。

2.眼球运动异常　内转或外转时有无障碍,其受限程度如何。

3.眼球后退　用眼球突出计检查第一眼位、内转位及外转位时眼球突出度,如内转与外转时眼球突出度相差大于2mm应怀疑本征。

4.睑裂状态　内转时睑裂缩小,外转时睑裂开大,如二者睑裂高度或与另眼比较相差大于2mm应考虑本征。

5.单眼患病时应与健眼进行比较

6.牵拉试验 可以证实解剖异常(如纤维化),必要时手术中证实。

7.EMG 检查 是否为神经支配异常。有些病例临床分型与 EMC 分型不相吻合,但以 EMG 分型为依据。此外,应用 EMG 检查可以证实 Duane 综合征并 A、V 及 X 现象的神经支配情况。

【治疗】

首先应矫正屈光不正和治疗弱视,以提高患儿的视力和恢复双眼单视功能。矫正第一眼位的眼位偏斜,以改善代偿头位。另外,还应尽可能减轻内转时的眼球后退和睑裂缩小及垂直偏斜。

1.手术指征

(1)正前方注视时有斜视;

(2)有明显代偿头位;

(3)内转时有上或下转现象,或明显的内转时眼球后退,睑裂缩小影响外观。

2.手术原则

(1)对第一眼位无异常的病例:原则上不手术,仅对内转时眼球后退、睑裂缩小,眼球上下偏斜明显者行外直肌后退。

(2)对内斜视的病例:行内直肌后退最多 6mm,如牵拉试验阳性则后退量要保守。如术后还欠矫,则可把上下直肌移植到外直肌处或行 Jensen 术,但不应与内直肌后退同时进行。禁忌外直肌前徙,因其可加重眼球后退及睑裂缩小。眼球后退显著者可行外直肌后退。

(3)对外斜视病例:行外直肌后退 10~12mm,如欠矫,则行内直肌前徙。因为外直肌无外转作用,所以虽然后退量大也不会过矫,此时应注意不要累及下斜肌。

(4)对内转时的眼球后退和睑裂缩小及垂直偏斜的矫正:行外直肌后退 10~20mm,内转时上斜明显者行内直肌后退或下移 5mm,使内直肌有向下牵引的作用,以矫正内转时的向上偏斜。近年来肌电图证明,患眼内转时的上转或下转现象是由于内直肌与外直肌之间存在异常神经支配。根据这一机制,许多学者介绍限制眼球上转和下转的术式,包括:①后退两条水平肌到赤道部;②于眼球赤道后固定外直肌;③外直肌 Y 形劈开移位术。

六、分离性垂直偏斜(DVD)

【病因】

DVD 目前被普遍认为是一种由核上性神经功能异常所致的疾病,其发病较早,临床表现特殊,具体病因仍不清楚。

【诊断】

(一)临床表现

1.症状 患儿多无明显自觉症状,由于双眼视力较好,具有一定的双眼视功能,为保持良好的双眼单视,患儿往往需要过多使用集合控制非主眼的上斜,因此出现视物不能持久,眼眶疼等眼肌疲劳症状。用红玻璃片检查时可引出复视,此时无论何眼注视,所看见的红像总是位于白像下方,用三棱镜可测得垂直斜视度。

2.视力 多数双眼视力良好,但也有视力减退者。视力减退的原因多为隐性眼球震颤所致,其次为弱视或器质性病变或高度屈光不正等。而 DVD 合并弱视者,多为注视不良性或斜视性。

3.眼位 当双眼交替遮盖时,遮盖眼均上斜,上斜的方向及程度可不一致.有时呈外上斜,有时呈内上斜,因固视眼的不同,偏斜的方向也可发生改变。去除遮盖后,该眼即快速向下并内旋震颤样转回眼位。非注视眼总是处于高位,为本病的突出特点。当疲劳或注意力不集中时,一眼可以自发性上斜。同时遮盖双眼时,则不发生上斜。由于检查时眼位分离的程度不一,上斜的程度常不恒定,因此在测定斜视角时,只能得出一个大概的数字。

4.双眼视功能患儿 可以有一定程度的双眼视功能。但由于 DVD 的眼位变化不定,检查视网膜对应的方法不同,结果往往不一致。在不伴有水平斜视的 DVD 患儿,当控制正位时属正常网膜对应,当双眼融合破坏(如视疲劳,或用同视机交替亮灭检查)时,出现一眼上斜,则表现为单眼机动性抑制,此时若用同视机检查,为垂直异常对应,但用 Bagolini 线状镜或后像法检查,可为正常对应。故可考虑为双重视网膜对应。

5.DVD 合并隐性眼球震颤 常合并隐性眼球震颤,用眼震电图检查,当遮盖一眼时,在被遮盖眼出现上斜的同时,双眼发生水平位跳动性震颤,快相向非遮盖眼侧。临床上有 3 种情况:①单纯水平性跳动性眼震。②显性隐性眼球震颤:即双眼开放注视时,存在眼球震颤,当遮盖一眼时,非遮盖眼振幅变大。③旋转性眼球震颤:即被遮盖眼呈现外旋震颤样向外上方飘逸,当除去遮盖时则呈现内旋震颤样向内下方回到原眼位,此种旋转性眼球震颤多见于伴有外斜视的 DVD 患儿。

6.眼球运动 可表现为下列 3 种情况:①单眼遮盖时的眼球运动:遮盖一眼时,被遮盖眼慢慢一边向外旋转,一边上转,此时有隐性眼震者,可见到向固视侧发生眼球震颤,移遮另一眼时,则已上转的眼,慢慢一边向内旋转,一边下转成为固视眼;当上转眼开始成为固视眼时,另眼即开始上转运动。观察此种运动可用同视机交替亮灯或灭灯视标法或云雾法(用+20D 凸透镜);②Bielschowsky 现象:于注视眼前加不同密度的中性滤光镜以减弱光源照度,当遮盖眼前的滤光镜密度增加时,对侧眼即由上转位置下降,甚至变成下斜;若增加固视眼前暗镜片的亮度,则下转眼再次上转,这种现象称 Bielschowsky 现象。部分患儿 Bielschowsky 征阳性,尤其在暗室内更易引出。③向侧方注视时出现的异常运动:向侧方注视时,一眼内转时变上斜,外转时变下斜;或一眼内转时变下斜,外转时变上斜,此种现象多数出现在视力不好的眼。

7.合并水平性斜视 DVD 可与任何类型的斜视同时存在,临床可见合并下列几种斜视:①先天性内斜视,较多见,约有 70%~90% 先天性内斜视伴有 DVD;②交替性外斜视,早期不易发现伴有 DVD,但手术后数月开始出现;③间歇性外斜合并调节性内斜视;④内斜视与外斜视共存。后二者统称为反向斜视,即在同一病例,眼位有时呈内斜,有时呈外斜,或右眼注视时,左眼内斜;左眼注视时,右眼外斜的特异现象。⑤Helveston 综合征:Helveston 综合征为外斜 A 征、上斜肌功能亢进和 DVD 共同组成的一组眼肌运动的三联症,临床上比较少见。病因不清,外斜 A 征、DVD、双上斜肌功能亢进三者之间的关系也不清楚。Helveston 将双上斜肌功能亢进分为 4 级:1 级:刚刚能观察到上斜肌功能增强。2 级:能明确判断存在上斜肌功能增强。3 级:上斜肌功能明显增强。4 级:在上斜肌功能位时,下睑几乎全部遮挡角膜。本征多数有弱视,由于常伴眼球震颤,弱视治疗的效果较差。

(二)临床检查

1.常规检查远近视力、屈光状态。判断有无屈光不正及弱视。

2.角膜映光、眼球运动、三棱镜检查、同视机检查。判断、测定斜视度及双眼视觉情况。

3.注视性质检查,Bagalini 线状镜检查、立体视觉检查。

4.眼底照相。判断旋转斜视度。

(三)诊断标准

向远处(5m 以上)注视,遮盖一眼时,被遮盖眼上飘,伴有外旋、外转,去遮盖后又缓慢回落;同时与上斜肌及下直肌麻痹相鉴别。立体视检查(Titmus 立体图):黄斑中心凹立体视≤60″,黄斑立体视>60″且≤

200″,周边立体视＞200″且≤3000″,未检出＞3000″。注视特点规定为:立体视≤60″为双眼注视;立体视＞60″为单眼注视。

【治疗】

(一)非术治疗

双眼视功能训练,戴三棱镜矫正,压抑疗法配镜治疗,对合并有屈光不正或弱视者均应矫正治疗。

(二)手术治疗

目前多数人主张手术治疗,由于 DVD 临床表现复杂,没有固定的手术模式,需灵活选择符合具体病情的相应术式。但应遵循如下原则:

1.上斜程度轻,无碍外观者,则不需手术治疗。

2.双眼上斜程度无差异者,则可同时行双眼上直肌等量减弱或下直肌等量加强。

3.双眼上斜程度有差异且双眼视力良好者,可先行上斜程度较重眼的手术,观察一段时间后,再做另眼手术,手术量应有不同。

4.双眼上斜程度有差异合并一眼 Bielschowsky 现象者,如内转时出现明显上斜者,做下斜肌部分切除或后退,内转时出现下斜者,行上斜肌断腱或后退,然后观察一段时间,再根据上斜程度做上下直肌手术。

5.合并其他斜视者,则先矫正明显的斜视,后做定量容易的肌肉。如水平斜视明显者。先矫正水平斜视,但 DVD 合并先天性内斜或婴幼儿内斜者、手术量要比一般内斜保守一些,以免发生过矫;DVD 合并外斜者,若先矫正外斜,DVD 会更明显,因此可同时矫正,外斜矫正量应多一些。对于 DVD 合并内、外斜视者,外斜手术量应为斜视角的 1/2。如上斜视与水平位斜视程度相同时,先矫正上斜视,后做定量容易的水平斜视。如需做斜肌手术,应先做斜肌,后做上下直肌。

6.Helveston 综合征的手术,应根据 DVD、A 型斜视和斜肌亢进的明显程度按顺序进行手术。

七、固定性斜视

【病因】

确切病因不明,可能与先天发育或外伤导致神经麻痹继发眼外肌的改变有关。

【诊断】

(一)临床表现

1.先天性固定性斜视　临床表现有以下 7 点:

(1)多为内斜,外斜少见;

(2)发病年龄较小,多为双眼;

(3)眼位在所有方向均明显内斜,双眼一直处于内转位置;

(4)眼球不能外转,强行向外牵拉,眼球也不能达中线,一般无垂直运动受限;

(5)牵拉试验强阳性;

(6)术中可见受累眼外肌挛缩并呈纤维条索状;

(7)EMG 检查显示眼球内转时内直肌无放电现象或仅有微弱放电。

2.后天性固定性斜视　临床表现有以下 7 点:

(1)多见于年龄在 40 岁以后的成年人的进行性斜视;

(2)内斜视多见,外斜视、上斜视及下斜视罕见;

(3)多见于单眼或双眼视力不良者与高度近视的关系密切,个别病例有外伤史;

(4)眼位在各方向均明显内斜,强行牵拉外转可达中线或稍过中线;

(5)牵拉试验阳性;

(6)术中可见内直肌异常挛缩;

(7)EMG 检查显示眼球内转时内直肌可有不同程度的放电现象。

（二）临床检查

1.视力、屈光及眼底常规检查。

2.重点检查眼球运动、眼位、弧形视野计、三棱镜及牵拉试验。

3.眼外肌肌电图(EMG)检查。

（三）诊断标准

1.患眼斜视,固定不能转动。

2.牵拉试验时阳性。

3.拮抗肌及其周围组织挛缩,麻痹肌菲薄无张力。

4.病理检查可见拮抗肌纤维化。

5.其水平斜视角多大于 45°,垂直斜视角多大于 25°。

【治疗】

固定性斜视主要为手术矫正。目的是解除挛缩和纤维化肌肉的牵引,使眼球恢复正位。但由于挛缩肌的直接拮抗肌肌力较弱,常需加强才能获得较好效果。

手术方法有如下 5 种:

1.肌肉完全断腱并结膜后退术。

2.肌肉断腱加直接拮抗肌前徙术。

3.眶缘固定术:本法是对上述 2 种术式的补充手术。对一些斜度较大的固定性斜视患者,虽然做了挛缩肌肉的完全断腱、结膜后退和拮抗肌的加强术,但仍不能使眼球正位者,可行眶缘固定术。

4.阔筋膜移植矫正术:即根据应用阔筋膜矫正上睑下垂的原理,用于矫正固定性内斜视。

5.Jensen 术:可将 Jensen 直肌联结术应用于固定性外斜视矫正。

八、上斜肌腱鞘综合征（Brown 综合征）

【病因】

本病是一种综合病征,确切原因尚不清楚,关于上斜肌腱鞘的存在与否以往一直有争议,有作者解剖了 30 个成人眼眶,证实了上斜肌腱鞘的存在,它是由提上睑肌和上直肌的筋膜以及其间的肌间隔组成,上斜肌筋膜和 Tenon 囊部分纤维也参与组成此纤维性鞘膜,在此纤维鞘膜内衬有腱滑液鞘,因此无论先天发育缺陷,后天性炎症或外伤等因素均可影响上斜肌的功能,引起本病。

【诊断】

（一）临床表现

1.分类

(1)先天性上斜肌腱鞘综合征:指由于先天性腱鞘缩短并肌腱肥厚影响滑车处的正常活动,或因下斜肌有异常的节制韧带等解剖发育异常所致的眼球内转位时上转受限。此类眼球运动异常是恒定性的,且不可能自愈,故称为真性 Brown 综合征。

(2)后天性上斜肌腱鞘综合征:又称获得性 Brown 综合征。指由于外伤、炎症或手术所致的上斜肌腱鞘局部肿胀、肥厚、腱鞘收缩或类似狭窄性腱鞘炎而引起的眼球内转位时上转受限。此类眼球运动异常,部分病例可自行缓解而症状消失,故将这一类病例称为间歇性 Brown 综合征或假性 Brown 综合征。

2.临床分级　Eustis 依据 Brown 综合征的临床特点,规定了 Brown 综合征严重程度的分级标准:

(1)轻度:仅有在眼球内转时上转受限,不伴有下斜视及在内转时不伴有下斜视;

(2)中度:内转时上转受限,在内转时伴下斜视,但第一眼位无下斜视;

(3)重度:内转时上转受限,第一眼位及内转时均有明显下斜视。

(二)检查

1.在作双眼或单眼运动试验时,患眼内转位时上转受限程度相同,试图在内转位时作向上牵拉试验有限制。

2.患眼内转位时表现下斜。

3.患眼于第一眼位及外转位时,上转正常或接近正常。健眼在第一眼位时可表现为上斜。

4.无同侧上斜肌过强。

5.向上注视时出现 V 型外斜。

6.在第一眼位或向下注视或外转位常无复视,但患者可出现头位异常或保持头位正位,并在第一眼位患眼下斜。

7.在患眼内转时引出复视。

8.眼外肌 EMG 检查,下斜肌正常。

(三)诊断标准

1.患眼内转位时不能上转,但在第一眼位或外转位时上转正常。

2.患眼在内转位时向上作牵拉试验阳性。

3.患眼内转位时下斜视。

4.肌电图检查下斜肌正常。

【治疗】

如在第一眼位时为正位,并有双眼单视功能,无明显代偿头位,则无需手术,如患眼于第一眼位时呈下斜视,有明显代偿头位存在,影响美容,则可考虑手术治疗,以恢复第一眼位时的双眼视。以往手术曾将上斜肌腱鞘与肌腱剥离,术后早期效果较好,但可复发,目前主张采用上斜肌完全断腱术或上斜肌腱部分切除术,可取得良好效果,如术后发生上斜肌麻痹现象,则可行对侧下直肌后徙或同侧下斜肌切除术,效果满意,为防止继发性上斜肌麻痹,Parks 主张做上斜肌后徙术,有学者主张手术应尽量做在异常的眼外肌和筋膜上,一般不要对正常肌肉手术,也有学者主张手术时不仅去除异常的上斜肌腱鞘,同时还将眼球固定在内上位置 1 周(过矫位)以防止复发,也可在术后短期内经常作向内上的牵拉训练以扯断新生的瘢痕粘连。

九、广泛先天性眼外肌纤维化

【病因】

是一种先天性肌肉、筋膜发育异常性疾病。以正常肌肉组织被纤维组织代替为特征。但真正病因尚不清楚。

【诊断】

先天性眼外肌纤维化的三种类型已被描述。1 型先天性眼外肌纤维化者,出生时有双侧上睑下垂,双眼固定在向下注视的位置、上转不能及异常的水平注视。2 型先天性眼外肌纤维化者,出生时有双侧上睑下垂和外斜。3 型先天性眼外肌纤维化者表现多样,但垂直运动异常较水平异常更明显。

（一）临床表现

1.先天发病,有阳性家庭史。

2.为常染色体显性遗传,个别为散发病例,病情无进展及缓解。

3.眼球不能上转和下转,不能水平转动或稍有水平转动。

4.上睑下垂。

5.无 Bell 现象。

6.双眼固定在向下注视的位置,位于水平线下 20°～30°。

7.下颌上举,头后倾。

8.球结膜无弹性并变脆。

9.眼外肌、眼球筋膜与眼球之间有粘连。节制韧带肥厚,肌肉融合,眼外肌附着点可有严重异常,如后退、偏移、分支、足板形附着等。

10.常患弱视。

11.牵拉试验时向各方向牵拉眼球均不能转动。

（二）临床检查

1.检查双眼视力及矫正视力,判断有无屈光不正及弱视。

2.眼位检查,有无 Bell 现象。

3.眼球运动检查,眼球不能上转和下转,不能水平转动或稍有水平转动。

4.被动牵拉试验阳性,牵拉眼向各方向转动时均有抗力感,向内上方转的抗力尤为明显。

（三）诊断标准

1.先天发病,有家族史。

2.固定性斜视,眼球不能上转和下转,不能水平转动或稍有水平转动。上睑下垂。

3.被动牵拉试验阳性。

4.眼外肌病理检查结果。

【治疗】

应采用手术治疗,首先对存在明显下斜视者,可行下直肌后徙或断腱。但下斜眼的上转可使上睑下垂明显。上睑下垂的矫正应作为第二步手术考虑,需行额肌瓣悬吊术。因这些患者常无 Bell 现象,上睑下垂术后可发生角膜干燥,因此需要重视角膜的保护。

十、集合与分开异常

双眼聚散运动是指双眼同时向内转或向外转,调整双眼视线夹角以对准要注视的物体。双眼内转称为集合,双眼外转称为分开。

集合与分开异常属于非斜视性双眼视异常,由于集合或分开异常导致视远或视近出现较明显的隐斜,通过融像性聚散功能可维持双眼正位或在大多数时间内维持正位,但由于隐斜和聚散功能之间的不协调而出现一系列的症状。

根据视远和视近的隐斜度,可将本类疾病分为以下 6 型:

1.集合不足　视近较大外隐斜,显著大于视远。

2.集合过度　视近较大内隐斜,显著大于视远。

3.分开不足 视远较大内隐斜,显著大于视近。

4.分开过度 视远较大外隐斜,显著大于视近。

5.基本型外隐斜 视远视近均为较大外隐斜.隐斜度基本相等。

6.基本型内隐斜 视远视近均为较大内隐斜,隐斜度基本相等。

(一)集合不足

【病因】

1.解剖因素:瞳距过宽可使集合困难。

2.延迟发育:集合功能与后天的学习和训练有关。

3.调节因素影响:调节和集合联动,当调节使用不足,如小儿未矫正的近视眼,可能导致集合不足。

4.全身性疾病、疲劳或精神病态。

5.内直肌麻痹或减弱。

6.继发性:由于分开过度继发集合不足。

【诊断】

1.临床表现 头痛、视疲劳、模糊、复视,主要在视近时发生。经常注意力分散、瞌睡,甚至因为视疲劳症状而放弃视近。遮盖一眼症状消失。程度轻的可表现为早上和上午症状不明显,下午和晚上才明显。

2.临床检查

(1)隐斜度:常用 Risley 棱镜法和阶梯三棱镜法。由于 Risley 棱镜需要在综合验光仪上进行,且是主观的检查方法,对于年龄较小的小儿并不适用,可用阶梯三棱镜进行检查。如果年龄较大、理解和接受能力较强,可在综合验光仪上进行测量,则用 Risley 棱镜测出的结果更为精确。上述检查也可在同视机上进行。后不赘述。

多数集合不足视远视近均为外隐斜,视近的隐斜度显著大于视远。约 20% 表现为视近间歇性外斜视。

(2)AC/A:AC/A 是调节性集合与调节的比例,检查方法有计算法和梯度法。集合不足的 AC/A 明显降低。

(3)集合近点(NPC)后移。

(4)聚散度:视近融像性集合储备(即 BO 聚散度)通常不足代偿外隐斜度。

【治疗】

1.病因治疗:可以找到病因的,如全身病,或内直肌麻痹等,处理病因。

2.充分矫正屈光不正。

3.视觉训练:包括集合近点训练和融像性集合的训练,效果较好。

4.棱镜:不是很好的选择,可能导致视远变为内隐斜,对于不愿或无法进行视功能训练的,可考虑配视近的棱镜。

(二)集合过度

【病因】

1.调节过度伴随集合过度:常见于未矫正的远视眼。

2.集合痉挛,多合并调节痉挛和瞳孔缩小。

3.继发性:由于分开不足继发集合过度。

【诊断】

1.临床表现 复视、头痛、视疲劳,几乎只发生在视近时。年龄很小的患儿因为不需要大量视近,可能没有症状。

2.临床检查

(1)隐斜度:视远时正位或轻度内隐斜,视近明显内隐斜或内斜视。注意此类患者在视近时倾向使用较小的调节,使检查的隐斜度可能会比真实的小得多,因此在检查时要注意选择尽可能小的视标,让患者认真看并保持视标清晰,以减少测量误差。

(2)AC/A:明显增高。

(3)聚散度:视近 BI 的聚散度通常不能代偿内隐斜。

(4)调节反应:MEM 检查调节滞后明显。

【治疗】

1.病因治疗。

2.充分矫正屈光不正,尤其是远视眼;视近需要更多的正镜,双光镜或渐进镜是好的选择,但要注意教导小儿正确使用。

3.视觉训练:比较困难。

4.棱镜:BO 棱镜视近时使用。

(三)分开不足

【病因】

很少见,病因不清,可能与外直肌局部麻醉有关。

【诊断】

1.临床表现 症状通常与视远相关,例如看电视等。最多见的症状是复视,其他症状包括头痛、眼胀、模糊、头晕等,在疲劳的时候,上述症状更为明显。

2.临床检查

(1)隐斜度:视远明显内隐斜,可能出现间歇性内斜视;视近内隐斜明显减少甚至正位。

(2)AC/A:降低。

(3)聚散度:视远时 BI 聚散度不足。

【治疗】

1.充分矫正屈光不正,尤其是远视眼。

2.棱镜,如 BO 棱镜可改善症状。

3.视觉训练,但效果不佳。

(四)分开过度

【病因】

病因不清,可能与屈光不正有关,或继发于集合不足。

【诊断】

1.临床表现 主要症状是复视,其他的症状包括视疲劳和畏光等,只在视远时出现症状,可有广场恐惧症和不喜欢参加群体活动。视近没有症状。有时视远会显现出间歇性外斜视,并以此为主诉。

2.检查

(1)隐斜度:视远明显外隐斜,显著大于视近,甚至视远间歇性外斜视。

(2)AC/A:稍高,也可以很高。

(3)聚散度:视远 BO 聚散度可在正常范围内,但由于外隐斜度太大,达不到 Sheard 准则。

【治疗】

1.充分矫正屈光不正。

2.视觉训练:视远融像性集合功能训练,有效果,但比视近的视觉训练困难。

3.过矫负镜:由于高 AC/A,通过过矫负镜增加调节以减少外隐斜的角度;也可配视远过矫负镜,视近不过矫的双光镜。

4.棱镜:根据患儿实际情况可考虑加视远 BI 棱镜。

(五)基本型外隐斜

【诊断】

1.临床表现　可能出现模糊、视疲劳、头痛和复视,视远视近均会出现。

2.检查

(1)隐斜度:视远和视近均为外隐斜,通常差别≤5$^\triangle$;隐斜的量通常比较大,可以达到 10$^\triangle$～15$^\triangle$,甚至更大,可能伴有间歇性外斜视。

(2)AC/A:比值正常。

(3)聚散度:BO 聚散度下降不明显,通常在正常范围内或接近正常范围,但由于外隐斜量大,不足以代偿。

【治疗】

1.充分矫正屈光不正。

2.视觉训练:增大融像性集合范围,效果好。

3.棱镜:配 BI 棱镜,由于视远视近的隐斜度接近,棱镜的效果好。

4.过矫负镜:通过增大调节减少外隐斜角度,有报道此方法有效。

5.手术:外隐斜角度大的可考虑手术正位。

(六)基本型内隐斜

【诊断】

1.临床表现　常见的症状有视疲劳、模糊、头痛和复视等;症状与用眼需求有关,经常要看远的,会觉得看远时眼睛不舒服,经常要看近的,会觉得看近时眼睛不舒服。

2.检查

(1)隐斜度:视远视近均为内隐斜,通常差别≤5A。

(2)AC/A:比值正常。

(3)聚散度:视远及视近的 BI 聚散度均减小。

(4)调节反应:通常调节滞后明显。

【治疗】

1.充分矫正屈光不正　屈光状态多为远视眼,须充分矫正。

2.棱镜　视远视近的隐斜度接近,棱镜效果好。

3.视觉训练　训练融像性分开的量,但比融像性集合的训练难度大。

4.手术　隐斜角度大的可考虑手术,非首选。

十一、弱视

【病因】

1.斜视性弱视　患者有斜视或曾有斜视,形成单眼弱视,多由单眼恒定性斜视引起。

2.屈光参差性弱视　双眼远视性球镜屈光度相差≥1.50D,或柱镜屈光度数相差≥1.00D,屈光度数较高眼形成的弱视。

3.屈光不正性弱视　为双眼性弱视,多发生于未配戴过矫正眼镜的高度屈光不正患者(远视≥5.0D,散光≥2.0D,可增加弱视的危险性),双眼视力相等或接近。

4.形觉剥夺性弱视　由于屈光间质混浊、上睑下垂完全(或不完全)遮挡瞳孔、不适当遮盖等形觉剥夺因素引起的弱视。

【诊断】

（一）临床表现

1.有原发病:有斜视、屈光不正、角膜病、先天性白内障、先天性青光眼等原发疾病。

2.视力低于正常。

3.拥挤现象弱视眼对单个字体的识别能力比对同样大小但排列成行的字体的识别力要高得多。因此在检查及治疗追踪病例时,只有用排列成行的字体检查,用单个字体检查不能反映弱视的真实情况。

（二）临床检查

1.屈光检查　6岁以及6岁以下在阿托品眼药水或眼膏睫状肌麻痹下做检查,6岁以上托品卡胺眼药水或环戊通眼药水睫状肌麻痹下检查。

2.眼底检查　极为重要,首先要除外引起视力低下的眼底病。如果眼底正常而患儿又病变或斜视,则诊断发育性弱视很可能是正确的。

3.VEP、ERG等检查　用于排除其他疾病。

4.视力检查

(1)3岁以下儿童:可用视动性眼震、选择性观看、点状视力仪、栅条视力卡及图形视力表。检查婴幼儿视力的装置,可用临床估计法衡量婴幼儿的视力。可先后交替遮盖患者的一只眼,观察和比较患儿的反应。如果遮盖某一眼时,患儿极力反抗,则打开的一只眼的视力可能低下。如果在遮盖任何一只眼时,患儿都反抗,则本检查不说明问题。还可盖一眼,将各种大小的玩具放在另一眼前,根据患儿的单眼注视和追随运动来估计患儿的视力。再检查双眼注视形式:交替遮挡一只眼,同时观察另一眼是否移动,如果患儿有偏向一眼注视或根本为单眼注视者则应高度怀疑患儿有弱视。

(2)3岁以上的儿童就可以使用E字视力表查视力。

（三）诊断标准

1.婴幼儿视力评估指标及弱视诊断标准　（援引自2012年美国眼科临床指南）

表 19-2　婴幼儿视力评估指标及弱视诊断标准

弱视类型	评估指标	判断标准
单眼弱视	单眼遮盖试验	抗拒反应不对称
	注视反应	不能注视或者不能持续注视
	选择性观看	相差≥2个倍频
	最佳矫正视力	相差≥2行
双眼弱视	最佳矫正视力	年龄≤3岁,单眼或双眼视力低于0.4

2.4岁以上儿童

(1)视力评估指标:3～5岁儿童的视力正常值下限为0.5;6岁及以上儿童的视力正常值下限为0.7。

(2)弱视诊断标准:参照同龄儿童正常值,以最佳裸眼视力对照正常值做判断依据。

1)轻、中度弱视:最佳矫正视力低于相应年龄的视力正常值下限,且≥0.2。

2)重度弱视:最佳矫正视力<0.2。

【治疗】

治疗原则:一旦确诊弱视,应立即治疗。针对弱视类型首先去除病因,包括矫正屈光不正,早期治疗先天性白内障或上睑下垂等。在此基础上进行常规遮盖优势眼,光学或药物压抑优势眼等治疗。

(一)治疗原发病

合理矫正屈光不正,及时治疗斜视,尽早消除导致形觉剥夺的疾病,如先天性白内障、重度上睑下垂等。

(二)遮盖治疗

常规遮盖法是治疗弱视的主要和最有效的办法。

(三)精细目力训练等弱视治疗方法

如描画、刺绣、穿珠子、穿针等弱视物理治疗等视力训练方法,促进视力的提高。

(四)光学药物压抑疗法

本法的原理是用过矫或欠矫镜片以及每日给健眼滴阿托品以压抑其功能,弱视眼则戴正常矫正镜片看远或戴过矫镜片以利看近。

(五)药物治疗

左旋多巴口服和胞磷胆碱等,运用时注意适应证和副作用。

(六)预后

先天性白内障所致的剥夺性弱视预后最差。屈光不正性及斜视性弱视预较好。

(七)弱视治疗疗效评价标准(国际标准视力表)。

1.痊愈　经过三年随访,最佳矫正视力保持在相应年龄段视力正常水平。

2.基本痊愈　矫正视力提高到相应年龄段视力正常水平。

3.有效　视力提高但尚未达到相应年龄段视力正常水平。

4.无效　视力退步或不变。

(王百祥)

第七节　屈光不正

一、近视眼

【病因】

近视眼的确切发病机制尚不清楚,其病因主要与遗传因素和多种环境因素密切相关。

【诊断】

(一)临床表现

1.视力障碍　远视力降低,但近视力可正常。

2.视疲劳　低度的单纯性近视由于视近所用调节较少,很少引起视疲劳。中高度近视如不戴镜,可能因视近时调节和集合不协调而引起视疲劳症状。

3.眼位偏斜　由于视近时所用调节减少,导致集合功能减退,易引起视近的外隐斜或外斜视。但有资料显示近视眼合并视近内隐斜的也不少,约占近视眼的 1/4～1/3。

4.眼球改变　高度近视眼多属于轴性近视,眼球前后轴伸长,其伸长几乎限于后极部。故常表现为眼球较突出,前房较深,瞳孔大而反射较迟钝。

5.玻璃体液化、混浊、后脱离。

6.眼底改变　低度近视眼眼底变化不明显,高度近视眼,因眼轴的过度伸长,可引起眼底的退行性改变。如:

(1)豹纹状眼底:视网膜的血管离开视盘后即变细变直,同时由于脉络膜毛细血管伸长,可影响视网膜色素上皮层的营养,以致浅层色素消失,而使脉络膜血管外露,形成似豹纹状的眼底。

(2)近视弧形斑:视盘周围的脉络膜在巩膜伸张力量的牵引下,从乳头颞侧脱开,使其后面的巩膜暴露,形成白色的弧形斑。如眼球后极部继续扩展延伸,则脉络膜的脱开逐步由乳头颞侧伸展至视盘四周,终于形成环状斑。此斑内可见不规则的色素和硬化的脉络膜血管。

(3)黄斑部白色萎缩斑或 Foster-Fuchs 斑:黄斑部可发生形成不规则的、单独或融合的白色萎缩斑,有时可见出血。此外,在黄斑部附近偶见有变性病灶,表现为一个黑色环状区,较视盘略小,边界清楚,边缘可看到小的圆形出血,称为 Foster-Fuchs 斑。

(4)后巩膜葡萄肿。

(5)周边部视网膜格子样变性、囊样变性、视网膜裂孔。

7.屈光状态为近视性屈光状态。

(二)临床检查

1.检查双眼裸眼远近视力。

2.检查双眼屈光状态:确定近视的度数、确定有无伴随散光、屈光参差和弱视。青春期及之前的小儿由于调节功能较强,验光建议使用睫状肌麻痹剂。

3.检查双眼眼位:判断有无伴随隐斜或斜视。

4.裂隙灯及眼底检查:排除引起视力下降的屈光介质病变及眼底病变。

5.A 超或 IOL-Master 测量:判断有无眼轴变长,巩膜后葡萄肿。

(三)诊断标准

根据屈光检查结果可以确诊,注意排除由睫状肌过度收缩引起的调节痉挛所造成的假性近视,进行睫状肌麻痹下验光即可鉴别。

【治疗】

(一)框架眼镜

是目前矫正近视眼的主要方法。配镜原则是选择使患者达到正常视力的最低度数的镜片;中高度近视初次配镜可考虑分次矫正;外隐斜应足度矫正而内隐斜可低度矫正;框架眼镜可分为单光镜、双光镜和青少年渐进镜。

(二)角膜接触镜

具有成像放大率较小、视野较大等优点,特别适用于高度近视、屈光参差较大等情况。分普通软镜、RGP 镜和角膜矫形镜(OK 镜),RGP 镜和 OK 镜对近视眼发展有一定延缓作用。

(三)屈光手术

1.角膜屈光手术　准分子激光手术包括准分子激光角膜表面切削术(PRK)、准分子激光原位角膜磨镶术(LASIK)和准分子激光上皮下角膜磨镶术(LASEK),其中以 LASIK 占主导地位,可进行个性化切削减少像差,提高视觉质量;角膜基质环植入术(ICR)也用于矫正近视眼。

2.晶状体性屈光手术   包括透明晶状联合人工晶状体植入术和有晶状体眼人工晶状体植入术,主要用于高度近视的矫正。

3.巩膜屈光手术   后巩膜加固术适用于高度近视发展的初期,有望阻止近视眼的发展。

二、远视眼

【病因】

当眼调节放松时,平行光线经过眼的屈光系统后,所形成的焦点聚焦在视网膜之后,称为远视眼。

【诊断】

(一)临床表现

1.视力障碍   视力下降程度与患者远视程度及年龄相关。儿童生理屈光状态为远视眼,因而轻度远视一般无明显视力障碍。随着远视程度增加,先表现为近视力下降,远视力仍可正常;较高度数远视眼,则远视力、近视力均下降。一般<6岁时,低、中度远视患者可无任何症状,因为这一年龄段调节幅度很大,近距离的阅读需求也较少。高度远视眼的患儿当调节不能满足其视近要求时,常将书本等放到眼前更近处,借物像放大和瞳孔缩小来改善近视力,容易被误认为近视。

2.视疲劳   远视眼看远时要使用调节,看近时则必须使用更大的调节力,导致调节和集合不协调,这种不协调现象极易引起视疲劳。如视物模糊、眼球酸胀感、眼眶胀痛、头痛,甚至恶心、呕吐等,尤以长时间近距离阅读后明显,休息后减轻或消失。

3.内斜视   中、高度远视儿童未进行屈光矫正时,为了获取清晰视力,在远距离视物时就开始使用调节,近距离学习、阅读时使用更多的调节,产生内隐斜或内斜,常见为共同性内斜视。患儿表现为不自觉地放弃双眼视,只用一只眼睛注视,另一眼呈内斜位。

(二)临床检查

1.视力   需分别检查单眼远、近视力和双眼同时视远、近视力。

2.静态屈光   使用阿托品行睫状肌麻痹后,通过检影等方法检测屈光度数,瞳孔恢复后,要进行复验,以消除因调节作用而产生的屈光度数误差。

3.眼轴   使用 A 超或 IOLMaster 进行眼轴测量,一般明显远视儿童眼轴较正常同龄儿童短。

4.角膜曲率   如果眼轴相对正常而屈光力呈现为明显的远视眼,常见于角膜曲率半径过大而表面曲率过小的扁平角膜。

(三)诊断标准

1.根据远视度数分类

(1)低度远视:<+3.00D。

(2)中度远视:+3.00+5.00D。

(3)高度远视:>+5.00D。

2.根据屈光成分分类

(1)屈光性远视:主要由于角膜或晶状体曲率过小,而眼轴长度在正常范围内。

(2)轴性远视:眼轴长度小于正常范围,而角膜和晶状体曲率在正常范围内。

【治疗】

(一)矫治原则

并非所有远视眼都需要矫治,儿童的正常屈光状态并非是正视眼,一般均是远视眼。至于远视程度高低,主要是由年龄决定,比如 3～4 岁,远视应为＋2.00～＋2.50D,4～6 岁应为＋1.50＋2.00D 左右。远视屈光度过高,则多见于病理性远视眼,而屈光度过低,虽仍为远视,但亦非正常屈光,而且随年龄增加,日后多易发展成为近视眼。因此,儿童如果远视程度较重,出现视力减退或弱视者,应尽早矫治;如果出现内斜视或内隐斜,即使远视度数不大,也应早期矫治。

(二)配镜原则

1.对于没有斜视的远视儿童,建议的配镜处方远视是:显性远视＋1/3 隐性远视度数。当然实际应用中,要根据具体情况考虑,先测出显性远视度数,即瞳孔正常大小时所接受的屈光度,在此基础上尽可能把全部远视予以矫正。

2.对伴有内斜视或内隐斜的患儿,一般情况下根据睫状肌麻痹后的远视度数予以足矫。

3.对于伴有外斜视或外隐斜的患儿,要采取低度矫正的原则,防止外斜加重或外隐斜变成显性外斜视。

(三)戴镜原则

幼年时期如果有较高度数的远视或远视性屈光不正,其视觉发育常较正视眼或近视眼差,患儿更容易发展成为弱视。因此,配戴矫正眼镜对远视眼儿童的视力保护和防治弱视意义重大。一般要求做到及时配戴、长期坚持、定期随访。

三、散光眼

【病因】

眼的散光是由于角膜、晶状体前后表面及视网膜面不规则造成。由于眼球在不同子午线上的屈光力不同,平行光线经过眼屈光系统后不能形成焦点的屈光状态称为散光眼。

【诊断】

(一)临床表现

1.视力减退　散光眼的视力减退与散光程度和散光轴向相关。低度数的顺规散光对视力可无明显影响,而高度散光视力明显下降,部分患儿矫正视力也达不到正常。远视散光,尤其是复性远视散光,远近视力均减退,容易导致弱视和斜视。

2.视疲劳　散光眼在任何距离均不能获得清晰物像,因此远、近距离用眼均会发生视疲劳,可表现为眼痛、流泪、近距离用眼不能持久等。

3.代偿头位　在双眼高度不对称或斜轴散光时,可能出现头部或颈部偏斜,借头位的倾斜来减弱散光的影响,在散光矫正后一般即可恢复。

(二)临床检查

1.视力　需分别检查单眼远、近视力和双眼同时视远、近视力。

2.屈光检查　行睫状肌麻痹后,通过检影等方法检测屈光度数,确定散光的度数及轴向。

3.角膜曲率　通过水平曲率和垂直曲率测量,了解角膜散光情况。

4.角膜地形图　角膜炎所致的角膜瘢痕、圆锥角膜等所致的散光一般为不规则散光,可通过角膜地形图进行全面分析。

5.晶状体检查　进行屈光检查后,如果发现散光的量或轴向与角膜散光有明显差异时,需考虑是否存在锥形晶状体、晶状体脱位等因素。

(三)诊断标准

根据最大屈光力和最小屈光力主子午线是否相互垂直,分为规则散光和不规则散光。规则散光又分为顺规散光、逆规散光和斜向散光。最大屈光力主子午线在 $90°±30°$ 位置的散光称为顺规散光,最大屈光力主子午线在 $180°±30°$ 位置的散光称为逆规散光,其余为斜向散光。规则散光根据两条主子午线聚焦与视网膜的位置关系又分为:

1.单纯近视散光　一主子午线聚焦在视网膜上,另一主子午线聚焦在视网膜之前。

2.单纯远视散光　一主子午线聚焦在视网膜上,另一主子午线聚焦在视网膜之后。

3.复性近视散光　两条互相垂直的主子午线均聚焦在视网膜之前,但聚焦位置前后不同。

4.复性远视散光　两条互相垂直的主子午线均聚焦在视网膜之后,但聚焦位置前后不同。

5.混合散光　一主子午线聚焦在视网膜之前,另一主子午线聚焦在视网膜之后。

【治疗】

1.矫治原则　主要根据是否有视力降低、视疲劳或视干扰症状而定。如果出现其中任何一种症状,不论散光度数大小都要配镜矫正。

2.配镜原则　原则上散光度数需全部矫正。如果度数过高,患儿不能适应全部矫正,可先给予较低度数,待适应后再全部矫正。特别是初次配戴散光眼镜的患儿,可能会出现不适应或不耐受。因此,对散光眼的屈光矫正中,一定要从实际效果出发,初期应根据患儿的耐受程度而定,不应单从光学理论上强行矫正。

对于规则散光,由于儿童对镜片产生的干扰作用耐受力强,一般可选择框架眼镜矫正。如果合并近视或远视者,要选择适度球镜联合矫正。

对于不规则散光或散光度数较高,使用框架眼镜矫正视力不佳时,可试用硬性角膜接触镜,部分患者可提高矫正视力。

3.戴镜原则　低度数散光可仅在学习需要时戴镜,如果度数较高或合并弱视,则需坚持戴镜,并可减少视疲劳症状。

四、屈光参差

【病因】

双眼屈光度数不等,无论是屈光性质不同还是屈光程度不等,均称为屈光参差。实际上,人类的双眼屈光状态完全一致的很少,多数人有轻度差异,但没有症状,临床上将不影响双眼单视功能的屈光参差看作是生理性的,影响双眼单视功能的屈光参差为病理性的,两者间无严格标准界限。

【诊断】

(一)临床表现

1.单眼　屈光参差超过一定程度,双眼单视功能被破坏。在视觉尚未发育成熟阶段,为避免模糊物像干扰,会不自觉地对其采取抑制作用,患儿不是双眼单视,而是单眼单视,即只用视力较好的眼视物,另一眼则废弃不用。单眼视力无正常的深度觉和立体视觉。

2.弱视　远视性屈光参差者,其度数较高的眼为模糊物像及其产生的信息被抑制,视中枢对该眼的视觉信息不发生反应,久之形成弱视。而近视屈光参差者,正视眼或低度近视眼用于注视远处目标,高度近视眼用于注视近距离,一般不会引起弱视,但由于缺乏融像机会,容易出现双眼视异常。因此,在儿童屈光参差弱视中,大部分为远视性屈光参差。

3.斜视　弱视眼不一定伴有斜视,但如果该眼视功能长时间被抑制而废弃不用,则容易出现斜视,以外斜视多见。

（二）临床检查

1.视力 需分别检查单眼远、近视力和双眼同时视远、近视力。

2.静态屈光 行睫状肌麻痹后，通过检影等方法检测屈光度数，瞳孔恢复后，要进行复验，以消除因调节作用而产生的屈光度数误差。

3.眼轴 使用 A 超或 IOLMaster 进行眼轴测量，屈光参差程度越重，眼轴长度差异越明显。

（三）诊断标准

由于屈光参差无统一界定标准，考虑到婴幼儿及青少年处于眼球发育和视功能发育不完善阶段，全国儿童弱视斜视防治组曾提出以两眼屈光度球镜≥1.5D，柱镜≥1.0D 为试行标准。

屈光参差的分类：

1.单纯性屈光参差 一眼为正视，另一眼为近视或远视。

2.复性屈光参差 双眼均为近视或远视，但屈光度不等。

3.混合性屈光参差 一眼为近视，另一眼为远视。

4.单纯性散光参差 一眼为正视，另一眼为散光。

5.复性散光参差 双眼的散光性质相同，但程度不同。

6.混合性散光参差 双眼散光性质相反，一眼为近视散光，另一眼为远视散光。

【治疗】

1.矫治原则 屈光参差会严重影响视功能，破坏双眼单视功能，导致弱视、斜视发生。而且屈光参差发生年龄越小，对视功能影响越严重。因此，对儿童的屈光参差要早期发现并充分矫正。

2.配镜原则 对屈光参差者屈光不正被完全矫正时，双眼视网膜上所成的像大小存在差异，即不等像，有可能造成融像困难，从而出现相关症状如头晕、阅读模糊等。一般情况下，屈光参差度数相差超过 2.5D 以上并使用框架眼镜矫正者通常会出现类似融像困难症状。但人眼对屈光参差矫正眼镜干扰的耐受力个体差异较大，儿童耐受力较成人强，即使屈光参差度数较大，也能完全适应。此外，由于角膜接触镜贴附于角膜表面，戴镜后所引起的物像改变明显较框架眼镜为小。故对屈光参差较大或无法适应框架眼镜的儿童，可选择配戴角膜接触镜。

3.戴镜原则 对已经形成斜视、弱视的屈光参差儿童，应坚持戴镜矫正，配合遮盖健眼、刺激弱视眼等措施，提高弱视眼的矫正视力。若弱视眼的矫正视力已经正常或接近正常，斜视程度仍未改变时，应尽早手术矫正斜视，以消除矫正眼镜的棱镜作用。需要注意的是，斜视矫正后，屈光参差并未解决，仍需坚持配戴矫正眼镜。

4.手术治疗 近年来有报道采用准分子激光手术，对屈光参差中度数较高的眼采取手术治疗，对不愿戴镜或戴镜后融像困难的儿童，取得一定的疗效。

（苏 娱）

第二十章 眼科疾病的护理

第一节 眼睑及泪器疾病的护理

一、睑腺炎

（一）概述

睑腺炎又称麦粒肿，是眼睑腺体的急性化脓性炎症。常由金黄色葡萄球菌侵入睑腺而感染。睑腺炎分内、外两种，发生在睫毛毛囊或其附属皮脂腺为外睑腺炎，发生在睑板腺为内睑腺炎。睑腺炎患者常表现为患侧眼睑局部红、肿及触痛，有硬结，状似麦粒，数日后硬结软化出现黄色脓点，破溃后排出脓液，症状消退。外睑腺炎的炎症反应集中在睑缘处，红肿范围较弥散，脓点自皮肤面破溃，内睑腺炎的炎症浸润局限在睑板腺内，疼痛和压痛较外睑腺炎明显，脓点自结膜面破溃，将脓液排入结膜囊。治疗要点是早期局部热敷、应用抗生素眼药，以促进炎症消散；脓肿形成时切开排脓。

（二）护理评估

1.健康史 屈光不正、儿童、抵抗力下降者易患此病。

2.身心状况 患侧眼睑局部红、肿、热、痛等急性炎症表现，有硬结，数日后硬结软化出现黄色脓点，破溃后排出脓液，症状消退。注意区别内、外睑腺炎。睑腺炎起病较急，有明显疼痛不适，且影响外观，引起焦虑心理。

3.治疗要点与反应 早期热敷，成脓后切开排脓。由于睑腺炎影响外观，患者可能在脓肿未破溃之前自行挤压或针挑，易引起并发症。护士应评估患者对疾病的认知度，及时给予治疗指导。

（三）护理问题

1.急性疼痛 与睑腺炎症有关。

2.知识缺乏 缺乏睑腺炎的防治知识。

3.潜在并发症 眼睑蜂窝织炎、海绵窦血栓性静脉炎等。

（四）护理措施

1.指导热敷 早期局部热敷可以促进血液循环，有助于炎症吸收，消散硬结。热敷每日 2～3 次，每次 15～20 分钟。

2.用药护理 根据医嘱应用抗生素，如选用 0.1％利福平溶液、0.25％氯霉素溶液或 0.3％环丙沙星溶液等眼药。指导正确地滴用眼药水或涂用眼药膏的方法。重症者全身应用抗生素。

3.切开排脓 用于脓点已出现未破溃，或虽已破溃但排脓不畅者。外睑腺炎在睑皮肤面平行于睑缘切开,以求与眼睑皮肤纹理一致而不影响外观;内睑腺炎在睑结膜面垂直于睑缘切开,以避免过多损伤睑板腺腺管。脓肿切开后,让脓液自行排出,脓液排出不畅时,可用小镊子夹出脓栓,术毕结膜囊内涂抗生素眼膏。

睑腺炎尚未完全成脓时不宜切开,更不可挤压排脓,以防炎症扩散引起眼睑蜂窝织炎,甚至海绵窦血栓性静脉炎或败血症。

(五)健康指导

(1)加强锻炼,提高机体抵抗力。

(2)养成良好的卫生习惯,不过度用眼,不用脏手或不洁手帕揉眼,不用劣质化妆品。

(3)有糖尿病、睑缘炎、屈光不正者,嘱其及时治疗或矫正。

(4)告诉患者切忌挤压或针挑排脓,以免炎症扩散引起并发症。

二、睑板腺囊肿

(一)概述

睑板腺囊肿又称霰粒肿,因睑板腺排出导管阻塞,腺体分泌物潴留在睑板内,刺激周围组织导致肉芽组织增生而引起的慢性炎性肉芽肿。此症好发于青少年。本病进展缓慢,多无自觉症状,在眼睑皮下能扪到一圆形硬结,表面光滑,与皮肤无粘连,无压痛及红肿,相应之睑结膜面可呈紫红色,有时自睑结膜面穿破,排出胶样内容物。如继发感染,临床表现与内睑腺炎相似。治疗要点是小而无症状者无须处理,有时可自行消散。稍大者,采取局部热敷、理疗或向肿物内注射类固醇激素等方法促其消散。大者可行睑板腺囊肿刮除。

(二)护理评估

1.健康史　由于睑板腺口阻塞,腺体分泌物潴留在睑板内,对周围组织产生慢性刺激引起。

2.身心状况　多无自觉症状,较小的囊肿经仔细触摸才能发现,较大的囊肿可使眼睑皮肤隆起,在眼睑皮下能扪到一圆形硬结,大小不一,表面光滑,无压痛,与皮肤无粘连。睑结膜面可呈紫红色的微隆起。病程慢性,患者焦虑,特别是反复发作者,其情绪会低落,对治疗缺乏信心。

3.治疗要点与反应　小而无症状者无须处理,有时可自行消散。较大的囊肿应手术刮除。但可复发。

(三)护理问题

1.有感染的危险　与未及时就诊有关。

2.知识缺乏　缺乏睑板腺囊肿的相关知识。

(四)护理措施

1.对小而无症状的睑板腺囊肿,注意观察囊肿的变化。

2.指导热敷。

3.用药护理:遵医嘱向囊肿内注射类固醇激素等方法促其消散。

4.手术护理:协助医生做好睑板腺囊肿刮除术。按外眼手术常规准备。麻醉后用睑板腺囊肿夹固定囊肿,在睑结膜面垂直于睑缘方向切开囊壁,用小刮匙刮净囊肿内容物及囊壁,如囊壁不易刮除,可用剪刀剪除。创口不用缝合,术毕用手掌压迫眼部 10～15 分钟,观察局部无出血后结膜囊内涂抗生素眼膏,包扎患眼。嘱患者次日来诊眼部换药。

(五)健康指导

(1)睑板腺分泌旺盛者,注意眼部清洁卫生,不用脏手或不洁手帕揉眼。

(2)术后按时换药和门诊随访。

三、睑内翻与倒睫

(一)概述

睑缘向眼球方向内翻转的异常状态称睑内翻。睫毛倒向眼球,刺激眼球称为倒睫。睑内翻常与倒睫同时存在。睑内翻常因睑结膜瘢痕收缩、眼轮匝肌痉挛性收缩所致。婴幼儿睑内翻常因先天因素所致,但随年龄增长可逐渐消除。由于睫毛刺激结膜和角膜,患者出现异物感、畏光、流泪、刺痛、眼睑痉挛等症状,重者损伤角膜,如果继发感染引起角膜炎,影响视力。检查发现睑缘内卷,睫毛内翻,倒向眼球。治疗要点为进行电解倒睫术或睑内翻矫正术。

(二)护理评估

1.健康史

(1)瘢痕性睑内翻:由睑结膜或睑板瘢痕性收缩引起,常见于沙眼瘢痕期,也可发生于结膜烧伤等。

(2)痉挛性睑内翻:多见于老年人,因老年人眼睑皮肤、肌肉等松弛无力所致。

(3)先天性睑内翻:主要见于婴幼儿,大多由于内眦赘皮牵拉、体质肥胖及鼻根部发育不良所致。

2.身心状况

(1)症状:持续性异物感、流泪、畏光、眼睑痉挛。

(2)体征:睫毛向内翻转,摩擦眼球引起结膜充血,角膜混浊,甚至形成角膜溃疡;可有不同程度视力的障碍。

(3)心理状况:因异物感、眼痛、视力下降可影响患者的生活、工作,患者易产生焦虑心理。

3.治疗要点与反应 进行电解倒睫术或睑内翻矫正术,解除倒睫对眼球的伤害。

(三)护理问题

1.疼痛 与睫毛刺激结膜有关。

2.潜在并发症 角膜炎、角膜瘢痕形成。

3.知识缺乏 对睑内翻与倒睫的危害性认识不足。

(四)护理措施

1.心理护理 向患者解释疼痛原因、治疗方法、疗效,缓解其焦虑情绪。

2.对症护理 及时去除异物感、疼痛原因,如仅有1~2根倒睫,可用镊子拔除,或采用睫毛电解法。也可用胶布法或缝线法在眼睑皮肤面牵引,使睑缘向外复位。

3.用药护理 遵医嘱给予患者行抗生素眼药,以预防角膜炎发生。

4.手术护理 数目多或密集的倒睫,由瘢痕性睑内翻引起,可行睑内翻矫正术。按外眼手术常规护理,术后观察患者伤口有无渗血、红肿、疼痛加重及睑内翻矫正情况。

(五)健康指导

向患者及家属宣传有关的护理常识,长期的睑内翻与倒睫可引起患者眼痛、角膜炎、视力下降,应尽早治疗,以减少并发症的发生。

四、睑外翻

(一)概述

睑外翻是睑缘离开眼球向外翻转、睑结膜不同程度地暴露在外的反常状态。此症常合并闭睑不全。

其原因有瘢痕性、麻痹性、痉挛性,还有因眼睑皮肤松弛和眼轮匝肌张力减弱所致的老年性下睑外翻。临床表现为泪小点外翻,发生泪溢。暴露部分的结膜充血、肥厚、干燥、粗糙。严重者可导致睑闭合不全及暴露性角膜炎,影响视力。治疗要点为消除病因,无效时手术矫正睑外翻,以恢复眼睑正常位置,及时消除睑结膜暴露。

(二)护理评估

1.健康史 了解患者的既往史,如眼睑外伤、面神经麻痹、眼睑皮肤松弛等情况。

2.身心状况 患者可有泪溢、畏光、眼痛等症状。检查见暴露在外的睑结膜充血、肥厚、干燥、角化,严重者可导致睑闭合不全及角膜上皮脱落、溃疡,视力下降。且由此影响患者容貌,患者易产生焦虑不安、自卑心理。

3.治疗要点与反应 睑外翻患者可使其颜面仪容受到影响,并引起其他并发症,应及早手术矫正。患者对手术期望值很高。

(三)护理问题

1.舒适改变 泪溢、眼干涩与睑外翻和眼球暴露有关。

2.潜在并发症 角结膜干燥症、角膜炎。

3.自我形象紊乱 与睑外翻导致面容受损有关。

4.知识缺乏 对睑外翻的危害认识不足。

(四)护理措施

(1)心理护理:对患者进行心理疏导,缓解其焦虑、自卑情绪,使其正确对待疾病,配合治疗。

(2)遵医嘱为患者滴抗生素眼液防治角膜炎。

(3)合并闭睑不全者指导患者保护角膜,如戴治疗性软性角膜接触镜,减少泪液蒸发,保持眼球湿润;或结膜囊内涂大量抗生素眼膏,并盖眼垫;也可配合医生行暂时性睑缘缝合。

(4)指导患者正确揩拭眼泪的方法,即用手帕由下眼睑往上揩,以防止加重睑外翻。

(5)需要手术的患者,按外眼手术常规进行护理。

(五)健康指导

(1)重视安全教育,防止眼外伤。

(2)防治面神经麻痹。

(3)告知患者睑外翻和闭睑不全的潜在危害,嘱其注意保护角膜,防止并发症的发生。

五、慢性泪囊炎

(一)概述

慢性泪囊炎是由于鼻泪管阻塞或狭窄,泪液滞留于泪囊,随眼泪流入的肺炎球菌、葡萄球菌等致病原菌大量繁殖引起泪囊黏膜感染而形成的慢性炎症。好发于中老年女性。沙眼、泪道损伤、慢性肥厚性鼻炎、下鼻甲肥大等为本病诱因。泪溢是患者就诊的主要原因。检查可见内眦皮肤潮红、糜烂,或有湿疹;内眦部结膜充血。泪囊区皮肤囊样隆起,有黏液脓性分泌物自泪小点流出。由于含大量致病菌的分泌物长期反流结膜囊内,泪囊病灶可成为眼部的感染源而对眼球构成潜在威胁,如角膜上皮有损伤时,可引起角膜炎;施行内眼手术或有眼球穿孔伤时会引起眼球内感染。治疗要点为消除病因,局部滴抗生素眼药、泪道冲洗,以及手术治疗,术式有泪囊摘除术、泪囊鼻腔吻合术和鼻内镜下泪囊鼻腔吻合术。

(二)护理评估

1.健康史　了解患者的既往史,如有无沙眼、泪道外伤、慢性鼻炎、鼻息肉等情况。

2.身心状况　泪溢为主要症状。长期泪液浸渍和不断擦拭眼泪,内眦部结膜充血,内眦皮肤潮红、糜烂,或有湿疹。指压泪囊部或泪道冲洗有黏液脓性分泌物自泪小点流出。脓液和皮肤糜烂会给患者带来不适感,并且影响容貌,患者易产生焦虑不安心理。

3.治疗要点与反应　慢性泪囊炎对眼球有潜在威胁,应给予抗生素、泪道冲洗或手术治疗。

(三)护理问题

1.舒适改变　泪溢与鼻泪管阻塞或狭窄有关。

2.潜在并发症　角膜炎、眼内炎。

3.知识缺乏　缺乏慢性泪囊炎相关知识。

(四)护理措施

1.心理护理　向患者解释泪溢原因、治疗方法、疗效,缓解其焦虑情绪,令其配合治疗。

2.用药护理　对患病不久,鼻泪管未完全堵塞的病例,滴抗生素眼药水,点药前挤压泪囊区,排净分泌物。

3.进行泪道冲洗或探通术,以求恢复泪道功能　每天可用0.9%氯化钠溶液冲泪道,清除泪囊内积存的分泌物,然后注入药液,治疗炎症。泪道探通要在脓液消失后进行。

4.手术护理　按外眼手术常规护理,注意术后换药,观察吻合口通畅情况,伤口有无渗血、红肿等情况。

(五)健康指导

(1)及早治疗沙眼、慢性鼻炎等疾病。

(2)告知患者慢性泪囊炎的潜在危害,指导其积极治疗,防止并发症的发生。

(梁永霞)

第二节　结膜疾病的护理

结膜是一层薄而透明的黏膜组织,覆盖于眼睑后面和眼球前部巩膜表面。位置暴露,直接与外界接触,容易受到外界各种因素侵袭。因此,结膜的疾病相当多见,有些严重的结膜炎还会致盲。

一、沙眼

(一)概述

沙眼是一种慢性传染性结膜角膜炎,因在结膜表面形成许多细小沙粒状的乳头和滤泡,故名沙眼。沙眼常反复感染,能迁延数年甚至十多年之久,是致盲性眼病之一。可发生于任何年龄,以青少年多见。

1.病因　沙眼由沙眼衣原体感染结膜上皮而致病。本病为接触传染,即患眼的分泌物通过手、水、毛巾或脸盆等媒介直接接触健眼而传播。

2.临床表现　患者有眼部痒、异物感、干涩等不适,若有角膜并发症,则症状加重,出现眼痛、畏光、流泪、视力下降等。检查见上睑结膜和上穹隆结膜血管模糊充血,乳头增生和滤泡形成;反复发作后睑结膜的乳头和滤泡发生变性和坏死,形成白色线状或网状瘢痕。沙眼衣原体还可侵犯角膜上皮细胞,使角膜形成灰白色点状炎症浸润,角膜缘血管侵入角膜出现新生血管,称角膜血管翳,严重者可遮盖角膜全部,影响视力。

3.后遗症和并发症　沙眼病变后留下的瘢痕,重者可导致并发症和后遗症,其表现如下。

(1)睑内翻及倒睫:多发生于上睑,是因为睑结膜瘢痕收缩使睑缘内卷,部分或全部睫毛倒向眼球,摩擦角膜使之损伤,发生角膜炎,是致盲的主要原因。

(2)角膜混浊:角膜血管翳、倒睫摩擦、沙眼性角膜溃疡均可导致角膜混浊。

(3)实质性结膜干燥症:因上睑结膜的广泛瘢痕,破坏了结膜上的杯状细胞和副泪腺,同时泪腺的排泄管口也因而闭塞,使泪液减少,不能湿润眼球,致使结膜角膜干燥,上皮角化,失去透明性,影响视力,甚至完全失明。

(4)慢性泪囊炎:沙眼衣原体顺着眼泪流入泪囊和鼻泪管,使之继发感染,致使鼻泪管狭窄或阻塞,引起慢性泪囊炎。

4.治疗　沙眼的治疗,原则上以局部滴药治疗为主,辅以手术疗法。重症沙眼可结合全身治疗。

(1)药物治疗:常用的滴眼剂有 0.1％利福平溶液、0.1％酞丁安溶液、0.25％氯霉素溶液、10％～30％磺胺醋酰钠溶液滴眼剂,每日 4～6 次;晚上可涂四环素、红霉素、金霉素眼膏。坚持用药 1～3 个月常可奏效,重症须用药半年以上。严重沙眼可口服红霉素、阿奇霉素。

(2)器械治疗:乳头多者用沙眼摩擦术;沙眼滤泡多者行滤泡压榨术。

(3)手术治疗:对于后遗症和并发症,可行手术,如睑内翻矫正术,角膜混浊可行角膜移植术。

(二)护理评估

1.健康史　了解患者的用眼卫生习惯及生活、工作环境,是否与他人共用洗漱用具,是否去过公共浴池洗澡或游泳池游泳等情况。

2.身心状况　患者有眼痒、异物感、干涩、畏光、眼痛等不适,上睑结膜和上穹隆结膜血管模糊充血,乳头增生和滤泡形成;睑结膜瘢痕,角膜血管翳,重者出现睑内翻及倒睫、角膜混浊、实质性结膜角膜干燥症、慢性泪囊炎。沙眼病程长,容易复发,患者对治疗易丧失信心;还有在沙眼早期症状轻,对治疗不重视,或缺乏坚持治疗的毅力。

3.辅助检查　沙眼结膜刮片染色检查可找到包涵体。

4.治疗要点与反应　抗生素眼药局部治疗,防止并发症和后遗症。如果并发症已发生,及早行对症和手术治疗,以减轻对眼球的危害。

(三)护理问题

1.舒适改变　异物感、干涩、眼痛与结膜感染和沙眼并发症有关。

2.感知紊乱　视力下降,与沙眼有关。

3.知识缺乏　缺乏沙眼防治知识。

4.潜在并发症　睑内翻及倒睫、角膜混浊、实质性结膜角膜干燥症、慢性泪囊炎等。

(四)护理措施

1.用药护理　遵医嘱用 0.1％利福平溶液、0.1％酞丁安溶液、0.3％氧氟沙星溶液滴眼剂,每日 4～6 次;晚上可涂四环素、红霉素眼膏。向患者宣传坚持用药的重要性,一般用药 6～12 周,重症须用药半年以上。严重沙眼可口服红霉素、阿奇霉素。

2.手术护理　沙眼并发症需手术治疗时,参照外眼手术护理常规和角膜移植术护理常规,并向患者解释手术目的、方法,使其缓解紧张心理,配合治疗。

(五)健康指导

(1)指导患者和家属做好消毒隔离,沙眼衣原体耐寒怕热,紫外线和肥皂水对其无杀灭作用。因此,对于接触患者分泌物的物品,通常用煮沸和75％乙醇溶液消毒方法杀灭。

(2)指导患者养成良好的卫生习惯,不与他人共用毛巾、脸盆,不用手、袖口、不洁毛巾等擦眼。

(3)加强公共场所卫生管理,搞好环境卫生。

(4)向患者宣传沙眼的危害性,早发现,早治疗,坚持治疗,减少并发症的发生。

(5)医护人员诊治患者后要严格消毒双手,以防交叉感染。加强传染源管理,用过的生活及医疗用品要严格消毒,废弃物集中焚毁。

二、急性细菌性结膜炎

(一)概述

急性细菌性结膜炎又称急性卡他性结膜炎,俗称"红眼病"。具有传染性,多发生在春秋两季,常在学校、幼儿园、家庭等集体生活环境中迅速传播,导致流行。

1.病因 由细菌感染引起,常见的细菌为科-威杆菌、肺炎链球菌、葡萄球菌等。一般通过接触感染,传播途径与沙眼相似。

2.临床表现 潜伏期1～3天。起病急,多为双眼发病,可略有先后。患者自觉异物感、灼热感、流泪,分泌物多,附着在角膜表面,可感视物模糊;睡觉时大量分泌物可将上下睫毛粘住,醒时导致睁眼困难。检查时见结膜充血明显,球结膜水肿,严重者可伴有结膜下出血,分泌物为黏脓性,有时在结膜上形成假膜。通常3～4天达高峰,随后逐渐好转,病程1～2周。本病一般视力不下降。

3.治疗 清除分泌物,保持结膜囊清洁;选择有效抗生素滴眼剂和眼膏控制炎症。

(二)护理评估

1.健康史 了解患者的用眼卫生习惯及生活、工作环境,是否与他人共用洗漱用具,是否去过公共浴池洗澡或游泳池游泳,是否有传染性眼病接触史,或近期去过"红眼病"流行区域等情况。

2.身心状况 患者自诉眼部异物感、灼热感、流泪,分泌物多,时有暂时性视物模糊;检查时见结膜充血明显,有大量黏脓性分泌物。眼部病变常影响患者外观,如果患者被实行隔离,易产生焦虑、孤独、自卑心理。

3.辅助检查 结膜分泌物涂片和结膜刮片可见多型核白细胞增多,必要时进行细菌培养及药物敏感试验,以明确致病菌和选择敏感抗生素。

4.治疗要点与反应 由于本病有传染性,易造成流行,一经确诊,及时给予相应隔离和有效抗生素治疗。

(三)护理问题

1.舒适改变 异物感、灼热感和分泌物多,与结膜炎症有关。

2.有传播感染的危险 与本病的传染性有关。

3.知识缺乏 缺乏本病的防治知识。

(四)护理措施

1.清除分泌物,保持结膜囊清洁 分泌物少时可用棉签拭去,分泌物多时用0.9％氯化钠溶液或3％硼酸溶液冲洗结膜囊。注意冲洗时患者头歪向患侧,防止患眼冲洗液流入健眼。

2.用药护理 遵医嘱用0.25％氯霉素溶液、0.3％氧氟沙星溶液、0.1％利福平溶液等滴眼剂,每1～2小时 1 次,晚上涂四环素、红霉素眼膏。病情严重引起发热等全身症状者,可同时全身应用抗生素。

3.禁止热敷和包扎患眼 热敷可使结膜囊内温度升高,包盖患眼会使分泌物排出不畅,不利于结膜囊清洁,反而有利于细菌生长繁殖,加剧炎症。如果症状较重,可用冷敷,以减轻充血、灼热感等不适。

4.做好消毒隔离工作 目的是防止分泌物扩散和交叉感染,患者应实行接触性隔离;医护人员接触患者后要严格洗手、消毒;患者的用具、物品专人专用;接触过患眼的仪器、用具等要及时消毒;用过的敷料要及时装入医疗垃圾袋,专门处理。

(五)健康指导

(1)加强卫生宣传教育,讲解传染性眼病的防治知识。加强宾馆、游泳池、理发店等公共场所卫生管理。

(2)养成良好的卫生习惯,不用手、袖口、不洁毛巾等擦眼,提倡一人一巾一盆,毛巾勤洗、勤晾晒。

(3)流行期间不进入游泳池等公共场所。

三、病毒性结膜炎

(一)概述

病毒性结膜炎也是一种急性传染性眼病,传染力强,在世界各地均引起过多次大流行,好发于夏秋季。临床上以流行性出血性结膜炎和流行性角结膜炎为较常见。

1.病因 流行性出血性结膜炎由 70 型肠道病毒引起;流行性角结膜炎由 8 型、19 型、29 型腺病毒引起,为接触传染。

2.临床表现

(1)流行性出血性结膜炎:潜伏期 18～48 小时,最快者接触数小时就会发病,故常引起暴发流行。自觉异物感、刺痛、畏光、流泪。检查可见眼睑水肿,结膜显著充血,分泌物呈水样,多有球结膜下点、片状出血。可伴耳前淋巴结肿大、压痛。

(2)流行性角结膜炎:潜伏期约一周。除有上述表现外,角膜染色可见点状上皮脱落。

3.治疗 以局部治疗为主,使用抗病毒眼药。

(二)护理评估

1.健康史 了解患者的用眼卫生习惯及生活、工作环境,是否与他人共用洗漱用具,是否去过公共浴池洗澡或游泳池游泳,是否有传染性眼病接触史,或近期去过传染性眼病流行区域等情况。

2.身心状况 评估患者是否出现眼部异物感、刺痛、畏光、流泪。检查可见眼睑水肿,结膜充血,分泌物呈水样,多有球结膜下点、片状出血。角膜染色可见点状上皮脱落。患者有焦虑情绪。

3.辅助检查 结膜分泌物涂片可见单核细胞增多,并可分离到病毒。

4.治疗要点与反应 由于本病有传染性,易造成流行,一经确诊,及时给予相应隔离和抗病毒、对症治疗。

(三)护理问题

1.舒适改变 异物感、灼热感和分泌物多,与结膜炎症有关。

2.急性疼痛 眼痛,与病毒侵犯角膜有关。

3.有传播感染的危险 与本病的传染性有关。

4.知识缺乏 缺乏传染性眼病的防治知识。

（四）护理措施

1.对症护理 眼部分泌物多者,用0.9%氯化钠溶液冲洗结膜囊;充血和眼痛明显者可行眼部冷敷。

2.用药护理 常用0.5%利巴韦林溶液、0.1%碘苷溶液、0.1%阿昔洛韦溶液等滴眼剂,每1～2小时1次,配合应用抗生素以控制继发细菌感染。

3.观察眼部刺激征有无加重 注意有无角膜炎发生。

4.做好消毒隔离工作

（五）健康指导

本病目前尚无特效药,故不宜滥用预防性滴眼药的方法。

四、变态反应性结膜炎

（一）概述

变态反应性结膜炎是结膜组织对外界过敏原的一种免疫反应,又称免疫性结膜炎。临床上以春季结膜炎和泡性角膜结膜炎常见。

1.春季结膜炎 呈季节性反复发作,多在春夏季发病,可能是春季空气中的游离花粉、灰尘或动物羽毛刺激引起的过敏反应。常累及双眼,多见于男性青年。患者双眼奇痒,可伴畏光、流泪,分泌物呈黏液状,一般无视力下降。按病变部位可分为睑结膜型、角结膜缘型或两者同时存在的混合型。睑结膜型见上睑结膜有肥大而扁平的乳头,硬而密集,形如去皮的石榴或卵石铺成的路面,结膜面呈蜡样肥厚。角结膜缘型见睑裂相应处角膜缘周围的球结膜呈黄褐色胶状隆起的结节,严重者结节可融合成堤状围绕角膜缘。本病以对症治疗为主,应用抗组胺药物和肥大细胞稳定剂。

局部可用0.5%可的松溶液或2%色甘酸钠眼药水滴眼,可缓解症状,但不能防止复发。发病季节应尽量避免阳光或空气中灰尘刺激。

2.泡性角结膜炎 是角膜或结膜上出现一种以疱疹结节为主要特征的角膜结膜病变。目前认为是由于结核杆菌或其他细菌毒素引起的迟发性变态反应,好发于营养不良、身体素质差的儿童和青少年,结膜和角膜可单独或同时发病。发生于球结膜者仅有轻度异物感,如侵及角膜则出现眼刺痛、畏光、流泪和眼睑痉挛等症状。本病的特征是上皮下淋巴细胞结节状浸润。在球结膜上者形成灰红色实性疱疹,其周围有局限性充血,疱疹易破溃,顶端形成浅表溃疡,愈合后不留痕迹。在角膜上或角膜缘者,表现为灰白色圆形结节,边界清楚,易形成浅溃疡,可向角膜中央扩展,伴有新生血管伸入,愈合后遗留薄翳。治疗要点为去除病因,加强营养,增强体质。局部可用糖皮质激素眼药。

（二）护理评估

1.健康史 评估患者有无家族史、结核病史,是否对花粉及粉尘过敏等。

2.身心状况 春季结膜炎多在春夏季发病,双眼奇痒,可伴畏光、流泪,大量黏丝状分泌物。上睑结膜见铺路石样硬而扁平的肥大乳头。泡性角膜结膜炎一般症状不明显,如侵及角膜则出现角膜刺激征。在角膜缘及附近球结膜可见单个或多个疱疹结节,周围充血。

3.辅助检查 结膜刮片可见嗜酸粒细胞增多。

4.治疗要点与反应 积极寻找病因,给予抗过敏治疗。

（三）护理问题

1.舒适改变　奇痒、异物感和分泌物多,与结膜过敏反应有关。

2.知识缺乏　缺乏传染性眼病的防治知识。

3.潜在并发症　角膜炎。

（四）护理措施

1.用药护理　遵医嘱用药,春季结膜炎用2%色甘酸钠眼药水滴眼,症状严重者可结合应用0.1%地塞米松滴眼液、0.5%可的松滴眼液,或2%环孢霉素A滴眼液;泡性角结膜炎患者用0.1%地塞米松滴眼液、0.5%可的松滴眼液。长期用药应注意有无糖皮质激素性青光眼和白内障的发生。合并角膜炎时应联合抗生素使用。

2.避免接触各种致敏原

3.饮食指导　饮食清淡、易消化、多维生素,加强营养,增强体质。

（五）健康指导

（1）减少与致敏原的接触:保持空气流通,外出戴墨镜,减少光线刺激及与花粉的接触;不宜食用虾、蟹、牛奶、蛋等易过敏食物。

（2）积极锻炼,加强营养,改善体质。

（3）根据发病的季节性和规律性,在发病前一个月提早应用抗组胺药和肥大细胞稳定剂,可以预防疾病的发作或减轻症状。

五、翼状胬肉

（一）概述

翼状胬肉是睑裂部球结膜增生肥厚形成的病变组织。病因不明,可能与球结膜长期受风沙、日光和冷热等刺激有关,致使其发生退行性病变而增生肥厚,并侵袭到角膜。因此,多见于户外工作者,如农民、渔民等。典型的翼状胬肉呈三角形,分头、颈、体三部分,尖端为头部,指向角膜并可伸入角膜中央。由于形如虫翅,故名。根据病情的发展,翼状胬肉可分为进行性和静止性两类。进行性者体部肥厚充血,头部隆起,尖端浸润,生长快;静止性体部较薄,无充血,头部平坦,生长慢,长到一定程度不再继续增大。胬肉除影响容貌外观外,一般症状轻微,如侵入角膜内遮盖瞳孔时可造成视力障碍。药物治疗对胬肉不能肯定,绝大多数应行手术切除。手术方式有胬肉切除术、胬肉转位术、胬肉切除联合球结膜转移术、胬肉切除联合羊膜移植术等。为防止复发,手术应在滴药控制炎症后进行,术后可用β射线照射或滴用噻替哌眼液。

（二）护理评估

1.健康史　评估患者的工作性质、工作环境,对眼的安全防护情况。

2.身心状况　多在内眦睑裂部球结膜增生肥厚,呈翼状,尖端指向角膜并可伸入角膜。注意评估是进行性或静止性。较大胬肉影响容貌和视力,且容易复发,患者可出现焦虑心理。

3.治疗要点与反应　因外貌上的需要,或侵入瞳孔区影响视力者,可手术治疗。

（三）护理问题

1.感觉紊乱　视力障碍,与胬肉侵袭瞳孔区有关。

2.知识缺乏　缺乏翼状胬肉预防知识,与信息来源不足有关。

3.自我形象紊乱　与胬肉影响容貌外观有关。

（四）护理措施

（1）对无须治疗的小而静止的翼状胬肉患者,应做好病情解释工作,指导预防,并嘱其定期复查。

（2）对进行性胬肉,遵医嘱指导患者应用糖皮质激素。

（3）嘱术后定期复查,观察有无复发。为预防术后复发,可应用β射线照射或局部短期滴用噻替哌眼液。

（五）健康指导

（1）户外活动、工作时戴防护眼镜,减少风沙、日光刺激。

（2）注意眼部卫生,不要用脏手揉眼。

（李　玫）

参 考 文 献

1.徐亮,吴晓,魏文斌.同仁眼科手册(第 2 版).北京:科学出版社,2015

2.Adam T.Gerstenblity 编;魏文斌译.WILLS 眼科手册(第 6 版).北京:科学出版社,2015

3.张舒心.青光眼治疗学(第 2 版).北京:人民卫生出版社,2011

4.葛坚,王宁利.眼科学.北京:人民卫生出版社,2015

5.魏文斌.同仁眼科手册.北京:人民卫生出版社,2014

6.刘家琦.实用眼科学(第 3 版).北京:人民卫生出版社,2010

7.黎晓新.现代眼科手册(第 3 版).北京:人民卫生出版社,2014

8.张慧.眼科住院医师日记.北京:人民卫生出版社,2014

9.龚向明,钟兴武,杨晓.临床眼科彩色图谱.广州:广东科技出版社,2012

10.赵桂秋,刘桂香.眼科值班手册.北京:人民军医出版社,2009

11.(英)斯贝丝 主编,孙兴怀 译.眼科手术学原理与实践.北京:人民卫生出版社,2015

12.王宁利.眼科设备原理与应用.北京:人民卫生出版社,2010

13.(美)雷曼 著,梁庆丰 译.眼科检查与诊断手册(第 8 版).北京:人民军医出版社,2015

14.谭柯.眼科疾病216 个怎么办(第 2 版).北京:中国协和医科大学出版社,2015

15.马涛.眼科学.郑州:郑州大学出版社,2012

16.何明光.Kanski 眼科学诊断图谱(第 3 版).北京:人民军医出版社,2012

17.李若溪.眼科常见疾病的 CT 及 MRI 图谱.北京:北京大学医学出版社,2014

18.潘颜选.实用眼科诊疗手册.北京:金盾出版社,2012

19.黄厚斌.眼底荧光素血管造影学习精要.北京:人民军医出版社,2015

20.王宁利.眼科疾病临床诊疗思维.北京:人民卫生出版社,2011

21.孟祥伟.眼科手术要点图解.北京:中国医药科技出版社,2013

22.王振常.同仁眼科影像诊断手册.北京:人民军医出版社,2013

23.邢怡桥,陈长征.眼科疾病并发症鉴别诊断与治疗临床并发症.北京:科学技术文献出版社,2009

24.魏世辉,钟敬祥.神经眼科速查手册(第 7 版).北京:人民军医出版社,2015

25.(美)欧弗雷,(美)斯科林,(美)霍尔德曼著,赵培泉,金海鹰译.眼科治疗手册——临床指南(第 3 版).北京:北京大学出版社,2013

26.李筱荣.白内障与人工晶状体.北京:人民卫生出版社,2011

27.王建国,米会婷.白内障与青光眼.北京:中国医药科技出版社,2014

28.姚克.微小切口白内障手术学.北京:北京科学技术出版社,2012

29.(美)斯特纳特 主编,刘奕志 主译.白内障手术学(第 3 版).北京:人民军医出版社,2012

30.邹玉平.白内障基础与临床.北京:人民军医出版社,2014

31.韦企平,路明,邓慧娟.青光眼患者必读(第 2 版).北京:人民卫生出版社,2014

32.唐炘.青光眼诊断图谱.北京:人民卫生出版社,2014

33.李平余.青光眼防治.北京:金盾出版社,2015

34.田蓓,王绍莉,庞秀琴,于洁,张荷珍.外源性眼内炎的视力预后多因素分析.中国实用眼科杂志,2006,12:1289-1291

35.芮丽丽.影响开放性眼外伤预后的相关因素分析及护理.临床护理杂志,2013,v.1201:33-34

36.陈洪艳,王仁秋,谢江英,龚仁蓉.有晶体眼后房型屈光晶体植入矫正高度近视手术的配合.护士进修杂志,2013,v.2809:859-861

37.杨蓓,霍俊峰.严重眼外伤限制性补液的治疗探讨.当代医学,2013,v.19;No.30910:99-100

38.林琳,宋宗明,游逸安.近视屈光度与眼轴长度的相关性分析.浙江临床医学,2007,02:173-174

39.景彩虹,林夕梅.过敏性结膜炎与干眼症相关性分析.中国民族民间医药,2011,v.20;No.17122:51-52

40.田蓓,王绍莉,庞秀琴,于洁,张荷珍.外源性眼内炎的视力预后多因素分析.中国实用眼科杂志,2006,12:1289-1291

41.赵丹丹.干眼症患者的护理干预.中国民族民间医药,2010,v.19;No.14520:11-12.

42.王立威,庞秀琴,刘毅.内源性眼内炎病因的临床分析.当代医学(学术版),2008,No.14813:97-98

43.胡军,赖巧红,项楠,李贵刚.眼部疾病的B超诊断分析.中国现代医学杂志,2006,19:2998-3000+3003

44.李娟娟,马璇,孔蕾,胡竹林.先天性无虹膜及相关眼部疾病的临床观察.中国斜视与小儿眼科杂志,2010,v.1804:174-175